U0189295

Minimally Invasive Spine Surgery
Surgical Techniques and Disease Management

微创脊柱外科学
手术技术与疾病治疗　原书第2版

原　著　[美] Frank M. Phillips

　　　　[美] Isador H. Lieberman

　　　　[美] David W. Polly Jr.

　　　　[美] Michael Y. Wang

主　译　张雪松　陈雄生　初同伟　周许辉

中国科学技术出版社

·北京·

图书在版编目（CIP）数据

微创脊柱外科学：手术技术与疾病治疗：原书第 2 版 /（美）弗兰克·M. 菲利普斯 (Frank M. Phillips) ,（美）伊莎多·H. 利伯曼 (Isador H. Lieberman) ,（美）小大卫·W. 波利 (David W. Polly Jr.) 等原著；张雪松等主译 . — 北京：中国科学技术出版社，2021.1

书名原文：Minimally Invasive Spine Surgery：Surgical Techniques and Disease，2nd ed.

ISBN 978-7-5046-8747-0

Ⅰ . ①微… Ⅱ . ①弗… ②伊… ③小… ④张… Ⅲ . ①脊柱－显微外科学 Ⅳ . ① R681.5

中国版本图书馆 CIP 数据核字 (2020) 第 144204 号

著作权合同登记号：01-2020-4848

First published in English under the title
Minimally Invasive Spine Surgery：Surgical Techniques and Disease Management, 2e
edited by Frank M. Phillips, Isador H. Lieberman, David W. Polly Jr., Michael Y. Wang
Copyright © Springer Nature Switzerland AG 2014, 2019
This edition has been translated and published under licence from Springer Nature Switzerland AG. All rights reserved.

策划编辑	焦健姿　王久红	
责任编辑	王久红	
装帧设计	佳木水轩	
责任印制	李晓霖	

出　　版	中国科学技术出版社
发　　行	中国科学技术出版社有限公司发行部
地　　址	北京市海淀区中关村南大街 16 号
邮　　编	100081
发行电话	010-62173865
传　　真	010-62179148
网　　址	http：//www.cspbooks.com.cn

开　　本	889mm×1194mm　1/16
字　　数	991 千字
印　　张	38.5
版　　次	2021 年 1 月第 1 版
印　　次	2021 年 1 月第 1 次印刷
印　　刷	天津翔远印刷有限公司
书　　号	ISBN 978-7-5046-8747-0/R·2592
定　　价	428.00 元

译校者名单

主　译　张雪松　陈雄生　初同伟　周许辉

译校者（以姓氏笔画为序）

马　君	马　骁	王　宁	王　尧	王　琦	王　策
王君成	王春国	王智巍	王翔宇	尹　佳	石　维
叶　程	田　天	刘　超	刘万博	刘伟波	齐登斌
许　政	孙延卿	李　腾	李凤宁	杨全中	杨思振
杨晓清	邱　浩	宋宏宇	张　征	张　莹	张少甫
张伟波	张兴蓬	张志超	张智发	陈武桂	陈竞轩
苑　博	周　鑫	周盛源	郑志荣	赵　寅	郝永玉
胡　旭	胡　森	胡凡琦	胡文浩	高　萌	高　瑞
唐一钒	曹　兵	曹世奇	鹿　鸣	鲁正宇	廖心远
冀全博					

内 容 提 要

　　本书引进自世界知名的 Springer 出版社，是一部凝聚百余名经验丰富专家的智慧，涵盖微创脊柱外科（minimally invasive spine surgery，MISS）各领域历史沿革及最新进展的著作。著者基于丰富的临床经验，以循证医学证据为导向，引用大量文献，由易到难、由简到繁、由表及里、由具象到抽象、由主干到分支，系统描绘了 MISS 的应用图谱，详尽介绍了 MISS 相关的手术理念、手术工具、减压与融合手术技巧、围术期与并发症处理等内容。本书图片丰富，要点突出，章首列有学习目标，章末对本章进行了概要性总结并配有相关测验及答案，可帮助读者轻松掌握书中内容。本书适合各层次骨科医师及相关人员，对致力于 MISS 领域钻研与发展的骨科医师、研究生与科研技术人员颇有价值，既可作为低年资医师零基础入门的指导书，又可作为中高年资医师技术进阶的参考书。

主译简介

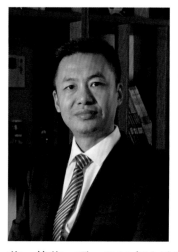

张雪松，中国人民解放军总医院第一医学中心主任医师、教授，博士研究生导师。国际脊柱侧弯研究学会（SRS 学会）Active Member，中华医学会骨科分会脊柱学组委员，中国医师学会脊柱畸形委员会副主任委员。长期致力于脊柱外科工作，着重于脊柱退行性疾病、脊柱畸形、老年骨质疏松、脊柱微创外科等领域研究。先后在德国慕尼黑脊柱微创中心跟随 Michael Mayer 教授和美国孟菲斯脊柱微创中心 Dr. Forlly 教授，进行系统显微镜手术、脊柱前路小切口手术及脊柱手术机器人的培训。2020 年入选百千万人才工程国家级人选；2019 年入选国防科技卓越青年人才计划；2018 年以第一完成人获得军队科技进步一等奖 1 项；2017 年以第三完成人获得中华医学科技奖一等奖一项；2014 年入选原总后勤部科技新星计划；2010 年入选北京市科技新星计划；2008 年以第三完成人获得国家科技进步一等奖 1 项；2007 年以第二完成人获得军队科技进步二等奖 1 项。获国家发明专利 7 项。目前主持国家及省部级科研项目 8 项，累计科研经费达 800 余万元。主编中英文专著 2 部，参编中英文专著 4 部。以第一作者或通讯作者发表 SCI 收录论文 28 篇，累计影响因子 73.8 分。

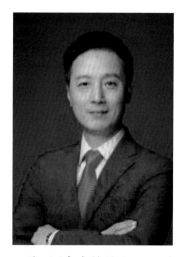

陈雄生，医学博士，主任医师、教授，博士研究生导师。海军军医大学（第二军医大学）附属长征医院脊柱三病区主任。从事脊柱外科临床实践和相关研究 20 余年，在脊柱退变、损伤、畸形及脊柱韧带骨化病的临床诊断和治疗方面均有较深入研究，主刀完成各类脊柱手术上万例。2010 年被评为"总后科技新星"，同年获军队院校育才银奖，2016 年入选上海市优秀学术带头人。获省部级以上各类成果奖 9 项，其中包括国家科技进步二等奖和上海市科技进步一等奖各 1 项。获国家发明专利授权 3 项、实用新型专利 1 项。2016 年获第九届国际发明展览会"发明创业奖·项目奖"金奖，2017 年获日内瓦国际发明奖金奖。以第一负责人承担国家"863 计划"专项课题 1 项、国家自然基金面上项目 2 项、上海市科委基金 6 项，主要从事组织工程韧带、黄韧带骨化发病机制、脊髓缺血再灌注损伤、骨移植替代物、3D 打印技术、纳米材料等领域研究，基金总额超过 500 万元。主编专著 1 部，副主编专著 3 部，参编专著 15 部。主编、副主编教材各 1 部。以第一作者或通讯作者发表学术论文 60 余篇。

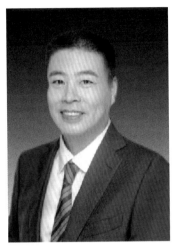

初同伟，中国人民解放军陆军军医大学附属新桥医院骨科主任医师、教授，博士研究生导师。中华医学会骨科分会委员，重庆医学会骨科专委会副主任委员，中国医师协会骨科分会脊柱矫形学组委员，中华医学会骨科分会脊柱学组委员，重庆市医师协会骨科医师分会常务委员兼秘书，重庆市医学会骨科学专业委员会脊柱学组组长，中华医学会骨科学分会骨肿瘤学组委员，中国人民解放军骨科骨肿瘤学组委员，中国人民解放军医学科学技术委员会骨肿瘤学组副组长。在脊柱畸形、脊柱退变及脊柱肿瘤的手术治疗方面造诣深厚，处于国内领先地位。在国内率先完成了腔镜辅助下骶骨肿瘤切除术且较早完成重度脊柱畸形 PVCR 矫正术。在西南地区率先完成 EN-BLOC 脊柱肿瘤切除术。先后主持"973 计划"子课题 1 项、国家自然科学基金项目 5 项、国家战略性先导科技专项子课题 2 项、重庆市项目科研课题 4 项（其中 1 项为重点项目）。获国家发明专利 5 项。参编专著 3 部。在国内统计源期刊发表论文 200 余篇，发表 SCI 收录论文 22 篇，累计影响因子 61.131 分。

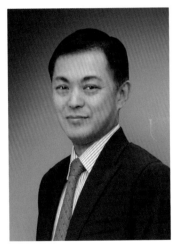

周许辉，医学博士，主任医师、教授，博士研究生导师。中国人民解放军骨科研究所常务副所长，上海长征医院脊柱畸形科主任。中国医疗保健国际交流促进会脊柱侧弯研究分会副主任委员，中华医学会骨科分会骨质疏松学组委员，中国医师协会骨科分会脊柱专家工作委员会委员。长期从事脊柱外科尤其是脊柱畸形方面的临床工作和相关研究。每年主刀脊柱手术 700 余台（其中脊柱畸形矫正手术 300 余台）。以第一完成人获军队科技进步一等奖 1 项，中华医学科技二等奖 1 项，上海市科技进步二等奖 1 项，上海市医学科技二等奖 1 项，军队科技进步三等奖 1 项。以第一申请人获国家自然科学基金 4 项，军队重大、重点基金 4 项，省部级基金 7 项，入选上海市浦江人才计划。主编专著 1 部，副主编专著 2 部。以第一作者或通讯作者发表 SCI 收录论文 45 篇。

中文版序

由芝加哥 Rush 大学的 Frank M. Phillips 教授、普兰诺亚的 Isador H. Liederman 教授、明尼苏达的 David W. Polly Jr. 教授、迈阿密的 Michael Y. Wang 教授共同编写的 *Minimally Invasive Spine Surgery: Surgical Techniques and Disease Management, 2e* 于 2019 年由 Springer 出版社出版。著者结合现代最新理论和大量临床实践经验，以全新的视角对应用于脊柱外科各个领域的微创技术进行了全面阐释，包括脊柱微创历史演变与发展、微创外科生物学、生物力学、材料学、脊柱外科经济学、社会学及临床使用的各种现代化技术。全书共四篇 54 章，包括脊柱各部位（如颈椎、颈胸椎、胸椎、胸腰椎、腰椎和腰骶椎）的损伤、畸形、退变、肿瘤、代谢性疾病等内容，全面阐述了脊柱外科的疾病诊断学、治疗学的微创基本概念、适应证、禁忌证、具体技术操作细节及并发症的防治。书中涵盖了经典的脊柱（如颈椎、胸椎、腰椎）微创技术，详细清晰地介绍了脊柱微创的技术细节及不同设备、仪器和先进器械；各章开篇就列明了学习目标或要点，简明扼要地介绍了选择脊柱微创技术的原则和方法，包括微创技术的入路、减压技巧、融合的方法。本书中文版的面世将为我国脊柱外科医师带来新的思路，为自主创新提供重要思维方法与具体策略的参考，这也是我们选择翻译出版此书并推荐给国内读者的重要理由。

本书的中文翻译工作由中国人民解放军总医院第一医学中心张雪松教授领衔，他长期从事脊椎畸形外科临床诊断治疗，积累了丰富的临床经验，主持过多项国家级重点科研项目，曾获多项国家级及省部级重大成果奖励，尤其擅长以纯熟技术开展脊柱畸形矫正技术。张雪松教授协同当今我国脊柱外科学术界最活跃、临床理论技术最成熟的中青年及诸多学者，如长期从事脊柱外科临床科研，尤其擅长以脊柱畸形、退变性疾病外科治疗的重庆新桥医院初同伟教授；长期从事脊柱外科，尤其擅长脊柱韧带病研究且有很高造诣及理论技术水平和独到见解的上海长征医院陈雄生教授；以及擅长脊柱畸形，尤擅少见的发育性和特发性畸形临床治疗的长征医院周许辉教授等，他们各自带领团队在紧张的临床工作之余圆满地完成了翻译工作。翻译团队由国内 50 余名脊柱微创及不同专业领域的专家学者组成，成员们均受过严格规范的脊柱外科临床训练，具有扎实的脊柱外科理论与临床功底，并具备良好的英文功底；临床工作中善于学习并积极开展脊柱微创技术，积累了比较丰富的经验，确保了本书的中文翻译版细节准确、语言表达流畅、释义精准又不失其风格。诸位译者在既往医疗、教学和科学研究方面都积累了很多高水平的成果，曾获得多项国家级、省部级科技高等级进步奖，在国内外学界产生了广泛的学术影响，在脊柱外科领域彰显了能力与水平，成为当今国内脊柱外科领域中最活跃、最具创新能力的中坚力量，这也充分体现了本书中文翻译版的魅力所在。

借助于现代科学技术支撑的微创技术是现代外科发展的总体趋势之一。既然是发展趋势，就会令脊柱外科微创工具实现微创过程的精准化，大幅度提高治疗效果、最大限度地减少手术对机体的创伤。自我国脊柱微创技术起步以来，20多年得到迅速发展并在临床上得到广泛应用。脊柱微创技术不仅具有切口小、组织创伤损伤少、出血少的优势，而且并发症相对比较少，住院时间明显缩短，早期即可开展康复训练，从医学经济学角度考量得到社会的广泛认可。这是一个理论、技术不断蜕变与发展的时代，脊柱微创技术是传统外科技术的重大进步和有效补充，微创技术使现代脊柱外科的治疗效果有了长足进步。微创既是一种理念又是一项技术，其对肌肉、韧带、骨与关节等软组织的保护及正常骨性结构的损害更小，能够精准地切除脊柱病变、脊柱畸形的矫正及融合稳定，获得更优良外科治疗的效果，因此，深受广大脊柱外科医师和患者的欢迎，亦得到社会的广泛认同。

医学科学与自然科学的同步发展，迫使青年一代紧跟时代发展，不断更新自身专业理论知识与技术。社会在进步，人们的日常生活也在改变，工作方式及劳作强度都有重大变革，随之而来的疾病谱变化亦是纷繁众多，在骨科/脊柱外科领域中的退变性疾病、创伤、肿瘤、炎症、畸形、遗传病、发育性疾病、代谢性疾病及日益增多的各种复杂老年病，有待于重新或深入研究。本书提供了触手可及的理论技术新源泉、丰富新颖的微创领域知识理念，可开阔眼界，拓展思维，为创新发展提供想象空间。当然，在追求微创新理论、新技术的同时，我们也不能忽略更不能否定目前仍具生命力的开放性技术，因为这种历经数百年发展的技术将与微创技术长期共存。

近40年来，我国骨科/脊柱外科发展迅速，获得了令世人瞩目的成就，一代代中青年专家学者脱颖而出，他们的起点更高，并不断吸纳国际最先进的理论技术，不断创新，让我国脊柱外科领域的发展更加璀璨。作为老一代的骨科/脊柱外科医师，长期从事临床及科研教学，看到我国中青年学者们对自己的专业如此热爱，心中非常欣喜。他们艰苦奋斗、执着忘我，渴望进步与发展，我相信，我国的脊柱外科理论与技术一定会发展得更加迅速。在此要感谢本书的著者团队，同时还要感谢译者团队为翻译本书付出的辛勤劳动。

本书是一部经典的脊柱微创技术实用性著作，必将得到脊柱外科医师及打算开展脊柱微创手术外科医师的喜爱。乐为序。

上海第二军医大学附属长征医院 教授 主任医师

译者前言

　　近年来，微创脊柱外科蓬勃发展，临床疗效令人振奋，日益受到患者和脊柱外科医师的青睐。微创手术虽创伤小，但手术风险并不小，陡峭的学习曲线一直困扰着年轻的脊柱外科医师，因此了解每一种微创技术的发展历史和过程、科技进步对微创技术的促进作用、脊柱微创技术的局限性和发展方向，总结微创手术中的技术难点、操作风险、关键步骤的处理等至关重要。此外，微创脊柱手术技术不断进步，其使用范围越来越广，这就要求手术医师不断学习。为推动我国脊柱微创技术的普及和规范化发展，提高我国微创脊柱手术技术水平，我们特意组织国内该领域的知名学者对Frank M. Phillips 教授编写的 *Minimally Invasive Spine Surgery, 2e* 进行了翻译。

　　微创化是未来外科学发展的趋势，脊柱基础理论不断完善，新的手术技术、辅助器械不断涌现，必将推动微创脊柱外科手术的不断革新。本书旨在对微创脊柱外科学进行较为全面、系统的介绍，内容涵盖了微创脊柱外科技术的发展史、相关技术的应用、不同病种的治疗方法、门诊手术及相关并发症，详细讲解了各种微创脊柱外科技术和操作过程，其中对不同微创技术在解决常见和罕见脊柱疾病中的决策和应用有很强的实用性。期待本书能为更多脊柱外科医师提供学习和更新微创脊柱外科相关的技术知识，并在临床实践中运用、发展和创新，进而提高我国微创脊柱外科的技术水平。

　　在本书翻译、审校过程中，我们参阅了大量相关文献，力求忠于原著，但由于个人风格和国情差异，书中可能存在一定的不足或疏漏，诚请广大同道批评指正。本书的翻译及审校工作均是各位专家在临床、科研和教学工作之余完成的，在此向付出辛勤劳动的各位专家表示衷心的感谢！

中国人民解放军总医院第一医学中心　教授　主任医师

原著前言

在过去 10 年，微创手术技术在医学领域迅速发展，已成为许多疾病的标准治疗方法。与此同时，应用于脊柱外科领域的微创技术不但能显著降低开放性手术的相关并发症，还可精准治疗脊柱重要部位的疾病。随着技术的不断进步，越来越多微创手术入路可供选择。由于脊柱手术并发症常造成灾难性后果，因此，微创术式必须具有安全性和可重复性。脊柱外科医师得到严格的技术培训是达到上述目标的根本保障。多数情况下，善于传统"开放性手术"的外科医师很难轻松掌握微创手术技术。微创手术要求术者具备独特的手术技巧、信息读取能力，以及将脊柱一维可视化图片（如 X 线图像）转化为三维解剖结构的能力。

普及微创技术的关键是对医师进行严格的技术培训。本书旨在为不同技术水平的外科医师提供一种成熟、可靠的微创脊柱手术方法，重点介绍了手术理论、手术实施的步骤及该领域著名专家和先驱者们针对相关手术过程给出的一些重要观点、论据。最重要的是，手术医师要知道微创手术技术（MIS）并非一成不变，因此需要不断进行理论知识及操作技巧的学习。

本书是一部综合性大型教科书，凝聚着微创领域众多著名专家的经验和智慧，他们中的许多人为脊柱微创技术的发展和进步做出了杰出贡献。书中内容涵盖了发展成熟的微创技术及众多创新的微创方法，相信对初学者及有一定临床经验的微创脊柱外科医师均有裨益。

Frank M. Phillips
Chicago, IL, USA

目　录

第二篇　微创脊柱手术的辅助技术

第三篇　手术技术：微创减压

第四篇　手术技术：微创融合

第一篇

微创脊柱手术绪论
Introduction to Minimally Invasive Spine Surgery

Minimally Invasive Spine Surgery
Surgical Techniques and Disease Management
（2nd Edition）
微创脊柱外科学
手术技术与疾病治疗
（原书第 2 版）

第1章 微创脊柱手术的历史与进展

History and Evolution of Minimally Invasive Spine Surgery

R. Nick Hernandez　Jonathan Nakhla　Rodrigo Navarro-Ramirez　Roger Härtl　著

王　尧　杨全中　译

张智发　校

- 了解推动微创脊柱手术进展的 3 个理念。
- 了解有助于安全成功开展微创脊柱手术的 4 项原则。
- 了解微创脊柱手术在治疗腰椎间盘突出症中的历史和进展。
- 了解微创脊柱手术在治疗腰椎疾病中的历史和进展。
- 了解微创脊柱手术在治疗胸椎疾病中的历史和进展。
- 了解微创脊柱手术在治疗颈椎疾病中的历史和进展。
- 了解计算机辅助导航的历史和进展及其对微创脊柱手术的重要性。
- 了解微创脊柱手术的优势与局限。

学习目标

一、概述

希波克拉底曾对人体脊柱进行了广泛的研究，并详细描述了脊柱畸形治疗方法，因此被称为"脊柱外科之父"。他在公元前 390 年提出了第一个牵引方法，其使用的装置现在称为"希波克拉底梯"和"希波克拉底板"[1]。就像希波克拉底曾致力于更好地了解脊柱解剖和脊柱病理一样，现代脊柱外科医师正不断创新，提高脊柱外科技术、拓展脊柱外科领域。随着我们对人体脊柱解剖学、生物力学和内固定器械的进一步了解，以及显微镜及内镜设备、光源及成像技术、植骨技术及植骨材料的不断革新，微创脊柱手术领域正蓬勃发展。

微创脊柱手术的 3 个理念不断地推动着技术的发展：①通过最小的手术操作路径尽量减小对组织的破坏和对脊柱稳定性的干扰；②通过单侧入路实现双侧减压；③实现间接的神经减压。基于以上目标，通过发展套管通道牵开器、内镜和手术显微镜等手术器械，结合计算机辅助导航技术，当代脊柱外科医师的微创手术技术和手段已经发生了革命性的变化。

如今患者更青睐采用微创手术治疗脊柱外科常见病，因为术后恢复时间更短、术后疼痛更轻、手术创伤更小。随着医师与患者对更好的手术效果、更小的手术创伤的不断追求，微创手术技术和手术器械的也将不断发展。本章将基于上述 3 个目标，讨论微创脊柱手术的历史和进展。

> **要点**
>
> 推动微创脊柱手术发展的 3 个理念：①减小组织破坏和保持脊柱稳定；②通过单侧入路实现双侧减压；③实现间接神经减压。

采用微创脊柱手术的 4 项原则（4Ts）：随着微创脊柱手术的不断发展，脊柱外科学者们确定了可以帮助我们安全、成功开展微创脊柱手术“4 项原则”。

第一项原则是“合适的对象”（target），是指正确选择手术患者并为每位患者选择个性化的治疗和术式。尽管微创脊柱手术的临床应用正在不断扩展，但并非所有脊柱外科手术都适合采用微创技术。术者们不断创新并努力寻找可改善患者预后的新的手术方法，但外科医师也要确保对适合的病症选择适当的术式，这样才能确保手术的安全。

第二项原则是“合适的器械”（tools/technology）。微创脊柱手术的进步与器械和技术的进步紧密相关。微创脊柱手术需要专用的合适的器械才能有效、安全地开展。基础设备包括套管通道牵开器、显微镜或内镜、弧状或尖状器械以及 2D 或 3D 导航系统等。尽管可能并非每个微创脊柱手术都需要所有这些器械，但是充分准备这些器械可以帮助解决术中遇到的许多问题。

第三项原则是“合适的技术”（technique），这与脊柱外科医师经历的训练和积累的手术经验密切相关。尽管经过了充分的培训，一些医师仍然可能会发现一些复杂的微创脊柱手术技术过于具有挑战性，无法安全地纳入其实践。

最后一项原则是“合适的教学 / 培训”（teaching/training）。由于微创脊柱手术尚未普及，也不是治疗的标准方法，因此并非所有外科学生在其住院医师培训期间都接触过微创脊柱手术技术。这导致一些外科医师是在较高年资的时候参加微创脊柱手术的培训和学习，但由于微创脊柱手术存在一定的学习曲线，这些高年资的医师可能需要一定的时间不断适应。参加微创脊柱手术培训具有很高的价值，因此，任何希望开展微创脊柱手术的外科医师都应寻求机会参与培训。幸运的是，随着微创脊柱手术在脊柱外科领域中的地位越来越突出，受训人员在培训期间接触微创脊柱手术的机会越来越多，现在他们可能已经精通几种脊柱微创技术。

二、腰椎微创手术

腰椎微创手术技术的进展比胸椎与颈椎微创手术技术的进展更快。与颈椎手术相比，腰椎手术的手术量更多，并且由于腰椎手术大多位于脊髓圆锥以下，神经系统损伤的风险相对较低。此外，与颈椎和胸椎手术不同，在腰段脊柱外科医师轻轻牵拉硬膜囊鞘囊的操作通常不会发生神经损伤。因此，微创脊柱手术技术首先应用在腰椎，然后被应用于胸椎和颈椎。微创脊柱手术的进展始于对腰椎间盘突出症的治疗，因此我们将在本章首先讨论这一主题。

> **要点**
> 微创脊柱手术技术最初被用于腰椎间盘突出症的治疗。

（一）腰椎间盘突出症的微创治疗

20 世纪初，临床医师已经发现椎间盘突出的组织压迫神经结构会引发神经系统症状和体征[2-4]。然而，这些临床医师错误地将突出的椎间盘组织判定为源于椎间盘的软骨肿物，并称其为“软骨瘤”（chondromata）。在大量的尸检研究中，Schmorl 发现后纵韧带下方的椎间盘向后脱垂，但并不认为这会导致任何临床症状[5]。此后，在 1934 年 Mixter 和 Barr 发表了具有里程碑意义的一篇论文（图 1-1），文中作者得出结论，认为髓核的突出是“症状的常见原因”，并且这种

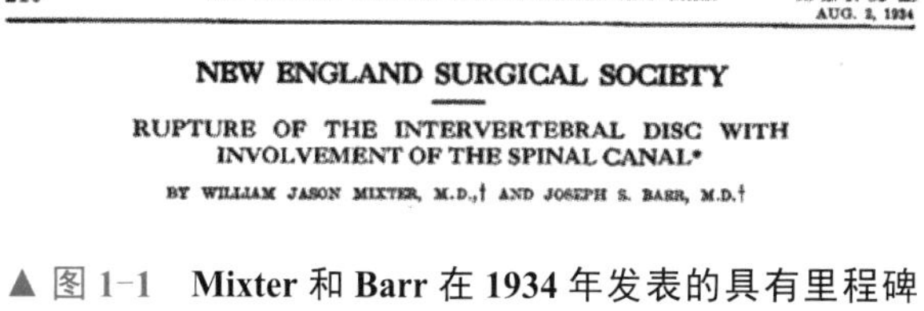
210　NEW ENGLAND SURGICAL SOCIETY—MIXTER AND BARR　N. E. J. OF M. AUG. 2, 1934

NEW ENGLAND SURGICAL SOCIETY

RUPTURE OF THE INTERVERTEBRAL DISC WITH INVOLVEMENT OF THE SPINAL CANAL*

BY WILLIAM JASON MIXTER, M.D.,† AND JOSEPH S. BARR, M.D.†

▲ **图 1-1　Mixter 和 Barr 在 1934 年发表的具有里程碑意义的论文将椎间盘突出症与坐骨神经痛相关联，并报道了椎间盘切除术的症状改善**
（经 Mixter 和 Barr[6] 许可）

椎间盘组织的突出一直被误认为是软骨肿物。此外，去除突出的椎间盘组织可改善症状[6]。这些结论彻底改变了对椎间盘突出症的认识和治疗。

由 Mixter 和 Barr 进行的椎间盘切除术采用硬膜内入路显露突出的椎间盘。1938 年，Love 描述了一种椎板下硬膜外入路的治疗方法，该方法需要去除黄韧带和少量骨质[7]。Yasargil 于 1967 年首次将手术显微镜应用于腰椎间盘切除术，并在神经外科得到广泛应用[8]。显微镜在腰椎间盘切除术的这种应用使 Yasargil 被誉为现代微创间盘切除术之父。1978 年，Williams 报道了他的 532 例显微镜下腰椎间盘切除术的经验，其中 91% 的患者取得了"令人满意的结果"[9]。1990 年通过使用 Kambin 关节镜，并结合对"Kambin 三角"的解剖学认知，对极外侧椎间盘突出症的显微外科治疗获得进展[10]。"Kambin 三角"被认为是一个安全的后外侧操作区域，通过它可以使用更大的器械而不会损伤附近的神经结构。这个安全三角操作区域使只能使用小型手术器械的显微镜下间盘切除手术发展为经皮椎间盘切除技术。显微镜下椎间盘切除术的杰出临床效果和较低的并发症发生率使该手术成了腰椎间盘突出症的金标准治疗方法。

> **要点**
>
> Mixter 和 Barr 确定腰椎间盘突出是导致坐骨神经痛的常见原因。Yasargil 在腰椎间盘切除术中对显微镜的应用使他被认为是现代微创间盘切除术的创造者。

Pool 于 1938 年首次描述了对脊柱的经皮入路。他首先使用耳镜进行腰骶椎的检查和诊断。但是，由于耳镜的大小和出血对视野的遮挡，Pool 表示"只是短暂地看到了腰神经根"。然后，他使用小型内镜（骨髓镜）改进了该技术，实现对腰神经根和周围解剖结构的可视化[11]。

1963 年，Smith 首次在人体上开展了经皮脊柱介入治疗[12]。木瓜蛋白酶是 1941 年从番木瓜果实中分离出的一种蛋白酶[13]，它诱导了髓核的化学溶解和突出髓核的聚合。木瓜蛋白酶被注入椎间盘中以治疗坐骨神经痛。这导致椎间盘水含量降低，椎间盘内压力减小，突出的间盘回缩，椎间盘高度降低。自 1963 年 Smith 使用木瓜蛋白酶以来，数十年来，木瓜蛋白酶一直是公认的椎间盘突出症的保守治疗方法，并于 1982 年获得美国食品药品管理局（FDA）的批准。此后大量患者接受了注射木瓜蛋白酶的治疗[14]。尽管应用范围广，其远期疗效存疑且不良反应突出，包括硬膜外瘢痕形成、罕见的过敏反应和脊髓炎等，最终导致该治疗方法淡出人们的视线[15]。

1975 年，Hikatakata 描述了一种经皮侧后入路显露椎间盘的方法。他使用直径 2.6mm 的套管穿破纤维环，并利用专用刮匙和抓钳局部切除髓核。该技术仅通过降低椎间盘内压力减轻对神经根的刺激，获得了 72% 的患者满意度，但其局限性在于无法切除摘除突出和游离的椎间盘[16]。1983 年，Friedman 提出了一种替代木瓜蛋白酶髓核溶解治疗法的直接侧方经皮入路的椎间盘切除术[17]。但由于该术式血管或肠损伤的风险很高，并未得到发展[18]。两年后，Onik 和 Maroon 推出了经皮自动腰椎间盘切除术（automated percutaneous lumbar discectomy，APLD），该手术采用了称为"nucelotome"的 2mm 钝尖的往复式抽吸刀探针，并成功治疗了 75% 的合适患者（图 1–2）[19, 20]。

为了克服这种技术无法直视的缺点，Forst 和 Hausman 在进行了间盘摘除术后，将改良的刚性关节镜插入椎间盘间隙的中心，以评估椎间盘切除的程度[21]。1986 年，Schreiber 等将这种技术与关节镜、经皮间盘切除术相结合，并称之为"椎间盘镜技术"。但是在 109 例接受治疗的患者中，成功率为 72%，而并发症发生率高达 19%，因此该技术无法被广泛采用[22]。

随着激光技术在 20 世纪 80 年代末至 90 年代初的出现，其应用范围扩展到了对腰椎间盘突

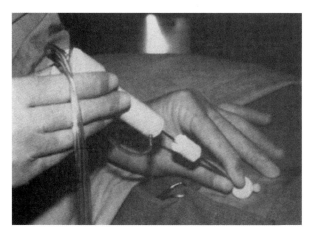

▲ 图 1-2　经皮自动腰椎间盘切除术的术中照片
（经 Helms 等 [110] 许可）

出症的治疗。1986 年，Choy 等首次使用 Nd:YAG 激光器对 1 名患者进行经皮激光髓核消融术 [23]。通过对椎间盘进行热消融，使突出的椎间盘髓核水分蒸发，从而降低椎间盘内压力，并且可能类似于化学髓核溶解术，使椎间盘突出减小、椎间盘高度降低。最近发表的一项随机临床试验比较了传统的显微间盘切除手术和经皮激光椎间盘切除术。尽管在术后 2 年内的临床表现没有显著差异，但是激光组的 2 年再手术率为 52%，是显微间盘切除手术的 2 倍以上 [24]。在 20 世纪 90 年代末，Saal JA 和 Saal JS 为椎间盘源性腰痛患者实施了椎间盘内电凝术（intradiscal electrical thermocoagulation，IDET）。采用与激光椎间盘切除术相似的理念，使用耐热线圈将热量施加到椎间盘上。作者报道，在术后 1 年和 2 年的随访中患者的疼痛情况和运动功能得到了显著改善 [25]。

尽管这些经皮技术已在某些患者（特别是腰椎间盘突出症患者）中显示出益处，但这些技术在治疗大块游离的或移位的间盘碎片以及侧隐窝或椎间孔中对神经根的骨性压迫时受到限制。1 篇 2007 年发表的综述中提到，目前除非有更好的科学依据，否则经皮自动椎间盘切除术、消融治疗和激光椎间盘切除术应被视为研究技术 [26]。由于这些原因，显微镜下椎间盘切除术仍然是腰椎间盘突出症的金标准治疗方法。

> **要点**
>
> 尽管经皮技术治疗椎间盘突出症有一定的积极效果，但没有一种能达到与显微镜下椎间盘切除术相同的临床效果，而显微镜下椎间盘切除术仍是金标准治疗方法。

（二）套管通道牵开器

Faubert 和 Caspart 于 1991 年首次报道了在经皮间盘切除术中使用套管通道显露腰椎间盘 [27]。这个在显露脊柱的过程中尽量减小对软组织破坏的理念，是微创脊柱手术的一项关键原则。1997 年，Foley 和 Smith 描述了在腰椎上使用内镜和套管通道牵开器进行显微内镜椎间盘切除术（microendoscopic discectomy，MED）（图 1-3）。该系统由一系列同心的薄壁套管通道牵开器组成，这些牵开器可以通过保留肌肉的经皮穿刺方法显露腰椎。该过程完好保留了棘上韧带和椎旁的附着肌肉。一旦通过连续的通道扩张显露出骨性结构，内镜便插入通道内开展传统的椎间盘切除术，外科医师则在显示屏上观察手术区域 [28]。

MED 技术的学习曲线很重要，早期研究显示，与传统的开放式显微镜下间盘切除术相比，硬膜破损的发生率有所增加。分析 MED 技术学习曲线的相关研究发现平稳期处于 20～40 例手术以后 [29-31]。然而，由于骨科医师对关节镜的熟悉，MED 技术被骨科医师迅速采用，而神经外科医师接受该技术的速度较慢。

2002 年，Kim 等描述了手术显微镜在 METRx-MD（Medtronic Sofamor Danek, Inc., Memphis, TN）系统上的应用 [32]，由于神经外科医师熟悉手术显微镜的使用方法，因此经通道显微镜下椎间盘切除术开始被广泛应用。无论使用内镜还是显微镜，对经通道椎间盘切除术都在其良好的治疗效果下不断改善。2016 年的一项 Meta 分析回顾了 5 项对比 MED 技术与开放性椎间盘切除术的随机对照试验（randomized controlled trial，RCT），发现 MED 技术术中失血少、住院时间

A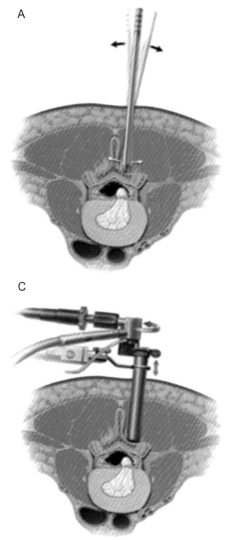

B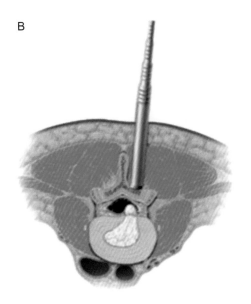

C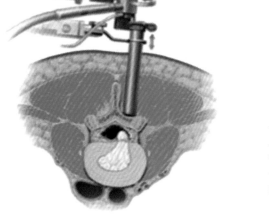

▲ 图 1-3　显微内镜套管通道牵开器系统的示意图
A. 第一个套管牵开器用于识别目标椎板的骨性结构，并用于刮除棘突和椎板上的附着组织；B. 不断扩大的套管牵开器的尺寸，直到获得目标通道直径；C. 使用连接到手术台的臂将套管通道牵开器锁定在适当位置，并安装集成照明系统（经 Perez-Cruet 等 [111] 许可）

短、手术时间长，在术前和术后视觉模拟量表评分（visual analog scale，VAS）、功能障碍指数（Oswestry disability index，ODI）、脑脊液漏和神经根损伤方面均无显著性差异 [33]。另一项对 6 项随机对照试验进行的 Meta 分析比较了微创椎间盘切除术和开放性椎间盘切除术的结果，尽管微创椎间盘切除术硬膜破损的发生率更高，但手术时间、下肢疼痛缓解程度、总并发症发生率以及椎间盘突出复发再次手术比例方面均无显著性差异 [34]。

（三）单侧入路进行双侧减压的方法

随着微创脊柱手术中设备和技术的进展，外科医师也在提出更加微创的应用微创手术治疗常见脊椎病的想法。其中一个重要的进展是采用单侧入路实现腰椎椎管狭窄症双侧减压的思想。这个理念在 1997 年被 Spetzger 等应用于开放性腰椎椎板切除术 [35]。单侧入路实现双侧减压（unilateral approach for bilateral decompression，UABD）的方法不断有进展，2002 年，3 组研究者分别独立的描述了对腰椎管狭窄患者使用单侧通道入路进行双侧减压 [36-38]。通过结合显微镜提供的视野，调整通道方向（类似"扫视"），以及必要时使手术台朝向或远离医师倾斜，可以实现同侧和对侧解剖结构的可视化。一项 Meta 分析比较了微创 UABD 技术和开放性椎板切除术，与开放性椎板切除术相比，微创组的满意率更高，术后 VAS 评分更低、失血量少、住院时间短、再手术率较低，但手术时间更长。此外，硬膜损伤和脑脊液漏出发生率两组相近[39]。Mayer 和 Heider 后来描述了一种"回转"技术（slalom），利用这种技术，通过分别的交替的交叉方法来开展多节段椎板切除[40]。在我们的实践中，我们已经开始使用 2 个显微镜开展多节段"回转"椎板切除术（"slalom" laminectomies），可以使 2 名外科医师同时进行手术并减少手术时间。

随着在腰椎手术中进一步应用和改善 UABD 技术，外科医师推测，与开放性的椎板切除术相比，UABD 技术可以减少脊柱的不稳定。一项 Meta 分析研究了这一情况，比较了在腰椎狭窄合并轻度腰椎滑脱的患者中微创 UABD 技术或开放性椎板切除术后再手术和融合率。作者报道与开放性椎板切除术相比，微创 UABD 技术的再手术和融合率更低、滑脱进展更少、患者满意度更高[41]。目前，套管通道牵开器系统（必要时使用 UABD 技术）结合融合技术（将在后文进行讨论）被用于治疗多种胸腰部病变，包括滑膜囊肿[42]、极外侧椎间盘突出症[43]、硬膜外和硬膜内肿瘤[44]、脊髓拴系综合征[45]。

> **要点**
> 套管通道牵开器最初用于治疗腰椎间盘突出症，其后迅速用于治疗多种腰椎疾病。单侧入路双侧减压技术是微创脊柱手术领域的重要进展。

（四）腰椎后路固定和融合术

后路腰椎间融合术（posterior lumbar interbody fusion，PLIF）的技术由 Cloward 在 1953 年提出[46]。从那时起，成像技术、器械和骨移植替代物的进步促进了用于脊柱融合的微创技术的发展，从而允许通过最小的通道进行融合手术，其结果可与传统的开放式融合手术相媲美。

Magerl 于 1982 年首次介绍了经皮器械，他报道了使用带长杆的椎弓根螺钉连接到外部固定器上（图 1-4）[47]。显而易见，该方法的局限性包括感染、不适及融合后的器械去除手术。

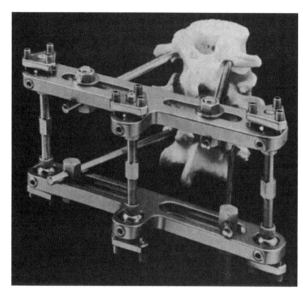

▲ 图 1-4　**Magerl 提出的椎弓根螺钉外固定装置**
（经 Magerl[47] 许可）

Leu 和 Hauser 于 1996 年以 Magerl 外固定技术为基础，报道了 3 步融合手术的结果。第一步包括使用外部固定器进行经皮椎弓根螺钉固定。第二步在距中线约 10cm 处插入双侧套管以进入椎间盘，然后进行髓核切除术，之后处理终板并在椎间隙内填入自体髂骨。第三步在骨融合形成后移除外固定器[48]。为了去除 Magerl 技术的外部硬件，Mathews 和 Long 使用了直接通过内镜可视化技术连接到椎弓根螺钉轴上的皮下板[49]。2000 年，Lowery 和 Kulkarni 的改良方式包括使用皮下棒代替钢板来进行后椎弓根螺钉固定，但是仍然需要在实现融合后再移除硬件[50]。皮下纵向连接器的使用受到患者刺激的限制，并且与传统的开放式融合术相比，创建的力矩臂更长无法获得有效的生物力学稳定性，从而导致更高的潜在失败率。在 2001 年由 Foley 等提出的使用筋膜下内固定棒的观点，阐述了一种在椎弓根螺钉上的可移除的延长器的使用方法。这些延长器可以在非直视下使椎弓根螺钉钉头彼此对准形成序列，因而可以使筋膜下内固定棒成功地在皮下置入（图 1-5）[51]。该系统名为 Sextant ™（ Medtronic Inc., Minneapolis，MN ）。此后，多种其他的经皮椎弓根螺钉内固定系统被发明出来。经皮椎弓根螺钉内固定术现已用于多种脊柱病变，包括创伤、感染、肿瘤和畸形 [52]。

> **要点**
> 微创下安装筋膜下内固定棒技术是经皮椎弓根螺钉内固定手术的重要进展。

同年，Foley 推出了 Sextant ™ 系统，他还提出了第一个使用套管通道牵开器和经皮安装椎弓根螺钉及内固定棒的微创 PLIF 术式 [53]，此后不久又进行了第一例通道下微创 TLIF 手术（ minimally invasive transforaminal lumbar interbody fusion，MIS-TLIF ）[54]。Wong 等报道了应用 MIS-TLIF 术式的经验，经过前瞻性研究对比 MIS-TLIF 手术与开放 TLIF 手术的 4 年随访数据，发现 MIS-TLIF 手术时间更短、失血更少、术后输血更少、住院时间更短，两种术式的融合率相近（92.5%，93.5%），术中并发症（包括硬膜破损等）发生率和远期术后效果无明显差异。而开放式 TLIF 手术的呼吸道及泌尿道感染率以及深静脉血栓形成发送率均较高，部分原因是相比 MIS-TLIF 手术，开放 TLIF 手术的术后下床时间更晚且住院时间更长。此外，开放式 TLIF 手术

的浅表和深部伤口感染率更高，伤口修复、冲洗和清创术的发生率也更高 [55]。一项 Meta 分析对比 MIS-TLIF 手术与开放 TLIF 手术，其中术后融合率分别为 94.8% 和 90.9%，并发症发生率分别为 7.5% 和 12.6%[56]。

随着越来越多的外科医师采用微创脊柱手术，可能会有更多文献报道更少的并发症发生率、更快的术后恢复速度、更高的术后融合率，微创脊柱手术方法将继续获得更多青睐。

（五）腰椎前外侧融合术：间接神经减压

脊柱前路治疗脊柱滑脱的理论在 1932 年由 Carpenter 提出 [57]，并在 1933 年被 Burns[58] 应用于临床。Burns 采用经腹膜入路显露腰椎前方，在 L_5 椎体前方钻孔后，将自体胫骨移植骨经插入 L_5 椎体，穿过 $L_5 \sim S_1$ 椎间隙，穿入 S_1 椎体（图 1-6）。

1991 年 Obenchain 首次将腹腔镜应用于前路椎间盘切除术 [59]，1995 年 Zucherman 等首次将腹腔镜应用于经腹膜入路的前路腰椎椎体间融合术（ anterior lumbar interbody fusion，ALIF ）[60]。据文献报道，在 20 世纪 90 年代末，腰椎前路手术的入路经过多次改良，包括小开口腹膜后入路和经腹膜入路 [61]。由于该区域存在大量重要解剖结构，包括动脉、静脉和肠管，同时腹腔镜技术的学习曲线十分陡峭，因此大多数外科医师仍然更倾向采用小开口 ALIF 的暴露方法以便在充分

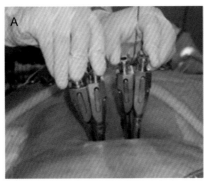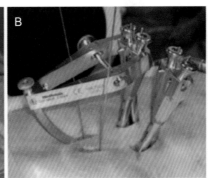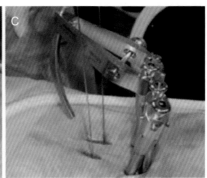

▲ 图 1-5　术中使用 Sextan 经皮椎弓根螺钉固定系统

A. 安装椎弓根螺钉延伸器；B. Sextant ™臂连接到螺钉延伸器，并将一根筋膜下内固定棒穿过螺钉钉头；C. 取下延伸器，内固定棒被留置在最终位置（经 Khoo 等 [112] 许可）

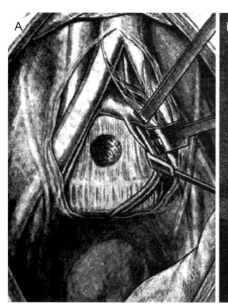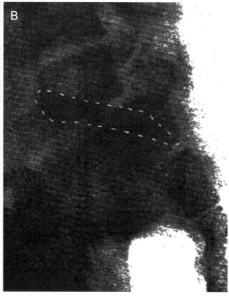

◀ 图 1-6　A. ALIF 手术示意图；B. 侧位 X 线片显示胫骨自体骨移植物位置
（经 Burns[58] 许可）

直视下保护这些重要结构，并在发生组织损伤时可以快速处理。2015 年的一项 Meta 分析显示，与小开口腹膜后入路手术相比，经腹膜入路腹腔镜手术的并发症发生率更高[62]。

1983 年，曾有文献提出经侧方入路开展经皮椎间盘切除术的方法[17]。1997 年，Mayer 开展了直接经侧方腹膜后入路的椎间盘融合手术，术中采用患者侧卧位[61]。多年后，这种方法被称为斜侧方椎间融合术（oblique lateral interbody fusion，OLIF）或腰大肌前入路椎间融合术。2006 年极外侧入路椎间融合术（extreme lateral interbody fusion，XLIF®，Nuvasive，Inc.，San Diego，CA）被首次提出。Pimenta 等在透视引导下使用牵开器和改良的通道通过侧方腹膜后经腰大肌入路显露椎间盘间隙[63]。目前这种侧方的微创入路已经在临床上被广泛应用，同时，外科医师还采用其他名称表达这种入路和术式，包括经腰大肌入路、直接侧方椎间融合术（direct lateral interbody fusion）及侧方腰椎椎间融合术（lateral lumbar interbody fusion）。

前侧、外侧椎体间融合手术的一个重要方面是其采用了间接神经减压的微创理念。通过使用椎间融合器（interbody cage）提高椎间盘的高度，神经孔孔径增加，从而实现了间接的神经根减压。这种间接减压已经在多项研究中得到了量化，如 Inoue 等对比了患者术前和 ALIF 手术术后 CT 脊髓造影上神经根的受压程度[64]，以及 Oliveira 等对比了患者术前和 XLIF 手术术后磁共振成像的情况[65]。另外，这种前方、侧方入路还可以避免对后方骨结构、肌肉和韧带的破坏。

> **要点**
> 前方、侧方入路的椎体间融合技术采用了间接神经减压的理念，这个理念在微创脊柱手术中十分重要。

三、胸椎微创手术

传统的开放式胸椎入路包括前入路（经胸骨入路、前外侧经胸入路，侧方经胸腔外侧入路）、后入路或后侧方入路（如经椎弓根入路，肋椎横突切除入路）。由于局部解剖复杂、入路所经重要神经血管结构数量较多，这些入路技术具有很高的并发症发生率。Jacobaeus 在 1910 年使用膀胱镜进行了第一例胸腔镜手术[66]，开创了视频辅助胸腔镜手术（video-assisted thoracoscopic surgery, VATS）的先河。Mack 等[67] 及 Rosenthal 等[68] 在 20 世纪 90 年代初描述了最初将胸腔镜应用于脊柱疾病的治疗，包括脊柱畸形矫形的前路松解、椎间盘突出的椎间盘切除术以及活检术。如今，VATS 技术已被用于治疗感染、活检、引流、治疗胸椎间盘突出症、交感神经切除术、肿瘤切除和脊柱畸形矫形的前路松解[69]。

1997 年，Jho 报道使用内镜经椎弓根入路开展胸椎间盘突出间盘切除术[70]。在 21 世纪初，Jho[71] 和 Perez-Cruet[72] 报道了使用套管通道牵开器和内镜治疗胸椎疾病，与腰椎通道技术相似，一系列肌肉扩张器被用于显露骨解剖结构。此后，这种技术结合 UABD 技术被用于进行胸椎椎板切除、胸椎间盘突出症间盘切除以及切除硬膜内和硬膜外的胸椎肿瘤[69]。据文献报道，侧方小切口入路显露胸椎的方法与套管和可伸缩牵开器结合，可以用于胸椎肿瘤切除、治疗胸椎骨折、胸椎椎体切除以及可扩展的支撑体的置入[73, 74]。此外，微创经皮胸椎椎弓根螺钉内固定术现已广泛用于各种疾病，包括骨折、感染、肿瘤和退行性疾病，其准确率和安全性均比较理想[75, 76]。

四、颈椎微创手术

（一）颈椎前入路

Smith 和 Robinson[77] 以 及 Cloward[78] 于 1958 年首次报道了颈椎前路椎间盘切除融合术（anterior cervical discectomy and fusion, ACDF），均描述了颈椎椎间盘切除后将骨移植物植入椎间盘间隙。1970 年，Orozco Delclos 和 Llovet Tapies 提出在 ACDF 手术中使用颈椎前路钢板[79]。颈椎微创手术的发展比腰椎微创手术要慢得多。部分原因是颈椎前方的重要解剖结构数量众多，包括气管、食管、颈动脉、椎动脉、颈静脉、迷走神经和其他脑神经等。ACDF 手术践行了微创脊柱手术的关键理念，利用小

切口，通过胸锁乳突肌和舌骨下肌之间的天然组织间隙显露颈椎，并发症发生率低、住院时间短、临床效果好。在 2008 年，Ruetten 等提出了一种使用内镜的微创 ACDF 技术，并通过一项随机临床试验将其与传统开放式 ACDF 进行了比较。他们发现两组之间的临床效果无显著差异[80]。在此之前，1999 年 Horgan 等曾在尸体上使用内镜通过颈椎前路经皮治疗齿状突骨折[81]。Chi 在 2007 年研究了经皮齿状突螺钉植入技术的安全性和有效性，10 例接受该手术的患者未发生任何并发症[82]。即便如此，该技术的学习曲线陡峭、缺乏远期临床效果数据、颈部重要组织损伤风险高，这些因素都限制了前路经皮技术的广泛应用。

为避免椎间融合及非融合椎间盘切除术术后椎间隙塌陷，Snyder 和 Bernhardt 于 1989 年[83] 开展了经颈前入路部分椎间盘切除减压术，作为可替代 ACDF 的手术技术治疗神经根型颈椎病，此技术最初由 Hankinson 和 Wilson 在 1975 年提出[84]。64 例患者接受该技术并获得了非常好的效果[83]。1990 年，Jho 医师报道了显微外科下颈前入路椎间孔切开减压术用于治疗神经根型颈椎病和脊髓型颈椎病[85, 86]。

（二）颈椎后入路

关于颈椎后入路微创手术，Fessler[87] 和同事在 2000 年报道了其通过使用 MED 系统在尸体标本上进行的内镜下椎间孔减压手术经验，并紧随其后报道了 25 例患者的临床经验[88]，Adamson[89] 医师在 2001 年报道了其应用该技术治疗 100 例患者的最初经验。两项研究均得到了与开放椎间孔切开成形术相似的结果。对于颈椎椎间孔成形术，最近一项系统研究对比了显微外科手术（内镜、显微内镜、显微镜下）与传统开放手术，结果显示显微外科技术具有较少的出血量、较短手术时间、较短的住院周期，且在临床效果及并发症发生率方面无明显差异性[90]。

为避免颈椎后路开放手术对肌肉的过多分

离，Wang 等在 2003 年提出在套管牵开器辅助下通过小切口进行颈椎侧方融合治疗颈椎创伤性小关节失稳，随后报道了短节段（最多 2 节段）侧方融合治疗 25 例患者的经验 [91]。此技术的限制因素主要包括治疗水平的有限性及为安置固定棒所需的小切口暴露。2003 年 Wang 等在尸体上也开展了套管下颈椎椎管成形术 [92]，并于 2008 年报道了其临床经验 [93]。

目前颈椎后路微创融合手术主要关注点在椎间关节，Ahmad 等在 2012 年提出经皮置入可贯穿椎间关节的螺钉的技术，主要作为颈前融合术后的补充方法，用以降低术后假关节形成及后凸畸形形成的风险 [94]。2011 年 Goel 和 Shah 两位医师提出在常规颈椎后路开放手术术后分离的关节面之间置入金属融合器的技术 [95]。McCormack 等采用该技术进行经皮置入小关节螺钉及可膨胀垫片，间接为神经根型颈椎病患者的神经根减压，作者发现术后疼痛评分有明显的改善，虽然这不是手术的主要目的，而且手术节段的椎间关节融合率达到了 93% [96]。

五、脊柱外科手术中的计算机辅助导航

导航技术在现代微创脊柱手术的进展中发挥了重要作用。神经外科领域中导航技术首先发展于头颅手术，因头颅手术中肉眼不可见的病变的解剖定位对于术中避免损伤正常脑组织是非常重要的 [97]。脊柱手术领域中传统的切开暴露可直视脊柱解剖而不需要计算机导航辅助，然而随着微创脊柱手术的广泛应用，对于术中导航的需要也变得更加迫切。

第一个可切实用于脊柱的导航系统报道于1995 年，其使用超声波探查术中解剖并记录到术前 CT 扫描中，从而提供一个三维的计算机辅助导航 [98]。超声波系统很快被可以利用红外线或主被动式发光二极管在空间追踪手术器械的导航系统所取代，与此同时基于电磁学的导航系统也得到了发展。然而，早期的导航系统要求医师将骨骼解剖形态与术前 CT 数据进行手动注册，过程烦琐且容易出现注册错误，导致导航不精确 [97]。

导航技术开发的重点逐渐转移到术中成像系统，以此来避免人工注册的过程。2009 年进行的一项调查发现，大多数脊柱外科医师使用术中透视作为引导椎弓根螺钉置入的主要手段 [99]。因此，以术中透视为基础的导航技术或虚拟透视技术充满吸引力，随后多个系统被研发出来（图 1-7）。但是，因不同患者体质和骨骼情况各异、放射剂量不同，术中获取的图像质量难以保证，这限制了该技术的发展。此外，虚拟透视技术只能提供二维导航，且无法提供横断面视图。

术中计算机断层扫描（intraoperative CT, iCT）系统的引入革新了计算机辅助脊柱导航系统，iCT 可以实现自动注册并提供高质量的成像数据以及虚拟透视技术无法提供的横断面视图。此外，患者处于手术俯卧位置时获得影像数据，而不是术前 CT 时采取的仰卧位，因此图像的精确度获得了进一步的提高。iCT 导航系统的最终优势是减少或消除了手术团队的辐射暴露。

脊柱导航系统的进步极大地促进了微创脊柱手术技术的创新。微创脊柱手术中，外科医师通常无法通过直视骨结构来定位和定向。因此，可靠的计算机辅助导航可以提高复杂微创脊柱手术的安全性和有效性。使用导航确认正确的解剖位置可以保证手术的正常开展，有助于避免包括神经损伤等并发症的发生。多个 Meta 分析研究均强调了使用计算机辅助导航可以提高椎弓根螺钉置入的准确性 [101, 102]。在显露解剖结构的过程中尽量减少软组织破坏，这个微创脊柱手术的关键理念可以通过使用导航系统实现。借助 iCT 和计算机辅助导航，本章的作者已经描述了"全 3D 导航手术"的概念 [103]。通过对解剖结构的全 3D 术中手术导航，完全避免了手术人员的射线暴露照射，同时不再需要铅衣、导丝和通道器械。随着导航系统的不断完善和发展，微创脊柱手术技

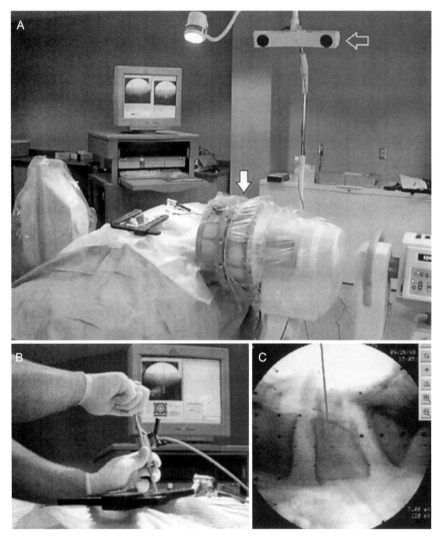

◀ 图 1-7 虚拟透视导航系统
A. 架设虚拟透视导航系统的手术室；B. 外科医师使用该导航系统；C. 导航系统的屏幕上显示手术器械在空间中相对于患者解剖结构的位置（经 Foley 等 [100] 许可）

术也将不断进步。

> **要点**
> 术中 CT 的使用可实现自动注册并提高了导航系统的准确性。计算机辅助导航技术促进了微创脊柱手术技术的发展。

六、微创脊柱手术的好处

微创手术具有明显的优势，并且该领域在所有外科专科领域都在迅速进展。微创脊柱手术的临床结果可与传统的开放手术相媲美，包括治疗效果、融合率和并发症发生率。而减少失血量、缩短住院时间、减少术后镇痛需要、降低感染率、减少非融合病例术后脊柱不稳定风险等诸多其他优点，更加说明了微创脊柱手术在未来脊柱外科领域中的重要地位 [33, 34, 40, 41, 55, 56]。此外，微创手术更进一步减少了因开放暴露操作而引起的医源性肌肉和软组织损伤。

微创脊柱手术的另一个好处是可以节省与医疗相关的成本。研究一致表明，与开放式手术相比，微创脊柱手术虽然手术时间无差异，却明显减少了失血量并缩短了住院时间，并且多项系统回顾和 Meta 分析支持了这些发现。重要的是，研究同时显示，微创脊柱手术和开放手术相比患者的远期结果、融合率、总并发症发生率无显著性差异 [33, 34, 40, 41, 55, 56]。此外，一项 Meta 分析发现微创脊柱手术的并发症发生率比开放手术更小[104]。欧洲支出效益模型表明，由于微创脊柱手术并发症较少，其节省的支出更多[105]。随着越来越多的外科医师开展微创脊柱手术并越来越熟悉这些技术，微创脊柱手术的优势将越来越明显，甚至可以进一步直接或间接节省医疗成本和医疗资源[104-107]。尽管由于进行此类手术所需的微创脊柱手术植入物和设备可能增加前期支出，但较低的后续成本和更高的生活质量可节省总体成本[105]。

> **要点**
> 成本效益研究表明，相比于开放式手术，微创脊柱手术可以直接或间接节省医疗成本。

七、微创脊柱手术的局限性

学习微创脊柱手术的学习曲线十分重要，已在大量文献中有所报道。这种学习曲线对于脊柱外科医师来说可能是一个挑战，也无疑会阻碍微创脊柱手术技术的推广[29-31, 108, 109]。在使用套管通道牵开器时观察到的解剖视野与开放手术相似但不同，因此必须透彻理解术区的三维解剖才能安全地使用这种技术。用于进行微创手术的工具较长且形状复杂，需要实践练习才能熟练操作。在复杂的病例中，外科医师对透视和图像引导的依赖越来越重，因此如果透视或图像引导使用不当，可能会导致错误操作甚至出现严重的神经损伤并发症。同时，由于手术视野和操作器械的空间有限，与传统的开放式手术相比，微创手术并发症的处理更具挑战性。在本章前文介绍的"4 项原则"（4Ts）的理解和应用可以帮助外科医师克服微创手术学习曲线。

八、结论

随着科技的进步，新技术将继续不断出现，这将使外科医师能够进一步减少手术对组织的损伤和与入路相关的并发症，且可以获得与传统开放手术相似的治疗效果。尽管微创脊柱手术技术具有学习曲线，可能对外科医师而言是一个挑战，但与开放式手术相比，多项研究已证明微创手术具有理想的治疗效果和术后融合率、更短的住院时间、更少的失血量等诸多优势。在过去的 10 年中，微创脊柱手术领域取得了令人难以置信的进步。随着我们对人体脊柱的进一步了解和新技术的快速发展，微创脊柱手术的理念和方法将继续发展，从而走向更安全的手术方式和更好的临床效果，也会有更多的脊柱外科医师采用这些技术。

> **总结**
> - 推动微创脊柱手术发展的 3 个理念：减小组织破坏和保持脊柱稳定；通过单侧入路实现双侧减压；实现间接神经减压。
> - 以"**4Ts**"为代表的 4 项原则可以帮助我们安全、成功开展微创脊柱手术：合适的对象（target）、"合适的器械"（tools/technology）、"合适的技术"（technique）、"合适的教学 / 培训"（teaching/training）。
> - 微创脊柱手术技术最初被用于腰椎间盘突出症的治疗。
> - 尽管经皮技术治疗椎间盘突出症有一定的积极效果，但没有一种能达到与显微镜下椎间盘切除术相同的临床效果，而显微镜下椎间盘切除术仍是金标准治疗方法。

- 套管通道牵开器在显微镜下椎间盘切除术中的应用极大地改变了微创脊柱手术的方向，并应用于对颈椎，胸椎和腰椎的各种疾病的治疗。
- 单侧入路双侧减压技术是微创脊柱手术领域的重要进展。
- 对微创脊柱手术过程可视化的需求促使内镜、腹腔镜和手术显微镜应用于微创脊柱手术。
- 与开放手术相比，微创脊柱手术可实现相似治疗效果和融合率，且术中出血量更少、住院时间更短。
- 随着技术的进步，微创脊柱手术的新技术迅速发展。计算机辅助导航技术的发展及其对微创脊柱手术的影响证明了这一点。
- 微创脊柱手术技术的学习曲线很陡峭，限制了广泛的应用，但是对 4 项原则（4Ts）的应用可以帮助外科医师克服该学习曲线。
- 成本效益研究表明，相比于开放式手术，微创脊柱手术可以直接或间接节省医疗成本。

测　验

★ 选择题

1. 以下哪项不是促使微创脊柱手术进展的外科手术理念？（　　）

　　A. 实现间接神经减压　　　　　　　　　B. 限制组织损伤

　　C. 通过单侧入路实现双侧减压　　　　　D. 切除过多骨质导致脊柱不稳定

2. 首先开发出对脊柱的微创技术用来治疗以下哪种疾病？（　　）

　　A. 颈椎间盘突出症　　　　　　　　　　B. 腰椎间盘突出症

　　C. 腰椎滑脱　　　　　　　　　　　　　D. 胸椎间盘突出症

3. 在 MIS-TLIF 与开放式 TLIF 的比较中，以下哪项是正确的？（　　）

　　A. MIS-TLIF 具有更好的融合率、远期效果以及患者满意度

　　B. 开放式 TLIF 具有更好的融合率、远期效果和患者满意度

　　C. MIS-TLIF 可减少术中失血量并缩短住院时间

　　D. 开放式 TLIF 可以减少失血量并缩短住院时间

4. 术中自动注册可以显著提升计算机辅助导航技术并促进微创脊柱手术的开展，它是以下哪个导航系统的特征？（　　）

　　A. 术中 CT　　　　　　B. 术前 MRI　　　　　　C. 术前 CT　　　　　　D. 术中 X 线透视

★ 答案

　　1. D　　2. B　　3. C　　4. A

第2章 微创脊柱手术的理念及生物学
Philosophy and Biology of Minimally Invasive Spine Surgery

Pawel Glowka　Choll W. Kim　Kris Siemionow　著

王 琦 译

张智发 校

> **学习目标**
>
> - 微创脊柱手术（minimally invasive spine surgery，MISS）的核心概念。
> - 椎旁肌肉的解剖及神经支配。
> - 术中导致医源性肌肉损伤的潜在原因。
> - 与手术相关的医源性肌肉损伤的生物学特点。
> - 保留软组织的方法。
> - MISS 的优点及缺点。

> **要点**
> 微创脊柱手术的核心概念。

一、微创脊柱手术的理念

微创脊柱手术（MISS）同传统开放式脊柱手术（open spine surgery，OSS）的目标没有差别；然而，MISS 额外的目标是限制软组织损伤[1-4]。指导 MISS 手术入路的关键理念如下：①减少牵开时的肌肉挤压损伤；②减少腱性结构在椎体后方骨性结构上的剥离，特别是多裂肌在棘突和上关节突的附着；③保持腰背筋膜的完整性；④限制骨切除；⑤利用已知的神经肌肉平面；⑥减小手术通道的尺寸，使之与手术靶区面积一致。近年来随着仪器设备的进步，结合手术技术的改进，微创技术治疗脊柱疾病的范围越来越广。

多项研究阐明了 MISS 的临床益处。这些早期的研究结果表明 MISS 手术的益处包括降低感染率[5]、减少术后疼痛[6-9]、缩短住院时间[6,7]、康复时间更短和更早的下地行走[6,8]、出血量少[6-9]、减少输血需要[6,8]、减少椎旁肌肉萎缩[9]、改善脊柱伸展力量[5,9-11]。同 OSS 相比较，MISS 在健康质量结果测量工具的生理和心理两方面显示了其临床效益，MISS 能够更好地改善患者的生活质量[12]。

> **要点**
> 椎旁肌的解剖及神经分布。

二、脊柱手术考虑的解剖结构因素

（一）后方椎旁肌肉的解剖

后方的腰椎椎旁肌是一个更大的生物力学系统的一部分，这个系统还包括腹部肌肉及其通过腰背筋膜与脊柱的纤维连接。这个肌肉网络既负责产生脊柱的运动，同时还维持脊柱的稳定性（图 2-1）。除了保持脊柱的中立姿势外，椎旁肌肉还防止脊柱过度弯曲及其导致的椎间盘和韧带的完整性的破坏。

Panjabi 等提出了椎旁肌在中性区内施加最小的阻力，当活动范围超出中性区范围时，椎旁肌的刚度呈指数增长 [14-16]。这个动态稳定系统是由一个相互连接的机械感受器链控制的，它嵌入在肌肉束、椎间盘环和脊柱韧带中 [17]。功能性的肌电图揭示了脊柱稳通过同时收缩几个主动肌和拮抗肌而实现的 [13]。结构性研究表明，单个椎旁肌在不同的时期可能起到使脊柱运动或稳定的不同主要功能 [18]。

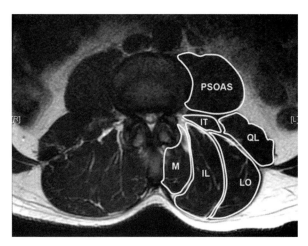

▲ 图 2-1　后侧腰椎椎旁肌
IT. 横突间肌；QL. 腰方肌；M. 多裂肌；IL. 髂肋肌；LO. 最长肌；PSOAS. 腰大肌

（二）多裂肌

后方的椎旁肌肉包括 2 组肌肉群，深层旁中央的横突棘突肌肉组群（包括多裂肌、棘突间肌、横突间肌和短回旋肌）和浅层侧方的竖脊肌（包括最长肌和髂肋肌）。这些肌肉从胸腰椎延伸至尾端并附着于骶骨、骶髂关节和髂骨翼。多裂肌是最内侧的主要椎体后部肌肉，是跨越腰骶交界处最大的肌肉。它被认为是脊柱后稳定的主要肌肉 [13, 19]。与其他椎旁肌相比，多裂肌具有较大的

生理横截面积（physiological cross-sectional area, PCSA）和较短的肌束。这种独特的解剖结构设计可以在相对较短的距离内产生较大的力量。此外，多裂肌的肌节长度位于长度 - 张力曲线的上升部分。当我们的姿势由直立变为向前弯曲时，随着脊柱向前屈曲多裂肌能够产生更多的力量。这是为了保护脊柱最脆弱的姿势。

多裂肌是唯一与 L_5 和 S_1 椎体相连的后部肌肉，因此它也是这一节段的唯一稳定结构，肌肉起始和终止于这一节段。腰椎多裂肌的形态复杂 [20]。不同于其他椎旁肌有着明确的起止点，多裂肌由 5 个独立的肌肉束组成，每个肌肉束都有其自己的起点和数个不同的止点。每个束由起始于棘突顶端和椎板外侧面的几个肌肉簇组成。在尾端，不同的肌肉束分叉，分别附着于其起始椎体下方的 2~5 个椎体的乳突，并向下穿过每个椎体到达骶骨。如 L_1 椎体的多裂肌肌肉束向下止于 L_3、L_4、L_5 的椎体乳突，并向下到达 S_1 椎体的背侧及髂后上棘。基于多裂肌的解剖生物力学分析表明，多裂肌产生椎体的后矢状位旋转，与腹肌产生的旋转方向相反。多裂肌可以通过一种类似"弓弦"原理进一步增加腰椎的稳定性，在该机制中，位于腰椎前凸后方的肌肉，通过椎体之间的附着部位对椎体施加压力 [18-21]。

（三）竖脊肌

竖脊肌包括最长肌、髂肋肌及在胸椎部分的棘肌（图 2-1）[22, 23]。在腰椎最长肌位于中间，起于横突和副突，向尾侧止于髂后上棘的腹侧表面。位于外侧的髂肋肌起于横突尖部和邻近的胸腰筋膜的中间层，止于尾侧的髂嵴腹侧边缘。除了作为躯干的主要伸肌外，髂肋肌和最长肌也在 L_4 和 L_5 节段施加巨大的压应力以及侧方和后方剪切力。虽然这些力增加了正常脊柱的刚度和稳定性，但当脊柱序列不正常时，剪切力也可能加剧脊柱的不稳定性和畸形 [24]。

不同于多裂肌，竖脊肌的显微结构研究表明，这些肌肉具有较长的肌束和相对较小的

PCSA。这种解剖形态表明，它们的作用是使躯干伸展、侧弯和旋转。在这种设计下，它们不太可能成为脊柱的主要稳定因素[25]。

（四）棘突间肌、横突间肌和短回旋肌

棘突间肌，横突间肌和短回旋肌是短平肌肉，位于横突间韧带的背侧（图 2-1）。横突间肌和棘突间肌沿着横突间韧带和棘间韧带走行。短回旋肌起始于下位椎体的后上缘，止于上位椎体的外侧方椎板。因为这些肌肉的 PCSA 很小，它们并不能够产生驱动或稳定脊柱所需的力量。它们更有可能的是起到本体感受的作用，而不是产生力量的结构。

（五）后方椎旁肌的神经支配

所有后方椎旁肌的神经支配都来自于脊神经背支。髂肋肌受脊神经背支的外侧支支配，而腰最长肌的纤维受中间支支配。到达椎板并分支，供给多裂肌、横突间肌和棘突间肌，以及关节突关节（图 2-2）。在肌肉外走行过程中，脊神经背支的内侧支在两个位置与椎体紧密相连。第一附着位置是通过横突间韧带的纤维与关节突关节外侧的骨膜相连。第二附着位置是通过乳突副韧带与腰椎相连。这个强壮的韧带覆盖内侧分支，且其常常会骨化。这些椎体的附着部具有重要的临床意义，因为在中线后路手术入路中，有可能损伤到暴露的神经背支的内侧支。

> **要点**
> 手术相关的医源性肌肉损伤的生物学。

三、医源性椎旁肌肉损伤的生物学因素

肌肉对手术导致损伤的反应有充分的动物和人的文献记载。可以应用系统和组织学参数来评估肌肉损伤的程度。肌肉细胞损伤导致细胞内物质释放到血液循环并增加外周血肌酸激酶（creatinine phosphokinase，CK）浓度，特别是肌型肌酸激酶同工酶和二磷酸果糖酶[1-3, 26, 27]。这些酶在术后第 1 和第 3 天明显增高[26]。可以观察到促炎因子（IL-6、IL-8）、抗炎因子（IL-10、IL-1ra）的血清[26]水平变化。上述提到的因子（CK、IL-6、IL-8、IL-10、IL-1ra、CPK-MM）均在术后第 1 天达到最大血清值，大部分因子

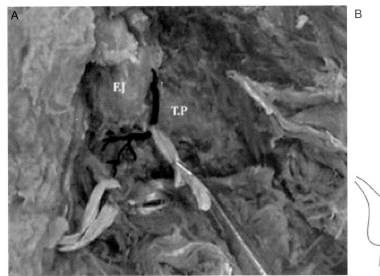

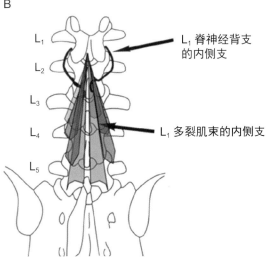

▲ 图 2-2　多裂肌受到脊神经背支的内侧支支配

（CK、IL-6、IL-1ra、CPK-MM）在术后第 7 天恢复至基线水平[28]。

组织学研究表明，肌肉纤维的细胞水肿和坏死发生在术后 3h。凝固性坏死与巨噬细胞炎症浸入相关，发生于术后 48h[1]。

在患者的随访期间，可观察到腰椎椎旁肌肉萎缩，表现在肌肉尺寸减小[10,11,27,29]，脂肪组织浸润[10,27]，结缔组织沉积。许多作者已通过在 MRI、CT 和 USG 图像上评估肌肉横截积，测量到肌肉萎缩[10,11,27,29]。在某些情况下，由于肌束中的脂肪组织浸润，肌肉 CSA 可能不会减少[30]。Waschke 等观察到，在开放腰椎后路椎间融合和内固定术后 12 个月，椎旁脂肪组织所占百分比显著增加，同时肌肉组织所占百分比显著下降[27]。脂肪浸润是肌肉退变的晚期标志[30]。当肌肉中大量的脂肪增加时，肌肉的 CSA 甚至会增加[10]。Che-Wei Hung 提出了评估肌肉萎缩的脂肪浸润率，脂肪 CSA 与多裂肌 CSA 之比。他观察到后路腰椎手术患者的多裂肌中，脂肪 CSA 与肌肉 CSA 的比值增加[10]。在接受脊柱手术的患者中，作者观察到多裂肌中神经元亚硝酸盐氧化物合成（n-NOS）的大量减少。Zoidlet 等认为，n-NOS 数量的减少是由腰脊神经背支内侧支的局部去神经支配引起的[31]（图 2-3）。

四、肌肉损伤同临床疗效的相关性

腰椎后路手术中椎旁肌肉损伤会导致肌肉萎缩、生化及组织学改变、电生理异常、躯干伸展力下降[9]，这会影响临床疗效。医源性椎旁肌或脊神经背支的内侧支[31]损伤导致功能性肌肉支持丧失，节段性活动障碍，机械应力增加，从而导致持续性背痛，导致腰椎手术失败综合征（failed back surgery syndrome，FBSS）[10,32]。在二次手术患者中，证实了背部肌肉会出现严重的组织学损伤[1,33]。Rantanen 等的结论是，在腰椎手术预后不佳的患者中，椎旁肌肉出现了持续性的病理改变[34]。肌肉损伤，表现为术后肌酸激酶（CK）水平升高，与临床疗效呈正相关：VAS 和 ODI 评分[35]。

肌肉 CSA 代表着肌肉潜在的收缩力和强度[29]。肌肉 CSA 的减少降低了肌肉力量的产生能力。

多裂肌脂肪浸润发生在经历过脊柱手术的患者中[9,27]，与腰背痛密切相关[30]。

Waschke 等发现了 EMG 去神经信号征象与根据 SF-36 和 VAS 评分较差的身心预后疗效具有明显的相关性[27]，通过 CT 测量的肌肉萎缩程度和较差的 SF-36 和 VAS 评分的临床预后之间具有显著相关性[27]。他们证实了在术后 1 年更差的椎旁

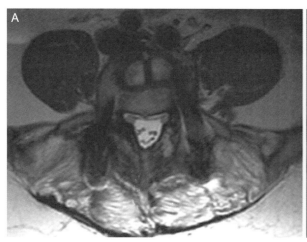
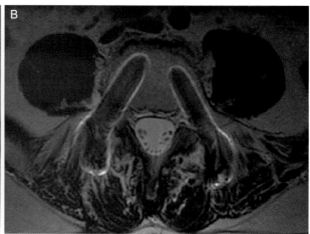

▲ 图 2-3　A. 传统后正中手术入路的术后 MRI 变化；B. 证明具有保存肌肉结构的旁正中手术入路的 MRI 变化

肌功能状态（根据 EMG 检查的缩减的干涉图样）和术后 2 天升高的血清 CK 和肌红蛋白水平呈正相关，这说明开放手术所致的直接肌肉损伤是导致肌肉功能障碍，及最终肌肉萎缩的部分原因[27]。

> **要点**
> 术中导致医源性肌肉损伤的潜在原因。

五、术中导致椎旁肌损伤的潜在原因

传统的后正中入路胸腰椎减压融合术以多种方式损伤椎旁肌肉，包括剥离[9]、牵开[1,4]、神经损伤[36,37]、热损伤[38,39]、创面暴露[1,4]、手术时间[1,4]、脊柱融合[8]。

（一）剥离

传统的后正中入路脊柱手术需要广泛的软组织剥离和牵拉[9]。为显露术区，需要将椎旁肌从棘突、椎板处行骨膜下剥离，若计划行后外侧融合，也要剥离横突部位的肌肉。这会损害肌肉的神经支配，影响肌肉、韧带和骨结构之间的平衡。组织剥离破坏了肌肉的血供而导致缺血性坏死。肌肉止点和多裂肌的解剖区都受到损害。棘突的缺如，双侧多裂肌通过瘢痕组织的形成而愈合，影响其生理功能。此外，韧带损伤使脊柱失稳，增加了脊柱节段病理性的活动范围，进一步导致相关的并发症[8,40,41]。

（二）牵开

充分地暴露手术视野需要使用牵开器。应用牵开器会直接对肌肉结构施加压力并导致损伤。压力会导致局部缺血[33,42]和直接的肌肉损伤。Kawaguchi 等报道称，磷酸激酶肌酸激酶同工酶血清浓度的水平与肌肉受到的牵开压力直接相关[33]。

Styf 和 Willen 测量了接受后正中入路腰椎手术患者的肌肉内压力。术前的肌肉内压力为

7.7mmHg，而使用自动牵开器时压力变化在 61～158mmHg[28]。术中的其他挤压力和自牵开器叶片对肌肉的挤压使椎旁肌的肌肉内压力升高到损害局部血供而导致肌肉缺血的水平[28,43]。

肌肉损伤的程度不仅取决于牵开压力，还取决于持续牵开的时间[4,6,33,44]。有几项研究报道，当对肌肉施加高压力和持久的牵开时，肌肉内发生神经源性改变[1,45]。Gejo 等详述了牵开器对肌肉施加压力的持续时间在导致肌肉损伤中的作用[44]。他们观察到，在通过双侧椎板切除行椎间盘切除术的患者中，术后 6 个月的核磁共振提示，牵开时间更长的患者多裂肌（80～125min）比较短牵开时间（40～80min）的患者肌肉 T_2 弛豫时间更长。T_2 弛豫时间延长在 T_2 加权像上表现为高信号强度，提示水肿、肌肉失神经、炎性肌病、用力所致的肌肉损伤和肌肉坏死[44]。Kawaguchi 等注意到牵开器时间超过 135min 的患者肌肉结构发生变化，表现为水肿、不透明的纤维和肌层破坏[28,45]。此外，Gejo 等评估了躯干伸肌的力量。长时间牵开组（80～125min）的肌力明显低于短时间牵开组（40～80min）的肌力[44]。这些改变意味着，在经历肌肉牵开更长时间的患者中，肌肉恢复时间的会更慢[44]。此外，牵开器使用时间越长，术后下腰痛发生概率越高。

（三）神经损伤

肌肉萎缩不仅是肌肉直接损伤的结果，还可由神经损伤和肌肉失神经支配引起。多裂肌由脊神经背支的内侧支支配，不像其他椎旁肌那样由节间神经支配[41]。内侧支尤其容易受伤，它穿过副突和上关节突之间的沟，在那里它被乳突副韧带固定，然后在中间和尾部穿过椎板深部到多裂肌[37]。这个区域的骨膜下剥离会切断此神经。在胸腰椎的后正中手术入路中，当通过牵开椎旁肌向侧方暴露关节突关节时有损伤脊神经背支内侧支的潜在危险[46]。除了可能被切断外[42]，在椎弓根螺钉置入时脊神经背支内侧支更容易受到直接损伤[10,29]。

Cawley 等评估了同时接受 OSS 和 MISS 治疗的患者的多裂肌横截面积和肌电图。基于神经学方面的发现，作者证明脊神经背支内侧支的损伤导致术后神经肌肉缺损[29]的比例更大。

在接受后路开放腰椎椎体间融合术的患者中，Waschke 等根据患者术后 6 个月和 12 个月的 EMG 结果，发现了肌肉去神经支配的病理自发活动（pathological spontaneous activity，PSA），并具有检测到的纤颤电位和正尖波（positive sharp waves，PSW）[27]。脊神经背支内侧支的损伤后的椎旁肌失神经支配与肌肉萎缩的发生有关，这一发现已被实验研究证实[27, 47]。

（四）与电凝止血有关的热损伤

脊柱外科手术中止血至关重要。高温会导致神经根损伤[39]。可惜的是，电凝止血可能导致软组织热损伤，这取决于使用中的电灼类型，单极型和双极型。当使用单极时，从有源电极到接地板的电流以与导电率成比例的速度通过所有导电组织，电流密度随距离电极点的距离增加而减小。电流通过神经结构、脑脊液、肌肉和骨骼传导主干血管，血管的分支可以凝固。在凝结点 1～2cm 的距离内出现大量的电流和热量。在双极钳系统中，电流主要在钳尖之间流动。如果将双极凝结器和单极凝结器设置为相同的输出功率，所有的能量都将集中在双极钳尖之间，而在单极连接中，相同的能量将从接触点分散到地面[38]。

单极电凝系统的损伤远远大于双极系统。在人体中，使组织电凝所需的双极电凝能量通常是使用单极电凝系统约 5% 的能量。由于这个原因，使用单极电凝系统已被限制在暴露的手术过程[38]。

> **要点**
> 微创脊柱手术的优势。

> **要点**
> 软组织保留的方法。

六、MISS 益处的证据

（一）肌肉组织的保留

微创脊柱手术技术力求减少手术过程中的肌肉损伤。通过避免使用自动牵开器，肌肉内的牵开压力降低，从而减少挤压损伤。此外，将手术通道直接聚焦于手术靶点部位可以减少肌肉剥离，否则可能破坏肌肉附着部或损伤其神经血管供应。采用劈裂式管状收放系统进一步限制了对手术同侧椎旁肌肉组织的损伤，从而减少了术后疼痛并保留了健康的肌肉组织[48]。有多项研究表明，肌肉的保留与 MISS 入路有关。

如前所述，术后早期 CK 升高提示肌细胞损伤，且与损伤程度成正比。与 OSS 相比，接受 MISS 的患者术后早期肌肉损伤更少减少，CK 水平显著降低[26]。

组织损伤的减少不仅有局部影响，而且有全身性影响。分别检测接受 OSS 和 MISS 的患者血清中促炎因子（IL-6、IL-8）、抗炎因子（IL-10、IL-1ra）水平[26]。OSS 组的所有标记物增加了 2～7 倍。最大的组间差异发生在术后第 1 天。MISS 组大多数标记物在 3 天内恢复到基线，而 OSS 组则需要 7 天。IL-6 和 IL-8 是已知的参与多种全身炎症反应的细胞因子[49-51]。炎症细胞因子的升高可能对手术以外的部位产生直接影响。

Santoni 等引入的皮质骨轨迹（cortical bone trajectory，CBT）置钉技术[52]，提供了与传统开放 PLIF 手术相同的稳定性，可以减少组织剥离和牵开[10, 52]。与传统的后正中入路手术方法相比，旁中央肌间室入路（Wiltse 入路）已被证明能产生更小的峰值压力和保存肌肉体积[42, 53, 54]。

手术入路相关的椎旁肌损伤后，会出现椎旁肌 CSA 减少和脂肪浸润，这些变化的程度取决于手术处理的范围。与开放手术相比，微创脊柱手术可以保留肌肉 CSA[11, 29]。Hung 观察到，接受开放 PLIF 的患者与 CBT 组相比[10]，腰椎多裂肌的脂肪 CSA/CSA 的比值增加。CBT 避免了对上关节突部位的广泛剥离，减少了切口范围和肌肉剥离。CBT 组脂肪 CSA/CSA 的比值低于传统开放 PLIF 组[10]。肌肉 CSA 代表肌肉潜在的收缩力和强度[29]。Kim 等比较了后路开放内固定和经皮内固定治疗患者的背部肌肉 CSA 和肌肉力量。经皮内固定术患者的伸展力量改善了 50% 以上，而开放手术患者的腰椎伸展力量无明显改善[9]。他们还观察到开放后路内固定组多裂肌的 CSA 显著下降。相比之下，在经皮穿刺内固定组的术前及随访 MRI 检查的 CSA 无统计学差异。

经皮椎弓根螺钉置入已被证明比开放椎弓根螺钉置入会更少的引起椎旁肌肉萎缩和无力[9, 42]，其对术后躯干肌肉功能有正面的影响。

在椎弓根穿刺置入过程中的神经牵拉、电烧灼和剥离最可能导致脊神经背支内侧支的损伤[29]。当牵开器向侧方牵开肌肉或椎弓根螺钉置入时，脊神经背支内侧支容易受到直接损伤[10]。在椎弓根置钉时，开放脊柱手术导致内侧支横断的风险明显高于微创脊柱手术[42]（图 2-4）。

（二）骨性 - 韧带复合体的保留

单侧椎旁肌入路的更少创伤的手术方式可保留棘上和棘间韧带产生的天然的后方张力带[48]。过度的小关节切除导致运动的改变，从而导致脊椎不稳定[55]。此外，全椎板切除术导致中线上棘上韧带复合体的损失，这可导致脊柱屈伸活动的不稳定[56, 57]。在需要大量骨性结构切除的情

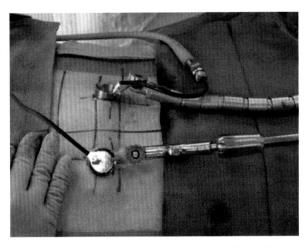

▲ 图 2-4　采用光管牵开器的微创腰椎间入路

况下，或者当存在潜在的相对不稳定性时（如脊椎滑脱），通常建议在行椎板切除减压术的同时进行融合。通过单侧椎板切除来努力限制这种潜在导致脊柱不稳定的手术，单侧椎板切除保留了棘突和多裂肌在相应部位的腱性附着，并保存了棘上韧带和棘间韧带。当这种技术与微创管状牵开器结合并用于腰椎管狭窄症的双侧减压治疗，可以获得良好的临床疗效[58, 59]。这种微创手术（mini-invasive surgery，MIS）的长期疗效及其对脊柱稳定性的影响尚未在临床上得到证实。然而，生物力学研究表明，这种微创手术技术确实可以维持脊柱的稳定性[58]。

Fessler 和同事比较了 3 种治疗 2 级椎管狭窄的减压技术，包括开放椎板切除术，椎间中线减压术（保留棘突但牺牲棘间 / 棘上韧带）和 MIS 单侧椎板切除术[60]。标准的开放椎板切除术可显著增加脊柱屈曲、伸展和轴向旋转运动范围。增加大于 2 倍的屈伸运动范围会导致纤维环应力的增加。在研究椎间中线减压术或 MIS 模型时，没有发现脊柱屈曲运动范围的变化。开放组和椎间中线减压术组的脊柱轴向旋转范围增加 2.5 倍，MIS 组仅增加 1.3 倍。这些发现进一步支持了 MIS 技术对脊柱运动和稳定性有相关影响的概念。

> **要点**
> 微创脊柱手术的优缺点。

七、结论

微创脊柱手术的主要目的是减少手术对患者的创伤，同时获得最大的治疗效果[9]。微创脊柱手术技术有许多优点，但也有一系列明显的缺点，学习曲线陡峭、暴露于辐射、手术时间增加，尤其是在学习期间[6, 11, 48]。

与开放入路手术相比，微创脊柱手术具有更好的短期临床效果和良好的远期功能。微创技术已成为许多外科手术的首选方法。如果采用适当的微创

技术，有助于保留椎旁肌肉解剖结构，并已被证明能显著减少医源性软组织损伤[14, 33]。基础科学报告、影像学研究和功能结果问卷调查显示，与传统开放手术相比，MISS 技术具有多种优势。

总结

- 微创脊柱手术的主要目的是最小化软组织损伤，同时获得最大的治疗效果。
- 成功实施 MISS 手术的关键是全面了解软组织平面、手术通道、骨性结构和神经结构之间的各种解剖关系。
- 手术中可能导致肌肉损伤的原因包括剥离、牵开、神经损伤、热损伤、切口暴露、手术时间和脊柱融合。
- 椎旁肌肉和神经分布的保留可导致不同的临床疗效。与传统开放手术相比，MISS 降低感染率、减少术后疼痛、缩短住院时间、早康复、缩短卧床时间、更少的血出现量、减少输液量、减少椎旁肌肉萎缩、改善脊椎伸展强度、更好的外观效果、提高生活质量、临床效益体现在健康质量结果测量工具的生理和心理组成部分。
- 微创手术技术要求高，需要更高级培训和指导。学习曲线陡峭、暴露辐射、手术时间增加（特别是在学习期间）是 MISS 的主要缺点。

测 验

★ 选择题

1. 以下哪项是肌肉损伤的潜在原因？（　　）

    A. 剥离、牵开和神经损伤　　　　　　　　　　B. 切口暴露和手术时间

    C. 切口暴露、手术时间、脊柱融合　　　　　　D. 以上答案均正确

2. 以下哪项是支配腰多裂肌的神经？（　　）

    A. 脊神经背支的内侧支　　　　　　　　　　　B. 脊柱背支的中间支神经

    C. 脊神经背支的外侧支　　　　　　　　　　　D. 以上答案都不对

3. 以下哪项是 MISS 的优势？（　　）

    A. 降低感染率，减少术后疼痛，缩短住院时间，减少失血，减少了椎旁肌肉萎缩

    B. 较低的感染率，较短的住院时间，减少失血，减少椎旁肌肉萎缩，手术时间缩短

    C. 减少辐射照射，缩短手术时间，减少术后疼痛，缩短住院时间

    D. 改善脊柱伸展强度，改善美容效果，减少辐射暴露

★ 答案

    1. D　　2. A　　3. A

第3章 微创脊柱外科手术的经济学
Economics of Minimally Invasive Spine Surgery

Robert A. Ravinsky　Y. Raja Rampersaud　著

胡　淼　译

周许辉　校

学
习
目
标

- 从临床医师角度了解经济学研究在微创脊柱外科手术中的重要性。
- 描述不同类型的卫生经济学评价及其自身的优缺点。
- 描述直接成本和间接成本之间的差异。
- 提供与微创脊柱外科手术经济学相关的文献摘要。
- 确定当前的知识缺口和未来研究方向。

一、概述

多数国家医疗保健费用的增长速度已经超过了其经济增长速度[1]。因此，现有医疗保健服务是不能长期维持的，而且导致了许多国家税收增加以及对其他关键社会服务的投入减少。从宏观经济学角度看，医疗保健干预措施的经济影响对所有利益相关者都至关重要。随着医疗管理服务利益相关者试图减少日益增长的支出，对所有治疗方法的适应证、不良反应和治疗效果都提出更高的要求[2]。

随着成本增加，医疗保健服务的提供者和消费者都有必要评估不同干预措施的价值（定义为相对价值、实用性或重要性）。美国医学研究所强调这些评估可以通过疗效对比研究（comparative effectiveness research，CER）实现。疗效对比研究能够获取和综合相关证据，比较可选择治疗方案在预防、诊断、治疗及临床控制和医疗保健服务等方面的利弊。疗效对比研究的目

的是帮助消费者、医师、采购者、政策制定者做出更合理的决定，提高个人和群体的医疗保健水平[3-5]。医师常常考虑干预措施的安全性和临床有效性，很少从消费者和政策制定者角度考虑，而卫生经济学不仅包括对干预措施提供者的利益需求，还涉及宏观层面上对其他相关干预措施和医疗保健的相关性影响。

二、卫生经济评估

（一）卫生经济评估的重要性

卫生经济评估（health economic evaluation，HEE）具有重要意义。以肌肉骨骼手术为例，外科手术的需求将不断增加[6-13]。预计到2030年，美国超半数的成年人将会超过65岁，在这种老龄化人群中，椎管狭窄、髋关节炎和膝关节炎等退行性疾病将产生重要经济影响，影响将来优质脊柱医疗资源的成本负担和获得性[6-13]。在脊柱外科中，一项为期4年的脊柱疾病患者疗

效研究实验（the spine patient outcomes research trial，SPORT）指出，与保守治疗相比，传统开放手术在治疗腰椎间盘突出症、椎管狭窄及退行性腰椎滑脱上具有可持续疗效和成本效果[14-17]。然而，脊柱外科文献中，经济角度的疗效比较研究普遍缺乏。近年来，人们对这种卫生经济评估越来越重视。这可能是由于卫生保健提供者施加的越来越大的压力，以证明消费者的健康支出和治疗是有价值的。尽管在当前医疗环境中对经济成本数据的需求越来越重要，但所有外科和非外科干预措施的成本效益分析（CEA）却普遍缺乏[18]。此外，关于脊柱手术及其效益、风险和相关成本的社会认知也会影响脊柱介入治疗的价值。不幸的是，结果、临床适应证以及技术的巨大差异进一步混淆了现有外科手术和外科技术的看法[8]。非脊柱外科医师普遍认为，大部分脊柱外科手术都是用于治疗下腰痛并且效果一般。但我们治疗神经根病变或间歇性跛行的分析结果却与之相反，当然我们仍需要更多的研究来证明。

考虑到上述挑战，量化退行性疾病的手术干预价值非常重要，必须从患者、直接付款者和社会角度去评估这些干预措施。不断减少的医疗保健资源要覆盖方方面面，而且癌症和慢性疾病（心血管疾病、糖尿病、关节炎）占据医疗保健可分配资金的最大部分。Martin等发表的文章研究了患有颈背部疾病的美国成年人花费和健康状况，结果显示，与没有颈背部疾病人群相比，有颈背部疾病人群支出显著上升（大部分为非手术支出）[19]。据估计，2005年美国在颈背部疾病方面的年支出为860亿美元，与癌症（890亿美元）和关节炎（800亿美元）基本持平，然而支出最多的是心脏病和中风（估算2600亿美元）。社会和付款者关于医疗资源分配的优先次序是个复杂的问题，不在本章讨论之内。但值得一提的是，读者从付款者和政策制定者的角度思考，能够加深他们对于疗效比较研究的理解。

（二）卫生经济分析的语言

详细的卫生经济学问题不属于本文讨论范畴，本文仅从临床医师或外科医师的角度，讨论与外科医师有关的基本概念[20]。内外科医师常误以为所有的卫生经济分析是一样的，只考虑底线和成本。事实上，存在很多种卫生经济分析方法，需要医师对卫生经济分析的进行权衡。一些卫生经济分析只考虑成本，并假定医疗干预措施的临床疗效相同，而另一些卫生经济分析同时考虑相对成本和临床疗效。此外，了解成本核算数据也很重要，它是否只考虑了特定医疗干预措施的部分或全部医疗成本，是否考虑了生产力等社会成本[20, 21]。时间范围是卫生经济分析的另一个重要方面，因为某些研究仅仅考虑围术期的成本，而另一些研究则评估患者一生的治疗费用。鉴于评估时间范围的潜在差异，还必须考虑研究中是否充分分析与关键分析参数相关的假设和可变性。对于评估患者一生疗效和成本的卫生经济分析，通常会将未来成本和公共事业费用折算，以适应与当下的成本和收益比较，这一概念称为时间偏好[21]。通常，现有资源优于将来资源是因为在此期间可从现有资源获益。更重要的是，使用同种分析或不同分析方式比较医疗干预措施时，有必要确保各组之间采用相兼容的临床、成本及分析模型假设和整体经济分析及展望。这些参数的变化会影响卫生经济分析的结果和最终释义。因此，卫生经济分析的重要组成部分就是敏感度分析。这样可以对重要的临床和经济参数进行相关且现实的评估，以评估卫生经济分析结果的可靠性，并允许读者能基于与当地医疗保健系统一致的替代参数来解释结果[21]。

由于卫生经济分析可以通过多种形式实现，并针对特定目标，因此根据不同利益相关者，对结果释义可能会有所不同。例如，从付款者角度来看，首要目标可能是获得最大的投资回报。而从医师角度来看，无论患者经济状况如何，患者病情和临床结局（如治疗时间或不良事件）可能是主要考虑内容。从患者或社会角度来看，术后生活质量、恢复时间等个人因素和工作缺勤、生产力损失等伴随手术的成本可能更被密切关注。

> **要点**
> - 在医疗资源有限的情况下，需要对医疗干预措施进行经济评估，以证明该干预措施的经济成本与为患者创造的价值的合理性。
> - 在医疗保健领域，政策制定者必须谨慎对待财政分配，以便用最小化的成本创造更多的价值，而这依靠卫生经济分析完成。

（三）卫生经济分析的定义

经济分析的最基本类型是成本分析（cost analysis，CA），它可以比较医疗保健干预措施的成本，而不考虑健康结果的差异[20]。显然，这种分析方式更适合"付款者"，它仅根据成本评估医疗干预措施，而从临床角度看这种分析是不适合疗效比较研究的，其仅代表了脊柱外科文献中的常见分析方法。另一种类型的经济分析类型是成本最小化分析（cost-minimization analysis，CMA），它可以确定并评估相同疗效的干预措施中成本最低的措施。这类分析可能很难完成，因为必须首先证明措施的治疗结果相同，而这本身就是一个巨大的挑战。CMA 在任何级别都有效，在这种情况下，优先考虑减少支出，并且已经针对同一临床问题的两种干预措施之间建立了基于高质量证据的治疗平衡。成本效益分析（cost-benefit analysis，CBA）指的是在卫生经济分析中，干预措施的成本及结果均以美元为单位进行评估，它可以反映治疗结果和成本差异之比。CBA 比率大于 1 表示评估的干预措施成本效益较好。从疗效比较研究角度看，同时考虑临床有效性和干预措施成本的成本效益分析是卫生经济分析首选方法[20]。因此，具有成本效益并不一定意味着干预的前期费用低。

（四）成本效果分析和成本效用分析

CEA 的首要前提是衡量选择一种干预方案后产生的增量成本及患者收益[22,23]。其目的是在预算范围内，协助决策者在一定的竞争需求中分配资源，取得最优医疗效果[23]。CEA 与前面所描述的经济分析方式（如 CA 和 CBA）不同，它同时考虑了医疗成本和临床疗效。在医疗保健领域，CEA 用于不适合将健康状态赋予固定货币价值的场景。CEA 通常是使用增量成本效果比（incremental cost-effectiveness ratio，ICER）计算的，即新方法的成本减去当前成本，再除以新方法的临床疗效与当前方法疗效之差[24]。

$$ICER = \frac{\text{成本}_{新方法} - \text{成本}_{当前方法}}{\text{临床疗效}_{新方法} - \text{临床疗效}_{当前方法}}$$

ICER 分析通常假定新方法的成本更高，但在临床上会取得较好疗效，因此被用来确定每个增量疗效差异所需要的医疗成本。

> **要点**
> 以下都是不同类型的 HEE。
> - 成本分析（CA）：在不考虑治疗结果的情况下比较 2 个或以上干预措施的成本。
> - 成本最小化分析（CMA）：比较 2 个或多个干预措施的成本，其治疗结果已被证明是等效的。
> - 成本效益分析（CBA）：比较两种干预措施，并且干预措施的成本和治疗结果均以货币单位衡量。
> - 成本效果分析（CEA）和成本效用分析（CUA）：同时比较干预措施的经济成本和临床疗效。

（五）CEA 的组成

如前所述，经济分析是一项复杂而又困难的任务，尤其是在因果关系不太容易看出端倪的情况下。更困难的原因是大量可导致医疗干预措施总成本的变量存在。因此，收集详细的成本核算数据费时费力，成为完成 CEA 的重大阻碍。通常情况下，将其分割为 2 个较小的分析更有利，直接影响成本的因素和间接影响成本的因素。

1. 直接成本

直接成本是包括医学检查、植入物、手术室时间、康复或自费服务的有形成本，个体情况不再是疾病的直接结果。

微创手术（minimally invasive surgery，MIS）的支持者认为，MIS 与开放手术相比的优势在于能够降低术后并发症[25-31]。在 Allen 和 Garfin 的综述中，作者概述了与 MIS 相比开放手术可能会增加成本[32]。如失血量增加、输血率增加、手术时间延长，以及对脊柱开放式后路手术可能增加感染等不良事件和手术相关疼痛的发病率[32-34]。例如，每单位血液输血成本在 1200 美元以内，而这通常与术后住院时间（length of postoperative hospital stay，LOS）以及资源利用率有关[32]。Kalanithi 等报道，因获得性脊椎滑脱而接受手术的患者，每次院内并发症会增加 10 000 美元成本，如果再入院或进行翻修手术，总成本可能会超过 3 倍以上[33]。Khan 等报道，单一并发症可能使普通外科手术患者的住院费用增加高达 79%[35]，进一步细分，每次并发症中位数成本为 4287 美元（2511～25168 美元），住院时间增加 11%～297%[35]。并发症发生明显增加术后住院时间、平均总费用和院内死亡率[33]。因此，通过 MIS 技术和其他干预措施来降低不良事件的发生率和减少术后住院时间，这可能会大大降低相关成本[36]。

2. 间接成本

间接成本变化更大，其取决于某种疾病状态或干预措施间接相关的因素。因此，间接成本的定义通常要困难得多。在最简单的形式中，间接成本可以是与直接医疗相关的费用，例如为提供特定服务的费用。更常见的是，间接成本指社会成本，例如生产力的缺失。但是从社会角度看，间接成本与直接成本也有着千丝万缕的联系，从

而进一步增加了间接成本的复杂性。例如术后感染等术后并发症导致住院时间的延长、康复时间延长和因健康状况下降导致的额外药物成本。这些直接成本也会影响社会间接成本，因为个人可能会长时间失业，从而降低了生产力。因此，彼此独立分析间接成本十分困难，而且结果必须在限定的情形中解释，且与个体化相反的其他因素相关联。

从宏观经济角度看，下腰痛（low back pain，LBP）是间接成本的一个很好的例子。下腰痛已成为患者前往初级医疗保健机构就诊的第二普遍原因[37]。2005 年发表的一篇关于腰痛成本的系统评价指出，生产力下降和提前退休产生的成本是总成本的最大组成部分，平均占总成本的 85%[38]。因此，尤其是从社会角度考虑，间接成本是衡量术后乃至出院后持续成本的一项重要指标，并且更全面的分摊与任何干预措施有关的成本。在 2004 年的一项研究中，Fritzell 等报道称，比起接受保守治疗，进行开放性腰椎融合术的成本更低、获益更大[39, 40]。理论上说，如果手术干预能够降低复发率、加快康复速度、恢复正常功能，那么就可以获得间接收益。换言之，MIS 应该会降低成本。

（六）效果

通过评估干预措施最相关的结局，效果可以通过多种方式进行衡量。如果死亡率是评估一项新的治疗方案结果的最佳指标，那么成本效果则可表示为每多挽救一个生命所增加的成本；如果关注的结果是发病率，则可表示为每避免一个不良事件所增加的成本。对于择期手术，CEA 的常见形式是成本效用分析（CUA），它使用一个通用健康效用评分，即质量调整生命年（the quality-adjusted life year，QALY）来衡量有效性，该评分可以比较不同个体的健康状况。QALY 是衡量疾病对生活负担的指标，涵盖了生活质量和寿命长短[18, 21]。所以，在不同的卫生经济评估中，QALY 代表了特定干预措施的影响大小和持

久性。

QALY 是通过与该治疗相关的效用得分乘以治疗效果的持续时间而计算出的指数。效用分数代表与健康相关的生活质量值，范围为 0~1，0 代表死亡，1 代表最佳健康状态。用于计算 QALY 的治疗效用值源自于多个现有的健康相关量表，如 EQ-5D、健康效用指数、生活质量指标和 SF-36（表示为 SF-6D）[41-49]。因此，QALY 是决策者在不同医疗领域和不同疾病状态下干预措施的效果进行测量的结果。出于此目的，决策者利用 CEA（特别是 CUA）来识别单一 QALY 的相关成本（即既定干预措施的相对价值）。值得注意的是，当前治疗效用值是不可互换的，因为它们常常从同一群体中得到不同的值，因此成本或 QALY 的最终结果取决于所使用的治疗效用值[41, 48, 49]。

对个体或人群的健康效用指数进行干预的 QALY 效应大小同样重要的是，干预措施具有的维持改善健康状态或治疗效果的持久性的能力[14, 18, 21]。Tosteson 等在一篇脊柱相关文献中证明了这一概念[14]，他们对手术和非手术治疗脊柱疾病疗效研究实验的 4 年 SPORT 研究中，证实与非手术治疗相比，外科手术治疗可持续结果良好（获得 QALY）。研究中的 3 组人群样本显示，ICUR 在 4 年时会比 2 年时有所提高。以椎管狭窄疾病为例，与非手术治疗相比，手术治疗 2 年和 4 年的 ICUR 分别为 77 600 美元和 59 400 美元。对于椎间盘突出症的治疗中，ICUR 从 2 年的 34 355 美元降至 4 年的 20 600 美元。退行性脊椎滑脱疾病的队列研究中也发现，ICUR 从 2 年的 115 600 美元降至 4 年的 64 300 美元。在更为传统的经济模型中，根据参考病例估算出患者一生的 QALY，对于肌肉骨骼疾病的手术干预措施（髋关节和膝关节置换术、更换 1~2 个节段的椎管狭窄手术等）的 ICUR 将低于 10 000 美元/QALY[50]。对于 MISS 腰椎融合术，Rouben 和 Harris 都证明了 MIS-TLIF 术后 2 年以上的疗效维持良好[51, 52]。最终，当评估 QLAY 的单位成

本时，建议采用具有成本效果的干预措施。通常情况下，当 QALY 的单位成本超过 100 000 美元时，会认为过于昂贵[53, 54]。当然，这个数字各个国家有所不同，通常在 50 000~100 000 美元/QALY[21]。此外，这个数字可能会根据既定医疗措施的当地社会价值而有所不同（如延长寿命的癌症手术和改善生活质量的手术）。

> **要点**
> - 直接医疗成本：与患者护理中使用的医疗资源产生的有形成本，这些也包括诊断成本、手术成本，以及住院和康复相关的成本。
> - 间接医疗成本：从社会角度看，这些成本十分常见，且与患者脱离社会生产的时间和护理人员的负担相关。此外，间接成本也可能包括与直接成本相关的基础设施和运营成本。

三、脊柱微创手术的临床卫生经济评估

表 3-1 阐释了成本和效果之间可能存在的关系，可以用来更好的识别使用 CEA 的最佳时机[20]。简而言之，如果一项新的干预措施能够提供更好的结果并降低成本，那么它就比现有的治疗方法具有更大的价值，应予以采用。相反，如果新的干预措施效率低、成本高，则不应被采用。所有治疗方案都需要正规的 CEA，以确定其与其他干预措施相比的相对价值[20]。从这种基本方法出发，首先需要回答以下问题，与开放手术相比，脊柱微创手术（MISS）在临床上是否有效。

表 3-1　决定成本效益分析（CEA）的主要方法

新方法的效益	新方法成本	
	花费高	花费低
较好	CEA 相关	新方法占主导→采用
较差	新方法无效→放弃	CEA 相关

过去几年，越来越多的观察性研究和随机试验比较开放性和微创后路腰椎融合术在退行性病变中的临床效果，在这些文献中，已经考虑了几种不同的结局指标来进行比较。有关特定技术的结果的详细信息可在某些 MIS 技术的特定章节中找到。最近，Goldstein 等发表了一项系统评价，对随机和非随机研究进行了比较，将 MIS 的健康经济学与后路腰椎椎间融合术的开放技术进行了比较[55]。这份系统综述汇总了 45 项研究，共 9396 名受试者符合入组标准，研究比较了微创手术和开放式椎间孔和后路腰椎椎间融合术，每组至少 10 例患者，且至少有一项结局指标，如临床结局、围术期、影像学、不良事件或经济指标。其中包括了 3 项前瞻性随机对照试验，17 项前瞻性队列研究和 25 项回顾性队列研究。通过 GRADE 系统，19 项证据等级为低，26 项证据等级为极低。研究中，围术期指标包括手术时间、预计失血量（estimated blood loss，EBL）和住院时间（LOS）。尽管各种研究中，微创和开放式椎间融合手术的手术时间存在差异，但从 EBL 和 LOS 角度看，微创手术组都优于开放性手术组。但有些研究表明微创手术的手术时间更长，而另一些研究结果却相反。纳入研究中唯一考虑的影像学结果是骨不连率，在报道该结果的 23 项研究中，没有发现统计学上的显著差异。纳入的研究中有 35 例发生了并发症，其中 9 项研究发现开放手术比微创手术的并发症发生率更高，其余研究无明显差异。研究中 2/3 的研究统计了患者恢复结果，采用的形式有 VAS、ODI、SF-36、SF-12 和 EQ-5D，但是微创手术和开放手术均没有明显差异。从卫生经济角度看，45 项研究中有 9 项包括了卫生经济分析，都发现微创手术组的成本更低[55]。

除了上述的系统综述，Phan 等对微创手术与开放式 TLIF 的成本效用和围术期成本进行了比较研究，对其进行了系统回顾和经济评估[56]。他们搜索了 6 个电子数据库，比较微创手术和开放式 TLIF，其中也包含了直接住院费用的比较。如果每组少于 10 名患者或没有对照组，则剔除该项研究。研究首要关注结果是直接住院费用，均以美元形式体现。患者的基本数据包括年龄，性别以及术前 VAS 和 ODI 评分。围术期成本还包括手术持续时间，估算失血量，总并发症发生率和住院治疗。由 2 名独立的研究人员依据 Cochrane 和 MOOSE 指南的建议对纳入研究进行偏倚风险评估，临床结果通过标准 Meta 分析技术，计算二项变量的相对风险（RR）和连续变量的加权平均差（WMD），均用到了固定效应模型和随机效应模型，并进行了异质性检验。通过漏斗图分析法评估文献出版偏倚。完成文献检索后，有 6 篇文章符合纳入标准，3 篇是前瞻性研究，3 篇是回顾性研究。在他们的研究结果中，微创 TLIF 直接医院成本在 10 770～24 201 美元，而开放 TLIF 的直接医院成本在 12 011～37 681 美元。对于纳入的每项研究，微创 TLIF 的直接医院成本均低于开放 TLIF，Meta 分析结果显示具有统计学差异（WMD -2820 美元，95% CI -4040～-1630；I^2=61%，$P<0.0 001$）。还对所有研究的围术期结果进行分析，来确定导致直接医院成本增加的因素。发现 EBL（WMD -246.4 ml，95%CI -406.23～-86.58；I^2=98%，$P=0.003$）和住院时间（WMD 0.99，95% CI -1.81～-0.17；I^2= 96%，$P=0.02$）有显著差异。与开放 TLIF 组相比，微创 TLIF 的并发症发生率降低了 2/3，结果有显著差异（RR 0.53，95% CI 0.26～1.06；I^2=0%，$P=0.007$）。2 组之间的手术时间无统计学差异（WMD -67.05min，95% CI 169.44～35.35；I^2=100%，$P=0.20$），并且研究之间存在显著异质性。作者得出结论，与开放 TLIF 相比，微创 TLIF 相关的直接医院成本显著降低，并且这种差异很大程度上是由医院住院时间减少、失血量减少和并发症发生率降低导致的[56]。

Karikari 和 Youssef 等在以前的文献中已经对经椎间孔腰椎椎间融合术（TLIF）、后路腰椎椎间融合术（PLIF）、极外侧腰椎椎间融合术（XLIF）、直接外侧腰椎椎间融合术（DLIF）等技术进行了综述。与开放队列或历史对照相比，证明了微创手术在围术期临床结果由于开放手术[57, 58]。Karikari 等明确表明，在所有回顾性研究（n=7 例）中，微创手术组在围术期各项指标（如 EBL、LOS 和手术时间）表现均明显优于开放手术组[57]。2010 年的一篇 Meta 分析中，Wu 等研究评估了微创 TLIF 和开放 TLIF 的骨融合率[59]，该分析包含了 16 项开放 TLIF 研究（n=716 例）和 8 项微创 TLIF 研究（n=312 例），结果显示微创 TLIF（94.8%，95% CI 85.4%～98.3%）和开放 TLIF（90.9%，95% CI 86.4%～94.0%）的融合率无明显差异。研究人员还指出，报道中微创 TLIF（7.5%，95% CI 3.0%～17.3%）并发症发生率明显低于开放 TLIF（12.6%，95% CI 7.5%～20.3%）。同时作者还适当提醒，纳入的研究中存在较大差异，并且缺乏并发症的明确定义。而在另一篇综述中，Parker 等对比了微创 TLIF 和开放 TLIF 之间的感染率，发现微创 TLIF（0.6%）比开放 TLIF（4.0%）发生率显著降低[60]。Goldstein 等的一项 Meta 分析表明，微创 TLIF/PLIF 和开放手术相比，手术不良事件无显著差异（P=0.97），但微创手术组的医疗不良事件发生率显著降低[36]。

考虑到目前可获得的文献，可以保守的认为在围术期质量和临床效果、预后（1～2 年）影像学结果和患者主诉等各方面，微创腰椎融合术显示出明显的优势。尽管目前的文献没有证明，但微创脊椎融合术前期额外成本依然存在，例如学习期间手术时间增加、植入物、一次性耗材成本、术中成像占用的相关资源、教育和培训以及可能增加的有症状植入物的摘除翻修率。在疗效对比研究的背景下，下一步需要考虑微创手术和开放融合手术的疗效对比研究。换言之，必须确定已证明的微创融合手术短期围术期获益的增量成本。

四、微创和开放脊柱融合术的经济学比较

Allen 和 Garfin 针对这一主题进行了全面综述，指出 CEA 在我们目前的医疗环境中的重要性越来越重要。同时，作者指出目前文献中普遍缺乏卫生经济评估[18, 32]。此外，作者特别强调所有已发表的卫生经济学评估都存在一个更广泛的问题，即"脊柱护理尚需一种确切的方法来确定包括哪些费用以及如何准确确定直接和间接费用，以及现有费用，另外脊柱护理的现有成本分析在其测量方法上也差异很大"[32]。之前在卫生经济分析中提到，评估 CEA 时，需要考虑的主要驱动因素，包括所涉及的是相对成本或直接成本，以及术后的日常护理成本，以及间接成本，疗效大小和所获得结果的持久性。

在其他外科专业中，在比较微创和开放手术技术的有限研究中，成本效应已经被证明。Bijen 等提供了 1 个案例，该案例综合了 12 项随机对照研究，这些研究评估了经腹子宫切除术与腹腔镜子宫切除术的成本和疗效[61]。作者证明，尽管微创干预措施的总成本更高（6.1%），但是住院时间缩短、并发症减少，使得间接成本降低，这也弥补了增高的初始成本。如上所述，已经证明微创腰椎融合术的围术期直接成本始终低于开放式腰椎融合术（表 3-2）。然而，尚无一项研究将卫生经济评估纳入脊柱疾病微创手术与开放式手术或非手术治疗的比较中。最近，少数研究已经考虑到了经济因素。但是，正如 Goldstein 等综述中表明，研究中证据的质量普遍较低[55]。总之，尽管质量不高，但目前的文献确实表明微创融合术能够使患者产生重大短期获益或与开放手术至少相等的疗效。因此，整体成本或围术期获益所节约的成本证明适当比例增加前期成本至关重要。

五、当前微创和开放腰椎融合术的卫生经济因素研究

如上所述，尽管随访中患者报告结果相似，但大多数微创与开放手术的卫生经济评估相比，总趋势是成本降低、价值提高。直接住院费用的

表 3-2 对比 MIS 和开放式脊柱手术的卫生经济学研究

作 者	类 型	经济学角度	微创手术	开放手术	总 结
Wang 等[29]	单节段、双节段椎间融合术的回顾性成本分析	住院费用	单节段手术：70 159 美元；双节段手术：87 454 美元	单节段手术：78 144 美元；双节段手术：108 843 美元	MIS 术后出院时间更早，住院费用降低，转科率（转到康复中心）下降
Deluzio 等[2]	双节段 PLIF 的回顾性成本分析	住院费用	每例手术的平均总成本：24 208.07 美元	每例手术的平均总成本：26 770.54 美元	与开放手术相比，MIS 平均节省成本 $2563；成本节约原因在于住院时间减少和意外事件减少
Pelton 等[62]	WC 和非 WC 患者单节段 TLIF 的回顾性成本分析	住院成本和直接植入物成本	WC: 28 060 美元 (P=0.0311)；非 WC: 29 429 美元 (P=0.0001)	WC: 33 862 美元；非 WC: 32 998 美元	在 WC 和非 WC 患者中，MIS 和开放手术组的总费用相关费用存在统计学差异；据报道，MIS 组植入物相关费用较高，但是，MIS 组节约的医疗资源弥补了植入物增加的成本
Rampersaud 等[31]	单节段、双节段融合的 MIS TLIF 与开放式后路减压和融合的回顾性成本效用分析	住院 / 直接成本	平均总直接成本：14 183±3269.63 加元 (P=0.000 9)；1 年平均 QALY 增加 0.113 (SD=0.10)	平均总直接成本：18 663±6197.32 加元 (P=0.000 9)；1 年平均 QALY 增加 0.079 (SD=0.08)	开放融合术的平均总直接成本是 MIS 组的 1.28 倍 (P=0.001)；研究中的所有时间点上，MIS 组成本效用分析的结果都优于开放手术组
Gandhoke 等[63]	微创 LLIF 和开放 TLIF 的成本效用分析	直接成本和间接成本	总费用中位数 45 574 美元	总费用中位数 44 068 美元	考虑到间接成本，相比于开放手术，MIS 组每 QALY 需额外 35 347 美元
Vertuani 等[64]	OS 和 MIS TLIF 的成本效益分析	直接护理成本	英国：直接成本 13 399 欧元；意大利：直接成本 10 012 欧元；MIS 的 QALY 增加 0.72	英国：直接成本 15 065 欧元；意大利：直接成本 10 985 欧元；OS 的 QALY 增加 0.68	MIS 成为主要策略时，QALY 平均成本较低。除了 MIS 设备成本上升至 4111 欧元以上的情况外，敏感性分析证明了上述正确性

（续 表）

作 者	类 型	经济学角度	微创手术	开放手术	总 结
Maillard 等[65]	OS 和 PO 技术的回顾性成本最小化研究	住院总费用	退行性疾病：住院总成本—报销 1159.11 欧元 TL 创伤：住院总成本—报销 1122.64 欧元	退行性疾病：住院总成本—报销 = 损失 285.49 欧元 TL 创伤：住院总成本—报销 = 损失 1180.16 欧元	与 OS 组相比，PO 组住院费用减少。这是因为 PO 组住院时间减少
Lucio 等[66]	开放和 MIS 腰椎椎间融合术的回顾性成本分析	直接护理成本	患者平均总费用 23 686.90 美元	患者平均总费用 25 272.31 美元	MIS 组植入物成本高出 3810.76 美元（27%），但其他成本（包括手术室服务和手术用品）减少了 2756.50 美元（56%）
Parker 等[67]	开放式和 MIS TLIF 的前瞻性成本效益及成本效用分析	直接和间接医疗保健成本	平均总直接成本 27 621±6107 美元（SD）（$P=0.50$）；平均 2 年 QALY 增长 0.771	平均总直接成本 28 422±6005 美元（SD）（$P=0.50$）；平均 2 年 QALY 增长 0.695	MIS TLIF 住院时间减少 1 天（$P=0.006$），意味着节省成本 1758 美元；两组的 2 年直接医疗保健成本无显著差异（$P=0.50$）；MIS 组平均返回工作时间短，从而间接节省了成本（$P=0.06$）
Singh 等[68]	MIS 和开放 TLIF 的前瞻性成本分析	直接住院成本	平均总直接成本 19 512±4868 美元（SD）（$P < 0.001$）	平均总直接成本 23 550±3501 美元（SD）	开放 TLIF 平均成本比 MIS TLIF 高 4038 美元（20.7%）；与开放手术相比，MIS TLIF 资源利用率显著降低
Sulaiman 和 Singh[69]	开放和 MIS TLIF 的成本分析	直接住院成本	平均直接住院成本 19 098 美元	平均直接住院成本 37 681 美元	两组平均直接住院成本存在显著差异（$P < 0.002$）

MIS. 微创手术；LOS. 住院时间；PLIF. 后路腰椎椎间融合术；TLIF. 经椎间孔腰椎椎间融合术；WC. 劳工赔偿；QALY. 质量调整生命年；LLIF. 侧方腰椎椎间融合术；OS. 开放手术；PO. 经皮背椎折固定术

下降通常归因于术后住院时间减少和手术服务利用率下降，同时，植入物的相关成本似乎也具有可比性。表 3-2 中，我们列举了一些包含卫生经济评估的微创和开放腰椎融合术比较的重要研究。

六、当前的局限性

一份准确的卫生经济评估还应当包括出院后的其他成本。目前，尚无研究评估微创和开放式脊柱手术围术期后的资源利用情况。正如最近来自 4 年 SPORT 数据的 CEA 分析所表明的那样，在对脊柱疾病医疗干预后期的持续成本尤其是间接成本非常重要 [14]，对于退行性脊椎滑脱患者（degenerative spondylolisthesis，DS）群体，尤其要注意这一点，其中最大的持续费用发生在未经手术治疗的患者中。与 DS 非手术组相比，持续的临床疗效优势和运行成本降低使得手术治疗的 ICUR 从 2 年的 115 600 美元（高于 10 000 美元的成本效果阈值）降低到 4 年的 64 300 美元。与开放手术相比，如果微创手术的围术期的结果更好，则可能是微创手术在短期内降低了医疗保健成本，当然这也需要加以研究证实或反驳。出院后没有追踪到的不良时间，如需要二次手术清创的手术部位感染等，也与术后医疗费用相关。长远来看，微创和开放性腰椎融合术的卫生经济评估对比模型中，还应当考虑到其他原因导致的翻修手术，如与植入物相关的疼痛、假性关节炎以及邻近节段退变等。最新 2 份综述表明，从持续的医疗费用看，微创手术将更有利。Parker 等研究中旨在明确目前发表文献中微创和开放式 TLIF 手术区域感染率（surgical sight infections，SSI）以及感染后直接住院成本 [60]。其统计了包括了 10 项微创 TLIF（$n=362$ 例）和 20 项开放式 TLIF（$n=1133$ 例）的手术区域感染情况。微创 TLIF 的发病率显著低于开放式 TLIF（0.6% vs. 4.0%，$P=0.0005$）。从医疗机构层面看，120 例开放式 TLIF 手术中，6 例发生 SSI（5.0%），在这 6 个病例中，术后 SSI 治疗的平均住院费用为 29 110

美元。文章指出，与开放 TLIF 相比，微创 TLIF 术后 SSI 发病率下降了 3.4%，这也就说每 100 例微创 TLIF 可以节约 98 974 美元。第二项研究中，Wu 等对微创 TLIF 和开放式 TLIF 术后骨融合率进行了 Meta 分析 [59]。如前所述，作者证明了微创 TLIF（94.8%）和开放式 TLIF（90.9%）的融合率基本相同，但微创 TLIF 的不良事件发生率（7.5%）显著低于开放式 TLIF（12.6%）。而微创 TLIF 和开放 TLIF 的翻修成本之间是否有显著差异，还需要进一步的研究。

在微创外科乃至全部外科文献中都缺少对间接成本的评估，尤其是生产力丧失导致的间接成本。鉴于目前的发现，微创手术还有可能存在其他经济方面的获益。例如，从社会角度看，缩短生产时间和其他间接经济利益和更快恢复有关的影响，这些影响是我们能够证明微创手术优越性的地方。尽管已经证明微创手术能够节约围术期的成本，能降低发病率以便更快的恢复活动，但仍需客观地评估和量化经济影响。这样，脊柱微创手术的真正成本效益才能得到最大支持。Parker 等给出了最好的例子 [67]，针对 1 级腰椎退行性滑脱，作者对微创 TLIF 和开放式 TLIF 的成本效果和成本效用进行前瞻性分析。该研究随访至术后 2 年，纳入了 100 例患者，其中 50 例接受开放式 TLIF，另外 50 例接受微创 TLIF。与其他研究一致，微创手术住院费用更低（平均为 1758 美元），直接医疗保健费用和 2 年的 QALY 均相似。而且研究证明微创手术组平均间接成本降低了 8474 美元，2 年平均社会总成本降低了 9295 美元（$P=0.03$），而这是因为微创手术组比开放式手术组能够更快的返回工作。

七、结论

医疗保健系统在不断变化，在财政压力不断增加的情况下，不断改革以适应临床需求。无论医改有何变化，资源都应该分配给最有价值的干预措施。为了临床医师做出有意义的医疗改革，政府、纳税人和决策者的决策性评估方法（如卫生经济评估、ICUR 等）至关重要。当前数据（尽管总体证据质量较低）表明，微创腰椎融合术的中期结果（1～2 年）、围术期的质量和成本效益与开放手术基本相同。微创腰椎融合术增加的直接成本与围术期获益相抵消，总体上节约了成本，但是证据较少且质量较低，无法得到强有力的支持，但是当前证据足够一致，至少不是否定的。展望未来，我们需要完成更全面的卫生经济评估来从社会和付款者视角证明脊柱微创手术优越性，其中包括长期患者随访结果、术后持续医疗保健和间接成本的差异。

总结

- 随着医疗保健成本和疾病负担增加，对研究人员和临床医师而言，证明干预措施的成本效益越来越重要。
- 多种不同类型的卫生经济评估中，应当根据当前问题选择更合适的。
- 最严格的卫生经济评估是 CEA，它同时比较两种干预措施的成本和临床效益。
- 了解临床或研究问题的经济观点至关重要，必须在研究设计中予以反映。如果需要从社会角度研究，那么必须采取更严格的方式收集数据，以便量化干预措施相关的生产力损失。
- 我们必须了解微创手术中健康经济学文献的内容，以便于我们明白自身知识的优势和局限性以及未来研究的方向。进一步获得出院后日常医疗成本并评估生产力损失可能会揭示微创手术的真正的经济效益。

测　验

★ 选择题

1. 以下哪项属于成本最小化研究？（　　）

　A. 比较两种不同干预措施相关费用的研究

　B. 比较两种不同干预措施相关的费用的研究，两种干预措施中，临床结果已经证明是不同的

　C. 比较两种不同干预措施相关的费用的研究，两种干预措施中，临床结果已经证明是相同的

　D. 比较两种不同干预措施的研究，其中考虑了成本和临床效益

2. 以下哪种情况最适合 CEA？（　　）

　A. 干预措施 A 比 B 成本更高，更有效

　B. 干预措施 A 比 B 成本更高，但效果较差

　C. 干预措施 A 比 B 成本更低，更有效

　D. 干预措施 A 比 B 成本更高，并且结果已经证明等效

3. 以下哪项示例与干预措施相关的间接成本有关？（　　　）

A. 院内与输血有关的费用

B. 患者的配偶为照顾患者而在出院后损失的工作日

C. 出院后门诊康复的费用

D. 与术后肺栓塞治疗有关的费用

★ 判断题

4. 与开放脊柱外科手术相比，微创手术相关的植入物成本通常更高。（　　　）

5. 有大量的学者已经认真研究了微创和开放脊柱外科手术的间接成本。（　　　）

★ 答案

1. C　　2. A　　3. B　　4. √　　5. ×

第4章　脊柱微创手术的学习曲线

Learning Curve for Minimally Invasive Spine Surgery

Victor P. Lo　Neel Anand　著

陈武桂　张　莹　译

初同伟　校

学习目标

- 了解脊柱微创手术的历史和演变。
- 了解 Ebbinghaus 学习曲线的概念。
- 探讨缩短学习曲线的方法。

一、概述

在过去的 20 多年里，脊柱微创外科手术（minimally invasive spine surgery，MISS）取得了重大进展。持续发展的可视化技术、不断优化的手术器械以及手术技术创新使手术医师能够通过更小的切口完成手术，并减少软组织创伤，促进术后康复。随着脊柱外科技术的不断创新与进步，如何准确定义脊柱微创外科手术变得更具挑战。然而，MISS 中一些关键原则和共同理念仍然是一致的，包括注重避免管状牵引器造成肌肉挤压损伤，尽量减少关键肌肉肌腱附着部位的断裂，充分利用已知的肌肉和神经血管解剖间隙，限制手术通道的宽度以最大限度地减少软组织损伤[1]。

MISS 的应用可减少手术失血量，减少住院时间和出院后早期康复时间[2]。但是，随着微创脊柱外科手术新技术和方法的不断更新，伴随而来的是手术医师对新器械不熟悉，手术视野差异以及传统解剖标志的可视化缺失，这就导致微创手术中常说的"陡峭的学习曲线"。在本章中，

我们将简要回顾 MISS 的发展历史，了解脊柱微创外科手术的学习曲线，并探索缩短学习曲线的方法。

二、发展历史

MISS 的发展随着外科器械以及生物技术的快速发展而演变，这一演变在很大程度上是由脊柱外科医师的愿望所推动，他们希望通过促进患者早期恢复日常活动，减少手术有关的疼痛和并发症以及降低总体医疗保健成本来改善患者预后。脊柱外科手术的发展历史为现代 MISS 的发展提供了实践基础，

关于脊柱病理的物理证据可以追溯到埃及文明早期[3]。然而，由于希波克拉底在脊柱的教学和写作方面的贡献，目前普遍认为其是脊柱外科之父[4]。他在治疗脊柱骨折，畸形和腰背痛的临床实践中强调了脊柱的重要性和功能，并定义了脊柱结核、创伤后脊柱后凸畸形、脊柱侧弯、脊柱滑脱和棘突骨折等多种脊柱疾病[5]，许多概念

沿用至今。而真正意义上的现代脊柱外科手术在几个世纪后才开始出现。

脊柱外科最常见的疾病之一腰椎间盘突出症，从其手术治疗中可以看到脊柱外科手术到 MISS 的演变过程。1909 年最早报道了通过椎板切除术和硬膜穿刺术进行腰椎间盘摘除[6]。1934 年，Mixter 和 Barr 发表坐骨神经痛与腰椎间盘突出直接相关的报道，并提出通过椎板切除、硬膜外入路进行椎间盘切除，此入路仍然是目前治疗椎间盘突出的主要术式[7]。直到 1953 年，Cloward 在他对后路腰椎间融合的描述中提出了一种更有限的入路和最小限度的椎间盘切除术作为手术治疗策略[8]。

新技术的发展将脊柱外科手术从高风险手术转变为创伤性较小的手术，特别是解剖结构可视化技术的发展。手术显微镜彻底改变了颅内疾病的外科治疗方式，同样被广泛应用于脊柱外科。在 20 世纪 60 年代，Yasargil 等利用手术显微镜成功将显微外科技术应用于脊柱手术[9, 10]。除了改善可视化外，手术显微镜还具有减少失血，减小切口和减少住院时间等优点。这项技术将通过椎板切除术，硬膜外入路将椎间盘切除术转变为目前的微创椎间盘切除术[11-13]。

随着手术显微镜使用，出现了更多的微创技术用于切除椎间盘。这些技术追求最大限度减少术中的软组织损伤和骨去除。1964 年，Smith 首先使用木瓜蛋白水解酶进行髓核化学核溶解术治疗腰椎间盘突出症[14]，通过注射木瓜蛋白水解酶水解椎间盘的非胶原蛋白并使髓核解聚，最终减少髓核细胞外基质的水分含量，从而减少了椎间盘的高度和膨出。但其疗效存在争议，有报道称成功率为 74%～87.2%，但也有报道称疗效并不确切[15-20]。关节镜技术也被应用于后外侧入路的椎间盘切除。Hijikata 在 1975 年首次报道了经后外侧入路切除部分椎间盘的经皮髓核切除术[21]。Kambin 也独自介绍了后外侧入路行椎间盘切除术的解剖学理论及技术技巧，并为该术式设计了专用的经皮器械[22-24]。随后，出现了多种

利用后外侧入路到达椎间盘间隙的技术，包括经皮激光椎间盘切除术和椎间盘内电热凝纤维环成形术[25-27]。

为了达到显微外科的手术效果，并减少术中的软组织损伤，人们开发了一种使用管状牵开器分离肌肉的方法。Foley 首次介绍由多个同心扩张器和管状牵开器组成用于分离肌间隙的内镜椎间盘切除系统[28]，可保留中线的韧带结构。类似的肌间隙入路也被广泛用于经皮器械放置，腰椎减压和硬膜内手术，从而减小正中手术切口和椎旁肌剥离[29-32]。自从 Foley 推出内镜技术和管状牵开器系统之后，其他公司也纷纷效仿，推动了显微外科技术的发展。

三、学习曲线

"学习曲线"的概念由 Hermann Ebbinghaus 于 1885 年首次提出[33]，他是一位对学习和记忆领域感兴趣的心理学家和数学家，对记忆进行了多项研究。学习曲线包括 X 轴及 Y 轴，X 轴表示时间或尝试次数，Y 轴代表技能掌握程度（图 4-1）。学习曲线可以分为 3 个主要阶段，在初始阶段，学习曲线斜率低，表明每次学习技能掌握少；而在曲线的陡峭部分，曲线快速升高，表明技能掌握在短期内提升；最后阶段（平台期），在技能掌握较高程度后曲线再次变平，表明技能掌握一定程度后学习速度再次变慢。注意有些文献经常将学习困难的阶段表述为"陡峭的学习曲线"是不恰当的，根据 Ebbinghaus 学习曲线陡峭曲线部分实际上是学习效率最高的地方。在学习诸如 MISS 之类的新手术或技术时，脊柱外科医师实际上是处于在学习曲线的起始阶段，技能掌握程度随着时间的推移缓慢进展。学习曲线作为衡量技能掌握程度时，需根据一些客观评价指标，比如并发症发生，需要转为开放手术的比例，手术时间等。

学习曲线的初始部分是平坦的，在此过程中熟练程度随着每次学习尝试或学习时间缓慢提

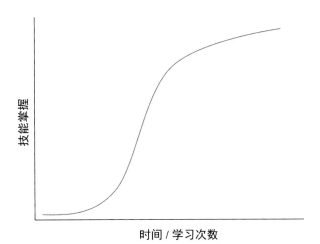

▲ 图 4-1　Ebbinghaus 学习曲线

学习曲线的最初部分是平坦的，在这里每次尝试该过程都会导致效率的最小提高。当一个人沿着学习曲线前进时，技能的获得和熟练程度会迅速增加，直到他精通外科手术。在这一点上，曲线再次出现，每一个程序只提供了一个渐进的提高效率

高。随着人们沿着学习曲线的发展，技能的掌握和熟练程度会迅速提高，直到熟练掌握手术，然后曲线再次变平，技能掌握程度缓慢提高。

对于微创外科手术的学习曲线在其他专业已进行了深入研究。德国妇科医师 Karl Semm 于 1983 年进行了首例腹腔镜下阑尾切除术[34]。随后腹腔镜手术广泛应用于各类外科亚专业和手术中，在诸如阑尾切除术，胆囊切除术，胃搭桥术，子宫肌瘤切除术和输卵管结扎术等手术中的应用率均超过 75%[35]。预计在未来 5～10 年内，这些微创手术的应用数量在全国范围内将快速增长[35]。根据手术类型的不同，学习曲线的差异也很大。理解外科手术过程的学习曲线的重点在于如何定义成功掌握技能。在外科手术中，学习可分为手术过程和患者疗效进行评价[36]。手术过程中的评价指标包括手术时间，失血量以及与手术目的相关的技术能力等。学习曲线中的患者预后评估指标主要指住院或出院后的术后恢复过程相关指标，住院期间的评估指标包括术后镇痛需求，输血和住院时间等，而出院后评估指标包括术后症状缓解情况及恢复工作情况。

四、脊柱微创手术的学习曲线

考虑到 MISS 技术和方法的多相性，关于 MISS 的学习曲线的相关文献十分稀少，通常来自少数脊柱外科医师或机构。此外，各种微创技术如内镜技术，导航辅助和机器人辅助手术的出现进一步定义了 MISS 的技术和方法，也重新定义了学习曲线。在学习 MISS 时，还需要考虑脊柱外科医师的培训经验和实践年限对学习曲线的影响。表 4-1 列出了一些文献报道的关于学习不同类型 MISS 手术达到学习曲线平台期所需完成的病例数[37-46]。大多数研究的主要结果评价指标都是手术过程中的量化指标，例如手术时间和失血量。文献报道证实在实施 MISS 的学习曲线中，手术过程的量化指标随着时间逐步改善。部分研究中还包括并发症发生情况，由于患者例数较少，因此未报道并发症发生率的总体趋势。但是，从文献及对学习曲线的理解可以推断出，在微创脊柱外科手术期间的并发症发生率随着学习时间增加而降低。需要注意的是，文献报道的达到学习曲线平台期所需手术例数均是个人经验，对于不同医师会有差异。关键是要保持在学习曲线上，进步和熟练程度将随之而来。

> 值得注意的是，当回顾微创手术中学习曲线的文献时，每个文献都只报道了单一的手术技术，可能是与特定的器械供应商相关。此外，因为每个脊柱外科医师的经验和培训基础可能会有明显差异。因此，已发表的文献关于达到学习曲线平台期的所需时间，实际上对于不同医师会有差异。

五、"弯曲" MISS 的学习曲线

正如每个脊柱外科医师在培训或实践中所经历的，克服手术的学习曲线掌握相关技术需要花费一定的时间，累积足够手术量。任何经历过

表 4-1 MISS 手术的学习曲线

手术类型	成果指标	所需手术量（例）	参考文献
经椎间孔腰椎椎间融合术	手术时间，术中失血量，动态恢复时间	30	Lee 等 [37]
	手术时间，单节段手术时间，并发症	40	Silva 等 [38]
	手术时间，透视检查时间和患者镇痛控制使用	44	Lee 等 [39]
腰椎内镜下椎间盘切除术	手术时间，术中失血量，围术期并发症	30	Nomura 和 Yoshida[40]
	手术时间，复发率，并发症，"舒适感"	30	Nowitzke [41]
	手术时间，术中失血量，复发率，并发症	10～20	Rong 等 [42]
	手术时间，手术失败率，并发症，1 年复发率	17	Lee 和 Lee[43]
腰椎间盘切除术	手术时间，复发率，并发症，住院时间	15	McLoughlin 和 Furney[44]
经椎间孔内镜下腰椎椎间盘切除术	MacNab 评分，患者满意度	72	Morgenstern 等 [45]
腰椎外侧入路椎间融合术	手术时间，透视检查时间，患者镇痛控制使用，住院时间	22	Ng 等 [46]

文献报道在学习各类 MISS 手术达到学习曲线平台期所需的手术例数

学习过程的脊柱外科医师以及相关文献都证实 MISS 的学习过程同样如此。大多数脊柱外科医师具有开放式脊柱手术的基础，而在学习 MISS 则需要改变熟悉的手术原则。本章的资深作者既往接受过开放式脊柱外科手术训练，在过去的 15 年中已经将手术方式转变为以主要以微创入路为主，坚持最大限度地减少对正常解剖结构的破坏，利用肌肉和神经血管的已知解剖间隙以及减小手术切口。从简单的显微减压到复杂的畸形矫正，所有的手术都采用了向 MISS 的过渡。在掌握 MISS 技能集并且"弯曲"学习曲线以加速学习过程中有几个因素非常关键。

与开放脊柱手术一样，对解剖结构的深刻理解是手术成功以及减少并发症的关键。此外，关系解剖学是脊柱外科医师必须掌握的，即脊柱与周围神经和血管相关关系的解剖学。MISS 的优势在于最小的切口及创伤，但也是挑战。因为其限制了对周围解剖结构的直视，在开放手术下可见的解剖标志在 MISS 手术中无法直视（如通道下手术）。因此手术医师除了必须熟悉手术部位的解剖结构，还得熟练掌握邻近的解剖结构。

通过直观解剖学和关系解剖学掌握解剖结构有助于促进学习曲线。直接可视化解剖学的一个重要内容是透视成像。因为微创手术方法限制了对解剖结构的直视，术中成像就成了脊柱外科医师的"眼睛"。然而即使对于最资深的脊柱外科医师，对于脊柱解剖结构的二维透视成像的解读也具有挑战性。因此，脊柱外科医师必须熟练掌握解读透视下的脊柱解剖结构，以便识别解剖位置以及确认内固定成功放置。虽然术中导航系统可在没有直接可视化的情况下辅助定位，但是鉴于导航并非在所有医疗机构中都广泛使用，因此，透视检查仍是 MISS 术中的基本成像方式。

> MISS 的优势在于减少组织损伤，但也是挑战。直视化减少要求脊柱外科医师更加熟练掌握切口周围的解剖学结构。此外，MISS 对解剖结构的透视可视化及解读有更大的依赖性。

当没有可直视解剖结构的情况下，比如经皮器械，使用触觉反馈变得至关重要。透视可以辅助确定位置及轨迹，但掌握触觉反馈可以减少辐射曝光量（即较少的透视）。触觉反馈可以提醒手术医师穿刺点是否在骨面，骨质是皮质骨还是松质骨，并且提供穿刺轨迹的相关信息。在椎弓根穿刺过程中遇到的阻力大小可以帮助手术医师确定椎弓根穿刺的位置和轨迹（如阻力增加可能意味触及椎弓根与椎体之间的皮质壁）。此外，阻力的消失可能提示穿刺已进入椎体。掌握骨骼的"穿刺感觉"是进行 MISS 的重要基础。

MISS 的实操经验是不可替代的。在教师指导下的规范训练是一个安全的、但容易被忽视的掌握微创手术技能与方法的途径，也可以通过学习国家脊柱组织、学术中心或行业赞助商安排的课程。但无论在什么地点，使用尸体标本进行实践操作可以缩短学习曲线，而不会对患者造成风险。

在尸体标本训练经验的基础上进一步提升则需要真实的手术操作。但是需要理解就像任何新的任务或技术学习一样，都需要经历学习曲线。尽管学习过程可能会令人沮丧，但记住只有经常使用和训练才能推动技能沿着学习曲线不断进步。因此，对于所有合适的病例，必须始终坚持使用微创技术，以不断提高手术技能，从而变得越来越熟练。

六、结论

MISS 代表了过去 20 年脊柱外科的主要进步之一。在 MISS 带来相应好处的同时，也带来了亟须技术创新的挑战。毫无疑问，即使是最有经验的脊柱外科医师也存在学习曲线。随着时间的推移和 MISS 在日常工作的应用，脊柱外科医师有望沿着学习曲线最终掌握微创技术，并认识到微创技术的优势。

总结

- 在过去的 20 多年里，微创脊柱手术器械和技术有了显著的快速发展。
- 由于对学习曲线的感知困难，采用微创技术仍然是一项挑战。
- 继续教育和培训是快速掌握微创手术技能的关键，学习形式可以包括正式培训（如奖学金、社会赞助的课程等）或行业赞助的教育课程。
- 随着微创技术的持续应用，脊柱外科医师将继续改进手术过程结果指标（如手术时间、出血量等）。但是不同的医师达到学习曲线平台期所需的时间会有所差异。

测　验

★ 简答题

1. 通常认为微创脊柱的学习曲线是陡峭的，解释为什么该陈述不恰当，并请描述学习曲线，并确定脊柱外科医师在学习微创脊柱外科技术时在学习曲线的位置。

2. 列出本章中描述的 3 种"弯曲"学习曲线的方法，并描述每种方法在促进脊柱外科医师沿着学习曲线提升手术技能的重要性。

★ 答案

1. 在 Ebbinghaus 曲线的图形中，X 轴表示时间或尝试次数的进程，Y 轴表示技能掌握。在初始阶段，学习曲线较浅，表明每次试验技能掌握提升很小。在曲线的陡峭部分，在较短的时间内可掌握较多技能。而在最后一段中，曲线再次变浅，表明学习速度变慢。根据 Ebbinghaus 学习曲线，曲线的陡峭部分实际上是学习最快的地方。在学习新的技术（如 MISS）时，脊柱外科医师实际上处于学习曲线的起始阶段，技能掌握程度随着时间的推移缓慢进展。

2. 通过熟练掌握邻近解剖结构（包括可见及不可见的解剖结构），掌握对脊柱解剖结构的二维透视的解读，掌握触觉反馈可以达到"弯曲"学习曲线的目的。此外，在经验丰富的 MISS 外科医师指导下，允许初学者在安全的环境下进行尸体标本训练和观摩可以有效促进学习曲线。

第5章 微创脊柱外科在全球健康中的作用：发展评论

The Role of MI Spine Surgery in Global Health: A Development Critique

Carlyn R. Rodgers　W. B. Rodgers　著

曹　兵　唐一钒　许　政　译

陈雄生　校

学习目标

- *The Lancet* 委员会发布 *Global Surgery 2030* 倡议，旨在改善安全的外科医疗服务，为发展中国家医疗保健提供转型框架。
- 过去我们认为发展中国家脊柱疾病的人均医疗费用相比发达国家低，但实际上相差无几，甚至有可能更高。
- 微创脊柱外科手术技术在治疗发展中国家脊柱疾病方面具有独特的优势，与传统开放手术相比在改善并发症方面优势明显。
- 此类干预措施非常耗费资源，并且可能超出了发展中国家卫生部门的预算，因此需要人道主义机构和或行业非营利基金会的援助。
- 无论是由人道主义机构、政府机构还是行业非营利基金会领导的药物和外科手术干预，都应遵守世界卫生组织、*Global Surgery 2030* 和全球发展领域颁布的最佳实践标准。

一、概述

The Lancet 委员会于 2015 年发布 *Global Surgery 2030* 倡议，强调发展中国家获得安全的外科医疗服务是一项基本人权，因为外科治疗对患者意义重大。该倡议的发布代表着医疗保健改进方向的转变[1]。简而言之，委员会强调外科医疗服务的需求巨大且正在不断增长。

但是，我们必须意识到的是，误解和不经意的文化优越感可能在医疗服务过程中造成一些失误，尽管我们的初衷并非如此。本章不讨论在这些失误中所谓的善良初衷，或在过程中浪费的机会和物资。作者的目的是讨论实施干预措施的最佳途径，尤其是与 *Global Surgery 2030* 相关的内容。救死扶伤的初衷激励着许多医师，他们通过团队合作、努力工作，向急需帮助的人们提供医疗帮助。我们并不对此进行讨论。我们希望通过本文的探讨，并将此作为未来努力的起点，为发展中国家罹患脊柱疾病的患者提供更多帮助。

在过去的 20 年里，在技术革新的影响下，发达国家微创脊柱外科迅速发展。与开放手术相比，微创手术预后显著改善且并发症更少。新技术让微创手术的指征更加宽泛，使得更多患者通过微创手术技术进行诊断和治疗[2,3]。但是，这些新技术巨大的资源耗费超出了发展中国家卫生部门已经超额且匮乏的资金预算。因此，许多的新技术都是由行业基金会或非政府组织支持。他们出资赞助、捐赠设备，或者组织发达国家外科"代表团"提供所谓的帮扶。据我们所知，脊柱外科已发表文献中，本章节将首次尝试利用生物–社会方法评估这些善意行为的可行性和隐患，并将全球发展领域已建立的最佳实践标准应用到微创脊柱外科的案例中。

二、*Global Surgery 2030* 倡议和发展中国家脊柱疾病的负担

世界银行在 *The Lancet* 全球外科委员会成立大会上提出，2014 年发展中国家外科服务发生了根本性转变[4]，部分原因是"低中收入国家"（LMICs）基本外科治疗"停滞或消退"[1]。

为了捍卫外科治疗是"医疗保健不可分割、不可或缺的一部分"[4]的基本前提，委员会引用了以下统计数据。

1. 50 亿人无法获得安全且可负担的外科治疗。

2. 中低收入国家每年需额外增加 1.43 亿例手术。

3. 由于高昂的手术和麻醉费用，每年有 3300 万患者面临灾难性卫生支出。

4. 对外科医疗措施的投资是可负担的，不仅能挽救生命，还能促进经济增长。在 2015—2030 年，由于外科服务的减少造成的经济损失估计将达到 12.3 万亿美元。

Global Surgery 2030 倡议在评估医疗服务改善状况方面确立了一系列核心指标和目标（图 5-1，表 5-1）。然而所谓的"领头羊手术"（剖宫产、开腹手术和开放性骨折手术治疗）也并不包括脊柱疾病的外科治疗。实际上，该委员会评估的 5 种疾病（肿瘤、外伤、孕产妇疾病、新生儿疾病和消化系统疾病）都没有特别提到脊柱外科疾病。委员会的"必须手术、应该手术、可以手术"分层方法同样未提及脊柱外科[1]。

尽管我们对发展中国家治疗脊柱疾病具有的负担知之甚少，但可以参考撒哈拉以南非洲地区治疗下腰痛的现状。该地区关于下腰痛的治疗目前存在着多方面的结构性和社会性挑战。第一是民众对 LBP 认识不足，第二是经济薄弱和法律不健全，第三是保健和治疗措施不当。

关于疾病认识不足问题，多年来（主要在 2000 年之前）学界普遍认为 LBP 在发展中国家的发病率低于发达国家[5-9]。这些由于缺乏早期研究，并未对相关问题进行系统评价，从而导致低估了 LBP 在发展中国家的严重程度。

近期研究对所有可获得的证据进行了系统分析，结果表明撒哈拉以南非洲地区 LBP 的真实发病率与发达国家大体相同[6]。在对文献的系统回顾中，Louw 等[7]发现撒哈拉以南非洲地区 LBP 平均时点患病率（调查当时主诉 LBP 的患者）为 32%，1 年患病率约为 50%，终生患病率约为 62%。

该项研究发表于 2007 年[6]，再次引起了人们对撒哈拉以南地区非传染性疾病的关注。世界卫生组织在随后进行全球疾病负担调研，结果也证实了上述研究结论。目前可获取 1990—2010 年和 2000—2012 年的相关数据[10-12]。

撒哈拉以南非洲地区治疗 LBP 面临的另一个挑战是经济和法律问题。LBP 的一级危险因素之一是重体力活动，如农业劳作[6,7,9]。在发达国家，农业占国内生产总值（GDP）的百分比在

表 5-1　民众在需要时获得安全且费用可负担的手术和麻醉服务的核心监测指标 [2]

	定　义	目　标
及时获得基本手术治疗	可在 2h 内接受剖宫产、开腹手术和开放性骨折手术治疗（风向标式的手术）的人口比例	到 2030 年，每个国家至少要覆盖 80% 的基本外科手术和麻醉服务
外科专业技术人员密度	每 10 万人口拥有外科、麻醉和产科专家的数量	到 2030 年，100% 的国家实现每 10 万人口拥有至少 20 名外科医师、麻醉医师或产科医师
手术量	每年每 10 万人口中在手术室中实施的手术量	到 2020 年追踪全球 80% 国家的手术量，到 2030 年追踪全球 100% 国家的手术量；到 2030 年，每年每 10 万人口最少实施 5000 例手术
围术期死亡率	在手术室接受过手术的患者，出院前因任何原因致死的例数除以手术总数，以百分比表示	到 2020 年追踪 80% 国家的围术期死亡率，到 2030 年追踪 100% 国家的围术期死亡率；2020 年，评估全球数据并设定 2030 年各国目标
避免致贫性卫生支出	避免因自费手术及麻醉费用导致贫困的家庭所占比例	到 2030 年，100% 避免因自费手术和麻醉费用而造成贫困
避免灾难性卫生支出	避免因自费手术和麻醉费用导致灾难性卫生支出的家庭所占比例	到 2030 年，100% 避免因自费手术和麻醉费用而造成灾难性卫生支出

需整体分析这些数据，孤立分析任何单一的指标均不能充分代表外科和麻醉医疗服务的真实情况（经许可转载，引自 Meara 等 [1] 的研究）

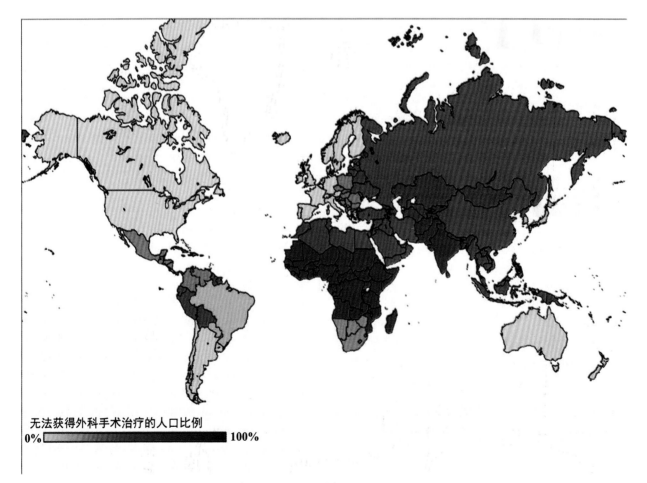

无法获得外科手术治疗的人口比例
0%　　　　　　　　　100%

▲ 图 5-1　根据卫生指标与评估研究所的调查（选择树）[2]，无法获得安全且费用可负担的手术及麻醉的人口比例
经许可转载，引自 Meara 等 [1] 的研究

20 世纪和 21 世纪稳步下降，这标志着从劳动型经济体系向知识型经济体系的转变[7]。发展中国家由于缺乏先进经济体系所需的基础设施，因此农业仍然是经济收入和食物供给的主要来源。据 2008 年统计报道，非洲的农业对 GDP 的贡献每年增长 4%[7]，该数据也可反映上述问题。

农业既能解决民生温饱问题，又能提供财政支持。据估计，全世界有一半人口将农业作为经济收入和解决温饱的主要手段，这些人几乎全部来自发展中国家的农村地区[5]。营造一个安全的工作环境，使农民长期保持农业劳作能力，是我们面临的一个挑战。某些地区农民 LBP 患病率最高，年均患病率为 72%～85%。如果这些人群由于 LBP 而无法进行体力劳动，那么他们的生计和生存都将受到威胁[7,9]。作为参考，全球估计约 85% 的人口一生中至少会经历一次 LBP 发作（终生患病率），其中 50% 的人每年发生一次 LBP[6,13]。

发展中国家治疗 LBP 除了经济问题的挑战外，还面临法律基础设施薄弱的问题。发达国家立法保护工作致残的工人，为他们再就业技能培训提供经济支持，维护他们的社会经济地位。但这些法律在发展中国家是缺乏的。在撒哈拉以南非洲地区，如果有人因工作导致的 LBP 而无法继续从事体力劳动，那么他和由他供养的所有人将失去收入来源，并由此进入一个恶性循环。简而言之，疼痛和功能丧失会导致骨骼肌肉系统障碍而无法工作。在发达国家，这将引起一系列连锁反应，包括工作单位的补偿、残障福利和或工伤者及家属维持生计所需的社会援助。发展中国家没有相关保护法律基础，也没有或少有地方支持来保证残障人士生计，残疾便会导致收入减少，无法获得生活必需品[13]。增加收入提高了获得医疗服务的能力，也提高了维持健康的能力。这包括获得清洁水、卫生设施、营养条件和医疗服务。这种收入与健康之间的正相关因果关系已被反复证明[6]。而残疾诱发的恶性循环，最开始是残疾导致收入不足、缺乏日用品，然后是无法

获得医疗、清洁水、卫生、基本营养，从而影响健康状况，最终导致抑郁和残疾长期并存[7]。简而言之，在发展中国家，残疾降低了残障人士的社会经济地位，继而又降低了其健康水平，并进入残疾带来的恶性循环，从而增加了对个人及其家属造成死亡或灾难性后果的可能性。这种恶性循环的代表是非洲地区。非洲人口占世界人口的 14%，却承担着全球 40% 的疾病负担，有着全世界最高的综合性残疾率和任何原因所致的死亡率[7]。尽管之前的观点与此并不一致[6,8,9]，但目前的理论认为，收入与健康之间存在正反馈，与高收入国家（占世界人口的 15%）LBP 发病率相比，实际上低收入国家 LBP 发病率更高[14,15]。

流行病学和国家因素在发展中国家实现社会管理和国家繁荣方面发挥着越来越重要的作用。一些社会问题日益明显，可加剧由经济和法律问题引起的残疾恶性循环。这里最相关的 3 个社会问题是平均预期寿命、人口和 GDP。在撒哈拉以南非洲地区，预期寿命与 LBP 密切相关。研究不断发现高龄与 LBP 发生率增加及其预后影响具有显著相关性[6,8,9,16-25]。过去，撒哈拉以南非洲地区的平均预期寿命是世界上最低的地区之一，这可能是低估非洲 LBP 患病率的原因之一。例如，在 1960 年，肯尼亚的平均预期寿命为 46.4 岁。而到 2012 年，平均寿命预期提高到 61.1 岁，增长了 32%。45 岁以上的人群中发现 LBP 的比例显著增加。因此，在预期寿命不断延长的发展中国家，LBP 发病人群正在快速扩大[26-28]。肯尼亚总人口的增加与人口老龄化同时发生，总人口从 1960 年的 810 万人增加到今天的 4320 万人。随着人口增长和寿命延长，有更多的劳动力来推动经济发展。农业是肯尼亚的第二大经济产业，仅次于服务业，占 GDP 的 32%（2011 年）。工业和制造业则占 GDP 的 19%。尽管农业并不是 GDP 的主要来源，但 2006 年有 75% 的肯尼亚人依靠农业为生[26]。而肯尼亚的 GDP 已经从 1960 年的 7.91 亿美元增加到 2012 年的 372 亿美元。所有这些数据都表明，致残因素在一个国家经济繁

荣发展和国际地位上升过程中，成了一个不断庞大、不可忽视的重要问题。在撒哈拉以南非洲地区，这个问题尤其需要加以管理。

> 根据 Woolf 等[25]的研究，肌肉骨骼系统的健康状况对个人和社会的影响会急剧增加。肌肉骨骼系统的疾病多见于老年人，并会给他们造成更多的痛苦。世界人口老龄化（主要在发展中国家）将导致罹患此类疾病的人群更加庞大。此外，发展中国家的城市化和机动化水平越来越高，人们生活方式改变，体育活动缺乏，肥胖人群变多，这些因素都将进一步增加社会负担。

关于 LBP 治疗及相关肌肉骨骼系统疾病的第三个挑战包括基础医疗设施和医疗资源匮乏问题。在撒哈拉以南非洲地区，除了严重的疾病外，很少疾病能获得合格的医疗服务。即使是严重疾病，治疗也无法得到保证。非洲的医疗资源更多地集中在流行病的管理上，因为流行病是非洲大陆面临的最紧迫的医疗挑战。这导致几乎所有进入非洲的医疗资源（外部援助）都集中在 HIV/AIDS 以及其他严重的流行病的管理上[6]。但是，在非洲大陆，仍然存在很大一部分与非流行病相关的医疗保健任务，特别是 LBP。在多哥共和国的门诊研究中，18% 的患者（13 081 名患者中的 2358 名）主诉为 LBP[29, 30]。在这些患者中，97% 有椎间盘退行性病变，有 38 例（1.6%）后续接受了手术。非洲另一项针对 LBP 发病率和治疗的研究中，Beija 等[16]发现在突尼斯（北非）的 LBP 患者的手术率为 0.5%。在这些病例中，尤其是在农村地区，即使在患者有能力就诊的情况下，都需要经历一段很长的行程才能到达分布极度分散的诊所。在这种医疗环境下，进行常规随访几乎是不可能的。因此，大部分患者不能获得连续的治疗。医疗资源的稀缺，促使医疗机构在面临非严重疾病时，很可能将有限的临床救治经验和诊断设备分配给罹患严重疾病的患者。对于 LBP 及其相关的功能障碍，绝大多数情况下不

会出现急需处理的明显进展，因此患者也无法获得直接的医疗处理。但是，这并不代表没有早期治疗的必要，因为及时的治疗和功能恢复才能让患者恢复工作并维持生计。在非洲大陆不断增长的人口中，解决这一问题的主要困难是如何为大量人群提供一定程度的教育或医疗服务以满足疾病预防和基本治疗的需要。显然，在处理 LBP 方面，非洲国家存在很多结构性社会问题，这对系统改善医疗服务（如建立残疾保障项目或增加医院、诊所和医师的数量并提供资金支持）是一项巨大的挑战。

除了为数不多的前期研究外，近期有关 LBP 的许多研究都是 2010 年全球疾病负担研究的成果[10-12, 31-34]。这些研究回顾了 1990—2010 年各种疾病的全球趋势。尽管这些研究没有提供有关非洲 LBP 治疗条件和影响因素的详细信息，但提供了大量证据来对比 LBP 在发展中国家与发达国家中的性质及程度。例如，Hoy 等[11]分析和比较了世界各地的平均伤残调整寿命年（disability-adjusted life years，DALY）和伤残后生存年数（years lived with disability，YLD）。作者在 291 种疾病中选择专门研究 LBP，原因是在 2010 年全球疾病负担研究中，LBP 对 YLD 的影响最大（排名第一），在影响 DALY 方面排名第六。这项研究发现在撒哈拉以南非洲地区的中部、东部、南部和西部，男性患 LBP 的 DALY 分别为 365 000、1 514 000、300 000 和 1 419 000（计算基于疾病权重，如某致残性疾病权重为 25%，某人患该疾病 1 年，则 DALY 为 0.25，表示该患者因该病致残 1 年，丧失了 0.25 年健康寿命）。正如 2007 年一项研究所预测[6]，通过对发展中国家处理 LBP 问题的分析，越来越多直接信息和证据都表明，解决和纠正这些问题的紧迫性越大，越能促进这些国家社会和经济的发展与自由。Hoy 等[34]在 2014 年的研究也证明了这一观点。这也就迫切需要我们增加对 LBP 的认识，并努力减轻这些地区 LBP 日益增长的负担。在全球范围内，LBP 是造成 YLD 最高的疾病。政府、卫生

服务机构、研究供应商和捐助者都需要比以往更多地关注 LBP。

三、生物 - 社会学分析

采用生物 - 社会学方法进行全球健康调查和医学干预分析，不仅可以在解决健康问题时进行重要的科学考量，而且对健康问题的理解也更宏观、更全面。这种方法认为健康受到一些更宏观因素的影响——如（造成）贫困和不平等的性质和原因 [35, 36]。"生物 - 社会学认为，疾病的生物因素和临床治疗会受到社会学、政治经济学、历史和文化等因素的影响，因此被理解为生物因素和社会因素相互作用的结果 [36]。"这种方法旨在了解和调查健康问题与个人或人群所处的自然、社会、政治、经济、历史环境之间的关系和相互影响。在调查全球健康干预措施时，生物 - 社会学方法不仅要考虑当地居民所处上层建筑问题，而且要考虑到干预措施在解决医疗健康问题以及其他问题等方面的兼容性和适应性 [35]。

这部分我们将集中讨论发达国家向发展中国家派出短期外科"代表团"的帮扶形式，这种形式的帮扶时间极为有限，由行业基金会资助，通常会去到当地的医学院和教学医院进行教学活动。从生物 - 社会学角度来看，上述措施存在几个缺点。尽管在教学和个案治疗上会有极大帮助，但这样的措施未曾考虑、也不能解决发展中国家脊柱疾病的相关社会决定因素。美国国会图书馆联邦研究部提供了一个非洲国家的例子，这个国家是非洲表现最差的经济体之一，经济极度依靠雨水灌溉的农业以及旅游业，容易遭受繁荣 - 萧条经济循环周期的影响，农业部门雇用了该国近 75% 的员工 [26]。这些统计数据帮助我们充分了解当地人群对脊柱疾病医学干预的迫切需求。由于当地人群生计极度依赖体力劳动和工业劳动，其中显然会有很多罹患脊柱疾病的患者。

鉴于发展中国家（尤其是非洲）的经济现状，这样的帮扶形式也是需要的。"几十年经济持续下滑，再加上人口快速增长，随着时间推移，表现为人均收入下降，贫困加剧和失业人口增加。从 19 世纪 70 年代至 2000 年，贫困人口的比例从 29% 增长到约 57%" [26]。正如 Hanna 和 Kleinman 所说"生物 - 社会学看待疾病的一个核心观点是疾病风险与贫困之间的相关性" [36]。而且，由于经济体系依赖农业（雇用了超过本国 75% 的人口），如果把解决慢性背痛作为健康问题的核心，疾病可能对经济产生的影响是不能被忽视的。因此，发达国家在试图帮助发展中国家改善医疗条件时，还应注意遵循最佳的实践指南。

工业化在国家经济背景中扮演重要角色。例如，尽管肯尼亚是"东非工业最发达的国家"，但肯尼亚人民仍然遭受失业率上升，贫困与日俱增，社会经济地位不平等加剧，以及基础设施建设失败的困扰 [26]。该国工业以城市为中心，反映出工业从农村向城市迁移的国内和国际趋势，这是进一步影响健康的经济因素之一。由于与工业化和现代化的相关性，有人认为脊柱疾病是仅在发达国家普遍存在的健康问题 [6]。但是，如果工业化是导致这一健康问题的先决条件，则不能因为东非的发展中国家排除在外。这个观点并不单纯是假设，慢性背痛的患病率不仅在东非，在所有发展中国家都与发达国家相似，并且有预测表明，在所有的发展中国家，慢性背痛的患病率正在上升，这显示出脊柱疾病的干预需求越来越紧迫 [6]。

在考虑发展中国家人民所处国家和地方的现实情况时，首先应从生物 - 社会学方面审视所采取的干预方法。推广外科手术干预只是冒险提供了一个"最终解决方案"，但这些问题远不是手术刀能修补的。尽管此类帮扶项目附带提供的医学教育有一定的帮助，但由于教学通常是不连续的，同时缺少本土经验的融入，最终这些医学知识将很难有效转化。这些设计优良的帮扶项目只能提供针对性的临时解决方案，却无法解决广泛的社会性问题。

从生物 - 社会学角度来看，此类帮扶项目的许多优点也是其缺点。除了某些明显的缺点外，教育计划和无偿手术是这些项目不可忽视的优点。脊柱疾病患者的个体差异很大，但如果疾病导致患者十分虚弱甚至造成残疾，那么手术可能是一个非常有益的选择，可以带来非常积极和满意的预后。这在某些遭受传染性或创伤性疾病的患者中最为明显，疾病症状能够获得近乎奇迹般的改善效果（图 5-2）。与手术技术相比，微创脊柱外科手术已在许多领域取得了巨大的成功。这些优势包括切口较小、肌肉和组织损伤小、感染的可能性较小、手术时间相对较短、术后愈合快以及对患者和社会的经济需求都较低[2, 3]。综上所述，手术的实施对通常无力承担手术费用的人群帮助很大。但是，除非此类措施遵守最佳实践准则，定期随访并收集数据[1]，否则无法获得手术的真实预后情况，因此很难评估这些援助计划的总收益。

此类帮扶项目另一个至关重要的优势来自于教育计划。这些项目经常组织富有学识、经验丰富的外科医师在报告厅和手术室中提供优质讲座。尽管这种教育计划本身就是核心组成部分，但援助计划所建设的大型跨国学习网络也非常重要。这些跨国网络为发展中国家受培训的医师和发达国家实施教育的医师都提供了进步机会。通常情况下，医学、外科技术和健康问题并不是一成不变。为了不断发展科技，使患者受益最大化，改善整体医疗保健水平，三者需不断地接受检验并加以调整。建立这些大型的国际化合作关系，外科医师能够相互学习，不断进步，从而更好地为患者实施治疗。

尽管这些帮扶项目具有非常重要的优势，但从生物 - 社会学的角度来看，它们也有缺点。如前所述，外科手术干预强调的仅仅是对问题的"最终解决方案"，但更宏观的问题难以因此解决。在一个 75% 人口从事农业，57% 人口被归为贫困人口，以工业制造为主的城市环境中，脊柱疾病的患病率只会不断增加，外科手术往往作为不得已的最终手段[20, 37]。参与这些帮扶项目的

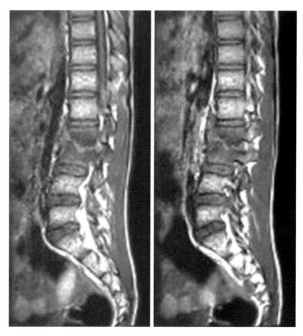

▲ 图 5-2　Pott 病患者腰椎 MRI 扫描

患者尽管免费接受了原本无法承担的手术，但仍必须回到与从前完全相同的社会环境中，依然面临着许多与手术之前相同的问题。

> 这些帮扶项目，由于其性质特殊、资源有限，无法兼顾健康相关的社会决定因素，必要时只能针对个别患者进行手术治疗。这些项目无法解决任何上层建筑问题，并且手术只能作为最后关头解决灾难性问题的最后一个选项。

外科"代表团"帮扶模式的另一个问题在于他们援助时间较短。通常情况下，任务是根据发达国家志愿者的日程来制定的，这意味着所有的手术和教学都只能在 1 周内进行。即使计划 1 年返回当地 3～4 次实施教育，保持教育服务的连贯性仍然面临几乎无法克服的障碍。在这么短的时间内，教会任何 1 名外科医师（不仅是发展中国家的医师）复杂而先进的外科操作以及相关技术都是无法想象的，更加不能期望他们后期在没有监督或指导的情况下，能熟练掌握并开展这些手术。计划的时间限制不仅影响教育成效，患

者的术后护理和随访同样会受到影响。Katz 和 Losina 认为优势和一些并发症通常在（术后）10 年或更长时间之后才会显现[37]。如果可以通过电子设备进行交流，即使北美培训人员无法到场，近期接受培训的当地外科医师也可承担术后管理的工作。尽管出发点是好的，但维持这些项目的长期可持续性仍然存在较大的困难。

这些帮扶项目的第二个优势是来源于外科医师和医院之间形成的大型专业网络，并为更多的人提供医疗服务。这些项目不仅可以让外科医师进行手术，还可以包含很多重要实践教育内容。该地区的其他外科医师和医院都能通过这种途径学习手术，理解手术，最终实施手术。基于现有知识体系和全国（不仅是城市的地区）日益增长的医疗需求，这些项目可能会建立更好的医疗网络，并为全国更多的医疗保健专业人员提供受教育机会。

除了前文提到的一些缺点外，这些帮扶项目还存在利益冲突。援助机构与发达国家公司的从属关系（非营利性质）是其中较为主要的矛盾冲突之一。因为在这种情况下，所有技术援助与大多数金钱援助都来源于该公司这一单一渠道。如果此类非营利的基金会无法获得公司持续的支持与投资，那么相关的援助项目就可能因此而取消。尽管这超出了本章的讨论范围，但是我们可以考虑将各企业基金之间的资源汇集起来，或者在全球发展的最佳实践原则指导下建立援助机构共同体，以此来维持援助机构的正常运作。

帮扶项目的另一个威胁来自于他们对专业性的强调，因为它们是专门围绕一种干预（即脊柱手术）而建立的。在其他医疗干预措施中，强调普遍适用性将有助于获得成功，但这同样需要认识到外科知识是非常专业和特殊的。掌握这种类型知识需要对个人进行大量医学知识的教育，这意味着很多当地医务人员没有资格参与该教育计划，更不用说实践应用。这种知识的教学也同样面临困难，因为需要某种特定专科（可能仅与某种特定技术相关）的外科医师才能进行教学。以

这种方法为中心的干预措施包容性极窄，即无论是邀请的专家还是当地接受培训的学员范围都很狭窄。

最后一个主要威胁是撒哈拉以南非洲地区疾病的经济负担，而该地区同样也是这类医疗干预针对的重点地区。例如，在肯尼亚，许多国际卫生援助在很大程度上都与 HIV/AIDS 有关，2004 年肯尼亚卫生部宣布 HIV/AIDS 已超过疟疾和结核病，成为国家主要的疾病杀手[26]。由于政府主要关注 HIV/AIDS，脊柱疾病的重要性可能相对减小。

与帮扶项目相关的许多优势同样与健康的社会决定因素相关，相关内容已在前面讨论和分析。

> 由于发展中国家脊柱疾病的发病率不断上升，对此类疾病干预的需求也不断增加，尤其是严重脊柱疾病患者的手术需求。

由于这种医疗服务和干预方法价格昂贵，许多患者仍长期遭受疾病恶化带来的痛苦，并具有长期残疾和瘫痪的风险[38]。这个问题不仅影响患病个体，小到家庭生计，大到经济结构都会受影响。所以不能忽视人道主义援助可能发挥的作用[39]。

> 从生物 - 社会学角度看，帮扶项目无法解决与发展中国家脊柱疾病相关的更高层次的社会决定因素。只有综合考虑全球卫生领域的最佳实践准则和专业意见，这些项目才能实现其远大目标。

四、*Global Surgery 2030* 倡议和援助的有效实施

尽管未能充分阐释发展中国家脊柱疾病的严重性，但围绕发展中国家脊柱医疗服务受到发达国家帮扶的影响，*The Lancet* 委员会提出一些需要

讨论的重点问题。其中指出，提供外科医疗服务的非政府组织可能成为"权力不平衡"的牺牲品，从而导致需要什么服务和提供哪些服务之间的脱节[1, 40, 41]。

此外，委员会引用一个证据，短期帮扶代表团占用当地卫生机构的资源，这些机构本可以提供持续的医疗服务，但由于卫生资源的挪用，那些原本可以获得救治的患者如今却不一定能获得代表团的救助[1, 42]。委员会还援引研究表明，由于本地医疗机构能力的不足，发展中国家收到的捐赠设备有超过 40% 无法使用[43]，同时强调了世界卫生组织关于设备和用品捐赠的指南[44]（捐赠应以需求为导向，并与长期维护计划相匹配，不鼓励捐赠消耗品）[1]。

根据这些调查结果，委员会提出了一些建议，以期未来患者能获得充足的外科医疗服务。在本章中，作者已将这些建议根据脊柱外科医疗服务作了相应调整，在该领域飞速发展的同时，将这些建议作为未来讨论最佳实践准则的起点[1]。

- 干预措施应以需求为导向，并且当地必须有适当的基础设施（ICU 护理、血库）。
- 应在当地的学术和专业机构主导下制定建立临床指南和操作规程。
- 数据收集和研究以及与当地机构的伙伴关系都是必不可少的。
- 有能力的当地从业人员应"硬性"纳入所有帮扶项目中。
- 应该选择可长期参与帮扶任务的发达国家外科医务人员（或连续不断的短期派遣以保持持续帮扶）。
- 行业 - 非政府组织 / 公私合作伙伴关系具有一定价值，但公司的利益冲突必须与推动干预措施的决定分离开。
- 捐赠物资应遵循世界卫生组织的指南。

最终目标应该是高质量的自给自足，在国内进行培训并获得证书[1]。同时利用创新和工艺降低成本并优化资源的使用，从而在资源匮乏的环境中提供外科和麻醉医疗服务[1]。

五、结论

我们有理由提出这样一个问题，发展中国家人民面临巨大的健康挑战，为什么要花费资金和精力进行一项如此局限的专项外科援助？当然，读者可能想知道为什么有关 MIS 脊柱外科的书中会包含这样的讨论。对于这些问题作者将从以下几方面来回答。

我们一直以来都低估了发展中国家脊柱疾病的负担。实际上，即使在诸如 *Global Surgery 2030* 这样具有变革性和远见的倡议中，与其他被认为更为紧迫的需求相比，脊柱外科医疗服务的需求也常常被边缘化。尽管如此，针对脊柱疾病的微创外科干预（针对少数人群的外科医疗服务[45, 46]和复杂疾病的诊断[47-50]已在发达国家得到了验证）它有望改善预后，减少并发症[2, 3, 51]，并降低社会成本[52, 53]。这些模式可能仅仅适用于已经有足够基础设施，或可以与发达国家建立伙伴关系的发展中国家。但是，在可预见的将来，在发展中国家这样的资源密集型的医疗援助仍将是慈善组织及其地方合作者的工作。因此，必须建立最佳实践指南，所有相关人员都应遵守。

归根结底，谦卑是任何人道主义干预的基础。那些来自发达国家的提供帮助的人必须以学生而不是老师的身份进入发展中国家，并且必须将自己视为请求者，而不是救世主。我们写这章的目的是开始讨论编纂这些准则，从而避免在改善全世界患者脊柱医疗服务道路上的陷阱和盲区。

总结

The Lancet 委员会的 *Global Surgery 2030* 倡议强调，外科治疗的需求量巨大且正在增长。最新研究系统地收集了所有可获取的证据，这些证据表明撒哈拉以南非洲地区（由此推及所有的发展中国家）LBP 的实际发病率与发达国家中的发病率基本持平。使用发展领域的生物 – 社会学观点，很明显可以看出，仅局限于解决脊柱的问题，无法解决发展中国家对脊柱健康影响更大的社会决定因素。只有将最佳实践的建议和专家的意见均纳入全球卫生领域，这些计划才能实现其崇高目标。最后，最终目标应该是高质量的自给自足，在国内进行培训并获得证书 [1]。同时利用创新和工艺降低成本并优化资源的使用，从而在资源匮乏的环境中提供外科和麻醉医疗服务 [1]。

测 验

★ 简答题

1. 什么是 *Global Surgery 2030* 倡议？

2. 与发达国家相比，发展中国家脊柱疾病负担有多大？

3. 解释如何将生物 – 社会学观点应用于人道主义干预。

4. 阐述发展中国家外科医疗服务干预的最佳实践建议。

5. 这些计划的最终目标是什么？

★ 答案

1. *The Lancet* 委员会的 *Global Surgery 2030* 于 2015 年发布，该倡议明确，鉴于外科治疗对患者的重要价值，发展中国家的公民获得安全的外科医疗服务应是一项基本人权。

2. 以前发展中国家的人均脊柱疾病负担被认为低于发达国家。实际上，两者的医疗负担极为相近。最新研究系统地收集了所有可用证据，结果表明撒哈拉以南非洲地区 LBP 的真实发病率与发达国家基本相当 [6]。在对文献的系统回顾中，Louw 等 [7] 发现撒哈拉以南非洲地区 LBP 的平均时点患病率（调查时主诉 LBP）为 32%，1 年患病率约为 50%，终生患病率约为 62%。

3. 采用生物 – 社会学方法进行全球健康调查和医学干预分析，不仅可以在解决健康问题时进行重要的科学考量，而且对健康问题的理解也更宏观、更全面。这种方法认为健康受到一些更宏观因素的影响，如（造成）贫困和不平等的性质和原因 [35, 36]。生物 – 社会学认为，疾病的生物因素和临床治疗会受到社会学、政治经济学、历史和文化等因素的影响，因此被理解为生物因素和社会因素之间相互作用的结果 [36]。这种方法旨在了解和调查健康问题与个人或人群所处的自然、社会、政治、经济、历史环境之间的关系和相互影响。在调查全球健康干预措施时，生物 – 社会学方法不仅要考虑当地居民所处上层建筑问题，而且要考虑到干预措施在解决医疗健康问题以及其他问题等方面的兼容性和适应性[35]。

4. ①干预措施应以需求为导向，并且当地必须有适当的基础设施（ICU 护理、血库）。②应在当地的学术和专业机构主导下制定建立临床指南和操作规程。③数据收集和研究以及与当地机构的伙伴关系都是必不可少的。④有能力的当地从业人员应"硬性"纳入所有帮扶项目中。⑤应该选择可长期参与帮扶任务的发达国家外科医务人员（或连续不断的短期派遣以保持持续帮扶）。⑥行业 – 非政府组织 / 公私合作伙伴关系具有一定价值，但公司的利益冲突必须与推动干预措施的决定分离开。⑦捐赠物资应遵循世界卫生组织的指南。

5. 最终目标应该是高质量的自给自足，在国内进行培训并获得证书[1]。同时利用创新和工艺降低成本并优化资源的使用，从而在资源匮乏的环境中提供外科和麻醉医疗服务[1]。

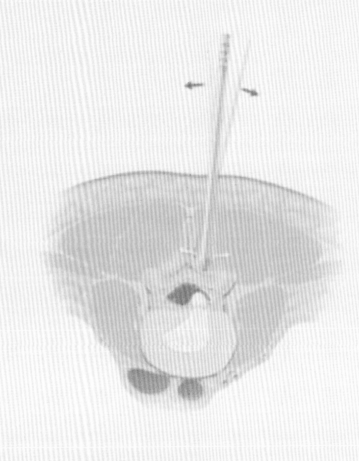

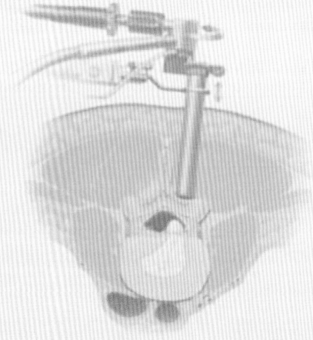

第二篇

微创脊柱手术的辅助技术

Enabling Technologies for Minimally Invasive Spine Surgery

Minimally Invasive Spine Surgery
Surgical Techniques and Disease Management
（2nd Edition）
微创脊柱外科学
手术技术与疾病治疗
（原书第 2 版）

第6章　显微镜和内镜
Microscopes and Endoscopes

Harel Deutsch　著

张兴蓬　译

张智发　校

要点

- 1972 年，Yaşargil 和 Malis 建议构建一个可调节多轴重量平衡的显微镜系统，方便操作。此外还研制了一个开关口来控制显微镜的移动和调焦。1976 年，Carl Zeiss 公司基于 Yaşargil 的创意开发了一套商用悬架系统。

- 1965 年，Carl Storz 公司特许了一个外部光源与棒形透镜光学系统相结合的想法。1969 年贝尔实验室开发了一种重量轻的图像传感器相机，电荷耦合装置（CCD）。

- 内镜在腰椎手术中应用的宣传越来越多，脊柱手术中的内镜应用病例在文献中也经常被引用。尽管有大量的文献报道，但内镜腰椎手术在脊柱外科医师中接受程度仍然有限。

- 手术用显微镜现在更多应用在脊柱手术尤其是腰椎微创间盘切除术、颈椎前路间盘切除及融合术以及颈椎后路经皮椎间孔成形术。越来越多的微创手术增加了显微镜的应用，甚至更多的外科医师都在手术中使用显微镜，诸如后方椎间孔入路腰椎融合术（TLIF）。

一、概述

显微镜在 17 世纪首次被研制出来，最初被用于研究活体组织。它能使微观结构可视化。直到 20 世纪 70 年代几个技术问题得到解决，显微镜才在外科手术中开始应用。新型诊断成像技术使人们对显微病理学有了更多的了解。新技术使得显微镜在手术室里更容易移动和弯曲。一旦技术问题得到解决，手术显微镜就成了手术室必不可少的设备。内镜在医学上的应用时间先于显微镜。泌尿科医师在 19 世纪常规使用内镜。新技术极大地增加了内镜在临床环境中的应用。

显微镜和内镜都能放大较小的结构，以便更好地观察和分离。在脊柱手术中，大多数神经和脊柱附件是肉眼可见的，微小的移动可能导致严重的神经损伤，但放大倍率可以提高手术安全性。内镜还借助使用角物镜和灵活的视野增加了观察角落的能力。20 世纪 80 年代，内镜手术在普通外科中的迅速普及使得内镜技术在脊柱外科中的研究和应用越来越多。新高清摄像机及监视器也增加了内镜的实用性。

在一些脊柱手术中，如腰椎间盘切除术，既可以使用显微镜也可以使用内镜。

它们有各自的优缺点。显微镜允许三维可视化，而传统的内镜只能提供二维的视频图像。双目内镜已经被研发出来了，但是它们需要佩戴笨重的头戴设备，且没有被广泛使用。内镜有角物镜，使医师能够观察视野周围的角落，而显微镜只能提供直线视野设置。

二、显微镜

显微镜的早期发明者之一是伽利略。伽利略于 1624 年描绘了第一台复合显微镜。1847 年，卡尔·蔡司发明了第一个复合商用显微镜。1922 年，耳鼻咽喉科医师贡纳尔·霍尔姆格伦用双目显微镜克服了深度感知缺失的问题，并且在显微镜上安装了一个光源[1]。

在 20 世纪 50 年代，显微镜添加了机械变焦镜头，并研发出了带有配重装置的可移动支架。

血管外科医师朱利叶斯·雅各布森联合蔡司公司设计了一种显微镜，可以让一个助手也看到手术区域。1964 年的后续设计采用了合并分束技术。这种显微镜因此被命名为"双镜"[2]。

朱利叶斯·雅各布森建议佛蒙特大学的神经外科同行使用手术显微镜。多纳吉医师和杰克布森医师在 1960 年施行了第一例显微血管神经外科手术。亚沙吉尔医师 1965 年前往美国，开始在多纳吉医师的实验室工作，并借助显微镜协助得以实施颅外颅内血管搭桥术。1972 年，Yaşargil 和马里建议构建一个可调多轴重量平衡显微镜系统，以方便操作。另外使用一个口开关来控制停止、运动及调焦。1976 年，卡尔蔡司公司开发了一个基于 Yaşargil 商用悬架系统的创意[1, 3]。在神经外科手术中应用显微镜，让 Yaşargil 在 1999 年被神经外科领域授予世纪神经外科人称号。

1975 年，韩金森等报道了手术显微镜在颈椎前路椎间盘切除术中的应用，并注意到可视化的提高能提高手术的安全性，且可以解决之前颈椎前路手术无法解决的颈椎病[4]。Yaşargil 描述了显微镜在颈脊髓肿瘤及血管畸形手术中的应用[5]，并在 1977 年报道了显微镜在腰椎间盘突出症手术中的应用[6]。1979 年，威尔逊等报道了显微镜在腰椎间盘切除术中的应用，并认为使用显微镜手术可以获得比常规腰椎间盘切除术更好的效果[7]。脊柱手术中现在已经常规应用显微镜，尤其在腰椎微创间盘切除术、颈椎前路椎间盘切除及融合术以及颈椎后路经皮椎间孔成形术中。

更多的微创手术中增加了显微镜的使用，越来越多的外科医师使用显微镜进行诸如后路经椎间孔腰椎椎间融合术（TLIF）等手术。很多微创手术是经管状牵开器进行的，显微镜的使用有利于在牵开器狭窄的宽度里进行手术。

目前外科使用的显微镜为复式显微镜。镜头用于从视野收集光线，独立的镜片将光线聚焦到观察者眼睛或者相机上。目镜是 2 个或以上的透镜组成的一个圆筒。手术显微镜有 2 个目镜，以实现立体视觉。一个目镜镜头相对于另一个镜头的移动可以使光线聚焦于观察者。目镜位于显微镜观察者一侧。屈光调节功能也允许近视或远视的医师在目镜端进行调节。物镜则是较大的固定镜头，提供更大的放大率，位于显微镜靠近患者端。目镜的放大倍数约为 10 倍，与物镜组合后的放大倍数在 3～27 倍。光路中的分束器可以将一部分光转移到摄像机及视频投射设备上进行记录。

显微镜很快被应用于神经外科临床实践中，手术中应用显微镜成了标准化培训。现代手术显微镜有几种常见的部件及规格。显微镜通常使用卤素光源或氙气光源。光源输出以勒克斯（lux）计量。一个明亮的房间是 400lux，而非常明亮的白天是 100 000lux。大多数显微镜光源有 30 000～50 000lux。新型 LED 光源具有更长的灯泡寿命，低热量及低能耗的优点。它使得非常明亮的图像不会带来过多的发热。LED 灯的寿命为 100 000h，卤素灯为 2000h。由于 LED 光源更小，可以被合并到显微镜系统中，从而避免通过光列投射而造成的光强度丢失。较冷的 LED 光源也可以不依赖风扇或其他冷却装置。

显微镜一般能聚焦 200～400mm 的距离。更新的显微镜目前可提供 600mm 的工作距离，允许更多的操作空间来使用脊柱器械。机械化的镜头系统提供放大率调节及焦距变化用来优化视野。

在手术显微镜的设计中，观察镜是一个关键

的进步，它允许在手术中有一个助手。助手可以与主刀并排站立，也可以站立在患者的另一侧。现今附加的摄像头成为标准的配置，可以让手术间里的其他人在高清屏幕上看到二维图像。摄像头还支持图像抓取及视频录制功能。

显微镜底座有一个平衡系统，无论设置在哪种不同的位置和角度，物镜都可以轻而易举地被移动并保持平衡。早期的显微镜需要手动平衡，但是今天的平衡系统越来越自动化了。有带开关

的握柄来调节显微镜的移动。有些显微镜系统也通过口开关来进一步操控。聚焦和移动也可以由脚开关控制，这样外科医师就可以解放双手做其他事情。（图 6–1）。

显微镜既可以装在地板上，又可以悬吊在天花板上。安装在天花板上的显微镜节省了地面空间，但不能在房间之间移动。新技术还将神经导航与手术显微镜结合起来（图 6–2）。像美敦力和 Brainlab 神经导航系统可以将数据以平视（HUD）

◀ 图 6–1　卡尔蔡司 **OPMI 手术显微镜**

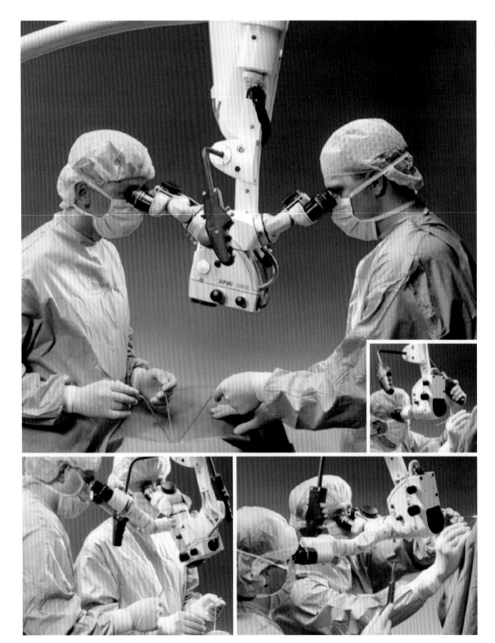

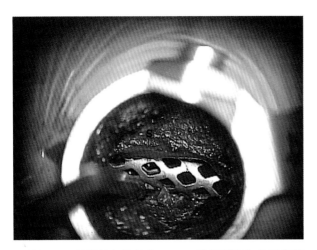

▲ 图 6-2　显微镜经美敦力 MetrX 牵开器视角显示脊髓胸段及前路锥体切除装置
S. 脊髓

格式从神经导航引入手术显微镜视图中。

　　该显微镜配备了反光标记，使导航系统的红外摄像机能对显微镜的位置进行三角化定位。这样医师就不用查找显微镜视野合并神经导航系统中的数据了。

　　视频处理技术的进步使得在显微镜物镜中加入抬头显示器（HUD）成为可能。导航和荧光等附加信息如今可以与实时图像合并。显微镜现在常规配备图像及视频记录功能，这在医学教学中很重要。机器人与显微镜的一体化的新创意，有望使显微镜自动移动到事先设定的位置。

三、内镜

（一）历史

　　第一台内镜是在 1853 年由 Desormeaux 发明的，用于检查膀胱和尿道。1867 年，德国医师库斯莫尔将这种技术用于食管镜检查。托马斯·爱迪生发明的白炽灯泡有助于改善内镜照明。内镜远端光源仍然有限且高温常导致烧伤。沃尔特·丹迪是神经外科手术内镜的早期使用者。在 1932 年，他使用内镜进行了脑室镜检查。

　　1918 年，日本教授 Kenji Takagi 用膀胱内镜观察了膝盖内部，用于诊断和治疗膝关节结核。1921 年，瑞士医师 Eugene Bircher 进行了第一次关节镜检查。Takagi 的门生 Masaki Watanabe 在 1959 年整合了光学和电子学的新进展，研发了第一个现代关节镜设备。Watanabe 还率先将关节镜用于诊断之外的治疗。Robert Jackson 曾在日本到访过 Watanabe 医师，后来又将内镜引进到北美。他的第一批学生有 John Joyce Ⅲ 医师、Ward Casscells 和 Jack McGinty。Richard o'Connor 医师曾与 Jackson 一起学习并于 1974 年用发明的设备进行第一例部分半月板切除术。Lanny Johnson 医师在 1976 年发明了第一台电动刨刀[8]。Takagi 在 1938 年描述髋关节置换术治疗结核病，但是直到 20 世纪 70 年代，随着 Richard Gross 医师、Lanny Johnson 和 James Glick 对人工髋关节置换术的描述，人工髋关节才被采用[9]。

　　1952 年玻璃纤维管的应用允许近端光源可以放置在体外，提高了内镜的安全性。早期的内镜是末端装有透镜的空管，但霍普金斯设计了用玻璃棒填充内镜的方法，极大地改善了成像质量，并减小了内镜的尺寸。1965 年，Carl Storz 公司授权了外部光源与棒状透镜光学系统相结合的创意。1969 年贝尔实验室开发了一种轻量化的图像传感器照相机，电荷耦合装置（CCD）。

　　1986 年，视频计算机芯片被开发出来，允许将放大的内镜图像投射到电视屏幕上。第一例报道的腹腔镜胆囊切除术是由法国医师 Mouret 在 1987 年施行的。腹腔镜技术被迅速采用，截至 1992 年，超过一半的胆囊切除术是借助内镜完成的[10]。内镜的可行性迅速得到关注并被应用于脊柱外科和其他外科领域。

（二）内镜

　　内镜能看到隐藏的深层组织。一个经典的内镜系统由 3 部分组成，包括内镜、摄像机和监视器及光源。内镜有物镜、目镜和透射系统。

　　内镜分为棒状透镜内镜和可弯曲光纤内镜。

坚硬的棒状透镜提供了更好的视觉质量。棒状透镜内镜由 3 部分组成，包括机械轴、用于照明的玻璃纤维束和光学器件。

角物镜有各式各样的远端角度。最常用的是 0°、30° 和 45°。直角物镜需要一个棱镜作为最远端透镜。成角的镜头可以获得角落里的视野。物镜通常有 2～9 个镜头。冲洗系统通常被集成到内镜中，帮助清洁透镜和给透镜去雾。棒状透镜的直径为 1.9～10mm。视野可以徒手操作或者用 1 个视野固定器（图 6-3）。可弯曲光纤内镜通常有 3000～50 000 根光纤，每根光纤代表一个像素。大量的光纤就需要一个相当大的内镜。

CCD 摄像机彻底改变了现代内镜。这种"芯片相机"重量轻，成像精确。最初的相机只搭载一个 CCD 芯片，但色彩表现往往很差。现在使用的相机通常是 3 个 CCD 相机，可以输出高清图像。CCD 的微型化让搭载芯片的内镜技术成为可能。由于 CCD 将图像转换成通过电线传输的电信号，避免了使用光的传输。搭载芯片内镜提供了可任意调节的更小视野并且只需要较少调焦就能得到更佳的景深。

每个 CCD 芯片都能接收到红光、绿光和蓝光。双 CCD 图像的 3D 摄像机也在使用。分开的双侧目镜图像可以叠加，但必须用一个让每只眼睛看到单独的图像的头戴设备。由于头戴设备使用不便并且临床应用有限，3D 内镜系统还没有被广泛使用。

视频监视器提供至少 720 条水平线的分辨率。光源可以冷光传输。玻璃纤维导热性差，因此内镜烧灼组织的风险低。光源应用的是典型的氙或卤素光源。

（三）内镜与脊柱外科

内镜在脊柱外科手术中的应用最初是作为经皮椎间盘切除和自动椎间盘切除装置的延伸。1992 年，Kambin 报道了 2.7mm 玻璃内镜的使用，

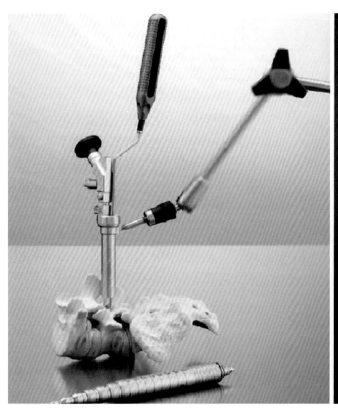
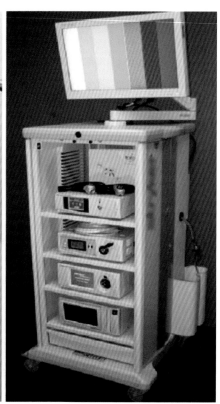

▲ 图 6-3 **Karl Storz** 脊柱手术内镜系统、内镜塔及显示器

并将效果与其他髓核切除技术进行了比较[11]。也有报道在前路腰椎融合术中使用内镜[12]。需要经腹膜入路。由于经腹膜入路与腹膜后入路切开相比技术要求高且并发症增多，所以未能被广泛采用。据报道经腹膜入路中逆行性射精并发症概率更高[13]。内镜也在腰椎间盘切除术中用来替代显微镜[14]。大部分外科医师在传统的腰椎间盘切除术中仍然使用显微镜（图 6-4），因为显微镜提供了三维成像，而内镜相对于显微镜的优势并不明显。

随着内镜设备、端口和内镜支架的不断发展，将来可能会有更多的外科医师使用内镜进行腰椎间盘切除术。

内镜在颈椎应用有限。Roh 等报道过一例后路颈椎椎板切开术，使用的是内镜而不是显微镜[15]。经口的齿突入路也有应用内镜的报道[16]。

目前，内镜在脊柱外科手术中还没有作为常规使用，但对其应用的研究仍在继续[17]。在腰椎手术中建议使用内镜，在一些的病例文献中也经常引用应用内镜的脊柱外科手术。尽管有大量的文献报道，但脊柱外科医师在腰椎手术中使用内镜仍然有限。

3D 内镜已经被开发出来，但由于需要使用护目镜系统，因此其负担过重。3D 系统克服了标准内镜使用中丢失空间和深度信息的缺点。内镜技术的进步日益提高了内镜的实用性。骨科医师和神经外科医师越来越能够将其他手术中的内镜技术应用于脊柱。经蝶手术中，外科医师使用内镜代替传统显微镜的手术越来越多。内镜也被用作其他外科医生的辅助设备，用于手术区域的额外可视化和动脉瘤夹放置的验证[18]。

> 尽管有公司一直不断引进和优化内镜技术，但内镜技术依然没有得到广泛应用，脊柱手术中常规使用的还是显微镜。为了能够利用 2 种成像技术各自的优势，新的范例还将内镜集成在显微镜上。

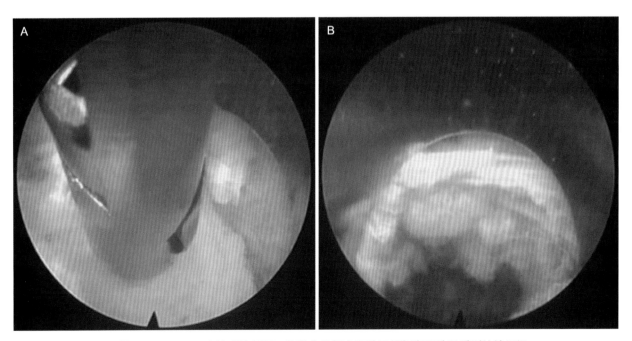

▲ 图 6-4　**Joimax** 内镜系统显示下的游离椎间盘切除及椎间盘切除后看到的神经根

总结

显微镜和内镜的使用彻底改变了包括脊柱外科在内的所有外科手术。20 世纪的技术进步带来了显微镜和内镜在外科手术中的迅速普及。光学、神经导航和计算机辅助手术方面的新技术不断提高手术效率和安全性。腰椎显微椎间盘切除术和颈椎前路椎间盘切除融合术这些常规脊柱手术中显微镜的使用都很成熟。

测 验

★ 简答题

1. 手术显微镜的最大工作距离是多少？

2. 1976 年 Carl Zeiss 引进了哪位神经外科医师设计的显微镜悬架系统，让显微镜的使用得到普及？

3. 手术显微镜与传统内镜相比有什么优点？

4. 内镜与显微镜相比在显示方面有什么优势？

★ 答案

    1. 600mm。

    2. Gazi Yaşargil。

    3. 三维可视化。

    4. 内镜可以看到四周角落的视野。

第 7 章　术中神经电生理监测
Intraoperative Neurophysiology Monitoring

Mihir Gupta　Sandra E. Taylor　Richard A. O'Brien　William R. Taylor　Laura Hein　著

胡　淼　译

周许辉　校

学习目标

- 了解微创脊柱外科手术（MISS）中各种神经电生理监测方式的优势和局限性。
- 了解如何利用各种神经监测方式来优化微创脊柱外科手术（如经皮椎弓根螺钉置入、极外侧椎间融合、经椎间孔腰椎椎间融合）手术结果。
- 了解外科医师、麻醉医师和神经电生理监护师在微创外科手术中如何协同工作，以最大限度发挥神经电生理监测的优势。

一、概述

脊柱外科手术涉及中枢神经系统、周围神经系统、血管和骨骼等结构，手术时很可能对这些结构造成损伤。尽管存在风险，现代外科手术还是期待有一个高成功率、低并发症率的结果。

微创脊柱外科手术（MISS）采用术中透视技术或其他经皮技术来减少周围组织破坏，但这些方法通常会使外科医师不能直接观察病变组织、脊柱解剖和任何相关神经结构[1]。正确使用术中神经电生理监测（intraoperative neurophysiology monitoring，IONM）技术可以为外科医师提供额外的神经电生理信息，从而改善手术疗效、减少并发症、降低手术入路的难度。IONM 可用来识别神经结构，提供其邻近结构信息，并且发现直接或间接压迫、拉伸及缺血引起的不可逆损伤[2, 3]。

用于脊柱外科手术的常见神经电生理监测方法，包括肌电图（electromyography，EMG）、

体感诱发电位（somatosensory-evoked potentials，SSEP）和运动诱发电位（motor-evoked potentials，MEP），其中肌电图又分为自发肌电图（spontaneous electromyography，SpEMG）和触发肌电图（triggered electromyography，TrEMG）两种。另一种监测方法是皮节体感诱发电位（dermatomal somatosensory-evoked potentials，DSEP），但应用不如前三种广泛[4]。图 7-1 描述了每一种 IONM 模式的刺激及记录部位。尽管每种监测方法都有优势和局限性，对监测方式及适应证、联合监护中的价值了解有助于医师为患者提供最佳的临床服务，这样才能为患者提供最佳的手术和术后护理[2, 5, 6]。手术类型、手术区域以及手术方式决定了哪些神经结构受损伤可能性大，从而影响监测方法的选择应用。周围神经监护通常选择 TrEMG 和 SpEMG，中枢神经结构通常选择 SSEP 和 MEP。当然，后两种对周围神经的监护同样能够提供有价值的信息。

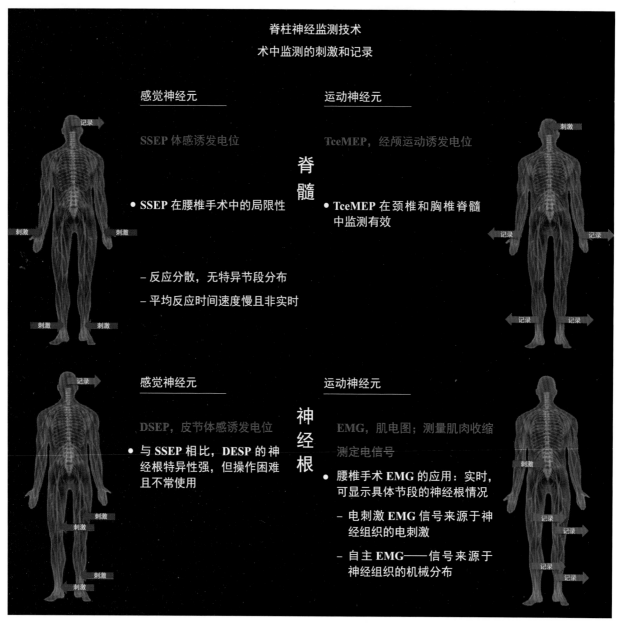

▲ 图 7-1　微创脊柱外科手术（**MISS**）中神经电生理监测（**IONM**）的相关模式示意图
红箭 . 刺激的位置；蓝箭 . 记录的位置（版权所有 NuVasive, Inc.; 经许可使用）

神经生理监测 EMG（包括 SpEMG 和 TrEMG）、SSEP、MEP 和 DSEP，可用于手术视野被限制的微创脊柱外科手术，从而改善手术效果。

二、IONM 的麻醉要求和术前准备

不同麻醉方式对所有神经电生理监护技术都会有一定程度的影响。因此，有效而准确的术中神经电生理监测需要与麻醉医师密切合作。在手术开始时，需要测定每个监测模式的基准值，术中监测结果与基准值相比对，以此判定是否达到

预警标准。

肌肉松弛药能直接影响 EMG 或 MEP 记录的准确性。因此在插管过程中，适当使用少量、快速清除的肌肉松弛药。理想状况下，肌肉松弛药应在手术切皮前和测量肌肉活动基准线之前代谢完毕。评估肌肉松弛药清除率的方法通常是反复刺激一条神经并依次测量肌肉反应，这类"抽搐实验"或 4 个成串刺激神经肌肉接头传导实验已经得到广泛应用[7]。测试通常用 2Hz 电流刺激外周神经 4 次并记录肌肉反应。如果这 4 次刺激中，每次引起的肌肉抽搐幅度未明显下降，则认为神经肌肉阻断药已被充分清除。由于身体各部位的神经肌肉阻断药清除率差异，测试结果也会根据位置变化而有所不同。术中监测人员通常偏向于清除滞后的末梢肢体神经，而不是麻醉医师常用的面部神经。另外，周围神经刺激可避免直接肌肉刺激导致经神经肌肉节段旁路传导，从而产生错误的读数。

对于侧方入路手术，要求麻醉团队在切皮之前确保抽搐恢复。气管插管后，侧方入路手术暴露部分不能再使用其他肌肉松弛药。重要的是，在手术前和手术过程中都要向麻醉医师强调这一要求。

经颅运动诱发电位（transcanial motor-evoked potentials，TcMEP）已经在胸椎微创手术中应用，但其容易受到麻醉药的影响，特别是下肢受到影响更大。TcMEP 也同样会受到吸入麻醉药的影响，通常使用全静脉麻醉（total intravenous anesthesia，TIVA）来避免这些问题[8, 9]。此外，在使用 TcMEP 时，应使用牙套、防咬器等，避免刺激时嘴部咬合导致舌及黏膜的不可逆损伤。虽然 SSEPs 不会受到肌肉麻痹的影响，但对于吸入药物非常敏感，尤其对皮质电位影响较大，外周及颈部监测电位受影响较小[10, 11]。

为了让患者了解 IONM 的风险和收益，应告知患者其预期作用。一般来说，术中神经电生理监测的风险很小，但需要提前告知患者需要使用皮下针电极，减少意外的发生。使用 TcMEP 时

舌咬伤和电极灼伤的发生率也很低，但同样要提前告知。通常，表面粘贴电极多在术前安放，而针状电极需要在麻醉后安放。

> 肌肉松弛药会影响 EMG 和 MEP 的记录。因此，在手术切皮之前，应使用抽搐实验确保肌肉松弛药已充分清除。

三、IONM 模式简介

（一）SpEMG

EMG 通过记录神经支配的肌肉群中肌肉活动来间接评估周围神经和神经根功能。SpEMG 可以持续监测，因此该模式又被称为自由描记肌电图。SpEMG 对神经根牵拉、触碰和拉伸等刺激非常敏感。术中 SpEMG 反应通常被描述为波峰、爆发、成串及神经放电模式，并以此反映神经受刺激的严重程度。在成串或神经放电模式表示神经或神经根受损可能性较大，而单一波峰模式可能性较低，但可能表示操作与神经或神经根距离较近[5]。但是，任何一个信号模式都可能意味着潜在的神经损伤，特别是与手术操作明显相关时，例如显露神经、神经减压或内植物置入等。术中吸引器吸引及使用冷冲洗液也可能导致信号激活。

更为重要的是，SpEMG 无异常不一定代表所监测神经的功能正常。当神经被横切后，假阴性结果（沉默肌电图）可能出现在先前神经受损或潜在周围神经病患者中。

如前所述，肌肉松弛药可以阻断神经电生理反应。因此，术前和术中与麻醉医师的良好沟通非常重要。

（二）TrEMG

事实证明，TrEMG 在 MISS 监测中价值较高[12-14]。通过神经电刺激或者触发肌电反应可以实时评估刺激部位和远端肌肉记录部位之间的

神经或神经根的完整性。通常，使神经或神经根去极化并使周围神经支配肌肉收缩的电刺激量也会被记录。研究表明，2mA 电流刺激可以使得正常神经根引起肌肉反应。在腰椎手术期间测量 TrEMG 基准值，有助于确定神经刺激的来源（神经根水平）。

如前所述，TrEMG 在 MISS 中作用很大，包括经皮椎弓根螺钉置入（percutaneous pedicle screws，PPS）[13]、侧方经腰大肌入路椎间融合［极外侧腰椎椎间融合技术（PLIF）］等 [14-16]。尽管手术技术和应用不同，但都通过改变刺激电流来获取基准值，监护中可以通过专门的软件控制不同的刺激量并记录 EMG。经腰大肌手术需仔细分离腰大肌并绕过腰丛，TrEMG 可以基于神经结构去极化的电刺激强度，在术中迅速提供有关运动神经结构相对距离的信息 [14, 16]。其在经皮椎弓根螺钉置入中的应用，在相关章节中提供了更详细阐释。

（三）SSEP

从 20 世纪 70 年代起，SSEP 就应用于脊柱重建手术中。Nash 等首先报道其在脊柱侧弯矫形术中的应用 [17]。到了 20 世纪 80 年代和 90 年代，Dawson[18, 19] 在脊柱侧弯矫正手术中广泛使用证实其实用性。这种监测方式记录了传入神经纤维的电位，主要是脊髓后索的神经电生理信号。但是，SSEP 并没有提供任何关于脊髓丘脑前束及初级运动区的相关信息 [19, 20]。

周围神经刺激产生的神经冲动通过背根进入脊髓，通过背侧束上行经丘脑投射到基本感觉区。可通过记录头皮电极的完整波形，判断刺激部位至颅脑的传导通路完整性。常常还要完成颈椎、周围神经记录点（腘窝和 Erb 点）处的周围神经记录，用来判断神经损伤部位。振幅、波离散程度、潜伏期等都可以分别通过刺激上肢和下肢进行记录。

神经受损的预警阈值不尽相同，但必须考虑到术前损伤情况。然而，通常认为幅度降低 50% 和潜伏期降低 10% 提示神经受损。而且这可能与术中事件相关，包括脊柱的矫形操作、内植物置入、神经减压和低血压等 [5]。另外，患者体位导致的神经压迫或牵拉性损伤也可以通过 SSEP 的来鉴别。影响 SSEP 的常见因素是卤化类麻醉药、氧化亚氮（笑气，N_2O）、低体温和电子干扰。SSEP 对于延迟皮层反应幅度的吸入性麻醉药物中度敏感，这些药物会影响 SSEP 整体敏感性和特异性。因此在麻醉相关的手术过程中，皮层幅度有所谓的"渐弱"或轻度降低很常见。

标准 SSEP 监测可提供特定刺激周围神经的相关信息，但不会提供特定皮节或神经根信息。例如，胫后神经 SSEP 监测可提供 L_4 到 S_1 的神经根信息，但不能用来监测单个神经根。皮节体感诱发电位（DSEP）通过刺激特定皮肤节段更有利于提供更多的皮节相关信息。DESP 可特异监护特定神经根，但是在嘈杂的手术室环境中很难完整记录 DESP 波形，这使得这种监测方式更加难以量化，难以和手术疗效相关联 [4]。

（四）MEP

在 MEP 用于临床之前，患者麻醉状态下测试运动神经束完整性唯一办法是术中"唤醒"测试 [18, 21]。通常患者不会因这种方法而产生不适，但它的神经功能损伤诊断存在延迟。MEP 于 20 世纪 80 年代引入临床，到 90 年代已经常规用于监测皮质脊髓束。

当 SSEP 从上传的神经冲动中获取数据，而 MEP 或 TcMEP 从下传冲动中获取数据。通过颅外刺激，远端肌肉记录信息，反应皮质脊髓束的去极化。大部分运动纤维在延髓锥体交叉，沿皮质脊髓外侧束传导，而少数纤维仍保持皮质脊髓前束不交叉。脊髓前侧和外侧的血液供应主要来自脊髓前动脉，而脊髓后动脉供给脊髓后柱。由于血液供应的差异，SSEP 可能无法检测出单一的前外侧缺血性损伤，而 MEP 可能检测出。于 SSEP 相比，MEP 对低血压更敏感，对吸入麻醉药也很敏感。

标准化的预警标准尚未得到普遍采用，文献中至少报道了 4 种不同的方式，全或无波形、振幅变化、刺激阈值增加和波形形态改变。全或无标准最常用[8]，也可以与一项或多项其他标准结合使用。全或无波形监测容易持续进行，为外科医师在永久性神经损伤前修正手术操作赢得时间[22]。

（五）多模式监测

保持神经功能是所有神经电生理监测的主要任务。如果在术中监测没有达到警报标准，出现假阴性 SpEMG 和 SSEP，仍可能存在术后损伤。可以通过多种模式结合使用，以扩大监测结果的最高灵敏度，识别潜在损伤，以此来克服假阴性导致神经损伤的可能。当个别检测模式失败时，其他模式可以替代监测。

尽管目前多模式监测已被广泛采用，但应注意的是，单用 SSEP 监测已被证明可降低脊柱侧弯手术中神经系统并发症的发生率[19]，目前尚无证明联合监测模式优越性的一级数据。同时，也没有多模式监测对手术结果产生不良影响的负面报道。

对于脊髓长传导束的监测，MEP 和 SSEP 结合比单独使用能更好地评估术前存在运动或感觉缺陷的患者。

多模式监测可根据手术方式、术者需求和患者病变情况而量身定制。例如，SpEMG 和 SSEP 常用于腰椎手术，特别是畸形手术。肌电图的高灵敏度与 SSEP 的高特异性相互补充，使其结合后成为监测复杂腰骶脊柱手术的理想方法。几项大型研究证实了 IONM 的实用性，尤其是多模式监测[23-25]。Gonzalez 等的综述对比研究了几种 IONM 模式的敏感性和特异性（表 7-1）[6, 11, 19, 25-27]。

> 多模式监测有助于优化神经损伤监测的敏感性和特异性。

四、IONM 与 MISS

许多 MISS 方式中，可能无法很好的观察病变部位和解剖结构。IONM 为大多数 MISS 提供了可靠的辅助工具，以弥补手术视野和邻近结构的限制，并减少并发症。通用的办法就是"视野越小，监测越多"。

自发式肌电图已用于监测记录减压充分性[28]，表现出术中减压神经根自发放电减少。然而，这种变化在手术期间可能发生，也可能不发生，并

表 7-1　关于单一模式和多模式联合监测的敏感性与特异性主要研究总结

作　者	脊髓区域或状况	例　数	SSEP		MEP		EMG	
			敏感性（%）	特异性（%）	敏感性（%）	特异性（%）	敏感性（%）	特异性（%）
Nuwer 等[19]	脊柱侧弯	51 263	92	98.9				
Kelleher 等[26]	颈胸段	1055	52	100	100	96	46	73
Gunnarson 等[11]	腰段	213	28.6	98.7			100	23.7
Paradiso 等[25]	脊髓栓系	44	50	100			100	19

多模式监测：SSEP、MEP 和 EMG 结合

			敏感性（%）	特异性（%）				
Sutter 等[6]	全脊髓	1017	89	99				
Quraishi 等[27]	全脊髓	102	100	84.3				

改编自 Gonzalez 等[5]；经许可使用

且通常只有在不存在慢性神经根损伤的情况下才能观察到。在开展 MISS TLIF 时，自发式肌电图可以通过牵拉和或椎间植入的方式识别可能的神经根刺激。

尽管，SSEP 和（或）MEP 在 MISS 中使用的较少，但仍具有十分显著的优势，并且随着 MISS 变得越复杂，其优势越大。以马尾神经意外损伤识别为例，SpEMG 敏感性较低，而 SSEP 敏感性高。此外，当脊髓本身可能受损时，都应该使用 SSEP，例如在进行 MISS 脊柱侧弯矫正手术时，SSEP 必不可少。

（一）术中神经电生理监测（IONM）和经皮椎弓根螺钉置入

在微创脊柱手术中联合使用 TrEMG 和 SpEMG 最常见且研究最充分的手术是经皮椎弓根螺钉置入术[15, 29, 30]。这也是 MISS 中外科医师最先学习的技术之一，也是所有 MISS 的基本技术。

在腰椎使用小切口或经皮技术进行腰椎螺钉置入手术时，TrEMG 是最常用的检测方法。椎弓根螺钉置入的过程中，TrEMG 监测神经元去极化所需要的阈值电流（单位为 mA）。螺钉周围的椎弓根骨质可以充当绝缘体，当其完好无损时，需要更大的电流才能触发肌肉反应。当骨质存在裂口时，较小的电流就可触发肌肉反应。该反应取决于完整的神经间连接 – 神经肌肉接头 – 肌肉系统。其中任何一个元素受影响都会导致结果异常。另外，为确保精确的测量，要求电流全部流过螺钉，避免与相邻组织或血液接触而泄露。这通常要求刺激器完全绝缘，只和目标螺钉接触，并确保手术区域干燥。

腰椎手术中，TrEMG 结果小于 7mA 表示椎弓根皮质可能破裂[29-31]。大于 10mA 时大概率是未发生损伤。Glassman 等报道指出，在神经肌肉没有阻滞的情况下，阈值电流等于或大于 15mA 表示螺钉位置良好的概率为 98%[29]。这些测试参数相对于钢制或钛制螺钉而言相对标准，当螺钉涂有羟基磷灰石涂层时，已经有案例报道出现假

阴性反应。在可能情况下，应注意比较两侧和相邻节段的监测结果。

在没有 IONM 的情况下，即使开放手术依据标准的解剖标志来进行手术，也有超过 20% 的皮质被穿透[32]。在 MISS 手术中，由于视野受限和经皮置钉，操作必须格外小心，以防螺钉置入位置不佳。置入经皮椎弓根螺钉（PPS）时，可以辅助应用术中透视、计算机辅助导航、神经电生理监测中的一项或多项联合技术[5, 33-36]。由于特定患者需求和不同技术的学习曲线，每种技术都有其局限性，并不是所有医疗机构都能够提供使用。尽管导航技术和机器人技术被越来越多的人接受，但它们并没有常规使用。而最近的综述比较了不同条件下置钉的准确性，徒手置钉（69%～94%）、术中透视置钉（28%～85%）、计算机导航置钉（89%～100%）[37]。Youssef 报道了椎弓根螺钉植入准确率的同时，还评估了这两种类型的 IONM[38]。Ringel 等证明使用相似的 PPS 方式置钉，只有 3% 的螺钉置入失败需要翻修手术[39]。

传统椎弓根螺钉 IONM 是在放置螺钉后进行的静态测试。目前通过非线性 EMG 阈值算法，开发通过 TrEMG 提供动态 IONM 信息的技术，该技术可以在钉道准备过程中为医师提供实时信息。用 5Hz 刺激电流，通过算法评估诱发肌节反应的电流阈值（NVM5, NuVasive Inc., San Diego, CA）。除了椎弓根螺钉本身，刺激电流不能与其他部位接触，以免测出的值偏高[13]。由于螺钉和脊神经内侧支相邻，测试对内侧支更为敏感。对于螺钉穿透椎管压迫脊髓者，TrEMG 测试并不能得出阳性结果。

如图 7-2 所示，PPS 置入过程中，神经电生理监测从 Jamshidi 穿刺针（有助于克氏针的固定）定位时即开始。由于这一及时反馈，72% 的 Jamshidi 穿刺针需要改变穿刺方向[3, 40]。随后攻丝、螺钉置入都应全程监测，尤其是初始刺激值接近报警临界值时。椎弓根骨松质随着螺钉置入压缩，当前电场也会发生变化，监测数值增加表

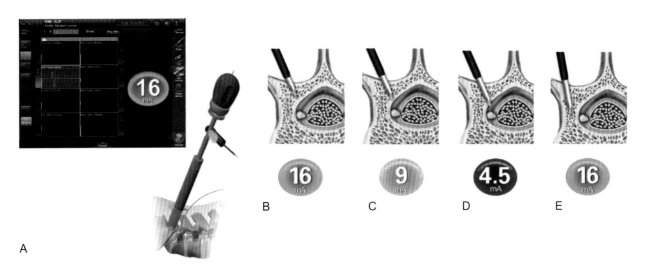

▲ 图 7-2 使用绝缘椎弓根穿刺系统（Jamshidi）在经皮椎弓根螺钉轨迹识别时动态刺激
A. 椎弓根绝缘管准备，椎弓根穿刺过程中的刺激反应；B. 绿色相应的阈值电流表示针处于安全位置；C. 黄色表示针接近皮质；D. 红色表示邻近神经通路；E. 重新调整后显示绿色安全值（版权所有 NuVasive，Inc.；经许可使用）

示断裂可能性较小，反之通常表示可能发生了椎弓根皮质破裂[13]。

IONM 还与基于 CT 的术中计算机辅助导航相结合，指导经皮腰椎椎弓根螺钉置入。根据 Wood 和 McMillen 的报道，150 例患者中由 Stealth 导航（Medtronic）引导的 627 枚螺钉，需重新定位的螺钉错误率为 3.8%[41]。

> 在经皮椎弓根螺钉置入过程中，TrEMG 可通过神经去极化所需阈值电流下降来检测椎弓根皮质破裂。

（二）术中神经电生理监测（IONM）和外侧腰大肌入路、XLIF 技术

20 世纪 80 年代后期有关于极外侧经腰大肌入路的报道，但其并发症率非常高[42]。Pimenta 报道了侧方入路技术，通过正确摆放患者体位结合 TrEMG 监测，以此来提高手术安全性[43]，其他文献也有类似报道[15, 44-46]。XLIF 需使用 TrEMG 监测，因此与其他侧方入路技术不同。文献报道，通过合适的微创通道，向后牵拉或切开腰大肌时，显露过程中并发症发生率为 30%[42]。

解剖学研究表明，腰大肌显露需要非常小心，以防损伤周围腰丛及穿出的神经根，如图 7-3 所示，如此高的并发症远高于预期[3, 47, 48]。鉴于腰丛走向，$L_4 \sim L_5$ 椎间盘水平尤其如此。

神经邻近时，TrEMG 可以发出警示，并在适当情况下允许重新定向来避免神经损伤，特别是通过腰丛时使用可以提供方向信息具有导向功能的探针时[14]。准备 IONM 监测系统时，要注意记录电极和刺激电极放置。如果位置不正确，术中出现监测问题很难纠正和排除故障。电极一般放置在胫骨前肌，这样可以覆盖 $L_2 \sim S_3$ 所有神经根。同时也可以对提睾肌等进行监测[49]。

> XLIF 手术在经腰大肌入路过程中，TrEMG 可提供信息，显示与腰丛神经的邻近程度，以防止神经损伤。

多数报道的经验是在侧方入路手术（XLIF®，NuVasive，Inc.）时采用 TrEMG 联合非线性 EMG 阈值演算技术[44, 50-52]。在对 100 例患者进行的多中心前瞻性研究证实商用监测系统的定向功能[14]。在超过 50% 的手术中，利用该系统定向和触发 EMG 识别运动神经，提醒术者神经相对位置和

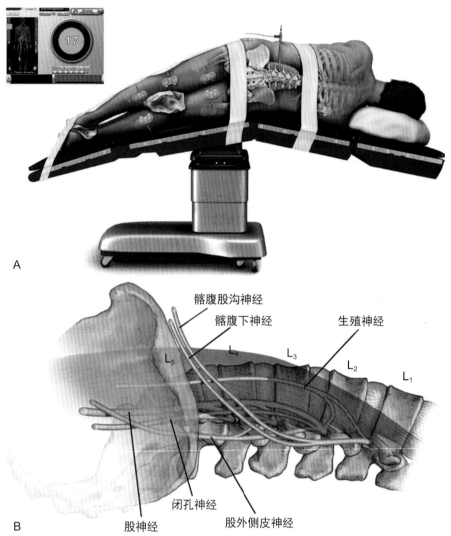

◀ 图 7-3　**A. XLIF** 手术患者采用侧卧位；**B.** 腰椎神经的相对方位解剖 [2]

（版权所有 NuVasive，Inc.；经许可使用）

邻近情况。此项研究表明通过扩张器和牵开器深度的警示，可以有效识别位于腰大肌内腰丛的上支和下支 [3]。在随后 Uribe 等报道的多中心前瞻性试验中，323 名患者接受 $L_4 \sim L_5$ XLIF 并且采用 TrEMG 监测，其中症状性神经痛发生率为 4.5%。症状的发展与较长时间牵拉及 TrEMG 阈值随时间变化有关。然而，无论使用何种警报标准，初始牵开器读数均与术后临床变化无关，而且假阳性率仍然很高 [53]。

极外侧经腰大肌入路时，肌节阈值 1～5mA 表示非常靠近或直接接触运动神经，5～10mA 表示靠近但无接触，大于 10mA 通常表示与神经距离比较安全 [3,14]，前提是需要通过抽搐实验证

实无麻醉导致的神经肌肉阻滞。图 7-4 描述了 TrEMG 所提供定向信息的重要性。在连续扩张器上连接定向刺激电极，就可以通过此法辨认出神经丛与扩张器的相对位置和邻近情况。这是通过游离腰大肌期间持续旋转扩张探针和施加刺激电流来实现的。术中演示视频已经发表 [3]。

一旦穿过腰大肌，就可以在术中全程 SpEMG 监测。这是非常方便的选择，可以确保神经安全。但是，SpEMG 具有较高的敏感性但特异性相对较低。术中 TrEMG 和 SpEMG 的变化应视为与手术操作有关，需采取正确步骤来解决出现的问题。实时、定向和不连续的神经监测是 MISS 侧方入路的重要部分。Narita 和同事报

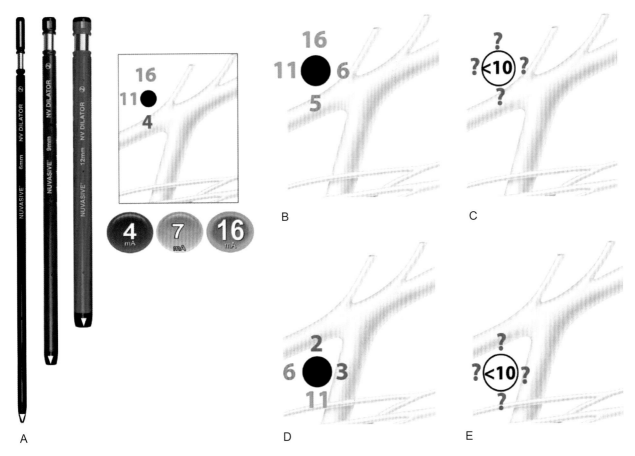

▲ 图 7-4 绝缘扩张器与运动神经的相对位置显示出不连续的定向反馈对术者十分重要

A. 连接提供定向电刺激独立电极的绝缘扩张器；B. 通过定向反馈将扩张器放置于最佳位置；C. 传统的神经监测；D. NuVasive 神经监测显示位置不佳；E. 传统神经监测无定向功能

道了一种电极，该电极可在插入扩张器之前安装到术者手指上，以进行无创性腰大肌游离，并且在 36 例患者中取得良好的临床效果 [54]。这些创新的方式可能很快就会成为手术监测方法的标准组成部分。

（三）IONM 在 MISS 椎板切除术和 TLIF 的应用

MISS 椎板切除术和 TLIF 中，神经减压或置入椎间融合器引起压力增大常常会导致神经损伤。而 EMG 能够识别这些潜在的损伤，并且为术者提供实时反馈，以便术中及时调整操作，从而避免神经损伤 [13, 55]。EMG 常规使用之前，术者可能完全不知道已导致了神经损伤。如前所述，EMG 对马尾神经损伤敏感度较低，因此联合 SSEP 监测能提供更多的监测信息，使手术更安全。

神经根受压时需要较高的刺激才能去极化，通过 TrEMG 监测椎板切除术后去极化阈值下降，可以判断减压是否充分。一项研究中，22 名患者中的 20 名去极化阈值下降了 50%[28]。但这一判断仍需十分谨慎，因为根据经验充分减压后阈值不变存在一定的普遍性，目前尚不清楚是减压本身还是局部组织或细胞梯度的破坏引起阈值改变。

另一项关于 SpEMG 的研究，将小样本患者减压前和术后 SpEMG 神经放电数据进行比较，发现减压后放电可能会停止 [5]。这一发现颈椎中比腰椎中更为常见，而不幸的是，这个发现具有较高的假阴性和假阳性率，且不适合绝大多数患者。

在 SpEMG 监测下，可以用现有技术轻松地完成 TLIF 和椎间融合术中对神经根的牵拉和减压。EMG 的价值体现在对神经根的牵拉敏感性很高，并可以实时反馈。植入物放置期间的间歇性放电是常见的现象[13]。神经牵拉后持续放电预示着术后神经损伤的风险较高。

最新研究对 MISS TLIF 术中 IONM 的效益和成本提出质疑。Garces 等发现 MISS TLIF 中接受 IONM 的 73 例患者对比未进行监测的 39 例患者临床疗效和螺钉放置情况研究，无明显统计学差异。此外，IONM 平均增加了约 4000 美元成本，并增加了 50min 的手术时间[56]。

> 椎板切除术和 TLIF 期间，TrEMG 可以通过监测去极化阈值下降判断减压是否充分。

（四）IONM 在 MISS 胸腰椎椎体切除术和颈椎手术应用

颈椎及胸椎手术中使用 IONM 的目的是防止脊髓和神经根损伤。MISS 手术视野受限，增加了神经损伤的可能性。经典的 IONM 采用多模式监测，应包括 SSEP 和 MEP 监测，以便更全面的评估脊髓功能。

SpEMG 应与手术节段相适应，应从双侧监测神经根支配的肌肉反应。这有助于提供器械位置相关信息，因为器械可能超出预期区域而影响另一侧。此外，监测范围一般包括手术风险部位及其上下节段神经根，这样可以提供有效判断是麻醉影响还是神经根损伤。

颈椎手术可能导致 C_5 神经根病，需要监测 C_5 神经根支配的肌肉[57]。而对于胸椎手术，肋间肌是唯一可用于监测的神经根支配的肌肉。

T_8 以上出口根走行与下胸椎及胸骶椎不同，因此 TrEMG 监测对于螺钉置入效用不大，也无法判断螺钉是否穿破椎弓根内侧壁。而目前尚无标准监测阈值供临床使用。

五、医师主导、参加并远程监督术中神经电生理监护

监测数据可以通过 3 种方式解释。目前的监测设备已经对医师主导的神经监测模式进行了优化。当然，也可以由手术室内或远程的神经电生理学专家提供解释[58, 59]。

Keim 及后来的 Krieger 和 Sclabassi[59] 均报道了术中远程实时监测方法，现在已经较为普遍，这也弥补了部分地区医疗资源不足的缺点。由于监护方法日益复杂，一些医师也乐于通过远程监护模式获取其他专家意见。

> 麻醉医师、神经电生理专家和神经外科医师之间的合作可以优化 MISS 中 IONM 的使用。

总结

开放手术为获取足够视野需要大切口，容易发生切口相关的并发症，而 MISS 切口较小，将入路相关并发症发生率降至最低。术中透视技术和 IONM 等辅助技术在 MISS 中非常有用，可以弥补视野不良，防止神经意外损伤。IONM 可以识别和避免关键结构的意外损伤。根据临床情况，多模式 IONM 监测神经损伤具有最佳敏感性和特异性。当然，与麻醉团队合作同样重要，这样才能确保麻醉方案不会限制监测的敏感性和特异性。

测　验

★ 填空题

1. TrEMG 和 SpEMG 有益于＿＿＿＿＿结构监测；SSEP 和 MEP 有益于＿＿＿＿＿神经束监测。

2. SSEP 从＿＿＿＿＿神经冲动中捕获数据，而 MEP 或 TcMEP 从＿＿＿＿＿神经冲动中捕获数据。

3. 因为 EMG 的高＿＿＿＿＿和 SSEP 的高＿＿＿＿＿，在复杂的腰骶椎手术中同时使用 EMG 和 SSEP 是最佳选择。

★ 选择题

4. 以下哪项会导致 SSEP 变化？（　　　）

A. 与患者体位摆放受压或牵拉损伤相关的神经通路损害

B. 卤化麻醉药　　　　　　　　　　　　　C. 氧化亚氮

D. 体温过低　　　　　　　　　　　　　　E. 电子干扰

5. SSEP 提供哪种类型的信息？（　　　）

A. 有关刺激的特定神经的信息　　　　　　B. 离散分段

C. 皮肤信息　　　　　　　　　　　　　　D. 神经根信息

E. 以上全部

6. 使用多模式监测有哪些优势？（　　　）

A. 多模式监测扩大了监测结构范围

B. 以最高的灵敏度来监测潜在损伤，从而减少假阴性结果

C. 当个别模式失败时提供其他方案

D. 以上全部

★ 答案

1. 外周，中枢　　　2. 上传，下传　　　3. 敏感性，特异性

4. ABCDE　　　　5. A　　　　6. D

第8章 脊柱微创手术的影像导航技术

Image Guidance in Minimally Invasive Spine Surgery

Ryan B. Kochanski　Hussein Alahmadi　John E. O'Toole　著

陈武桂　张　莹　译

初同伟　校

> **要点**
> ◆ 影像导航技术已被证明可以提高椎弓根螺钉置入的准确性，最新数据提示其有助于改善临床疗效和手术效率。
> ◆ 影像制导系统由术中三维透视光源与导航软件耦合而成。
> ◆ 影像导航技术的最新应用包括骨盆内固定的置入和立体定向引导下切除脊柱肿瘤。
> ◆ 辅影像导航技术可以减少手术医师的辐射暴露，但是对于如何减少对患者的辐射暴露，还需要进一步的研究来评估。

一、概述

随着微创脊柱手术（MISS）在病例量和临床应用上的不断增长，对术中计算机辅助影像导航技术（IG）的依赖也在不断增加。解剖标志通常用于指导内固定置入，而因为 MISS 的有限暴露限制了对解剖标志的直视，因此影像导航系统提供的准确性和精密度就显得尤为重要。长期以来，术语"影像导航"是指在脊柱手术中使用的许多不同的成像方式，包括二维和三维图像及超声。而在本章节中，术语"影像导航"特指脊柱手术中所使用的基于计算机辅助的实时三维（3D）导航技术。这项技术已被广泛应用于胸腰椎椎弓根螺钉置入，并且在颈椎和骨盆内固定置入以及脊柱肿瘤的切除中进行了探索。

随着越来越多的文献支持在 MISS 时使用影像导航，本章将回顾其在提高手术准确性和安全性方面的应用情况。影像导航越来越多地集成到手术室中，有必要探讨其对临床效果、手术效率和放射暴露的影响。本章结语中还将介绍在本机构使用影像导航辅助椎弓根螺钉植入的经验。

二、提高椎弓根螺钉置入的准确性

椎弓根螺钉内固定是胸腰椎融合术的标准术式。尽管通过参照解剖标志进行置钉的技术已十分成熟，但学习曲线仍然陡峭[1, 2]。特别是对于胸椎椎弓根较小及椎体旋转导致椎弓根方向改变的脊柱侧弯病例，置钉会格外困难，而椎弓根内侧壁及下壁的破裂可能导致脊髓或神经根损伤。既往椎弓根螺钉置入通常依赖于手术医师参照解剖标志徒手进行。尽管脊柱外科医师更重视解剖标志，但螺钉的置入仍需要在侧位和前后位透视辅助下进行。透视通常只能采集静态二维（2D）影像，除非术者使用动态连续透视才能获得更多信息，但这又显著增加放射暴露量。

随着越来越多的文献证实，基于计算机的实时三维术中导航可以显著提高螺钉置入的准确性，其使用越来越广泛[3-7]。以前的系统需要进行术前 CT 扫描，并且需要在术中将患者的解剖标志与术前图像进行匹配。然而这种技术不仅烦琐、耗时，而且准确性低，因为术前图像患者是仰卧位而手术时是俯卧位，从而导致脊柱的解剖序列变化，最终匹配失准。

目前的系统大多可在术中手术体位下进行 CT 图像采集，同时利用与特定骨性解剖结构连接的参照物（以棘突夹或髂骨钉的形式）作为参照配准，而无须注册。手术器械（管状扩张器、锥子、椎弓根探索器、丝锥、螺丝刀等）在可视成像系统上追踪验证，从而实现在对手术器械相对解剖结构的空间位置的实时追踪下完成手术操作。

影像导航对于需要辨识复杂解剖结构的病例如脊柱畸形、脊柱肿瘤或者需要保证内固定准确置入率的翻修手术，是一种非常有价值的工具。Mason 等针对 30 项研究的 Meta 分析发现，在通过徒手、二维或三维透视技术置入的 9310 枚椎弓根螺钉中的置钉偏移率分别为 31.9%、15.7% 和 4.5%[7]。另一项针对 26 项前瞻性研究的 Meta 分析发现，徒手置钉的准确率为 69%～94%，二维透视组为 28%～85%，而 CT 导航组为 89%～100%[6]。更重要的是，使用徒手置钉技术具有更高的椎弓根内壁破裂风险[6]。在另一项包含 23 项研究的 Meta 分析中，V Erma 等比较了使用和不使用计算机辅助导航的情况下椎弓根螺钉置入的结果，显示 CT 辅助导航下螺钉置入具有更高的准确性[3]。这些结果也得到另外 2 个 Meta 分析的支持[4, 5]。

值得注意的是，由于在手术技术、脊柱病理和患者群体方面存在异质性，现有文献中关于椎弓根螺钉置入准确率存在很大差异。文献报道在胸腰椎徒手置钉偏移率为 2%～31%[8-11]。而基于二维透视的技术的螺钉偏移率为 2%～22%[1, 2, 12]。而这些偏移率通常是由大型脊柱中心中经验丰富的手术医师所报道，说明使用任何一种技术达到精确置钉都需要相对陡峭的学习曲线。

两个设计良好的随机对照试验研究（RCT）比较了导航和非导航技术的螺钉置入准确率。

Laine 等对 100 名配对患者进行随机对照试验，发现导航组的椎弓根穿孔率明显低于常规组（13% vs. 5%）[13]。Rajasekaran 等 RCT 研究比较了基于计算机的导航技术和二维透视技术在脊柱畸形病例中的螺钉置入准确率，与二维透视组相比，导航组前方皮质破裂发生率显著降低（2% vs. 23%）[14]。

Silbermann 等在单中心非随机回顾性研究中发现与徒手技术相比，使用计算机导航技术进行腰椎和骶椎椎弓根螺钉置入的准确率更高（99% vs. 94%），然而计算机导航组的手术室准备时间显著增加[15]。另一项对照研究中，Merloz 等研究发现计算机导航组行胸腰椎椎弓根螺钉置入的皮质穿透发生率为 8%，徒手置钉组为 42%[16]。

最大限度地减少对关节面的破坏对椎弓根螺钉置入非常重要，其有助于减少相邻节段退变的发生率。Yson 等在术后 CT 扫描发现与开放手术相比，使用计算机导航下的微创技术时上关节面破损率显著降低[17]。

影像导航的优势在儿童人群等复杂病例会更加明显，因为其解剖结构较成人不规则缩小，且存在显著改变。Luo 等最近的研究报道，16 例幼儿（10 岁及以下儿童）脊柱融合手术中使用 CT 导航置入 137 枚椎弓根螺钉的准确率（97.8%），明显高于既往文献报道的徒手和透视技术下的置钉准确率（90.9%）[18, 19]。根据文献也证实影像导航可以显著提高胸腰椎椎弓根螺钉植入的准确性。

最近，影像导航技术已经被应用于颈椎椎弓根螺钉的置入，因为既往研究显示没有导航辅助的螺钉错位率高达 14.3%～29.1%[20, 21]。Ishikawa 等报道在使用影像导航辅助置入 108 枚颈椎椎弓根螺钉的偏移率为 11.1%（椎弓根严重骨折 2.8%，轻微骨折 8.3%）。然而，Shimokawa 等对使用影像导航下置入的 310 枚颈椎椎弓根螺钉进行了回顾性分析发现，偏移率仅为 2.9%（椎弓根严重骨折 0.6%，轻微骨折 2.3%）[22, 23]。Theologis 和 Burch 使用影像导航准确放置了

121 枚颈椎椎弓根螺钉（99% 的准确率）并显著提高了临床疗效 [24]。Kovanda 等研究了影像导航在儿童人群中颈椎椎弓根螺钉置入中的应用，在 7 名 10 岁以下的患者中共完成 14 枚颈椎螺钉（包括 5 枚 C_2 椎弓根螺钉）的准确置入 [25]。

虽然越来越多的文献证实影像导航提高了椎弓根螺钉置入的准确性，但熟练掌握脊柱解剖仍至关重要，特别是在影像导航系统可能失败的情况下。最后，影像导航的优点和缺点在个案实际应用中应进行权衡，同时需要考虑到手术医师个体的经验水平和病例的适应证。

三、影像导航对临床转归和手术效率的影响

许多文献研究椎弓根螺钉放置的准确性是基于术后 CT 扫描评估椎弓根内螺钉的位置，然而这些影像学结果并没有显著临床意义。例如椎弓根螺钉穿透皮质 1~2mm，特别是外侧壁，一般没有明显的临床症状表现。尽管如此，一些研究评估了影像导航对临床疗效的影响，尤其是对出现神经损伤以及是否需要取钉或重新置钉的影响。Verma 等对 23 项研究中 5992 枚椎弓根螺钉进行 Meta 分析，结果显示尽管置钉准确率显著提高，但使用影像导航对临床结果并没有显著改善 [3]。最近发表的一项单中心回顾研究分析比较了 O 形臂辅助导航与徒手或透视辅助置钉方式在胸腰椎融合中的应用，结果显示使用影像导航时椎弓根螺钉置入偏移率显著降低（1.6% vs. 4.2%）[26]。更重要的是影像导航组在住院天数（4.72d vs. 5.43d）、脊柱相关的再住院率（0.8% vs. 4.2%）、因设备故障导致再次手术的风险（2.9% vs. 5.9%）和总再手术率（5.2% vs. 10.9%）等指标方面显著减少。此外，当分析测量水平大于和小于 5 的情况时，O 形臂是降低手术风险的重要预测因子 [26]。Watkins 等在包含 100 名患者的队列研究中比较应用影像导航辅助前后的椎弓根螺钉置入，证实影像导航降低了因螺钉置入不当导致的再手术率

（3%~0%）[27]。虽然提升并没有统计学差异，但作者发现，使用影像导航辅助置入胸腰椎椎弓根螺钉每 100 例可节省医疗成本 71 286 美元。进一步的前瞻性、随机性研究将计算机导航与透视或徒手操作技术的使用进行比较，可能有助于进一步评估哪些病例 / 患者从影像导航中获得最满意的成本效益和临床疗效。

Khanna 等最近的一项回顾性研究调查了影像导航对手术效率和工作流程的影响，研究对比了使用 O 形臂和徒手置钉技术在单节段内固定融合中的差异，结果显示影像导航组与徒手组在手术准备时间无差异，但与徒手组相比，影像导航组总体手术时间显著减少 [28]。随着时间的推移，O 形臂组的术前准备和手术时间也有缩短的趋势，但徒手组无变化，表明计算机导航的使用存在学习曲线 [28]。我们发现这条学习曲线不仅适用于手术医师，也适用于手术支持人员（如手术室护士、放射学技术人员和生物医学工程师），随着时间的推移，他们对设备准备变得更加熟悉，进而产生了更高效的工作流程。

> **要点**
>
> 影像导航技术已被证明可以增加椎弓根螺钉放置的准确性，最新的数据表明可以显著改善临床疗效和手术效率。

四、影像导航技术的应用拓展

随着影像导航技术普遍开展，其应用范围已超越了单纯胸腰椎椎弓根螺钉置入。有研究报道了影像导航技术应用于侧方腰椎间融合术（LLIF）的可行性和操作流程 [29-31]。Joseph 等报道了在单节段和多节段融合手术治疗的 66 个节段中椎间融合器的准确放置 [30]。虽然尚无直接的对比研究，但 CT 导航在单节段和多节段 LLIF 中的应用似乎是安全和准确的，并可能减少了对手术医师和患者的放射暴露 [31]。

微创技术在骶髂关节融合术中的应用已被报道，并且应用逐渐超过传统的开放手术[32, 33]。最近 Lee 等报道了在 2 名患者中使用影像导航技术代替二维透视进行定位完成经皮骶髂关节融合术[34]。尽管 1 例患者因为骶骨腹侧皮质破裂需要重新置钉，但研究者认为影像导航技术提供的自动配准和多平面视图可以帮助脊柱外科医师更快熟悉复杂的骨盆解剖，从而缩短骶髂关节融合技术相关的学习曲线[34]。有研究还报道了影像导航技术在其他类型的骨盆内固定置入的应用情况。Ray 和 Nottmeier 等在分别对 18 例和 20 例患者的回顾性分析中，均证实了骶髂固定螺钉置入的安全性和可行性[35, 36]。尽管 Nottmeier 等报道在 32 枚螺钉中有 5 枚发生螺钉断裂，而 Ray 等也报道 1 例类似情况，但都没有出现临床症状。因为影像导航可在多个平面上实时显示螺钉轨迹，进而可能会减少由于缺乏清晰的手术视野或者骨盆解剖不熟悉导致的骶髂关节或盆腔前方皮质的破坏等并发症，其在髂骨螺钉置入中的安全性已被证实[37]。

影像导航技术在原发性和转移性脊柱肿瘤的切除中也同样具有良好应用前景。多项研究已经报道借助影像导航技术可安全切除包括骨样骨瘤和成骨细胞瘤等骨肿瘤，并且保留未受累的结构[14, 38-41]。Fujibayashi 等报道了应用影像导航技术辅助对 3 例孤立性脊柱恶性肿瘤行全脊柱整块切除（En-bloc）[42]。Dasenbrock 等报道了在 3 例骶骨脊索瘤切除使用影像导航技术辅助，可更清晰地显示组织边缘。Vougioukas 等报道了对 3 名累及颅颈交界处的脊索瘤使用计算机辅助导航软件进行用于手术规划和切除[43]。影像导航技术还可以应用于椎管内肿瘤切除，Zong 等对 51 例腰椎椎管内肿瘤（脊膜瘤 12 例、神经鞘瘤 25 例、上皮样囊肿 3 例、海绵状血管瘤 2 例、脂肪瘤 4 例、转移瘤 4 例、畸胎瘤 1 例、血管网状细胞瘤 1 例）进行了回顾性分析，结果显示使用影像导航技术辅助后肿瘤全切除率增高（95% vs. 86%）[44]。尽管这一差异并不显著，但研究发现影像导航组

的手术时间和出血量显著减少[44]。Maduri 等报道了 13 例经椎管旁入路，结合术前 MRI 以及术中 3D 影像引导，安全、大部切除髓外硬膜内肿瘤[45]。在最近发表的一项多中心回顾性研究通过对 50 名脊柱肿瘤患者使用影像导航技术辅助进行手术切除，影像导航技术具有实时反馈的能力，从而有助于在术中更准确地定位病变组织，指导切除并减少对周围组织的损伤[46]。进一步的前瞻性随机研究将有助于更好地确定影像导航技术在哪些特定的病理类型和患者群体中具有更大的应用价值。

> **要点**
> 影像导航技术的最新应用包括骨盆内固定置入和立体定向导航切除脊柱肿瘤。

五、影像导航系统

如前所述，可以实现实时三维导航的术中影像导航系统需要包括图像源和立体定向导航软件。本章引用的许多研究都使用了 O-ARM，这是一种与隐形导航站耦合的术中 CT。这种类型的 iCT 和 Stealth 导航系统结合可产生三维透视图像，并允许对手术区域内的器械进行术中实时导航。然而，O 形臂只能对骨结构进行精确扫描，无法准确扫描软组织。最近报道能够进行全软组织成像的 AIRO® 的便携式 32 层螺旋 CT 扫描仪（德国费尔德基兴 Brainlab AG）已用于脊柱外科[47]。Lian 等对 33 例使用 AIRO ICT 结合 Curve™ 导航系统（德国费尔德基兴的 Brainlab AG）行单节段微创经椎间孔椎体间融合术的准确性和手术时间进行评估，结果显示螺钉准确率为 98.6%，平均手术时间为 192.8min（每枚螺钉 2.6min）[47]。目前还没有 O-ARM 和 AIRO 进行直接比较的研究，但进行过导航软件的比较研究。Nooh 等的 Meta 分析显示 Stealth 导航站的椎弓根螺钉准确率略优于 VectorVision 导航站

（Brainlab AG，Feldkirchen，德国）[48]，虽然差异较小但具有统计学差异（97.2% vs. 96.1%）。因此，进一步研究比较 O-ARM 和 AIRO 不仅因为在准确性和放射暴露方面有特别的价值，而且软组织可视化在肿瘤切除更具有指导价值。

> **要点**
> 影像导航系统由导航软件和术中三维透视系统链接组成。

六、放射暴露

患者和手术室医务人员的放射暴露是脊柱手术期间获取影像的主要顾虑。国际放射防护委员会目前建议的全身放射剂量上限为 5rem/ 年，极限值为 50rem/ 年 [49]。透视和计算机导航技术都有不同程度的额外射线暴露风险。在应用计算机导航技术过程中，CT 扫描的单次曝光量相对高于多次小剂量透视的累积曝光量。计算机导航技术的一个主要优势为可以显著减少手术室医务人员的放射暴露。CT 扫描时，手术室医务人员可站到手术室外，甚至不需要透视，在手术过程中进而减少放射暴露。这一优势对于需要经常进行透视辅助手术而具有明显的放射暴露累积风险的脊柱外科医师至关重要。

Bindal 等对 TLIF 手术中手术医师使用透视受到的放射剂量进行了研究，结果发现手术医师利手的放射剂量为 0.076rem，而在铅衣防护下腰部的放射剂量为 0.027rem[50]。因此，作者得出结论每年大约需要 194 次手术才能超过躯干年度放射暴露剂量的上限 [50]。虽然大多数脊柱外科医师每年的 TLIF 手术总量少于 194 例，但透视在许多其他类型手术也广泛应用。因此，脊柱外科医师每年受到的放射暴露水平令人担忧。Rampersaud 等发现站在放射源一侧时外科医师手部的平均放射暴露剂量为 0.0582mrem/min，躯干

为 0.0533mrem/min，而站在影像增强器一侧时平均放射剂量为 0.0022mrem/min[51]。这两项研究说明透视可导致明显的放射暴露风险。Smith 等比较了使用二维透视和三维导航系统下行椎弓根螺钉置入过程中的放射暴露差异，结果发现导航组较透视组手术医师躯干的平均放射暴露量显著降低（4.33mrem vs. 0.33mrem）[52]。在导航组中，因为手术医师 3D 扫描时站在手术室外，因此受到的放射暴露显著减少。

影像导航技术对患者放射暴露的影响尚不清楚。需要衡量比较导航技术中 CT 扫描相对固定的放射暴露剂量与透视辅助技术中可变的累积放射剂量。患者所受剂量的变化主要基于如手术节段，患者体质等因素。此外，不同手术方式所需的透视次数也有很大差异。目前还没有研究比较导航和透视辅助技术对脊柱内固定手术中患者的放射暴露风险的差异。Abull-Kassim 等使用胸部模型和猪的脊柱标本研究不同 O 形臂扫描设置与影像分辨率的影响，结果发现理论上放射剂量可以减少 5～13 倍，而不会影响术中脊柱成像质量 [53]。Lian 等报道 33 例术中使用螺旋 CT 时的患者平均放射暴露剂量为 5.47mSv（0.547rem）[47]。Izadpanah 等通过放射剂量和照射面积乘积计算放射暴露总量，比较了计算机导航和二维透视在经皮椎体后凸成形术中对患者的放射暴露差异，结果表明计算机导航技术可显著减少放射暴露 [54]。Perisinakis 等研究了在二维透视下进行经皮椎体后凸成形术中患者的效应放射剂量高达 1.2 Rem[55]。在作者的研究中，将椎体压缩骨折需要进行椎体成形术的患者随机分为透视组和 CT 导航组，导航组可显著减少手术医师 50% 的放射暴露剂量。然而，由于初始的 CT 扫描，患者平均有效放射剂量相应增加，尽管在可接受的范围内（未发表的数据）。因此，仍需进一步研究以确定在使用 CT 导航技术时手术医师和患者的放射暴露风险。

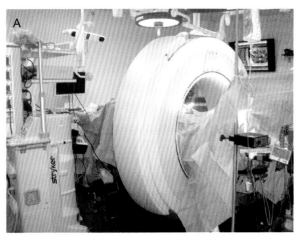

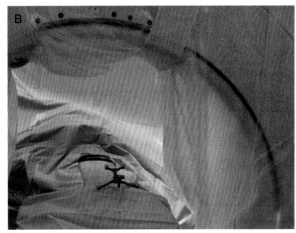

▲ 图 8-1　**A.** 术中用于图像采集的 O 形臂成像装置准备就位；**B.** 术中利用经皮髂嵴穿刺针固定参照架

> **要点**
>
> 影像导航技术可以减少外科医师的辐射暴露风险；但是对于如何减少对患者的辐射暴露，还需要进一步的研究来评估。

七、影像导航下椎弓根螺钉置入技术

影像导航技术辅助下的椎弓根螺钉置钉技术在大多数细节上与常规的螺钉置钉技术相似。这里重点介绍导航辅助下的几个关键原则和步骤。根据作者的经验，该手术最好在 OSI Jackson 碳纤维脊柱手术床（Mizuho OSI，Union City，CA，USA）或其他放射可透的操作台上进行，以确保患者处于合适的手术操作体位，同时便于影像采集。常规手术消毒铺单后，将动态追踪系统的参照支架固定于患者背部。参照支架可利用穿刺针通过一个 4mm 切口固定于髂嵴，或用棘突夹固定于已暴露的棘突上。随后使用 O 形臂 CT 等术中成像设备获得患者的术中三维扫描图像（图 8-1）。此过程中 O 形臂无须无菌覆盖，但无菌铺单必须覆盖手术区域。扫描完成后可将 O 形臂和铺单撤除。图像采集完成后会自动传输到计算机系统，如 Stealth 手术导航系统。之后快速完成钉道规划、图像修正和手术器械选择等操作。标准导航探头可用于规划椎弓根螺钉置入的旁正中切口。常用的手术器械如开路锥、椎弓根探子、丝锥和螺钉可装有示踪器，并注册到导航跟踪系统以便实时跟踪（图 8-2），这使得无须透视即可在导航下完成螺钉置入（图 8-3）。经皮椎弓根螺钉也可以按照类似方法完成，而不需要使用克氏针。或者在术者需要进行通道下椎管减压和（或）融合的同时，可在攻丝后将克氏针置入装有示踪器的套管中放入钉道标记，以方便减压或融合完成后螺钉的置入。在切口关闭前可再次进行 CT 扫描来确认螺钉置入情况。

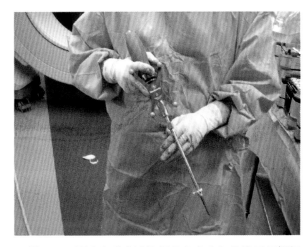

▲ 图 8-2　图中为术中连接导航参考支架的椎弓根螺钉持钉器

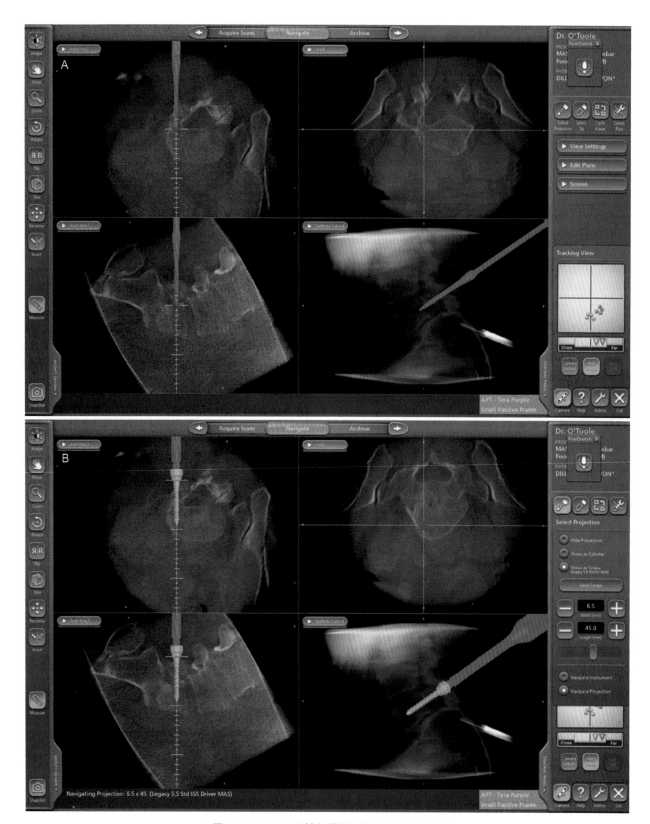

▲ 图 8-3　**Stealth** 计算机导航系统的术中屏幕截图
A. 用丝锥准备椎弓根钉道的过程；B. 最后椎弓根螺钉置入的连续三维视图

总结

● 影像导航可作为脊柱外科医师在 MISS 中的重要辅助工具。可靠的研究数据表明影像导航技术可以降低椎弓根螺钉置入的的偏移率，最近的数据表明，影像导航可在改进工作流程的同时，降低胸腰椎内固定术后神经并发症的发生率和再手术的风险。影像导航技术在严重脊柱畸形或其他解剖结构异常的情况下更具优势，同时有助于住院医师和进修生的手术培训。越来越多的文献表明影像导航技术不仅适用于胸腰椎椎弓根螺钉置入，而且还可用于辅助颈椎和骨盆内固定置入以及脊柱肿瘤切除，其适应证也在不断扩大。同时，该技术有助于显著减少外科医师和手术室工作人员的辐射暴露。未来进一步的研究需完善影像导航技术的成像方案来减少患者的放射暴露。

● 随着影像导航技术在脊柱手术中的应用不断扩大，必须慎重权衡其在提高手术准确性和临床疗效方面的价值与医疗成本和放射暴露风险之间的利弊。我们的经验认为这项技术有助于降低椎弓根螺钉修正率并减少职业辐射暴露，有效且经济。当然，需要更多的研究来进一步证实并更好地阐述影像导航技术在脊柱外科手术中的应用。

测　验

★ 判断题

1. 虽然许多研究表明影像导航技术提高了胸腰椎椎弓根螺钉置入的准确率，但目前还没有研究表明与徒手置钉或二维透视技术引导下置钉相比，临床疗效有显著改善。（　　）

2. 以前的影像导航系统需要使用患者术前的 CT 扫描，在术中注册到特定的解剖位置，以便提供实时导航。（　　）

3. 术中多层螺旋 CT 扫描比三维放射透视具有更好的软组织分辨率。（　　）

4. 研究表明，与二维透视技术相比，影像导航系统可减少外科医师和患者的放射暴露风险。（　　）

★ 答案

1. ×　　2. √　　3. √　　4. ×

第 9 章　机器人辅助脊柱手术
Robotic-Assisted Spine Surgery

Anthony E. Bozzio　Xiaobang Hu　Isador H. Lieberman　著

叶　程　许　政　译

陈雄生　校

> **要点**
> - 机器人辅助脊柱手术系统在优化手术方案制定和提高椎弓根螺钉置入准确率方面，已初步显示出优越性。
> - 目前使用的机器人系统特别有利于微创手术入路。

一、概述

自 20 世纪 90 年代推出以来，手术机器人的技术优化从未间断，越来越多的患者从中受益。手术机器人采用最简单的形式设计，旨在辅助增强外科医师在手术过程中的操作能力，它不仅可以用作被动引导设备，甚至还可以用作同步模拟外科医师手术动作的半主动装置。机器人辅助手术的潜在优势，主要包括优化手术方案制定，提高植入物放置和手术操作的准确性，改善临床结果，减少手术时间，降低手术侵袭性，以及减少对患者、外科医师和其他手术相关人员的放射暴露。最近研发的机器人系统可用于多种类型的外科手术，包括用于髋关节植入手术扩髓操作的 ROBODOC（curexo technology），用于髋关节置换的 CASPAR 系统（orthomaquet gmbH），用于关节置换术的 Mako 系统（stryker）；还包括用于稳定内镜摄像机的 URS AESOP 系统，以及用于远程操纵微创手术的 Da Vinci（instuitive surgical）和 Zeus（computer motion）系统[1, 2]。

将机械臂与影像引导相结合以辅助手术操作，在脊柱外科领域逐渐受到关注。传统的脊柱手术操作，例如螺钉和棒的植入、截骨或神经减压等，其过程可能冗长乏味。长时间的手术操作可能会给外科医师带来疲劳，甚至出现手抖情况[3]。相比之下，现在的脊柱手术可通过经皮微创和有限通道等技术，提高深部关键骨结构显露操作的精细度和微侵袭性。随着影像引导技术的重大进步，已经开发出了多种机器人系统来应对脊柱外科手术中的这些挑战，尤其是椎弓根螺钉精准置入的挑战[4-6]。

本章将讨论脊柱手术机器人系统的最新发展理念、临床效果和研究进展，以及在微创脊柱手术中的整合及应用。

二、机器人系统

作者对最新机器人系统 Mazor X（Mazor Robotics Ltd., Caesarea, Israel）具有一定临床经验。这是具有导航和实时手术规划功能，通过患者骨骼定位进行引导的桌面式机器人（图 9-1）。它还可以对机械臂动作进行实时控制和运动学计算。机械臂通过手术规划软件，以及术中透视和术前 / 术中计算机断层（CT）扫描的图像采集与配准，连接于独立工作站。

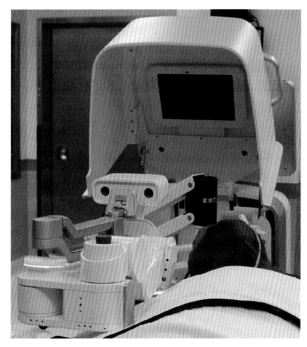

▲ 图 9-1　**Mazor X 机器人系统**

最近又开发了其他用于脊柱手术的机器人平台，其中包括与 Mazor X 相似的 Excelsius GPS 系统（Globus Medical Inc.，Audubon，PA），它拥有牢固的机械瞄准臂，并可以将术前 CT 规划与透视匹配相连接。Zimmer Biomet 公司收购的 Medtech 机器人（ROSA Spine），也是一种类似的脊柱手术机器人平台。Rosa Brain 系统于 2007 年发布，其新产品专门针对脊柱手术，具有许多与 Mazor 系统相同的功能[7-9]。

根据 ResearchMoz 的分析，脊柱机器人领域的市场规模在过去几年中显示出巨大的增长态势，到 2022 年，预计将达到 27.7 亿美元。

由于作者具有操作 Mazor 系统的临床经验，因此使用脊柱机器人进行的手术示范均基于 Mazor Renaissance 和 Mazor X 的经验，但也同样适用于其他制造商的平台。

与早期版本相比，Mazor X 系统的机械臂更加稳固，可以承担更多的工作量，并支持更多的复杂动作和潜在运动轨迹。此外，和其他制造商提供的先进平台类似，该系统像导航模块一样整合了手术实时控制，减少更换部件。

该系统的细节和相关手术技术之前已有报道[5, 10-12]，通常，机器人辅助脊柱手术包括以下步骤。

1. 使用层厚 1mm 的 CT 扫描进行术前规划（图 9-2）。利用 CT 图像建立虚拟的 3D 脊柱模型，外科医师利用模型来规划植入物置入方案。随后，医师将这一方案传输到 Mazor 系统工作站中以进一步完善术前计划。术中，术者可根据实际需要在工作站中修改手术计划，并启用修改后的方案。

2. 先将固定架安装于脊柱（图 9-3），然后连接机器人设备。

3. 图像自动配准（图 9-4），并借助术中透视和参考架获得的 2 个术中 X 线片进行参照。此步骤通过固定架来定位每个椎体在三维空间中的相对位置关系。

4. 根据术前设计将机器人调度至相应的置钉点，然后在机器人引导下依次进行钻孔和椎弓根螺钉、关节突螺钉或经椎板螺钉的置入（图 9-5）。

三、机器人辅助脊柱手术的研究进展

（一）准确性和安全性

椎弓根螺钉是脊柱内固定术的基础，为脊柱提供了多维度的稳定和足够的强度以促进融合，这些优点使椎弓根螺钉在诸如退行性、创伤性和发育性脊柱疾病等各种脊柱手术中得到广泛使用[13]。椎弓根螺钉植入的准确性和安全性在很大程度上取决于患者的解剖学标志、导航系统和术者的手术经验。特别是当患者的解剖结构发生改变时，螺钉位置不正确可能会导致严重的血管和神经的并发症[14]。根据众多学者在多篇综述研究中的描述，即使是经验丰富的外科医师进行传统的脊柱手术，也会存在 5.1%～31% 的置钉位置不良率[15-18]。幸运的是，在这些研究中很少有置钉位置不良导致的严重临床后果[15]。

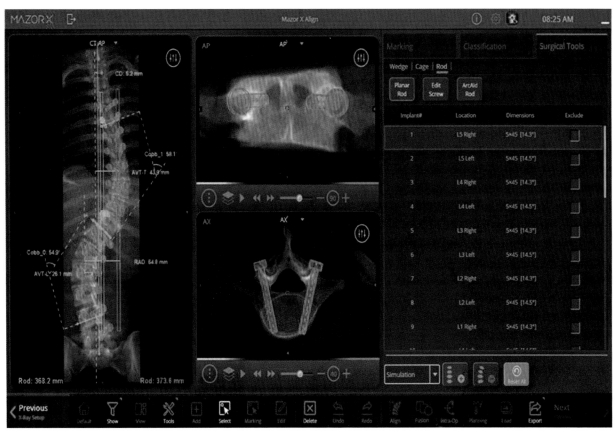

▲ 图 9-2　术前规划演示

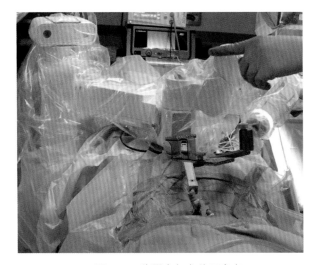

▲ 图 9-3　将固定架安装至患者

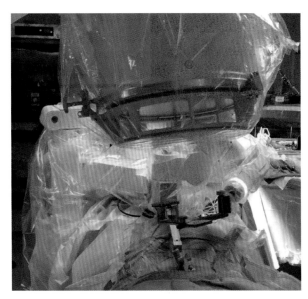

▲ 图 9-4　机器人系统的自动图像配准

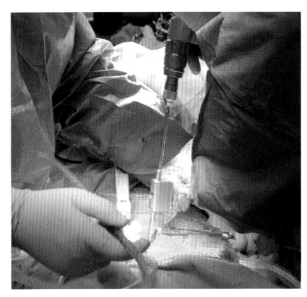

▲ 图 9-5　在机器人引导下置入椎弓根螺钉

Devito 等学者进行了一项多中心回顾性研究以评估机器人辅助椎弓根螺钉置入的准确性。据报道，该治疗组在 682 台手术中置入 3912 枚螺钉 / 导针（S/GW），其中 83.6%（3271 枚螺钉 S/GW）是全程机器人引导下完成的；其余手术开始在机器人引导下进行，但由于各种原因（例如图像配准问题、机器人的可达性限制、设备故障和机械运动问题），后改为徒手置钉。经术中透视证实，全程由机器人成功置入的 3271 枚螺钉 / 导针中，98%（3204 枚）的位置达到临床可接受标准。对 139 例病例中的 646 枚螺钉进行 CT 扫描，显示 98.3% 的螺钉落在安全区域内（89.3% 的螺钉完全位于椎弓根内，9% 的螺钉穿透椎弓根的距离不足 2mm）。4 例术后出现神经根刺激症状，在翻修术后未出现永久性神经损伤[10]。

2015 年一项前瞻性随机对照试验，对需腰椎后路椎间融合术（PLIF）治疗的患者分别实施了开放徒手椎弓根螺钉置入与机器人微创螺钉置入，对比两者置钉准确率无显著差异。质量控制措施采用累积求和检验（CUSUM）进行分析。这项研究的另一个发现也在其他研究中得到了证实，即螺钉置入的准确性与使用机器人引导所增加的时间不相关[19]。

在 Hu 和 Lieberman 的研究中，回顾分析了最初的 102 例机器人手术。102 名患者中有 95 名成功完成了机器人引导下的螺钉置入。在这 95 名患者体内成功植入了 949 枚螺钉（占原计划 1085 枚螺钉的 87.5%）。尽管大多数患者患有明显的脊柱畸形和或既往脊柱手术史，但在机器人引导下，成功并准确置入了 949 枚螺钉（98.9%），仅 11 枚（1.1%）螺钉位置不佳。"工具切削侧壁"被认为是导致螺钉置入位置不佳的原因。术中通过正位和斜位片进行图像配准是很重要的，7 例中途停止使用机器人的手术中有 4 例是因为图像配准失败导致的[20]。

van Dijk 等进行的手术前后 CT 结果比较研究中，通过 CT 断层将 178 枚机器人置入螺钉与术前规划进行了比较。通过比较其置钉点和置入角度，97.9% 的螺钉与术前规划的误差 < 2mm，且无螺钉需要调整[21]。而另一项类似的研究中，医师同样使用导航置入椎弓根螺钉，并对比术前规划的螺钉及导针位置与术后 CT 影像中螺钉的位置，发现导航下置入的 158 枚螺钉中，最终螺钉尖端的位置与术前规划相比，最大偏差距离为 6.43mm[22]。

这些报道连同最初的尸体研究证明了机器人系统具有提高椎弓根螺钉置入精确度的作用[5, 10-12, 23-27]。

> **要点**
> 机器人导航下椎弓根螺钉置入的准确性高，可提高传统技术，尤其是在解剖结构改变的情况下置钉的准确性。

（二）学习曲线

2014 年，Hu 和 Lieberman 对这一新兴和先进的技术的学习曲线进行了评估。研究发现积累 30 例手术经验后，术中放弃机器人导航转用徒手技术的情况急剧减少。他们还指出，逐渐熟悉机器人导航系统后，无论外科医师的手术经验如何，置钉位置不佳的总体发生率相近。他们评估了使用机器人的 162 例病例，将其分为 5 个代表不同时间点的组来进行对比。在第 1 组中，机器人改徒手置钉的转换率为 17%，但在之后的组中，转换率为 4%～7%[28]。

（三）时间

使用机器人系统置入椎弓根螺钉所需的时间并无定论，可能与多种因素相关，如外科医师的经验、对系统的熟悉程度以及图像配准过程的准确性等[29]。Lieberman 等学者在一项尸体置钉的对照研究中发现，排除术者的机器人操作经验和设备安装消耗时间等干扰因素，与传统手术组相比，机器人辅助手术组的手术时间及单枚螺钉置入时间更短。然而，这项研究没有将准备系统及安装机器人所花费的时间包括在内[30]。Kantelhardt 等学者在 112 例临床病例的回顾性研究中发现，机器人导航组与传统手术组中单枚螺钉的平均置入时间没有显著差异[23]。据报道，采用单级配准或多级配准也可影响椎弓根螺钉置入所需时间[31]。Takahashi 等学者研究表明与单级配准相比，采用多级配准的导航系统可以显著减少椎弓根螺钉的置入时间和总体手术时间[32]。为了充分评估机器人辅助脊柱手术在节约时间上潜在的优势，仍需进一步的研究。

> **要点**
> 文献尚未明确脊柱手术机器人能否节省时间。机器人系统可以减少单次椎弓根螺钉置入的时间，但未考虑设备安装花费的时间，并可能因术者不同而异，且存在变化的可能性。

（四）放射暴露

传统的透视辅助椎弓根螺钉置入已被证实会对外科医师和手术室工作人员产生显著的放射暴露[33-37]。研究显示与传统的透视辅助椎弓根螺钉置入相比，使用机器人系统术中放射暴露显著减少[23, 30]。此外，当机器人设备用于椎体强化术

时，医护人员受到的放射显著少于全透视下椎体强化术[38, 39]。与此同时，由于机器人系统需要薄层、高分辨率 CT 扫描，患者会受到额外的放射；但考虑 CT 扫描可能是术前初步检查的一部分，因此额外放射因素是客观存在的，应与使用机器人系统进行规划无关。

> **要点**
> 使用机器人可以减少外科医师和手术室人员的放射暴露，但术前 CT 扫描会增加患者的放射暴露。

（五）脊柱畸形与翻修手术

对于严重脊柱畸形（如脊柱侧弯）和因既往手术改变了解剖结构的患者，椎弓根螺钉置入尤其具有挑战性。据文献报道，椎弓根螺钉置钉位置不佳发生率为 4.2%～15.7%[14, 40]。

Devito 等学者报道了他们对 80 例青少年脊柱侧弯患者的治疗经验，其中男 14 例，女 66 例，平均年龄 14.4 岁，平均侧弯角为 66.5°（范围 46°～95°），均采取开放的脊柱后路内固定融合术。据统计，共利用机器人系统置入了 1163 枚螺钉，置钉准确率为 95.9%（99.9% 置入在可接受的位置），无装置或植入物相关并发症，无螺钉翻修[24]。

Hu 和 Lieberman 通过前瞻性研究评估了 100 余例使用机器人系统完成的脊柱畸形手术和翻修手术，计划置钉 1085 枚。病例分为 4 组，包括没有脊柱畸形或脊柱手术史的患者（第 1 组），有脊柱畸形但没有脊柱手术史的患者（第 2 组），有脊柱手术史但没有脊柱畸形的患者（第 3 组），有脊柱畸形和脊柱手术史的患者（第 4 组）。经统计，机器人引导下一次性置钉成功 949 枚，首次置钉位置不佳改二次徒手重置 11 枚，因系统相关技术问题改徒手置钉 110 枚，由术者判断决定未予置钉 15 枚。这些相关的技术问题包括无法获得适当的术中 X 线片和软硬件故障。回

顾性分析置钉位置不佳发生率，4 组间无显著性差异（组 1 为 3.92%；组 2 为 0.71%；组 3 为 2.94%；组 4 为 0.74%）。这项研究里的总螺钉置钉位置不佳发生率为 1.01%，较历史数据有所改善[20, 41]。

> **要点**
>
> 在机器人辅助下，脊柱翻修和畸形手术中的椎弓根螺钉置入是安全且非常准确的。

四、微创外科技术

机器人系统在经皮螺钉置入等微创脊柱手术中有一定的优势。Pechlivanis 等通过前瞻性研究，报道了 31 例采用经皮置入椎弓根螺钉的腰椎椎间融合术（PLIF）。其中 29 例手术成功整合机器人系统，在机器人引导下，共经皮置入 133 枚螺钉（$L_2 \sim S_1$）。通过术后 CT 扫描验证，横断面上 98.4% 以及矢状面上 91.5% 的螺钉与术前计划误差不超过 2mm。螺钉由 4 名不同的外科医师放置，由此，研究发现机器人系统几乎没有使用者依赖性。在研究中没有发生螺钉相关并发症[11]。在一项大规模的尸体研究中，作者研究了机器人系统在经皮椎弓根螺钉置入术中的效果。此研究在 12 具尸体上共置入了 234 枚椎弓根螺钉（研究组：15 名外科医师，197 枚螺钉，10 具尸体标本；对照组：2 名外科医师，37 枚螺钉，2 具尸体标本）。结果显示，研究组与对照组相比置钉更准确（平均偏差 1.1 ± 0.4mm vs. 2.6 ± 0.7mm；$P < 0.0001$），椎弓根裂开 4mm 的发生率更低（平均 1.5% vs. 5.4%），且手术时间更短[30]。

在一项多中心回顾性研究中，Devito 等报道了 635 例机器人辅助手术，其中 49% 由经皮入路完成，这也凸显了机器人系统在非直视手术中的贡献。他们还提到了机器人平台可以帮助术者在皮肤上找到最佳入点，以尽可能减小切口大小[10]。

五、临床结果与成本效益

Kantelhardt 等报道，机器人术后的患者阿片类药物需求量更低，住院时间更短，围术期不良事件发生率更低。这些额外的优势，可能是由于机器人手术组与开放手术组相比经皮微创螺钉置入比例更高[23]。最近，Cannestra 等回顾性分析了 705 例成人脊柱退行性疾病患者的手术结果，包括机器人引导的微创手术、透视引导的微创手术和开放手术。结果提示机器人引导的微创手术并发症发生率和翻修率减少了 5 倍[42]。

目前还没有研究证实机器人辅助对远期功能恢复或椎弓根螺钉寿命的影响。因此，仍需要设计恰当的随机对照试验，并进行适当的跟踪随访，以论证计算机导航、机器人辅助的脊柱手术与传统脊柱手术相比，能否产生更好的临床结果和成本效益，以及降低翻修率。

与所有新技术一样，在手术室中使用机器人技术无疑会额外增加成本。然而这些技术一旦得到验证，医学经济学规律将会凸显，成本也会随之稳定。因椎弓根螺钉置入位置不佳而进行翻修手术代价很大，因此在一些极具挑战的脊柱手术（如有脊柱畸形和或既往手术史的患者）中使用机器人或导航技术可能更具有成本效益[43]。

六、结论

机器人技术已被越来越多地应用到泌尿科、妇科、心血管科等其他领域的手术中。重要的是，它可能会改变脊柱手术许多方面的现状。机器人导航基于骨性标记，可以帮助提高椎弓根螺钉置入的精确度，从而减少螺钉位置不良及相关并发症的风险。一些使用者发现除椎弓根置钉外，该系统还可用于辅助组织活检、椎体强化术（椎体成形术和椎体后凸成形术）、骶髂关节融合术钻孔、S_2 翼 - 髂骨翼置钉以及肿瘤切除等手术操作。该技术的优点是术前精确规划了手术最合适的入点和入路，并帮助术中执行。即使存在严重畸形和缺乏术者所熟知的直视下的解剖标记，所有这些参数依然可以被计算出来。手术机器人在各种开放手术、微创手术和经皮脊柱手术中的价值已得到充分证明。这些优点通常可以使外科医师更轻松地为患者提供微创或经皮手术的选择，并实施基于椎弓根的固定，同时通过减少放射暴露而进一步增加了手术室人员的安全感。同时，为了充分发掘脊柱手术机器人的全部潜力，人们应该进行更多高质量的研究和积累更多的经验。

手术操作是一个高度交互的过程，计算机导航机器人辅助设备的最终目的不是为了取代外科医师，而是为术者提供一套新的多功能工具，使其拓展更多救治患者的能力[36]。需要特别强调的是，报道提到的机器人辅助脊柱手术并不是指由机器人系统来进行手术，完成手术的依旧是外科医师，而机器人系统仅仅起到了优化术前规划和辅助术中操作的作用。同样我们必须认识到，机器人并不能使一名技术有限的医师瞬间变好，但在它的辅助下，可以使一名优秀的医师变得更加精确和高效。随着机器人技术和导航技术的不断发展，这些技术应整合在一起，以提供实时图像反馈和定位，这样有利于为植入物定位提供预先计划的稳定引导。

总结

机器人辅助的椎弓根置钉是一种安全、有效的技术，研究证实它尤其适用于复杂的脊柱翻修手术、畸形手术和微创手术。机器人系统其他的优势，包括与透视辅助设备相比，减少了术中透视时间和手术时间，以及相对短的学习曲线。最后，术前规划功能不仅可以辅助术者置钉，还可以帮助规划畸形矫正方案，以及术前更好地熟悉患者的个体解剖。机器人技术发展迅速，其长期临床意义还需要远期的临床结果研究加以论证。

测 验

★ 选择题

1. 与机器人辅助脊柱手术相关的是（　　）

　　A. 并发症减少 5 倍

　　B. 增加了术中放射暴露

　　C. 徒手置钉的转换率为 35%

　　D. 椎弓根置钉准确度降低

　　E. 超过 50 例手术的学习曲线

2. 机器人技术和术前规划软件的使用（　　）

　　A. 降低了手术效率

　　B. 允许术中调整手术计划

C. 机器人辅助置钉和传统置钉，其单枚螺钉置入时间无显著差异

D. 改善手术的远期结果

E. 提高椎弓根螺钉的长期寿命

3. 机器人辅助脊柱手术系统在优化手术方案制定和提高椎弓根螺钉置入准确率方面，已初步显示出优越性（　　）

A. 正确　　　　　　　　　　B. 错误

★ 答案

1. A　　2. B　　3. A

第 10 章　微创脊柱手术中应用的生物制剂和辅助材料

Fusion Biologics and Adjuvants in Minimally Invasive Spine Surgery

Gurmit Singh　Wellington K. Hsu　著

王　宁　张伟波　译

张智发　校

学习目标

- 生物制剂及其作用机制和特性。
- 自体骨移植物，移植物类型及其功效。
- 髂骨作为移植物是脊柱融合、相关并发症及骨替代移植物的最优选择。
- 同种异体植骨材料的性质、制备方法和在脊柱融合术中的作用。
- 脊柱融合中骨基质特性、用途及功效。
- 陶瓷作为骨移植扩展剂、类型、性质和在脊柱融合中的作用。
- 骨形态发生蛋白作为骨移植替代物的功能及其在脊柱融合术中骨传导机制。
- 脊柱融合中细胞和多肽的疗法。
- 椎体间置入材料，包括同种异体移植物、聚醚醚酮和钛质等；及其在脊柱融合中的作用。

一、概述

脊柱融合术是许多脊柱疾病的公认治疗手段，包括椎间盘退行性疾病、脊柱外伤、脊柱畸形、椎间盘突出、脊柱感染和脊柱不稳定等。脊柱内固定手术适应证和应用不断扩大。与开放式脊柱融合术相比，近 10 年来，微创手术优势体现在减少术中失血量、缩短住院时间、缩短术后康复时间，并能改善术后功能，而且能够减少住院的花费[1, 2]。因此近 10 年来，脊柱微创手术一直在增多。但是，脊柱微创手术的成功需要考虑几个因素，包括血管形成、骨诱导因子、可形成骨干细胞的骨传导支架和植骨床去皮质化的程度[3]。当成骨细胞到达植骨部位且局部有机械稳定，局部骨质生成的新基质替代移植材料时才能进行脊柱融合[4]。

当前对脊柱融合的理解是它发生在 3 个不同阶段：①炎症阶段；②修复阶段；③重塑阶段。

炎症阶段主要有炎症细胞，成纤维细胞和间充质细胞等，导致血肿和肉芽组织形成[5]。成纤维细胞为不断增长的血管提供基质[5]。融合部位的软骨痂的形成由类骨质分泌和矿化[5]。当骨痂骨化时，它会在修复区域之间形成编织骨骼的桥梁[5]。在最后一个阶段，编织骨被层状骨取代[5]。当新骨形成后，脊柱手术中的骨移植物通常在最初由于缺乏血管形成而坏死[5]。

二、生物制剂

生物制剂是通过影响细胞活性、生长和分化来改变局部环境物质。根据其骨生成、骨传导和骨诱导的能力选择合适的移植物，对于实现有效的融合率及临床结果至关重要。移植物骨生成的能力取决于移植物保留的可以分化为成骨细胞的多能干细胞的数量[6]。移植物骨诱导的能力取决于信号分子的存在，这些信号分子可以诱导宿主细胞分化为骨再生细胞[6]。移植物的骨传导能力包含生物相容性基质，可支持细胞迁移和黏附，通过骨形成部位的细胞外基质形成[6, 7]。另外影响移植材料效果的还有生物相容性、生物降解性、生物机械强度、成本效益和生长因子。

> 脊柱手术中生物制剂的选择取决于其成骨性、骨传导性和骨诱导性。

（一）自体移植

1. 自体骨移植：髂骨

自体骨移植（ABG）是从身体的某个部位的骨质移植到同一患者的另一个部位[8]。髂骨作为自体骨移植物（ICBG），具有成骨性、骨传导性及骨诱导性，且不会引起免疫排斥反应或疾病传播，历来都是成功完成脊柱融合术的金标准[9-12]。而且，自体骨移植在移植部位能够迅速生成强健血管。然而，应用自体骨移植，也有一些缺点，包括供体部位的疾病发生，如术后切口疼痛，与取骨有关的并发症；取骨数量有限以及手术时间和手术失血增加[13, 14]。

有多种类型的骨移植物可供使用，如松质骨、皮质骨、皮松质骨和带血供骨等。松质骨具有良好的成骨性和骨传导性以及高浓度的成骨细胞和骨细胞而成为使用最广泛的骨移植物[8]。松质骨的骨小梁表面还能促进移植物的新血管形成和骨融合[8]。松质骨移植物的掺入通过其内的成骨细胞形成坏死骨而发生[8]。另外。皮质自体移植骨由于其较高的密度而提供更好的结构支撑，这限制了皮质移植骨的骨形成、骨传导和局部形成血管的潜力[8]。与松质移植骨不同，皮质移植骨通过爬行替代，移植骨被吸收同时沉积成新骨，这个过程由破骨细胞支配完成[8]。这个过程是皮质移植骨比松质移植骨融合所需时间长的原因，皮质移植骨在移植部位开始会有骨强度损失，随着融合过程的进行可逐渐恢复[8]。皮松质骨具有上述其他类型骨移植物的特性，既具有结构完整性，也具有细胞多样性和多孔性。带血供骨获取时就保留了骨组织的穿支血管，可以更好保留所取骨组织的骨祖细胞 -- 提高移植骨的骨形成潜能[8]。ICBG 是所有的骨移植物中最容易获取的类型。

自体骨移植在脊柱融合术中所起的作用已经在多项研究中心得到证实。Harkenberg 等对 52 例患者进行为期 3 年的随访研究，通过放射学评估，在单侧经椎间孔腰椎椎间融合术（TLIF）中使用自体髂骨制成的小骨粒进行的融合率达到 89%[15]。Flouzat-Lachaniette 等的研究结果表明，在腰椎前路椎间融合术（ALIF）中使用自体髂骨移植，通过计算机断层扫描（CT）评估的融合率为 88.7%[16]。多项其他研究表明，在后外侧腰椎融合术（PLF）中使用 ICBG 具有很高的融合率[17, 18]。尽管 ICBG 在脊柱融合术中的成功是毋庸置疑的，但是它也有许多的缺点。

虽然髂骨取骨局部并发症发生率报道各不相同，但是只要行髂骨取骨术，并发症就有发生的可能。Silber 等[19] 报道了经历 48 个月的随访 134 例单次颈椎前路椎间盘切除椎体融合术（ACDF）髂前上棘髂骨取骨植骨的急性和慢性并发症发生率。患者经历了急性症状，包括行走困难（50.7%）、抗生素使用时间延长（7.5%）、持续引流时间延长（3.7%）、伤口裂开（2.2%）和切开引流（1.5%）。另外，患者有持续的疼痛症状（26.1%）和取骨部位的异常感觉（15.7%）[19]。相反，Armaghani 等的最新研究得出结论，在术后 1 年的 50 例患者中，三面皮质的自体髂骨取骨与前路颈椎间盘切除术主要并发症无关[20]。根据他们的报道，Short Form–12 和 1～10 的数字评分痛苦量表，在 1 周的中度取骨部位疼痛减轻至轻度（5.6±2.8）至 1 年随访时的（1.1±1.8）无疼痛，仅有 4% 的轻微伤口疼痛需口服抗生素治疗[20]。此外，髂后上棘取骨相较于髂前上棘取骨并发症发生率较低（8% vs. 2%），因此研究推荐优选自髂后上嵴行髂骨取骨作为移植骨[21]。

由于不可避免存在髂骨取骨的并发症，从椎板、棘突、增生骨赘、小关节突关节、椎体等局部取骨也是可行的自体骨移植物选择[14,22-25]。Xiao 等通过计算机断层扫描（CT）和 X 线照片，对 56 例行 TLIP 手术（其中 10% 为 MIS–TLIF）中利用局部切除骨组织作为骨移植物，椎间融合率为 96.6%[25]。Dang 等通过 893 例患者，证明骨赘和椎骨可作为多节段 ACDF 中自体骨移植物的可靠来源，术后融合率达到 92%～98%，临床效果显著[22]。多项其他研究证明了局部骨组织作为骨移植物在后路腰椎椎间融合术（PLIF），TLIF，后外侧腰椎椎体融合（PLF）和 ACDF 在 1～2 年的随访中融合成功率达到了 100%[17,23,24,26]。尽管担心移植植骨后松质骨骨量减少，体积变小，Tuchman 等利用 Meta 分析证实了在包括 PLF，PLIF，ALIF 在内的不同式样，局部骨组织作为自体骨移植物在成功完成腰椎融合方面具有相似的疗效[14]。Liu 等[26] 在总共 60 例患者中得出结论，认为在 ACDF 中，颈椎间融合使用混合局部自体骨粒的椎间融合器（PEEK）和使用 ICBG，椎体融合成功率分别为 93.1% 和 90.3%，具有统计学

意义（P=0.70）。Bevevino 等[27] 通过 Meta 分析证实了，行 MIS–TLIF 手术中，使用来自关节间和小关节骨组织作为自体骨移植物，通过 CT 分析证实融合率为 94.5%。Sengupta 等[17] 发现，与 ICBG 相比，使用局部骨组织作为自体骨移植物治疗多节段的 PLF 融合率较低（20% vs. 66%，P=0.029）（他的病例数比较少而饱受批评）。这个研究突出强调的是，由于局部骨组织体积较小在多节段脊柱融合术中导致较低的融合率。

除了局部骨组织作为骨移植物外，髂骨以外其他部位的骨组织在脊柱融合术中也显示出相似的疗效。Iwasaki 等[28] 描述在单节段 ACDF 术中，使用自体锁骨作为骨移植物，治疗 16 例患者，在 6 个月的随访中，脊柱融合率达到 100%，VAS 评分显著改善，患者满意度也非常高。Peelle 等在单节段 ACDF 中使用自体胸骨柄内松质骨作为骨移植物治疗的 10 例患者，随访 3 个月融合成功。

2. 骨髓抽吸液

骨髓抽吸液（BMA）是含丰富成骨祖细胞和骨诱导因子[29,30]。它可以从髂骨或椎体中取得，椎体的骨髓抽吸液中含有更高浓度的骨祖细胞[29,31]。BMA 通常与骨传导性生物支架联合使用，包括自体骨移植、同种异体骨移植和脱钙骨基质（DBM）[29,31]。获取 BMA 所致的取骨部位并发症发病率要比髂骨取骨处低；从 BMA 中能够衍生的细胞数量和质量也会有所不同[29]。此外，研究表明 MBA 中骨祖细胞的数量质量与年龄有关[29,32]。约翰逊等[30] 在一项随机前瞻性研究中心证明，同种异体骨移植联合骨髓抽取浓缩液治疗的患者与自体骨移植治疗的患者在单节段到三节段腰椎融合术中的融合评分没有统计学差异。Hostin 等[33] 在 104 个节段使用 BMA 和矿化胶原蛋白（Ⅰ型胶原蛋白／羟基磷灰石基质）的多节段腰椎前／后路椎体融合，术后 1 年随访通过 CT 逐层显示融合率为 87%，基于屈曲／伸展度显示融合率为 95%。Neen 等[34] 在 2 年的随访中，与 ICBG 相比，经 X 线照片评估的矿化胶原

蛋白和 BMA 治疗患者的后外侧融合评分在临床上具有相似的统计学意义。其他研究表明，采用 BMA，DBM 和自体骨骨粒的 TLIF 和 PLF 手术效果显著[29]。

3. 富血小板血浆

富含血小板的血浆（PRP）是由高浓度的血小板，自体生长因子（AFG）和间充质干细胞（MSG）组成的，它们是通全血离心制备出的[8, 35]。PRP 富含生长因子，例如血小板衍生生长因子（PDGF）和转化生长因子（beta），血管内皮生长因子，胰岛素生长因子，骨形态发生蛋白（BMP）和表皮生长因子[8, 35-37]。PRP 的细胞成分负责成骨潜能和生长因子，这些因子为 PRP 提供了骨诱导的性能，从而促进细胞分化为成纤维细胞，成骨细胞和间充质细胞[36, 37]。尽管 AGF 具有骨诱导潜力，但是曾经发现它可以抑制脊柱融合[38]。此外，一些研究表明，血小板的饱和浓度可能在愈合过程中导致一致性级联反应[38]。Weiner 等发现，单节段横突间腰椎融合术中单独使用 ICBG 相比，在骨移植物中添加 AGF 导致融合率下降（分别是 62% vs. 92%，$P < 0.05$）[39]。此外，Hee 等发现在使用 PLF 和 TLIF 手术中，与 ICBG 一起使用 AGF 可以使骨愈合更快，而融合率与历史对照（无 AGF）相比没有任何差异[37]。目前，缺乏临床研究来证明 PRP 可以作为潜在骨替代物或脊柱融合术的辅助手段。

- 自体骨移植物，特别是 ICBG，仍然是脊柱融合术的金标准。
- ABG 具有成骨性，骨传导性和骨诱导性。
- ABG 可以是松质骨、皮质骨、皮松质骨和带血管蒂的骨组织等。
- 松质骨移植物具有成骨和诱导骨的潜力，而皮质骨移植物具有更好的结构支撑作用。
- ICBG 在脊柱融合中非常有效，但由于髂骨取骨部位的并发症较多而使用受限。
- 局部切除的骨组织可以替代 ICBG，实现 MIS-TLIF 中融合率高达 94.5%。

- 在最新的研究中，BMA 联合具有骨传导性的支架使用已被证明是脊柱融合术的可行性选择。
- 尚缺乏研究显示 PRP 在脊柱融合术的功效。

（二）同种异体骨移植

同种异体骨移植是从一个人转移到另一个人的骨移植物。与 ICBG 相比，它的优点包括避免了取骨部位的发病率和并发症，以及更好可获得性。这些移植物可以来自尸体或活体捐赠者，通常通过骨组织库获得。众所周知，同种异体骨移植物具有骨传导性和较弱的骨诱导能力，由于缺乏活细胞而不具有成骨能力[8, 40, 41]。

使用同种异体骨移植物引起的病毒感染和疾病传播一直都是备受关注的问题，但是通过合适的加工和筛选，现在这种情况极少发生。Buck 等[42] 得出结论，在所有预防措施均未采取的情况下，一个 HIV 感染者供体提供同种异体移植物传播 HIV 病毒的风险是百万分之一。此外，经筛查，应用同种异体移植物乙型肝炎传播的风险是 1/63 000 和丙型肝炎传播的风险是 1/100 000[8]。在一个回顾性分析中，Mikhael 等发现接受辐照的同种异体移植物，未接受辐照的同种异体移植物和自体移植物进行脊柱融合患者，术后 1 年手术部位无显著差异（分别为 1.7%、3.2% 和 4.3%，$P=0.51$）[43]。

同种异体移植物通过 2 种不同的方法处理，包括冷冻（FZ）或冷冻干燥（FD）。这两种过程都涉及将移植物暴露于去污剂，过氧化氢和异丙醇中，去除包括骨髓的细胞成分，进行消毒，再用低水平的 γ 射线对移植物进行灭菌[44]。将 FZ 移植物在使用前保存在 –70℃下，直到在使用前将其在盐溶液中融化 3～5min[44]。相反，将 FD 移植物冷却至 –70℃并通过冻干脱水后，在室温下保存。因此，FD 移植物必须在使用前在盐水溶液中补水，这个过程需要 30～60min[44]。

FZ 和 FD 移植物各自的优缺点决定了它们的运用。Nather 等 [45] 在猫胫骨皮质缺损研究中得出结论，与 FZ 移植物相比，FD 同种异体骨移植物更脆，抗扭力更弱。相同的研究发现，在 6 个月的随访中，FZ 移植物的扭矩程度仍显著低于自体移植物组 [45]。另外，Thalgott 等发现，相对于 FZ 同种异体移植物，术中使用 FD 同种异体移植物致骨折率显著增高（P=0.009）[44]。如上所述，FD 同种异体移植物需要更长的准备时间才能用于手术 [44]。尽管 FZ 同种异体移植物具有更好的结构完整性，但由于其温度要求，它们的储存成本更高 [46]。

虽然证据有限，目前已有的文献显示，使用 FZ 或 FD 同种异体移植物治疗的患者，脊柱融合率没有明显差异。多项研究中都证实了 FZ 和 FD 同种异体移植物在腰椎融合术中获得很高的融合率 [47, 48]。TuchmanA 等 [14] 对腰椎融合率的 Meta 分析发现，由于同种异体移植物制备或保存法的差异，其疼痛评分、融合评分或临床结果无差异。类似的，Thalott 等 [44] 证实了在行 ALIF 中腰椎融合使用由同种异体股骨制成，FZ 或 FD，患者的脊柱融合率无统计学差异（分别为 65% 和 77%；P=0.39），不受治疗水平的影响。在该研究也指出，使用 FD 同种异体移植物融合后失败形成假关节，很有可能需要重新手术干预（P=0.026）[44]。

甘油处理是文献中描述的一种新的保存方法，填补了上述 FZ 和 FD 技术的缺点。这种方法在移植物表面形成一层薄薄的甘油涂层，能够保护移植物、保持移植物的水分，允许移植物在室温下储存 [49]。与 FZ 处理的移植物不同的是，用甘油处理的同种异体移植物冲洗后无须解冻，直接使用 [49]。甘油处理的同种异体移植物避免了冻干的 FD 同种异体移植物出现的脆性和生物力学强度的损失 [49]。甘油处理的同种异体移植物与 FZ 移植物相比，在承受应力上具有相似的百分比。Graham 等报道，在 ACDF 中使用甘油处理的同种异体移植物和使用 FZ 同种异体移植物，

术后 6 个月的随访中，不论是单节段还是多节段，都有相似的融合成功率和基于 VAS 评分得出的相似的临床症状改善（P=0.1706）[49]。此外，该研究还指出，2 组之间的移植物塌陷或其他不良反应没有统计学上的显著增加 [49]。而对于使用甘油处理的同种异体移植物的安全性和有效性，目前尚缺乏相关的文献报道。

在 ALIF 中最常用的同种异体移植物 FRA，FRA 具有足够的结构强度 [44]。Sarwat 等 [50] 证实如后方结构稳定，应用同种异体松质骨填充 FRA 在单节段或双节段的 ALIF 术中获得的脊柱融合成功率均可达到 93%～100%。该研究还指出，同种异体移植物治疗较同种自体移植物治疗住院时间较短。Tuchman 等 [14] 运用 Meta 评估 Putzier 等 [11] 和 Wimmer 等 [51] 的研究结果，认为与使用自体 ICBG 相比，使用同种异体移植物治疗的患者在腰椎融合率上没有显著性差异。Tuchman 等在另一项 Meta 分析中，通过对 11 项研究结果得出结论，认为颈椎前路融合中，使用同种异体移植物与同种自体移植物 ICBG 融合率没有显著性差异，只有一项研究除外。

- ◆ 同种异体移植物具有骨传导性和弱骨诱导性。
- ◆ 通过使用同种异体移植物传播疾病的机会很小。
- ◆ 通过冷冻制备的同种异体移植物需要在低温下保存。
- ◆ 冷冻干燥的制备方法需要将同种异体移植物冻干，以便在室温下储存并在使用前重新水化。
- ◆ FD 同种异体移植物更脆，抗扭转力量更弱，塌陷率更高。
- ◆ 使用通过冷冻干燥与冷冻制备的同种异体移植物的融合率没有统计学差异。
- ◆ 甘油处理是一种新的保存方法，可以解决 FZ 和 FD 制备的同种异体移植的缺点，但是这种方法需要进一步的安全性和功效研究。
- ◆ 事实证明，FRA 已成功用于 ALIF 手术。

已经证明同种异体移植物的使用在统计学上等同于脊柱融合中 ICBG 的使用。

（三）脱钙骨基质

通过用酸处理同种异体骨组织以去除其内的矿物质成分，生成脱钙骨基质（DBM）（图 10-1）[53, 54]。约 93% 的 DBM 由 I 型胶原蛋白构成，使其具有弱的骨传导性；大约 5%DBM 由可溶性蛋白包括骨形态发生蛋白（BMP）构成，使其具有骨诱导性；DBM 的其他成分由生长因子组成，例如转化生长因子 -β（TGF-β）、胰岛素样生长因子（IGF），血小板衍生生长因子（PDGF）和成纤维细胞生长因子（FGF）[53, 54]。使用 DBM

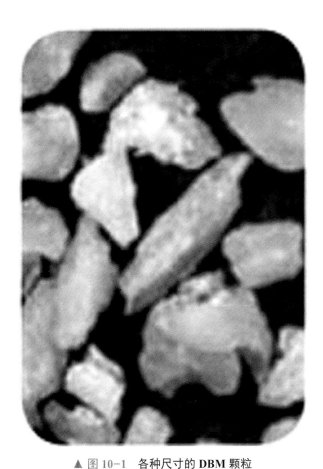

▲ 图 10-1　各种尺寸的 DBM 颗粒

引自 Allograft Tissue [Webpage]. Medtronic; 2017 [updated 2017]. http://www.infusebonegraft.com/healthcare-providers/bone-grafting-options/categorization- of-bone-grafts/allograft-tissue/index.htm

的优势是相对于 ICBG 而言具有广泛的实用性，而且价格较重组人骨形态发生蛋白（rhBMP）低。因为生产制作过程中使用酸处理，所以 DBM 不具有成骨能力。

DBM 最值得关注的缺点是其骨诱导性在同一制造商的不同产品之间和不同制造商之间有非常大的差异。骨诱导蛋白的质量和数量受到不同供体、取骨部位、制备过程和灭菌方法的影响[54, 55]。Bae 等[55] 推断同一种 DBM 制剂中，不同批次的 BMP-2 和 BPM-7 的变异性要高于不同 DBM 制剂中的 BMP-2 和 BMP-7 的变异性[55]。在多项啮齿动物研究中发现这一问题的影响，这些研究表明的 DBM 的骨诱导性和成功的脊柱融合能力各不相同[55]。

由于缺乏结构强度并且具有流体黏度，DBM 常常被用作移植物的补充剂[54, 56]。当前，对于将 DBM 单独用作移植物的文献支持有限。Fu 等[57] 报道的 DBM 混合自体椎板切除后制成的骨粒（ALB）作为移植物在多节段的 PLF 中达到与 ICBG 和 ALB 相同的融合率（分别为 85.7% 和 80.0%；P=0.72）。Kang 等[58] 利用一个多中心的研究也得出类似的结果，即使用 DBM（美敦力，孟菲斯，田纳西州）结合自体骨或自体髂骨（ICBG）治疗 PLF 后的融合率分别为 86% 和 92%（P=1.0）。该研究还显示了，2 组病例在利用 oswestry disability index（ODI）评估术后临床下腰痛的改善上没有统计学差异。值得注意的是，上述 2 项研究都表明，运用 ICBG 治疗的患者的失血量明显高于运用 DBM 治疗的患者（分别为 P=0.02；P=0.0031）[57, 58]。Kim 等[59] 运用 DBM 结合羟基磷灰石（HA）和手术过程中切除的椎板和棘突制成的自体移植骨，进行 TLIF（n=36 例，n=47 例）、PLIF（n=36 例，n=27 例）和 ALIF（n=3 例，n=0 例）手术，得出的结论是，HA-DBM 组（52%）和自体移植组（62%）都有统计学上的等效融合率（P=0.21）。最近，Kim 等[60] 的文献报道，运用填充脱矿骨基质的聚醚酮（PEEK）椎间融合器（cage）与填充 ICBG 的 PEEK 椎间融合器行钢板螺钉内固定的单节段 ACDF 手术，术后平均随访 2 年，通过 X 线片评估，这两种移植物的颈椎融合率没有明显统计学差异。该文献还指出了，在使用 ICBG 为移植物的治疗组中，无症状的相邻节段退行性变发生率更高。

- ◆ DBM 在脊柱融合术中可供选择的移植物。
- ◆ DBM 具有的骨诱导性在同一制造商的产品和不同制造商的产品中可能有所不同。
- ◆ 当结合自体骨移植物进行脊柱融合时，DBM 的功效已在多项临床研究中得到证实。

（四）陶瓷

陶瓷是基于合成钙盐的可生物降解支架，具有骨传导性，缺乏成骨性和骨诱导性，因此，陶瓷通常用作备选骨移植物，并可填充自体移植物，BMA、DBM 或生长因子。它们具有不同的形式，包括粉剂、腻子、颗粒或移植物表面的涂层，并在成分、孔径和结构上各不相同 [8]。这些特性使其能够以结构形式或固体形式用于 ACDF 和 PLIF，或用作 PLF 中高度多孔的粉碎的移植物 [61]。陶瓷作为移植物具有较低的成本，避免了取骨部位的并发症的发生，没有病毒或疾病传播的风险，没有排斥反应，提供数量上还没有限制 [8, 62]。而且陶瓷移植物可以进行消毒而不会失去功能或结构强度。不过陶瓷作为移植物的缺点也是显而易见，主要是脆性和较低的拉伸强度 [8, 63]。

陶瓷可以存在许多不同的物质中，如硫酸钙，磷酸三钙和羟基磷灰石，使它们具有不同的生物降解性、独有特性和不同实用性（图 10-2）[63]。陶瓷材料的吸收是通过异物巨噬细胞吞噬作用，而不是由破骨细胞吸收溶解 [62, 63]。硫酸钙具有最快的吸收率，一般在 4～12 周内完全吸收 [8, 64]。这就可能会出现一个问题，当移植物还没有形成足够数量和强度的新骨时，移植物可能会被完全吸收，导致融合失败。而羟基磷灰石需要 10 年才能完全吸收 [8, 64]。磷酸钙具有最低的孔隙率与骨传导性的

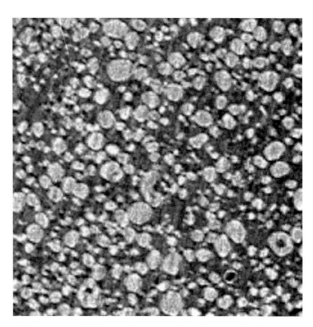

▲ 图 10-2　羟基磷灰石的同步加速器切片（575μm×575μm）

比率，而 β- 磷酸三钙具有最高的孔隙率 [64]。这三者的抗压强度与松质骨大致相当；硫酸钙常可以注射剂的形式存在，易于作为骨空隙填充物。

陶瓷接枝孔隙率在间充质细胞迁移、增值和分化为成骨细胞中起到重要作用 [62]。文献综述显示，随着陶瓷接枝孔隙比率增加，陶瓷的生物力学强度降低，脆性增加，从而导致裂纹和破坏 [61]。Ito 等 [61] 报道，在绵羊模型中行 ALIF 分别使用孔隙率为 0%、3% 和 15% 的羟基磷灰石（HAC），发现至少需要 3% 的孔隙率的 HAC 实现与骨骼的结合。在他的研究中还发现，用 15% 孔隙率的 HAC 治疗组可以获得最高的骨结合度，可能是由于孔隙率较多而利于骨组织的长入。有报道说，孔径大小在 150～500μm 时，陶瓷骨支架的骨长入性和生物降解性可达到相对理想的状态 [63]。

目前，许多文献已经证明了脊柱融合中的有效性。Nickoli 等 [63] 在一篇系统综述中，研究评估了 30 篇关于陶瓷作为骨移植物与自体移植骨结合在腰椎后外侧和腰椎环周融合使用，这些自体移植物包括局部自体移植骨，BMA 和或

ICBG。该研究表明总的融合率为 86.4%，其中局部自体陶瓷移植组的融合率为 89.8%，远高于其他的移植物组合（*P*=0.03）。另有一些研究表明，陶瓷移植物可用作增量剂并替代 PLF 和 PLIF 中的自体移植骨[65, 66]。Rodger 等[67] 报道了，接受 BMA 和 β- 磷酸三钙 -HA 治疗单节段或多节段椎体极外侧融合（XLIF）共 44 个节段，术后随访 1 年放射学显示有 93.2% 的融合率，术后 6 周的 VAS 评分明显改善。Thalgott 等[68] 报道了使用填充了珊瑚状的 HA 和 DBM 的钛笼在行 ALIF 术的患者中可达到 96% 的融合率。

陶瓷成分的最新发展是硅酸盐取代磷酸盐（Si-CaP）[69]。在这种新结构中，将钙和硅酸盐添加到磷酸酯核心区，通过陶瓷表面提供的负电荷，改善陶瓷的生物相容性和骨传导性，从而能够明显提高成骨细胞活性以及心血管的生成。Alimi 等[69] 在一项临床研究中，共 234 例患者使用 Si-Cap 行 TLIF，ACDF，XLIF，PCF 和腰椎椎间融合术，平均随访 14 个月，放射学评估的总体融合率为 86.8%，其中颈椎融合率为 92.6%，胸椎融合率为 87.0%，腰椎最低为 75.8%。该临床研究指出，21 个月后随访时，患者的 ODI 评分明显改善，由 45.6 分变成 13.3 分。Nandyala 等[70] 在 26 例单节段 MIS-TLIF 使用 Si-Cap 添加 5mlBMA，随访 1 年时融合率仅有 65%。

- 陶瓷是具有骨传导性的可生物降解的支架，用作自体移植的骨移植扩展剂。
- 陶瓷具有不同的形式和组成，包括硫酸钙，磷酸三钙或羟基磷灰石。
- 硫酸钙具有更快的吸收速率，而羟磷灰石需要数年才能吸收。
- 陶瓷接枝孔隙率在其生物力学强度，脆性和脊柱融合功效方面起着重要作用。
- 使用陶瓷显示脊柱融合率为 86%～96%。
- 硅酸盐取代的磷酸钙陶瓷移植物在脊柱融合中显示出争议的功效。

（五）骨形态发生蛋白

骨形态发生蛋白（BPM）是可溶性蛋白质，属于转化生长因子（transforming growth factor-beta，TGF-β）家族的一部分[71]。目前，已经鉴定出多达 20 种不同形式的 BMP 在骨折修复中发挥积极作用[72]。早期的 BMP 产品主要是从尸体骨骼中提取和纯化，而这限制了 BMP 的供应[72]。随着基因重组技术的发展，BMP 可由蛋白重组获得，从而增加了其供应并使其得以广泛使用。可以将 BMPs，BMP-2 和 BMP-7 植入骨软骨形成的目标区域[71]。已知 BPM 具有骨诱导能力，可以用作骨移植替代物。BMP 在局部起作用，并通过跨膜受体传递信号，该受体通过磷酸化激活称为 SMADs（Smadl/5）的蛋白质[71]。这些蛋白质然后被转移到细胞核中，在那里它们调节促进骨骼愈合的基因转录，并允许 MSC 分化为成骨细胞[71]。

2002 年，美国食品药品管理局（FDA）批准了重组人 BMP-2（rhBMP-2）在单节段 ALIF 中使用；在 $L_4 \sim S_1$ 椎体置入钛质器械内植物，用于退行性椎间盘疾病和 I 级脊柱滑脱[72]。2004 年，rhBMP-7（也称为成骨蛋白 -1，OP-1）被 FDA 批准用作无法进行移植和获取骨髓抽吸液的 PLF 修订的自体移植替代品[73]。此外，2008 年 FDA 批准了 BMP-2 扩大使用，主要用于翻修有症状的后外侧腰椎假关节[74]。在 2002—2006 年，所有就自主融合手术的 BMP 利用率从 0.69% 增加到 25%[75]。有趣的是，到 2007 年，ALIF 中 BMP 使用仅占 16.6%，其中只有 51% 用于标签上的使用，而 TLIF/PLIF 占所有的 BMP 相关手术的 30%[74]。在 2008 年，FDA 发出公共卫生警告，因为发生了包括发声困难，吞咽困难和异位骨化在内的并发症，禁止 BMP 在颈椎手术中使用[76]。

由于对最初的 BMP 研究中对报道结果有偏见、财务链不明和后续报道不足的批评，在耶鲁大学开放数据访问项目下成立了 2 个学术团体，分别为俄勒冈州健康科技大学（OHSU）和位于格雷的约克大学，按计划在 2011 年审查了 rhBMP 的使用效果和并发症[77, 78]。然而，这 2 个团队得出了相互矛盾的结论。OHSU 认为，与 ALIF 和 PLF 中的自体移植相比，rhBMP-2 几乎没有提供任何好处；而约克研究组指出，术后 24 个月与 ICBG 相比，rhBMP-2 的融合率更高[16, 78]。

rhBMP 在脊柱关节固定术中作为独立移植物和骨移植增强剂的功效已在随机对照试验和文献综述中详细说明。Parajon 等[79]观察了在 MIS-TLIF 中使用各种移植物的融合成功率，一共观察了 1533 例患者和 40 个系列病例。该研究得出的结论是联合使用自体局部骨与 rhBMP 作为移植物的脊柱融合率最高（99.1%）。该文作者还指出，移植物中含有 BMP 的患者术后融合率高于移植物中不含 BMP 的患者（96.6% vs. 92.5%）。在另一项最低 12 个月随访的研究中，Singh 等[80]报道，在 MIS-TLIF 中使用 rhBMP 后假关节的发生率为 6.8%（n=39/573）。一项前瞻性研究中，在总共 62 个椎间隙中，使用两腔椎间融合器分别填充 ICBG 或 6mg 的 rhBMP-2 行单节段或双节段 MIS-TLIF 手术，结果表明与使用 ICBG 相比，rhBMP-2 的椎间融合率更高（分别为 88.7% 和 71%；P=0.001）[16]。由 Fundez 等[72]进行的 Meta 分析已经显示 rhBMP-2 在 ALIF 手术中能够获得与 ICBG 相同的融合率，临床效果和患者满意率。最近，Woods 等[81]使用 rhBMP-2 在 L_1～S_1 水平的 OLIF 手术中，患者的脊柱融合率为 97.5%；另有一项前瞻性研究中，使用 rhBMP-2 在 XLIF 手术中，患者的脊柱融合率为 95%[82]。

在脊柱融合术中，BMP-7 作为骨移植物的替代物和增强剂获得成功的报道在多个试验中均可见到。BMP-7 最常用于 PLF 手术中。Vaccaro 等[83]在一项前瞻性随机对照研究中，比较 BMP-7 与自体骨移植在 PLF 手术中疗效，发现这两者在脊柱融合率没有统计学差异，并且使用 rhBMP-7 组显示出更高的融合率趋势（分别为 55% 和 40%）。Vaccaro 等[84]在另一个随机对照研究中，295 名患者分别使用 rhBMP 或 ICBG 进行单纯

PLF 手术（无内固定），通过 CT 评价得出这两者有相似的脊柱融合率（分别为 75% 和 77%，P=0.85）。Johnsson 等也得出相同的结论，在没用内固定的 PLF 手术中，使用 rhBMP 和 ICBG 作为骨移植材料，术后脊柱融合率对比没有统计学差异[85]。

虽然 BMP 运用临床后使脊柱手术的融合率增加了，但是在过去的 10 年中，BMP 所导致的并发症也让人们对于它的使用持审慎态度。总结大量的文献研究，BMP 使用后可能导致的并发症有逆行射精（RE）、神经损伤、异位骨化形成、神经根病变和周围神经囊肿钙化[77, 86-91]。Singh 等[80]在对 610 例患者的回顾性研究中，在 MIS-TILF 术后并发发现异位骨化形成和椎体骨质溶解与术中使用 rhBMP-2 有关。Baslerio 等[92]报道了一个病例，在 TLIF 术中使用 rhBMP-2，术后 3～4 个月，发现患者从软骨下囊肿进展为 L_4～L_5 节段的椎体骨质溶解。此外，Vaidya 等[93]描述了在 rhBMP-2 的使用早期可能会有吸收，而这可能导致 TLIF 或 PLIF 术中使用的椎间融合器（cage）移位，目前尚没有有效措施阻止这种 cage 的位置移动。然而，Siddiqui 等[94]发现，在 TLIF 手术中使用 rhBMP 治疗的患者中，勃起功能障碍的风险并没有增加。而且，YODA 项目和其他一些研究都认为 rhBMP-2 的使用会增加患者罹患癌症的风险[78, 95]。但是，在 Cooper 等[96]和 Kelly 等[97]，通过系统性回顾性研究，分析了超过 146 000 和 467 000 多名患者，认为没有证据表明使用 rhBMP 增加术后上述并发症的风险。

应用 rhBMP-2 后导致并发症发生的可能原因之一是高剂量 BMP 的使用[72, 80, 86]。Hofstetter 等[86]的文章认为在 ACDF 手术中使用 0.2～0.6mg 的 rhBMP 后导致的严重吞咽困难风险增加呈弱相关性。该研究指出，在 ALIF 手术中避免使用剂量 ≥ 4.2mg 的 rhBMP 可降低由于使用 rhBMP 而导致的终板吸收和或移植物沉降的风险。该研究在最后还指出，在 TLIF 手术中使用超过 4.2mg 的 rhBMP 会导致神经根病增加的风险。因此，

发展应用新技术和新材料的压力越来越大，我们应该在不影响患者的治疗效果和临床效果的情况下酌情小剂量使用 rhBMP。

开发设计出一种更好的载体，能够提高脊柱融合率而且减少 BMP 使用剂量成为热门的研究领域之一。目前，由 I 型牛胶原蛋白制成的可吸收胶原蛋白海绵（ACS）是 FDA 批准的唯一可在脊柱融合中使用的 BMP 载体[98]。Lee 等[99] 描述的一种 PA 分子，可自动转变成直径 10nm 的高宽比纳米纤维，其末端可结合外源性和内源性的 BMP-2，可促进骨的融合。该研究证实了，在大鼠行 PLIF 手术模型中，相比使用 PA 纳米纤维载体的 BMP-2 可获得 42% 的融合率，而没有使用 PA 载体时则需 10 倍的 BMP-2 剂量才能该融合率。相应的，Chen 等[100] 提出了一种新方法，使用结构类似于 I 型胶原蛋白的丝素蛋白（SF）微球体来持续释放 rhBMP-2，研究测试了双磷酸钙（BCP）与填充了 0.5μg 的 SF 微球在绵羊模型中行 ALIF 手术中的脊柱融合效果。结果证实了，使用 BCP/SF/rhBMP 的绵羊模型中椎体融合的组织学证据明显多于使用 BCP 或 BCP/rhBMP（$P < 0.05$）。

在脊柱融合术中使用 BMP 让人诟病的另一个问题是医疗成本的增加。Singh 等[101] 总结出 2002—2010 年，在进行 ALIF 和 PLIF 手术中使用与未使用 rhBMP 相比，患者医疗成本要高得多，分别为 28 390 美元对 21 363 美元，31 863 美元对 23 155 美元（$P < 0.001$），在该研究中还发现了在脊柱融合中使用 BMP 的总的医疗费用同期增加了 9560 美元。但是必须要说明的是，大量研究表明，虽然增加了脊柱融合术的成本，随着 BMP 的使用，脊柱融合率也增加了[83, 102-104]。此外，文献还显示了，仅腰椎融合术后假关节形成翻修手术的费用约为 23 865 ± 270 美元；要是统计出 2 年期内门诊就诊费用和间接费用，总费用约为 41 631 ± 2301 美元[105]。但是对于某些已经被证实术后融合效果欠佳，骨不连发生可能性较高的患者，如患有骨质疏松症的老年人、吸烟

者或需要进行多节段植骨融合的患者，还包括脊柱术后假关节翻修手术的患者，使用 BMP 被认为是合理的[106, 107]。正如上文所讨论的，未来可能会通过开发能够实现脊柱成功融合所用的 BMP 的载体，降低所需的 BMP 数量，从而降低 BMP 成本。

- ◆ BMP 以其潜在的骨诱导作用而闻名，并可用作独立的移植物和骨移植增强剂。
- ◆ 2004 年，BMP-7 被批准作为一种自体移植替代品用于翻修 PLF。
- ◆ 2008 年，BMP-2 被批准用有症状的后外侧腰椎假关节翻修术中。
- ◆ 建立了 OHSU 和 YODA 项目，以审查与 rhBMP 在脊柱融合术中的应用有关的益处和并发症。
- ◆ 在微创脊柱融合中，rhBMP 显示融合率高达 99.1%。
- ◆ 在过去 10 年中，BMP 因一些并发症而受到批评，这些并发症可能与高剂量使用有关。
- ◆ ACS 是 FDA 唯一批准的 BMP 载体。
- ◆ 最近，传递系统，如丝素蛋白和肽两亲分子已经被提出作为改进的传递系统，也定位 BMP。
- ◆ 虽然 BMP 的使用与成本的增加有关，但更要注意治疗腰椎假关节的高成本和 BMP 在患者中选择性使用的重要性。

（六）其他生物制剂：细胞疗法和多肽

随着生物技术的发展，上述生物制剂的替代品以细胞疗法和多肽的形式出现并在脊柱融合术中广泛应用。细胞为基础利用间充质干细胞（MSC）或多能干细胞的疗法可分化为成骨细胞，多能干细胞主要来源于骨髓、脂肪组织、骨膜或骨骼肌[108]。临床上可利用的 MSC 数量有限[108]，而通过 BMP 起作用的多肽 B2A，其数量充足，讨论如下。

文献报道，在脊柱融合术中，对扩展干细

胞作为骨扩展器或替代物进行更深入的研究。Ammerman 等讨论了 Osteocel Plus（OC+）在脊柱融合中的疗效，Osteocel Plus（OC+）作为同种异体骨移植骨基质，含有骨髓间充质干细胞和骨祖细胞，并结合 DBM 和松质骨[109]。对 23 例患者行 MIS-TLIF 2 年的随访通过 X 线检查发现其融合率为 92.3%[109]。Wheeler 等通过在母羊接受一个节段的 PLF 手术的动物实验验证了多孔陶瓷骨结合不同剂量间充质前体细胞（MPC）（$25 \times 10^6 \sim 225 \times 10^6$）复合材料的疗效[110]。研究显示在手术后 3 个月，同种异体骨移植骨基质结合不同剂量的间充质前体细胞的融合率都明显高于后单独用（磷酸三钙）的融合率[110]。

已经发现另外有意义获取大量 MSC 的方案是通过使用生物活性物质羊水悬液（BAS）。BAS 由同种异体移植组织组成包括在剖腹产过程中从供体收集的羊膜和细胞[111]。Nunley 等测试了同种异体骨诱导 BAS 的有效性 72 例行一节段或两节段腰椎间融合并后路固定患者，随访时间超过 12 个月验证[111]。这项研究报道融合率为 99.1%[111]。

- 目前在脊柱融合中是单独应用 MSCs 还是用作增强剂正在探索。
- 文献缺乏对使用 MSC 的安全和有效性报道。
- B2A 是一种合成肽，其与天然 BMP2 作用于 BMP 受体。
- 临床试验对 B2A 在脊柱融合中的有效性和安全性进行探索。

最后，Sardar 等描述一种合成肽，这种多肽为 B2A，通过与 BMP 受体相互作用和 BMP 反应性增殖来促进成骨细胞的分化[112]。因此，B2A 必须使 BMP2 存在于成骨细胞将形成的区域[112]。B2A 降低了与 rhBMP 相关的不良风险，包括异位骨或骨过度生长引起神经压迫[112]。在一项随机对照试验中，24 名患者行单节段 TLIF

分别用髂骨植骨，低剂量 B2A 涂层陶瓷颗粒（150μg/cm³），高剂量涂层陶瓷颗粒（750μg/cm³）[112]。研究表明高剂量涂层组的融合率为 100%，低剂量组 50%，在髂骨植骨组为 78%（$P=0.08$）[112]。研究表明在单节段 TLIF 手术中涂层陶瓷颗粒具有替代髂骨植骨的潜力[112]。

三、椎体间融合器结构技术

除了生物制剂外，椎体间融合器（cage）在骨融合的形成过程中也起着重要的作用。椎体间融合器有多种形式，包括同种异体骨、聚醚醚酮（PEEK）和钛。尽管在脊柱手术中，对融合器的了解仅停留在减少移植物材料负荷，为新骨愈合和重塑以及成熟创造时间的观点上，最近表面技术的发展使植入物在提高融合的速率和质量方面发挥积极作用[4]。与 PLF 相比，植入物有助于减轻椎间融合过程中增加的压力[113]。

同种异体骨融合器通过其骨传导特点参与骨融合。此外，融合器为椎间融合提供了良好的支持结构。在机械压缩过程中，同种异体载荷 - 破坏比最高的是股皮质环和腓骨及后三皮质髂骨[114]。后路脊柱融合，PLIF，同种异体间融合器可压缩成楔子和锯齿外形得以应用[115, 116]。然而，研究发现使用一种带髂骨植骨或 rhBMP 的 FRA 假关节发生率很高（分别为 36% 或 56%）[102]。

PEEK cage 的弹性模量与皮质骨非常相似，这种特点使 PEEK cage 在腰椎融合中广泛应用（图 10-3）[117]。此外，这些特性减少沉降和 PEEK 融合器产生的压力在早期融合中可穿透植入物并且更好地分布在植入物内[117]。在文献中，大量的研究表明 PEEK 融合器在腰椎后路固定手术中融合效果好，其通过维持椎间隙的高度和正常的解剖位置而发挥作用[118]。然而，通过 CT 可观察到 PEEK 植入物和骨头之间的光晕效应，是植入物与周围骨质的不完全融合重要标记[119]。由于 PEEK 融合器的疏水表面限制了蛋白质的吸收和黏附，导致植入物和骨头之间长入纤维组织

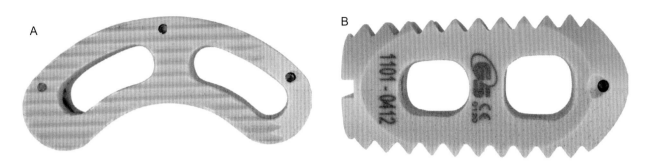

▲ 图 10-3　**A. 用于 TLIF 的 PEEK 融合器；B. 用于 PLIF 的 PEEK 融合器**
（引自 GS medical; 2018. http://gsmedicalusa.com/anyplus-interbody-collection/）

层[119]。为了促进融合，Zhao 等将 PEEK cage 表面涂有 3D 磺化，以促进骨分化标志物包括 ALP 和 Runx2 细胞黏附和表达增加[120]。Johansson 等增加 PEEK 植入物的表面积，以便通过 HA 纳米晶表面提高骨 – 植体接触强度[121]。另一项通过绵羊动物模型实验，发现植入物表面涂钛增加种植体与骨的结合，提高抗剪切力强度[122]。研究表明这种涂层造成磨损颗粒分离[123]。

　　钛植入物的特性成为一个成为椎间融合器很好的选择。OlivaresNavarette 等发现与 PEEK 融合器相比表面粗糙的钛植入物可促进生长因子增加，这些生长因子包括 BMP-2、BMP-4 和 BMP-7，骨祖细胞和成熟成骨细胞[124]。值得注意的是，在没有其他生长因子情况下，钛植入物可以创造成骨环境，生物力学研究表明多孔钛植入物的抗剪力强度明显大于 PEEK 和同种异体植入物[125]。这很可能是由于钛间隔物的孔隙率能促进骨的生长和血管生成[126]。另外，研究表明在钛植入物上覆盖陶瓷，如羟基磷灰石和其他钙化合物，有能够促进周围骨骼的生长并长入融合器而减少侵蚀。钛融合器在椎间融合过程中相对有效；但是下沉仍然值得关注[127]。最后，钛植入物的高辐射特性使其难以通过影像学观察椎间融合情况。

　　同种异体骨和 PEEK 融合器是椎间融合器最好的选择，因其安全和结构坚固的特点。近几年来，钛融合器在脊柱融合手术中的应用越来越广泛，钛融合器具有骨整合，成骨潜能，其表面可覆盖各种涂层和加工不同形状，从而产生更强的骨融合性能。

- 同种异体骨、PEEK 和钛椎体间融合器在脊柱融合中起着重要作用。
- 研究表明同种异体移植骨融合器如 FRA 假关节发生率很高。
- PEEK 融合器以其弹性模量、早期融合、发生沉降率低而闻名。
- 在腰椎融合术中 PEEK 融合器是有效的。
- 钛植入物能产生成骨环境。
- 钛笼在脊柱融合术中是有效的；然而，下沉和对辐射线的遮挡是它的缺点之一。

四、结论

　　总之，髂骨植骨仍然是脊柱融合手术的金标准。然而，髂骨植骨的使用受到供区并发症和移植骨量限制。因此，研究专注于移植材料的选择，如同种异体移植物、DBM、陶瓷和生长因子弥补这些缺点。尽管在一定条件下上述的移植都可以作为脊柱融合是一种选择，研究还不能使最佳方案和各种组合标准化。当我们继续扩大脊柱融合范围，重点不应阻止产生高融合率、提高患者安全性，低成本并充足的供应，导致坚强的融合的移植物。

总结

- 脊柱的融合依赖于生物制剂的应用。
- 生物制剂因其成骨性、骨传导和骨诱导能力而不同。
- 自体骨移植具有成骨、骨传导和骨诱导特性。
- 自体骨移植是脊柱融合的金标准。
- 髂骨移植的应用由于供体部位的病变受到限制。
- 局部骨移植在脊柱融合效果极佳可作为髂骨移植的替代物；然而，局部植骨受可用骨量的限制。
- 其他可选择自体骨移植，如 BMA、PRP 正在研究中。
- 同种异体骨以其骨传导和有限骨诱导潜能，但缺乏成骨成分。
- 同种异体移植物通过冷冻干燥或冻结方法准备。
- 同种异体骨已成功应用于脊柱融合达到的融合率统计上等同于 ICBG。
- DBM 具有不同的骨诱导特性，因为这些特性，在脊柱融合中把它用作移植物增强剂。
- 陶瓷已成功作为他们的移植物骨传导增强剂应用于脊柱融合。
- BMP 具有很强的骨诱导作用，作为自体骨移植的替代物在脊柱融合术中效果极佳。
- FDA 批准 BMP 临床应用后，发现包括逆行射精，神经损伤，异位成骨，神经根病，神经周围钙化囊肿，椎骨溶解，异位骨形成等并发症。
- 与 ACS 相比，发现 BMP 替代载体研究增加，如肽亲水亲脂分子减少大剂量使用 BMP 的相关并发症。
- 同种异体骨、PEEK 和钛材料的椎体间融合器已用于脊柱融合。

测 验

★ 选择题

1. 以下哪项是正确的说法？（　　）

　　A. 自体骨移植被认为是脊柱融合的金标准

　　B. 自体骨移植具有骨传导和骨诱导，缺乏成骨能力

　　C. 皮质骨自体移植具有强大成骨能力

　　D. 观点 A 和 B 是正确的

　　E. 观点 A 和 C 是正确的

　　F. 观点 B 和 C 是正确的

　　G. 所有的观点都是正确的

2. 同种异体骨是（ ）

    A. 骨诱导

    B. 骨传导

    C. 成骨

    D. 观点 A 和 B 是正确的

    E. 观点 A 和 C 是正确的

    F. 观点 B 和 C 是正确的

    G. 所有的观点都是正确的

3. 以下哪项是正确的观点？（ ）

    A. 用同种异体移植感染艾滋病毒的风险很小

    B. 同种异体骨制备用冻干脱水的冷冻方法

    C. 冻干法制备的同种异体骨可以在室温下储存

    D. 观点 A 和 B 是正确的

    E. 观点 A 和 C 是正确的

    F. 观点 B 和 C 是正确的

    G. 所有的观点都是正确的

4. 以下哪项观点是正确的？（ ）

    A. DBM 具有骨诱导和骨传导功能

    B. 陶瓷是骨传导性

    C. 陶瓷的成分中含有硫酸钙、磷酸三钙和羟基磷灰石

    D. 观点 A 和 B 是正确的

    E. 观点 A 和 C 是正确的

    F. 观点 B 和 C 是正确的

    G. 所有的观点都是正确的

5. 骨形态发生蛋白是（ ）

    A. 成骨

    B. 成骨诱导

    C. 用作骨移植替代物

    D. 观点 A 和 B 是正确的

    E. 观点 A 和 C 是正确的

    F. 观点 B 和 C 是正确的

    G. 所有的观点都是真的

★ 答案

    1. A   2. D   3. E   4. G   5. F

第 11 章 干细胞在脊柱疾病治疗中的应用

Use of Stem Cells in Spinal Treatments

S. Mohammed Karim　Shuanhu Zhou　James D. Kang　著

高　瑞　译

周许辉　校

学习目标

- 了解正常椎间盘解剖结构和代谢。
- 了解椎间盘退化的细胞学过程。
- 了解椎间盘变性的临床表现。
- 了解干细胞治疗椎间盘变性和促进脊柱融合的临床相关知识。

一、概述

椎间盘（intervertebral disc，IVD）解剖结构复杂，与所有组织一样，随着时间推移，其固有解剖结构发生变化，而出现变性。椎间盘在维持脊柱稳定性和生物力学结构中起着至关重要的作用，所以当椎间盘在细胞水平出现退变时，即椎间盘退变（intervertebral disc degeneration，IVDD），在宏观层面也会引起一些后果。椎间盘退变会影响脊柱运动和序列，最终导致患者颈部或背部轴性疼痛，以及神经根受压或激惹引起的神经根性疼痛[1]。退化过程中，椎间盘常驻细胞缺失使其自身的再生能力受到限制，干细胞疗法是提供一组多能细胞，这些细胞可以分化为天然椎间盘组成细胞，以恢复其解剖结构和功能[2]。

二、椎间盘解剖结构

了解椎间盘及其组成部分的宏观和微观解剖结构，对于了解其正常功能以及干细胞治疗的靶点至关重要。椎间盘由内部凝胶状的髓核（nucleus pulposus，NP）和外部包绕的纤维环（annulus fibrosus，AF）组成，图 11-1 展示了牛椎间盘标本的这些结构。上述结构连同每个脊柱

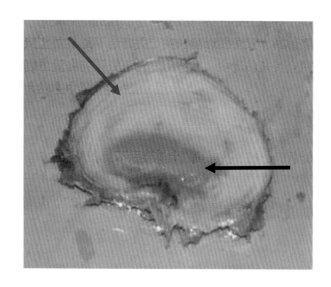

▲ 图 11-1 图中展示了髓核（黑箭）和纤维环（红箭），髓核呈凝胶状、半透明、无定形，其位置受纤维环的限制。纤维环的层状结构在椎间盘中央过渡较为明显（人体椎间盘解剖结构类似）

运动节段的相邻软骨终板共同构成 IVD。通常来说，人体从 $C_2 \sim S_1$ 共有 23 个完整的椎间盘[3]。脊柱活动节段包括 2 个完整的椎体及其中间的椎间盘[4]。1938 年，Joseph S. Barr 博士认为"椎间盘的功能是辅助脊柱运动，保护中枢神经系统，并在椎体间传导身体重量"[5]。在随后 80 年中，对其总体解剖观点没有明显变化[1, 4, 6]，而研究重点一直聚焦于椎间盘细胞结构。

> **要点**
> 椎间盘由纤维环包绕髓核组成，位于相邻椎体软骨终板之间。

（一）髓核

正常人体髓核是无血管、无神经、高度顺应性的结构，位于椎间盘中心，周围以纤维环为界，头尾以椎体终板为界。它占成人椎间盘体积的 40%～50%，占横截面积 25%～50%[4]。髓核细胞稀疏，富含细胞外基质（extracellular matrix，ECM），其主要成分是蛋白多糖和 II 型胶原蛋白[7-10]，其中蛋白多糖含量丰富使得水也成为髓核关键成分。蛋白多糖是由蛋白质核心和含有糖胺聚糖（GAG）的重复二糖单位侧链组成的大分子。多聚蛋白多糖是蛋白多糖的主要存在形式，由若干蛋白多糖单体与透明质酸结合而成[8, 11]。在 NP 中最常见的 GAG 是硫酸角质素、硫酸软骨素和透明质酸[9]，这些 GAG 富含羧基和硫酸盐基团，对水合反应亲和力很高。所以说，健康的 NP 细胞外基质高度水合，其中散布 II 型胶原纤维。除此以外，髓核中非胶原蛋白占干重 20%～45%，包括弹性蛋白、纤连蛋白和其他糖蛋白[8, 10, 11]。

> **要点**
> 髓核组织的细胞外基质是由 II 型胶原蛋白和多聚蛋白多糖组成的独特环境，其含水量高、顺应性好。

（二）纤维环

在椎间盘中，纤维环包绕着髓核，其生化组成从外层到内层各不相同。1976 年，Eyre 等在猪的椎间盘模型中首次证明 I 型胶原和 II 型胶原的比值在外环处最大，由外向内逐渐降低[7]。外环通过 I 型胶原纤维同心圆结构提供抗压强度[12]。而每一层之间的基质由弹性纤维和交联桥组成[13]。越靠近内环，II 型胶原比例越大，组织的形态与髓核越相似。纤维环的高抗压强度抵抗相邻椎板施加在髓核上的压缩负荷。如图 11-1 所示，牛纤维环大体解剖结构反映了其由外向内的变化。

三、椎间盘退变

（一）基础研究

在髓核发育过程中，蛋白多糖含量很少，但成熟髓核中 ECM 成为主要成分，而且在 20 岁左右，软骨细胞逐渐取代了脊索细胞（notochordal cells，NC）[14, 15]。据推测，脊索细胞可能是髓核细胞的祖细胞。因此，椎间盘中缺乏髓核细胞会限制其关键 ECM 成分的合成代谢潜力。此外，随着年龄增长，合成型胶原的软骨细胞会降低髓核中 II 型胶原和 I 型胶原的比率[16]。

髓核通过相邻终板软骨的孔隙接受营养代谢，在 20 岁左右，椎板处血管逐渐消失，造成了髓核退行性改变[15]。随着髓核中氧含量下降，继而终板代谢受到影响，继而无氧代谢增加导致了 pH 降低，进而进一步影响了 ECM 合成[16]。

髓核保持和吸引水的能力对其整体功能至关重要，而髓核易于水合得益于蛋白聚糖聚集体的巨大负电荷密度。随着年龄增长，多聚蛋白多糖从透明质酸中裂解，负电荷密度发生变化，使其不能结合更多的水[17]。当髓核水分逐渐减少，由占主导的 II 型胶原纤维逐渐转变成 I 型胶原纤维时，椎间盘整体硬度增加，更容易受到剪应力影响[16]。椎间盘受到的静水压力转变为剪应力又进一步导致了软骨细胞合成更多的 Ⅰ 型胶原蛋白，从而形成正反馈调节。静水压力降低的同时，蛋白多糖合成降低，基质金属蛋白酶等分解代谢蛋白合成增加。多聚蛋白多糖合成减少和分解增加导致椎间盘内水合作用进一步减少，水合作用的减少又会降低椎间盘内渗透压，从而进一步抑制了椎间盘的合成代谢[16]。

（二）临床相关性

> **要点**
>
> ◆ 随着髓核老化，维持 ECM 高度水合和顺应性的能力下降，这是由于现有 ECM 组分（透明质酸糖胺聚糖侧链上的蛋白聚糖的降解）的降解增加及其产生 ECM 组件新蛋白的能力下降导致的。
>
> ◆ 髓核中 Ⅱ 型胶原蛋白与 Ⅰ 型胶原蛋白的比例随着年龄的增长而降低。
>
> ◆ 正反馈回路导致髓核细胞的级联式分解代谢增加，导致细胞外基质更加僵化。

背痛是椎间盘退变的最直接临床表现，图 11-2 展示了退化级联反应最终导致背部疼痛的示意图。正常情况下，髓核是无神经的，但随着退化进程中裂口形成，其中填充了由神经支配的血管肉芽组织，但一定浓度的蛋白多糖可以抑制肉芽组织形成[14]。椎间盘内肉芽组织会引起明显的炎症反应，随着炎症因子浓度增加，从而引起疼痛，通常将其视为椎间盘源性疼痛。一项关于椎间盘造影术中注射糖皮质激素治疗背部疼痛的随机对照试验发现，1 个月随访中注射组改善明显，但在 12 个月随访中，注射组和对照组无明显差异[18]。

上述的退化级联反应导致椎间盘纤维环容易撕裂。撕裂范围从平行于椎体终板周边边缘损伤到垂直于椎间盘的径向撕裂[19]。这种慢性退行性撕裂使得髓核容易突出，压迫脊神经根，或造成椎管狭窄而引起神经源性跛行。

脊柱运动的改变继发于椎间盘退变。一些研究发现，在退化的脊柱节段上，节段性脊柱运动不稳定，主要是扭转不稳定，在不同的方向上发生载荷[19]。而这种程度的不稳定和运动增加是否与背部疼痛有关尚不清楚。椎间盘退变引起节段性运动增加，使得小关节囊应力增加，并导致滑膜关节退行性改变[20]。另外，小关节炎症与背部

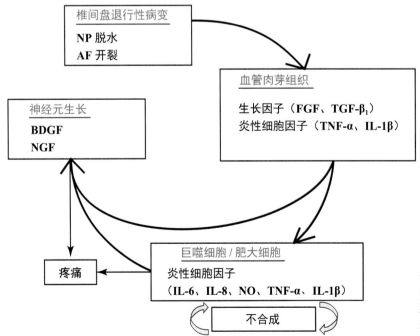

◀ 图 11-2 椎间盘退变导致下腰痛的流程
其中重要的是血管肉芽组织及其引起的炎症级联反应（引自 Kadow 等[14]）

疼痛的相关性仍不清楚。椎间盘间隙和小关节处的骨赘形成会损伤神经并引起神经根病变。随着退化进程，椎间盘逐渐纤维化及僵化，运动节段僵硬，节段运动范围变小。

要点

◆ 椎间盘退变（IVDD）表现为背痛，其原因是椎间盘本身变成了产生疼痛的源头，而脊柱的生物力学改变又导致小关节病变。

◆ 椎间盘退变可另一个表现为因纤维环撕裂，髓核突出而引起的神经根疼痛或神经功能障碍。

四、干细胞治疗

椎间盘内各种组织有其特定的基质结构，该基质结构由不同表型的细胞群维持[21]。NP 内脊索细胞较大且含有液泡，而成熟 NP 细胞较小，类似软骨细胞。纤维环细胞在形态上是成纤维细胞样，终板中的细胞类似于软骨细胞[22]。椎间盘的不同组织内有内源性祖细胞或干细胞参与椎间盘的再生[22]。这些内源性干细胞激活后会增强椎间盘自我修复[22, 23]。然而，随着年龄增长和椎间盘退化，其中特异性干细胞逐渐耗尽[24]。因此，在椎间盘退行性疾病干细胞治疗中，间充质干细胞（MSC）、脂肪来源干细胞、诱导多能干细胞等非椎间盘干细胞成为潜在干细胞来源[25]。

（一）间充质干细胞

人骨髓间充质干细胞（marrow-derived mesenchymal stem cells，MSC）已被证明是几种不同间充质细胞谱系前体，包括成骨细胞、软骨细胞、成肌细胞，脂肪细胞和成纤维细胞[26]。MSC 不仅存在于骨髓中，还存在于脂肪、脐带血、羊水、胎盘、牙髓、肌腱、滑膜和骨骼肌等非骨髓组织中。但尚未证明这些组织类型中的 MSC 具有相同的分化潜能[26, 27]。类似于骨髓 MSC，脂肪来源的间充质干细胞（adipose-derived mesenchymal stem cells，AD-MSC）可以分化为以下几个谱系，包括脂肪细胞、成纤维细胞、软骨细胞、成骨细胞、神经元细胞、内皮细胞和心肌细胞，并且可以通过微创手术大量获取。综上所述，这些细胞可能成为组织工程和再生医学的有力工具[28]。

在骨和软骨细胞治疗领域，MSC 具有广阔前景，当再生发生在炎性环境中时，MSC 具有潜在的抗炎作用[29-31]。目前，MSC 已经用于各种骨科病理学中，例如骨折、肌肉、肌腱、韧带损伤、关节软骨缺损、骨关节炎、半月板损伤、神经损伤、脊髓损伤和椎间盘退变[32]。

尽管在各种动物模型中研究了 MSC 移植治疗椎间盘退变，但尚不确定 MSC 是否具有体外分化为椎间盘细胞的潜能[22, 25]。人们通过软骨组织工程综合利用 MSC、生化因子和生物材料来创建功能性组织替代物，以此治疗软骨损伤[33]。组织工程方案可能成为椎间盘切除术后椎间盘结构和功能恢复提供新的髓核替代物[34]。Bertolo 等报道，在含 TGF-β_1 的培养基中，胶原和明胶支架是 MSC 体外成软骨分化的合适基质。然而，MSC 表达的髓核标记物 keratin 19（KRT19）、paired box 1（PAX1）和 forkhead box F1（FOXF1）明显低于同一培养中的髓核细胞，这表明体外分化的 MSC 表型与髓核细胞表型不完全相同[35]。Clarke 等报道生长因子 GDF6 可诱导 AD-MSC 分化为髓核样细胞，这表明 GDF6 诱导 AD-MSC 分化可能成为椎间盘细胞治疗的理想选择[36]。在 TGF-β_3 介导的分化后，MSC 球体的基因表达谱更接近于天然的 IVD 组织，而不是天然关节软骨[37]。在软骨透明质酸纳米纤维支架内 MSC 在 TGF-β_1 诱导下成软骨细胞，并在结构上与天然椎间盘相似，具有外部纤维环及内部髓核样区域[38]。现今，需要开展更多体外研究，探索合适的 MSC、生化因子和生物材料的组合，以创造功能性椎间盘替代物。

（二）MSC 治疗椎间盘退变的临床前研究

临床前动物模型研究表明，移植的 MSC 可能分化后具有髓核细胞功能和（或）可能促进椎间盘细胞抗分解代谢和抗炎症级联反应[22]。体内细胞示踪技术为深入了解干细胞存活、分化和迁移提供机会[39]。研究表明，成年兔椎间盘注射同种异体 LacZ 标记 MSC 后，MSC 成功植入椎间盘组织，定植在髓核的 MSC 表现出与髓核细胞类似圆形形状[40]，而定植于过渡区和纤维环的 MSC 则呈现出纤维环细胞样的纺锤形。Yang 等将在小鼠退化椎间盘中注射 EGFP 转基因鼠的 MSC，结果表明 MSC 可以通过自分化和刺激内源细胞促进髓核再生，以此治疗椎间盘退变[41]。MRI 是一种具有高空间分辨率的非侵入性、非电离成像检查方法，非常适合短期干细胞追踪[39]。研究中，在注射 2 周后，通过 MRI 可以在椎骨组织外植体中检测到超顺磁纳米颗粒标记的猪 MSC[42]。

骨髓和脂肪来源 MSC 在椎间盘退变研究中应用越来越多。据报道，50 项椎间盘再生临床前研究中，有 32 项使用了骨髓或脂肪来源的 MSC[22]。然而在分离、扩增、分化和预处理 MSC 以便植入退化的脊柱仍然存在许多挑战，这些挑战需要研究者对椎间盘微环境、椎间盘生物学、椎间盘退变病理生理学以及结合生物材料技术等有更深入的了解[43]。还需要克服 MSC 在退变椎间盘中生存和增殖的另一个障碍[44]，尽管骨科退行性病变中干细胞疗法短期结果可能有效，但似乎未能逆转年龄有关的组织变性。而导致治疗结果不佳的原因可能是衰老的干细胞群治疗潜力下降以及退化后细胞增殖能力下降，而这不利于老年椎间盘退行性病变患者[45]。

> **要点**
>
> 动物研究表明，移植的间充质干细胞具有分化为髓核（髓核样）细胞的能力，但尚未证明其生存、增殖和恢复椎间盘结构的能力。

（三）MSC 治疗的临床试验

表 11-1 列举了几项正在进行或已完成的 MSC 细胞治疗椎间盘退化临床试验。一项随机对照试验中，24 名 18—75 岁慢性背痛和椎间盘退变患者被分为 2 组，试验组接受同种异体骨髓来源的 MSC 注射，每个节段椎间盘内注射 2500 万个细胞[46]。针对疼痛、功能障碍、生活质量和 MRI 评估椎间盘质量等指标进行了 1 年随访，证实治疗方法的可行性和安全性，确定其临床适应证。结果显示，MSC 治疗患者的 Lequesne 指数（lequesne algofunctional index）得到快速和显著改善，然而只有 40% 的患者出现改善。通过 Pfirrmann 分级量化，MSC 治疗组椎间盘退变改善，而对照组退化更为严重。在一项针对 10 名纤维环完整的椎间盘退变伴腰背痛患者的初步研究中，患者接受自体扩增的骨髓 MSC 注射 [每个节段椎间盘内注射（10±5）×10^6 个细胞]，结果显示患者疼痛和功能障碍得到改善，椎间盘含水量显著增加[47]。通过对脂肪组织的微量抽吸术可以获得脂肪基质血管组分（stromal vascular fraction, SVF），而外周血中可以获得富含血小板的血浆（platelet-rich plasma, PRP），SVF 中含有 AD-MSC 和脂肪细胞生长因子[48]。另一项研究中，共 15 名椎间盘退变患者接受局部脂肪抽吸术，从 60ml 脂肪组织中分离 SVP，并将 AD-MSC 注射到患者髓核中。研究统计包括不良事件、运动范围、视觉模拟量表、当前疼痛强度、Oswestry 功能障碍指数、贝克抑郁量表、Dallas 疼痛调查表和 SF-12 量表。结果显示，12 个月随访中无严重不良事件、无感染，患者治疗后得到显著改善。一项开放性前瞻研究，26 名患者非随机分 2 组，有 21 名患者的疼痛评分和功能障碍显著改善。通过 MRI 发现 20 名患者中 8 名椎间盘水含量增加，并且患者疼痛缓解 1 年[49]。

尽管已发表的 MSC 治疗试验（表 11-1）证明其改善背部疼痛等结果良好，但这些试验的主要目的是评估可行性和安全性。在撰写本文时，

表 11-1　MSC 治疗椎间盘变性的临床试验

细胞类型	患　者	适应证	结果	完成状态 / 引用文献
同种异体 BM-MSC	n=24 例 年龄：18—75 岁	腰椎间盘退行性病变引起的慢性腰痛	MSC 治疗患者功能演算指数显著提高	完成 NCT01860417[46]
自体 BM-MSC	n=10 例 年龄：35±7 岁	腰椎间盘退行性病变引起的慢性腰痛（纤维环完整）	可行性和安全性得到确认。患者疼痛和功能障碍快速改善；椎间盘未再生，12 个月水含量显著提升	[47]
自体 ADSC	n=15 例 年龄：18—90 岁	腰椎间盘退行性病变引起的明显背部疼痛	12 个月随访期间中未报告严重不良事件，无感染发生。患者多方面显著改善	完成 NCT02097862[48]
自体骨髓浓缩液	n=26 例 年龄：18—61 岁	中度到重度椎间盘源性下腰痛	26 名患者中的 21 名，疼痛评分和功能障碍显著改善	[49]
自体 AD-MSC	n=8 例 年龄：19—70 岁	椎间盘退行性病变	未知	NCT01643681[50]
同种异体 BM-MSC	n=100 例 年龄：> 18 岁	椎间盘退行性病变伴下腰痛	未知	完成 NCT01290367[51]
自体和异体 BM-MSC	n=100 例 年龄：18—85 岁	椎间盘或小关节退行性病变引起的慢性腰痛	未知	邀请报名 NCT02529566[52]

有 2 个正在进行的试验，每个试验包含 100 名患者[51, 52]。随着临床试验增多，针对椎间盘退变的细胞疗法可以弥补传统保守治疗策略与某些患者积极手术干预之间的治疗空缺。指导老年患者干细胞治疗的临床方案仍在制定中，具有长期疗效的高水平随机对照试验也很缺乏。为退行性骨科疾病老年患者设计细胞疗法时，需要了解干细胞功能的年龄相关性以及干细胞对体内微环境的反应性[45]。今后，有关 MSC 用于椎间盘再生的临床研究应该覆盖更多的患者、跟踪移植 MSC 的长期演变并研究移植后椎间盘解剖和功能变化。

> 要点
> 干细胞疗法用于椎间盘再生的可行性和短期安全性已得到证实，但临床疗效和长期预后相关研究仍然缺乏。

（四）诱导多能干细胞治疗椎间盘退变

文章作者发现，随着年龄增长，人类 MSC 具有内在的变化，这可能与人类骨骼老化的过程有关，并且受试者的临床属性会影响 hMSC 的功能[53-55]。成人干细胞治疗退行性骨科疾病结果不佳，可能是因为衰老干细胞治疗潜力和再生能力降低[45]。而退化的微环境也可能抑制移植细胞的再生能力。

诱导多能干细胞（induced pluripotent stem cells，iPSC）通过一些转录因子的异常表达从体细胞诱导获得。类似胚胎干细胞，iPSC 可以自我更新并分化为所有类型细胞，因此，iPSC 在再生医学领域具有广阔前景。尽管目前尚无针对椎间盘退变的 iPSC 干细胞临床试验，但是一些动物研究展现出良好前景。Liu 等报道鼠类 iPSC 在体外分化为髓核样细胞[56]。研究人员还在富含层粘连蛋白系统培育 CD^{24+} 的 iPSC，而鼠 CD^{24+} 的 iPSC 可以分化为合成基质成分的髓核样细胞。这些数据表明，小鼠 iPSC 具有分化为髓核样细胞的潜力[57]。在猪髓核组织基质中培养时，人诱导多能干细胞（humaninduced pluripotent stem cells， hiPSC）可分化为脊索细胞[58, 59]。这些研究表明，椎间盘退变的细胞治疗中，iPSC 分化出患者特异性髓核或脊索细胞的可能性。

（五）脊柱融合临床相关的研究

干细胞除了在 IVDD 过程中促进 IVD 再生，其另一个临床应用是提高脊柱融合术的成功率。MSC 可以分化为成骨细胞，并为新骨形成提供必要的生物环境，这使得许多临床前和临床研究得以开展，以确定它们在脊柱融合术中的价值。临床中的 MSC 多来源于骨髓，而临床前研究中也从脂肪组织和羊膜上皮细胞获取 MSC。利用 MSC 进行小、中、大型动物脊柱融合的实验研究结果各异，但总体上，与单用支架或同种异体移植相比，MSC 具有促进脊柱融合能力，但是大部分研究尚未解答 MSC 植入支架后的转化情况这一生物学问题[60]。总的来说，目前缺乏高质量的临床研究，方法学也很有限。最明显的局限性是缺乏对骨髓抽吸术分离并随后用于手术移植的干细胞数量的验证。其他变量还有移植物类型、有无对照组以及随访时间。尽管一些研究表明移植 MSC 可成功实现脊柱融合，但研究方法学的局限性限制了对其使用的确定性验证[60]。为了阐明 MSC 在脊柱融合术中的安全性和有效性，还需要在标准化临床前研究数据的基础上，完成进一步的随机对照试验。

要点

移植间充质干细胞促进脊柱融合的高质量数据仍旧缺乏。

总结

椎间盘成分会经历年龄相关的退行性改变。而干细胞提供了一个多能前体细胞库，可能能够重塑更生理的椎间盘形态，恢复更接近正常的脊柱生物力学。动物实验及小型临床研究评估了椎间盘退变干细胞疗法的可行性和安全性，但仍还需要大型人体试验来获得更多数据，以确认安全性和临床疗效。同样，干细胞的多能性表明，它们具有向成骨细胞分化促进脊柱融合并为融合创造有利生物学环境的潜力。希望以后的临床试验为这种治疗方式的疗效提供更多的见解。

测 验

★ 简答题

1. 椎间盘的 3 个组成部分是什么？

2. 髓核的主要细胞外基质成分？

3. 比较纤维环与髓核的细胞外基质。

4. 髓核中主要的蛋白多糖是什么？它的功能是什么？

5. 椎间盘退行性病变引起背部疼痛的机制是什么？

6. 间充质干细胞的来源是什么？

7. 简述骨髓源性干细胞、脂肪源性干细胞和诱导多能干细胞的区别。

8. 目前有关干细胞治疗椎间盘退行性病变和脊柱融合的临床试验的局限性有哪些？

★ 答案

1. 髓核（NP）、纤维环（AF）和椎骨终板。

2. 蛋白多糖和 II 型胶原蛋白。

3. 纤维环 I 型胶原蛋白与 II 型胶原蛋白比例更高；纤维环细胞外基质由外向内明显不同；纤维环 I 型胶原组织呈同心薄片，而髓核为均匀凝胶状结构。

4. 多聚蛋白多糖；通过其侧链结合水分子，从而提高髓核水合及顺应性。

5. 髓核的裂隙内充满神经支配的血管肉芽组织，导致炎症级联反应，从而导致疼痛。

6. 骨髓、脂肪、脐带血、羊水、胎盘、牙髓、肌腱、滑膜组织、骨骼肌。

7. 不同来源 MSC 差异尚不清楚；人源 MSC 的特性随着年龄增长而变化；诱导多能干细胞通过转录因子诱导而来，与胚胎干细胞类似，可以无限自我更新。

8. MSC 的制备、检测、示踪、植入方案等未乏标准化；该方法可行性和安全性某种程度上得到证实，但疗效尚未确定；临床试验中患者数量少；缺乏长期随访数据（包括临床数据和 MSC 在细胞水平的变化）；临床研究缺乏对照组。

第12章 激 光

Lasers

Christopher A. Yeung　Anthony T. Yeung　著

陈武桂　张 莹　译

初同伟　校

> **学习目标**
> - 了解激光的基本原理。
> - 了解激光在脊柱手术中的应用历史。
> - 了解激光除了炒作外，目前在脊柱微创手术的实际应用。
> - 了解使用激光应用于手术的一些优势和潜在的并发症。

一、概述

激光在脊柱手术中的应用极具争议性。在互联网上搜索脊柱手术时，会有许多网站强烈推荐激光作为治疗脊柱疾病的高科技手段。几乎每个医师和机构都有相关网站在激烈地争夺患者。因此，对于正在研究手术方案的患者来说，"激光治疗"可能被认为是一种高科技、精细且创伤较小的治疗选择。

相对于激光普遍应用于眼科、整形外科、泌尿外科、血管外科、耳鼻喉科和妇科等外科亚专业，激光在脊柱外科手术中的应用并不普遍。事实上，大多数脊柱外科医师并不使用激光，他们对激光持怀疑和批判态度，甚至认为激光在脊柱手术中的应用是一种噱头。特别是当有人声称激光手术疗效显著，在治疗背部疼痛方面神乎其神，这种批判是可以理解的。而实际上激光只是脊柱外科医师用来收缩和切除组织的众多工具之一。

> 激光通常只是脊柱减压术中使用的辅助工具之一，并不需要定义为手术。

在传统的脊柱开放手术中，进行减压和神经消融时已经有许多更有效和方便的工具来去除软组织和骨组织，因此激光并没有特别明显的优势。然而，随着显微镜和内镜的管状通道应用于脊柱微创手术，手术视野暴露是有限的。因此，常规的手术工具如 Kerrison 咬骨钳、钻头等用于垂体等神经减压时，都显得笨重并且会影响手术视野。在内镜脊柱手术中，这些传统的工具都无法安装于工作套管进行工作。在这些情况下，使用小口径的激光纤维可以完成缩小、气化和切除组织等操作，而不会影响手术医师的视野。某些情况下，激光是唯一可行的工具，因此激光被认为可促进脊柱手术微创化。

激光除了在脊神经、硬膜囊和骨骼附近进行手术容易出现的所有潜在典型并发症外，其特有并发症包括神经/硬脑膜灼烧损伤、椎体缺血性坏死和无菌性椎间盘炎。而通过控制激光束准确瞄准，避免直接将激光束照射到神经或脊椎终板上，并避免长时间连续照射灼伤邻近组织，可以最大限度地预防这些并发症。

二、激光的原理

激光意指对受激发射的辐射进行光放大。由 Charles H. Townes 和 Arthur L. Schawlow 于 1958 年发明[1]，他们试图创造一种用于研究分子结构的装置，将光谱研究扩展到光谱的红外区，并利用一系列反射镜聚焦这些短波。1960 年，激光的发明获得了专利。Charles H. Townes 在 1964 年获得诺贝尔物理学奖，而 Arthur L. Schawlow 在 1981 年获得诺贝尔物理学奖。

光可以被放大并聚焦成一束强光束。光作为电磁光谱的一部分，可以分不同波长，包括紫外线（UV）（150～400nm）、可见光（390～700nm）或红外线（＞700nm）。

当处于静止状态或基态的原子在吸收电能、光能或热能时就可以被激发到更高的能级。当原子自发地回到基态时，会以光子的形式释放能量。如果原子在从激发态下降到基态时被另一个光子击中，就会释放出 2 个频率相同的光子，并且与轰击光子的具有相同的相位（相干性）和方向，这个过程称为受激发射。当这些光子刺激足够多的原子产生粒子数反转，并且处于激发态的原子比基态更多时，就会产生一束强大的相干能量束即发射放射物。

激光由 3 部分组成：①有源介质或激光介质；②光学腔或共振器；③激励源或激励泵。能量源激活共振器内有源介质的原子。有源介质可以是气体、固体或液体，不同的介质产生不同波长或能量的光。共振器包含有源介质，并且安装有两面相对的平行镜，其中后镜是 100% 反射的，而输出镜只是部分反射。受激发的光子在共振器内发射，并撞击处于激发状态的原子，产生更多的光子。能量累积并被反射的光子放大，这种能量通过输出镜以单色（相同波长）、平行（平行无发散）和相干（相同方向）的光束形式释放。这种光束可以精确地聚焦到一个微小的焦点（更高的功率密度），用于切割或气化组织。光束也可以在更大的表面积上分散和扩散，以减少穿透深度而使组织凝固（低功率密度）。

三、激光与组织的相互作用

激光的功率或能量以国际单位制（SI）的测量单位瓦（W）为单位测量，用来测量能量转换率的。1W 等于每秒 1 焦耳（J）的能量。高效的激光可以在相对较低的功率下产生组织变化，并限制过高的热量和对周围组织的热损伤。

不同波长的激光与组织的相互作用是不同的，主要的差异在于激光与水和色素的相互作用方式。较高波长的远红外和中红外激光容易被水吸收，因此可以在低能级（W）下有效地切除高含水量的组织，并限制热能向周围组织扩散。而近红外激光很难被水吸收，进入这些组织需要更多能量和热量，而这可能会导致热损伤。可见光或紫外激光很难被水吸收，但很容易被色素吸收，因此在治疗含色素组织时十分有效。自然产生的发色基团包括皮肤中的黑色素和血液中的血红蛋白。

四、激光在脊柱外科的应用历史

德国的 Ascher 是最早使用 CO_2 激光用于切除脊髓小肿瘤和脑膜瘤的医师之一[2]。他在应用激光在脑部和脊柱小肿瘤切除中进行止血和汽化组织的经验基础上，于 1985 年将其应用于椎间盘手术，并使用钕：钇铝石榴石（Nd:YAG）激光进行了第一次激光椎间盘切除术[3]。一根 400nm 的激光纤维通过 18 号针插入椎间盘间隙，并在短时间发射以汽化椎间盘组织，气化的组织可从脊椎穿刺针中排出，以降低椎间盘内的压力。

1987 年，Choy 在进行了 2 年的体外基础研究后，使用 Nd:YAG 激光进行经皮激光椎间盘减压术（PLDD）间接减压椎间盘间隙，进一步发展了 Ascher 的技术[4]。体外实验表明在注入生理盐水，每增加 1.0ml 椎间盘内压力就增加 312kPa（1kPa=27.5mmHg），这种压力随着注入生理盐水的体积的小幅增加而线性增加。因此他提出摘除或汽化少量的髓核可以显著降低包括腰椎间盘突出在内的椎间盘内压力。随后的体外实验显示，使用 Nd:YAG 激光光纤施加 1000J 能量后，椎间盘内压力平均下降了 51%。产生的激光束直径为 30mm[5]。这些研究成果构成了椎间盘间接减压术的生物力学基础。Choy 报告称 71%～75% 的因非脱出型椎间盘突出引起神经根性症状的患者，根据 MacNab 评分标准获得了良到优的临床改善[4]。针对这项技术，Hellinger，Casper 以及其他研究者也报道了使用这种技术的类似成功率[6, 7]。

1993 年，Mayer 和 Brock 报道了脊椎内镜结合激光用于椎间盘切除术，使得可以直接观察被汽化的组织的数量。一项前瞻性随机研究比较了 40 名患者（每组 20 名）在分别使用激光辅助后外侧内镜腰椎间盘切除术（PELD）和传统的后路椎间盘切除术的临床疗效，结果发现 PELD 组的成功率为 80%，而后路椎间盘切除术的成功率为 65%[8]，但没有显著统计学差异。

1990 年，Davis 对 40 例患者使用磷酸钛酸钾（KTP）激发 532nm 激光（KTP/532）辅助行后外侧内镜下椎间盘切除术，成功率为 85%[9]。

1993 年，Anthony Yeung 在后外侧内镜椎间盘切除术中使用注射靛蓝胭脂红到髓核中作为发色团来增强 KTP/532 激光效果[10]。2000 年发表的一项回顾性研究根据 MacNab 评分标准评估了 100 名接受 KTP/532 激光辅助后外侧内镜椎间盘切除术的患者，临床治疗成功率为 70%[11]。大多数患者以症状性椎间盘突出和膨出导致腿部疼痛为症状进行治疗，但也有一小部分患者以腰背部疼痛为主诉。

Knight 进一步扩大了激光在脊柱手术中的应用，将激光用于骨切除以缓解神经孔狭窄。Knight 和 Goswami 在 24 例峡部裂性腰椎滑脱患者中使用 Hol：YAG 激光辅助椎间孔减压术中，通过 24～46 个月（平均 34 个月）的随访后发现 79% 的患者在 OSwestry 指数（ODI）和视觉模拟评分（VAS）至少改善 50%，背部、臀部和腿部疼痛症状获得了良好以上的结果[12]。在所有患者中只有 2 例在椎间孔成形术后 2 年后出现脊柱融合。2001 年还报道了在 250 例慢性下腰痛（CLBP）和坐骨神经痛的患者进行激光辅助椎间孔成形术的临床结果[13]。这项前瞻性研究的纳入标准包括 MRI 证实的多节段椎间盘疾病合并背部、臀部或腿部疼痛等症状超过 1 年，并且不接受非手术治疗的患者。Knight 认为不能过度信赖由纯机械因素导致的背痛，硬膜外、椎间孔和椎间孔外的炎症刺激也是引起神经性背痛的重要原因。他认为来自椎间孔骨赘与椎间盘突出的动态重复机械撞击可能会刺激炎症、组织增生，切除这些组织并行椎间孔减压可以缓解背部疼痛和根性疼痛。当患者处于清醒和可反应状态时，通过探查脊柱神经孔附近的组织结构来诱导疼痛，有助于确定疼痛的来源和需要处理的组织结构。临床研究结果显示 60% 的患者 OSwestry 评分和 VAS 评分下降了 50%，73% 的患者临床症状有显著改善，表现为 ODI 和 VAS 评分改善至少 20%。在 30 个月的随访中，95% 的患者不需要进一步手术。

2006 年，Anthony Yeung 开始使用 Hol:YAG 环形激光进行背部内镜小关节根切断术，作为经皮射频消融术（RFA）的替代方案[14]。Hol:YAG 激光对小关节囊和小关节外侧组织（包括小关节后支内侧支）进行热消融是有效的。这种方法对于内侧支阻滞后疼痛缓解明显，但经皮 RFA 后疼痛未能缓解的患者也有显著效果。通过直视下确认组织消融情况，从而获得彻底的治疗。

五、激光的类型

有许多类型的激光可用于脊柱手术。为了保证手术安全有效，激光必须在限制多余热能损伤周围组织的情况下，以精确的方式对目标组织进行消融、汽化和凝固。对于内镜脊柱微创手术，激光还必须能够通过光缆传输进内镜才能进行工作。目前可以通过光缆传输的激光包括钬：钇铝石榴石（Hol:YAG）、钕：钇铝石榴石（Nd:YAG）、铒：钇铝石榴石（Er:YAG）和磷酸钛钾（KTP）（图 12-1）。CO_2 激光具有优良的组织特性，但由于不能通过光纤传输，因此在脊柱微创手术中使用受限。其中 Hol:YAG 激光是脊柱手术中应用最广泛的激光。

（一）二氧化碳

远红外 CO_2 激光的波长为 10.6μm，可被水高度吸收，因此具有良好的组织消融效果，并且热扩散到组织中的程度最小。尽管这种激光具有很好的有效性和安全性，但由于其不能通过光纤传输，因此无法应用在内镜脊柱手术。

（二）钬：钇铝石榴石（Hol:YAG）

> Hol:YAG 激光有效作用于含水量高的组织，穿透性好且可控，因此安全有效，是脊柱手术中最常用的激光。

Hol:YAG 激光是一种波长为 2.1μm 的中红外激光，虽然被水吸收的效果不如 CO_2 激光，但仍然可以很好地被水吸收。因此对于髓核、关节软骨和韧带等高含水量组织具有良好的切割、凝固、收缩和气化组织的能力。与其他激光相比，在施加相同能量后实现更大范围的组织消融，并且可减少对周围组织的热损伤、坏死和碳化。Hol:YAG 激光的组织穿透深度约 0.4mm，因此可以非常精确地作用于定位组织，同时最大限度降低对邻近敏感组织（如神经根）的损害。Hol:YAG 激光是一种脉冲激光，脉冲宽度和频率均可调节，可以最大限度地减少邻近组织的热吸收，并且可通过直线和环形光纤传输，因此在内镜手术中具有良好应用前景。基于这些优势，Hol:YAG 激光被耳鼻喉科和泌尿科医师普遍应用，也是目前脊柱手术中使用最广泛的激光类型。

（三）钕：钇铝石榴石（Nd:YAG）

Nd:YAG 激光是一种波长为 1.06μm 的中红外激光，可以通过像 Hol:YAG 激光进行光纤传输，不过其组织穿透深度为 3～5mm，并且因为水分对其吸收率较低，因此会向周围组织传递了更多的热量。实验证实其会导致更多组织的热坏死和碳化。

（四）铒：钇铝石榴石（Er:YAG）

Er:YAG 激光是一种波长为 2.94μm 的中红外

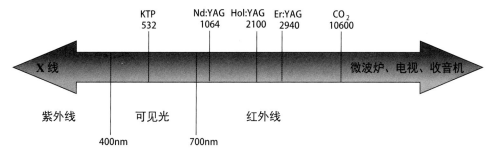

▲ 图 12-1 电磁光谱中常见激光的波长

钬：钇铝石榴石（Hol:YAG）、钕：钇铝石榴石（Nd:YAG）、铒：钇铝石榴石（Er:YAG）、磷酸钛（KTP）激光和二氧化碳（CO_2）的激光波长（nm）

激光，具有良好的水吸收能力，产生的最小热损伤区为 40μm，擅长组织切割和凝固，主要用于皮肤科和眼科。

（五）磷酸钛（KTP）

KTP 激光是使用 Nd:YAG 激光束穿过钾 - 钛 - 磷酸盐晶体的激光束，产生波长为 532μm 的绿色可见光激光束。它在着色组织中作用效果最好，因此临床上使用靛蓝胭脂红对髓核进行染色以更好地发挥作用。由于该激光是可见光，除非使用滤光片，否则在使用过程中很难观察到其对组织的影响。

六、激光在脊柱手术中的应用现状

（一）经皮后外侧激光椎间盘切除术：间接减压术

激光在脊柱手术中最早的应用是在透视引导下进行经皮后外侧激光椎间盘减压术。这项技术的理论基础为在椎间盘突出的情况下，切除少量的中央髓核可以降低椎间盘内的压力，并减轻相关的疼痛和炎症[5, 15]。这是一种不可直视、需在透视引导下使用的技术，类似于如自动经皮腰椎间盘切除术（APLD，Nucleotome/Clarus）和低温消融术（美国 ArthroCare 公司）。APLD 使用强力刨削刀或核刀切除椎间盘，而低温消融术利用等离子体能量的探针进行椎间盘切除。近期一篇综述提出 PLDD 存在与 APLD 相似的 Ⅱ 级临床证据，但缺乏随机临床试验[16]。

PLDD 的优势包括单纯的微创技术，小口径的器械，有记录表明可使椎间盘内压力降低，低并发症和无脊柱不稳。然而，也存在许多缺点，包括无法到达韧带下的组织碎片，无记录表明有汽化区域以及无法限制热能扩散到终板和神经根。因此大多数外科医师更喜欢在内镜可视化下控制激光对组织的热效应，以预防并发症发生。

> 由于文献结果不一致，椎间盘内激光间接减压术未能获得广泛应用。

（二）激光辅助脊柱内镜检查（LASE）

激光辅助脊柱内镜系统已经基本上取代了先前介绍的经皮透视引导下的椎间盘间接减压术。LASE 将直射式 Hol:YAG 激光器、内镜、光源和注水管集成在 3mm 直径的电缆中。通常用于经皮内镜激光辅助纤维环成形术（PELA）。该术式试图实现纤维环的去神经支配，类似于椎间盘内电热纤维环形术（IDET）所要达到的效果。虽然小型内镜确实可以提供可视化，但图像质量仍远低于标准硬镜片内镜的效果。这些手术大多是由疼痛介入医师完成的，缺乏支持其应用的临床证据。Lee 等报道了 30 例因椎间盘源性下腰痛接受 PELA 治疗的患者，在平均 9.7 个月的短期随访内改良的韩国 ODI 评分由 79 分降至 22 分，VAS 评分由 8 分降至 2.4 分，改良的 MacNab 标准优良率达 90%，但仍需要进行进一步长期研究[17]。

（三）直视下选择性内镜腰椎间盘切除术

Hol：YAG 环形激光是后外侧选择性内镜椎间盘切除术（SED）最有用的工具之一。小口径的光纤尖端深入至硬性直透内镜的工作通道，可以在直视下进行精准的组织切除（图 12-2）。内镜的可视化图像质量非常高，与传统的膝关节镜和肩关节镜相似。激光尖端的环形特性可到达其他工具无法处理的组织。可视化的后外侧入路 SED 已被证明能有效治疗各种类型的椎间盘突出，有效缓解坐骨神经痛[18-28]。

除了使用其他工具外，Hol:YAG 环形激光还用于气化和切除组织。椎间盘后纤维环可固定硬膜外间隙内挤出的腰椎间盘，并阻止完全脱出的椎间盘碎片被取出，激光可用于松解这些后纤维环，以便于用髓核钳完全取出突出的椎间盘碎片。另外，激光也能有效地去除骨骼，特别是针

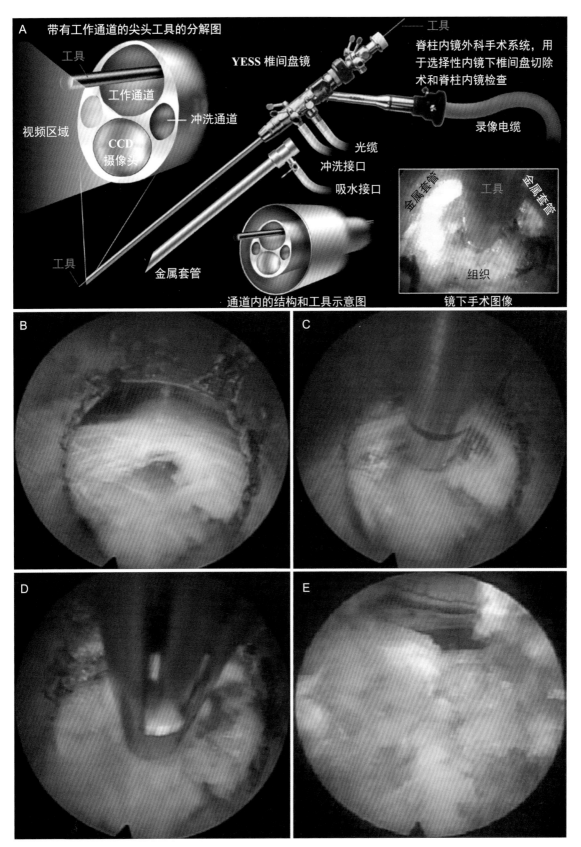

▲ 图 12-2　**A.** 显示工作通道中有激光光纤的内镜结构图；**B.** 术中完整的椎间盘纤维环后方的图像；**C.** 激光瞄准纤维环后方以释放突出的椎间盘碎片；**D.** 用髓核咬骨钳摘除突出的椎间盘碎片；**E.** 减压后的神经根

对可能导致椎间孔狭窄的上关节面（SAP）的下部。与内镜磨钻配合使用可以通过较浅的轨迹接近椎间盘，并且更接近椎间盘的后部，这个位置可能是突出的椎间盘所在。这项技术针对 $L_5 \sim S_1$ 特别有用，因为骨盆边缘限制了手术入路的侧向距离。

> 激光探头是脊柱内镜手术中非常实用的工具，具有弯曲和直角的探头可以到达其他工具无法处理的组织。

（四）椎间孔成形术：椎间孔狭窄减压术

Hol：YAG 环形激光配合内镜高速磨钻已被用于解除骨性神经孔狭窄和缓解神经根疾病。激光在足够功率下可消融骨骼，并且安全地在神经根出口附近进行手术。切除上关节面下部通常从尾侧椎弓根的底部开始，逐渐向 SAP 的头端切除直到神经根出口完全减压（图 12-3 和图 12-4）。Knight 报道 250 名患有慢性下腰痛（CLBP）和坐骨神经痛的患者在接受激光椎间孔成形术治疗后，60% 的临床结果为良至优，73% 的患者有显著临床症状改善[13]。在 30 个月的随访中，95% 的患者不需要进一步手术。他还报道了对 24 例峡部裂性腰椎滑脱患者进行后外侧内镜下椎间孔减压成功治疗神经孔狭窄，术后 34 个月的优良率为 79%[12]。Chiu、Yeung 和 Schubert 等也报道了腰椎孔成形术联合后外侧入路选择性内镜椎间盘切除术的回顾性研究结果[14, 29, 30]。

> 激光除了作用于软组织外，还可以用于消融和切除骨骼，以帮助减压神经结构。

（五）脊柱微创椎板切除术的激光辅助

脊柱微创椎板切除术采用单侧入路同时进行同侧和对侧减压是一项要求很高的技术。对侧减压术可能会导致硬膜撕裂，很难通过狭小的手术

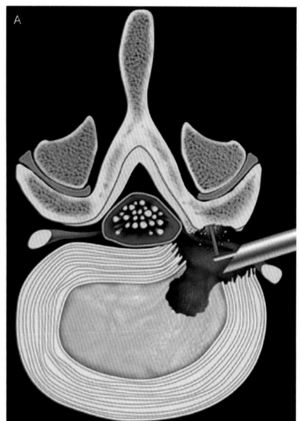

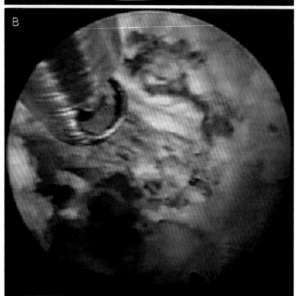

▲ 图 12-3　A. 内镜和激光在上关节面下的位置示意图；B. 术中内镜下 Hol:YAG 环形激光从上关节面腹侧截骨

入路进行处理。Hussain 和 Perez-Cruet 描述了使用可弯曲的 CO_2 激光用于收缩和消融对侧黄韧带。他们认为这促进了用 Kerrison 咬骨钳切除黄

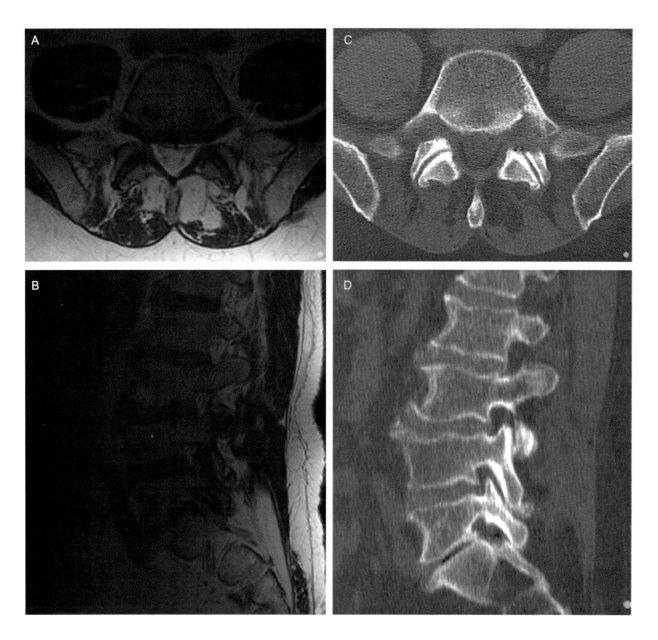

▲ 图 12-4　**A 和 B.** 术前 **MRI** 显示有临床症状的左侧椎间孔狭窄；**C 和 D.** 术后 **CT** 扫描显示切除上关节突下表面（椎孔成形术）后的椎间孔减压区域

韧带的步骤，减少硬膜撕裂的风险，并且没有显著延长手术时间[31]。

（六）激光热收缩脊柱转移瘤

脊柱转移性恶性硬膜外肿瘤通常导致脊髓严重受压，需要采用开放性手术切除肿瘤后行脊柱立体定向放射外科治疗，以达到控制局部肿瘤的目的。实时热磁共振引导下经皮脊柱激光间质热

疗（SLITT）是一种可以替代开放手术的方法。这项技术通过术中 MRI 神经导航系统可以将激光探头精确经皮植入肿瘤内[32, 33]，通过实时热核磁共振监测目标区域的组织损伤情况。Tatsui 等报道了在 11 例放疗不敏感的肿瘤引起的硬膜外压迫的患者中，该技术的早期应用经验[34]。所有患者均在 SLITT 后行脊柱立体定向放射外科治疗，术后 2 个月硬膜外肿瘤平均厚度由 8.82mm

降至 6.36mm。此外，VAS 疼痛从术前的 6.18 分在术后 30 天内降至 4.27 分，在术后 60 天内降至 2.8 分。因此他们的结论是 SLITT 有效控制局部肿瘤，发病率低，并改善了脊柱转移患者的疼痛和生活质量。

（七）小关节突神经消融术

对于小关节介导的慢性轴性疼痛，对小关节囊、神经背侧支的感受器进行射频消融（RFA）被疼痛科医师广泛应用（图 12-5）。一种替代方案是利用激光能量来执行热冲击，可以类似于 RFA 在透视引导下完成，或者直接在内镜可视化下完成（图 12-6）。通过对神经和组织的直视下确认摧毁疼痛伤害感受器是有优势的。背侧内镜神经根切断术提供了这种可视化的反馈，因为手术医师可以消融外侧小关节和背侧横突上的软组织。射频探头也是通过内镜使用的工具，但激光在消融组织方面更有效率和破坏性。作者未公开的个人经验认为这种新技术可以有效缓解小关节介导的疼痛，而且可能比传统的经皮 RFA 疗效持续时间更长。通常情况下由于背侧支内侧支可埋藏在骨性通道或小关节囊内而不可视，但一般能看到中间支和侧支。通过内侧分支阻滞后确定是否可减轻疼痛，从而判断小关节是否是产生疼痛的部位，可以考虑选择这种手术。

（八）激光在脊柱翻修手术的应用

在后路脊柱手术的失败病例中，患者持续的神经根症状通常是由于硬膜外纤维化和神经根周围的瘢痕组织造成。由于激光可以精确地瞄准并汽化组织，因此一些人尝试使用激光来切除神经根和硬脑膜周围的瘢痕组织。但目前没有足够的证据证实该手术的有效性，特别是考虑到后路手术失败原因的多样性，以及许多其他因素也可能导致患者持续疼痛，因此很难证明该术式能取得满意效果。

七、激光在脊柱微创手术中的优势

激光可作为最小的有效"手术刀"，可以通过一个非常小的切口进行工作。并且激光具有精

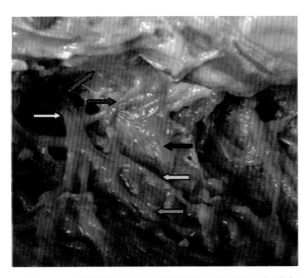

▲ 图 12-5 新鲜尸体标本的脊神经背支及其分支与横突的关系（黑箭）。背侧支（白箭）开始于腹侧至横突间韧带。内侧支（红箭）支配小关节囊（蓝箭），通常位于骨膜下通道内。中支（黄箭）和侧支（绿箭）横穿横突的侧方。这些不同的分支主要便于介绍背侧支的多个分支，但在实际情况分支模式可能复杂而多变

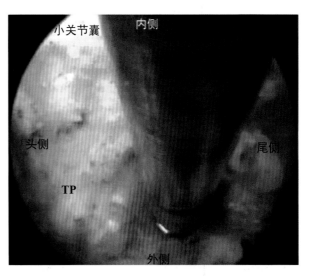

▲ 图 12-6 内镜下显示的脊神经背侧支的内侧支。沿着横突底部的外侧小关节囊开始消融软组织，并从头侧到尾侧逐渐剥离横突背侧的软组织。当内侧支在纤维或骨膜通道内时，也可以使用激光进行消融

准性，可以在毗邻敏感结构如神经根的狭窄空间中使用。环形探头和可定向直射探头使激光可以到达内镜或显微视野中难以触及的区域进行治疗。另外，使用激光进行切割也可同时凝固组织获得止血效果。

虽然有很多研究涉及激光在脊柱手术中的应用，但缺乏足够循证医学证据的随机对照研究。大多数研究都是基于美国预防服务工作组（USPSTF）标准进行的Ⅱ级或Ⅲ级临床研究。激光在脊柱手术经皮激光椎间盘减压术中的首次应用是基于激光对手术效果的影响。然而目前激光更多地被用作可视化微创手术的辅助工具之一以进行神经减压和切除组织。有一些基础科学研究了各种激光对不同组织的影响，为激光的临床使用奠定了基础。然而激光只是众多可选择工具之一，未来也很难有临床研究支持或者反驳激光对于脊柱微创手术发展的价值。

八、激光应用的并发症及危害

> 除非可以直接看到激光探头的尖端瞄准目标结构，否则不要轻易发射激光以免误伤。此外，间断使用激光以防止组织过热导致可能的热损伤。

如果激光直接照射在神经根上，可能会造成神经损伤。在神经根或背根神经节附近频繁使用也会导致热损伤。损伤的严重程度可以从一过性感觉障碍到完全的运动和感觉障碍[35]。有时感觉障碍可能很严重，并导致反射性交感神经营养不良或灼痛症，表现为灼痛、皮肤过敏，还有肿胀或发热等症状。

组织汽化相关的热创伤引起的炎症反应可导致无菌性椎间盘炎发生[36]。这种情况通常是暂时性的，但严重的情况下可能会导致椎间盘进行性退变。无菌性椎间盘炎会出现新的轴性背痛和发热症状。实验室检查表现为白细胞、红细胞沉降率和C反应蛋白轻度升高。MRI可显示椎间盘退变加重，伴有椎间盘塌陷、Modic改变和炎症表现。骨扫描结果呈阳性，但白细胞扫描和血培养呈阴性。组织学检查显示为急性炎症，但没有化脓性炎症的迹象，需要与感染性椎间盘炎相鉴别。

如果激光能量直接辐射到终板上，也可能发生终板骨坏死[37]。临床表现为轴性背痛加重，对消炎药无效。MRI显示损伤部位软骨下弧形区域呈 T_2 信号增高、T_1 信号降低。类固醇治疗可能有助于减轻这种症状。

为了避免这些并发症，最重要的是避免长时间连续使用激光。连续使用激光会导致邻近组织积聚过多热量造成热损伤。而即使是几秒钟的间歇也可以有效减少这些并发症。此外，注意激光的方向并在直接可视化下使用激光。

总结

激光是高度聚焦和放大的高能光束，主要用于消融、汽化和收缩组织。在脊柱手术中主要应用于椎间盘切除、软组织和骨组织减压、神经消融和肿瘤切除。在其他工具受到限制的脊柱微创手术中，激光可以发挥良好作用。最近激光还用于转移性脊柱肿瘤切除以解除脊髓压迫，与开放手术相比，是一种有前途的、低发病率的脊柱微创手术选择方案，值得进一步研究。

测 验

★ 选择题

1. 脊柱手术中最常用的激光是（　　　）

    A. KTP   B. Nd:YAG   C. Hol:YAG   D. CO_2

2. 激光在脊柱手术中的用途包括（　　　）

    A. 切除压迫脊髓的转移性肿瘤

    B. 切除黄韧带和骨骼以减轻椎管狭窄

    C. 消融支配小关节的感觉神经

    D. 在机械内镜椎间盘切除术中辅助直接可视化椎间盘切除

    E. 上述所有

    F. 都不是

★ 判断题

3. 激光可用于治疗软组织，但不能治疗骨骼。（　　　）

4. 激光在脊柱手术中的应用只是最近出现的现象，是互联网及其外科医师用这种高科技手术吸引患者的一种噱头。（　　　）

答案

    1. C   2. E

    3. ×。激光能够切除骨骼，是其他机械减压工具如磨钻和 Kerrison 咬骨钳等的有效替代工具。

    4. ×。虽然在互联网上包括"激光手术"在内的高科技手术被广泛宣传用于吸引患者，但激光自 20 世纪 80 年代以来就一直用于脊柱手术，并已在 MIS 脊柱手术中被证实是有用、合法的辅助工具。

第13章 微创脊柱外科中的放射线暴露和防护

Radiation Exposure and Avoidance in Minimally Invasive Spine Surgery

Bryan S. Lee　Dominic W. Pelle　Nicholas R. Arnold　Thomas E. Mroz 著

叶 程 许 政 译

陈雄生 校

学习目标／要点

- 微创脊柱外科（MIS 或 MISS）现已大为普及，甚至成为某些脊柱手术的标准流程。
- MIS 减少了进入脊柱术区所必需的软组织解剖，并从根本上减少手术的失血量、降低感染率、缩短术后住院天数和降低整体医疗费用。
- 遗憾的是，MIS 同时增加了透视的使用，从而增加了患者和外科医师的辐射暴露。
- 电离辐射的物理性质、如何量化及其对活体组织的影响等为手术室中限制辐射暴露的技术提供依据。
- 椎弓根螺钉置入、经椎间孔腰椎椎体间融合术（TLIF）/经侧方入路腰椎椎间融合术（LLIF）、椎体强化术以及经皮内镜下髓核摘除术（PELD）/通道下腰椎间盘切除术（TLD）等过程中产生的特定辐射量在文献中均有详细记载。
- 术前计划透视使用的时机和方式，以及规划术中放射源的最佳位置可以有效减少 MIS 中的辐射暴露量。
- 在本章结束时，读者应了解射线在 MIS 中的作用及其潜在风险，以及如何在手术室中将这些风险降至最低。

一、概述

微创脊柱外科（MIS 或 MISS）因其可以使显露最小化从而避免过多的肌肉和其他途经组织受到损害，减少术中出血量、降低感染率，缩短术后住院天数，并可以降低整体医疗费用而已变得越来越流行，并成为某些特定类型脊柱手术的标准。涉及 MIS 技术的手术类型多种多样，从微创腰椎椎间盘切除术到融合术、肿瘤切除术和畸形矫正术。但是，MIS 方法常常需要应用术中透视，这会使外科医师、手术团队和患者暴露于更大剂量的电离辐射中。世界卫生组织将电离辐射归类为致癌物，当累积辐射剂量超过阈值时可能会引起远期并发症[1]。这种辐射暴露及其相关的并发症已成为一些外科医师在其实践中不采用 MIS 技术的主要原因之一。在本章中，我们详细讨论了电离辐射的物理和生物学效应，辐射的暴露量以及在需要 MIS 技术的各种过程中减少和避免暴露的方法。

- ◆ MIS 的普及程度大大提高，甚至已经成为某些特定类型脊柱手术的标准。
- ◆ MIS 减少了显露脊柱所必需的软组织剥离，并从根本上减少手术的出血量、降低感染率、缩短术后住院天数和降低整体医疗费用。
- ◆ 遗憾的是，MIS 同时增加了透视的使用，从而增加了对患者和外科医师的辐射暴露。

二、电离辐射的物理和生物学效应

辐射由能量粒子组成，以波的形式在空间中传播。当这些粒子波具有足够能量使原子中的电子成为自由态时，则称为电离辐射。当辐射在空气中沿线性方向向前传播时，在空气与物质的界面会发生诸如吸收、反射、折射和散射等物理现象，这些现象中的任何一种都可能成为第二辐射源[2]。

电离辐射会引发确定性效应和随机性效应。在确定性效应中，当暴露量超过阈值时会引起不良事件或损伤；在随机性效应中，任何剂量均会造成损伤，累积剂量越高，对应的损伤可能性就越高。确定性效应通常发生在对辐射敏感的身体部位，如皮肤、眼睛和黏膜，损伤包括皮肤反应（即红斑或皮疹）、皮肤坏死、脱毛、白内障甚至死亡[3]。不同剂量可引起不同程度的皮肤疾病，一次 2Gy 的急性辐射即可引起皮肤红斑，7Gy 的辐射可引起永久性毛发脱落，12Gy 的辐射可引起迟发型皮肤坏死[2,4]。对于白内障，短时间内受到 2Gy 辐射即可发生，或在不到 3 个月的时间内累计受到 4Gy 的辐射亦可发生，而如果超过 3 个

月的时间内累积受到 5.5Gy 的辐射，也会迟发[5]。随机性效应包括基因突变和癌症。细胞组织吸收电离辐射后，会诱导产生自由基，后者可直接损伤脱氧核糖核酸（DNA）分子和其他细胞结构，最终导致遗传突变和肿瘤发生。

各种单位被用以量化辐射暴露和吸收剂量带来的确定性效应和随机性效应。电离辐射的国际单位制（SI）包括戈瑞（Gy）和希沃特（Sv）。Gy 定义为在 1 千克物质（Kg）中吸收或积累了 1 焦耳（J）的能量。Sv 等于以 Gy 计的吸收剂量乘以品质因子（Q 因子），Q 因子是国际辐射单位和测量委员会定义的线性能量传递函数。在美国，传统上使用拉德（rad）和人体伦琴当量（rem）单位。1rad 等于每 1 克物质吸收 100erg 的能量，可以将其转换为 1cGy（1rad=100erg/g=0.01J/kg=0.01 Gy=1cGy）。Rem 是由 rad 和 Q 相乘得出的吸收剂量，1rem=0.01Sv。出于安全的考虑，掌握量化放射线及其相应的生物学效应的现代标准的知识，对脊柱外科医师和患者显得至关重要。

手术室中防止射线暴露的技术手段，主要针对电离辐射的物理性质、如何量化及其对活体组织的影响等。

三、各种手术方式中的辐射暴露

（一）概述

根据美国核管理委员会的数据，美国人每年平均接受的辐射剂量约为 0.62rem（620mrem）[6]。该剂量的大约一半来自天然背景辐射，例如大气中的氡、宇宙背景辐射和地球，另一半来自人工辐射源，例如商业、工业和医疗资源。一次跨大西洋航班产生的辐射量为 2.5mrem。一次胸部 X 线检查产生的辐射量为 10mrem；一次头部 CT 为 200mrem；一次胸部 CT 为 700mrem；而一次全身 CT 为 1000mrem。美国国家职业辐射防护和测

量委员会（NCRPM）的数据和指南对每年的职业接触限值（OEL）进行了很好的定义。每年的 OEL 对躯干来说是 5000mrem，对于眼睛来说是 15 000mrem，对于皮肤来说是 50 000mrem[7]。当考虑特定脊柱手术中遇到的辐射时，这些数据提供了参考。无论在文献中引用的报道的辐射剂量如何，外科医师都必须了解特定手术的性质以及这些手术如何使外科医师身体置于特定危险之中（表 13–1）。

（二）通道 / 内镜显微椎间盘切除术

经皮内镜下腰椎间盘切除术（PELD）和通道下腰椎间盘切除术（TLD）属于微创手术，需要透视引导下才能获取准确手术入路并定位。在多项研究中，研究者使用放置在外科铅衣的剂量计来测量术中透视的辐射剂量[8, 9]。当比较各种腰间盘切除术的放射剂量时，PELD 的辐射暴露最高。研究发现，在开放的显微镜下椎间盘切除术中，甲状腺、胸部和手的辐射剂量（mrem）分别为 1.6、0.21 和 0.2，在 MIS 通道下椎间盘切除术中分别为 1.72、3.08 和 4.45，在 PELD 中分别为 7.85、17.18 和 73.18。根据这些数据可知开放的显微镜下椎间盘切除术中的辐射剂量明显较低。根据美国 NCRPM 的指南，以全身 OEL 的上限为标准，穿着铅衣防护服的外科医师每年可进行 5379 例 PELD 手术，以眼睛的 OEL 为标准则为 1910 例，以手的 OEL 为标准约为 683 例[8]。同样条件下，以全身 OEL 的上限为标准，1 名外科医师每年可以完成 1623 例 MIS 椎间盘切除术，

以眼睛的 OEL 为标准约为 8720 例，以手的 OEL 为标准约为 11 235 例[9]。

（三）椎体强化术

椎体强化术，包括椎体成形术和后凸成形术，需要在透视引导下进行定位，通道置入，骨水泥注入和球囊扩张（在后凸成形术中）。由于使用透视的频率高，外科医师在椎体强化术中受到的辐射剂量比透视引导下的常规脊柱手术高 10 倍[10]。Kruger 等学者研究证实，一个椎体的椎体成形术对全身的辐射剂量约为 144mrem，而对于手的辐射剂量大约是 204mrem[11]。Synowitz 等学者研究表明，无防护的手在椎体成形术中受到 181mrem 的放射剂量，而有防护的手受到的辐射剂量低得多，仅为 49mrem[12]。Fitousi 等学者测量了 11 例椎体成形术中的辐射剂量，发现眼睛的平均暴露剂量为 32.8mrem，而手的平均暴露剂量为 166 mrem[13]。根据 Fitousi 等的研究，在超过 OEL 之前，外科医师可以开展约 150 次椎体成形术[13]。Mroz 等学者还回顾了强化术的累积辐射剂量，并报道了后凸成形术的辐射剂量情况，每个椎体的手术过程对于整个躯干产生的辐射剂量为 24.8mrem，眼睛为 27.1mrem，手为 174.4mrem[14]。根据 Mroz 等的观点，在超过全身 OEL 之前，可以进行的脊柱后凸成形术总数为 300 次，超过眼睛 OEL 之前为 600 次[14]。但是，辐射暴露对于眼睛的剂量效应是累积的。因此，一旦超过最大剂量，罹患白内障的风险就会显著增加[14]。

表 13–1　不同手术方式的辐射暴露

手术名称	身体不同部位的辐射（mrem/ 例）		
	甲状腺 / 颈部	胸部 / 躯干	手
经皮内镜下腰椎间盘切除术（PELD）[25]	8.6	18.9	73.6
MIS 经侧方入路腰椎融合术[26]	2.2	0.44	
MIS 椎间盘切除术[27]	1.7	3.1	4.5

（四）经皮椎弓根螺钉内固定术

现在，经皮椎弓根螺钉内固定术是脊柱外科手术中的常规手术，该技术依靠术中透视进行定位和螺钉置入。研究发现经皮椎弓根螺钉置入的辐射暴露比传统开放手术至少高 3 倍[15]。Rampersaud 等学者进行了一项体外研究，模拟开放手术的椎弓根螺钉置入胸腰椎过程，研究了其过程中术中透视引导产生的射线暴露量[16]。试验将96 颗螺钉分别置入 6 具尸体中（每具尸体 16 颗）。经测量，未经保护的甲状腺、腰腹部和手受到的放射线照射剂量（mrem/ 螺钉）分别为 10.9、70.4 和 76，而穿戴铅衣和防护铅手套保护下受到的辐射剂量明显降低（腰腹部和手分别为 1.1 和51.9）[16]。

（五）微创经椎间孔及侧方入路腰椎椎间融合术

经椎间孔腰椎椎间融合术（TLIF）和经侧方入路腰椎椎间融合术（LLIF）的微创技术减少了显露过程中的医源性组织损伤，大大减少了出血量，缩短了手术时间及术后住院时间，因而越来越受欢迎。MIS TLIF 和 LLIF 在内固定置入过程中都涉及术中透视引导的使用。Bindal 等学者对施行 MIS TLIF 手术的 24 个患者，共计 33 个脊柱节段，进行射线暴露的测量[17]。研究发现，无防护的手、有防护的躯干、无防护的甲状腺受到的辐射剂量（mrem/ 例）分别为 76、27 和 32。参考这些数据，在没有超过 OEL 的情况下，理论上医师每年可以完成的 MIS TLIF 病例数是针对未防护的手为 664 台，针对有防护的躯干为 194台，针对未防护甲状腺为 166 台[17]。Taher 等对18 例 MIS LLIF 病例的评估分析表明，MIS LLIF手术中对于有防护的胸部，无防护的右臀、腋窝、甲状腺以及眼睛受到的放射线剂量（mrem）分别为 0.44、2.31、4.2、2.19 和 2.64。参考这些文献引用的剂量数据，脊柱外科医师每年在未超过 OEL 的情况下最多可以完成 2700 台 MIS LLIF

手术[18]。

> 文献充分标注了椎弓根螺钉内固定术，TLIF/LLIF，椎体强化术和 PELD/TLD 产生的辐射量。

四、辐射安全和降低暴露措施

（一）概述

随着日益增加的微创脊柱外科手术，有效预防措施对辐射安全显得尤为关键。根据国际放射防护委员会的指导原则，最佳的防护措施应适用于包括手术室中的暴露在内的所有情况的放射暴露[19]。因此，"尽可能低的合理可行原则"（ALARA）为防护措施的制定和优化提供了一个总体框架，包括减少暴露时间、增加与暴露源之间的距离以及采取适当的遮挡防护（图 13-1，表13-2）。多项研究回顾分析了 ALARA 原则和其

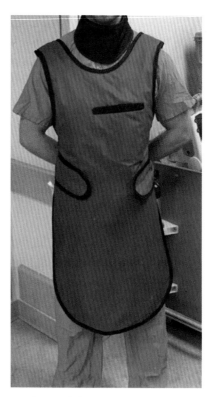

▲ 图 13-1　演示正确穿戴铅衣和甲状腺护罩的方法，这两种方法通常用于术中放射防护

表 13-2　常用的个人辐射防护设备

类　型	优　点	缺　点
护目镜	• 预防白内障 • 针对血源性病原体的双重保护	• 大块含铅镜片 • 视野改变引起术者不适
手套	• 减少脊柱手术中经常被严重照射的身体部位的辐射	• 笨重 • 降低术者的灵活性 • 散射 / 二次辐射暴露增加 [28]
甲状腺护罩	• 保护经常暴露且敏感的甲状腺	• 术者的不适感
铅衣	• 保护躯干和生殖器官	• 术者的不适感 • 不合身

他良好的辐射安全实践操作在微创脊柱外科手术中起到的作用 [9, 20, 21]。

（二）影像学应用的注意事项

遵循国际放射防护委员会制定的 ALARA 原则，外科医师应明确术中透视的次数。为了谨慎使用术中透视，应在术前就考虑其作用。术前计划应规划透视的方式和时机，包括减少使用连续或"实时"透视的方法。在手术室中使用透视之前，应先对透视机的设置进行优化。

在手术室中，一旦开始手术，对透视设备的及时调整将使术者进一步减少完成手术所受到的辐射。视准是通过缩小视野，以最低必需放射剂量来获得术中影像图片的过程。该过程通过减小发射辐射的横截面积来减少辐射暴露，从而限制了发散到手术区域的辐射量 [22]。在脊柱手术中合理使用视准仪可以维持甚至可能改善透视成像的质量 [23]。此外，在需要连续或实时透视的脊柱手术中，使用脉冲荧光透视可以使外科医师获得足够影像资料，并减少放射线暴露。脉冲荧光透视将每秒 30 张图像（连续透视的速率）减少到每秒 1～6 张图像 [24]。脉冲荧光透视已在微创 TLIFS 手术中进行了相关研究 [20]。最后，发射源和接收器的位置及医师患者的位置之间的关系，

是另一个有关辐射暴露的术中考虑因素。当发出的射线碰撞到患者时，会产生"散射"现象。当影像增强器移动到更靠近发射源的位置时，被透视的物体（即患者）的辐射暴露虽然不会减少，但"散射"逸出的辐射会减少。从本质上讲，手术室工作人员应着重考虑透视设备的摆放位置，使影像增强器尽可能靠近患者。此外，因为电离辐射遵循牛顿反平方定律（强度与 $1/r^2$ 正相关，其中 r = 距辐射源的距离），增加发射源与术者之间的距离能有效减少射线所携带的能量。距离的增加可使得术者减少辐射吸收量，并提供更多保护。当我们认识到辐射源距离与辐射强度之间的这种反比关系后，外科医师就可以在手术过程中调整到与透视设备之间最佳的位置。例如，在获取脊柱侧位片时站在发射源对面，或在脊柱正侧位片拍摄时，将放射源放置在患者下方均可减少外科医师受到的辐射 [1]。简单地远离辐射源就会显著减少术中辐射暴露。特别是对于脊柱外科手术，有文献显示距辐射源仅 2～3 英尺的距离即可将辐射暴露量减少到 1/8 [21]。

> 术前计划透视使用的时机和方式，以及术中放射源的最佳位置规划可以有效减少 MIS 中的辐射暴露量。

总结

MIS 改良了现代脊柱外科手术，它通过最大限度地减少显露所需的软组织剥离以达到减少术中出血、降低感染率、缩短术后住院天数和降低整体医疗费用的目的。遗憾的是，MIS 带来这些优势的同时，也因依赖术中透视而增加了相关负担。术中影像技术使用频率的增加会增加患者和外科医师受到的放射线暴露量。手术室中限制辐射暴露的技术手段，主要针对电离辐射的物理性质、如何量化及其对活体组织的影响等。不同的脊柱手术方式可能会产生不同剂量的辐射暴露。尽管在文献中所引用的不同脊柱外科术式的辐射量有所不同，但相同的是术者的手和甲状腺受到大量电离辐射。目前已提出多种方法来减少对患者和外科医师的放射线暴露量。这些方法的范围从术前考虑（例如计划手术中哪一步骤需要使用透视成像）到术中考虑（例如放射源与患者和外科医师的位置关系）。尽管 MIS 的应用可能受透视的负面影响所限制，深入了解如何有效和安全地实施该手术技术，可以使现代脊柱外科医师可以利用这些有效而精准的方式来治疗脊柱疾病。

测　验

★ 选择题

1. 以下选项除哪项外，都是 MIS 的好处？（　　　）

　　A. 减少手术后的住院时间　　　　　　　　B. 减少手术时间

　　C. 减少术中出血量　　　　　　　　　　　D. 降低了卫生保健系统的总费用

2. 美国公民一年平均遭受的背景（或自然）辐射与人工（或人造物）辐射的比例最接近（　　　）。

　　A. 1 : 1　　　　　　B. 4 : 1　　　　　　C. 3 : 1　　　　　　D. 2 : 1

3. ALARA 原则代表什么？

　　A. As Low As Radiation Allowed　　　　　B. As Limited As Radiation Allowed

　　C. As Low As Reasonably Achievable　　　D. As Limited As Research Advocates

4. 视准是指改变射线照射的哪种参数？

　　A. 透视时缩小视野以获取必要的图像　　　B. 来自图像源平行方式发射的 XR 光束

　　C. 来自图像源的辐射量增加　　　　　　　D. 放射线照片显示分为一系列，以进一步可视化

5. 当外科医师与放射源的距离是原来的 2 倍时，其放射线暴露会变成多少倍？

　　A. 2　　　　　　　B. 1　　　　　　　　C. 1/4　　　　　　D. 1/2

★ 答案

　　1. B　　2. A　　3. C　　4. A　　5. C

第三篇

手术技术：微创减压
Surgical Techniques: Minimally Invasive Decompression

Minimally Invasive Spine Surgery
Surgical Techniques and Disease Management
（2nd Edition）
微创脊柱外科学
手术技术与疾病治疗
（原书第 2 版）

第14章　颈椎后路减压
Posterior Cervical Decompression

Neil M. Badlani　Frank M. Phillips　著

刘伟波　译

张雪松　校

学习目标

- 微创颈椎后路手术的适应证。
- 微创颈椎后路同侧和对侧减压的步骤。
- 避免手术的并发症和缩短微创颈椎后路减压的学习曲线。

一、概述

对于因突出的髓核、骨赘和其他退行性改变所致的中央管和椎间孔狭窄的神经根型颈椎病，颈椎后路减压术是一种有效的治疗方法[1-3]。已有研究表明颈椎后路椎板减压术和椎间孔减压术对于根性疼痛缓解率高达 92%～97%[4]。当前，颈椎病的外科治疗主要包括前路和后路手术。颈椎后路减压术可以避免前路手术的相关并发症，如食管损伤、血管损伤、喉返神经麻痹及术后吞咽困难[5-7]。此外，颈椎后路手术保留了颈椎活动度并减少邻近节段退行性变等远期并发症[8-11]。

开放的颈椎后路手术需要广泛椎旁肌肉组织剥离，导致术后颈部疼痛或肌肉痉挛[12, 13]。微创颈椎后路手术技术应运而生。文献报道通过尸体操作验证微创椎间孔减压术与开放手术有相同的治疗效果[14, 15]。临床数据显示与开放手术相比，微创手术可获得相同的临床效果并且手术出血量少，住院时间短，术后疼痛轻[12, 16, 17]。研究证明微创颈椎后路减压术较颈椎前路椎间盘切除融合术手术时间更短[18]。本章节将对使用微创管状牵开器系统的颈椎后路减压技术进行回顾总结。

二、手术适应证

微创颈椎后路椎间孔减压术或椎板减压术的适应证是源于骨性狭窄或软性椎间盘突出使颈神经根在椎间孔内受压所致的单纯根性疼痛。其他适应证包括前路减压手术失败，术后残余症状或颈椎前方感染、气管切开术后、有放射性治疗史或既往颈部手术史等前路手术禁忌证。理想的手术患者首先有根性症状，伴有轻度颈痛或无力，同时 Spurling 征阳性。

微创颈椎后路减压技术也可用于治疗有双侧症状的神经根型颈椎病或者轻度中央管狭窄的患者。微创后路减压技术可以通过双侧入路进行双侧椎间孔减压，也可以经扩大的单侧入路对狭窄的中央管进行减压。对于不伴有颈椎不稳的黄韧带肥厚和关节突增生所致的中央管狭窄，微创后路减压术是一种有效的治疗方式，尤其适用于单节段病变。

颈椎后路微创椎间孔减压或椎板除术的主要指征是由骨性狭窄或软性椎间盘突出在椎间孔处压迫所致单一神经根症状。

三、禁忌证

微创颈椎后路减压术的禁忌证包括单纯轴性颈痛而不伴有根性症状的患者。同时有显著颈痛和根性症状的患者也应注意，微创后路减压术对改善颈痛症状的效果差。颈椎不稳以及显著的后凸畸形都是禁忌证，这些情况单纯后路减压可能是无效的。部分椎动脉的变异可能会影响后路减压，所以术前的影像学评估非常重要。另外，对存在显著脊髓压迫症状和中央管狭窄的患者进行微创后路减压时，操作必须十分小心。如果中央管狭窄主要源于腹侧的压迫，前路手术将有效果更佳。

四、方法

（一）设备

微创后路减压需要牵开器通道系统，固定于常规手术床的 Mayfield 颈椎头架和固定臂、手术显微镜或放大镜、高速电钻或磨钻、与牵开器通道配套的微创手术器械、术中透视设备。

（二）体位

全身麻醉并连接神经监测设备后，小心将患者俯卧位置于 Mayfield 颈椎头架内，患者颈椎固定于中立位或轻度屈曲位。在颈椎位置，手术床必须是可透过 X 线。术前手术区域备皮，颈后部常规消毒铺巾。

术前安放好管状牵开器固定臂，作者习惯于将固定臂置于手术入路的对侧。C 形臂应放置在术者对侧，显微镜应在术者侧（图 14-1）。

（三）定位和显露

对于微创颈椎后路减压术，将牵开器通道放

置在最理想的位置是获得手术成功的关键步骤。放置牵开器有多种方式，理想位置为椎板关节突结合部，与责任节段椎间隙齐平（图 14-2）。

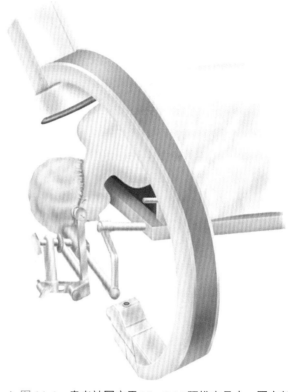

▲ 图 14-1　患者被固定于 **Mayfield** 颈椎夹具中，固定架尽量伸展以获得充分的透视视野。旋转透视机使透视轴线垂直于椎板平面
（图片由 Medtronic 公司提供）

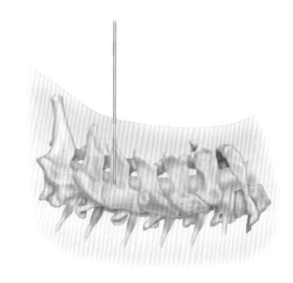

▲ 图 14-2　初级扩展通道穿过颈深筋膜，安全地置于侧块外侧并与椎板间隙平行
（图片由 Medtronic 公司提供）

根据正位 X 线透视可以直接观察到椎板和关节突的结合部，从而准确地放置通道。大多数管状牵开器通道系统有 1 根克氏针可以穿过皮肤和筋膜并固定于目标位置。这些操作应该小心进行，尤其在颈椎，因为疏忽导致误置的风险是存在的。作者推荐一种更安全的方法，使用腰椎穿刺针在责任节段中线旁开大约 0.5cm 处小心穿刺定位手术切口，穿刺方向朝向关节突关节以避免意外的神经损伤，透视确保手术切口对应责任节段并确认穿刺针的穿刺路径。在正位透视片上，我们可以自第一肋骨向头侧计数，清楚定位手术节段，这种方法在患者体格较大、侧位片难以定位颈椎的情况下特别有效。

定位完成后进行局部麻醉，可使用肾上腺素注射液减少出血。皮肤切口长度应与管状牵开器的直径相等，通常 18mm，锐性切开筋膜保持切口直径不变。单侧减压时，切口通常旁开中线 1.5cm。如果需要进行中央管减压，切口应该更靠外侧为管状前开器伸向对侧制造角度。如果患者体格较大，切口选择也应更靠外侧。

在直接触诊确定关节突关节和通道固定位置后，用手指钝性分离肌肉。使用逐级管状扩张器制造手术工作通道。可以使用最小的扩张器仔细触诊关节突关节和椎板上下缘等潜在的解剖结构。颈椎手术中的逐级扩展应谨慎地使用每一级扩张器旋转进行以避免疏忽所致神经损伤。扩张完成后，置入合适长度的牵开器并撤出扩张器。牵开器应足够长，从皮缘到达椎板，作者通常使用 18mm 的通道进行椎间孔减压（图 14-3）。

一旦通道的位置确定，用安装于手术床上的固定臂将牵开器固定。C 形臂透视确定牵开器位于理想位置。沿通道路径进行前后位透视确定牵开器固定与椎板与关节突内侧面的结合部。然后使用 C 形臂侧位透视确定前开器与责任节段间隙齐平，并位于手术节段头端侧块的内下缘。在减压开始前轻微调整通道位置确保最佳的手术路径。我们也可以单纯依据侧位透视建立手术通道。根据侧位片，中线旁开大约 1.5cm 皮肤切口，

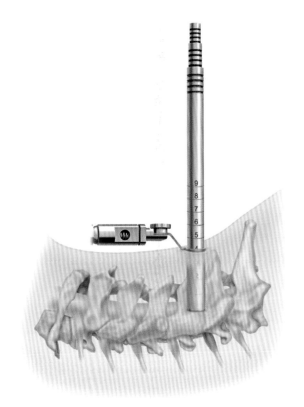

▲ 图 14-3　颈后软组织比较致密，当放置逐级扩张器时要小心，需要用轻微向下的旋转力，确保其固定在正确的节段
（图片由 Medtronic 公司提供）

并与手术节段椎间隙齐平（图 14-4）。这种方法可以在初级扩张时更准确定位手术节段，但需要更仔细触诊来确定前开器在冠状面上位于椎板关节突结合部。

> 通道的固定是手术成功的关键重要的一步，通道最佳位置是在椎板关节突关节结合处，与责任间盘位于同一水平。

根据术者的习惯，通道内的手术操作可以通过手术显微镜进行。可以使用吸引器的钝性端由外向内仔细触诊骨性结构。为显示骨性结构，应使用单极电刀和髓核钳完全剥离软组织（图 14-5）。确定椎板下缘、最黄韧带和关节突内侧部等解剖标志是最为关键。

（四）单侧减压

确定上位椎板下缘与下位椎板上缘在关节突

关节内缘的 V 形交汇处（图 14-6）。用带角度的小刮匙确定上述边缘和椎管的并将黄韧带自上位椎板下缘内侧面剥离。可以用 1 号或 2 号的 Kerrison 咬骨钳做部分的椎板切除更好地确定椎

管的外侧壁（图 14-7）。切除此区域内的黄韧带可显露硬膜的外缘和神经根的近端部分。

椎间孔减压需要 2mm 的高速磨钻。骨性结构的切除应从上位节段的下关节突开始，由内而

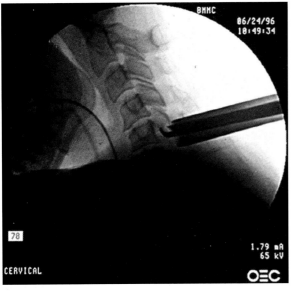

▲ 图 14-4　通道扩张器固定在正确的节段，在侧位 X 线透视应与责任间盘位于同一直线上
（图片由 Medtronic 公司提供）

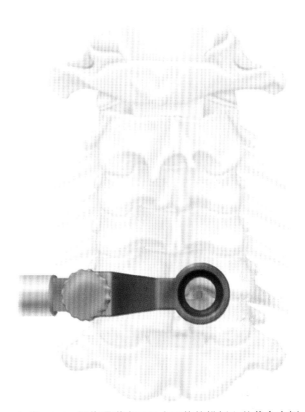

▲ 图 14-6　工作通道内可见上下位的椎板和关节突内侧的结合部
（图片由 Medtronic 公司提供）

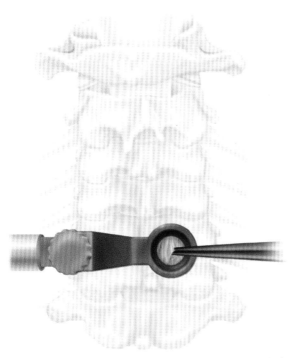

▲ 图 14-5　使用低能电刀和髓核钳切除椎板上及椎板间隙的软组织
（图片由 Medtronic 公司提供）

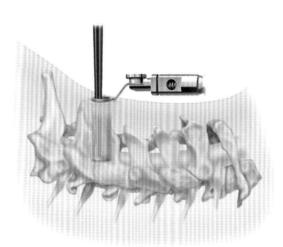

▲ 图 14-7　应先下再向外切除下位椎板，再向上处理上位椎板
（图片由 Medtronic 公司提供）

外，自浅向深。保留至少一半的关节突关节以保证脊柱的稳定性[19]。然后同法地切除下位节段的上关节突。需要注意切除的骨质，是关节突中部出血的骨松质还是椎间孔壁不出血的骨皮质。在严重椎间孔狭窄的情况下，减压最后可见构成椎间孔壁的片状骨皮质，可使用小号 Kerrison 咬骨钳或带角度的小刮匙切除。

骨性减压完成后，可以用神经拉钩置入椎间孔确定神经根减压充分，并触及椎间孔上下的椎弓根。

当合并椎间盘突出时，突出的椎间盘往往位于神经根的腋下，神经根向上外侧移位。可以用钝性的吸引器头轻柔牵开神经根显露突出的椎间盘。神经根拉钩应置入神经根前下方以便去除椎间盘碎片（图 14-8）。大部分突出的椎间盘可以通过这种方法切除或使用带角度的刮匙将椎间盘向前推回椎间隙。术中此区域常出现硬膜外静脉丛出血，必要时可使用止血明胶和双极电凝止血。

摘除椎间盘后，再次使用神经根拉钩确定椎间孔减压充分。充分止血后撤去工作通道。

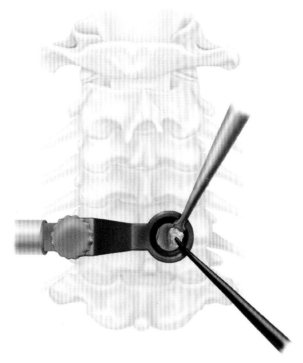

▲ 图 14-8　使用颈椎神经根拉钩在神经根腋下轻柔牵拉神经根，突出的间盘常位于此区域。必要时可用尖刀切开韧带再用髓核钳取出突出的间盘
（图片由 Medtronic 公司提供）

（五）中央管、双侧或节段减压

对于单侧症状的多节段狭窄，可以在责任节段之间做切口。每个节段的通道置入和减压方法如上所述。

对于双侧椎间孔狭窄导致双侧症状的情况，微创治疗可有两种选择。可分别于中线旁开大约 1.5cm 两侧做切口，双侧入路及减压均如上所述。10 例患者行该技术，术后 15 个月随访临床疗效佳，并且术中出血少，无并发症，无术后颈椎失稳及再手术的情况[20]。

另一种方法是单一正中切口入路，再做 2 个外侧筋膜切口，其他方法同上。这种方法需要做较长的正中皮肤切口，向外上方牵开皮肤做理想位置的筋膜切口并进行减压。

当椎管双侧减压时，中央的椎板切除和双侧减压可通过单侧入路进行，最初的切口应在症状较重侧，尤其是椎间孔狭窄侧。切口和通道置入同上。首先进行单纯椎板切除保留黄韧带。牵开器向外侧倾斜约 45° 来显露存留的椎板和棘突根部。必要时可向对侧倾斜手术床来更好地显露中线和对侧结构。

用精细刮瓷将黄韧带自棘突和椎板的内面剥离。用高速磨钻磨去椎板，将棘突向对侧关节方向磨去。磨除棘突的内侧骨皮质可以减少减压过程中对硬膜和脊髓造成的压力，使磨除椎板的过程更加安全。磨至对侧关节突关节时，大部分黄韧带将游离。再用刮匙剥离仍附着的黄韧带，并用 Kerrison 咬骨钳将黄韧带安全地切除，显露硬膜和减压区域。用 Kerrison 咬骨钳或刮匙切除来自对侧关节突关节或下位椎板上缘的致压物。

对侧减压完成后，将管状牵开器重新置入同侧。同侧减压的方法同上。充分止血后，撤出工作通道并关闭切口。这种椎板减压的入路保护了大部分韧带支持结构，可减少术后颈椎后凸的发生。

这些颈椎微创减压技术可有更广泛的应用。已有文献在尸体标本上进行颈椎微创椎管成型术的报道[21]。最近又报道了包括微创入路行多节段减压和颈椎固定融合术的新进展[22]。

（六）关闭切开和术后护理

微创减压后需间断缝合颈部筋膜。如果患者肥胖无法辨别筋膜，可以将皮下组织缝合后缝合皮肤。使用皮肤黏合剂可以允许患者在术后早期淋浴。根据术者的习惯，可用纱布辅料包扎伤口。

大多数患者可以在手术当天出院，有报道称这种手术常规作为门诊手术[23]。术后患者不需要佩戴硬质颈托，可以佩戴软质围领减轻患者肌肉痉挛。颈椎微创术后建议早期活动。大多数患者可在 1 周胜任办公室工作[24]。术后鼓励患者尽可能多地行走锻炼，但在 4～6 周内避免剧烈运动。对于术后疼痛，口服弱的止痛药或非处方药，如布洛芬或乙酰氨基酚通常效果满意。工作通道置入引起的术后肌肉痉挛可导致疼痛，可用环苯扎林缓解。

要点与常见错误
- 在术前常规通过影像学检查是否有椎动脉变异，并了解压迫所在的解剖位置。
- 推荐使用手术显微镜，可获得更好手术视野。
- 在切开皮肤和置入管状牵开器通道前，先将牵开器的固定臂连接到手术床上并放到最理想的位置。
- 使用克氏针时应小心避免误入硬膜，将工作通道置入椎板和侧块的骨性结构上。
- 尽管扩张通道置入时有一定风险，相比正中切口进入椎板间隙的开放入路，微创入路避免椎管的显露。
- 在扩张工作通道前将筋膜逐级按牵开器尺寸撑开。用轻微向下的旋转力置入工作通道，避免较大的垂直用力。
- 尽可能小幅度倾斜工作通道，以避免肌肉影响视野。因此，通过透视确认尽可能将牵开器置入到理想位置。
- 避免过度牵拉神经根。必要时可以轻度钻入下位椎弓根的内上 1/4，以便在不过度牵拉神经根的情况下更好地显露前方压迫。注意颈神经根前运动支，其形态跟突出的椎间盘碎片类似。

- 保留至少 50% 的关节突关节避免术后颈椎失稳。

五、并发症及处理

以牵开器通道为基础的微创手术的风险及并发症与开放手术类似，包括出血、感染、硬膜撕裂、神经或脊髓损伤、医源性失稳以及药物并发症。据报道总体并发症发生率为 2%～9%，其中硬膜撕裂和感染最为常见[12]。

初次开展微创减压手术时学习曲线是不可避免的。在此阶段，遇到困难时需要延长手术时间。小心操作以及逐级置入通道。必要时，可转为传统开放入路。最重要的是，要确认减压充分后结束手术。

微创减压术中出血通常可以忽略。避免显露关节突关节外侧以免造成不必要的出血。硬膜外静脉丛通常是出血的来源，最好预先使用止血药物和双极电凝控制出血。

术后感染在微创减压术中是非常少见的。出现手术区域感染时，清创并应用抗生素常规处理。

硬膜撕裂对也微创减压术仍是一大障碍。精细的操作可以使硬脊膜撕裂的概率降低至最低，但不可能完全避免。微创手术的切口无效腔较少，所以相比常规开放手术术后持续脑脊液漏或硬膜 - 皮肤瘘管的发生率较低。小的硬膜撕裂可以用小块止血材料补片及硬脊膜黏合剂（如纤维蛋白胶）修补。硬膜撕裂的患者术后 24h 应保持 45° 头高足低位。较大的撕裂需 2～3d 引流。部分较大的硬膜撕裂需要缝合裂口。

神经损伤非常罕见，必须通过谨慎操作避免。在严重颈椎管狭窄或脊髓型颈椎病的患者手术时，置入光导纤维来减低颈部操作风险。放置工作通道及减压时小心操作避免神经损伤。颈神经根在狭窄椎间孔内过度操作或扩张通道时，直接的硬膜减压将增加神经损伤风险。

六、结论

对于不伴有颈椎不稳和僵硬性后凸，而有骨性压迫或椎间盘突出所致椎间孔狭窄，伴有根性症状的患者，颈椎后路微创减压术是一种有效的技术。这项技术也可用于颈椎管狭窄患者的多节段和中央管减压。虽然微创减压术有一定学习曲线，但经使用管状牵开器的微创入路进行减压相比传统开放手术可达到相同的疗效，同时并发症发生率更低 [12, 16, 17]。

总结

- 微创颈椎后路减压术是治疗神经根型颈椎病的一种极好手术方式，这种手术可保留颈椎的运动节段避免前路手术相关的并发症。
- 将通道牵开器放置在椎体关节突关节结合处，与责任间盘同一水平。
- 减压是先切除上位椎板下关节突内侧部分，然后切除下位椎板上关节突内侧部分
- 用神经钩探查椎间孔减压是否充分，并探查是否有椎间盘残留。
- 对侧减压可通过用把通道倾斜向中间来完成，一种"过顶"的技术来完成。
- 在门诊可完成该手术，术后患者预后良好，出血少，根性症状缓解明显。

测 验

★ 选择题

1. 微创颈椎后路减压的最佳适应证是（   ）

A. 轴颈疼痛型颈椎病

B. 椎盘侧方突出引起颈神经根病

C. 严重的中央管狭窄引起颈脊髓病

D. 以上都不是

2. 下面是微创颈椎后路减压正确的步骤是（   ）

A. 上关节部分切除，下关节突部分切除，椎板切除术，用神经钩清除椎间盘残余碎片

B. 椎板切除术，上关节部分切除，下关节突部分切除，用神经钩清除椎间盘残余碎片

C. 椎板切除术，下关节突部分切，上关节部分切，用神经钩清除椎间盘残余碎片

D. 椎板切除术，用神经钩清除椎间盘残余碎片，小关节完全切除

★ 答案

1. B   2. C

第 15 章　胸椎减压术
Thoracic Decompression

Mena G. Kerolus　Mazda K. Turel　Albert P. Wong　Zachary A. Smith　Richard G. Fessler　著

尹　佳　译

王　策　校

要点

- 胸椎微创手术技术包括经椎弓根、后外侧入路（肋骨横突切除术）和外侧胸膜外入路手术。
- 胸椎微创手术技术已被证明可以减少失血量和并发症发生率。
- 胸椎病变可表现为多种神经系统症状，包括疼痛、神经根病、无力、步态障碍和（或）脊髓病变。
- 务必重新计数确认手术节段水平。当定位和放置通道时，很容易出现定位混乱。务必反复确认位置。
- 磨除靠近尾侧的椎弓根内上方 2~3mm 会增加胸椎间盘间隙的暴露。对于靠近头侧的椎弓根，神经血管束在其下方走行。

一、概述

由于胸椎病变患者临床表现各不相同，其外科手术技术又需要专科知识，同时考虑到潜在的神经、血管并发症可能是灾难性的，因此其诊断和治疗对于医师来说是一种巨大的挑战。胸椎病变比较少见，据报道年发病率为 1/1 000 000，患病率为 15%，其中 1/3 患者并无症状[1-4]。胸椎间盘突出症的发病率远低于颈、腰椎间盘突出症，这是由胸廓固定以及应力分散于构成胸廓的肋骨、肋小关节、韧带和胸骨之间所致[5]。对于有症状胸椎间盘突出症的诊断和治疗也较为少见，仅

占所有椎间盘手术治疗的 0.5%~4%[1, 6-10]。Brown 和 Awward 等开展的一项回顾性研究表明，27% 的胸椎间盘突出症患者因脊髓病变最终需要外科干预[3, 11]。

由于胸髓受损会导致不可逆的神经损伤，因此一般不推荐将椎板切除应用于胸椎间盘切除术中[4, 6, 11-14]。有临床研究表明，与后外侧、侧方或经胸入路相比，椎板切除术治疗胸椎间盘突出症的成功率有限（57% vs. 80%）[6, 7, 9, 10, 12, 14-23]。一般来说，对于中央型胸椎间盘突出症（尤其是伴有椎间盘钙化）采用经前路开胸的方式进行手术治疗可以获得理想的视野和安全的减压效果。然而，使用该方法的潜在并发症发生率很高[15, 17, 21]。

早在 20 世纪 90 年代，电视辅助胸腔镜手术（video-assisted thoracoscopic surgery, VATS）已经作为一种微创手术技术来治疗胸椎间盘突出症[2, 24]。这种技术已经得到了改进并获得了长期的有效临床结果[24-27]。而胸腔镜手术的缺点包括学习曲线艰难、肺部塌陷和放置胸管的麻醉风险[28]。

最近的文献表明，与开放手术相比，微创手术（minimally invasive surgery, MIS）技术治疗胸椎间盘突出症可以达到同等的减压效果，患者预后较好[16, 18, 19, 22]。Perez-Cruet 等于 2004 年首次描述了 MIS 胸椎间盘切除术。在旁开胸骨正中线 3~4cm 处切开，将牵开器置于尾侧横突上缘，使用 30° 显微内镜就可以切除侧方软性的胸椎间盘突出物。这也在一项尸体研究中得到了证实，随后由 Eichholz 等使用小切口对其进行了改进[16, 18, 22, 29]。Lidar 和 Smith 等使用 15° 内镜为患者进行肋骨切

除术均取得了良好的疗效 [9, 30]。与内镜一起，手术显微镜也已成功应用于胸椎间盘突出症的治疗。最早是由 Regev 等描述了上述使用的类似技术 [31]。Cho 等使用了显微镜，将椎管定位于侧方小关节和横突之间，在 5 例患者中证实了对侧方小关节钻孔能够取得良好的临床疗效 [32]。

外侧胸膜外入路（lateral extracavitary approach, LECA）最早是由 Capener 于 1954 年首次提出，随后由 Larson 对其进行了改进 [33-36]。此后，许多脊柱外科医师对其进行修订和普及，从而促进了外侧胸膜外入路 MIS 技术的发展 [19, 37-41]。LECA 提供了一种无须进入胸腔，从椎体和椎管后外侧入路的方法。该入路主要用于椎体塌陷、骨髓炎、创伤性粉碎性骨折和转移性肿瘤引起的病理性骨折等椎管严重受损的临床情况。MIS 中 LECA 最初是由 Khoo 等描述以减压胸椎间盘突出症并促进融合。管状扩张器沿肋脊角放置于横突和椎弓根之间，低于突出的椎间盘水平，将患者旋转远离手术者。Khoo 等对 13 例胸椎间盘突出症患者采用 MIS 外侧胸膜外入路胸椎间盘切除加椎间融合术与 11 例采用经典经胸入路治疗的患者进行了比较。早期结果显示，MIS 组的 VAS 评分更高，麻醉剂的使用量更少，并发症的发生率更低 [19]。Smith 等开展了一项生物学可行性研究和临床分析，关于 3 例使用 MIS 的 LECA 技术行胸椎椎体切除术和内固定术，展现了充分的椎体减压、准确的螺钉放置、更少的失血量和良好的临床结果 [38]。其他几种 MIS 技术包括经椎弓根 / 经关节突入路和肋横突切术已经被开展，以减少软组织破坏和降低术后死亡率 [14, 23, 42]。

本章将重点介绍用于胸椎减压的 MIS 技术。将讨论旁正中显微内镜下椎间盘切除术（microendoscopic discectomy，MED）治疗胸椎间盘突出症和 MIS 外侧胸膜外椎体次全切除术治疗胸椎疾病。

二、临床表现

胸椎间盘突出症通常出现在患者 40 岁以后，可表现为多种症状，最常见的是中下背部痛、神经根病或脊髓病变 [3, 7, 11]。在疾病诊断过程中，超过 70% 患者出现脊髓病变和胸神经根病变表现 [1, 3, 11, 20]。

单侧或双侧胸神经根病的患者可表现为以特定神经根受压从而呈特异皮节分布的放射样疼痛。感觉性主诉不一定遵循典型的皮节样分布，通常被描述为胸部或腹部烧灼样疼痛，伴随着感觉异常。患者也可以同时出现胸痛，类似于心肌梗死；腹部或腰部疼痛，类似于肾结石或子宫内膜炎的症状。这常常导致心脏或胃肠道源性病因的误诊 [16, 43-46]。体格检查时会发现受压神经根的皮节分布对轻触觉、针刺觉以及温度觉减弱。对于慢性压迫时可能有肌肉萎缩的表现或出现腹壁反射消失。

在胸椎脊髓病变的病例中，患者通常表现为慢性进行性衰退。这可能包括失去平衡，行走困难或双腿感到沉重，或者肠道及膀胱病变。很少表现为局灶性神经病变，而是弥漫性全身性病变。在椎骨受累情况下，患者可能出现背部轴索性疼痛，通常在晚上发生。体格检查结果存在很大的差异。患者可能存在下肢乏力、步态失调、下肢反射亢进、阵挛或巴宾斯基征。如未经治疗，胸椎间盘病变可能导致严重的神经系统后遗症，以上充分说明了诊断和及时治疗至关重要。

> 胸椎病变可能有多种神经系统表现和检查结果。由于可能导致严重的神经功能减退，故准确的诊断胸椎病变至关重要。

三、适应证和病例选择

胸椎腹侧病变包括多种疾病谱，包括椎间盘突出、椎体病理性骨折、椎间盘炎 / 骨髓炎、硬膜外脓肿、原发或转移性脊椎肿瘤以及创伤。手术指征包括无法忍受的神经根病、脊髓病或脊髓神经根病的患者。对于神经功能正常且无脊髓压迫的患者，可以先使用非甾体抗炎药、甲泼尼龙和物理疗法进行保守治疗。手术适用于有脊髓受压、体格检查提示脊髓病变的患者，或需要病理诊断、感染清创（椎间盘骨髓炎）、癌症切除（原发性或转移性）或已经发生或即将发生的脊柱不稳症（创伤、病理性骨折）的患者。

治疗胸椎间盘突出症的传统后路减压术在暴露腹侧病变方面具有的局限性，而外科医师采用开放的后外侧、外侧或前路手术已经取得了更大的成功。然而，前路手术方式可增加胸膜、下肺、纵隔和心脏的损伤风险。MIS 的后外侧胸椎间盘切除术可用于大多数胸椎旁中心椎间盘突出症的治疗。

此外，虽然经椎弓根入路可以用于椎体次全切除术，但该术式会限制椎体后壁的可视化从而无法充分减压。同样，经胸和胸膜后入路术式为减压提供了一个很好的通道，但有多种合并症的患者可能无法耐受传统的前路或经胸手术。因此，MIS 的 LECA 对软性或轻度钙化的中央和外侧胸椎间盘突出症可以充分暴露，也可以处理伴有椎体后缘骨折块的前方或侧方病变或者收集感染性积液，以及累及脊髓腹外侧和背侧肿瘤的活检和切除。因此，进行 MIS 后外侧或外侧入路是脊柱外科医师治疗胸椎病变的一个重要手段。

在进行任何手术治疗之前，应与患者及家属进行详细讨论以确保对手术有适当的预期结果。在承认保守治疗失败之前，神经根病患者应该已经进行了物理治疗、疼痛管理或硬膜外注射类固醇类药物。神经根减压通常可以立即缓解疼痛症状，但无力和感觉异常可能需要更长的时间才能改善，也可能不完全恢复。同样，建议脊髓病变患者手术是为了防止神经功能进一步减退，患者可能会有一些改善，但并不会让患者恢复到以前健康的状态。手术的所有潜在风险包括手术或麻醉引起的术中或术后并发症（泌尿系统感染、伤口感染、静脉血栓形成），以上都应该在手术前与患者明确讨论。进行评估和优化心血管、肺部和血液系统危险因素包括凝血功能障碍是重要的。通常鼓励与有经验的术前医疗团队和麻醉团队合作。适当的输血和谨慎抗生素选择也至关重要。

> MIS 胸椎入路可用于治疗所有胸椎病变，包括固定、肿瘤切除、椎间盘突出和感染。手术前必须进行全面的术前医疗评估，以最大限度地提高术后脊髓灌注。

四、影像学表现

胸椎成像包括 X 线、CT 平扫、CT 脊髓造影和磁共振成像（MRI）。X 线片可用于检测胸椎疾病引起的任何区域性或全局性畸形（矢状位或冠状位），这些畸形可能需要额外重建。胸椎间盘突出在 CT 上可以看到，但在 CT 脊髓造影或 MRI 上能够更清楚地显示出来。对于感染性或癌性骨受累的患者，CT 对于确定骨性解剖结构、评估椎间盘钙化和启动术前手术计划是必不可少的。检测任何骨折并评估骨质量也是必要的。MRI 可以清楚地确定椎间盘是位于中线还是位于旁中央。此外，MRI 还可以评估椎间盘移位、椎间孔狭窄伴神经根受压的严重程度（神经根病）、脊髓受压的严重程度（脊髓病）或脊髓水肿的存在。MRI 还可以更好地确定是感染性或癌性病变，是神经根或脊髓受累，或是椎体病变的椎旁延伸。将仰卧位 CT 或 MRI 与站立位 X 线片进行比较，有时可以显示脊柱不稳症（脊柱后凸增加或半脱位）。

由于肋骨的固定作用，胸椎活动度显著降低，因此与颈椎和腰椎相比，不易发生胸椎病变。需要椎体切除的胸椎最常见的病变是肿瘤、创伤和感染。在进行椎体切除术时，由于胸髓对操作和牵拉的耐受度差于，因此足够的暴露至关重要。由于前路经胸入路需要移除肋骨和其他邻近的关键结构（包括肺、胸膜、主动脉和纵隔内容物），因此治疗上述复杂疾病可能需要较多的重建和较长时间的恢复。

术前影像学检查应包括 MRI、CT、X 线片和胸部 X 线片。

五、手术技巧

手术设备除另有说明外，MIS 后外侧入路和 MIS LECA 的麻醉和定位设备相同。除需要光纤插管的情况外，全身气管内麻醉按常规方式进行。通过运用运动诱发电位（MEP）、体感诱发电位（SSEP）和自由非同步肌电图（FrEMG）进行神经功能监测。对于脊髓受压的病例，可以增加一条动脉导管，通过维持升高平均动脉压来确保足够的脊髓灌注。如果预期的手术时间长的话，可以放置一个 Foley 导尿管。加压设备和与长度到膝盖的弹力长袜一起使用，可以最大限度地降低深静脉血栓形成的风险。术前预防性应用能够覆盖皮肤菌群（革兰阳性）的抗生素。因为 MIS 手术的肌肉剥离或牵拉范围小，故麻醉诱导后通常不需要肌肉松弛药。

头部由 Mayfield 头架或 ProneView 保护头盔系统（Dupaco 公司）固定，患者俯卧在手术台上。用酒精对手术区域进行消毒，然后通过 2 个手指触摸棘突来定位中线，并用记号笔勾勒出轮廓。然后用碘伏溶液对手术部位进行消毒，随后酒精脱碘，然后用 DuraPrep 溶液再次消毒。患者通常以无菌铺巾覆盖，然后将透视机器置于术区以定位病变水平（图 15-1）。在手术切开前，应检查术前 X 线片（胸部 X 线片或全脊柱 X 线片），以确定前后片中肋骨数目和腰椎数目。MRI 上病变水平应与这些 X 线片相印证。

六、手术入路

（一）显微内镜下椎间盘切除术治疗旁中央型胸椎间盘突出症

显微内镜下椎间盘切除术（microendoscopic discectomy，MED）术前应检查胸椎 MRI 以确认手术节段（图 15-2）。在同侧距中线约 1.5cm 处绘制一条旁正中线。侧位 X 线片用于定位，在旁正中线上方放置的小扩张器以确定手术平面。正确的椎体水平应该通过侧位 X 线片从骶骨计数椎体和从前后位 X 线片计数肋骨来确认。标记穿刺点后进行皮肤和皮下局部浸润麻醉。用手术刀做一个 2cm 的切口（头端至尾端），然后用单极电凝切开椎旁肌筋膜。用手指进行钝性剥离可以形

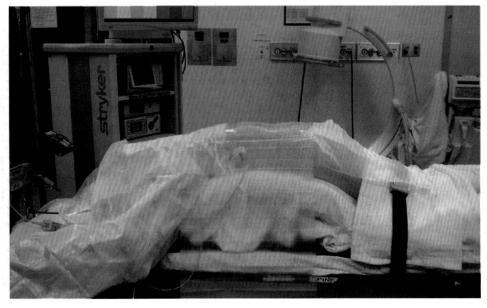

◀ 图 15-1　患者俯卧在 Wilson 架上使用透视进行定位

成一个安全区，并用与引导克氏针或初始的管状扩张器向下到达椎板小关节。

通过 X 线片确定手术节段，然后置入连续管状扩张器分离肌肉。最后的管状牵引器（约 18mm）通过自由臂确保固定在位，并使用侧位 X 线片确认最终位置。此时，可以使用显微镜、放大镜或内镜（资深术者偏好）以辅助进行椎板 – 关节突关节连接处的软组织剥离。

在使用内镜之前，应将其调至最佳对焦状态，调整对比度 / 亮度和白平衡。此外，应通过一个固定的物体确认方向，并使用除雾器。内镜的头端应尽可能靠近手术区域（约 1cm 远）以改善视觉效果。所有的微创管状系统均使用了长柄单极电凝和吸引器。在操作内镜时应谨慎小心，因为进行单极电凝止血时如果离内镜顶端过近，有可能会产生电弧而灼伤内镜的镜头。在改进的可视化方法下，采用单极电凝对椎板 – 关节突关节连接处的软组织进行分离，从边缘向中央，以

一种 360° 的方式进行操作。整个过程在骨结构上方进行，从而避免误侵入椎管的发生。用髓核钳移除烧灼过的软组织，然后用角度向上的刮匙在椎板 – 关节突与其深处的黄韧带之间建立一个平面。用髓核钳和椎板咬骨钳配合进行半椎板切除，然后切除黄韧带以显露椎间隙。

在初步暴露和半椎板切除后，切除关节突的内侧 1/3～1/2，然后用磨钻打磨关节突关节。在单阶段切除关节突的内侧 1/3～1/2 很少有将来发生脊柱不稳的风险。为了改善进入椎间隙的通路，可以用高速磨钻在椎弓根的上内侧磨掉 2～3mm，这样可以提高减压的手术视野和操作空间。如果使用放大镜或显微镜，将手术台向术者对侧方向翻转，以倾斜的方式进行操作，可以在不牵拉胸段脊髓的情况下改善可视化。放置 1cm×1cm 棉纱布可以保护硬脊膜和神经根。椎间盘切除过程中，使用纤维环切刀或 15 号手术刀配长刀柄切开椎间盘。用显微髓核钳取出椎间

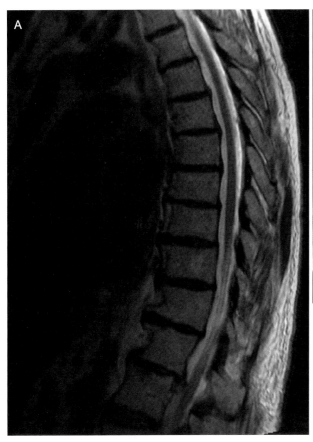
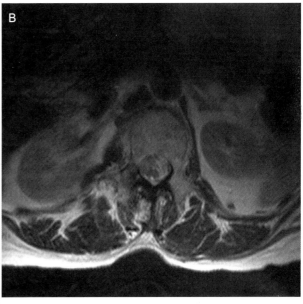

▲ 图 15-2　胸椎 MRI

A. T_2 矢状位显示中段胸椎间盘突出；B. T_2 轴位显示右侧旁中央型胸椎间盘突出伴脊髓受压

盘碎片。自由漂浮的椎间盘碎片可以用直角神经钩或铲刀切除，然后用髓核钳移除。用小的显微髓核钳仔细取出突出的椎间盘碎片，要小心避免对神经根或硬膜囊造成牵拉损伤。对于能轻易触及的椎间盘碎片应全部取出，但对于硬膜囊后方的碎片不应强求取净。如果胸椎间盘突出在中线，后外侧入路可能无法完全处理该病变。可以通过 MIS 外侧胸膜外入路，这种入路既可治疗中线上的胸椎间盘突出症，又可治疗胸椎椎体疾病。下面将介绍这种技术。

> 当在胸椎进行微创管状扩张时，要确保管状扩张与椎板 - 关节突连接处完全垂直。如果偏向内侧，就有可能钻到对侧椎板。为了改善椎间盘的可视性，可以将椎弓根的上内侧磨掉 2～3mm。

（二）显微内镜下外侧胸膜外入路椎体次全切除术治疗胸椎椎体疾病

如前所述，患者的体位摆放、手术准备和铺单方式与微创胸椎显微椎间盘切除术相似。使用透视定位并标记病变水平。在椎体次全切水平的头端和尾端各 2 个节段，用"牛眼"技术置入经皮椎弓根螺钉。在"牛眼"技术中，根据前后位 X 线片，将 Jamshidi 套针与同侧椎弓根平行排列（图 15-3）。中线旁开 3cm 做双侧旁正中切口，然后将 Jamshidi 套针抵在同侧上关节突外侧缘和横突中点的连接处。克氏针进针约 2cm 后，移除 Jamshidi 套针。在 X 线侧位透视下，将克氏针推进椎体，然后放置连续管状扩开器分离肌肉，并经此对螺钉钉道进行攻丝。重要的是确保对钉道攻丝是平行于克氏针的。如果钉道与克氏针不平行，则可能导致椎弓根螺钉错位或克氏针断裂。然后在透视的引导下将椎弓根螺钉置入椎体后部。此时，将克氏针取出，将椎弓根螺钉向椎体前壁推进。然后经皮置入连接棒来完成手术的内固定部分。这是放置经皮椎弓根螺钉的典型

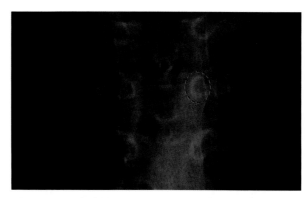

▲ 图 15-3 胸椎前后位 X 线片示"牛眼"，作为经皮置入椎弓根螺钉的靶点。红色圆圈所示为椎弓根轮廓

步骤，然后进行 MIS 外侧胸膜外入路椎体次全切除术。术前胸椎 CT 扫描示中段胸椎椎体矢状 - 冠状分离性骨折（图 15-4）以供参考。

将同侧用于经皮螺钉置入的旁正中切口作为外侧胸膜外入路的一部分。术者用手指引导将初始扩张器置于手术平面的关节突外侧，并行 X 线透视确认位置。置入连续管状扩张器分离肌肉，然后置入一个可扩张的管状牵开器，并通过连接臂将其固定在手术台上。用电刀切除软组织，然后暴露同侧椎板关节突、横突、肋椎关节和近端肋骨头。联合使用高速磨钻和椎板咬骨钳切除椎板和关节突关节，如本章前面所述进行。可用骨凿切碎横突和椎板关节突关节，以提供额外的自体移植物作为融合材料。随后用高速磨钻按从内到外的方法进行椎弓根切除。用 1 号 Pengfield 神经剥离子环形钝性分离椎弓根上的软组织。仔细分离椎弓根下壁对避免神经根损伤有重要意义。残余皮质用椎板咬骨钳和髓核钳去除。移除手术节段的肋骨对改善手术入路的角度和限制胸段脊髓的牵扯有重要意义。在病变水平完成肋骨的骨膜下剥离。钝性分离肋骨的腹侧和下侧面建议使用 1 号 Penfield 神经剥离子或肋骨分离器，以避免损伤深处的胸膜和神经血管束。随后用 Leksell 咬骨钳从远端切除肋骨并留作自体移植物。为了更好显露病变椎体，可以对同侧胸神经根和相关的血管进行结扎。可以通过多个止血夹或 4-0 丝线结扎，然后在结扎的两端之间锐性分离神经

血管束（图 15-5）。在椎体头端和尾端进行椎间盘切除，以此确定"手术边界"，然后进行相邻

椎体终板的处理。椎间盘切除术以标准方式进行，使用纤维环切刀、髓核钳和成角刮匙。"手术边界"的相邻终板应完全不含椎间盘或软骨材料，以优化骨性融合效果。椎体切除时，首先用高速磨钻在椎体中央钻孔，然后以由内而外的方式进行切除，直到在腹侧、背侧和对侧边缘仅留下薄薄的一层骨皮质。骨凿、刮匙和咬骨钳配合使用，完成骨切除。在椎体切除中，应建议麻醉医师进行积极的扩容并告知其可能发生急剧的失血。除肿瘤外，应保持椎体前壁完整，以保护腹侧的胸血管结构。充分减压后，可以用同种异体移植物、自体移植物或合成材料的融合器重建缺损部分（图 15-6）。最终经皮置入同侧椎弓根螺

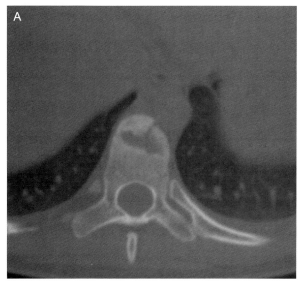

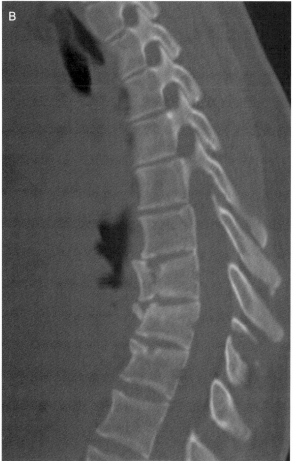

▲ 图 15-4　术前胸椎 CT
轴位（A）和矢状位（B）示胸椎椎体在矢状位和冠状位存在分离骨折

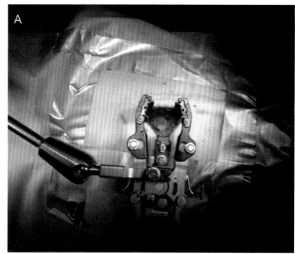

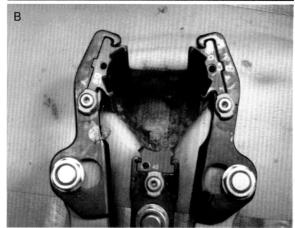

▲ 图 15-5　A. 可扩张的牵开器，肋骨和其他骨性结构已切除，显露病变椎体以进行椎体次全切；B. 微创外侧胸膜外入路进行椎体次全切的放大图像

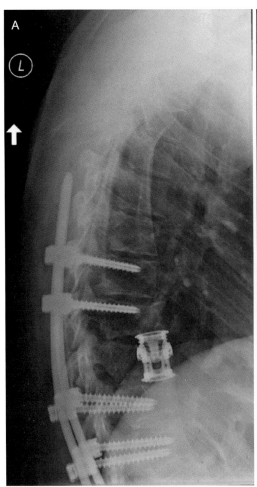
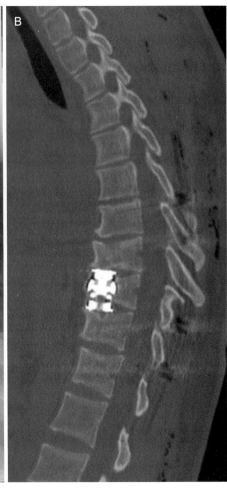

◀ 图 15-6　术后侧位胸椎 X 线及矢状位胸椎 CT 示，胸椎体次全切除和可扩张型椎间融合器

钉和连接棒，钉棒加压并锁紧到位。以标准方式关闭切口。

> 在 MIS LECA 中，将通道抵在关节突的外侧面。辨认横突、椎板关节突交界处、肋椎关节和近端肋骨头。仔细地钝性分离肋骨对避免胸膜或下方神经血管束的损伤来说是必不可少的。

七、经验和教训

（一）要点

对手术解剖的详细了解是避免微创入路定位障碍的关键。例如，当置入椎弓根螺钉时，要注意胸椎椎弓根从 $T_1 \sim T_{12}$ 内倾角度逐渐减小。同样，显露肋横突关节的连接位点也很重要，因为

用单极电凝在肋骨上剥离软组织时有可能导致其深处的胸膜或位于下方的神经血管束损伤。

（二）临床 / 手术经验

1. 术前一定要检查颈椎脊髓病的临床症状和体征。应在手术治疗前对颈椎进行评估并进行相应的治疗。

2. 通过对比术中透视与术前脊柱全长片或胸片来确认手术节段，是小切口手术避免定位障碍的关键。

3. 为了准确定位，胸中段病变应在前后位 X 线片上计数肋骨或椎弓根；胸椎两端的病变可以通过侧位 X 线片定位。当定位有疑问时，术中可用 Jamshidi 针或克氏针对椎弓根进行穿刺置入，然后拍 X 线片。

4. 扩张器的移位或放置错误可能导致严重的

定向错误。因此，在定位和扩张的起始步骤中，术者应极其小心。

5. 在同侧的尾端椎弓根的上方钻掉 2～3mm，可提高内侧可视性并改善进入胸椎间隙的通道。

（三）临床 / 手术陷阱

1. 在椎板间隙的内侧区域进行操作必须谨慎，以避免意外损伤脊髓或造成脑脊液漏。

2. 在后外侧 MIS 入路中，在工作通道建立前不要使扩张器向内侧倾斜，以免交叉至对侧。

3. 椎体切除时避免切除椎体前壁，以保护腹侧神经血管结构。

4. 不要为了暴露而牵拉胸脊髓，因为这可能导致永久性的神经功能缺失。如有必要，可以向侧方切除更多的骨或其他组织，使管状牵开器可以向内侧成角，从而改善暴露效果。

5. 沿着克氏针攻丝时，在"推进"或"撤出"阶段，助手应使用金属锁定器（Kocher）将克氏针固定在位，以确保克氏针不会从背侧滑出椎体或向腹侧滑进胸廓。

6. 在攻丝或置入经皮椎弓根螺钉时，重要的一点是要始终保持轴线平行于克氏针。任何偏离克氏针的轨迹都可能导致椎弓根螺钉位置不佳或克氏针断裂。

7. 一旦透视上可见椎弓根螺钉已经部分进入椎体，即应取出克氏针，以避免其折断的可能。

八、手术并发症防治

不论哪种手术入路（MIS 后外侧或 MIS 外侧胸膜外），手术医师都必须熟悉手术解剖和可能发生的并发症。狭窄的工作通道可以减少对正常解剖结构的破坏，但也限制了术者对手术区域及其周围解剖的视角。在 MIS 外侧胸膜外入路中，一直有潜在的胸膜侵犯的顾虑。轻柔细致地对肋骨及相关筋膜进行骨膜下剥离，可使侵犯胸膜的发生率降至最低。如果发生这种情况，可能需要在手术后放置胸管。在椎体切除术中，除了神经

损伤外，最大的担忧是对胸部大血管的潜在性损害。如果有任何潜在的血管损伤风险，应该立即终止手术。应提醒麻醉医师保持血流动力学稳定，并应取得血管外科医师的即时术中咨询。

如果误切硬脊膜，通过较小的微创管道系统直接进行一期修复是非常困难的，最好采用间接技术治疗。我们主张在硬膜缺损上放置一层不溶于水的膜（肌肉、脂肪、筋膜或硬脊膜替代物），然后覆盖上硬脊膜密封剂（纤维蛋白凝胶或纤维蛋白止血胶）。对于硬脊膜破损较小的患者，可置于平板床休息 24h，对于缺损较大者可能需要数日的腰大池引流脑脊液。由于切口小且无"手术无效腔"，微创手术后假性脑膜膨出和脑脊液漏的发生率已经降至可忽略的程度。当使用较大的管道时，比如进行椎体次全切时，可以对硬脊膜损伤进行直接修复。

可能发生的神经并发症包括减压过程中对椎间孔内神经或脊髓的直接损伤。微创入路中特有的是在定位过程中克氏针可能造成的损伤。最初放置时应使用透视定位，但疏忽大意很容易导致克氏针误置入关节突内侧，进入椎板间隙，进而导致脊髓损伤。必须随时控制克氏针并在置入初始管状扩张器后立即将其移除，以尽量降低克氏针向内侧偏移的可能。在充分了解术区解剖结构和对细节的仔细操作，可以安全、快速地完成胸椎 MIS 入路，且极少发生并发症。

> 对于小的硬膜损伤通常用肌肉或硬脊膜替代物和硬脊膜密封剂来治疗。虽然较大的缺损有可能需要腰大池引流，尽管在我们的病例中没有用到。

九、伤口闭合及术后护理

完成胸椎减压后，使用骨蜡、双极电凝、浸有凝血酶的吸收性明胶海绵或 Surgifoam 进行细致的止血。肌肉和筋膜注射局部麻醉药以控制术

后疼痛，然后用大量抗生素溶液冲洗手术区域。在 MIS 外侧胸膜外入路中，密切观察手术部位是否有"气泡"出现，可以提示是否存在胸膜侵犯。如果怀疑有，应拍摄胸部 X 线片以进行确认。如果有气胸的证据，应放置胸管。筋膜闭合用 0 号 Vicryl 线缝合，皮下层闭合采用 3-0 号 Vicryl 线缝合。表层皮肤的闭合用 4-0 号不可吸收线进行皮下连续缝合，并使用皮肤黏合剂（Dermabond，Ethicon Inc.），至此手术完成。

在术后处理中，首要目标是系统性支持和疼痛控制。患者转入 ICU 过夜，密切观察心肺功能和检查神经系统功能。术后应定期进行实验室检查，输液标准应是前瞻性的，不能等出现系统性低灌注或休克的表现再输液。血红蛋白一般保持

在 100g/L 以上，血小板一般保持在 100×10^6/ml 以上，定期监测凝血功能和纤维蛋白原水平。日常检查肌钙蛋白和心电图对监测心脏损伤的征象也很有价值。怀疑心脏射血功能指数低时应进行超声心动图检查。鉴于手术时间长短和输液需求，在术后短时间内拔管是有挑战性的。可采用插管过夜的方式以方便进行术后即时镇痛和维持液体和血制品的平衡。建议拔管密切关注患者重症监护的指标。患者通过疼痛麻醉咨询来自控麻醉药物，是一种常见的、成功的镇痛策略。我们建议在一定基础上积极补液，以尽量减少患者不适感。术后通常不需要支具保护。一旦疼痛得到控制，用物理疗法进行积极的术后活动是必要的。术后在病房常规观察 10～14 天。

总结

- 胸椎病变可表现出多种症状，包括神经根病、疼痛、肠道或膀胱改变以及脊髓病，罕见患者表现为局灶性无力。迅速明确诊断对患者很重要，因为很快即可出现神经功能减退。单纯胸椎椎板切除术用于腹侧脊髓病变已被证明疗效不佳。大量数据表明使用 MIS 技术处理胸椎病变能改善手术效果并减少组织破坏、降低死亡率。已经发展了几种 MIS 入路来处理胸椎病变，包括经椎弓根入路、肋骨横突切除入路和外侧胸膜外入路。MIS 技术可用于治疗多种疾病，包括胸椎间盘突出、椎间盘炎/骨髓炎、硬膜外脓肿、脊髓肿瘤和创伤等。
- 实施胸椎 MIS 手术时最重要的一步是正确定位手术节段并进行管状扩张。MIS 手术常出现定位障碍。作者建议每次术前都拍摄前后位和侧位胸部 X 线片或脊柱全长 X 线片，通过计数肋骨来帮助定位到相应的节段。识别重要的解剖标志，如横突，近端肋骨头和椎弓根等。神经血管束位于椎弓根的下方。在尾端椎弓根的上部钻孔通常可以提供更好的进入椎间隙的通道。MIS 技术具有很长的学习曲线。只要有充足的经验并对解剖结构仔细鉴别，MIS 胸椎减压手术可以用对组织破坏最小的方式安全地实施。

测　验

★ 判断题

1. 计算机断层扫描（CT）中看不到胸椎间盘。（　　　）

2. MIS 胸椎椎板切除术是治疗中央或旁中央型椎间盘突出症的最佳方法。(　　)

3. 胸椎外侧胸膜外入路从未在 MIS 技术下实施。(　　)

4. 胸椎手术前拍摄前后位和侧位胸部 X 线片是绝对必要的。(　　)

5. 胸椎间盘突出的患者可出现胸痛、腹部压力或胃肠不适。(　　)

★ 答案
　1. ×。胸椎间盘常伴钙化，可在 CT 中显示。MRI 是胸椎间盘最佳的成像方式。
　2. ×。椎板切除术并发症发生率高，因为它不能对突出的椎间盘进行直接减压。
　3. ×。
　4. √。术前计数肋骨对帮助定位手术节段很重要。
　5. √。

第16章 管状牵开器系统下腰椎减压术

Lumbar Decompression Using a Tubular Retractor System

Mark A. Shapses Arjun Balakumar D. Greg Anderson 著

张 莹 译

初同伟 校

> **学习目标**
> - 掌握腰椎减压术的适应证。
> - 掌握同侧和双侧减压技术的操作步骤。
> - 了解患者的术后护理、风险管理和潜在并发症。
> - 了解诊疗过程中的要点和陷阱，避免并发症的发生。

一、手术适应证

腰椎微创手术是最常见的脊柱手术，是目前一种有效缓解患者神经根症状的手术方式[1]。腰椎管狭窄常见于老年人群中，可能会导致严重的背部、腿部疼痛，以及行走困难[1]。椎管狭窄通常是由退行性改变引起的，包括小关节突肥大、黄韧带增厚、椎间盘膨出或突出[2]。腰椎管狭窄的症状通常在站立或行走时更严重，而在脊柱弯曲、坐着或身体前倾时改善。

只要没有发现进行性或严重的神经功能损害，就应该考虑在手术之前尝试非手术治疗。非手术治疗包括非甾体抗炎药、硬膜外类固醇注射和物理治疗等。如果非手术效果不佳，可以考虑手术。手术减压已被证明能够成功改善许多因腰椎管狭窄或椎间盘突出症引起的持续症状[1, 3, 4]。

与传统开放手术相比，微创腰椎减压术已被证明可缩短患者的康复时间、减少失血和感染风险，同时与开放手术的长期临床随访效果相当[2, 5-9]。其他潜在的优点，包括减少术后疼痛、减少麻醉需求、降低医源性脊柱不稳的风险、缩短手术时间等[7, 10]。微创入路的一个关键是使用软组织牵开器，软组织牵开器可以提供对术周软组织破坏最小并直达手术部位的路径。微创脊柱手术（MIS）可以降低相关并发症的发生率，可能比传统的腰椎减压手术成本效益更高。

> **要点**
> 腰椎间盘突出症或1~2个相邻节段的椎管狭窄是使用管状牵开器系统进行腰椎减压的主要适应证。

二、手术技术

手术前，手术医师应仔细评估术前检查（X线片、MRI或CT脊髓造影），以确保对神经压迫致病部位有充分的手术依据。

手术可以在全身或局部（硬膜外或椎管）麻醉下进行。所需的设备包括放射透视脊柱手术床或框架、管状牵开器系统、C形臂和显微镜。常规使用预防性抗生素和下肢弹力袜预防血栓。

麻醉诱导后，患者俯卧于放射透视床上，便于术中透视成像（图 16-1A）。手术团队确保腹部避免脊柱手术架压迫，且所有骨性凸起和重要区域均被填塞保护。标准消毒、铺巾（图 16-1B）。

管状牵开器用夹子固定在手术台上，作者倾向于将夹子固定在与手术入路相同的一侧。显微镜朝向床头放置在房间门对面的一侧。C 形臂通常从朝向房间门的一侧进入手术区域。它们的位置取决于该手术间的布局，以及手术室门所在位置。

（一）切口和显露

切开前，扪及皮下标志物（棘突、髂嵴和髂后上棘）并在皮肤上标记。脊椎穿刺针沿所规划的手术通路垂直刺入皮肤（图 16-2A）。穿刺针应放置在中线外侧，并对准小关节，以免意外刺穿硬脊膜。然后 C 形臂透视侧位片确定手术切口和穿刺针所处节段（图 16-2B 和 C）。调整穿刺针，以确定最佳的手术切口位置。

在中线外侧开一个长度等于牵开器直径的切口。切口定位于棘突外 2～4cm，以利于进入椎板间隙。当仅需要单侧减压时，切口应位于中线外侧 2～3cm。需要双侧减压时，切口应位于中线外侧 3～4cm 处，以使撑开器能斜向对侧。肥胖患者的切口需要更靠棘突外侧。

> **要点**
>
> 在进行皮肤和筋膜切开时，确保中线外侧有足够的间距。当需要对侧减压或患者肥胖时，离中线的距离适当增大。

胸背筋膜必须沿着皮肤切口一并切开。一些手术医师通过触诊来确保切口可以进入椎板间隙。作者使用小 Cobb 骨膜剥离器钝性剥离骨膜及其表面附着软组织，管状牵开器直达骨面（图 16-3）。这一步骤能更有效地牵开多裂肌，减少术区软组织损伤。有手术医师使用克氏针作为扩张前的第一步，作者认为有不慎刺穿硬脊膜的风险，不推荐应用。

然后使用序贯管状扩张器逐级扩张手术通道（图 16-4A）。最小的管状牵开器首先用来触及椎板下部边缘。管状牵开器以椎板和椎板间隙边缘为对接点放置。最大的牵开器根据手术需要选择合适长度使管状牵开器直达骨面。

选择合适直径和长度的管状牵开器对微创减压术尤为重要。笔者通常选用直径 14～16mm 的牵开器进行椎间盘切除术，使用直径 18～20mm 的系统进行腰椎管狭窄症的减压。此外，管状牵开器的长度应满足从皮肤切口至椎板的要求。

一旦管状牵开器进入工作位置，手术医师将其固定于与手术台相连的支架上（图 16-4B）。然

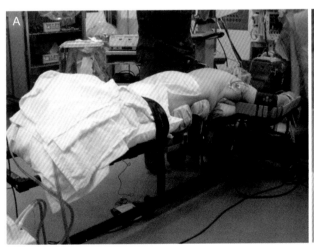
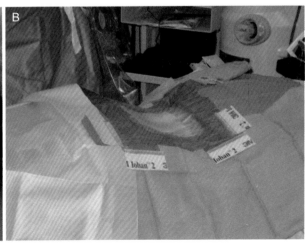

▲ 图 16-1　**A.** 患者俯卧于可透视脊柱手术架上；**B.** 术区标准消毒、铺巾

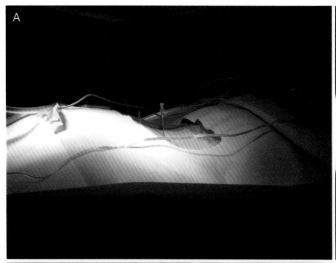

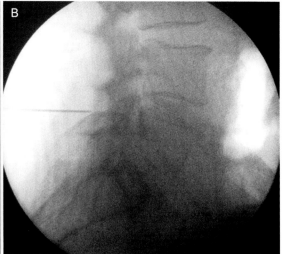

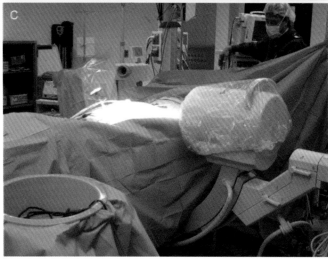

▲ 图 16-2　**A.** 将一枚脊椎穿刺针沿所规划的手术通路穿入；**B. C** 形臂透视确定穿刺针位置；**C. C** 形臂侧位像上确认穿刺针位置，从而确定手术切口位置

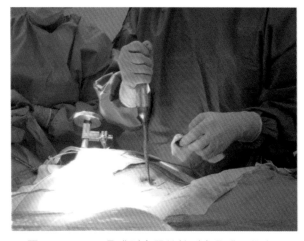

▲ 图 16-3　**Cobb** 骨膜剥离器钝性剥离骨膜及其表面附着软组织

后 C 形臂侧位透视确认牵开器位置（图 16-4C）。调整通道确保其直达病灶。手术显微镜是较好的可视化选择，可提供极佳的视野照明和放大效果。

将显微镜聚焦于手术区域后，双极电凝清除骨膜上残留的软组织，确保手术视野中骨性标志清晰可见。软组织清除时应保留小关节囊。手术医师应以视野中各种突出的骨性标志为手术定位标记。包括椎板下缘、黄韧带和小关节复合体的内侧部分。

（二）单侧减压

当有症状的压迫仅限于椎管的一侧时，进行单侧减压。单侧减压术与开放手术减压术相似。

首先，手术医师使用一把弧形刮匙在黄韧带与

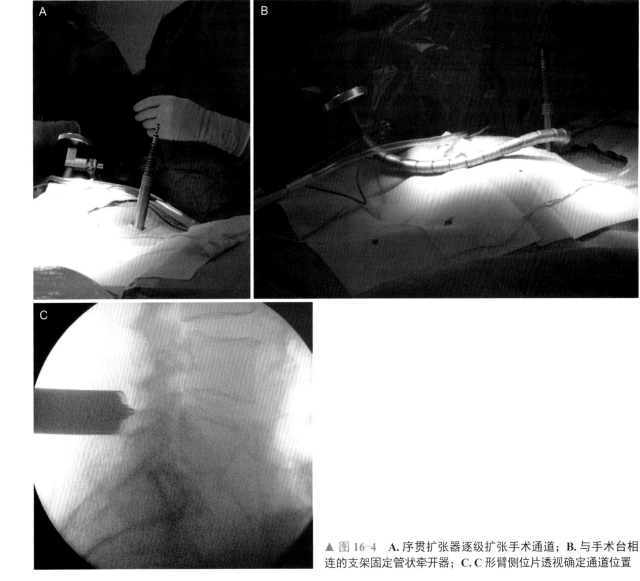

▲ 图 16-4　**A.** 序贯扩张器逐级扩张手术通道；**B.** 与手术台相连的支架固定管状牵开器；**C.C** 形臂侧位片透视确定通道位置

椎板下缘之间创建一个手术空间。之后用 Kerrison 咬骨钳或磨钻切除椎板下缘。切除黄韧带，显露硬脑膜。同时探查同侧椎弓根，以确定术区在椎管内的位置。

在椎间盘突出的情况下，应确定并松解硬脑膜外缘，将硬脑膜推开后见腹侧神经根。随后，神经拉钩将神经根轻轻拉开，显露其腹侧突出的椎间盘。椎间盘的后外采用管状牵开器系统的腰椎减压术侧区域（椎间盘突出最常见的部位）显露清晰，环形切开突出的椎间盘。所有游离的椎间盘都需清除。手术结束前，应用长的钩状球型

探子检查椎管，确保没有游离脱出的髓核。环形切口应尽量小，以降低患者复发风险。

对于那些症状源于侧隐窝狭窄的患者，需要切除上关节突的部分内侧缘。可以使用磨钻将覆盖的内侧下关节突打薄或切除；但是，注意不要过度减薄外侧下关节突，以免造成医源性骨折或不稳发生。之后，使用 Kerrison 咬骨钳修剪上关节突的内侧缘，直到它与椎弓根的内缘齐平。椎间孔可以用弧形头"椎间孔切开术"专用的 Kerrison 咬骨钳咬开。同侧椎间孔很难直接显露，因此在咬除骨性结构之前，先用球形探头在神经

根和上关节突之间建立一个腔隙是很有必要的。

手术医师确认神经减压充分、止血彻底后，拔出管状通道。

要点

使用弧形头 Kerrison 咬骨钳可方便对同侧椎间孔进行减压。在使用该器械之前，应确保神经根与骨缘之间有一个安全的间隙。

（三）双侧减压

当椎管双侧需要减压时，可以通过单侧入路进行双侧的椎管减压。

采用更偏外侧的切口（如前所述），同侧椎板切开，但保留完整的黄韧带[6]。然后滑动管状牵开器并切除棘突根部区域，到达对侧椎管。随着管状牵开器向中线倾斜，棘突和棘间韧带的底部清晰可见。在此步骤中，可以将手术台向对侧倾斜，以减小显微镜角度，有利于改善术者穿过中线的视野。

可用带保护套的高速磨钻磨除对侧椎板深层，即将对侧椎板磨薄。手术医师在这个打磨过程中应该注意所切除骨的质地。最初，在棘突的基部会遇到松质骨的出血，可以涂抹骨蜡止血。之后，将遇到对侧椎板的皮质骨，骨出血一般较少。当手术医师开始磨除对侧关节突时，亦会遇到更松质的骨。必须将对侧小关节减薄，直到 Kerrison 咬骨钳能够咬除小关节面剩余的内侧部分，以完成减压。在打磨过程中，手术医师应逐渐松解位于椎板和关节突下方的黄韧带。

当钻过中线时，可沿着黄韧带的背侧表面钻入对侧小关节的下表面。在此过程中，保持黄韧带的完整可以有效保护硬脑膜。必须在黄韧带背侧创造足够的工作空间，以便手术器械能够进入对侧。

磨骨完成后，弧形刮匙将黄韧带从附着点剥离、切除。去除黄韧带后，硬脑膜直接显露于镜下，并完成对侧隐窝和椎间孔区的减压。

对侧减压完成后，手术医师将管状通道调整到同侧进行减压，方法如前所述。

减压结束后，钩状球形探头确认神经根减压充分，止血彻底。拔出管状通道，关闭切口。

要点

• 当钻到对侧时，将手术台向对侧倾斜，以减小显微镜角度，更方便操作。
• 在对侧钻孔时保持黄韧带完整，以保护硬脑膜。

（四）伤口闭合和术后护理

胸背筋膜可用间断缝合线缝合。肥胖患者需进行深部皮下组织缝合后再行皮肤缝合。沿切口使用皮肤密封胶有利于患者在术后早期淋浴（图 16-5A）。

沿切口周围皮下注射丁哌卡因，以减少术后早期疼痛（图 16-5B）。无菌辅料覆盖切口、麻醉复苏。手术当日可出院，鼓励患者早期活动下肢。

鼓励患者术后每天至少行走 30min。低效的口服麻醉药或非处方药物（如布洛芬、对乙酰氨基酚）一般足以控制术后疼痛。对于需要复健核心肌肉和下肢的人群，可以选择为其安排物理治疗。鼓励患者在能持续进行的基础上行有氧锻炼。

要点和常见错误

• 手术中应注意避免峡部和下关节突过度打磨，以减少医源性骨折的风险。
• 用 4 号 Penfield 剥离子探查关节突内部，有助于确保留下充分的骨质。该区域至少要保留 5～10mm 厚的骨头。
• 在磨钻使用结束前，黄韧带应保持完整，以减少硬脑膜或神经根损伤风险。
• 手术显微镜为这类型手术提供了极佳的手术视野，推荐使用。
• 黄韧带去除后，反复探查、松解硬脑膜与其上覆盖组织的间隙，减少硬脑膜撕裂的风险。
• 出血可以通过骨蜡和流体明胶来控制。
• 翻修手术较复杂，最好由管状牵开器腰椎减压手术经验丰富的医师来完成。

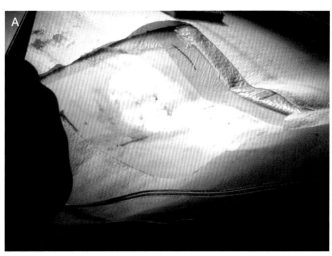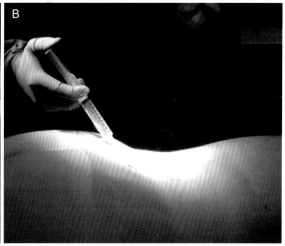

▲ 图 16-5　**A.** 伤口闭合后使用皮肤密封胶，有利于在术后早期淋浴；**B.** 皮下组织注射长效局麻药，以减少术后疼痛

三、并发症与处理

所有常规腰椎减压手术的固有风险都存在于以管状牵开器为基础的手术中。包括出血、硬脑膜撕裂、神经损伤、医源性失稳、感染和医疗并发症。

对于一个刚开始学习微创减压的脊柱外科医生，应预期到会有一条学习曲线[11]。在这一阶段，需增加额外的手术时间、仔细研究操作技术，并采用循序渐进的方法解决更复杂的病例。尸体操作、手术参观和正规的培训有助于初学者缩短学习曲线。文献也报道，手术采用管状牵开器系统的腰椎减压术指导训练，对学习微创腰椎手术具有积极的帮助[12]。

硬脑膜撕裂仍然是微创腰椎减压术的一个挑战。医源性硬脑膜撕裂的发生率文献报道有所不同，在 3.5%～16% 之间[2, 13, 14]。虽然通过谨慎的操作可以最大限度地避免硬脑膜的撕裂，但一旦发生硬脑膜撕裂，手术医师也应做好随时处理的准备。好在与传统腰椎开放减压术相比，微创手术无明显伤口"无效腔"，从而降低了硬脑膜 - 皮肤瘘发生的可能性。较小的硬脑膜撕裂可以通过在该部位放置一小块吸收性明胶海绵，再用硬脑膜密封胶（如纤维蛋白胶）封堵。较大的撕裂则需要缝合修补。尽管缝合修复硬脑膜技术要求

很高，但可以通过显微脑垂体手术器械作为持针器和镜下打结器来完成[15]。在进行硬脑膜修补时，笔者更倾向用双针缝线，"从内到外"的进针方式，进行间断缝合（图 16-6）。

使用管状牵开器系统的术后感染相当少见[13, 16]。O'Toole 等报道了 1338 例患者通过牵开器系统进行减压融合手术后的手术部位感染率。对于单纯减压手术，感染率为 0.1%，大约比同等开放手术低 10 倍[17]。这种差异可能是由于微创手术软组织损伤小、术区无效腔小的原因。如果发生手术部位感染，应采用传统的清创和抗生素治疗。

四、结论

微创减压术可用于有症状的椎间盘突出症或腰椎管狭窄症的病例，但前提是这些病例没有明显脊柱不稳的表现。尽管微创手术有一定的学习曲线，但相对于传统手术，应用管状牵开器系统实施腰椎减压能获得肯定的效果并减少并发症的发生[7, 10, 16, 18, 19]。对于大多数脊柱外科医生，通过尸体操作、手术进修参观和逐渐增加病例的复杂性，学习曲线是可控的[12]。

申明　本研究没有任何基金支持。本研究组织未曾、未来也不会直接或间接接收任何商业组织的资助。

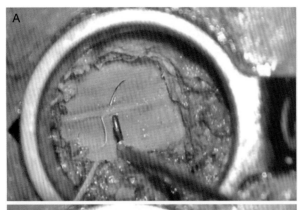

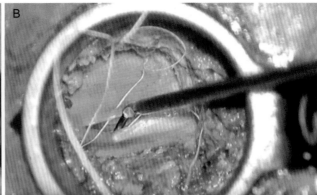

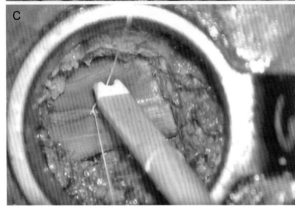

▲ 图 16-6　**A.** 使用一种特殊的持针器，将缝线"由内到外"穿过硬脑膜撕裂的一侧。该技术采用 **6-0 Gortex**（Gore，**Newark DE**）双针缝线；**B.** 第二根针穿过硬膜撕裂的另一侧；**C.** 打结器推结、打结

测　验

★ 简答题

1. 微创腰椎减压术的两个主要适应证是什么？

2. 与传统的开放手术方式相比，这种方式的主要优点是什么？

3. 在手术开始时，穿刺针在定位时应该指向哪里？为什么？

4. 与单侧减压术相比，双侧减压术的切口在哪里？

5. 如何控制微创腰椎减压术的学习曲线？

★ 答案

　1. 椎间盘突出症、腰椎管狭窄症。

　2. 患者康复时间短、出血量少、感染率低、术后不稳定少、花费少。

　3. 中线外侧、朝向小关节方向，避免刺破硬脑膜造成脑脊液渗漏。

　4. 切口更偏外侧，以促进棘突根部的减压。

　5. 尸体操作、手术进修参观，以及逐渐增加手术病例复杂性。

第17章 内镜下减压
Endoscopic Decompression

James J.Yue 著

张志超 孙延卿 译

陈雄生 校

学习目标

- 脊柱内镜手术的背景和器械。
- 脊柱内镜手术的适应证和禁忌证。
- 靶向减压理论。
- 经椎间孔入路和椎板间隙入路。
- 并发症的预防。
- 学习脊柱内镜手术的过程。

一、概述

在过去 20 年，脊柱内镜手术技术的应用迅速发展[1]。这类技术拥有的微创优势使其在腰椎微创手术中得以快速应用和发展。在新的光学、影像器械和减压工具帮助下，上述技术得以快速发展。腰椎内镜手术可以进行不同类型和位置的椎间盘、骨赘减压，以及畸形矫正。经椎间孔内镜与直接后路经椎板间隙路径一样，可以用于椎间盘突出减压、椎间隙感染清除、完成椎间融合的椎间隙准备和椎间孔成形术。直接后入路可用于椎板切除术和椎板开窗术，完成椎管中央或关节下减压。颈椎后路减压术治疗椎间孔狭窄和（或）旁中央型椎间盘突出症也是有效的。适当的临床检查和诊断性注射评估，应该对放射学检查结果形成强有力的补充，以最大限度地提高临床效果。下胸椎和胸腰椎交界处的侧方胸椎间盘突出也可以使用类似的穿刺针放置和进入原则进行减压。临床医师应该对影像学表现有全面深入的了解，影像学表现应与临床表现和诊断性注射结果相契合，以最大限度地提高临床疗效。

二、适应证

（一）临床评估

对可能实施腰椎或颈椎内镜治疗的患者进行临床评估是决定其是否为候选患者，以及合适减压方法的要素。在初诊时有 3 个问题需要回答：①您的症状在哪里 [背部和（或）腿部、颈部和（或）手臂]；②症状持续多久了；③什么情况下症状会缓解。评估疼痛 / 麻木的神经根模式（L_3 大腿内侧；L_4 膝前和胫内侧；L_5 小腿前外侧、足面和足尖；S_1 小腿后外侧和足底），了解损伤机制（如果有）也是首次问诊的关键要素。为了评估静脉麻醉风险，应该询问患者关于睡眠呼吸暂停或气道阻塞的病史。

查体时，应要求患者指出疼痛在哪里，放射到哪里。进行直腿抬高试验，肌力、反射和感觉检查。其他神经张力症状如反向直腿试验（L₄）可能有助于临床评估。体重指数（BMI）应该记录在案，术前应根据体重指数准备适当长度的内镜设备。

（二）影像学评估

行站立位脊柱 X 线平片评估椎间隙高度、髂嵴相对于椎间隙的水平（髂嵴顶部不应高于椎间隙上方椎弓根的下缘）（图 17-1）。如果需要选择经椎间孔入路，突出的椎间盘上缘不应超过上方椎弓根的下缘，同时下缘不应超过下方椎弓根中段（图 17-2）。需行磁共振成像（MRI）检查评估病变位置。目前基于突出方向、位置将椎间盘突出分为 5 种类型（图 17-3）[1]。正确判断类型，将有助于外科医生选择合适的内镜入路 [椎间盘内和（或）椎间盘外]。根据椎间盘突出的位置，采取有针对性的手术入路，提高减压效果。如果选择椎间孔成形术治疗椎间孔狭窄，则应进行矢状面和冠状面重建的计算机断层扫描（CT）。

> 评估椎间盘的位置，规划定位针的放置。仔细评估脊柱侧位 X 线片，判断椎间盘相对于髂嵴高点的位置，以及是否存在椎间盘移位。

（三）诊断性注射

诊断性注射可以在术前有效地确认症状的病理来源。经椎间孔硬膜外类固醇注射可用于确定经椎间孔减压术的可能有效性。在多个神经根同时受累的情况下，选择性神经根阻滞可用于确定哪些神经根可能受到影响，并确定相应节段椎间孔减压术的潜在好处。椎间盘造影检查对症状性纤维环破裂具有诊断价值。

（四）清醒手术

脊柱内镜手术的术前医患沟通十分重要。在大多数情况下，腰椎内镜手术可在静脉麻醉下实施。故术前应告知患者手术既可以实施全麻，也可以实施局麻。清醒手术的优点，包括手术安

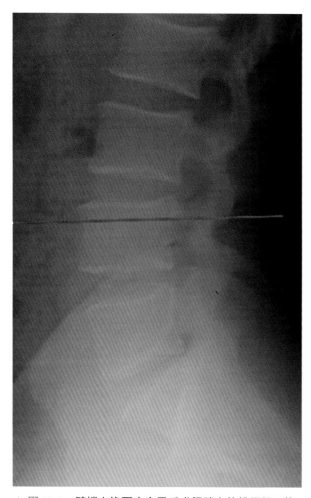

▲ 图 17-1　髂嵴上缘不应高于手术间隙上位椎弓根下缘，以便内镜能够到达椎间孔区域

全性高、术中可评估减压效果，以及术后恢复期短。术前需告知麻醉医生术中与患者沟通的重要性。避免使用（如异丙酚等）强镇静作用的麻醉药。吗啡、右旋美托咪啶和苯二氮䓬类药物镇静效果具有可逆性，是优选的麻醉药物。手术室准备，应包括手术台、器械、术中透视设备。在摆放体位前，手术团队所有成员都应在手术室中（图 17-4）。在 45～90min 的手术时间内，应最大限度地提高患者的舒适度和配合度。

> 对于椎间孔型和椎间孔外侧型椎间盘突出症，麻醉前应进行诊断性注射，以确认症状的性质。参与清醒脊柱手术的麻醉医生和手术医生、护士术前需进行相关的培训。

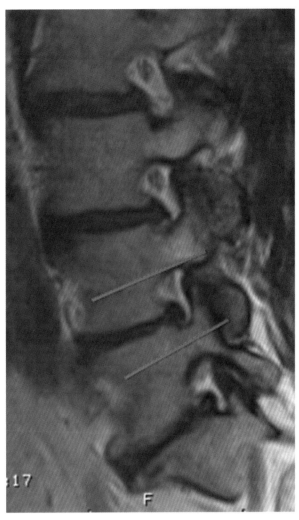

▲ 图 17-2　采用经椎间孔减压技术时，突出物不应超过上位椎弓根的下缘，同时也不超出下位椎弓根的中部

（五）适应证

腰椎间盘突出症是脊柱内镜手术的主要适应证，尤其是旁中央型、椎间孔型和椎间孔外型。脊柱内镜同样适用于复发型椎间盘突出症。因关节突增生或椎间孔狭窄导致的神经根卡压也可利用内镜技术进行椎间孔减压（图 17-5）。标准治疗效果不佳的难治性椎间盘炎同样也可以利用内镜技术进行治疗（ISASS Presentation 2018）。早期单节段原发性或继发性腰椎中央管狭窄可采用更先进的内镜手术技术治疗。与其他手术方式相比，通过与椎间融合器置入等间接恢复椎间隙高度的技术相结合，椎间隙内镜手术可最大化减

小与其他小关节损伤带来的脊柱不稳（图 17-6 A-C）。更广泛的适应证，包括椎体活检术、肿瘤射频消融术和腰大肌脓肿减压等。

（六）禁忌证与技术局限

脊柱内镜手术和手术麻醉均存在禁忌证和局限。尽管有关于内镜减压治疗马尾神经综合征（CES）的报道，但目前尚没有该技术治疗 CES 的有效经验[2]。突出物明显向头端（椎弓根中部）或尾端（接近下位椎弓根）位移的椎间盘突出是难以通过经椎间孔入路治疗的。术前应行 MRI 和（或）CT 扫描确定腹腔内脏器的位置，以便于手术医生进行安全的首次穿刺。在 $L_4 \sim L_5$ 水平以上穿刺时，必须小心避免穿入腹腔。如果术前对患者腹腔轮廓有不确定，可行俯卧 CT 扫描以评估俯卧位对腹腔内脏器位置的影响。

如果采用直接的后方椎板间隙入路，术前应行 X 线正、侧位片检查，以评估椎间隙空间，因为椎间隙的解剖异常可能会导致术中进针困难。有过后路开放性减压手术史的患者，不应再考虑行椎板间隙入路的内镜手术。突出物侵入硬脊膜也是内镜减压术的禁忌证。

患者若存在关节突增生，术中进针会十分困难。关节突增生多见于老年人、腰椎滑脱或先天性椎管狭窄患者。对于关节突增生扩大的患者，初次进针应位于关节突外侧并进行部分关节突切除，建立安全通道，通过 Kambin 三角进入椎间隙。在对关节突增生患者手术时，要做到进针时不损伤出口的神经根尤为困难。

对于患有睡眠呼吸暂停综合征或其他阻塞性气道疾病的肥胖患者，若选择局部 / 静脉麻醉，应告知他们必要时需改用全麻。在进行任何椎间隙进针步骤时，必须先正位透视使上下终板平行，并在侧位上看到清晰的椎间隙。脊柱内镜通常只有两种可选长度。对于肥胖患者，术前应该被告知器械长度可能不够，必要时需改行开放手术。术前应评估术区皮肤情况。仅有单侧肾脏的患者应该告知内镜手术或开放手术均有可能造成

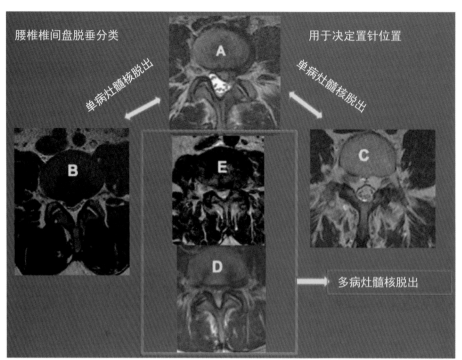

◀ 图 17-3　Yue 将腰椎间盘突出症分为 5 种类型

A-C. 单点型突出，D-E. 多点型突出

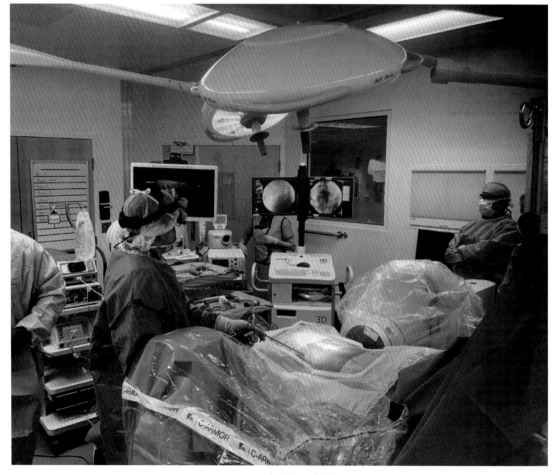

▲ 图 17-4　俯卧位手术室设置

注：透视机设备放置在手术医生的对侧。监视器在手术台尾端，手术医生的对侧

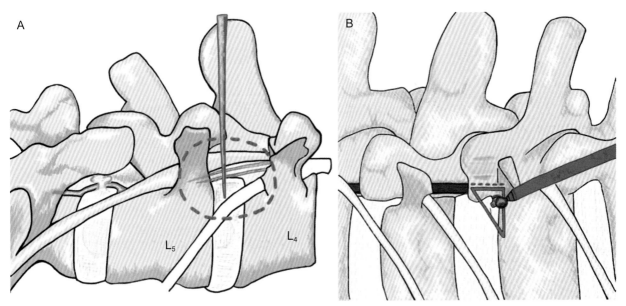

▲ 图 17-5　经 **Kambin** 三角行经椎间孔减压的进针位置（**A**）。经椎间孔减压术可用于神经根减压。术中通常需要关节磨钻、激光和双极射频等工具（**B**）

输尿管损伤。利多卡因过敏的患者，不可进行清醒状态下脊柱内镜手术。

> 对有睡眠呼吸暂停综合征、关节突关节增生、腰椎滑脱和椎体分节异常的患者，需要特殊的麻醉和临床评估，可能需要专门的体位和手术技术，如行椎板成形术，以到达椎间盘和（或）椎管内。对关节突关节增生的患者，需格外小心避免损伤神经根。

三、腰椎椎间孔减压

（一）麻醉注意事项

经椎间孔减压可以在局部 / 静脉麻醉或全身麻醉下进行。若选择局部静脉麻醉，麻醉团队应对俯卧位或侧卧位患者行静脉麻醉流程非常熟悉。应使用可逆麻醉药物，如吗啡和苯二氮䓬类。必要时还可使用右旋美托咪啶，以保证术后顺性遗忘。手术无须导尿。肥胖患者术前应评估气道潜在损伤，并排查是否患睡眠呼吸暂停综合征。如果选择全身麻醉，术中不应使用肌松药，

以便可以通过臀肌收缩和（或）肌电图（MMG）或其他神经根监测装置来检测初次进针是否安全经过神经根。肌电图是当肌肉因神经根刺激而收缩时，从肌肉表面检测到的电生理信号。当肌肉发生收缩，肌肉形状的剧烈变化会引起肌电图出现高大的波峰。

（二）患者体位

传统的腰椎椎间孔和椎板间隙内镜手术体位是俯卧位。大多数情况下，让患者俯卧在 wilson 框架上，从而可使椎间孔扩大，更容易进入椎间孔。我更喜欢使用对称的软泡沫塑料头架，以便麻醉医生观察患者，并为患者的颈椎提供一个舒适的中立位置，如果长时间转向一侧，颈椎可能会不舒服。肩膀和手臂用枕头支撑，膝关节自然屈曲以放松腰骶神经丛。体型较大的患者，应俯卧在透视床上（如 Jackson 手术床），或俯卧在常规手术台上，并通过床的远端弯曲使患者胸部和臀部呈卷曲状，以便椎间孔和椎板间隙张开。

侧卧位也可用于内镜腰椎经椎间孔间盘切除术 [3]。这种方法的优点包括：患者更为舒适、更适合肥胖患者，因为患者气道更容易管理，且腹

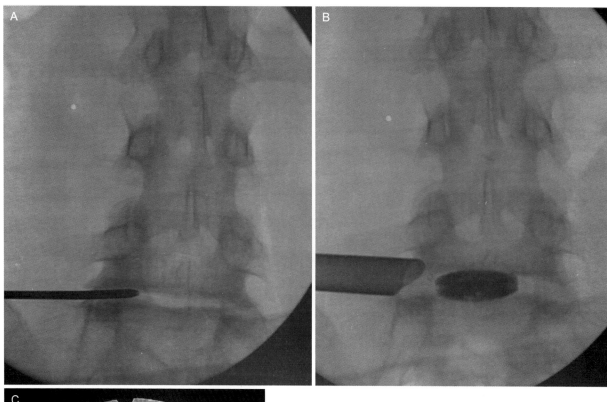

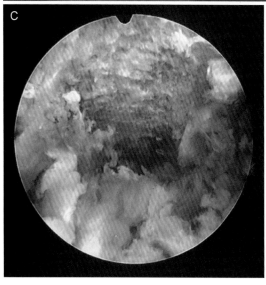

▲ 图 17-6 术前椎间盘高度（**A**）。置入椎间融合器后椎间盘高度（**B**）。终板打磨准备（**C**）[照片（**A、B**）由 **Dr. Rudolph Morgenstern** 提供]

膜后内容物会靠向前方，以及能够在手术过程中和术后进行伸腿测试，以评估神经减压效果。手术医生站在患者背侧。透视机从患者腹侧进入。患者背部和部分腹部覆盖有一张大无菌单。进针时需注意穿刺角度，避免进针太靠前损伤腹膜后组织。穿刺针尾部应对着手术医生，置入内镜和其他器械时也一样。

（三）皮肤标记

无论是俯卧位还是侧卧位，安全有效的内镜下腰椎经椎间孔减压术都需要合理的皮肤标记。首先需要两张正位 X 线片。第一张常规正位 X 线片，以确定棘突中线（图 17-7）。常规正位 X 线片还可以帮助画出两侧髂骨嵴的连线。第二张正位 X 线片是平行于终板的正位 X 线片。该片

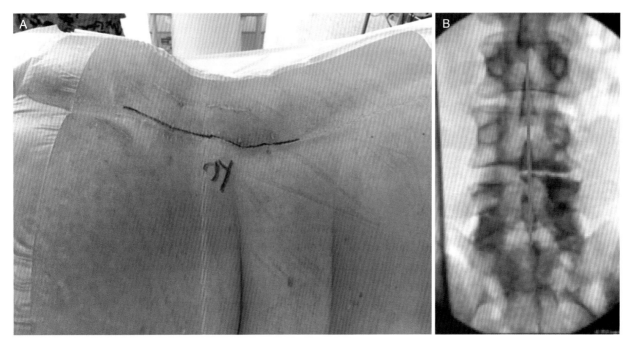

▲ 图 17-7　**A.** 利用正位透视成像在中线纵向标记皮肤；**B.** 通过透视在皮肤上画纵向中线

可用来确定椎弓根的内侧面，初次进针时不可突破内侧面，以免针尖刺入硬膜囊（图 17-8）。当进行椎间盘外入路时，针尖尤其不可超过椎弓根内侧缘。如果采用椎间盘内（即所谓的由内向外）入路，一旦侧位 X 线片证实针头位于椎间盘的后 1/3，针头可以继续向前穿过椎弓根内侧缘平面（图 17-9 A 和 B）。

通过侧位 X 线片可做两个重要的皮肤标记。后关节突线（图 17-10）和椎间盘中线（图 17-11）。术区关节突后结构可通过平行终板的侧位 X 线片确定，即第一条线。为了防止针头进入腹膜腔，针头不能向前超过关节突后结构。腹膜后组织需用 MRI 和（或）CT 扫描确定，以帮助确定进针点和进针角度（图 17-12）。

（四）靶向进针

进针前应评估椎间盘突出的类型，并归入前文提到 5 种亚型中（图 17-2）。初次进针的方向和深度应根据突出物位置而定（图 17-12）。若存在游离的椎间盘组织，可用更为精细的技术予以摘除，往往需要切除部分关节突关节，将针头进

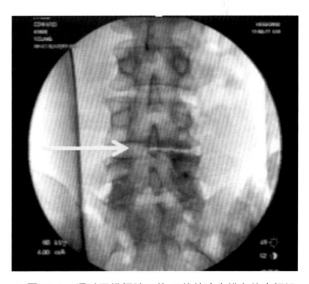

▲ 图 17-8　通过平椎间隙正位 X 线片确定横向体表标记

初次进针在平椎间隙正位透视下进行。若使用椎间盘内入路，在侧位 X 线片确定穿刺针进入椎间盘前，针头的远端不应超过椎弓根的内侧边界。若使用椎间盘外入路，针头远端绝不能超过椎弓根的内侧边界

至椎弓根基底部，适当扩张至椎管后置入内镜[4]。非游离性椎间盘突出通常存在连接髓核的蒂。可向髓核注射染色剂（如靛蓝胭脂红）和髓核造影剂（如 Omnipaque300）的混合物，以帮助定位椎管内或椎间孔内外的定位突出物。所有经椎间

孔入路进针过程中，针头都需穿过 Kambin 三角[1,4,5]。

（五）器械设备

现有的各类内镜镜头允许在一定角度内（9°～30°）调节，以达到最佳视野，可根据病变类型和手术步骤进行调节。颈椎、胸椎和腰椎手术都有各自的内镜系统。内镜的直径为 7mm～1cm。大直径的内镜适用于较为宽阔的工

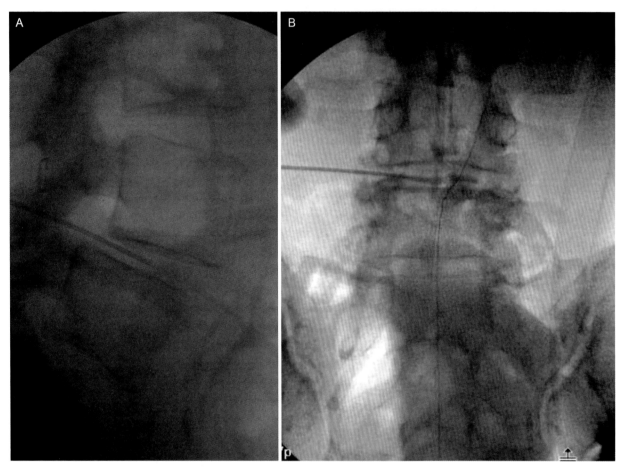

▲ 图 17-9　A. 侧位 X 线片显示椎间盘内进针过程中椎间隙内针头；B. 正位 X 线片显示椎间盘内进针过程中针头越过椎弓根内侧缘

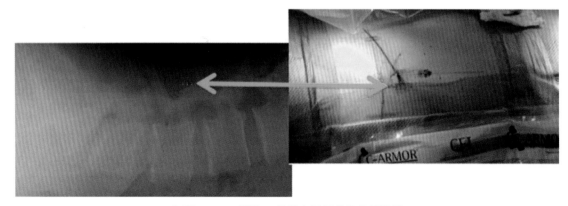

▲ 图 17-10　侧位 X 线片上显示关节突后缘线

经皮穿刺时进针向前不应超过此线，以避免穿透后腹膜。术前应详细评估冠状位 MRI 和（或）CT 扫描，确定后腹膜的位置，尤其是在涉及 L_3～L_4 或更上位的手术中

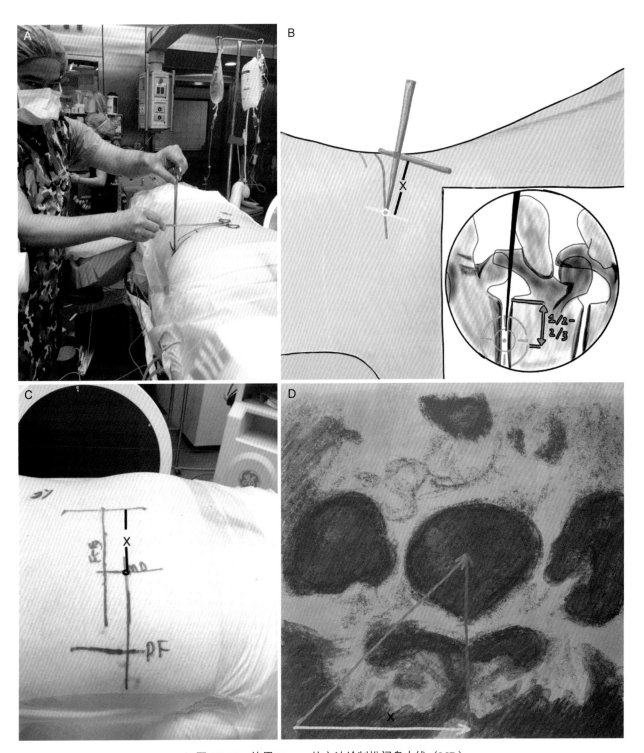

▲ 图 17-11　使用 Yeung 的方法绘制椎间盘中线（MD）

侧位透视下将探针（1）置入椎间盘中前 2/3 处，将探针（2）置于患者后背，平行于地面，在探针（1）上标记两根探针的交点（红点）（A、B）。由患者后正中线，平行于 MD 量出探针 1 末端到红点的距离（Ferguson）（C）。若以 C 图黄点为进针点，斜 45° 进针，假设无关节突阻碍，针尖应能够到达椎间盘中央（D）

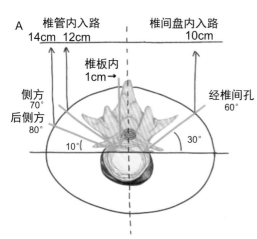

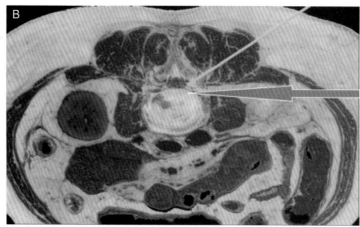

▲ 图 17-12　进针轨迹应依据椎间盘位置和病变位置而定
A. 不同病变类型的进针轨迹；B. 进针前需评估 CT 和（或）MRI，确定腹腔内脏器位置，以确保安全进针

作通道。脊柱内镜包括工作通道、液体流入端和流出端，以及末端的照明灯。工作套管 / 套筒有多种配置，包括 30° 倾斜套筒、带有或不带侧孔，以及带有或不带帮助进行椎间孔成型的末端。环形铰刀、微型咬骨钳（固定角度、带关节、可变角）、分离探子（直的和弯的）、钩子、环锯、钻头（侧切、端切，带尾端保护的侧切、金刚石钻头）等工具都可帮助分离组织至病变位置，以及进行减压操作。组织射频消融技术，如双极电凝，可进行组织消融和止血，维持视野清晰。最后，在神经周围操作时可使用钬激光（Ho-YAG）或超声骨刀等切除软组织和骨（图 17-13）。

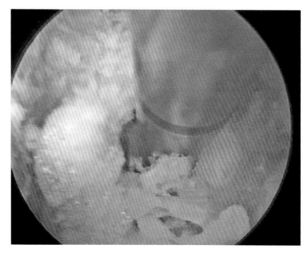

▲ 图 17-13　内镜下以钬 -YAG 激光切除增生骨和韧带组织

（六）椎间盘内向外手术技术

Yeung 详细描述了椎间盘内手术技术或内向外技术，即 Yeung 内镜脊柱系统（YESS）[5]。椎间盘内技术对大多数突出物始于髓核并进入椎管的椎间盘突出都很有效。突破纤维环的椎间盘突出可用本技术切除。在侧视图上，进针应位于关节突后缘线和椎间盘中线中间 1/3 处。手术第一步是将前文提及的染液剂注射到髓核中。进行椎间盘切除减压后逐步后退工作通道至椎管 - 纤维环 - 髓核复合物均清晰可见（图 17-14）。然后摘除游离椎间盘组织碎片，当减压足够充分时，可观察到硬膜囊搏动。

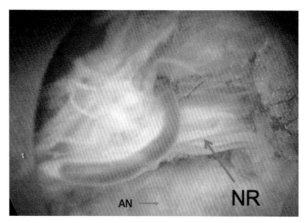

▲ 图 17-14　内镜经椎间孔入路下观察到减压后的横向神经根（NR）和纤维环后壁（AN）

（七）椎间盘外手术技术

椎间盘外手术包括两种不同的方法：（1）保留关节突技术；（2）切除关节突经椎间孔内镜手术系统（TESSYS）技术。在保留关节突技术中，侧位 X 线片上初始导针应置于纤维环后方，且不超过椎弓根内侧壁（4）。为使针头停留在纤维环后方，需选取更偏外的进针点和更水平的进针方向。皮肤进针点应在关节突后缘线附近。穿刺前需检查腹腔内容物位置，以确定侧方穿刺点是否安全，尤其是在 $L_{4/5}$ 水平以上手术时（图 17-15）。L_5/S_1 水平的病变不能使用这种技术。此技术的其他缺点包括无法切除椎间盘内的组织碎块，导致减压不彻底。而优点包括可直接处理椎间盘外组织碎块，且手术路径不易损伤神经。

TESSYS 技术进针时需更加尾倾，皮肤进针点位于椎间盘中线和关节突后缘线之间（更靠近椎间盘中线）。针头进入椎间盘后进行椎间盘造影（使用染色剂和显影剂）。在放置套管之前，先使用铰刀/环锯切除关节突上外侧缘。切除关节突可提供更宽阔的置管通路，以及更清晰的视野用于观察神经和椎间盘组织。拓宽的置管通路也便于切除其他方法难以处理的游离髓核组织。

> 所有脊柱内镜术前必须先画体表标记。进针绝不能超过侧位 X 线片下画的关节突后缘线。进入椎间盘中心的最佳方法是用针尖感触到关节面后，旋转针尖斜面，根据椎间盘中线位置继续进针。在侧位 X 线片确认针头位于椎间盘内前，正位 X 线片上针头不能超过椎弓根内侧缘。

（八）椎间孔成形术

腰椎椎间孔成形术用于治疗关节突前方和椎间孔狭窄。这项技术步骤包括切除前方终板骨赘，骨赘形成可导致神经根腹侧受压、上关节突（SAP）肥大、关节囊肥厚与椎间隙高度丢失导致的上关节突上移等因素所致的背侧受压。椎间

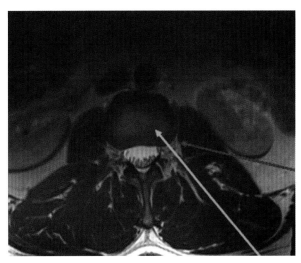

▲ 图 17-15　进针点和进针方向应参考腹腔内容物位置

孔成形术最好的进针方法是用导丝置入关节突侧面，并尽可能置入椎间隙。可在带有工作侧口的长套管中用环锯或铰刀手工切除关节突。内镜下还可以使用带保护套筒的高速磨钻切除 SAP 的腹侧部分。当减压至椎管附近时，可使用激光帮助完成减压。作者倾向于先用 7mm 内镜，然后再用 8mm 内镜完成彻底减压。由于患者椎间孔狭窄且术中有损伤神经的风险，作者倾向于在清醒手术中进行这类操作，以便从患者那里获得持续的实时反馈。Kerrison 咬骨钳也有助于关节突的内侧减压。

（九）避免并发症

与所有脊柱手术一样，避免并发症的关键是选择适合于实施脊柱内镜手术的患者。一类并发症是对某些病变类型患者选择了错误的手术入路（椎间盘内、椎间盘外、椎板间）。作者建议术前先要确定病变节段和突出亚型（1~5 亚型，是否游离）。确定好后，下一步是决定使用哪种手术入路，以及该患者是否适合此入路。如，L_5~S_1 椎间盘突出伴轻微脱垂的患者，可以选择经椎间孔入路或后路椎板间入路。若为肥胖患者，那么医生可能更倾向于全麻下俯卧位后路椎板间入路，而不是局麻下俯卧位或侧卧位经椎间孔入路。若为 L_4~L_5 旁中央型腰椎间盘突出的肥胖患

者，如果俯卧位下后腹膜位置不理想，则局麻下侧卧位经椎间孔入路可能更有效。髂骨翼较高的男性患者通常不能使用椎间盘外入路。若选择该入路，术前需行站立位腰椎侧位 X 线检查，评估拟手术椎间盘与髂骨翼的相对位置。同样，椎间盘内入路不适用于有游离椎间盘碎片的病例。

另一类系手术操作原因导致的并发症。在行椎间盘内入路或切除关节突的椎间盘外入路时，最安全的置针位置是椎间隙偏下部分。关节突增生或腰椎滑脱的患者通常置针较为困难。关节突增生会覆盖 Kambin 三角入口，迫使进针更加靠外侧，容易损伤神经根。对于这样的患者，最理想的方法是进行清醒手术，实时获取患者反馈，或进行持续的肌电图监测。

当实施椎间盘内入路手术时，进一步操作前应确认针头位于椎间盘内。应在置入器械之前注射造影剂确认针头位置。若发现针头位于硬膜囊内，应立刻退出并调整穿刺针。若在清醒手术穿刺过程中，患者诉下肢不适，应重新调整进针。若进针时始终伴有下肢不适，应终止手术。

置针时，在侧位 X 线片确认针尖位于椎间盘内之前，针尖不应超过椎弓根内侧壁。置针时应以导丝辅助探查，以免刺穿对侧深部结构，如下腔静脉、主动脉、输尿管和（或）肠道。同样，在放置扩张器、工作通道、放置和使用器械时，需透视确定位置。在放置扩张器 / 工作通道时，手术医生应触探到质韧的纤维环组织，若探查触感质硬，通常代表器械置于关节突表面，此时应停止进一步暴力操作，防止关节突骨折及骨折块落入椎管。

在实施椎间盘外入路手术时，任何切除操作前应先行探查，防止切除神经组织。理想情况下，椎间孔外组织可行染色，以便更清晰地鉴别。在置入扩张器 / 套筒前，应用 1ml 或 0.5ml 利多卡因麻醉纤维环，避免麻醉周围的神经组织。若在经椎间孔入路手术中使用球囊，球囊注液应在能够阻止静脉出血的前提下尽可能少。水压升高可能会导致颅腔附近脑脊液外渗，引起头

痛或癫痫发作。处理硬脊膜破损通常依靠卧床休息和密切观察。

选择椎板间入路应考虑椎板开窗术的利弊。再小的椎板开窗术也会有骨性椎板的切除，而开放的显微椎间盘切除术可能更有效。组织切除前需区分神经组织和非神经组织。神经刺激可助于辨别。骨结构异常，如分节异常，是本手术相对的禁忌证。若分节异常患者选择进行脊柱内镜手术，应考虑可能存在的异常神经结构的可能性（如联合神经根）。椎板间入路手术中若发生的严重硬脊膜破损硬，需行开放手术进行探查和修复。椎板间入路手术不可使用注水球囊。

四、腰椎经椎板间减压术

（一）患者体位

椎板间入路适用俯卧位，可选用 Wilson 支架或两个横向体位垫（支撑胸部和骨盆）。

（二）麻醉注意事项

椎板间入路手术需在全麻下进行。

（三）皮肤标记

先沿棘突画出后正中线。在透视正位片上确定上位椎板下缘和关节突内侧缘的位置。椎板间隙位置也应通过正位透视确定。内镜的进针点应大约在中线外侧 3mm 处。

（四）置针

椎板间入路不用穿刺针，而是使用 15 号刀片切开皮肤，用血管钳钝性分离深筋膜。在椎板间隙置入撑开器。通过套筒触探，并切除上位椎板下缘。

（五）椎间盘切除术

套筒置入后，以微型咬骨钳切除黄韧带。利用探子剥离黄韧带的最内层。向外切除部分关节突关节，并用带有保护套的侧向磨钻切除关节突内侧缘。切除椎板时可使用金刚石钻头。切除关

节突内侧缘时可使用带有保护套的侧向磨钻。根据需要，切除椎板和关节突时可使用金刚石或合金钻头。可通过神经根根袖下方后神经根外侧到达并切除椎间盘。在切除椎间盘前，应将工作套筒置于神经根外侧并旋转，使神经根牵向内侧。若神经根无法被牵动，说明外侧有粘连组织，需要钝性分离或使用射频消融装置分离，最常见的是外侧组织，应该用射频消融装置直接切除或消融。套筒放至满意后，可使用用微型咬骨钳或剥离子切除椎间盘组织。

（六）椎板切除术

椎板切除术与经椎板间隙椎间盘切除减压术类似。关键步骤是用 5mm 金刚石钻头切除上位椎板下缘，到达椎弓根，并切除下位椎板上缘，到达椎弓根中部。如果还需进行神经根减压，可切除部分椎弓根上内侧缘。对侧减压可在椎板下方硬膜囊后方进行。需由一套完整的器械（Kerrison 咬骨钳、带角度和直的金刚砂磨钻、剥离子、射频消融器械和有侧孔的工作套筒）。在切除肥大分关节突或处理侧隐窝时可使用超声骨刀和激光切割工具。

五、颈椎后路减压术

（一）患者体位

采用俯卧位，使用 Mayfield 头架固定患者。手臂放在患者身体两侧，用胶带向下拉肩膀。可通过侧位透视定位手术节段。

（二）麻醉注意事项

应使用全身麻醉，并建议进行脊髓电生理监测。

（三）皮肤标记

通过正位 X 线片画出后正中线和关节突后缘线。通过侧位 X 线片确定手术节段。

（四）置针

本手术不使用穿刺针。在拟手术关节突处切开皮肤，用血管钳和骨膜剥离器钝性分离。当确定了置入扩张器的位置后，在透视辅助下置入工作套筒。

（五）椎间盘切除术 / 椎间孔成形术

当关节突内外侧缘均被分离出后，使用 5mm 金刚砂钻头磨钻来切除上位椎板下缘和下位椎板上缘。用带头端保护套的侧方磨钻切除去 50% 以上的关节突复合体。探查上下椎弓根，确认上下神经根位置。用 Kerrison 咬骨钳切除黄韧带。再用神经剥离子牵开神经根，探查并切除椎间盘碎片。

六、培训注意事项

脊柱内镜技术的培训包括教学讲座、尸体标本模拟手术，以及手术观摩。在实施初次手术后，建议再次进行尸体标本模拟手术和（或）手术观摩，以有效地提高手术技巧。掌握此技术需要充分了解椎间盘内、椎间盘外和椎板间入路的内镜手术方法，以及掌握辅助减压器械（如激光，超声骨刀和磨钻）的使用方法。

总结

- 脊柱内镜技术可用于治疗多种腰椎、胸椎和颈椎病变。目前使用脊柱内镜手术技术可以有效实施腰椎间盘翻修手术，治疗椎间孔外椎间盘突出和椎间盘感染。原发性旁中央型椎间盘突出和椎间孔狭窄也可以用经椎间孔或椎板间入路治疗。
- 辅助仪器（如激光和超声骨刀等工具）大大改良了脊柱内镜手术的技巧和方法。

- 脊柱内镜手术可以通过靶向减压技术，包括椎间盘外技术（保留关节突或切除部分关节突）和椎间盘内技术，治疗 5 种类型的椎间盘突出症。
- 脊柱内镜手术是一种可视的直接减压手术。仅通过术中透视辅助定位的经皮不直接可视手术方式，不是脊柱内镜手术。
- 脊柱内镜手术培训过程较为复杂，培训包括教学讲座、尸体标本模拟手术，以及手术观摩，才能达到掌握。在初步掌握后继续培训练习，才能真正熟练掌握该技术。

测 试

★ 简答题

1. 脊柱内镜手术中使用的内镜系统有什么独有特征，以达到手术要求？

2. 哪些类型的椎间盘突出最适用脊柱内镜手术？

3. 哪些类型的椎间盘突出不适用脊柱内镜手术？

4. 靶向置针和靶向减压的意义是什么？

5. 椎间盘外入路有哪两种类型？

6. 在行椎板间入路手术前，需利用侧位透视确定哪两条皮肤标记？

7. 脊柱内镜手术可能会造成哪些结构损伤？

8. 如何学习脊柱内镜手术技术？

★ 答案

1. 脊柱内镜要求具有：HD 高分辨率、25°～30° 可变角度视野，以及后外侧或外侧椎间孔入路所需的长度。

合理的通道内径 / 外径比，以能够实现微创的同时进行有效手术。

合理的液体进出管理系统，以能够达到高压冲洗同时避免损伤神经。

工作套筒远端无创设计，用于保护神经结构，以及用于不同场合的各类末端设计。

2. 旁中央型、椎间孔型、椎间孔外型椎间盘突出。

3. 中央型椎间盘突出，突出的椎间盘突出症发生在靠近下位或上位椎弓根。

4. 根据椎间盘突出的位置和（或）手术的目的，初次进针可置于椎间盘内（椎间盘内入路、内向外），或置入椎间隙后方（椎间盘外入路）。通过改变进针角度，穿刺针可以到达这两个位置中的任一个，以达到最佳椎间盘切除效果。

5. 椎间盘外入路技术包括两种不同的方法：①保留关节突技术；②切除关节突经椎间孔内镜手术系统（TESSYS）技术。

6. 关节突后缘线和椎间盘中线（通过平行终板侧位 X 线片确定关节突后缘位置，画出第一条线。进针时针头向前不能超出此线，防止穿入腹膜后间隙。可通过 MRI 和（或）CT 扫描评估后腹膜位置，并帮助确定进针点和进针路径。

椎间盘中线在椎间盘内入路中帮助确定椎间盘后 1/3～1/2 空间位置。

进针时针头应始终位于关节突后缘线和椎间盘中线之间，并根据椎间盘位置和手术目的进行调整。

7. 当行腰椎后外侧入路内镜手术时，存在损伤腹膜后结构的风险，包括同侧的黏膜、对侧的血管、输尿管和黏膜结构。

8. 完整的脊柱内镜手术培训需要多种学习模式，包括教学讲座、教材学习、尸体标本模拟手术，以及手术观摩。培训需反复进行，以优化学习曲线，并掌握每种内镜手术技术，如后外侧腰椎入路手术、后路腰椎手术、后路颈椎手术等。

第18章 棘突间和椎板间减压装置
Interspinous and Interlaminar Devices for Decompression

Saqib Hasan　Hyun Bae　**著**

王春国　田　天　**译**

胡文浩　**校**

学习目标

- 明确棘突间和椎板间减压装置的作用机制。
- 了解棘突间和椎板间减压装置应用的适应证和禁忌证。
- 了解置入棘突间和椎板间减压装置的手术技术和手术过程中的经验和教训。
- 回顾文献并探讨棘突间和椎板间减压装置的应用相对于单纯减压和减压融合术的临床效果。
- 明确棘突间和椎板间减压装置在治疗退行性腰椎疾病的潜在作用。

一、概述

对于有症状的腰椎管狭窄症治疗，手术减压相较于保守治疗的优越性已得到广泛认可[1]。尽管减压手术临床效果确切，能够有效缓解现有临床症状，却并不能阻止疾病的进展。即使患者经过外科手术有效治疗后，随着时间的推移，患者的生活质量也会受到影响，因为病程的自然进展可能会造成症状反复，这一方面归因于机体本身的自然退变，另一方面则归因于椎板切除术后引发的医源性矢状面失稳[2, 3]。此外，腰痛为主要临床症状的腰椎管狭窄症患者仅行单纯减压治疗临床效果较差[4-6]。对于有严重腰背痛，伴或不伴轻度退行性腰椎滑脱的腰椎管狭窄症患者来说，如何选择最佳治疗方式，能够让该类患者获得最为显著的临床效果，一直是临床上的一个难题。Herkowitz[2]在一项具有里程碑意义的研究中，强调了对于退行性腰椎滑脱伴腰椎管狭窄的患者，宜采用减压融合的手术方式。然而，融合术本身并不是一个十分有利的治疗手段，因为这种治疗

方式会破坏椎体正常的生理结构，从而导致假关节的形成[7]、内固定失败[8]和邻近节段疾病的发生[9]，最终随着时间的推移，会造成患者症状的反复。为获得最佳的临床治疗效果，还要综合分析患者的自身因素（如年龄、骨质量和椎体节段的稳定性）和手术因素（如内固定融合的类型）。

棘突间和椎板间减压装置是一种能够保留椎体运动单元的植入物，它可以缓解腰椎管狭窄症的跛行症状。棘突间和椎板间减压装置通过维持狭窄节段椎体的轻度屈曲状态，增加椎管的横截面积，从而达到间接减压的效果。棘突间和椎板间减压装置产生的牵拉力可以扩大椎间孔并减少小关节的负重，这是该装置起作用的主要机制。棘突间和椎板间减压装置不但可以通过其产生的牵拉力对椎体运动节段进行间接减压，也可以作为融合手术的备选手术方式，从而为直接减压后椎体运动节段提供机械稳定性。棘突间和椎板间减压装置的运用不但可以为相邻椎体提供牵拉力和动力稳定性，还可以减轻椎间盘退行性疾病和小关节退变所致的椎间盘源性的腰背痛。棘突间

和椎板间减压装置一方面可以尽可能地减少对组织局部解剖结构的破坏，另一方面还可以在植入物失败的情况下被轻松移除，并且与融合术相比，该装置可以保留更多的椎体节段的运动功能。在特定的患者群体中，相比于减压术所导致的医源性椎体失稳和融合术所造成的脊柱僵硬，棘突间和椎板间装置的运用则是一个折中的手术处理方式。

本章将回顾棘突间和椎板间减压装置置入的手术技术和使用适应证，并通过回顾文献来了解该装置在治疗伴或不伴轻度腰椎滑脱的症状性腰椎管狭窄症中的作用。

二、手术适应证

棘突间和椎板间减压装置使用的主要适应证是保守治疗无效的单节段或双节段腰椎管狭窄引起的非先天性神经源性间歇性跛行，伴有或不伴有腰椎滑脱（最大 Ⅰ 级）。腰椎屈曲时症状缓解通常是该类最佳手术适用人群的重要体征。此外，由于 S_1 棘突通常不能为该装置提供足够的骨性支撑来牵拉 $L_5 \sim S_1$ 节段椎体，因此棘突间和椎板间减压装置的使用仅限于 S_1 水平以上的腰椎节段。表 18-1 列出了棘突间装置应用的一些常见适应证。该技术的其他扩展适应证，如椎间盘源性的腰背痛、小关节紊乱、椎间盘突出、椎间盘退变性疾病，以及退行性腰椎滑脱造成的椎体不

稳等，目前尚未获得 FDA 批准。然而该技术扩展适应证的应用在一些欧洲和亚洲国家很常见。

三、手术禁忌证

在脊柱外科领域，能够让手术技术不断发展和应用的重要因素是最佳手术适用人群的选择。对于棘突间减压装置来说，能否提高患者术后满意度、减少术后并发症和降低二次手术率的关键因素是最佳手术适用人群的选择。表 18-2 列出了棘突间装置使用的禁忌证。

> **要点**
> 尽管 $L_1 \sim L_5$ 单一节段腰椎管狭窄症伴或不伴稳定的腰椎滑脱（≤ Myerding Ⅰ 级）是棘突间或椎板间减压装置使用的主要适应证，但该装置也可用于处理双节段椎管狭窄。一些外科医生也会将椎板间减压装置用于处理内侧小关节切除所致的医源性椎体不稳。

表 18-1　棘突间装置的使用适应证

腰椎管狭窄症伴或不伴椎体节段性不稳（≤ Myerding Ⅰ 级）

- $L_1 \sim L_5$ 单节段或相邻双节段的椎管狭窄
- 两相邻节段的腰椎管狭窄伴滑脱，滑脱只能为单节段腰椎滑脱
- 腿部疼痛伴有明显的腰背痛症状 [Oswestry下腰痛问卷功能评分至少为 20/50（40%）]

表 18-2　棘突间装置的使用禁忌证

年龄、活动水平、BMI	对于年轻患者而言，运动过量会对该装置产生过多的活动相关应力负荷，从而增加装置松动的风险；同样，由于该装置只能承受一定的压力，因此体重指数＞ 40 的病态肥胖是该装置使用的禁忌证
腰椎不稳	Ⅱ级或Ⅱ级以上的腰椎滑脱；峡部型腰椎滑脱；腰椎滑脱（峡部骨折）
退行性腰椎侧弯	Cobb 角＞ 25°
多节段腰椎管狭窄	椎板间 / 棘突间减压装置的使用仅限于两相邻节段的椎管狭窄，伴或不伴单节段腰椎滑脱（≤Ⅰ级）
既往手术史	任一腰椎节段曾行椎板切除减压融合术
症状不典型	病因不明的背部或腰腿痛；仅有腰背部轴向痛，无腿部、臀部或腹股沟区的疼痛；任意姿势的持续性腰背痛
骨质疏松症	骨质疏松患者存在较高的棘突骨折风险
$L_5 \sim S_1$	因 S_1 棘突缺乏足够的骨性支撑，$L_5 \sim S_1$ 节段禁止使用该装置

四、手术技术：Coflex® 椎板间植入物的置入

目前，有两种类型经 FDA 批准的椎板间和棘突间减压装置。Coflex 椎板间植入物（Paradigm Spine，New York，NY）是一种 U 型钛植入物，放置于两相邻腰椎棘突之间。该装置为 U 形主体，上下两端分别有两个翼，可为椎体后柱提供弹性支撑，确保腰椎可以屈曲，但限制了腰椎伸展和旋转的活动功能。此类装置还可用于保留棘突的椎板切开术的直接减压（图 18-1）。

棘突间装置是不需要进行直接减压的植入物，可将其经外科小切口入路置入体内，该装置仅通过间接减压和为椎体提供稳定性而发挥作用。Superion 植入物（VertiFlex，ertiFlex，San Clemente，CA，USA）是 H 形钛植入物，用扩张器打开棘突间隙后，将该装置通过套管经皮置入体内。该植入物上下两端的凸角能够使其在置入时通过旋转把住椎体的上下棘突。

是否对狭窄节段进行直接减压取决于外科医生的选择。然而，除放置椎板间装置外，还应进行直接减压，因为我们认为这对有黄韧带肥厚和小关节面增生所致的中央型椎管狭窄和双侧侧隐窝狭窄的患者有着较好的疗效。放置垫片可以提供相关节段椎体的动态稳定性，特别是在小关节切除后，患者的椎管狭窄程度和解剖结构的变化导致医源性椎体失稳的情况下。我们认为该装置对于无法忍受疼痛或不希望进行融合手术治疗的老年久坐患者更为适用。

术前应仔细查看患者影像学资料，熟悉患者的解剖结构，如小关节平面的方向和是否存在先天性椎管狭窄。如果解除患者病因会造成严重的椎体失稳，或者椎板切开术不能提供足够的减压效果，则应选择其他方法。表 18-3 和表 18-4 分别列出了棘突间减压装置使用过程中的经验和教训。

（一）术中体位摆放

全身麻醉诱导后，使患者俯卧在装有 Wilsontype 附加装置的手术台上，以使腰椎相对屈曲，该手术台可透过 X 线。通过荧光镜定位标记切口中线，该切口位于单一病变节段的两棘突之间。

（二）术中显露和减压

1. 沿后正中切口标准入路显露棘突、椎板和

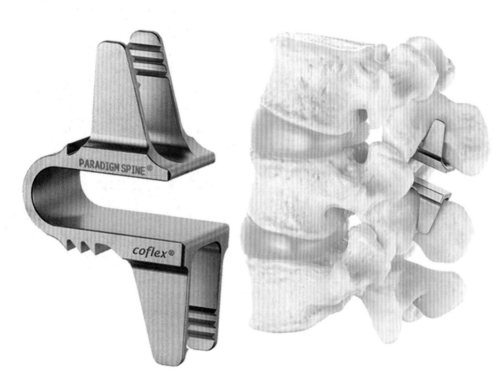

◀ 图 18-1 **Coflex 椎板间植入物（Paradigm Spine，NewYork，NY）是一种 U 型钛植入物，放置于两相邻腰椎棘突间**
[经 Paradigm Spine（New York,NY,USA）许可印刷]

表 18-3　棘突间减压装置的使用经验

使患者处于最大屈曲位置
使用椎间盘间隙作为参考确认手术节段
使用试模时请避免用力过度,用力过度可能会对患者造成损害并导致试模损坏
选择合适的植入物型号对于发挥装置的正常功能和获得良好的临床效果至关重要

表 18-4　棘突间减压装置的使用教训

避免牵拉过度
确保植入物朝前放置
仅使用制造商提供的手术钳来调整装置的翼。使用其他器械可能会导致翼的损坏或断裂
承重结构的损坏会导致装置的松动、错位和移位
棘突骨折的潜在危险因素,包括手术过程中过度减压导致的椎体不稳、棘突切除至≤14mm、术前棘突高度≤23mm、骨量减少或骨质疏松,以及两棘突距离过近。

小关节内侧,注意保护关节囊。

2. 用咬骨钳切除病变节段上位棘突下 1/3 的棘上韧带和棘间韧带,或者保留双侧棘上韧带。然而我们更倾向于去除所有的韧带,因为这将有助于植入物的置入。

3. 使用高速钻针或咬骨钳去除少量棘突骨确保可以安全进入椎板间隙,同时将棘突和椎板边缘磨平,以便可以为随后置入 Coflex 装置提供最大的骨性支撑。

4. 以标准方式行椎板切开术,通过显微外科减压,以确保神经结构的充分减压(图 18-2)。

(三)植入物置入

1. 用试模来确定最适植入物的尺寸。不同颜色的试模对应着不同的型号,共有 5 种颜色的试模,分别对应着 5 种型号的植入物

2. 放置试模用于评估其与棘突的接触量和小关节的撑开量是否适宜。可能需要切除部分棘突骨,以确保植入物有足够的骨性支撑。

3. 使用锤子的冲击力将植入物打入棘突

间隙。

4. 置入合适型号的 Coflex 装置。

5. 在术中侧位透视影像上确认该装置是否放置于小关节水平。

能否可以自由通过球形探针,并使其与硬脊膜保持 1~2mm 的距离,通过上述方法确定合适的深度。

6. 装置放置于适宜的位置后,翼会稍稍卷曲。

7. 对于双节段减压,须将 Coflex 植入物依次放置到适当的深度,避免上下两对翼相互重叠(图 18-3 和图 18-4)。

(四)伤口闭合和术后护理

1. 止血后,将胸腰筋膜和皮下组织分别逐层缝合。将长效麻醉药沿切口的皮下组织进行局部浸润,以最大限度地减小术后早期疼痛。

2. 大多数患者在手术当天即可出院,我们鼓励患者术后早下地。建议患者在术后 4 周内避免剧烈运动,然后开始进行核心肌肉组织和下肢的术后康复训练(图 18-5 和图 18-6)。

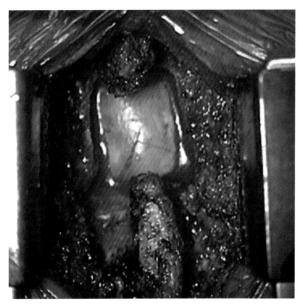

▲ 图 18-2　选择后正中切口入路,切除棘上韧带和棘间韧带
对近端棘突进行修饰,为稍后的植入物置入做准备。切除黄韧带和椎板并进行显微减压,注意保持小关节的功能,以防止椎体不稳

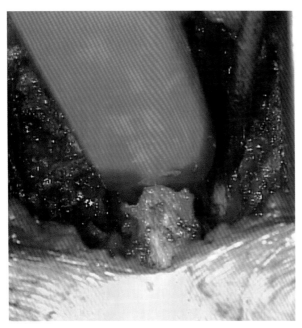

▲ 图 18-3　置入试模以确认合适型号的植入物，用力适当以避免造成棘突骨折

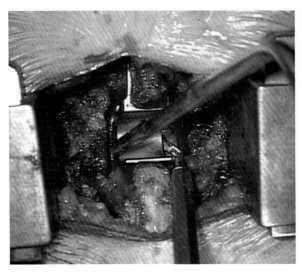

▲ 图 18-4　将合适型号的植入物置入棘突间隙，在侧位透视影像上确定适当深度后，植入物的翼会自然卷曲

要点

成功利用该装置板间稳定作用的关键因素是避免过度牵拉，因为这会导致腰椎节段性后凸和棘突骨折。外科医生应该认识到骨量减少和骨质疏松症患者更容易发生棘突骨折和植入物松动、移位。

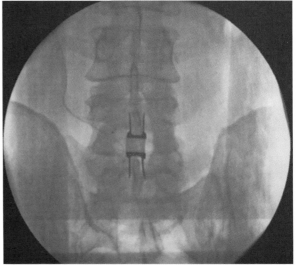

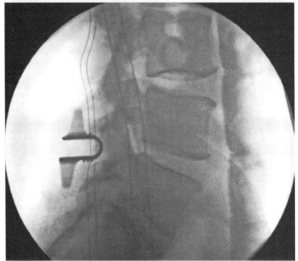

▲ 图 18-5　使用二维透视影像确定植入物的最终位置

五、并发症及处理

　　棘突骨折和磨损是棘突间减压装置置入术后相关并发症。这种并发症的潜在病因，包括植入物型号过大造成棘突间过度撑开、骨质量差和手术人群选择不佳。一项回顾性多中心非随机研究随访了 1108 例患者，评估了 8 种不同棘突间减压装置置入术后的成功和失败情况，发现总并发症发生率为 7.8%，其中发生棘突骨折的 27 例[10]。Kim 等对 39 例置入棘突间减压装置的患者进行了一项前瞻性研究，发现棘突骨折发生率为 22%。退行性腰椎滑脱似乎与这一并发症密切相

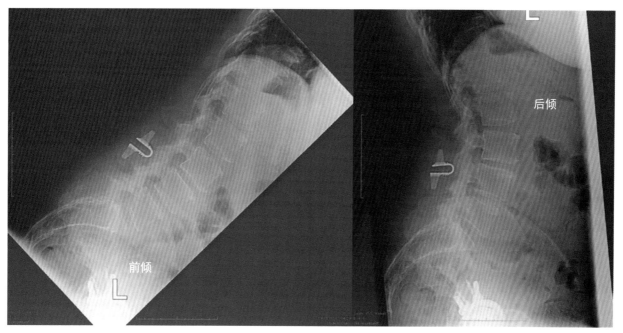

▲ 图 18-6　屈伸位侧位 X 线片显示 Coflex 椎板间装置的稳定性使腰椎保持一定范围的活动

关[11]。一项针对 Coflex 装置的长期横断面研究发现，植入物相关问题，如松动、断裂或移位，在术后 60 个月的发生率为 3.7%，而棘突骨折的发生率为 5.1%[12]。在最初的针对 Coflex 装置的 FDA-IDE 研究中，植入物相关并发症发生率为 1.4%～1.9%，而术后 3 年的棘突骨折发生率为 5.1%[13]。在最初针对 Superion 装置的 FDA-IDE 研究表明，装置移位发生率为 0%，而未愈合的棘突骨折发生率为 11.1%，已愈合的棘突骨折发生率为 5.3%[14]。如果出现症状性植入物松动、断裂、移位或棘突骨折，以及椎体不稳或进行性滑脱，我们建议将植入物移除并进行翻修减压。

六、讨论

腰椎棘突间和椎板间减压装置为脊柱外科医生解决神经间歇性跛行提供了重要的手术工具。对于患有中重度腰椎管狭窄、严重的机械性腰背痛，以及达到Ⅰ级的腰椎滑脱症的患者来说，单纯减压术可能无法解决疾病的所有症状和疾病的自然进展，这就好比对疾病治疗不充分。相反，在患有机械性下腰痛伴轻度腰椎滑脱，但没有明显的椎体不稳的患者中，融合术就好比对疾病过度治疗。棘突间和椎板间减压装置将节段性脊柱节段保持在屈曲位置，从而可以扩大椎间孔和椎管，同时限制腰椎后伸并减少小关节负重，理论上可以减轻相关疼痛。

大量的生物力学研究[15-20]阐明了如何利用棘突间和椎板间减压装置达到间接减压的效果。Richards 等研究表明使用棘突间减压装置后，下关节直径增加了 50%、椎管直径增加了 10%、椎间孔的面积增加了 25%、椎间孔的宽度增加了 41%[20]。类似地，尸体研究表明该装置可使后环压力降低 63%，髓核压力降低 41%[15, 17]，从而有效地减轻了椎间盘的负荷。另外，该装置对腰椎的活动范围和腰椎前屈、侧屈和轴向旋转时的椎间盘内压不产生影响[18]。Tsai 等的一项生物力学研究表明，这些装置的使用可以进一步加强单纯减压后椎体的稳定性，作者认为单纯减压可以使腰椎恢复至原来的屈伸和轴向旋转状态，而 Coflex 装置的置入可以恢复椎体的这种不稳定状态[21]。

对棘突间和椎板间减压装置的早期批评源于该植入物所造成的后凸外观畸形[22]。正常情况下，腰椎不会产生节段性后凸，肌肉的附着使腰椎的整体屈曲和伸展运动自如。在某些患者中，腰椎管狭窄是一种局灶性现象，这些装置可造成严重狭窄节段的后凸畸形，而在另一部分人，腰椎管得到缓解后其整体的腰椎前凸也得到恢复。生物力学研究表明，棘突间和椎板间减压装置的置入对腰椎前凸和矢状面平衡的影响可忽略不计[23, 24]。

然而，值得注意的是每个椎板间和棘突间装置都有其局限性。早期减压装置的应用并不令人满意。大量研究表明，与传统的减压手术相比，第一代棘突间减压装置的临床效果并不如意，相反该装置的应用可能与较高的二次手术翻修率相关[25-31]。尽管有些棘突间和椎板间装置已经停产，然而有些减压装置仍在美国以外的地区使用，但这些不在本章讨论范围之内。目前，在美国仅有两种经 FDA 批准允许使用的减压装置，它们对特定的手术人群是有效的。我们将简要回顾一下有关这些减压装置在临床应用成功的案例。

> **要点**
> 棘突间减压装置可用于间接减压，而椎板间减压装置可用于增强直接减压效果。生物力学研究表明这些装置的减压作用，对腰椎前凸和矢状位平衡的影响可忽略不计。

七、结果研究

（一）Coflex® 椎板间稳定装置

美国 FDA 最初的医疗器械豁免（IDE）试验是为了评估在治疗单节段和双节段腰椎管狭窄和退行性腰椎滑脱方面，应用 Coflex 装置与传统腰椎后路融合术相比，其治疗的安全性和有效性。在这项多中心前瞻性随机研究中，共纳入 322 例患者（215 例使用 Coflex 装置，107 例采用融合术），并至少随访 2 年[32]。与腰椎内固定融合术相比，使用 Coflex 椎板间减压装置可缩短手术时间和住院日，并减少失血量。与融合内固定组相比，术后 24 个月 Coflex 组患者的苏黎世跛行问

卷（ZCQ）评分，SF-12 生理功能评分和 ODI 评分均显著提高。两组之间的总体不良事件发生率相似，但是 Coflex 组的二次手术率为 10.7%，而融合组的二次手术率为 7.5%。Coflex 组 23 例二次手术患者中，有 13 例做了融合术，6 例减压翻修，6 例行冲洗和清创术用于处理切口相关问题（其中 5 人依然保留该装置）。尽管较高的二次手术率是不能忽略的，但与 Coflex 装置相比，融合术增加了近端临近节段的成角和位移，而成角和位移恰恰为相邻节段疾病发生的危险因素，另外椎板间稳定装置可保留临近节段椎体的运动功能，而融合会导致相邻节段椎体运动过度。并且与减压融合术相比，腰背部疼痛的改善表明椎板间稳定装置可以减少小关节负重。

一项后续研究[33]统计了 FDA 在 36 个月的随访中达到综合临床成功（CCS）的患者。CCS 是指在治疗节段上无须进行二次翻修手术，无装置的移位和改动，无须在硬膜外注射类固醇类药物，ODI 评分至少提高 15 分，无新发或持续恶化的感觉或运动障碍，无严重的装置相关不良事件的发生。在 Coflex 组中，62.2%（196 名患者中的 122 名）的患者达到这一指标，而在融合组中 48.9%（94 名患者中的 46 名）的患者达到这一指标。但是，与术后 24 个月的随访数据相比，Coflex 组的 CCS 下降了 4.0%，融合组的 CCS 下降了 8.5%。尽管这可能说明两组患者的治疗效果逐渐减弱，但反过来说明与融合组相比，椎板间稳定装置的治疗效果更为持久可靠。这项为期 5 年的随访研究[33]表明两组的 CCS 均在下降，椎板间稳定装置的成功率为 50.3%，而融合组的成功率为 44%，而在所有时间点 Coflex 组的成功率均比融合组高，尽管统计学意义并不显著。此外，Coflex 组和融合组之间的二次手术 / 翻修的累积发生率无显著差异，分别为 16.3% 和 19/107（17.8%）。许多 Coflex 组患者的二次手术都发生在术后第 1 年（42.9%；15/35），并在 5 年内呈下降趋势。相比之下，融合组的大部分二次手术发生在术后第 2～4 年，占该组二次手术总数的

52.6%。这说明在最佳手术适用人群中，椎板间稳定装置可提供持久的治疗效果，而问题在于如何正确识别最佳手术适用人群。

该技术的一个重要缺陷是行单纯减压的患者腰背痛主诉缓解可能并不明显。术后 60 个月两组患者的 ODI 评分均有显著提高，其中 Coflex 组患者为 80.6%，融合组患者为 73.2%，提高均超过 15 分。该装置提供的机械稳定效果显著，例如椎间孔的高度、椎间盘间隙高度，以及手术节段的活动范围在 Coflex 组均较理想。

为研究该技术是否真的具有实用性，其涉及的一个中心问题是在该特定患者群体中，单独减压是否比椎板间稳定装置或融合术更为有效。Schmidt 等最近进行了一项多中心随机对照试验，比较使用 Coflex 进行椎板间稳定减压与单纯减压治疗中重度腰椎管狭窄症的疗效 [34]。在德国的 7 个地点募集了 230 例患者，将这些患者按照 1∶1 的比例随机分为单纯减压组和运用 Coflex 椎板间稳定减压组，并进行 24 个月的随访。纳入的主要标准是年龄 > 40 岁，视觉模拟量表（VAS）背痛评分 ≥ 50mm，具有中度退行性腰椎管狭窄的临床症状且经过影像学明确诊断，需要减压的 $L_3 \sim L_5$ 单节段或相邻两节段的中央型椎管狭窄；主要的排除标准是经影像学确认的主要节段和相邻节段的不稳定性移位（动力位不稳定性移位 ≤ 3mm）、手术节段的既往手术史和（或）椎体或峡部骨折。研究结果表明，两组患者的腰椎滑脱率相当（Coflex 组，22.1%；减压组，22.0%），其临床结果（ODI、VAS、ZCQ）没有显著差异，这说明在解决腰背痛问题时，椎板间稳定装置的过度减压不一定真正有利。最终，腰背痛仍然是一个多因素作用的结果，最佳治疗方式仍然难以捉摸。有趣的是，与先前提到的使用棘突间装置增加二次手术率的报道相反 [25-31]，两组之间的二次手术翻修率没有显著差异（Coflex 组 12.7% vs. 减压组 14.8%）。实际上，单纯减压组患者的二次手术干预风险比 Coflex 组高 1.75 倍（$p = 0.055$）。当使用其他替代方法来评估临床结局时，减压

组的腰椎硬膜外注射量增加了 228%，减压组中 23% 的患者仍使用阿片类药物治疗，而椎板间稳定装置组有 16.7% 的患者在使用阿片类药物治疗（$P = 0.29$）。此外，与单纯减压相比，Coflex 组在行走耐力和影像学椎间孔的高度保持方面显著改善。最后，当观察 CCS 时，椎板间稳定组要优于单纯减压组（Coflex 组 58.4% vs. 减压组 41.7%；$P = 0.017$）。作者认为，椎板间稳定装置的使用可以有效提高减压手术效果的耐受性和可持续性。

> **要点**
> 尽管目前对于伴有低度腰椎滑脱的腰椎管狭窄症患者的最佳治疗方法仍存在争议，但最近的研究支持将椎板间稳定装置作为单纯减压或融合术的替代治疗方法。为增强单纯减压临床效果的可持续性，非融合替代治疗方案对外科医生来说仍然是一个不错的选择。

（二）Superion® 棘突间装置

Superion 装置在美国是唯一不需要显微减压就可植入的棘突间装置，目的是进行间接减压并增强稳定性。目前，支持该装置使用的可靠证据有限。Patel 等进行了一项前瞻性、多中心、随机 FDA-IDE 非劣效性试验，以测试 Superion 治疗中度腰椎管狭窄继发的神经源性间歇性跛行的安全性和有效性 [14]。该研究共纳入了 391 名在美国 29 个脊柱中心置入棘突间垫片的患者，其中试验组 Superion（$n = 190$），对照组（$n = 201$）。对照组的垫片是 X-STOP 棘突间植入物（Medtronic，Tolochenaz，Switzerland），该垫片于 2005 年上市前获得 FDA 批准，于 2015 年停产 [35]。尽管植入物设计有相似之处，但 Superion 装置的置入可通过在相邻棘突之间插入套管的方式，以达到最小创伤，而无须对椎旁肌群进行手术剥离。作者证明了 Superion 垫片不亚于 XSTOP 垫片。2 年内随访结果，两组的腿部疼痛的严重程度降低了 70%。背痛的临床成功率（≥ 20mm）为

68%，两组之间无差异，65% 的患者 ODI 评分提高了 15 分。Superion 组共有 44 例（23.2%）需进行二次翻修手术，而对照组为 38 例（18.9%）（P = 0.32）。然而，在接受 Superion 的患者中，装置移位的发生率为 0%，而在对照组中则为 11.9%。术后 2 年，Superion 组棘突骨折未愈合率为 11.1%，而对照组为 5.0%。Superion 治疗的棘突骨折愈合率为 5.3%，对照组为 3.5%。虽然作者认为 Superion 垫片可缓解中度腰椎管狭窄所致的间歇性神经源性跛行症状，其治疗效果并不亚于 X-STOP 装置，但是其二次手术率不容忽略，在决定使用此技术时应将其考虑在内。4 年的随访数据显示，有 84.3% 的患者在 ZCQ 问卷中的 3 个方面临床评分较高。然而，接受 Superion 装置治疗的患者二次手术率为 24%[36]。Forsth[37] 和 Ghogawala 等 [38] 在随机对照试验中发现，椎板切除减压术后的翻修手术率分别为 21% 和 34%，通过比较以上数据，作者认为这种治疗方式临床效果的持久性是值得肯定的（图 18-7）。

> **要点**
>
> 棘突间和椎板间稳定装置的关键是决定是否进行直接减压。现有棘突间装置的优点是手术剥离较少，能够避免手术操作引起的神经相关损伤。但是，外科医生必须根据临床判断来确定患者是否适合进行间接减压。虽然文献表明，早期这些装置的应用失败率很高，但当前装置的应用风险是可控的。

八、结论

公认的是，腰椎管狭窄症的手术治疗优于保守治疗 [39]。然而，椎管狭窄只是退化过程中的一部分，退化过程通常会伴随不同程度的腰椎不稳和相关临床症状。尽管外科手术技术有了长足的进步，但是如何让不同患者群体获得持久而有效的临床效果仍然是一个挑战。传统外科手术主要包括单纯减压与减压融合术，针对腰椎退变性疾

病治疗过度和治疗不足的临床难题，棘突间和椎板间减压装置恰好为解决这一难题提供了潜在的折中处理方法。

这些装置既可以单独使用，也可以通过节段性撑开来达到减压效果，而且该技术突显了人们对动力稳定性概念的兴趣。理论上，通过模拟正常椎体节段的活动和生物力学来恢复节段的活动性功能，以期缓解脊柱病理学的退行性级联反应。目前，除先前引用的多中心随机对照试验外，仅有少量高质量的研究比较用椎板间稳定装置减压或单纯采用棘突间装置不联合减压与单纯

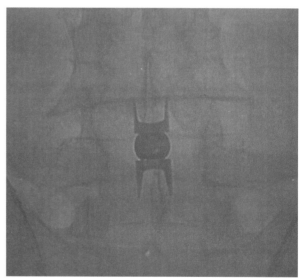

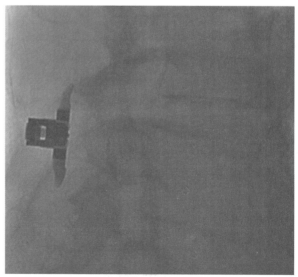

▲ 图 18-7 后前位和侧位 X 线显示 Superion 棘突间垫片放置位置良好（VertiFlex，San Clemente，CA，USA）

减压和减压融合的益处。目前研究这些问题的大多数回顾性和前瞻性研究都是异质性的，且存在争议，这需要我们进一步探讨有关该技术真正的临床实用性[40-43]。由于缺乏长期数据，我们无法真正阐明该技术在脊柱病理学治疗中的作用。

目前的高质量证据表明，该装置可与传统单纯减压或减压融合术相媲美，尽管临床效果较好，但二次手术率不容忽略，这说明哪些患者适合采用该装置进行治疗尚缺乏共识。显然，该装置不是最适用手术人群的灵丹妙药，而是脊柱外科医生的一个备选医疗器械。如何在临床决策中达到平衡，这取决于患者的个体因素、外科医生对该技术应用的满意度和医患双方之间治疗目标的共识。无论如何，最佳手术适用人群的选择和谨慎的手术操作，是使用棘突间和椎板间减压装置获得良好临床效果的前提。

总结

- 棘突间和椎板间减压装置用于治疗腰椎管狭窄引起的神经源性跛行，棘突间和椎板间减压装置能够保留治疗节段的运动功能。
- 棘突间和椎板间减压装置通过撑开来减轻小关节的负荷，并增加椎管的直径和椎间孔的高度。棘突间和椎板间减压装置引起的节段性后凸畸形对整体的影响可忽略不计。
- 除直接减压外，椎板间装置还用于提供机械稳定性。
- 棘突间装置被独立用于间接减压。
- 最适手术人群是对运动需求较低的患者，单节段或双节段腰椎管狭窄引起的神经源性间歇性跛行伴下腰痛，无腰椎畸形或明显不稳。
- 棘突骨折和装置移位是棘突间和椎板间减压装置的已知并发症。骨质疏松症患者有很大的失败风险。
- 与传统的手术方法相比，棘突间和椎板间减压装置临床效果的可预测性较低，但是与单纯减压或融合减压相比，它们的风险相当。
- 棘突间和椎板间减压装置获得满意临床效果的前提，是最适手术人群的选择和术中的谨慎操作。

测　验

★ 简答题

1. 棘突间和椎板间减压装置如何发挥作用？

2. 棘突间和椎板间减压装置的使用有哪些禁忌证？

3. 哪类患者是棘突间和椎板间减压装置使用的最适宜人群？

★ 答案

1. 棘突间和椎板间减压装置通过间接减压和提供稳定性发挥作用。

2. 对运动要求高的年轻患者、多节段狭窄患者（＞2级）、骨质疏松的患者、退行性脊柱侧弯和（或）退行性腰椎滑脱患者（Ⅱ级或更高），以及 L_5/S_1 狭窄患者均不适合做该手术。先前接受过手术且骨解剖结构改变的患者也不适合该手术。

3. 棘突间和椎板间减压装置的手术理想人群是无骨质疏松症 / 腰椎滑脱症 / 脊柱侧弯且对运动要求较低的患者，这些患者普遍表现为 $L_1 \sim L_5$ 单节段或双节段神经源性跛行伴下腰痛。

第 19 章　微创颈椎后路固定术

Minimally Invasive Posterior Cervical Fixation

Larry T. Khoo　Zachary A. Smith　Roya Gheissari　著

尹　佳　译

王　策　校

> **学习目标**
> - 了解后路下颈椎固定的关节解剖学特征。
> - 鉴别用于 MIS 颈椎后路固定术不同的器械选择。
> - 了解透视、图像引导系统和神经监测在 MIS 手术中的作用。

一、微创技术的演变

多年来，人们开发了各种用于下颈椎后路内固定的技术，包括侧块钢板、棘突间钢丝固定，以及植骨、椎板夹、钩板、Daab 板和 Harrington棒等[1, 2]。在早期，多节段椎间融合更常用的技术是棘突间钢丝固定，这项技术是在棘突 – 椎板交界处与其上位棘突的头端边界附近打孔，并用3 根钢丝穿过这些孔进行固定（图 19-1A）[3-5]。该结构的强度已在生物力学研究中得到验证，并在病例综述中报道了其可靠的稳定性[6-9]。在椎板结构无法进行棘突间固定，比如严重后柱损伤，常使用矩形 Luque 环和关节突钢丝进行固定（图 19-1B）。这种三线钢丝技术有几个优点，如适用于有较大的背侧脊柱缺损（如肿瘤切除后）的病例，能够在每个水平进行节段性固定的，而且可以提供更强的旋转和扭转稳定性[10, 11]。1979 年，一种新的后路颈椎内固定技术被提出，该技术使用螺钉将钢板固定到颈椎关节突外侧，生物力学测试证明这项技术有着明显更高的强度[12-17]。随后，数位作者描述了在颈椎创伤

病例中应用这项技术联合自体骨移植，获得了95%～100% 的融合率[15, 18, 19]。由于对下颈椎和上胸椎侧块螺钉固定的质量不满意，后来的一些作者在该区域改用椎弓根螺钉固定[1, 2, 20-26]。与其他颈椎重建系统相比，这种经椎弓根的方法具有更好的稳定性[27]。现代颈椎后路内固定系统使用两根连接棒和每个节段两枚螺钉连接而实现固定。由于不同节段的螺钉角度不同，在一定程度上使钉棒连接受到限制。郁金香头万向椎弓根螺钉或岛状头万向椎弓根螺钉的尾端可以向内侧、外侧成角或保持竖直，并且在各个方向上具有不同的旋转自由度，因而使经单一切口入路完成节段性固定更加容易实现，同时也为微创颈椎后路固定术提供了可能。在过去几年里，最初只被批准用于胸腰段固定的螺钉技术，也获得了美国 FDA 的批准适用于颈椎后路固定术。

近 10 年来，随着微创手术技术的出现，特别是脊柱外科领域，与传统技术相比，手术入路相关并发症发病率有了显著的改善。脊柱后路的开放手术需要从骨膜下分离肌肉，这将使累及的

A　　　　　　　　　　　　　　　　B

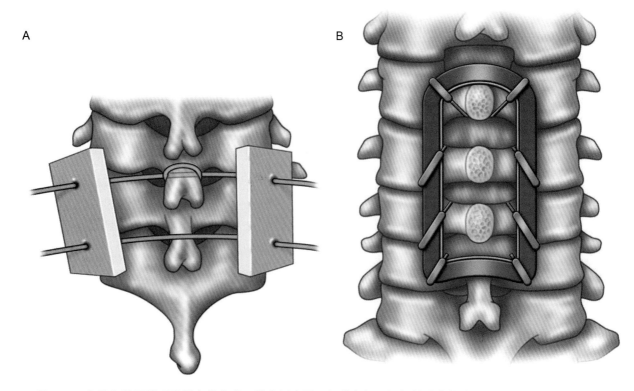

▲ 图 19-1　多种多样颈椎后路固定的方式已被广泛应用，如棘突间 3 根钢丝固定技术（**A**）和椎板下钢丝联合矩形 **Luque** 环固定技术（**B**）
这些半刚性结构逐渐被后路侧块螺钉 - 板系统所替代。最初的非限制型侧块螺钉 - 板系统已经被刚性更大的螺钉 - 棒系统或万向螺钉 - 棒结构所取代

组织活性下降，且离断关键的肌肉和韧带附着点，反过来会破坏后方的肌肉 - 韧带张力带结构。标准的暴露方式还可能引起大量失血、肌肉萎缩，并大大影响美观。这种广泛的后部肌肉组织和韧带的切开和剥离与相当程度的术后残疾有关，在某些情况下，其严重程度甚至可能超过患者的术前症状。

通过使用保留后部肌肉的微创入路技术，很大程度上可以避开出现在开放入路中的这些问题。目前市面上有很多颈椎后路螺钉固定系统，这些器械基本上都涉及在透视引导下穿过筋膜和肌肉结构放置连续扩张器，最终扩张直径可达14～24mm。然后通过手术显微镜、直视放大镜或通过内镜穿过先前建立的工作通道，可以实现可视化。

颈椎后路椎间孔成形术（用于侧隐窝和神经根管减压）的演变，可以作为微创入路优于开放

入路的一个例证。40 多年来，大量文献证明了这种手术方法是治疗椎间盘突出症或骨赘引起的孤立神经根病变的有效方法，93%～97% 的患者症状得到缓解[28-32]。然而这种手术方式往往会带来相当严重的术后颈部肌肉疼痛和痉挛，导致术后恢复缓慢，尤其在早些年的病例中，为了获得足够的可视性需要进行更大范围的暴露。在显微镜和显微内镜下采用微创方法进行的椎间孔成形术，将组织和肌肉损伤最小化，从而降低了术后疼痛和肌肉痉挛的发生率，而临床疗效与经典的开放式手术相似[33, 34]。通过这一管状通道，可以很容易地看到后部的颈椎侧块。相邻的两个侧块，通常也可以通过一个 20mm 或 22mm 的固定通道进入。而且随着一些更新颖的可扩展通道的出现，通过一个切口可以对多达 3 个侧块进行器械操作。这使得通过管道置入万向螺钉进行颈椎后路侧块内固定成为可能，而这一手术在 2001 年

时由我院及美国的其他几个中心率先开展并获得成功。此后，这一微创颈椎后路固定（minimally invasive posterior cervical fixation，MI-PCF） 技术被应用于大量需要进行侧块固定的病例中，并获得了优异的临床和影像学结果[35, 36]。万向螺钉系统的广泛普及，大大便利了 MI-PCF 手术的开展。最近，第二代微创经 Transfacet 和 Interfacet 固定系统已经开发出来，在透视或立体定向图像引导技术的帮助下，可以实现真正的经皮、非可视化的颈椎固定[37, 38]。

- 万向螺钉固定术使 1~2 个节段的微创颈椎后路固定术成为可能。
- 现行的固定技术比传统钢丝固定更可靠。
- 经 Transfacet 和 Interfacet 固定等新技术为真正经皮颈椎后路固定术提供了可能。

二、微创颈椎后路固定手术技术

（一）解剖注意事项

将螺钉置入颈椎侧块的方法多种多样。第一例关于该手术的报道描述了一种向头端和外侧各倾斜 10° 的置钉方法[12, 15]。随后的改良术式建议将螺钉置于关节突中心稍内侧，并向外侧倾斜 25°，向头侧倾斜 40°~60°[39]。其他作者建议螺钉的进钉点在侧块中心内侧 1mm 处，并向头侧倾斜 15°~20°，向外侧倾斜 30°[40]。由于 C_3~C_6 的侧块通常尺寸较宽厚，因此在该节段的侧块螺钉固定术与其他技术相比有几个优点。首先，这种方法可以很容易地应用于脊柱后方结构受损（如椎板骨折或椎板切除术后）而不能通过棘突固定的情况。其次，许多颈椎的病变都可以用这种方法来处理，包括肿瘤、创伤或退行性不稳定，以及多节段的颈胸椎管狭窄。最后，在生物力学上这种构造也比使用钢丝具有更好的抗旋转性。

虽然侧块螺钉固定术存在潜在的神经血管损伤风险，但合理使用该技术时并发症发生率极低，仅为 4%~6%。然而，使用侧块钢板技术有一个缺点，因为侧块为松质骨，螺钉把持力差，所以侧块螺钉多为原位固定，对明显的脊柱后凸畸形矫正效果并不可靠。这也是为什么对于脊髓压迫来自前方、脊柱后凸，或者侧块骨质差的病例，建议采用前路减压手术必要时联合后路固定的方法，这一点对加强颈椎稳定性和维持手术矫正效果很有必要。

在外科解剖学上，颈后肌群由浅、中、深三层构成。浅层肌群由头夹肌、斜方肌和半棘肌构成。中间层由颈棘肌、肩胛提肌、头下斜肌和头最长肌组成。深层包括颈长斜肌、颈短斜肌和棘突间肌群。这些肌肉纤维的方向或纵行或斜行，因而他们的主要作用是使颈部伸展、侧屈或旋转。因为这些肌肉纤维的方向如此，所以放置连续扩张管状牵开器时，可以主要通过分裂和拉伸肌肉的方式，而不用切断肌肉，从而对组织的损伤降到最低。在 MIS 暴露中，通过预先注射局麻药、用肾上腺素使小血管痉挛和射频类技术（Aquamantis® 工具，PEAK® 射频刀，Medtronics）尽可能减少使用传统单极电凝，有助于显著降低组织损伤和手术并发症。

完成侧块暴露后，MIS 技术的螺钉置入与开放手术并无明显区别。螺钉钉道如果过低则更有可能伤及出口神经根，而钉道过于偏向内侧则容易损伤椎动脉。因此，为了避开神经血管结构，该技术的重点是将螺钉置入每个侧块的外上象限。螺钉的长度应能充分穿透外层皮质和松质骨，在创伤病例中，尽量实现螺钉的双皮质固定，以最大限度地提高固定强度和把持力。螺钉的直径约 3.5~4.5mm，长度通常在 10~16mm，但会受到患者特异解剖结构、背侧骨赘和确切钉道方向的影响。在螺钉轨迹正确的情况下，即使螺钉过长也很少对软组织造成侵犯，但是通过 CT 扫描进行术前测量有助于确定最佳螺钉长度，特别是在预期要使用双皮质螺钉的病例。术中使用双平面透视或 CT 成像（如

O 形臂、C 形臂）也有助于钻头和螺钉的辅助图像引导，同时也可以即时确认螺钉轨迹是否合适（图 19-2）。

（二）患者准备、影像学、神经监测

对于 MI-PCF 手术，局部麻醉联合静脉镇静是不够的，因为如果患者有任何意外的移动，会有神经血管损伤的风险。因此，一般首选气管插管全身麻醉，而且要使用三点式头架或至少使用 Mayfield 马蹄形支架将头部牢靠固定在手术台上。根据病变性质，如果常规气管插管的操作手法有造成脊髓损伤的风险，应考虑进行纤维支气管镜气管插管。对于静脉空气栓塞风险高的病例，应将中心静脉导管置于右心房，麻醉医师应使用心前区多普勒监测检查心房内是否存在空气栓子。该导管也允许在大量失血的情况下快速输入液体和血液制品。还必须考虑神经监测的需求，及颈椎手术麻醉对神经监测的影响。由于体感诱发电位（SSEP）和皮层运动诱发电位（MEP）的联合应用为检测颈椎手术术中神经损伤提供了最高的灵敏度和特异性，因而必须选用合适的麻醉方案，比如异丙酚和单纯 TIVA（全静脉麻醉）技术。

手术体位可选择俯卧位或坐位，然而，一种介于两者之间的半坐位可能更有利。因为这种体位减少了硬膜外静脉的充盈，进而减少了术中出血量，且使空气栓塞的风险降到最低。在固定头部之前，应确保颈椎和颈部肌肉未扭曲或处于异常位置。此外，颈部、下巴和胸部必须保持松弛和无受压，所有常规受压点应得到充分保护。

在颈椎后路减压联合固定术中，推荐使用术中体感诱发电位（SSEP）对术区和肢体远端进行监测，以保障脊髓神经功能完整性。肌电图（EMG）记录也可用于评估相应神经根的运动功能完整性，还可用于刺激钻头和螺钉，以提高手术的安全性和准确性。为了在手术期间获得更好的神经反馈，麻醉师在诱导后应避免使用肌肉松弛药。

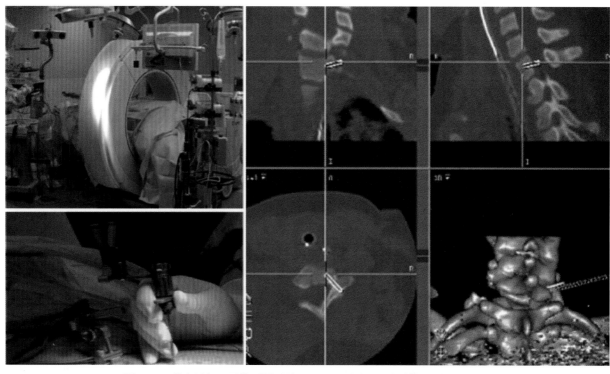

▲ 图 19-2 术中透视和图像引导系统可以尽量减小暴露的前提下完成穿刺置钉
随着这些技术的使用，经皮微创颈椎固定术的安全性和准确性大大提高

大多数情况下，可术中头孢唑林或万古霉素单次给药以预防感染。尚没有足够研究证明，在 MI-PCF 手术中常规使用甲泼尼松龙或其他类固醇有神经保护作用，因此并不推荐使用该类药物。对于 MI-PCF 手术，实时影像是必不可少的，因此手术区域应放置 C 形臂透视机。尽管手术中最常用的是侧位透视，但是 C 形臂的摆放应便于旋转到不同位置，因为可能出现需要显示其他平面成像的情况。比如，在初始定位时可能用到前后位透视成像。虽然侧块固定可以通过解剖标志准确地完成，但如果条件允许，颈椎椎弓根螺钉植入应在透视或立体图像引导系统的引导下完成。由于颈椎后路的微创手术通道往往狭小且受限较多，将现代图像引导和导航技术与标准透视技术相结合，能够大大提高减压固定术的便利性、安全性和准确性（图 19-2）。

（三）管状扩张、暴露、可视化

在设计 MI-PCF 手术切口时，术者应考虑工作通道的轨迹是否与侧块螺钉的轨迹（向外侧倾斜 20°～30°，头倾 20°～30°）相匹配。因此，侧位透视对于提供安全、正确的引导和确保工作通道在合适位置放置是至关重要的。

患者摆好体位后，在颈旁放置一枚克氏针，使之平行于目标节段关节突关节，以此确定皮肤切口的中心。通常，穿刺点在轴向面上位于中线，矢状面上低于目标节段 2～3 个节段，这与开放式侧块固定术的典型轨迹非常接近。确定穿刺点以后，在透视引导下将钝头克氏针穿过颈后肌肉组织和筋膜到目标关节突。注意在矢状面上与关节突关节保持平行，克氏针的轨迹向头侧和外侧倾斜，与预期的置钉的方向相近。此时应特别谨慎，要确保导丝 / 初始扩张器接触骨面，避免因穿入椎板间隙而造成脊髓的意外损伤。为了减少此类损伤，建议在进行这一步操作时，方向指向偏外侧而不要偏内侧。钝性克氏针理想情况下应位于关节突复合体的内侧面，可以通过前后位放射影像加以确认。

当钝性导针到达所述关节突后，从克氏针进入点向上、向下各切开约 1cm 做皮肤切口，向深层锐性分离至筋膜层。注意不要切断肌肉纤维，以避免不必要的失血。在通道扩张前至少 10min 向手术区域的目标肌群注射丁哌卡因和 1：200 000 肾上腺素，可以大大减少该部分肌肉的出血情况。锐性分离的筋膜使连续扩张套管更容易通过。此时，如果皮肤上贴有 Ioban® 或类似的保护膜，则应将其从切口边缘移除，以防止在放入管状扩张器时出现塑料碎片。

依次通过软组织插入扩张器直达目标关节突，最后经此置入工作管道并将其定位在椎板和关节突关节交界处。应根据需要实时获取侧位透视影像，以确保在连续置入套管的过程中始终保持正确的工作轨迹。用于颈椎后路手术的工作通道尺寸多样，开口有 16～22mm 可供选用。可扩展套管还可以作为一种替代方案为螺钉和内植物的放置提供更大的工作空间和更灵活的角度。在这种情况下，牵开器可向远端扩张，以充分显露目标固定节段。通过透视确认工作通道的位置无误后，将其连接到自由臂上（一侧已固定在手术台侧面），并锁定当前位置。

使用放大镜、手术显微镜或内镜可以实现可视化。对单纯关节突脱位的患者，建议使用简易放大镜结合工作通道内置光源，因为这种方式可以满足关节突钻孔、复位脱位，以及放置侧块螺钉时多种观察角度的需要。对于需要进行广泛的椎板切开、关节突部分切除或椎间孔成形的患者，应使用高质量的手术显微镜。如需使用内镜，应首先经过白平衡调整并在镜头上涂抹防雾剂，然后将内镜连接到管状牵开器上。

（四）侧块内固定

为了放置侧块钢板，必须充分暴露关节突关节和侧块的外侧缘，通过使用髓核钳和单极电凝可以很容易地完成上述操作。关节突周围的关节囊韧带和软组织应予切除，但相应韧带上方和下方的关节突关节应保持完整，以防止这些节段将来发生不稳定或融合。单极电凝可用于对侧块外侧的静脉丛等部位的止血，但是要避免在这个区域过度烧灼，以防止意外伤及椎动脉。或者用颗粒状止血药填塞通常也可以有效止血，因为静脉丛压力通常较低。

对于不需要复位关节突序列的病例，可直接原位植入侧块螺钉。如果需要切开复位，可以使用高速钻去除下位椎体绞索的上关节突，然后用神经剥离子插入关节突之间旋转撬拨，使半脱位的侧块抬高并其向后复位，进而将其复位至合适的解剖序列。除了切开复位，还有一种替代方法是在关节突边缘钻孔后，将头部从固定架上解开，并轻柔地沿轴向牵引，适当向前平移，然后沿着与致伤机制相反的方向旋转，以恢复关节突正常序列。然后重新锁定头部固定架，并进行关节突原位融合术。强烈建议在进行上述操作时使用运动诱发电位（MEP）和体感诱发电位（SSEP）进行神经监测。

进钉点通常在侧块中心向内侧约 1mm 处。用开路锥或高速磨钻在外层皮质上穿孔，以防止钻孔时钻头在侧块上打滑而无法顺利进入骨质。对于 $C_3 \sim C_6$（有时也包括 C_7）椎体，建议钻孔角度为向头侧倾斜 15°～20°，向外侧倾斜 15°～30°。这个角度对准横突，而且可以降低其他小关节损伤的可能性。由于椎动脉通常位于椎板和侧块交界处的前方，因此采用以侧块中心内侧 1mm 为起点，向外侧钻孔的方式，椎动脉损伤的风险较小。钻孔后，用 3.5mm 松质骨丝攻进行攻丝。因为现在大多数万向螺钉都是自攻丝的，因此这一步骤可省略。但预期使用双皮质固定的病例中，这一步可用于准确测量最终螺钉的长度。如果同时需要神经减压，建议在移除椎板前将螺钉位置标记、钻孔，并完成攻丝，以降低神经意外损伤的风险。这种方法在钻孔过程中可以保护硬脊膜和脊髓[35]。

在进行内固定前应移除关节突中的关节软骨，并用高速磨钻对关节去皮质。尽管有大量的文献表明，不进行植骨也可以成功实现关节融合术，但一般比较推荐在关节突之间或去皮质的椎板 – 关节突交界处进行植骨，比如髂骨松质骨自体植骨等。考虑到取髂骨相关的术后疼痛综合征，可以使用在关节突钻孔、椎板切除和椎间孔减压术中获得的碎骨作为一种替代的自体骨来源。然后将碎骨粒以 1∶1 的比例与骨扩充剂（脱钙骨基或三磷酸钙替代物等）相混合。

在关节突去皮质和植骨后，在直接观察和透视引导下置入合适长度的侧块螺钉。

根据侧块的大小，一般所使用的螺钉长度为 12～16mm，直径 3.5～4.5mm。准确的尺寸可以在 CT 扫描上进行测量，或根据术中侧位透视进行估计。此时，通常将工作管道与连接的牵引臂松开，以方便置入第二颗螺钉，第二颗螺钉置入方法如上所述。

（五）颈椎椎弓根螺钉内固定

由于 C_7 侧块比更高位颈椎的侧块薄得多，侧块螺钉放置困难，因此，在这个节段可以使用椎弓根螺钉作为替代。此外，由于其长度更长且穿透的皮质为圆周型，颈椎椎弓根螺钉可获得比侧块螺钉更大的把持力。颈椎椎弓根螺钉也可用于侧块骨折或无法进行侧块固定的病例。在 C_6 水平以下，横突孔内通常没有椎动脉走行，因而在 C_7 和 T_1 水平放置椎弓根螺钉更安全。对于在 C_7 置入椎弓根螺钉，钻头一般内倾 25°～30°，并垂直于头尾平面。在 T_1 水平，钻头角度通常是内倾 10°～15°，尾倾 5°。术前仔细检查 CT 对于确定椎弓根的尺寸和判断合适的角度有重要意义。通常，长度 20～22mm，直径 4.0mm 的皮质螺钉就足够了。这些螺钉的钉道几乎完全在皮质中，因此应先用直径 2～3mm 的丝攻预处理椎弓根并逐渐拓宽骨性通道，为最后置入螺钉做准备。为了安全置入螺钉，可以切除少量椎板，以便在置钉时可以直接触及椎弓根。尤其在椎弓根螺钉固定的病例中，使用双平面透视引导、立体定向引导，以及可监测刺激钻头 / 螺钉后的肌电图，能显著提高穿刺置钉的准确性，并防止损伤。

在放置螺钉之后，将适当长度的连接棒嵌入万向螺钉的顶端，并锁定到位（图 19-3）。根据具体情况，连接棒通常直径 3.2～3.5mm。当需要融合 3 个相邻节段时，连接棒的放置在技术上更具挑战性，但通过小心地将管状牵开系统向背侧抬起，使之远离小关节，通常可以为连接棒置入等操作提供足够的空间。为此，可扩展型牵开器配合使用现代郁金香头万向螺钉固定系统，特别有助于提供更大的工作空间。第三代颈椎后路内固定系统中的连接棒、对抗器和锁定装置等有细微的不同，这些在每个制造商的器械指南中都有说明。一旦连接棒锁紧到位，内植物即安装完成。此时应进行前后位和侧位透视确认骨性序列和植入物位置正确无误，然后移除管状牵开器。对于需要双侧固定的病例，可通过同一个后正中切口，重复上述步骤在对侧完成相应操作。

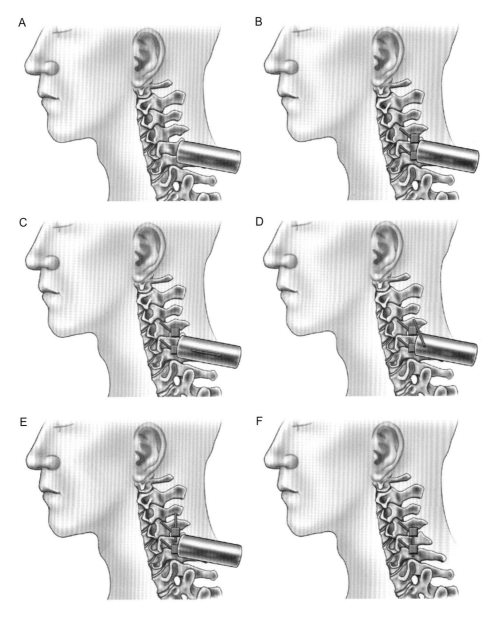

▲ 图 19-3　放置侧块螺钉（**A**、**B**）后，通过管状牵开器置入连接棒（**C-F**）

（六）经关节突内固定

另一种颈椎固定的方法，是通过经关节突入路使用一种小关节加压装置进行固定。在该手术中，最佳进钉点在侧块中心，进钉方向与关节突关节垂直（图 19-4A 和 B）。因此，手术切口位置应更靠近头端，以便克氏针按垂直于关节突关节而平行于棘突的方向插入。确认进针点和进针轨迹后，将克氏针置入上关节突中，置入深度根据要使用的加压螺钉具体长度而定。行透视检查确保进针深度和轨迹正确无误。

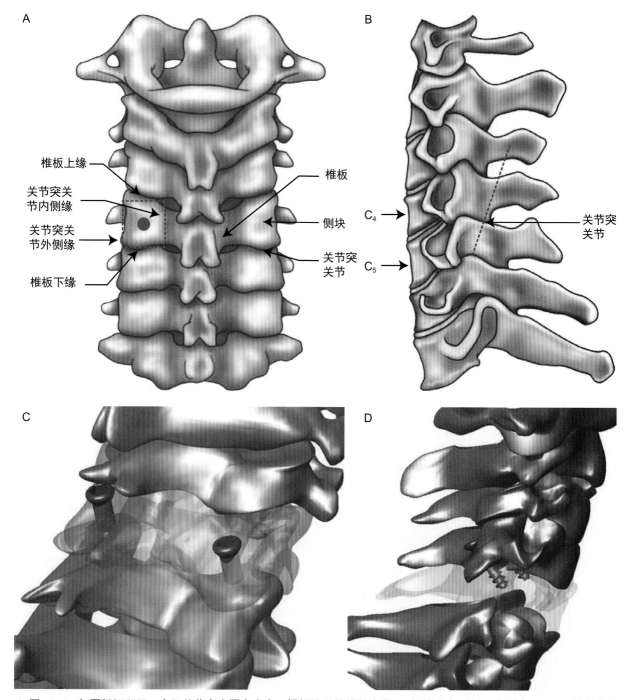

▲ 图 19-4　如图标记所示，在经关节突内固定术中，螺钉的最佳进钉点为 C_4 侧块中心（**A**），钉道与 $C_4 \sim C_5$ 关节突关节垂直（**B**）。最终螺钉位于侧块中外侧平面中并与关节突关节垂直（**C**、**D**）

此时，在侧位透视的引导下钻孔，依次穿过上位椎体侧块、关节突关节，进入下位椎体侧块，进入深度约为侧位透视下侧块宽度的 1/2～2/3。上述过程可使用带限深装置的空心钻头完成，该装置可以与克氏针配合使用。在达到合适深度后，可以在克氏针引导下攻丝并置入关节突螺钉，而后加压、锁定到位（图 19-4C 和 D）。最后取出克氏针并在对侧重复上述流程。

这种经关节突固定系统适用于包括 C₁ 和 C₂ 在内的所有颈椎节段，而上述手术的一个改良版本还可以用于创伤病例（如 Hangman 型骨折）手术中的关节固定。这类手术的初始入路与上述经关节突入路相似，钻头的进入点在 C₂ 侧块的中心，钻入轨迹从侧位看与棘突平行。所不同的是，进钉方向不是朝下，而是在对准 C₂ 椎弓根的前上缘，进钉深度以足够实现双皮质固定为宜（图 19-5）。侧位透视确认钉道无误后，按前述操作完成后续步骤。

颈椎关节突关节间固定术　颈椎侧块螺钉和椎弓根螺钉固定术的另一种替代方法，是通过后路在相应节段的关节突之间放置融合器或骨移植物。在关节突关节间放置这种刚性的金属植入物或植骨固定物，可以利用颈椎关节突在横截面上的倾斜度间接撑开神经孔。通过一个小的近似经皮入路，使用器械对关节突进行分离和去皮质操作，然后即可重建其稳定状态。

对于需要关节突间固定的病例，根据关节突的具体解剖形态，实际的切口应该在目标节段以下 2～3 个节段。可以在侧位透视的引导下，通过在体表垂直于皮肤放置的 Steinman 针，规划切口位置。切口应位于中线外侧，穿过皮下组织可以直接看到手术部位。将椎旁肌从棘突剥离并推向外侧。然后在透视引导下，将开口凿或 Steinman 针经切口插入目标节段的关节突（图 19-6A 和 B）。使用旋切工具清理椎板和关节突附着的筋膜和肌肉。然后顺着开口凿置入逐级扩张管以维持关节突分离和提供手术视野，并作为工作通道。市售系统（例如 Dtrax®，Providence Medical）为小关节间融合提供引导针和工作通道等工具。其具有放射学特征，以确保植入物位置正确。当到位时，在侧位透视上通道应靠近关节突后缘（图 19-6C）。然后取出入路凿或初始 Steimann 针，用锉刀去除关节面皮质。然后用脱钙骨基质填充融合器，通过关节突植入（图 19-6D）。然后将额外的植骨材料填充到打磨好的关节面上。依次缝合椎旁肌和皮下组织，并用无菌敷料覆盖，然后在对侧重复上述操作。

（七）关闭切口

切口关闭前应进行细致的止血，可使用双极电凝和浸润凝血酶的止血材料（Gelfoam® 或 Surgifoam®）填塞止血。然后用溶有杆菌肽抗生

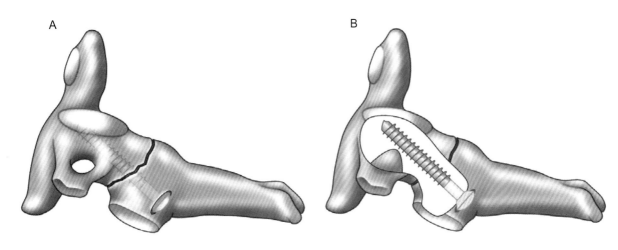

▲ 图 19-5　**Hangman** 型骨折螺钉进钉点及钉道的侧视图（**A**）和剖面侧视图（**B**）

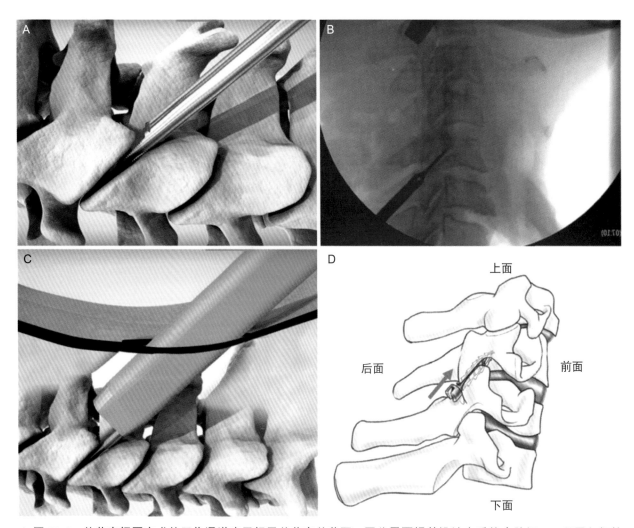

▲ 图 19-6　关节突间固定术的工作通道应平行于关节突关节面，因此需要提前设计合适的皮肤切口，以置入初始 **Steinman** 针或建立通道所需的工具（**A**）；随后在 **X** 线透视下确认最优放置位置（**B**）；逐级扩张软组织以进入关节间隙，移除周围软骨后进行关节突间关节固定术（**C**）；将骨或金属材质的植入物在双侧置入颈椎关节突后，会限制颈椎关节突节段性活动（**D**）

素的乳酸林格氏液充分冲洗整个伤口。有文献表示，对于免疫功能不全的患者，在伤口中使用 500～1000mg 的万古霉素粉，有助于降低切口愈合相关不良事件的发生率。可以选择性应用浸有甲泼尼龙的吸收性明胶海绵（Gelfoam）覆盖减压缺损处，以减轻局部炎症反应。止血后，小心取出管状牵开器和内镜，抗生素溶液冲洗软组织通道，然后使用 1-0 或 2-0 号可吸收缝合线（如 Vicryl® 等）关闭筋膜层。由于缺损通常很小，所以需要缝合的范围有限，一般无须放置引流管。闭合切口前，可以向皮肤边缘和表浅肌肉组织注射长效丁哌卡因（0.25%），以减轻患者

术后即刻疼痛。通常用 2-0 号 Vicryl 线内翻缝合关闭皮下层，4-0 号 Monocryl 线皮内缝合并仔细对合皮缘。最后可用 SteriStrips® 或 Dermabond® 覆盖皮肤。后者可以在术后 7～10d 的时间内保持皮缘紧密对合，提供了防水屏障，允许患者术后必要时沐浴。如果发生脑脊液漏，由于硬脊膜破裂通常较小，而且手术通道有限，因此直接修补较困难。因此，建议在术后 2～3d 留置腰大池引流管，同时抬高床头，以促进硬膜撕裂处闭合。还可以使用纤维蛋白原凝血产品、脂肪或肌肉移植物等作为辅助。现代硬膜补片（如 DuraGen®）结合 Tisseel® 或 DuraSeal® 等密封

剂，也可以用于填塞关闭硬膜背侧的小缺口。对于腰大池引流相关的低颅压性头痛和恶心，可以通过非甾体类抗炎药物和卧床休息来对症治疗。对于较大的硬膜撕裂，在有专门的器械的条件下，可以通过内镜对其直接修补，细头持针器和长镊子在这方面特别有用。如果出现破损特别严重的罕见情况，可能必须转为开放手术进行治疗。

经验和教训

- 使用异丙酚型（TIVA，全静脉麻醉）麻醉技术，以便于使用 MEP 和触发 EMG 对钻头、丝攻和螺钉进行监测。
- 如果患者肩部遮挡而无法进行侧位透视时，可在前后位透视下完成内固定。
- 设计皮肤切口时，可在透视下，在患者颈部外侧放置 Steinman 针，以标记出引导针 / 通道的理想穿刺点。尽管不同螺钉间往往存在差异，但一般来说通过一个正中切口即可完成双侧侧块螺钉的置钉。
- 切开前，使用丁哌卡因和 1 : 200 000 肾上腺素向目标区域肌肉组织注射，可以使小血管痉挛，而减少建立通道和扩张时的软组织出血。
- 穿入初始的引导针 / 扩张器时，避免使用锐性克氏针，避免穿刺过深。
- 获取清晰的术前三维 CT 影像，确保有足够的骨性结构可用于内固定。对于脊柱畸形、侧弯或外伤的病例，进行 CT 血管造影以确定椎动脉的位置和走行。

三、临床经验

在笔者的医疗机构，最初的微创颈椎融合术病例中，有超过 72 例患者达到了放射学融合，其中 52 例患者进行了单节段融合，20 例患者进行了双节段融合。内固定在 $C_4 \sim C_7$ 水平进行，除了 4 例因对侧骨折而进行了单侧侧块螺钉固定，其余患者均为双侧螺钉固定。绝大多数病例是对前路融合进行后路补充固定，另外 16 例是单纯后路固定。47 例患者因创伤性颈椎爆裂性骨折和骨折脱位接受前后路联合手术。对于 8 例双侧关节突绞索的患者，钻孔并移除上关节突后，术中复位并放置植入物进行融合。还有 3 例患者是前路切除椎体肿瘤联合后路固定术。

所有手术操作在 18～22mm 管状扩张牵开器的使用下顺利完成。未出现新的神经功能缺损或其他并发症，术后 CT 示所有植入物位置良好。2 例病例中，C_6 螺钉和 C_5 螺钉位置偏外侧，穿破侧块外侧皮质。然而，由于这种情况仍足以提供稳定的结构，我们认为没有必要进行二次手术或随访研究。经动态 X 线和 CT 扫描确认，所有病例均获得骨性融合，其中 68 例（94%）在关节突关节和前路椎体间均已实现牢靠融合。其余病例为稳定的假关节，无须二次手术干预，也没有复发或新发的神经系统症状。术后 2 周时，颈椎功能障碍指数、生活质量简表 12（第 2 版），以及视觉模拟量表得分均得到显著提高，并在术后 1 年内持续改善。

当前使用的管状扩张器，受其外形尺寸限制仅适用于 1～2 个节段融合的微创入路。因为对于更长节段的固定装置，连接棒的安装是一个难题。然而，椭圆形可扩展管状扩张器的发展，有望安全地置入更长的固定装置。数位作者报道了微创颈椎后路螺钉内固定术的治疗效果和并发症发生率，与本研究相似 [35, 36]。

适用于腰椎的经皮椎弓根固定技术，已被证明同样适用于颈椎手术，该技术可以允许以微创的方式进行更长节段的颈椎固定。在一项关于经皮关节突关节融合术的前瞻性研究中，60 例有症状的颈神经根病患者进行多中心前瞻性随访研究。

其中 42 例患者手术节段为 $C_5 \sim C_6$，8 例为 $C_6 \sim C_7$，7 例为 $C_4 \sim C_5$，还有 3 例为 $C_3 \sim C_4$。56 例患者行双侧固定，4 例因为术中关节突骨折（2 例）或无法进入关节突（2 例）而进行了单侧固定。术后 2 周时，颈椎功能障碍指数、生活质量简表 12（第 2 版），以及视觉模拟量表得分均得到显著提高，并在术后 1 年内持续改善。在术后 1 年随访时，93% 的患者在 CT 扫描上可见手术节段出现关节突间骨小梁桥接，100% 患者手术节段平移活动度＜ 2mm，83% 的患者成角活动度＜5°。整体颈椎前凸无明显变化。术后 1 年时，节段性脊柱前凸减少（丢失 1.6°）。椎间孔宽度、体积和椎间盘后缘高度在 6 个月时显著增加，并在 1 年后恢复到基线水平。相邻节段的椎间孔宽度和高度无明显降低 [37]。使用经皮关节突间固定术对颈椎前路椎体间融合术后出现的假关节进行后路修补，治疗效果与前述研究相似 [38]。

从我们在各种微创颈椎后路固定手术的长期经验来看，影像学和立体定向图像引导对于安全放置植入物并完成骨性固定是至关重要的。对于颈部较短、体型较大，或肩部肌肉发达而无法获取清晰的侧位影像的患者，单纯 X 线透视可能并不足以对下颈椎成像。而图像引导系统有助于克服这一问题，它不需要实时 X 线即可提供三维虚拟脊柱成像。然而，由于术前图像采集和手术体位中椎体节段间的位置关系存在差异，该系统在准确性上受到一定限制。在节段间存在异常运动或需要骨折复位的病例中，这种不准确性尤为突出。为了解决图像预先和术中体位变动的问题，可以获取术中脊柱 CT 扫描影像的三维透视技术应运而生。这些图像不受重叠的软组织干扰，因而可用于低位颈椎的微创螺钉置入操作。此外，由于这些图像是术中获得的，因此在植入螺钉之前，可以通过引导针更可靠地确认钉道轨迹（图 19-2）。三维术中成像方式和无框架导航系统的综合应用，最终将使颈椎微创和经皮方式进行颈椎固定术变得安全又便捷。

- 在 MIS 通道下，通过适当植骨，实现坚强内固定并获得远期融合。
- 定向可扩张撑开器可暴露颈椎后路的多个节段，可在单通道下对 2～3 个节段进行内固定。
- 经 Transfacet 和 Interfacet 固定等较新的经皮技术，可以实现脊柱的多节段稳定而无须广泛暴露软组织。

总结

1. 根据术前不稳定程度，用马蹄形和（或）Mayfield 头部固定架牢靠固定患者的头部和颈部。

2. 在适当的麻醉方式下，对神经根和脊髓功能进行监测（SSEP、MEP、tEMG）。

3. 术中双平面透视、立体定向图像引导和（或）术中 CT 扫描可最大限度地提高可视化能力。透视时注意铺单保护并确保透视机移进移出手术区通畅无阻。

4. 在图像引导下，将引导针 / 扩张器定位在目标节段，然后利用组织扩张器对组织进行最小的破坏暴露，获目标节段。

5. 暴露手术管状通道内的目标解剖结构（如椎板、侧块、椎弓根螺钉、小关节）。在垂直方向上可扩展的套管可用于 2～3 个节段以上的颈椎后路固定术。

6. 将管状工作通道的轨迹应于固定脊柱的螺钉或植入物的轨迹大致平行。

7. 用钻或开口锥钻孔，用于侧块、经关节突或椎弓根固定。在透视或图像引导下确定进钉点并规划钉道方向，以避开神经血管束并最优化远端固定点。

8. 用刮匙 / 铰刀准备关节突间隙，在侧块 / 关节突关节的表面和间隙中进行植骨。对于关节突间融合的病例，进行相应准备后置入关节突间骨性 / 金属移植物。

9. 缝合前使用止血药和凝胶辅助止血。

10. 紧密闭合筋膜，使用长效局部麻醉药以减少术后颈部疼痛和痉挛。根据需要，术后患者佩戴软质颈托 3～4 周，以缓解术后痉挛。

测　验

★ 选择题

1. 在治疗颈椎病变中，下列哪种类型的颈椎后路内固定方式是最牢靠的内固定形式？（　　）

A. 椎板 / 关节突钢丝技术

B. 经椎弓根钉 – 棒固定

C. 侧块钉 – 棒固定

D. 经关节突钉 – 棒固定

E. 关节突间植骨固定

2. 当使用术中运动诱发电位（MEP）监测颈椎手术时，需要什么样的麻醉方案？（　　）

A. 常规全麻

B. 区域阻滞麻醉

C. TIVA（全静脉麻醉）方案（异丙酚）

D. 脑爆发 – 抑制疗法

3. 三维术中影像和图像引导技术最有助于提高哪种颈椎后路固定术的准确度？（　　）

A. 颈椎后路侧块固定

B. 颈椎经关节突固定

C. 椎板和关节突钢丝固定

D. 颈椎椎弓根螺钉固定

4. 下列技术中哪些可以减少颈椎后路手术后出血、缓解围术期疼痛和缩短恢复时间？（　　）

（1）向手术区域预注射局麻药和肾上腺素

（2）使用管道或小切口技术扩张软组织

（3）保持椎板、关节突和棘突背侧软组织附着

（4）术后 Jackson–Pratt 引流

A.（1）和（3）正确

B.（2）和（4）正确

C.（1）（2）（3）都正确

D. 无正确

★ 答案

1. B。颈椎后路的椎弓根固定装置具有最高的抗拔出强度，当与万向钉－棒结构联用时，可以在颈椎后部提供最坚强地固定，特别是对剪切力和旋转力等多轴向应力作用尤为突出。

2. C。体感诱发电位（SSEP）和运动诱发电位（MEP）的结合，为颈脊髓手术中神经不良事件的监测提供了一种高度灵敏和特异的监测手段。而至关重要的是，应使用异丙酚和纯 TIVA（全静脉麻醉）技术等合适的麻醉方案。

3. D。颈椎椎弓根外形尺寸非常小，而且其走行角度变化各异。而三维术中 CT 成像技术配合图像引导技术，可以提供横截面上实时虚拟引导，从而可以显著提高螺钉内固定的安全性和准确性。

4. C。前三种技术都已被证明可以减少肌肉疼痛、痉挛和出血，并在围术期减少软组织不稳定和萎缩。而使用 Jackson–Pratt 引流是为了预防伤口出血或积液造成压迫，在这方面并无作用。

第20章 经皮椎弓根螺钉技术
Percutaneous Pedicle Screws

Jonathan N. Sembrano Sharon C. Yson David W. Polly Jr 著

张 莹 译

初同伟 校

要点

- 经皮椎弓根螺钉置钉术几乎可以在所有需要开放椎弓根螺钉置钉术的情况下进行。
- 与传统切开术式相比，经皮螺钉置入术的优点有：避免广泛的后部肌肉剥离，从而减少相关并发症；不受肌肉牵拉的影响，从而使螺钉轨迹更容易与椎弓根的轴线对齐。
- 经皮螺钉置入术缺点是缺乏直观手术视野，因此更依赖于术中透视，并随之带来的电离辐射伤害，以及更长的学习曲线。术者应采取一切可能的措施，在不影响螺钉置入安全性和准确性的情况下，减少对患者及手术团队的辐射暴露。建议术者首先掌握开放椎弓根螺钉置入方法，并在尝试经皮穿刺前接受适当的培训。
- 常规的二维透视和三维图像引导是常用的成像技术。不管使用何种方式，都是以获得清晰和无遮挡的成像为目的。

一、适应证和禁忌证

经皮椎弓根螺钉置入术作为一种可供选择的置钉技术，几乎适用于可以行切开椎弓根螺钉固定的所有情况。因此，切开椎弓根螺钉固定的适应证也适用于经皮椎弓根螺钉固定。在椎间或后方融合术中它可以提供充分的固定，对感染或肿瘤患者能起稳定脊柱作用，或在创伤情况下作为内部支撑。

与传统切开置钉相比，经皮固定最大的优势在于对椎旁肌肉侵扰少。该术式可以有效降低手术出血量、术后疼痛和镇痛药物的需求[1-3]。其他优点包括出院更早[2,4]、血液／尿液中肌肉分解产物（如 CK-MM）的峰值更低[5]，以及最大限度地保存椎旁肌肉（躯干）力量[2,6,7]。

> 经皮椎弓根螺钉置入提供了一种更有利于组织恢复的方式，因为它减少了肌肉剥离。这可以减少失血，更好地保存椎旁肌力量，减少术后疼痛。

经皮螺钉固定术的另一个重要优点，是更容易获得良好的置钉轨迹。当开放置钉时，椎旁肌在螺钉外展过程中存在机械阻挡，容易导致椎体外侧壁破裂。此外，椎旁肌也常常迫使手术医师选择更偏内侧的进针点，导致撞击上关节突的问题发生。但经皮固定，肌纤维是被劈开而不是剥离，这样外展更容易，进针点也更靠外，其位于横突与上关节突外侧壁的交界处。然而，值得注意的是，关于经皮椎弓根螺钉置入撞击关节突的报道不一致，发生率为 11%～58%[8-11]。目前尚不清楚这种宽泛的差异是否缘于较长的学习曲线、还是螺钉置入技术差异，或者在评估关节突撞击的标准不同。

> 经皮椎弓根螺钉可以获得更偏外侧的进针点。这使在不必对抗椎旁肌肉的情况下，获得更好的螺钉置入轨迹。

部分患者有腰骶部移行椎的情况，其在轴面上，L_5 椎体表现为心形而不是圆形结构。这就可能对椎弓根螺钉的准确置入提供挑战，为了防止椎体外侧壁破裂，需要一个更加外展的螺钉置入轨迹（图 20-1）。这种情况下，笔者更倾向于采用经皮置钉来代替开放置钉。如果术者需要进行后侧开放入路的其他操作（如后路减压、经椎间孔腰椎融合），也可以采用传统后路开放结合经皮置钉的方式进行。

在经皮内固定术时，为了更好地保护周围软组织，不能在直视解剖标志下进行置钉，为了提高置钉的准确性，通常用 C 形臂透视来保证准确性[3, 12-16]。近年来，基于术前 CT、术中二维透视或术中三维成像，计算机图像引导技术得到越来越多的应用[17-20]。因此，经皮螺钉固定的一个主要禁忌证是无法应用这些成像方式获得质量可靠的图像，如肥胖或严重骨质疏松患者。

经皮固定时，对患者，特别是对手术团队辐射暴露的增加已越来越被重视[21, 22]。可以通过一些措施来减少辐射，如铅防护、使用脉冲图像采集和正确放置发射源。手术室和放射室应备有铅围裙、甲状腺防护罩、浸铅手套和护目镜。光源附近的电离散射同样应引起重视。使用器械固定导针或透视时，当器械已牢固的嵌入骨头中时将手离开光圈内（脱手技术）也有助于减少辐射暴露。总之，正确的使用术中透视，避免不必要或过度的透视。

> 进行经皮椎弓根置入术的手术医师应注意患者和手术室工作人员的辐射安全。

二、手术技术

在本节中，我们将讨论经皮椎舌根螺钉置钉时使用的两种技术：二维透视和术中三维计算机成像引导。其他技术，如电磁导航（EMF）[23]、加速仪导航[24]和机器人导航[25]将不做讨论。

（一）二维透视下经皮椎弓根螺钉内固定

经皮固定患者一般采取俯卧位，也可以在侧卧位进行。消毒铺巾前，确保没有障碍物阻挡成像，如为了方便 C 形臂术中透视，脊柱手术区域应避免位于手术台中央床柱上方。笔者更倾向于使用没有中央床柱的放射透视脊柱手术床或框架（图 20-2）。

二维透视引导下，经皮椎弓根螺钉内固定术在许多方面与椎体成形术和椎体后凸成形术中置针技术相似[26]。首先，需要获得标准的前后位、侧位透视成像。在标准的前后位影像上，棘突位

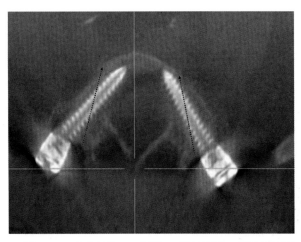

▲ 图 20-1 术中轴位 CT 扫描 L_5 椎体图像，显示拟用开放技术置钉轨迹（虚线）与实际经皮置入螺钉轨迹比较
可以看见由于经皮椎弓根螺钉固定提供了一个更偏外侧的进针点，从而避免了椎体外侧壁破裂

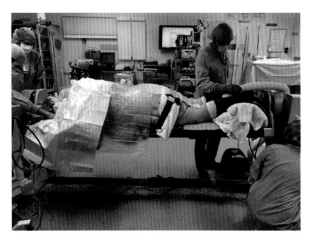

▲ 图 20-2 经皮椎弓根螺钉置钉术的手术准备，患者俯卧于骨性凸起部位良好填塞的放射脊柱手术台上

于中线，椎弓根的轮廓位于椎体上半部分，并且终板重叠（没有双重影）。标准的侧位像上，椎弓根和椎板是重叠的（图 20-3A 和 B）。为保证标准的正侧位成像，可以将床一侧向另一侧倾斜（就像飞机飞行），并将 C 形臂保持在 0° 和 90° 位置。另外，由于腰椎生理前凸存在，投照前后位像时 C 形臂（头尾方向）需要根据不同椎体节段分别进行调整。这有助于确保椎弓根螺钉与终板平行。

有些医师倾向用"猫头鹰眼"位透视，这是一种将 C 形臂倾斜，俯视整个椎弓根通道的投射体位，有报道通过该方法取得了良好的置钉成功率 [24, 27]。笔者通常不使用这种技术，感兴趣的读者可以参考推荐文献。

通过标准的前后位透视，将椎弓根的轮廓绘制在皮肤上。这样有利于使用克氏针探查椎体的外侧缘和上缘。笔者倾向于分别对每个节段进行标准的前后位透视后，探查上缘。这样，在腰前凸增大的节段，如 L_5 和 S_1 之间，两条线可能会比较接近。之后，手术医师画出两侧皮肤切口位置。可以通过术前 MRI 或 CT 轴位像，测量椎弓根与皮肤中线的距离。这一距离受患者椎弓根角度和体型的影响。一般来说，腰椎节段越低，该距离越大（图 20-4）。但是，在 L_5 和 S_1 节段，髂嵴可能会限制螺钉轨迹往外的程度和皮肤切口。

对于脊柱前凸的节段，如 $L_5 \sim S_1$，手术医师可能会选择一个切口来置入所有螺钉。如果选择单独切口，笔者建议切口在一条直线上，这样一旦需要，可以很容易将切口完美的连接起来。手术医师最好熟悉扩张器、螺钉扩张器，以及用到的其他器械的直径，以便估算放置螺钉所需的切口长度。然后切开皮肤、皮下组织直达腰背筋膜，此时，腰背筋膜和肌筋膜可以切开或不切开。笔者倾向于顺肌纤维和皮肤切口方向纵行切开筋

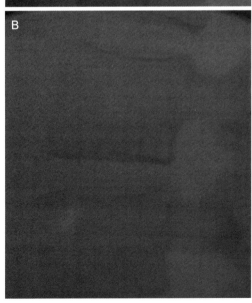

▲ 图 20-3 经皮椎弓根螺钉固定前，椎体标准前后位（A）和侧位（B）透视成像

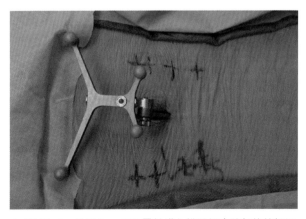

▲ 图 20-4 显示 Jamshidi 导针进入椎弓根皮肤部位的标记
椎弓根距中线的距离通常从上腰椎至下腰椎逐渐增大。此图还显示在计算机辅助图像引导过程中使用连接到棘突上的定位靶

膜，最大限度减少后续克氏针和扩张器操作的张力。之后，手指钝性分离肌纤维至关节突和横突。

笔者引导 Jamshidi（骨组织活检）导针套管向下进入横突，用它探及横突上下缘之后停留在其中部。然后内移套管直到感觉撞上一堵"墙"，这堵"墙"就是上关节突的外侧壁。笔者喜欢只用导针的中空部分探查、滑动，以防止尖锐的套管针头刺破手套。一旦在骨上固定，通过管道插入套管针，注意保持位置不变。之后，前后位透视确定导针位置及手术节段，笔者发现应用上述方法在保证获得最佳进针点时同时有效减少透视次数。

在椎弓根置管过程中，C 形臂保持在标准的前后位，笔者只在所有椎弓根都被插入并替换克氏针后才将 C 形臂换至侧位。有人倾向用 C 形臂进行双平面同时透视。在前后位上，理想的进针点正好位于椎弓根影外侧，针尖在 3 点（右）或 9 点（左）位置[28]。然后，锤子敲击使导针逐渐前进。假设穿刺起始点与椎体后壁水平（即椎弓根的长度）之间的距离约为 1in（1in=2.54cm），笔者在导针距离皮肤大约 1in 的地方做标记（使用记号笔），以确定拟将针向前推进 1in。进针轨迹是向前和向内的，指向 9 点（右）或 3 点（左）位置。在进针大约 0.5in 时，透一张前后位，检查轨迹和针的位置。进针的目标是当到达 1in 的标志时，前后位上针尖在椎弓根影内，接近但不超过椎弓根的内侧缘（图 20-5）。如果满足上述条件，则推定导针位置良好，将克氏针穿过套管，插入椎体约 1~2cm 深。拔除套管，只留下克氏针。为防止裸露在外的克氏针影响下一步操作，可将其用非贯穿的夹子固定于铺单上。注意不要弯折克氏针（图 20-6）。

当所有的克氏针插入后，投照标准前后位并将图像保存在 C 形臂显示器上（大多数透视设备有两个屏幕，可以并排查看不同的图像）。之后将 C 形臂切换至侧位透视成像。手术医师根据正侧位图片，综合评估每一根克氏针的位置。如有克氏针位置不满意，则重复前述置针过程重新置针。手术医师需评估是否采用原进针点通过调整导针和克氏针方向，还是创建一个新的进针点。位置良好的克氏针只到达椎体后半部分，继续向前进针以到达椎体前半部分。在这一步，手术医师对椎体三维结构有清晰的理解，即使侧位片上克氏针尖还位于椎体前壁后侧，但此时克氏针可能已经突破了椎体前方皮质。因此，不推荐常规将克氏针推进到此位置。但笔者认为需要将克氏针进至椎体前方合适位置，以防止意外拔出，特别是在做拔出丝攻的操作时（图 20-7）。

下一步是沿克氏针扩孔和攻丝。不同手术系统有不同的肌肉扩张和软组织保护器。必须保证

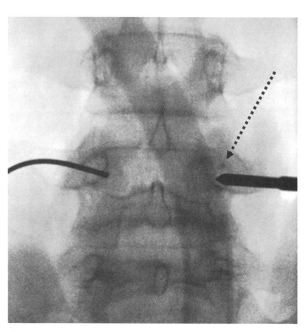

▲ 图 20-5　Jamshidi 针（虚箭）到达 0.5in 标记处时的前后位像
注意，它还没有到达椎弓根内侧壁，表明针头在正确的位置

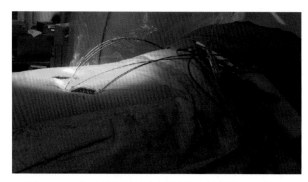

▲ 图 20-6　克氏针固定在剖腹单上，以提供更清晰的透视图像，并避免克氏针的裸露端意外刺破手套或保护套导致污染

皮肤切口足够长，防止器械对皮肤造成牵拉或挤压，这点很重要。如果使用塑料皮肤薄膜（如 Ioban），切勿大意将其挤压入伤口内。笔者倾向于使用比计划置入螺钉直径小 1mm 的丝攻（底锥）。将丝攻攻至超出椎体后缘，但不超出克氏针尖，避免克氏针拔出。攻丝时沿着克氏针轨迹，防止克氏针绞索和无意间的前移。在丝攻旋转拧入几圈后，侧位透视，确定位置。同样可在克氏针上做好标记（如果克氏针已有刻度，则不需要），以便观察其是否随丝攻一起前进。

如果手术医师想要在矢状面上对克氏针轨迹做一些小的改动，可以通过在所需轨迹上推进丝攻来实现。调整时一旦 C 形臂侧位像上克氏针尖出现弯曲，立即将克氏针拔出，重新插入一根新的克氏针，这根新的克氏针将沿着新路径进入[29]。尝试此操作时，手术医师应确保克氏针不会发生意外前移。此外，如果需要大幅改变轨迹，建议重新穿刺。

沿克氏针插入椎弓根螺钉。螺钉大小通常根据术前影像学资料确定。手术医师同样可以根据侧位像上丝锥的深度来判断螺钉的长度。一旦螺钉在椎体内有良好的把持力，克氏针就可以拔出。有时克氏针不容易拔出，可能需要更大的力才能将其拔出。但对骨质疏松的患者应小心，有

可能会将螺钉一起拔出。为避免这种情况，笔者建议用钳子或老虎钳将克氏针拔出；通过旋转代替直接拔出，可以利用螺钉插入器的把手为支点，旋转拔出或弯曲克氏针，此操作不会将拔出力转移至椎弓根钉上。或者，螺钉后退 2~3mm，使克氏针松动拔出。一旦克氏针被移除，螺丝就完全固定下来。

为防止万向钉头的偏斜，螺钉不应插入太深，这会导致穿棒困难。手术医师应尽量使螺钉头在侧位像上保持一致，以使连接棒与螺钉之间的应力降至最低。

下一步是穿棒。大多数手术系统使用卡尺和其他测量工具确定连接棒的长度。大多数连接棒有一定前凸角度的预弯，手术医师可根据患者具体情况调整弧度。根据手术器械不同和各个术者的喜好，有不同的穿棒方式。最简单的方法是通过一个切口直视下穿棒，这通常被用在钉头接近的单节段固定，如 L_5~S_1。另一种方法是在皮肤切口的一定距离外做一单独切口。之后，采用夹具或徒手方式将连接棒在筋膜下穿过肌肉，直到穿过所有螺钉钉头。徒手方式在多节段固定时更方便。在锁定钉帽和撤除持棒器前，确保连接棒穿过所有螺钉头并被钉帽固定，且连接棒于头端尾端均留有足够长度（图 20-8）。第三种方法是

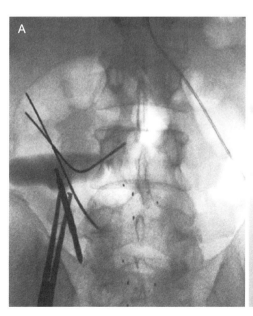
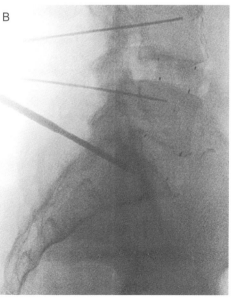

◀ 图 20-7　拍摄前后位（A）和侧位（B）片，确认克氏针位置

通过头端或尾端的切口穿棒，不做新的切口，这需要在术者的控制下对持棒器进行角度改变，这对于多节段固定更加困难。

最后，在锁定钉帽和移除螺钉延长器之前，正侧位透视，确定螺钉位置正确、钉棒吻合和连接棒长度合适。

通常只在减压后有椎板开放或硬脊膜外露时，放置引流管。逐层关闭切口，笔者更倾向进行筋膜修复。

（二）三维成像引导经皮椎弓根螺钉内固定

这种置钉方法是基于术中 CT 扫描三维图像形成的虚拟图像代替实时透视图像[17, 20, 30, 31]。潜在和已证实的优点包括①能够显示二维透视成像所不能获得的轴位像，这有助于手术医师更准确地将螺钉置入椎弓根，避免上关节突撞击发生；②根据术中虚拟图像，计划螺钉位置和轨迹，从而确定螺钉尺寸（直径和长度）；③减少手术团队辐射暴露次数[22, 32]。关于辐射问题，对患者的辐射是增加还是减少目前尚有争议，但手术团队的辐射程度却大大减少，因为在获取三维图像时，手术团队可以走出手术室，或者躲在铅墙后面。

当使用基于光学示踪计算机引导时，患者身上需要附加一个定位靶。在引导摄像头和定位靶之间，以及摄像头和导航仪器（如探针、指针、丝锥、螺丝刀等）之间保持直线。牢固固定定位靶，同时不影响其他仪器操作。通常，定位靶使用固定于髂骨上的定位针，或者棘突夹（图 20-4）。如果采用后者，需要做后正中切口，切口大小以仅够暴露棘突来容纳夹子为宜。

定位靶固定好后，术中 CT 扫描仪推入。新一代术中 CT 有一只扫描架，打开后可以从侧方进入，引导摄像头可追踪到二极管内（LED）扫描架，以使自动影像登记。手术床周围需有足够的空间容纳扫描仪的操作。强烈建议此手术使用脊柱手术床。一旦机器就位并锁定，此时可拍摄前后位和侧位，以确保术区都处于成像范围内，接着再进行三维扫描。扫描过程中，手术团队可以走出手术室或者躲在铅墙后。

扫描完毕后，手术可以将扫描仪"停留"在手术床头侧，或者直接撤出手术区域。一部分术者为了避免在笨重的机器旁操作，选择将其移出。然而，笔者更倾向于选择前者，因为常规在螺钉放置后至少再进行一次扫描，以确保螺钉在各个层面的最佳位置（图 20-9A）。

最好在刚开始时就进行导航仪器的注册和确认，以确保准确性。鼓励手术医师通过把仪器的尖端对准已知或可见的解剖标志上，并在屏幕上验证它是否显示相匹配的信息，来反复确认导航的准确性。通过屏幕上不同的成像（矢状位、冠状位、轴位），使用仪器的虚拟投影来确定每颗螺钉理想的皮肤切口位置（图 20-9B），记号笔画出切口（图 20-4）。

切开筋膜，手指钝性分离至骨头后，将导航骨针放置于计划进针点。有人认为在导航引导

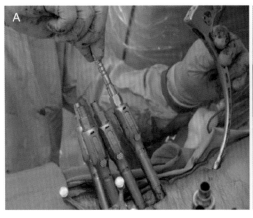
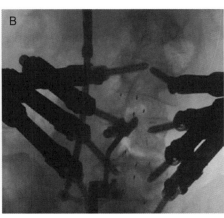

◀ 图 20-8 术中图像显示如何利用单独的皮肤切口用作连接棒的入口（**A**）。透视确认连接棒已正确插入顶端螺钉钉头（**B**）

下，不需要再进行手指触觉定位。但现在仍然有很多因素可能导致引导的误差（如定位靶无意间的移动），因此在条件允许的情况下反复验证图像引导给定的信息很重要。

轻敲导针使其缓慢前进。与前述技术相比，必须考虑到术者的手、手臂和身体的位置。前面提到，为了使图像引导正常工作，需要始终保持视野的直线性。手术医师必须将示踪球面朝向摄像头，不能遮挡定位靶。通过屏幕可以看到导针在冠状位、矢状位和轴位上的位置。进针后，锁定屏幕图像，测量椎弓根螺钉长度和直径（图 20-9）。

一旦所有克氏针就位，投照前后位、侧位验证位置。如果有任何克氏针位置有疑问，建议重新定位或进行再次三维扫描。

当进行攻丝时，应该注意丝攻可以被图像引导而克氏针不能。前面所述的预防措施也应该遵守，以防止克氏针意外前进或拔出。在攻丝和螺钉置入时，需投照侧位像（图 20-10）。为此，可以使用术中 CT 扫描，尽管环形的扫描架和相关的小内径对手术操作带来挑战。一些手术医师倾向于在这时用 C 形臂代替 CT 扫描仪进行透视。

连接棒的长度可以通过导航软件帮助选择，也许还可以定制棒的弧度。然而，笔者还没有这样使用。在现今常用模式中，图像引导不用于穿棒。因此，仍然需要术中 CT 扫描或 C 形臂进行二维透视成像（图 20-8）。

文献报道术中 CT 扫描及图像引导置钉的准确率为 92%～98%[32-36]。相较非图像引导经皮椎弓根螺钉置入和开放螺钉置入，图像引导辅助下的

经皮螺钉置入可以有效降低关节突关节撞击率[11]。

经验与教训

下面讨论的经验与教训已经在前面讨论手术技术时提到，但值得重复强调。

- 无论是使用术中 CT 扫描仪还是 C 形臂，重要的是进行清晰无阻挡的成像。应考虑手术台的选择和患者在手术台上的位置。
- 在二维透视中，应获得标准的前后位和侧位图像（图 20-3）。将 C 形臂固定在 0° 和 90° 位置，通过手术床来调整侧方倾斜角度。通过矢状位上倾斜 C 形臂的框架，以适应椎体的前凸/后凸，同时确保 C 形臂没有旋转。
- 在二维透视时，最好站在图像放大器的一侧，而不是光源侧，遵循"脱手"技术，并使用脉冲图像获取模式。此外，确保穿上铅衣和甲状腺围脖；同时建议使用铅眼镜和铅手套[21,37]。
- 计划皮肤切口时，尽量呈直线以方便连接（图 20-4）。此外，一些手术医师更喜欢横向切口，笔者没有这方面的经验。
- 用手指引导 Jamshidi 导针套管向下至横突。有助于更快到达进针点，减少透视次数。进行此操作时，需将套管针尖端从套管中取出，以防止刺破手套。
- 在二维透视中，在 C 形臂的前后位透视位置完成所有节段的套管和克氏针放置。通过遵循"1 英寸"规则，估计针尖相对于椎弓根内侧壁的位置。这将节省 C 形臂正侧位来回切换的时间。
- 为防止克氏针拔出，需将其推至椎体前半部

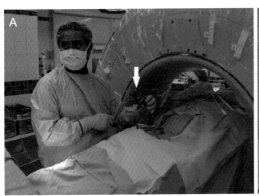 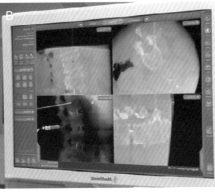

◀ 图 20-9　新一代的术中 CT 扫描仪"停留"在手术床头端
为确保图像的清晰和准确，示踪球面（箭）必须始终面向摄像机（A）。手术医生通过屏幕上显示的三个视图（轴位、矢状位、冠状位）来确定皮肤切口的位置（B）

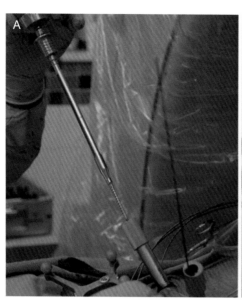 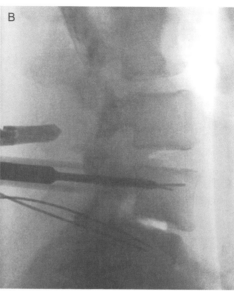

◀ 图 20-10　空心丝锥的前进方向应与克氏针一致（A），侧位透视视图上进行验证（B）

分，但要注意椎体三维解剖结构，以防止其穿过椎体前方皮质。

- 时刻注意防止克氏针的意外前移，丝锥或螺钉应与克氏针轨迹保持一致（图 20-10）。克氏针上做记号（某些克氏针已有刻度），以验证其是否随丝锥或螺钉一起前进。

- 如克氏针拔出困难，以螺钉插入器把手为支点，用钳子或老虎钳夹住克氏针旋转拔出。这可以防止拔出整颗螺丝钉。

- 为了保持钉头的万向能力，螺钉不要下沉太深，以方便穿棒。

- 在锁定钉帽和移除螺钉延长器之前，正侧位透视确定螺钉位置正确、钉棒吻合和连接棒长度合适。

- 在三维图像引导中，确保摄像头与患者定位靶、摄像头和器械之间视野成一直线。

- 在三维图像引导中，确保患者身上定位靶稳定且固定牢固。注意不要碰撞或改变位置。

- 在三维图像引导中，利用一切机会验证从图像引导屏幕成像信息的准确性。

- 在三维图像引导中，请记住克氏针是不能被图像引导的，注意预防克氏针的意外前移或拔出。

- 在三维图像引导中，穿棒是没有图像引导的。这一步仍然需要二维透视成像确认（图 20-8）。

三、并发症的预防和治疗

避免并发症需要注意细节。术者应熟悉脊柱解剖，最好在开始经皮固定术前已掌握开放置钉技术，观摩过有经验手术医师的经皮椎弓根固定术，并在尸体上进行过实践操作。为了减少组织破坏而牺牲了直视手术视野。术者必须依靠触觉反馈、二维透视和虚拟三维成像引导来确定器械和植入物相对于脊柱的位置。

虽然目前市场上大多数厂家都有经皮螺钉固定手术系统，但每个系统都有各自复杂性和细微差别。因此，手术前需要对手术系统充分了解。

计划使用三维导航时，可能会出现导航系统工作不正常的情况。因此，可以将二维透视作为后备方案。当患者因为病态肥胖或骨质疏松，造成二维透视不能获得高质量的图像时，应该改用开放置钉或者取消手术。

修正位置不佳螺钉的最好时间是在手术当时。因此，在患者离开手术室之前，手术医师检查二维或三维图像是非常重要的。引导的图像是虚拟的，不能完全依靠它来判断螺钉的真实位置。

与切开置钉一样，经皮置钉可能会发生血管、内脏和神经损伤。这些损伤可能是由 Jamshidi 导针、克氏针、丝攻、螺钉、棒或尾帽引起。通过透视确定导针在脊柱上的进针点很重要。由于克氏针是一种暂时的仪器，它在患者体内停留时间最长，移动可能性最大，因此其最有可能对其他组织结构造成伤害。同时需注意防止克氏针的意外前移或拔出。丝攻和螺钉应与克氏针的轨迹保持一致，但如果克氏针出现移位，丝攻和螺钉有可能造成进一步损伤。因此，定期透视是很有必要的，尤其当怀疑克氏针已经移位时。螺杆加长器正常引导锁钉或尾帽向下至螺钉头，但有时这些锁钉可能会脱落、移位造成伤害。所以放置这些器械应遵循各公司器械的操作说明。

当怀疑有大血管损伤时，手术医师应立即通知麻醉师。如果出现血压和心率变化，建议立即寻求血管或普外科医生的帮助，关闭切口，翻身，并进行紧急剖腹探查。如果在怀疑可能的损伤后生命体征保持稳定，就像克氏针无意中超出椎体前方皮质，可以选择密切观察患者。

四、术后护理

与常规脊柱外科患者相比，经皮椎弓根螺钉固定术不需要任何特殊或额外的术后护理。由于已进行了脊柱稳定手术，通常不需要支具，术后可以很快起床活动。如果放置了引流管，通常在术后第 1 天拔除。根据同时手术情况（如腰椎前路椎间融合术）和患者基本情况，大多数患者在第 2 天或第 3 天出院。一些作者还报道了在门诊进行经皮椎弓根螺钉固定的微创腰椎融合术。

总结

- 经皮椎弓根螺钉固定术同样适用于需要开放螺钉固定的情况。
- 与其他微创技术一样，经皮螺钉置入很大程度上依赖于影像学。因此，使用这种技术的一个禁忌证是缺乏合适的成像方式。
- 本章描述了两种常见的成像技术：二维透视和三维成像引导。不管使用哪种方式，强烈建议手术医师在尝试经皮固定前已熟练掌握开放置钉技术。
- 手术室在实施经皮螺钉时，应认真采取放射安全措施。

测　验

★ 判断题

1. 在获得真实的前后位和侧位图像时，建议旋转（即"彩虹"）C 形臂，并使床面与地面平行。（　　）

2. 三维成像引导系统的使用，潜在地减少手术团队的辐射暴露，因为在进行三维图像采集时，手术团队可以走出手术室或躲在铅板后。（　　）

★ 答案
　1. ×　　 2. √

第21章 微创关节突内固定术
Minimally Invasive Facet Screw Fixation

Anthony E. Bozzio Xiaobang Hu Isador H. Lieberman 著

鹿 鸣 曹世奇 译

胡文浩 校

要点

- 微创经椎板和关节突螺钉直接固定是一种花费少、安全、高效的腰椎和腰骶椎节段固定融合手术
- 研究已经证明：如果适应证选择合适，整体关节突螺钉固定是一种安全稳定的后固定融合方法，具有高融合率。

一、概述

尽管椎弓根螺钉已被证明具有高效性和极好的稳定性，但这些植入物存在一个问题：需要大范围的软组织剥离。这可能会增加并发症的发生。因为以开放的方式置入椎弓根螺钉，不仅需要暴露邻近融合节段头侧关节面的椎旁肌群和关节囊，而且螺钉可能会造成这些结构的损伤。

小关节螺钉固定可以是经椎板或经关节突。经椎板的方式包括在头侧椎骨棘突底部双侧置入螺钉，在待融合关节面对侧置入螺钉，然后螺钉穿过椎板内、小关节，终止于尾侧椎体横突和上关节突的汇合处。经关节突的方式，包括通过头侧椎体下关节突关节面背侧双侧置入螺钉，穿过关节突关节，进入尾侧椎体椎弓根。这两种方法都可以使用开放、小切口，甚至经皮置入的方式进行。

早在 1948 年，King 就描述了直接经关节突固定的方式[1]。Boucher 于 1959 年对该技术进行了改良，进一步固定到待融合尾侧椎体的椎弓根中[2]。Magerl 于 1984 年扩展了使用经椎板内进行关节突固定的概念[3]。他的理念认为开始是在棘突对侧放置螺钉，然后通过椎板钻孔，瞄准横突和小关节的交界处（图 21-1）。使用这种置入角度增加了螺钉长度和固定的潜在稳定性。该技术的应用保证了最少的组织剥离，仅剥离到小关节外侧的软组织和手术节段的小关节。因为螺钉与骨齐平，所以被视为低切迹。早期的应用是使用标准 4.5mm 皮质骨螺钉，但目前有市售螺钉和工具用于以开放和经皮方式置入的直接关节面固定和经椎板的关节面固定[4-6]。各种研究表明，关节突螺钉固定可提供良好的生物力学稳定性和强度，手术时间、失血量、并发症发生率和再手术率也相对较低[7-9]。

二、适应证

- 需要前柱稳定融合的退行性疾病（伴周围骨赘的晚期椎间盘塌陷）
- 椎体重建后的后部结构稳定
- 在采用单侧后部固定治疗的胸腰椎融合术中提供额外对侧固定[10]

三、禁忌证

- 峡部裂脱落或大于 I 度的椎体滑脱
- 后方结构 [椎板、关节面和（或）棘突] 缺失
- 前柱缺损

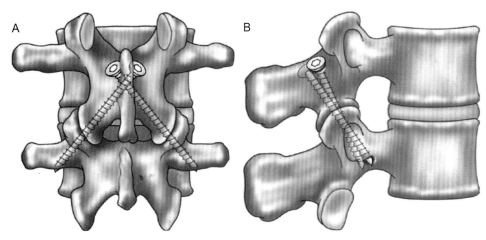

◀图 21-1　**Magerl** 法经椎板小关节固定螺钉的示意图
A. 后视图显示两枚螺钉在棘突交叉；B. 侧视图显示两枚螺钉位于小关节和横突交界处

- 严重畸形，如脊柱侧弯和脊柱后凸
- 严重骨质疏松
- 患者需要广泛减压 [椎板和（或）小关节已经或将要全部或部分切除]

四、患者体位

患者俯卧于脊柱手术床上，以便于暴露和使用图像引导或透视。外科手术常规准备和铺单，保证有足够大的无菌区，尤其是在经皮手术中。术中 X 线透视或 X 线片用于确定节段，并在整个手术过程中用于判断植入物的位置。

五、手术技术

经椎板或直接关节突螺钉固定中最常用的手术技术是小切口手术，可以附加一个更偏外或偏近端的经皮切口以利于螺钉置入。有些方法描述了透视下和计算机图像引导置入技术，但这些方法尚未得到广泛采用，仅仅是文献中的少数报道。

（一）微创经椎板小关节螺钉固定

下面介绍的微创技术采用脊柱后路正中小切口进行暴露，使外科医生能够直接看到椎板螺钉穿行轨迹（图 21-2）。尽管经椎板螺钉固定的术式可以完全通过透视引导经皮置入[11]，但我们建议对该新技术不太熟悉的外科医生对第一批病例

使用小切口方式，以获得一些经验，并熟悉解剖结构和做该手术的感觉。

通过一个小的中线切口，以标准方式暴露棘突、椎板和小关节（图 21-2）。如果需要减压，应注意保留椎弓和足够的小关节以容纳螺钉。这可能意味着需要在椎板下方操作，以完成硬膜外

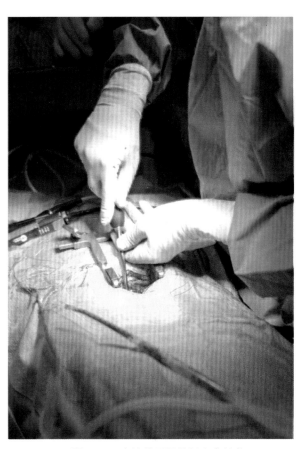

▲图 21-2　中线处显露椎板和小关节

腔的中央和外侧区域的充分减压。甚至可以考虑先置入螺钉，然后再进行减压。暴露并切除小关节的关节囊后，剥脱关节面软骨，然后将外科医生选择的骨移植物填充到小关节中。

> 使用微创方法可实现直视关节面的方向，并为将来可能的经皮的病例影像结果进行比较时提供有用的反馈。它还允许填充骨移植物。

使用 3.2mm 钻头在棘突基部钻孔钻入至小关节，指向拟融合节段的横突和上关节突交界处。根据患者所需的置入轨迹和椎板厚度，可以通过中线切口钻孔或通过第二个切口完成（图 21-3）。需要记住的是，为了在一个棘突放置两枚螺钉，且螺钉之间没有相互干扰，应将其中一枚螺钉放置在更靠近尾侧的位置，另一枚螺钉放置在更靠近头侧的位置（图 21-1）。如果钉道在椎板内，穿透硬膜外腔和损伤硬脊膜或神经结构的风险最小。用 3.2mm 钻头钻孔后，用 4.5mm 丝攻进行攻丝，然后用测深计测量钻孔长度。最后，选适宜长度的 4.5mm 全螺纹皮质骨螺钉拧入椎板内钉道，穿过小关节（图 21-4）。第二枚螺钉以相似的方式置入，使螺钉穿过棘突（图 21-5）。两枚螺钉都被置入后，应拍摄术中 X 线片以确定螺钉的位置（图 21-6）。

> 可能需要额外的切口，以获得适当的进钉位置，一枚螺钉应在另一枚螺钉的头侧，以避免彼此接触。

（二）经皮经椎板小关节螺钉固定

经椎板关节突螺钉可在透视或图像引导下经皮置入[11, 12]。在经皮植钉之前，需行术前轴位 MRI 或 CT 检查，以确定钉道轨迹和皮肤进钉点。在轴位图像上，根据侧倾角确定皮肤进钉点，再测量从皮肤进钉点到中线的距离（图 21-7A）。在手术室中，在患者腰部脊柱两侧各画一条与脊

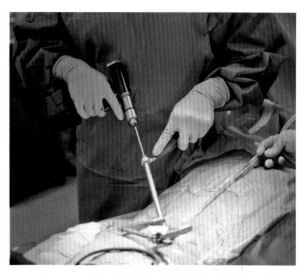

▲ 图 21-3　钻经椎弓根入路螺钉穿过椎板和小关节

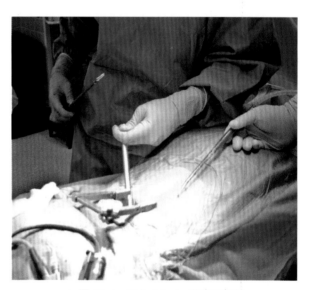

▲ 图 21-4　置入 4.5mm 骨皮质螺钉

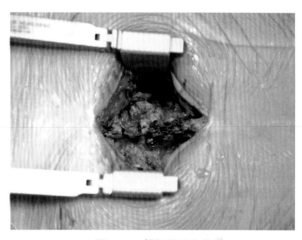

▲ 图 21-5　螺钉的最终位置

柱平行的线，该线与中线的距离即为术前测得从皮肤进钉点到中线的距离（图 21-7B）。

然后将一枚骨活检针置于患者腰部皮肤上，在透视下确定螺钉轨迹的尾倾角度（图 21-7C 和图 21-8A）。从拟融合运动节段的上位椎体的椎弓根画一条线，穿过棘突基底部的头侧 1/3 处，到下位椎体对侧椎弓根的外上象限。此线与脊柱横轴的夹角即为尾倾角。皮肤进钉点位于尾倾角线与上述脊柱旁线的交点。

在皮肤进钉点做一个小切口，然后将骨活检针插入皮肤。按照之前测得的侧倾角和尾倾角的角度进针，直至针尖锚定在棘突基底部头侧 1/3 处。然后拔出骨活检针的针芯并插入克氏针。在透视引导下，使用电钻将克氏针穿过椎板和小关节，钻向下位椎体对侧椎弓根的外上象限。再沿

克氏针插入适宜长度的空心螺钉，直至钉帽埋于棘突基底部（图 21-8）。然后在对侧同法操作。一旦两枚螺钉都被置入，应拍摄术中 X 线片以确定螺钉的位置（图 21-9）。

在经小切口或经皮经椎板置入螺钉操作中，外科医生应牢记这些螺钉并不是拉力螺钉，而是稳定螺钉或中性螺钉。任何试图对小关节加压的尝试，只会导致小关节骨折或棘突骨折。

（三）经皮经关节突螺钉固定

后路经小关节螺钉固定是另一种促进椎间植骨后的关节融合固定方式 [13-15]。它可经小切口或经皮完成。

在目标椎间隙头侧约两个节段的棘突上做一个中线小切口。在 X 线前后位片上，进钉点位于

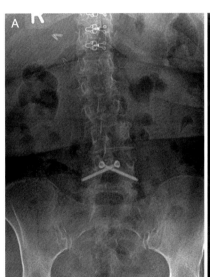
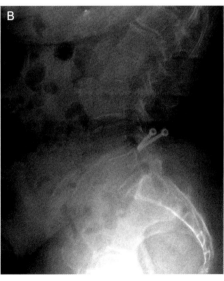

◀ 图 21-6 前后位（A）和侧位（B）X 线片显示经椎弓根关节突螺钉位置正确
该患者还接受了使用环形股骨同种异体移植物的前路腰椎椎体间融合术

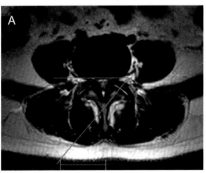
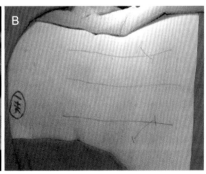
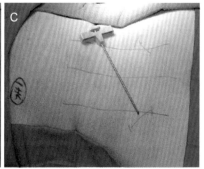

▲ 图 21-7 A. 通过术前轴向 CT 或 MRI 扫描测量侧倾角。侧倾角线延伸到皮肤，用以测量皮肤进钉点到中线的距离；B. 在手术室中，在患者腰部两侧各画出一条与脊柱平行的线，该线与中线的距离即为进钉点距中线的距离；C. 在患者皮肤上放置骨活检针，以协助确定螺钉轨迹

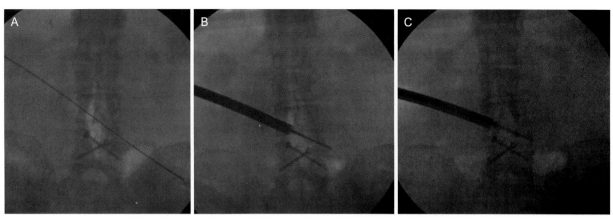

▲ 图 21-8　**A.** 通过在皮肤上放置骨活检针来确定钉道的尾倾角度，在透视下，骨活检针从上位椎体的椎弓根穿至下位椎体对侧椎弓根的外上象限；**B.** 使用电钻插入一枚克氏针；**C.** 拧入一枚空心拉力螺钉，直至钉帽进入棘突基底部

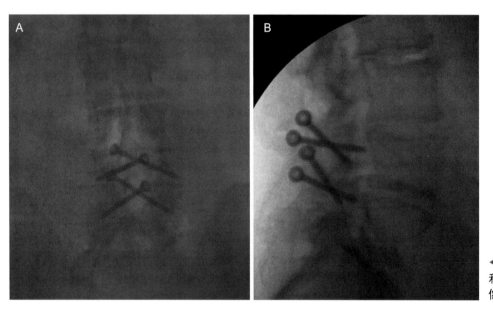

◀ 图 21-9　前后位（A）和侧位（B）X 线透视图像显示螺钉位置

椎弓根内侧画出一条垂直线与拟融合节段的头侧椎体下终板的交点。侧位片用于判定骨活检针自小关节进入下位椎体椎弓根的适当角度。在侧位X 线片中，螺钉头端将止于椎弓根和椎体的过渡区，在前后位 X 线片中位于椎弓根的外下角。螺钉将产生约30° 的尾倾角和约15° 的侧倾角。

切开后，用电刀切开棘突两侧邻近的筋膜。在前后位和侧位透视引导下，将骨活检针于上述进针点插入，并用骨锤将其固定在适当位置上。取出针芯，在前后位和侧位透视下将克氏针插入，穿过小关节和下方椎弓根。沿克氏针插入扩张器逐级扩张，外层扩张器固定在原位。将空心钻沿克氏针钻孔，攻丝后，然后置入经小关节螺钉。X 线片证实定位正确后，移除克氏针，经同一切口置入对侧、螺钉。置入两枚螺钉后，还应拍摄术中 X 线片，以确定螺钉的位置。

六、术后护理

无须特殊的术后护理。患者一般 1～2d 即可出院。慎重起见，必要时可使用腰围保护。恢复工作主要取决于患者的意愿和职业特点。

七、潜在并发症

尽管经椎板和直接关节突螺钉固定术是相对简单的固定技术，但与所有手术操作一样，它们不是没有并发症的。术前重要的是要告知患者，如果经椎板或经关节突螺钉不能置入，那么可能需要使用经椎弓根螺钉作为补救措施。

潜在并发症包括：

• 螺钉位置不佳导致椎间孔损伤和神经根刺激

• 减压不充分

脊柱外科医生不应为了保存骨量以方便固定而导致减压不彻底。如果骨量切除过多，应采用其他固定方法。

八、临床研究

有多份研究报道了经椎板和直接关节突关节螺钉固定的临床和生物力学结果（表 21-1）[8-12, 16-22]。

表 21-1　经椎板关节突螺钉固定的各种临床研究及其结果的简要总结

作者 / 年代	患者数量	随访（月）	临床结果	融合率（%）	融合时间（月）	并发症
Jacobs 等（1989）[16]	43	16	93% 改善	91	6	神经并发症—无
Grob 等（1992）[17]	72	24.4	76% 满意	94.5	–	螺钉断裂—5
						5 枚螺钉没有穿过小关节
						椎间盘炎—1
						背痛—2
						硬膜撕裂—1
						节段错误—1
						神经损伤—无
Reich 等（1993）[18]	61	24	93.4% 优良，6.6% 不满意	98.4	5	神经损伤—无
Grob 等（1998）[9]	173	68	99 例好，70 例满意，4 例差	94	–	3% 松动
						螺钉断裂—2
						关节盘炎—1
						硬膜撕裂—1
						短暂性股四头肌肌力减弱—1
						节段错误—1
						神经根激惹—1
Thalgott 等（2000）[19]	46	24	75.5% 优良或疼痛完全解除	93.2	–	神经损伤—无
Jang 等（2003）[12]	18	6	100% 优良	–		无置钉不当或其他并发症

（续表）

作者 / 年代	患者数量	随访（月）	临床结果	融合率（%）	融合时间（月）	并发症
Yin 等（2004）[10]	30	10	97% 前缘、98% 后缘复位	100	4.3	3.4% 矫正丢失
Jang 等（2005）[20]	44	28	90.9% 优良	95.8	–	4 个融合部位的 ALIF 椎间融合器沉降
Shim 等（2005）[11]	20	19.5	80% 优良 20% 一般和差	100	–	10.8% 椎板损伤 15.4% 轻度螺钉错位 1 个节段的关节突骨折
Best 等（2006）[21]	43	> 24	–	95.3	–	4.7% 再次手术
Grob 等（2009）[8]	57	24	78% 好	–	–	椎管内出血—1 伤口感染—1 贫血—1
Aepli 等（2009）[22]	476	10 年	74% 好 26% 差	–	–	4.4% 新出现的感觉缺失和或运动障碍 0.4% 螺钉断裂 0.2% 螺钉松动 0.2% 髂骨取骨区持续疼痛 0.4% 术后部位感染

从表中可以看出，如果适应证把握得当，并采用适宜的技术时，这些方法已被证明是安全的后路固定方法，有较高融合率。

根据大量研究，经椎板和关节突螺钉可以安全置入，但必须是在有下列适应证的前提下：稳定的前柱、无严重骨质疏松、无广泛减压、无严重畸形、无后方结构缺失。

九、结论

微创经椎板和直接关节突关节螺钉固定术是用于腰椎和腰骶部节段稳定的一种性价比高、安全、有效的手术。它操作简单、可提高融合率，并发症发生率低。该技术适用于需要 1～2 个节段融合的患者，且患者有生物力学稳定的前柱、后方椎板和小关节可置入 4.5mm 螺钉。螺钉可以用开放、小切口和经皮方式置入。

测　验

★ 选择题

1. 微创经椎板和直接关节突螺钉固定是一种经济有效、安全的腰椎和腰骶椎节段稳定手术（　　）

    A. 正确   B. 错误

2. 关于关节突螺钉固定（　　）

    A. 在治疗峡部裂时，其生物力学类似于椎弓根螺钉固定

    B. 早在 1948 年，King 就描述了直接经关节突固定

    C. Boucher 于 1959 年修改了切迹，进一步固定到头侧节段的椎弓根中

    D. Magerl 于 1984 年扩展了使用冠状面轨迹进行经关节突固定的概念，并在峡部进行固定

    E. 小关节螺钉固定只能以开放方式进行

3. 经椎板螺钉固定的禁忌证包括（　　）

    A. 前柱稳定   B. 脊柱平衡，无畸形，如脊柱侧弯和脊柱后凸

    C. 骨量减少   D. 不需要广泛减压的患者

    E. 后方结构 [椎板、关节面和（或）棘突] 缺失

★ 答案

    1. A   2. B   3. E

第22章 微创经椎间孔入路腰椎椎间融合术

Minimally Invasive Transforaminal Lumbar Interbody Fusion

Ankur S. Narain　Fady Y. Hijji　Miguel A. Pelton　Sreeharsa V. Nandyala　Alejandro Marquez-Lara　Kern Singh　著

孙延卿　张志超　译

陈雄生　校

> **学习目标**
>
> - 微创经椎间孔入路腰椎椎间融合术（MIS TLIF）的适应证与开放性 TLIF 相同，最常见的适应证为Ⅰ度或Ⅱ度腰椎滑脱。
> - 经椎间孔入路可以完整切除关节突关节并从更外侧进入椎间隙，从而减少了神经元退缩和平法治疗。
> - 前方椎间融合器置入及后方椎弓根螺钉置入能够从三柱结构恢复椎间高度，并改善腰椎矢状序列。
> - 与开放 TLIF 入路相比，MIS TLIF 术中出血及术后疼痛更少、住院周期更短。此外，近期发表的关于远期疗效和费用的数据表明，MIS TLIF 临床功能评价可能优于开放 TLIF。

一、概述

微创（MIS）后路手术可以纠正腰椎前凸、缓解多种病理因素引起的疼痛，促进早期康复[1-7]。这些方法能够以最小的肌肉创伤达到彻底减压的效果。此外，应用椎间融合器可增加前柱稳定性、提高融合率、减少因椎间盘原因引起的疼痛[8-10]。其中两种后路术式，包括直接后路腰椎椎间融合术（PLIF）和椎间孔入路腰椎椎间融合术（TLIF）。MIS PLIF 入路切口更靠近中间，并保留了部分关节突关节，在椎间盘切除和椎间置入时难免引起神经牵拉[11]。MIS TLIF 入路能够完全切除关节突关节，从更侧方进入椎间隙，从而避免了神经牵拉。

应根据外科医生的习惯和经验来选择 TLIF 或 PLIF 术式。无论哪种方法，如果存在严重的双侧根性症状，或患者术前影像学检查发现中央或对侧侧隐窝狭窄，都应当进行双侧减压。本章具体描述了 MIS TLIF 术式的围术期处理。为了提高临床效果，该技术的优势及不足在此一并描述。

二、生物力学目标

在生物力学上，前柱承担 80% 的负重[12]。TLIF 术式提供了前柱支撑，理论上可以提高融合率。这种方法可以恢复椎间隙高度，改善下腰椎的矢状序列。此外，椎间植入物及后方椎弓根螺钉共同承担了轴向载荷[13]。

三、手术适应证

MIS TLIF 的适应证与传统的后正中入路开放手术相同[12]。伴有或不伴有根性症状的Ⅰ度或Ⅱ度滑脱是最常见的手术指征。滑脱引起的机械性下腰痛也是适应证之一。其他适应证包括复发性椎间盘突出、腰椎管狭窄、椎间盘退变引起的盘源性下腰痛、椎板切除术后脊柱后凸不稳、脊柱创伤、假关节形成、滑膜囊肿合并脊柱不稳。

MIS TLIF 相对禁忌证包括Ⅲ度或Ⅳ度滑脱、椎间孔内神经根共根畸形、活动性或全身性感染、严重脊柱骨折、广泛的硬膜外瘢痕、严重的骨质疏松、脊柱转移瘤、妊娠和严重肥胖 [14]。这些禁忌证也是相对的，在很大程度上取决于外科医生对该技术的熟悉和掌握程度。

> **要点**
> 虽然Ⅰ/Ⅱ度滑脱是 MIS TLIF 的主要适应证，但复发性椎间盘突出、椎管狭窄和退行性椎间盘疾病等也属于其适应证范畴。

四、术前计划

影像学

术前正位（AP）和侧位 X 线片可评估矢状序列、椎间隙高度和骨赘形成。屈伸位 X 线片用以评估并发现脊柱不稳。

磁共振成像（MRI）是评价任何类型狭窄的金标准 [中央型、侧隐窝和（或）椎间孔狭窄]。除非有明确的禁忌证，所有患者术前均应行 MRI 检查。在存在禁忌证的情况下，替代的检查包括 CT 脊髓造影或普通 CT 平扫。CT 脊髓造影应用的水溶性造影剂有助于鉴别软组织和骨骼的结构性病理变化和空间上的关联。该成像方法通过轴位和重建图像提高了椎间孔及侧隐窝狭窄的识别效果 [11]。薄层（1.5～3mm）CT 扫描有助于全面显示骨结构，并有助于区分软组织或骨结构造成的神经压迫。

五、外科解剖学

经椎间孔入路腰椎椎间融合术的工作区域从解剖学上看，位于行走根和内侧硬膜囊之间。手术操作区域以目标椎间盘上方的出口根及头端椎体为上边界，以目标椎间盘下方尾端椎弓根作为下边界。

腰椎后方肌肉系统分为三层（表层、中层、深层）[15]。表层由背阔肌和腰背筋膜组成。中层由后锯肌和竖脊肌组成。竖脊肌具体包括髂肋肌、最长肌和棘肌。深层由多裂肌和回旋肌组成 [13]。

椎旁（Wiltse）入路系经 L₄ 棘突水平中线旁多裂肌和最长肌之间的自然间隙的入路，保留附着肌肉组织 [16]。这种方法也保留了由棘间和棘上韧带形成的自然张力带，对侧后方的椎旁肌肉附着系统也同时受到保护 [17]。

六、外科技术

（一）患者体位

患者俯卧于可用于透视的 Jackson 床，以备术中透视 [18]。手臂与肩部呈 90°，肘部屈曲，下置护垫以防止尺神经压迫。胸部、髋部和大腿加垫，使腹部自然悬垂，以增加腰椎前凸。监视器和 C 形臂透视机应该设置在手术医生对侧，以便于观察。神经检测包括躯体感觉诱发电位和运动诱发电位，用于评估神经根或脊髓的潜在变化，确定是否需要患者重新改变体位 [13]。EMG（肌电图）尚可用于椎弓根置钉时的监测 [19]。

（二）入路

正位透视用于明确手术节段，骶椎椎弓根用于多次透视定为的参考标记。获得标准的终板影像对于头端椎弓根套管置入至关重要，它能够确保后续的肌肉扩张和椎弓根螺钉置入的角度和方向正确。此外，棘突应位于两个椎弓根正中间（图 22-1A）。在棘突和双侧椎弓根的中心分别画三条垂线。然后在头端椎弓根中央处画一条水平线。在头端椎弓根中央水平线和垂线交界处外 1cm 作 2～3cm 的纵切口。如果计划行双侧经皮椎弓根螺钉固定，可以在对侧做相同的切口。

> **要点**
> 切口位置越靠外侧越有利于连续扩张器置入，使管状牵开器可直接抵达关节突关节，便于行小关节切除术。

（三）椎弓根螺钉通道

用 Jamshidi 针头穿过筋膜向下到达横突和上关节突关节的交界处。针尖应位于椎弓根侧壁 10 点或 2 点位置，并通过正位透视图像加以确认（图 22-1B）。在透视引导下，将 Jamshidi 针头缓慢推进椎弓根 15～20mm。克氏针（Kirschner wire）再继续推进 10～15mm，用正位透视图像确认克氏针未穿透椎弓根的内侧壁。在推进过程中如遇阻力则说明有穿透内侧壁的风险。推进 10～15mm 后，需行侧位透视。克氏针尖端应穿过椎弓根 - 椎体交界处。从而排除穿透椎弓根内侧壁风险。然后在相邻尾端节段重复这个过程。最后将克氏针轻轻向外弯曲。

（四）系列通道扩张

用管状扩张器建立一个抵达关节突关节，且不损伤肌肉的外科通路。扩张器放置在空心克氏针之间形成的空间。在放置最后一个最大的扩张器后，在扩张器上放置一个 22mm 不可扩张的管状牵开器，并将其固定在手术台上。牵开器应抵

达关节突关节且与椎间盘平行（图 22-2）。用电凝和髓核钳清除手术区内的多余软组织。用放大镜或手术显微镜观察牵开器内部。在牵开器内部或上方放置光源来提高术野清晰度。

（五）椎板切除术、关节突关节切除术和椎间孔切开术

应用高速磨钻彻底切除小关节及单侧椎板。椎板切除术需到达椎弓根的内侧缘。如有必要，

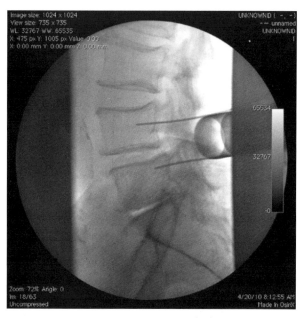

▲ 图 22-2　侧位影像显示在 L₄～L₅ 间隙上下空心克氏针之间放置了最大的扩张器
建立了一个抵达目标关节突关节的肌肉无损外科通道

▶ 图 22-1　A. 获取标准终板成像下的头端椎弓根图像至关重要；B. Jamshidi 针头应在椎弓根外侧壁 10 点或 2 点位置置入

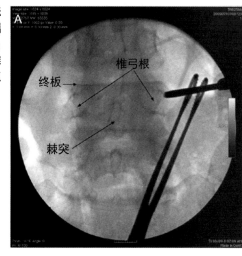
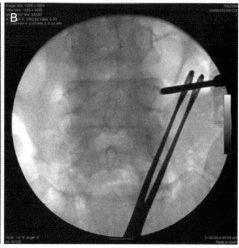

减压范围可特别扩大，借助拉钩行棘突下潜行减压，甚至可扩大至对侧。关节突关节切除需特别扩大至椎弓根平面。上、下关节突将被完全切除。切除的骨质收集于 Luken 骨容器，用于融合器填充和椎间植骨。黄韧带完全切除后减压完成。黄韧带通常用弯刮匙去除（图 22-3）。

> **要点**
> 关节突关节完全切除，以建立通往椎间隙的工作通道。从而避免对硬膜囊或其他神经组织的过度手法治疗或退缩。

（六）椎间隙准备和椎间植骨

确定椎间隙后，使用一系列终板铰刀、髓核钳和弯刮匙去除椎间盘组织。纤维环切除术通常是在侧位透视下用骨凿完成。在纤维环切除术中可使用椎板咬骨钳将后纵韧带尽可能远地松解到对侧。这种技术有助于手术可视化，并提高椎间活动度有利于撑开。在彻底完成椎间盘次全切除之前，应慎用桨式撑开器和终板刮刀。过早使用终板刮刀和桨式撑开器可能导致终板破坏，并最终引起融合器下沉。试模可以选择合适大小的椎间融合器，以恢复足够的腰椎前凸，并能够适当的撑开椎间孔（图 22-4）。通过侧位透视确定大

小合适后，将骨生物/移植物增强剂、局部收集的自体骨、Jamshidi 针头在椎弓根穿刺时收集的骨髓液混合，以此填充椎间融合器。在侧位透视下，将融合器轻轻置入椎间隙并穿过中线。注意不要压迫出口根或位于椎间隙上方的背根神经节。

（七）椎弓根螺钉置入术

多轴长尾钛质螺钉能够减少侵入性操作并提高钛棒置入效率（图 22-5）。在克氏针引导下，使用 1mm 小尺寸丝锥。丝攻过程可利用电刺激监测，提示是否穿透椎弓根内侧壁。取出丝锥后，将螺钉放置于克氏针上。置入螺钉后，在筋膜下置入适当长度的连接棒。通过椎弓根螺钉行中柱加压。通过扭力扳手完成连接棒塑形及锁紧（图 22-6）。

> **要点**
> 椎间融合器和后方椎弓根螺钉的联合使用，使脊柱轴向负荷分布更加均匀，生物力学稳定性得到提高。

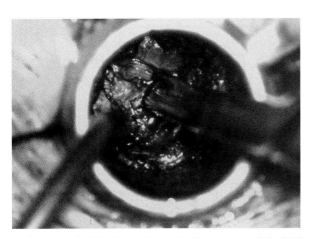

▲ 图 22-3 通过管状牵开器系统直视，可见一个弯头刮匙用于去除黄韧带

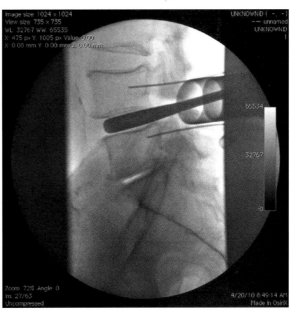

▲ 图 22-4 在融合器置入之前，侧位透视可见试模位于 $L_4 \sim L_5$ 椎间隙中，以便确定最终的置入物尺寸

（八）后外侧融合

如果要尝试后外侧融合，可使套管侧向放置从而看到横突。这一步应该在置钉前进行。横突去皮质，然后将骨生物/移植物增强剂放入后外侧植骨床。这一步不是强制性的，由外科医生决定。术中应避免植骨材料危及暴露的神经根孔。

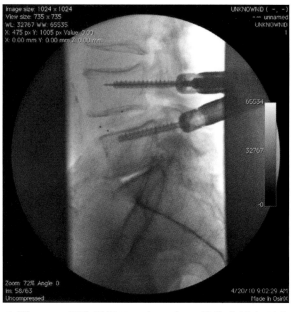

▲ 图 22-5 侧位透视下，在 L_4 和 L_5 椎体中插入两个 **1mm** 大小的小尺寸丝锥来放置单边多轴向椎弓根螺钉
注意自攻螺钉通过定位接骨螺钉驱动器放置。椎弓根螺钉一旦与进入椎体，导丝即可取出（图中尾端椎弓根螺钉导丝已取出）

（九）伤口闭合

伤口必须充分冲洗，因为存在可能对神经产生化学刺激的 BMP-2。此外，可以在融合器的后方和纤维环缺损处涂抹骨蜡，以减少使用 BMP-2 后发生的术后神经根炎和神经根孔内骨生长。切口应逐层闭合并使用组织胶和无菌敷料。可通过肌肉注射长效局麻药来减轻术后疼痛。

（十）术后护理

患者均于手术当天开始活动[20]，多数在术后第 1d 或第 2d 出院。LSO 支架不作为常规使用，可根据外科医生的指导选择使用。肌肉痉挛在 MIS TLIF 术后较为常见，可以用肌肉松弛药（环苯扎林、巴氯芬）来控制[11]。

七、操作过程小结

- 患者采用俯卧位，使用手臂、胸部、髋部和大腿衬垫。
- 在头端椎体椎弓根中央水平线与垂线交界处外侧 1cm 作 2～3cm 纵形切口。
- 在透视引导下，用 Jamshidi 针和克氏针对椎弓根置管。克氏针应超过椎弓根 - 椎体交界处，以避免发生椎弓根内侧壁破坏。
- 系列扩张器行通道扩张，然后将管状牵开器

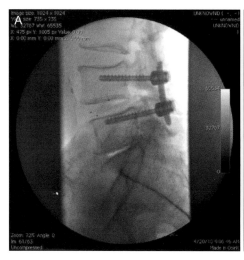
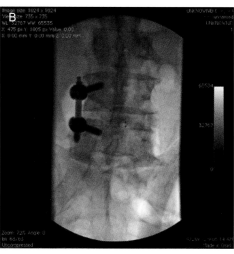

◀ 图 22-6 侧位（A）和前后位（B）透视显示单侧椎弓根螺钉固定于 L_4～L_5 间隙，预弯的连接杆放置得当，椎间融合器就位

以平行于椎间盘的方向推进至关节突关节。

- 使用高速磨钻行椎板切除和关节突关节切除术，切除上、下关节突。取出的骨质可用于植骨，在后续操作中填充到椎间融合器中。
- 切除黄韧带，并进行纤维环切除术，随后清除椎间盘组织。
- 应用终板铰刀、弯头刮匙和髓核钳处理椎间隙备椎间融合。
- 应用试模确定椎间融合器大小并使椎间孔撑开。
- 在椎间融合器中填充局部收集的骨组织和骨生物材料，然后在透视引导下置入椎间隙并穿过中线。
- 将椎弓根螺钉插入之前放置的克氏针上。然后在筋膜下置入连接棒，通过扭力扳手拧紧。
- 充分冲洗伤口，逐层缝合，适度敷料包扎。

八、优势和不足

总则

学习曲线与微创手术技术显著相关[21-24]。因此，任何从事该领域工作的外科医生在尝试微创方式之前，都应该切实掌握开放技术。在更有经验的外科医生指导下学习技术细节、特殊技巧是非常有益的。如前所述，手术空间受通道系统限制；因此，外科医生必须全面掌握相关的三维外科解剖知识，还需要适应管状通道手术中使用的较长的锐利器械[13]。最后，外科医生需要提高透视效率，从而最大限度减少辐射暴露[25]。

脑脊液漏虽然不常见，但也可能发生。一些外科医生尝试通过细针和硬膜缝线直接修复管状撑开器下破损的硬膜囊。另一种更简单的方法是用吸收性明胶海绵、纤维蛋白胶或其他硬膜封闭剂来间接修复这些缺损。彻底关闭无效腔、筋膜封闭后，在大多数情况下无须再进行硬膜修补。

近期文献中也阐述了 TLIF 术中应用 rhBMP-2

的有害影响，包括椎体骨溶解、假关节形成和神经孔内骨生长[26-29]。神经孔内骨生长是 rhBMP-2 溢出椎间隙外和术后局部血清肿聚集共同作用的结果，可以应用骨蜡封闭椎间隙加以预防。此外，填于椎间隙前方的 rhBMP-2 应加以包裹。

九、结果与文献

随着微创手术的普及，越来越多的研究报道了这些手术的疗效[30-39]。这些研究大多集中在开放和微创技术的比较。Brodano 等对 30 例 MIS TLIF 患者和 34 例开放 TLIF 患者进行了比较，结果显示 MIS 组患者的术后即刻参数有显著改善[31]。与开放组相比，MIS 组的术中失血量明显降低（230ml vs. 620ml），术后 3d（POD 3）和 30d（POD 30）评估 MIS 组疼痛的减轻程度也同样优于开放组。此外，与开放组相比，MIS 组的平均住院时间明显缩短（4.1d vs. 7.4d）。Khan 等在一项包括 2123 名患者的 Meta 分析中得出了类似的结论[35]。此外，作者还确定 MIS 组和开放组在手术时间上没有显著差异。在另一项涉及 785 名患者的 Meta 分析中，Tian 等也验证了其他研究所报道的 MIS 组失血量更少和住院时间更短的结论[39]。该研究还发现 MIS 组在术中透视时的辐射暴露增加，这一结果可能与 MIS 技术学习曲线有关。这些总体的短期结果表明 MIS TLIF 在围术期和术后即刻提供了更多益处。

从长期结果来看，大多数已发表的数据显示，开放和 MIS TLIF 之间的等效性受限于 < 24 个月的随访时间[30-33, 40]。然而，最近的一些研究报道了随访时间接近 4～5 年的患者群体。Kim 等对 44 例行 MIS TLIF 的患者进行了 5 年随访[41]，确定功能障碍及疼痛的显著改善可持续至术后 5 年。此外，患者 5 年满意率接近 81%。Park 等对 83 例患者进行了 5 年随访数据的研究，结果显示 MIS TLIF[42] 后患者的功能障碍也有显著改善。在他们的队列中，5 年 Oswestry 残疾指数（ODI）的平均改善为 35.5 分。Rouben 等对 169 名接受

MIS TLIF 治疗的患者进行了 49 个月的随访，发现他们重返工作岗位的平均时间为 8 周[43]。此外，97% 在手术前能够工作的患者，在手术后能够重返工作岗位。虽然这些结果表明 MIS TLIF 的远期疗效较好，但还需要更多的数据（包括前瞻性、随机对照试验及更长的随访时间）来证明该结论的正确性。

放射学参数也被用来衡量微创手术疗效。手术区域的骨融合是最常见的参数，MIS TLIF 术后报道的融合率为 81%～100%[36, 40, 42-46]。此外，前期实验研究指出开放与 MIS TLIF 患者的融合率在统计学上等同[35]。另一个放射学参数是脊柱融合术后邻近节段退变（ASD）和邻椎病的发展。Kim 等确定，MIS TLIF 术后 5 年 ASD 发生率为 40%～68.4%，准确率取决于手术指征[44]。然而，邻椎病发生率仅为 4.0%～15.8%，这取决于适应证。某些研究也开始分析退行性疾病行腰椎椎间融合术后矢状面平衡和骨盆参数，这些参数与术后功能改善之间的关系仍需进一步研究[44, 47]。

TLIF 术后相关的内科及外科并发症已经被广泛研究，因为这些不良反应会导致明显的患者功能不全和医疗体系经济负担。已报道的 MIS TLIF 外科并发症有：移植物移位、移植物塌陷、移植物下沉、螺钉移位、螺钉拔出、术后神经功能缺损、血肿等[36, 39, 44]。虽然这些并发症令人担忧，但由这些并发症导致的再手术率仍然较低。许多研究报道描述了再手术率为 1.0%～6.8%，开放组和 MIS 组再手术率无统计学差异[42, 43]。内科并发症也有上述类似趋势。Goldstein 等证明，与开放 TLIF 组相比，接受 MIS TLIF 治疗的患者的医疗不良事件发生率更低 [相对风险（RR）= 0.39][32]。Khan 等之前的研究进一步支持了这一观点，他们观察到，接受 MIS TLIF 的患者总体并发症发生率也低于接受开放 TLIF 的患者（RR = 0.65）[35]。与开放 TLIF 相比，MIS TLIF 并发症的非劣效性（即使没有优势）为微创手术的有效性提供了进一步的支持。

在当前的医疗环境下，手术费用是一个重要的参考因素。MIS TLIF 手术住院时间较短、术后麻醉药使用量较低，且患者复工更早，从而可以减少直接医疗成本和工作效率丢失的间接成本[30]。Parker 等证明，与开放手术相比，接受 MIS 手术的 30 例患者在 2 年时间节省了 8731 美元[48]。我们小组的一项研究也得出了类似的结论，该研究表明，接受开放性 TLIF 治疗的患者比接受 MIS TLIF 治疗的患者多支付了 6248 美元的医院费用[38]。增加的费用大部分是源自直接的手术服务，包括手术时间、麻醉时间和辅助人员成本。与住院时间直接相关的参数成本，包括食宿费、药费和化验费，也明显高于 MIS 组。MIS 手术的费用降低真正使该技术在外科治疗中的应用增加。

另一个潜在的节约成本的措施是本章述及的单侧椎弓根螺钉方法。单侧入路的优点包括保留对侧肌肉组织、减少失血量、减少手术时间、降低术中并发症的风险[49, 50]。这些手术参数也可以转化为更早的活动、更少的疼痛、更早的出院、更早的恢复工作[51]。其他研究也表明，单侧 MIS TLIF 入路的适应证，甚至可能扩展到肥胖患者和吸烟者[52, 53]。虽然一些研究支持单侧和双侧椎弓根螺钉入路在术后结果上的等同，但需要更多的长期研究来验证这些结果[45]。

> **要点**
>
> 最近的研究表明，与开放式 TLIF 相比，MIS TLIF 具有相同的远期疗效和长期成本的改善。在当前的医疗环境下，受患者长期随访结果和绩效工资补偿医疗开支的影响，MIS TLIF 成为引人关注的替代开放后路手术的方法。

信息披露 这项工作没有得到任何基金支持。未曾或将不会收取与本文主题直接或间接相关的任何商业机构的任何形式的利益。

总结

- MIS TLIF 是一种有效的治疗退行性脊柱疾病的技术，包括 I / II 度脊柱滑脱、腰椎间盘突出和退行性椎间盘疾病。更外侧的经椎间孔入路可以完整切除关节突关节，为进入椎间隙提供通道，而不需要进行神经手法治疗或退缩。该方法还包括前方椎间融合器置入和后方椎弓根螺钉置入，可共同承担轴向负荷，具备良好的生物力学稳定性。此外，该手术可以很方便地进行双侧减压、双侧椎间融合器置入，或附加的后外侧融合。
- MIS TLIF 的学习曲线非常重要，需要广泛的解剖学知识和专业手术器械操作经验。在克服学习曲线之后，与开放 TLIF 手术相比开展 MIS TLIF 的专业人员能够实现术中出血更少、术后疼痛更轻、住院时间更短。近期的研究也表明 MIS TLIF 相较于开放 TLIF，长期随访结果、影像学结果、并发症和成本方面有过之而无不及。因此，更多的外科医生应该考虑将这种技术应用到他们的实践中。

测　验

★ 选择题

1. 下列哪项不是 MIS TLIF 的临床适应证？（　　）

    A. $L_4 \sim L_5$ 退行性椎间盘疾病 　　　　　　　B. $L_3 \sim L_4$ 级 I 度滑脱

    C. $L_3 \sim L_4$ 复发性椎间盘突出 　　　　　　　D. $L_4 \sim L_5$ IV 度脊椎滑脱

2. 关于 MIS TLIF 的外科解剖学，下列哪个是正确的？（　　）

    A. 解剖工作区的内侧边界由行走根和硬膜囊组成

    B. 脊柱后方肌肉系统有两层：浅层和深层

    C. Wiltse 方法利用了多裂肌和髂肋肌之间的自然间隙

    D. 在这种方法中，对侧椎旁肌肉组织的附件未被保留

3. 与开放式脊柱融合术相比，下列哪项不是 MIS TLIF 的优点？（　　）

    A. 减少术中出血量 　　　　　　　　　　B. 减少术后疼痛

    C. 减少操作时间 　　　　　　　　　　　D. 降低长期成本

4. 关于 MIS TLIF 中器械的放置，下列哪一项是正确的？（　　）

    A. 在椎弓根置管时，克氏针不能超过椎弓根 – 椎体边界

    B. 使用椎间融合器和椎弓根螺钉固定可以促进轴向负荷分担

    C. 在置入椎间融合器时不应通过中线

    D. 移植物增强剂 / 骨生物制剂和局部骨移植不应同时用于椎间融合装置

★ 答案

    1. D　　2. A　　3. C　　4. B

第23章 微创皮质骨螺钉中线固定技术

Minimally Invasive Midline Pars-Cortical Screw Techniques

Daniel L. Cavanaugh　Kunwar（Kevin）S. Khalsa　Nitin Khanna　Gurvinder S. Deol　著

马君 译

王策 校

学习目标

- 讨论皮质骨螺钉固定技术发展的基本原理，与传统固定方式相比的优点。
- 比较传统的固定技术与皮质骨螺钉固定技术相关的生物力学数据。
- 学习皮质骨螺钉的置入技术，及其与椎弓根螺钉置入的不同之处。
- 回顾使用皮质骨螺钉固定进行融合手术的相关临床疗效资料。

一、概述

在过去 50 年里，脊柱内固定技术有了实质性的发展。在 20 世纪 50—60 年代，Harrington 革命性地将棒 - 钩系统应用于矫正脊柱畸形，该系统通过脊柱撑开和加压来实现矫正效果，这使以前无法治疗的脊柱畸形也得以矫正和稳定[1]。然而，该术式存在钩脱问题，而且过度的撑开导致腰椎前凸消失，进而导致平背综合征[2]。到了 20 世纪 70 年代，Luque 开发了一套节段性固定系统，可以实现畸形的三维矫正。该系统主要依靠椎板下钢丝，而椎板下钢丝容易断裂或拔出[3]。由于使用钢丝或钩的固定方式容易失败，作为替代，Roy-Camille 建议使用椎弓根作为固定点，以获得牢靠的生物力学特性[4]。随后，椎弓根固定系统得以改进，在 20 世纪 80 年代有多个这样的系统上市，其中包括 TSRH（Texas Scottish Rite Hospital）系统，这是第一个使用横联来增加结构稳定性的系统[5]。随后，锁定系统和螺钉样式不断改进，出现了包括万向螺钉、复位螺钉和空心螺钉等多种选择。

椎弓根螺钉固定主要依赖于椎弓根和椎体内松质骨的质量。因而骨质疏松是一个严重问题，对椎弓根螺钉固定效果产生不利影响。在 2009 年，针对这一问题，Santoni 等提出了皮质骨轨迹（cortical bone trajectory，CBT）的概念[6]。通过更靠近内侧的进钉点和更向外的螺钉方向，这种进钉路线被认为经过的松质骨更少而皮质骨更多，从而提高固定强度。随着这种轨迹的出现，螺钉的设计在进一步的发展中，包括了螺距的各种变化，以改善皮质固定效果。本章将讨论皮质骨螺钉和传统椎弓根螺钉生物力学特点的不同，介绍合适的置钉技术，并讨论皮质骨螺钉固定的临床疗效和适用范围。

二、螺钉生物力学

这种适用于脊柱手术的螺钉设计，自问世以来经历了显著的改良。尽管取得了许多进展，对螺钉固定的基本生物力学的理解仍然至关重要。螺钉是一种简单机械，由中央的杆芯和缠绕其上的螺纹构成。外径（大直径）是指包括螺纹在内的螺钉直径。内径（小直径）是指中央杆芯的直径。螺距取决于螺纹缠绕中央杆芯的陡峭程度，而且螺距也决定了一定长度的螺钉上螺纹的数量。

螺钉失效可能以多种形式展现。当施加在螺钉上的载荷超过极限抗拉强度而达到断裂极限时，螺钉就会发生变形和断裂。抗拉强度由螺钉杆芯的直径（小直径）和制造螺钉的材料共同决定。螺钉拔出是一种更常见的失效形式。螺钉拔出强度取决于螺纹间嵌入的骨体积和质量。这一基本原理是开发皮质骨螺钉的驱动因素。外径是影响拔出强度的最重要因素[7]。如果只是为了抗拔出，理想的螺钉设计应该是杆芯直径小而螺钉外径较大，而且螺距要短。然而，这样的螺钉几乎没有抗弯能力，在脊柱的周期载荷作用下容易断裂。在活体内的螺钉受力复杂，因此必须在螺钉刚度（主要受内径影响）和抗拔出强度间找到一个平衡点。

当螺钉插入椎弓根时，螺钉大约 60% 的抗拔出强度和 80% 的纵向刚度是由椎弓根而不是椎体提供的[8]。因此，椎弓根的形态显著影响螺钉的固定强度。体积小或发育不良的椎弓根为螺钉固定带来挑战，因为在这种情况下很难进行牢靠固定。骨质疏松或骨量减少是获得充分脊柱固定的另一个高难度挑战。在骨质疏松症或骨量减少时，骨组织大量丢失。尽管椎体外层皮质变薄，但骨小梁的受累程度尤为严重。这使在松质骨中进行固定极为困难，因为螺纹可以捕获的骨组织的体积大大减少。事实上，Misenhimer 证明了在椎弓根内获得皮质把持力几乎是不可能的，而且在椎弓根内放置螺钉，如果螺钉的直径接近椎弓根内管的大小，将导致椎弓根本身的塑性变形[9]。因此，使用螺钉"填满椎弓根"以增加对周缘皮质的把持力这一理念，可能并不是一个有效的假设。

2009 年，Santoni 等提出了一种不同于传统椎弓根置入路径的新型螺钉轨迹（图 23-1）[6]。这种技术的目标是开发一种新的螺钉路径，在避免椎弓根本身的塑性变形的同时，提高在螺钉螺纹内捕获的骨质量。在传统椎弓根路径中，在背

侧进钉点处螺钉可捕获少量皮质骨，当螺钉穿过椎弓根内侧边界时，可捕获的皮质骨更为有限。因而螺纹中捕获的骨，大部分是松质骨。在改良的皮质骨轨迹中，螺钉在椎弓根内指向外侧和头侧，本质上是将螺钉楔入椎弓根的内侧和外侧皮质之间而不引起其塑性变形。这增加了螺纹捕获的皮质骨与松质骨的比例，进而提高了抗拔出强度，特别是在骨密度低的情况下，因为这种情况下主要受影响的是骨小梁、松质骨。在作者最初的论文中，Santoni 等在尸体模型上对传统方式置入的椎弓根螺钉和新型皮质骨螺钉进行了拔出试验和拨动试验的对比。一侧置入皮质骨螺钉，另一侧置入传统的椎弓根螺钉。两组间的多方向拨动试验结果相似，而在抗拔出强度上皮质骨螺钉比传统螺钉提高了 30%。他们得出的结论是，皮质骨螺钉是一种可行的置钉方式，尤其适用于骨质疏松的病例[6]。

要点

- 用传统椎弓根螺钉进行皮质固定比较困难，因为当椎弓根被螺钉填满时容易发生变形或断裂。
- 骨质疏松症更多累及骨小梁而非皮质骨，因而严重影响了传统椎弓根螺钉的固定强度。
- 皮质骨螺钉轨迹的设计是为了选择性地捕获更多的皮质骨从而提高固定强度，特别是在骨质疏松症患者中。

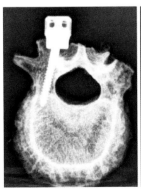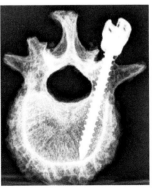

▲ **图 23-1 力学测试前椎弓根螺钉的典型放射学影像**
左图：新型皮质骨螺钉置入。右图：传统椎弓根螺钉置入（引自 Santoni 等[6]，图片经许可使用）

三、解剖

对于任何开放式脊柱内固定手术，充分的切开暴露以辨别正确的解剖标志，对于准确置入螺钉是至关重要的。在传统的椎弓根螺钉置入过程中，必须暴露横突、上关节突外侧缘、乳突体和峡部外侧缘。这种暴露将导致脊柱内在伸肌（包括多裂肌和脊柱回旋肌）广泛的肌肉剥离，这些肌肉起源于横突和乳突体，随后向头端插入棘突中（图 23-2）。脊神经后支的内侧分支为多裂肌提供部分神经支配，同时也发出一支关节突关节的感觉分支，为暴露椎弓根峡部通常会切断该内侧分支。而在"后外侧沟"的剥离，可能导致脊神经后支的中间支和外侧支的横断。Bogduk 等仔细分离了脊神经后支的解剖结构，认为其中间和外侧分支沿横突外侧走行（图 23-2）[10]。在暴露后外侧沟时牺牲脊神经后支的中间和外侧分支，可能导致其支配的髂肋肌和最长伸肌失去部分神经支配，还有可能导致疼痛加重。将螺钉置入皮质骨轨迹的适当放置，并不依赖于后外侧沟的完全暴露。需要暴露的只有峡部的外侧缘和关节突关节的下面，从而尽可能保留了腰部伸肌的神经支配。但需要注意的是，由于未显露横突，缺乏足够的后方骨性表面进行骨性融合，因此主要以微创椎体间融合术作为替代。

> **要点**
> • 传统的椎弓根螺钉在置入过程中需要剥离后外侧沟，可导致肌肉去神经和更严重的疼痛。
> • 皮质骨螺钉固定所需的暴露范围仅为峡部外侧缘，理论上可以减少并发症发病率。

四、置入技术

根据 Santoni 等的描述，CBT 轨迹的起点应在峡部上外侧面的内侧约 3mm 处。文献指出，由于沿此钉道的骨量有限，建议使用小直径短螺

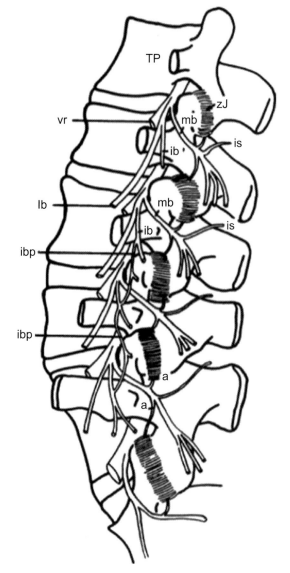

▲ 图 23-2　左侧脊神经后支及其分支的示意图（侧后方视角）
仅显示神经分支近端部分，其远端进入并支配各背部肌肉。TP. 横突；zJ. 关节突关节；vr. 脊神经前支腹支；lb. 外侧支；ib. 中间支；mb. 内侧支；ibp. 中间支神经丛；a. 关节支；is. 棘突间分支（引自 Bogduk 等 [10]，图片经许可使用）

钉。作者对当前的这一技术进行了一些修改。以峡部上外侧缘向内 3mm 处为进钉点（图 23-3）。因为峡部相对于受退变影响的小关节，解剖结构更容易辨认。在前后位投影上，可通过标记椎弓根投影的 7 点钟位置（右侧）或 5 点钟位置（左侧）来确定可靠的进钉点。侧位透视用于确定钉道轨迹。以椎弓根内下缘作为引导孔的起始点。用高速磨钻在该处开口作为轨迹的起始部，随后使用

磨钻沿着皮质 – 松质 – 皮质的路径完成完整的轨迹（图 23-4）。攻丝是该技术中至关重要的一点，因为与置入大直径螺钉相关的环向应力可能导致峡部的近端皮质骨折。完成攻丝后，置入适当长度的螺钉。螺钉长度视患者具体解剖情况而定，通常为 30～40mm。使用经外侧骨皮质的双皮质固定技术（尤其在骨质疏松患者中）可以明显增强固定效果。在 Santoni 的论文中使用了小直径螺钉，然而根据作者的临床经验，为防止螺钉断裂，建议螺钉尺寸直径不小于 5.0mm。

用球头直探针探查磨钻轨迹，明确是否有破损缺口。此时的轨迹破损可能提示进钉点过于靠内侧，或向外侧成角不足。建议检查前后位投影以确认进钉点和钉道轨迹。破损也可出现在轨迹外侧。这种情况下可以使用较短的螺钉，但通常建议将螺钉进钉点内移。

使用该技术通常可以减少肌肉剥离，减轻术者疲劳并缩短透视时间，因为术者不必再费力地分离侧方的肌肉，而且无论切口深度如何，术者都可以更轻松地观察到进钉点而不受肌肉阻碍。

作者已经开始使用一种改良皮质骨轨迹（mCBT）路径，该路径可使用长度更长而直径更大的螺钉。该技术所用进钉点更偏外上侧（图 23-3）。考虑到脊柱伸展位时与关节突的顶撞，该技术使用直径较小的郁金香头螺钉比较合适。这项技术只需要向外侧成角大约 10°～15°，能够穿透更多的骨质，而且可以置入更大型号的螺钉（5.5～6.5）mm×（35～45）mm，实现脊柱的三柱固定。

五、生物力学分析

在对皮质螺钉轨迹最初的描述中，Santoni 等在尸体上对传统方式置入的椎弓根螺钉和新型皮质骨螺钉进行了生物力学分析[6]。在这个模型中，一侧置入椎弓根螺钉，另一侧置入皮质骨螺钉。使用定量 CT 扫描分析各螺钉螺纹间捕获的骨量。采用单纯拔出试验和多轴拨动试验对各螺钉的生

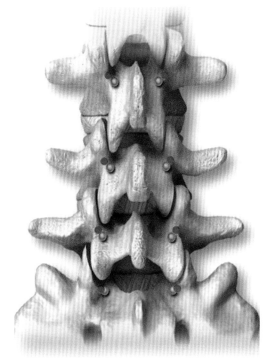

▲ 图 23-3　皮质螺钉轨迹的进钉点（绿）和改良皮质骨螺钉轨迹的进钉点（红）
（图片由 NuVasive 公司提供）

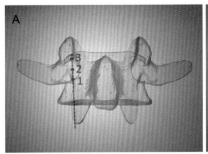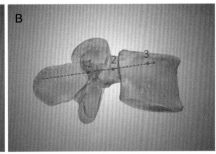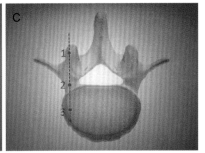

▲ 图 23-4　皮质骨螺钉轨迹示意图
A. 前后位；B. 侧位；C. 轴位（图片由 NuVasive 公司提供）

物力学特性进行评估。在最初的研究中，拨动测试结果显示，致螺钉失效所需的力量两侧相近，然而皮质骨螺钉的抗拔出强度提高了 30%。此外，定量 CT 扫描显示，与传统椎弓根螺钉相比，皮质骨螺钉所捕获骨的密度显著增高。作者的结论是，皮质骨螺钉是一种可行的固定方式，特别适用于骨质疏松症的病例。

自从引进这项技术以来，一些人进行了后续的生物力学评价。Oshino 等也在尸体上进行了类似的跟踪研究 [11]。该研究中，标本分为两组，一组接受皮质骨螺钉固定，另一组接受传统椎弓根螺钉固定。在每一节段，两组都采用双侧固定。然后对固定装置进行弯曲和旋转的生物力学测试。两组间角位移和弯曲位移无明显差异。他们的结论是，在短节段固定中，皮质骨螺钉固定或传统椎弓根螺钉固定可获得相似的生物力学稳定性。

尽管在短节段中可能稳定性相近，Cheng 等猜想整体稳定性可能与固定装置的长度有关 [12]。他们通过切除双侧关节突和黄韧带，在新鲜冷冻尸体上模拟 $L_1 \sim L_4$ 的 3 节段腰椎滑脱。为减少偏移，用传统椎弓根螺钉或皮质骨螺钉交替固定这些样本。然后进行了屈曲 / 伸展、侧弯和轴向旋转的无损生物力学测试。与失稳脊柱的运动范围相比，皮质骨螺钉固定和椎弓根螺钉固定在所有运动平面上都表现出显著的生物力学稳定性。两种固定方式所提供的稳定性并无统计学差异。因此得出的结论是，在较长节段的固定中，两种固定方式在生物力学上依然是等效的。

虽然几项尸体研究已经表明传统椎弓根螺钉和皮质骨螺钉在抗弯曲度、刚度和抗拔出强度方面效果相当，但疲劳性能也是一个重要的生物力学考虑因素。为解决这一问题，Akpolat 等进行了尸体生物力学研究 [13]。在他们的研究中，通过在椎体上置入皮质骨螺钉或传统椎弓根螺钉进行尸体上的脊柱固定术。然后进行重复性循环载荷 100 次或直到螺钉出现松动。他们发现，传统的椎弓根螺钉表现出更优异的抗疲劳性能，有些螺钉需要 10 000 次循环才能松动。而另一方面，

皮质骨螺钉的抗疲劳能力明显更差，所有螺钉在第 100 次循环时均出现松动。此外，还对两组螺钉失效后的抗拔出强度进行了测试。在发生松动后，拔出传统椎弓根螺钉所需要的力量是皮质骨螺钉的 2～3 倍。他们提出的结论是，传统椎弓根螺钉的抗疲劳性能明显更强。

尽管在骨密度相对正常的情况下，传统椎弓根螺钉在疲劳试验中表现出更好的生物力学特性。但随着骨密度的改变，皮质骨螺钉和椎弓根螺钉拔出和失效特性发生了显著的变化。Sansur 等着重针对低骨密度的标本进行了尸体研究 [14]。研究选取 T 值≤ −2.5 的尸体标本，通过切除双侧关节突和椎板进行医源性失稳处理。随机使用传统椎弓根螺钉或皮质螺钉结构进行重建。以施加拉力载荷至螺钉失效的形式进行生物力学试验，以量化螺钉的抗拔出强度。在该骨质疏松的模型中，作者注意到，在下腰椎拔出皮质骨螺钉所需的拉力明显更高，而在上腰椎结果则相反。他们的结论是，皮质骨螺钉固定技术对骨质疏松患者来说是一种可行的选择，在椎弓根较大的椎体甚至可能超过椎弓根螺钉的固定效果，相反，椎弓根螺钉在骨质疏松的情况下固定效果较差。

考虑到皮质骨螺钉技术的新颖性，大部分外科医生把传统椎弓根螺钉当作皮质骨螺钉失效后的紧急补救措施。而有趣的是，Calvert 等试图证明皮质骨螺钉作为椎弓根螺钉失效后补救方法的可行性 [15]。他们在尸体标本对 $L_3 \sim L_5$ 节段使用皮质螺钉或椎弓根螺钉进行固定。对固定的标本进行几个方向的生物力学试验，包括旋转、屈曲、伸展和弯曲等，出现螺钉失效即停止试验。移除前述标本中原有的固定装置并替换为与之相反的另一种固定装置作为补救。然后进行进一步的生物力学试验。结果显示，补救性皮质骨螺钉可以保留原椎弓根螺钉 60% 的抗拔出强度，而补救性椎弓根螺钉可以保留原皮质骨螺钉 65% 的抗拔出强度。他们的结论是，皮质骨螺钉和椎弓根螺钉都可以用作补救方案，两者对结构强度的保留能力相似。

要点

- 在尸体生物力学模型中，皮质骨螺钉和椎弓根螺钉结构在弯曲、屈曲、伸展和旋转中表现出相似的结构刚度。
- 与皮质骨螺钉相比，椎弓根螺钉可能具有更强的抗循环负荷能力。
- 在骨质疏松模型中，拔出皮质骨螺钉所需的力可能大于椎弓根螺钉。

六、临床考量

考虑到最近皮质骨螺钉的出现，一些作者尝试探究这种螺钉相比传统椎弓根螺钉的临床优势。除了上述的生物力学优点，最近，临床数据也显示出 CBT 相较于传统椎弓根螺钉的优点。

Kasukawa 等比较了微创 Wiltse 入路、经皮入路，以及上述 CBT 技术等不同的置钉方法联合 TLIF 的手术效果 [16]。短期数据显示，与其他两种技术相比，CBT 技术的术中出血量明显减少。而单阶段融合率和局部前凸角在各组间没有差异。作者没有采用横突间融合技术，仅使用椎间融合。此外，在使用 CBT 技术时，未进行关节突间融合。Lee 等的另一项短期研究表明，皮质骨螺钉技术在术后 12 个月时的融合率并不比传统技术差 [17]。此外，CBT 组的估计失血量（EBL）明显更少，手术时间更短，而在术后疼痛评分和功能状态评分中没有显著差异。

Sakaura 等进行了一项更长时间（2 年）的随访研究，并设置对照组进行比较 [18]。对 95 例退行性脊柱滑脱患者采用 PLIF 联合 CBT 技术固定，对照组 82 例采用 PLIF 联合传统椎弓根螺钉固定作为比较。传统的椎弓根技术不涉及横突间融合术，而仅仅依靠椎间融合术。随访结果显示传统椎弓根螺钉组融合率较高，但与 CBT 组的差异无统计学意义。两组术中 EBL 及最终随访 JOA 评分无明显差异。

邻近节段退变 / 病变（ASD）通常被认为是传统椎弓根螺钉置入技术的一个缺点。即使非常小心，螺钉位置不当还是可能侵犯头侧的关节突或关节囊。CBT 的支持者认为，该技术可以最大限度地减少放置螺钉所需的切开暴露，从而保留了头侧的关节突复合体。Sakaura 等在他们的研究中证明了这一优点 [18]。在传统的椎弓根螺钉技术中，症状性 ASD 的发生率为 11%，而与之相比，CBT 技术中仅有 3.2% 的患者发生症状性 ASD。然而，令人意外的是，CBT 组患者出现症状性 ASD 的平均时间为 17 个月，而传统椎弓根螺钉组平均时间为 33 个月。如果已经存在无症状性邻近节段椎间盘病变，有人认为 CBT 技术可能在一定程度上安全性更高。通过比较 CBT 技术固定和传统椎弓螺钉固定的患者术后 CT，Matsukawa 等对 ASD 这一问题进行了进一步研究 [19]。CBT 技术固定组仅有 11.8%（48/404）的患者出现关节突关节侵犯，但均未侵及关节内结构。这明显低于传统椎弓根螺钉固定组。鉴于这些作者未探究其研究对象的临床结局，所以长期随访这些患者对研究其症状性 ASD 的发生率非常重要。

CBT 技术的质疑者们可能会指出，该技术过度依赖于椎体间植骨融合，以及在每个病例中使用椎间融合器的经济学问题。尽管没有直接研究 CBT 技术，但 Rampersaud 等对退行性腰椎滑脱的患者中进行了研究，对 MIS 椎弓根螺钉植入联合 TLIF 与开放入路联合后外侧横突间融合（伴或不伴椎间融合）进行了比较 [20]。虽然两组均取得了显著的治疗效果，但传统手术组的总直接费用（18 633 加元）高于微创组（14 183 加元）。多元回归分析显示住院时间（LOS）是治疗成本的主要预测因子（LOS 每增加一天，成本增加 896 美元）。总的来说，微创组的平均 LOS 比传统手术组短 2.3d。

后路微创椎间融合术在设计时即兼顾了置入皮质骨螺钉和放置椎间融合器的能力（图 23-5）。最近的一些文献也证实了这些微创技术的有效性。这些技术具有直接可视化、辐射量更低、失血量更少、住院时间更短等优点，为微创外科医生提供了很好的选择 [21]。

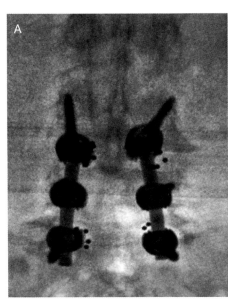
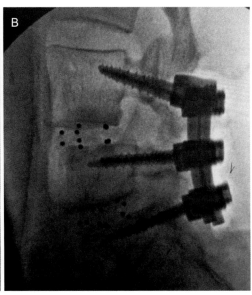

◀ 图 23-5　使用皮质骨螺钉固定的 L_4～S_1 MIS 融合术
A. 前后位；B. 侧位

> **要点**
>
> - 在皮质骨螺钉技术中，因为横突通常不需要暴露，无法用作融合，因而需要通过椎体间进行融合。
> - 皮质骨螺钉融合术可减少失血量、缩短手术时间以及减少疼痛。然而其长期疗效与椎弓根螺钉技术相似。
> - 皮质骨螺钉技术可降低邻近节段疾病的发生率，不过这一点仍需进一步研究证实。

七、结论

　　脊柱皮质骨轨迹螺钉固定系统是传统椎弓根螺钉的重要替代方案。这种螺钉置入的钉道始于椎弓根内侧缘，并向外侧延伸，以便于最大限度地获得皮质骨接触面积。多项生物力学研究表明，相比于传统的椎弓根螺钉系统，皮质骨螺钉具有同等的稳定性。在骨质疏松病例中，由于松质骨的骨质差，皮质骨螺钉固定可能具有更好的稳定性。然而，抗疲劳性较差仍然是皮质骨螺钉存在的一个问题。皮质骨螺钉置入过程中需要暴露的肌肉组织明显减少，这可能会减少术后疼痛和肌肉失神经支配的发生。在临床应用中，由于不暴露横突，因此通常需要进行椎间融合。与传统的后外侧融合相比，预计出血量和手术时间将会减少。同时，皮质骨螺钉很少破坏关节突关节，因而邻椎病发生率较低，但是目前尚缺乏长期的随访研究。皮质骨螺钉技术让脊柱外科医生多了一种很有价值的工具。

> **总结**
>
> 1. 分离椎旁肌暴露峡部的外侧缘，但并不需要暴露横突和后外侧沟。
> 2. 利用正位透视来获取椎体真实的投影。识别椎弓根，并用椎弓根中内侧和下界的交点作为进钉点，用磨钻开口（详见第一个要点，图 23-4A）。
> 3. 利用侧位透视确认进钉点位于椎弓根下缘的上方（详见第一个要点，图 23-4B）。

4. 通过"向上和向外"钻孔技术。矢状面方向应该指向椎体上终板的中部（详见第二个要点，图 23-4B）。在正位片上，根据进钉点的位置，螺钉应该直接朝前或略微偏外（图 23-4A）。

5. 用圆头探针检查钉道，尤其是内壁是否有破口。可以用探针来估计螺钉长度。

6. 沿导向孔"线对线"攻丝。

7. 置入螺钉。

经验和教训

- 使用钉尾较小的螺钉（郁金香头螺钉），并减少棒过度弯曲，来防止对相邻节段的侵扰，尤其在脊柱伸展位。

- 我们推荐术中使用神经电生理监测。神经电生理监测（除了透视外）也可以用来辨别钉道内侧或外侧是否存在破口。

- 置入皮质骨螺钉时，"线对线"攻丝是必不可少的。由于此类钉道以皮质骨为主，将螺钉置入一个较小的孔道中可能会使皮质骨断裂，引起椎弓根骨折。

- 笔者不推荐使用直径 4.5mm 或更小的螺钉，因为根据笔者的经验，其很容易发生螺钉断裂。

- 改良的皮质骨螺钉进钉点更偏外侧，可以减少外倾的角度，以便于置入更长的螺钉。

- S_1 螺钉通常与 S_1 椎弓根和 S_1 终板平行。置入 S_1 螺钉的关键在确定椎弓根内侧缘外侧的进钉点，并呈直线或轻微内倾置钉。外倾可能导致 S_1 水平螺钉偏短，可引起内固定不牢靠或者侵犯骶骨翼增加 L_5 神经根损伤的风险。

- 如果术后怀疑螺钉置入过程中穿破了皮质，应该进行 CT 扫描确保螺钉位置良好。

测 验

★ 选择题

1. 如本章所述，皮质骨螺钉的理想进钉点是（　　　）

A. 峡部外侧缘稍偏外　　　　　　　　　　B. 峡部外侧缘稍偏内

C. 横突中点和上关节突的交点　　　　　　D. 峡部外侧缘中点和乳突的交点

E. 以上均不对

2. 以下哪种说法是错误的（　　　）

A. 在骨质疏松模型中，皮质骨螺钉的抗拔出力大于椎弓根螺钉

B. 在骨质疏松模型中，皮质骨螺钉的抗拔出力小于椎弓根螺钉

C. 与皮质骨螺钉相比，椎弓根螺钉系统可能具有更高的抗循环载荷能力

D. 在尸体生物力学模型中，皮质骨螺钉和椎弓根螺钉系统的侧屈、前屈、后伸、旋转刚度相似

E. 以上均不对

3. 皮质骨螺钉固定技术的潜在缺点包括哪些？（　　　）

　　A. 依靠椎间植骨获得融合

　　B. 与椎弓根螺钉相比增加了相邻节段退变或邻椎病的发生率

　　C. 在横突和后外侧沟上方需要暴露的范围扩大

　　D. 包括 A、B、C

　　E. 仅 A

　　F. 包括 B、C

★答案

　　1. B　　2. B　　3. E

第 24 章　微创棘突间融合与固定
Minimally Invasive Spinous Process Fixation and Fusion

Jonathan N. Sellin　G. Damian Brusko　Michael Y. Wang　著

胡　旭　张　莹　译

初同伟　校

学习目标

- 了解棘间固定 / 融合装置（IFD）的发展。
- 了解 IFD 的相关生物力学数据。
- 描述 IFD 的手术技巧。
- 了解 IFD 的早期临床效果及相关文献。

一、概述

相比于传统脊柱外科手术，微创脊柱外科旨在获得类似或更好的疗效，同时降低围术期并发症。开放手术需要对术野的软组织进行广泛的剥离，而微创手术通过更微创的通道或暴露方法到达脊柱手术区，避免了上述式式引起的相关并发症。

机械性下腰痛普遍存在，高达 85% 的成年人一生中都有发生 [1, 2]。脊柱融合术是治疗脊柱滑脱的一种有效手术方式 [3, 4]，但应严格把握手术适应证 [5]。目前，椎弓根螺钉辅助关节融合术已被证明在影像学和临床症状学上取得良好的效果 [6, 7]。在过去 20 年里，椎体间融合越来越受欢迎，椎体间较大的接触面加上一定的椎间压力负荷可提高融合率 [8-11]，现代不断发展的微创脊柱融合术，旨在减少围术期并发症，降低患者经济负担 [12-18]。

为了降低微创手术的技术要求，现开发出一套新型固定系统——棘突间刚性固定融合装置 - 棘间融合器（inter-spinous fixation/fusion device，

IFD），该系统可通过后正中小切口植入腰椎，达到刚性固定的目的。目前常作为前路、侧路、后路椎间融合的补充手术方式。

二、背景

虽然传统开放式椎间融合术的微创应用前景广阔，但这些方法的学习曲线陡峭 [19-23]。特别是经皮椎弓根螺钉固定，在很大程度上依赖于术中成像，而且不是靠手术医师的解剖学经验。新技术对外科医生都是有价值的，但因学习曲线陡峭，会造成更多的辐射暴露和更长的手术时间。其他方法包括使用导航或手术机器人技术，但这些对设备精准度和资金要求较高，同时更长的手术时间阻碍了这些技术的广泛应用。已经有多种方式来缓解上述问题，目前最主要的有单侧椎弓根螺钉或关节突螺钉固定装置 [24-29]。

IFD 通过将钢板固定在相邻两个棘突的侧面，将运动节段固定在一起，从而提供与单或双侧椎弓根螺钉固定相媲美的固定强度。一些 IFD 系统也被设计为方便棘间融合。目前，有多种设备

已经上市，并在临床中使用。在美国主要有 CD Horizon Spire ™ Z 系统（MedtronicSofamorDanek，Memphis，TN，USA），一种棘突间的锚定装置（interspinal anchorISA）被称作"Aspen 夹"（Aspen，Lanx，Inc.，Bloomfield，CO，USA），以及腰椎棘突间 / 椎体间融合或者称为"ILIF"系统（Nuvasive，SanDiego，CA，USA）。ILIF 系统可在棘突间植入同种异体骨，以促进棘突间融合。

棘突间固定装置与棘突间垫片的区别

IFD 不是唯一的棘突间植入装置。目前棘突间植入系统的命名非常混乱，可能会令人迷惑。IFD 不应该与棘间缓冲器或垫片相混淆。

棘突间垫片（X-stop，Wallis，DIAM，Co-Flex）旨在撑开棘突间隙、降低面关节和椎间盘负荷、提供动态固定、减少伸展[30, 31]。无论有无腰椎减压，这些间隔物最常用于治疗腰椎管狭窄和神经源性跛行。相反，IFD 旨在刚性固定相邻椎体，减少椎体间活动度，有时还配合使用棘突间骨性融合。

> **要点**
> IFD 与棘突间垫片及缓冲器不同，如：X-stop、Coflex、DIAM、Wallis 等装置。IFD 提供刚性固定，促进棘突间关节融合。相反，棘突间垫片用于非融合动态固定，而不是促进融合。

三、IFD 适应证

IFD 通过后正中小切口植入，暴露时稍向侧方偏移。相较于后路微创椎弓根螺钉陡峭的学习曲线和开放椎弓根螺钉的围术期并发症，IFD 更易上手达到熟练操作的程度，且并发症发生率更低。当术者不熟练后路微创手术操作或患者高龄不能耐受手术时，IFD 可以作为双侧椎弓根钉替代手术方式。

IFD 联合椎间融合术可作为治疗邻椎病的备选方案之一，特别是对于之前接受过多节段后外侧融合术的患者。治疗邻椎病时，传统翻修手术为了替换新棒，往往需要充分暴露之前的手术范围，而 IFD 只需从后路在棘突间固定，以支持椎间融合，并发症相对较少（图 24-1，图 24-2）。

四、生物力学数据

大多数支持 IFD 的文献都是通过尸体进行生物力学分析，评估 IFD 的固定强度，并与各种融合或非融合的后路固定技术进行比较。

研究表明 IFD 可与单侧椎弓根螺钉（UPS）或双侧关节突螺钉联合，提供可与双侧椎弓根螺钉相当的固定强度，且能有效减少椎体屈伸度[32, 33]。Godzik 等的一项生物力学研究发现，IFD 可使屈、伸度分别减少 80% 和 76%。在侧屈时，IFD 联合双侧小关节螺钉或单侧椎弓根螺钉的运动范围最大，在轴向运动中，IFD 联合双侧小关节螺钉的活动度降幅最大。Pradhan 等的另一项尸体研究发现，与完整的尸体脊柱相比，IFD 显著降低脊柱的屈伸活动度（$P < 0.05$），其屈伸度与双侧椎弓根螺钉固定（bilateral pedicle screw fixation，BPSF）椎板切除的状态相当（$P = 0.76$）。双侧固定在减少侧屈活动度上有明显优势，但在轴向旋转活动度评估中，IFD 与单侧或双侧椎固定的椎板切除状态相当。

IFD 与 PLIF 和 TLIF 比较，IFD 单独使用已能获得较好效果，与单侧椎弓根螺钉固定（unilateral pedicle screw fixation，UPSF）联合应用时固定效果更佳[34-37]。在 Gonzalez-Blohm 等的一项尸体研究中，T/PLIF 放置椎间融合器的基础上加用 IFD，可以明显地降低侧屈和轴向旋转的活动度（$P = 0.02$）同时增加前屈和轴向旋转的刚性（$P \leqslant 0.03$）；除了侧屈活动度外，IFD+T/PLIF 和双侧椎弓根螺钉 +T/PLIF 组所。呈现的活动度和刚性接近。Kaibara 等发现，UPS+T/PLIF 加上 IFD 可显著提高前屈、后伸、侧屈、轴向旋转的稳定性（$P < 0.008$），椎间高度平均增加 0.7mm

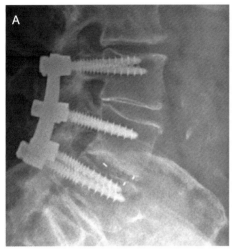
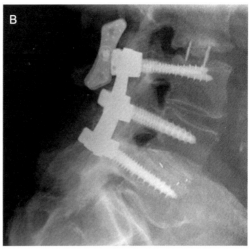

◀ 图 24-1　术 前（A）术后（B）侧位 X 线片显示 IFD 用于邻椎病外侧椎体间融合

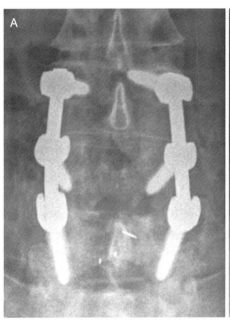
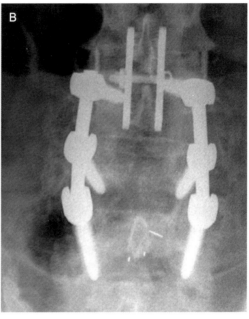

◀ 图 24-2　术 前（A）术后（B）正位 X 线片显示 IFD 用于邻椎病外侧椎体间融合

（$P < 0.05$）。Techy 等发现，将 IFD 联合单独的 T/PLIF 可降低椎体屈伸度 74%（$P < 0.001$）。有趣的是，T/PLIF+IFD+UPS 与 T/PLIF+BPS 对所有方向活动度的影响是相当的，这提示我们可以通过缩小 PLIF 或 TLIF 的双侧暴露范围，从而降低并发症的发生。

研究表明 IFD+ALIF 与 BPS+ALIF 的固定效果相同[38]。Karahalios 等证明 IFD 减少了 75% 的屈伸，且 IFD+ALIF 与 BPS+ALIF 具有同等的稳定度，并且优于椎体前侧钢板 +ALIF 的结构。

LLIF+BPS 或 LLIF+BPS+ 侧方椎体钢板与

LLIF+IFD 的固定强度相当[34, 39, 40]。Reis 等研究发现，LLIF+BPS 和 LLIF+IFD 在生物力学分析中，前屈、后伸、轴向运动的活动度没有明显差异。Fogel 等也得出类似的结论，LLIF+IFD+椎体侧方钢板与 LLIF+BPS 在所有模式中都具有相等的活动度（$P = 0.365$），而 LLIF+IFD 与 LLIF+BPS 的前屈、后伸活动度相当（$P = 0.476$）。Doulgeris 等的研究结果提示，虽然 LLIF+BPS 在侧屈运动时优于 LLIF+IFD，但在其他方向上与前述结论一致。

总的来说，在轴向旋转和侧屈方面，BPSF

作为金标准一直被证明具有更好的固定效果，IFD 在抗屈伸方面表现最好，在 IFD 与单侧椎弓根螺钉固定或椎体钢板的混合结构中，其刚性接近 BPSF [32-35, 37-40]。此外，因为完整保留小关节，IFD 可以降低邻椎病的风险，而邻椎病是腰椎融合常见并发症，其发生可能与腰椎小关节破坏有关 [41-43]。

> **要点**
> 生物力学研究发现，IFD 限制屈伸运动中表现最好。单纯与 BPSF 相比，它并不能提供更高的固定强度。但 IFD+ 椎体板（vertebral body plates，VBP）或 UPSF 时，则可提供与 BPSF 相当的固定强度。

五、手术技巧

虽然设计上存在细微差别，但 IFD 通常是由两个带尖刺的钛板组成，可以拧紧以连接棘突。钛板被放置在棘突的喙部和尾侧部之间，每个叶片都与各自棘突最大面积接触。

一般情况下，患者取俯卧位，也可侧卧位。术中定位采用交叉胶片或透视。后正中入路皮肤切口，分离腰背肌筋膜。电刀行骨膜下剥离，将椎旁肌从喙吻部和尾部侧棘突分离至棘 – 板交界处。咬骨钳咬移除棘间韧带，神经减压可以根据需要在此时进行。

部分棘突和椎板可留作自体骨融合时使用，自体骨可在插入钛板前填入棘突和椎板间隙，或按设计植入装置。选择合适大小试模，钛板切勿凸出于腰背筋膜之上。小心撑开双侧钛板，在完成植骨后将其相互锁紧，使尖刺与骨面相啮合（图 24-3）。不同产品设计可能有些许差异，但通常会插入锁定螺钉并拧紧以构成刚性固定（图 24-4）。最后标准多层缝合，关闭切口。

（一）手术技术要点

• 虽然标准的手术操作需要俯卧位，但必要时可在侧卧位完成 IFD 的植入。

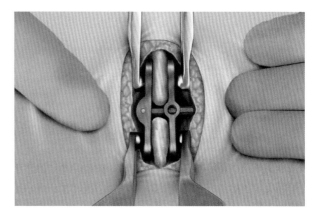

▲ 图 24-3　通过中线切口和骨膜下剥离后，IFD 固定在棘突上
（图片由 Medtronic 提供）

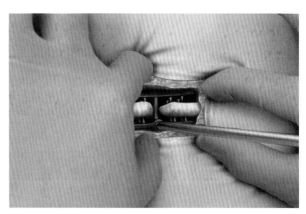

▲ 图 24-4　拧紧锁定螺钉，构成刚性固定
（图片由 Medtronic 提供）

（二）手术技术常见错误

• 术前仔细阅片，确保用于固定的棘突大小足以与器械接合，且没有预先存在的骨折。
• IFD 的大小应适当，这样才能最大限度地减少放置时所需的棘间牵张。使最小限度的撑开棘突间隙就可完成钢板的植入。

六、临床疗效

虽然有大量的尸体研究检验 IFD 的生物力学特性，但有关临床疗效的报道只是最近才有发表。虽然还没有第 1 类或第 2 类数据的报道，但一些回顾性比较研究（第 3 类）和病例系列（第 4 类）现在已经可以查阅。

Chen 等对 39 名接受 IFD+PLIF 的患者进行回顾分析，随访至少 1 年，未发现与 IFD 和持久固定相关的重大并发症，同时在术后 12 个月时通过前后位 X 线片发现棘突间已经达到影像学融合[44]。然而，39 名患者中有 5 名早期出现了椎间融合器的后移。Doherty 等发表了一项类似的回顾分析，包括 74 名接受单节段或两节段 TLIF+IFD 的患者[45]。有趣的是，该分析中，手术出血量和透视时间并不随病例数增加而变化，作者强调了该术式的简单易学，没有陡峭的学习曲线。他们报道了 6 例椎间融合器的滑移，但在平均 13.3 个月的随访中并没有出现与 IFD 相关的并发症。Postacchini 等报道了 25 例回顾分析，所有患者均为 I 度滑脱，均接受了腰椎减压术，随后行 IFD[46]。术后 4 个月和 7 个月的 X 线片和 CT 扫描观察到融合率为 84%（定义为棘突间连续的骨桥连接）。术后脊柱滑脱没有增加，并健康相关生活质量（HQRoL）有所改善。作者提出了一种放射学分级量表（I～Ⅳ）来进一步描述 IFD 放置后的融合：I 型，棘突的背部和后部融合；Ⅱ 型，延伸至棘突基底部的融合；Ⅲ型，骨性包裹棘突钛板；Ⅳ 型，关节突关节的融合。

Babu 等回顾分析了 194 例使用 IFD 或椎弓根螺钉结合腰椎融合的患者，发现与 IFD 相比，置钉患者的 EBL（估计出血量）和 LOS（住院时间）明显增加，围术期并发症发生率也增加。Vokshoor 等描述了 86 例采用 IFD 结合椎间融合术的回顾研究，在 1 年的随访中，椎间融合率 94%，VAS 评分下降[47]。2 例患者因棘突和（或）椎板骨折引起疼痛需要再次手术。Tomii 等报道了 15 例腰椎管狭窄和滑脱患者行 PLIF+IFD[48]。随访 1.5～4 年，未发现并发症，所有病例融合成功，神经功能和 HQRoL 结果改善。

Wang 等报道了一项回顾对比研究，32 例接受 ALIF 治疗的患者，联合 IFD（21 例）或 BPSF（11 例）[49]。失血和手术时间在 IFD 组中较低，在平均 4.9 个月的随访中，IFD 组无重大并发症（深部感染、神经根损伤、脑脊液漏）、假关节或内置物失败。同样，Kim 等发表了一项回顾对比研究，包括 40 例 PLIF+IFD 和 36 例 PLIF+BPSF[43]，研究发现，术后 1 年的 HQRoL 指数在 BPSF 组中明显更高。IFD 组融合率为 92.5%，而 BPSF 组融合率为 91.6%。IFD 组无重大手术相关并发症（深部感染、神经根损伤、脑脊液漏），但迟发性假关节形成和 L4 下关节突骨折需要再次手术。

七、并发症

虽然现有临床报道中并发症发生率很低，但人们更关注 IFD 置入后隐匿性棘突骨折的发生率。这些骨折可能是由于 IFD 置入后棘突应力增加所致，因为棘突是 IFD 刚性固定的锚点。在一项 Kim 等组织的前瞻性队列研究中，38 名患者接受了 50 个椎间植入物，其中包括椎间融合器（X-STOP，St.Francis Medical Technologies, Inc., Alameda, CA-42 例）或 IFD（Lanx-Aspen, 8 例）[50]。11 例患者（占患者总数 28.9%，占总手术椎间隙数的 22%）发现无移位的棘突骨折，其中 5 例伴有轻度背部疼痛，其余 6 例无症状。在 1 年的随访中，棘突骨折与患者预后较差相关，但无统计学差异。在一项后续研究中，Kim 等注意到脊柱滑脱和棘突骨折之间存在显著相关性，在滑脱患者中棘突骨折率为 52%，无滑脱患者中为 0%[51]。骨密度下降棘突骨折增多，但无统计学差异。

> **要点**
> 隐匿性棘突骨折，通常无症状，是 IFD 和棘突间垫片的常见并发症。

八、结论

棘突间固定 / 融合装置（IFD）可通过最小的软组织剥离和后正中小切口植入腰椎，实现脊柱刚性固定，IFD 通常作为前、侧或后路椎间融合的补充。这些装置与棘间隔片不同，后者撑开棘突间隙并提供动态固定。大量的生物力学数据表明，IFD 在屈伸过程中具有显著的稳定性，而对轴向旋转和侧屈的影响较小；作为混合结构的一部分，IFD 可以与金标准 BPSF 联合形成坚强的固定。植入 IFD 所需的已熟悉的手术入路和较小的软组织剥离，减轻了微创后路椎弓根螺钉置入的学习难度，降低了围术期并发症发生率。虽然需要更多的研究来得出明确结论，但初步的临床报道是有益的，具有低并发症、高融合率和良好的预后。

总结

1. IFD 已发展成为 BPSF 的一种替代备选方案。

2. 当与其他固定装置（VBP、UPSF）联合使用时，IFD 可提供与 BPSF 相当的固定。

3. 手术可以通过一个小的后正中切口与较小的软组织剥离。

4. 最初的临床报道显示低并发症、高融合率、预后良好，然而目前还需更多的研究。

测 验

★ 简答题

1. IFD 与棘突间垫片或"缓冲器"有何区别？

★ 判断题

2. 植入 IFD 需要暴露关节突和双侧横突。（   ）

★ 简答题

3. IFD 置放后常见的术后并发症是什么？

★ 答案

1. IFD 提供刚性固定，作为融合的辅助手段；棘突缓冲器提供动态稳定，不促进融合。

2. ×。

3. 隐匿性棘突骨折。

第 25 章　腰椎前路小切口椎间融合术

Mini-open Anterior Lumbar Interbody Fusion

Amir M. Abtahi　Douglas G. Orndorff　Jocelyn M. Zemach　Jim A.Youssef　著

宋宏宇　冀全博　译

胡文浩　校

> **学习目标**
>
> - 认识小切口 ALIF 的适应证和禁忌证，以遴选合适患者。
> - 全面了解包括血管结构在内的相关解剖结构，并确保手术中避免相应结构损伤。
> - 了解与小切口 ALIF 手术相关的并发症与如何处理并发症。
> - 了解手术各个步骤的技巧与目的。
> - 比较小切口 ALIF 与其他椎间融合技术的临床结果和并发症情况。

一、概述

1930 年之前，脊柱前路手术主要用于治疗椎体滑脱和脊柱结核[1]。1933 年，Burns 首次报道了前路腰椎手术治疗腰椎间盘退行性疾病[2]。1957 年，Southwick 和 Robinson[3] 报道了一种胸腹腔外侧入路治疗腰椎间盘突出症的手术方法。在他们的报道中，没有发生严重的并发症，仅有很少的患者出现了术后肠梗阻[3]。

随着时间的推移，腰椎前路经腹膜后入路发展成为一种治疗各类腰部疾病的常规选择方案。这种入路可以广泛暴露椎间隙、彻底清除椎间盘和处理终板，使用更大的移植骨块或椎间融合装置，恢复腰椎前凸，融合率更高，并且避免后方肌肉损伤[4-6]。在腰椎前路椎体间融合术（ALIF）基础上衍生出各种微创手术技术，包括小切口开放手术、内镜手术、腹腔镜手术及侧前方入路手术。与传统手术相比，微创手术方法具有切口小、手术时间短、失血量少和住院时间短等优势[7]。微创手术在保证与传统手术融合率相近的同时，

相对减少术后并发症，微创手术的手术切口更加美观而且患者恢复更快[8]。虽然有文献报道腹腔镜辅助下的腰椎前路手术更加微创，但对比小切口手术优势不大，而未被推广使用[9]。

> **学习目标 1**
> 认识小切口 ALIF 的适应证和禁忌证，以遴选合适患者。

二、适应证

小切口 ALIF 的适应证通常与标准开放 ALIF 的适应证相同，包括：单个或两个相邻脊柱节段椎间盘退变引起的间盘源性下腰痛，退变性或腰椎峡部裂性腰椎滑脱、椎管狭窄、肿瘤、假关节、骨折、畸形和矢状位失衡[1, 10-13]。其他适应证包括：后路手术失败后翻修、椎间盘切除术后椎间隙塌陷、长节段后路融合的额外支撑、腰椎间盘突出症和脊柱感染的治疗[1, 12, 14, 15]。近期一

篇有关腰椎融合手术治疗腰椎退行性疾病的系统回顾性文献，证明手术治疗在缓解疼痛和恢复脊柱功能方面效果显著，好于非手术治疗[16]。

小切口 ALIF 手术可单独应用或与后方融合手术结合应用，矢状位平衡对于腰椎术后患者长期随访满意度十分重要[17-19]。尽管对矢状位平衡进行讨论超出了本章节的范畴，但值得注意的是，$L_4 \sim L_5$ 和 $L_5 \sim S_1$ 节段贡献了整个腰椎前凸的 2/3[20-22]。与后方融合及后外侧融合相比，ALIF 能够最大限度地重建腰椎前凸[23-26]。在最近一项关于后方融合、后外侧融合和前路融合比较研究中，前路或后路手术可以明显增加腰椎前凸和椎间盘高度，其中前路手术改善腰椎前凸效果最明显，而经椎间孔入路的侧后方融合术后腰椎前凸无明显改善[27]。

脊柱骨盆参数，如矢状面平衡、骨盆入射角（PI）和腰椎前凸（LL），在维持脊柱形态和矢状位序列中起着至关重要的作用，因此在术前必须仔细测量并纳入治疗计划中[28]。外科医生应该密切注意 PI-LL 是否匹配，匹配的目标是术后 PI-LL ≤ 10°，以达到最佳临床效果[29]。

根据融合器材质、接触面积、固定方式、前凸角大小（最大可达 30°）不同，有多种适用于 ALIF 的椎间融合器可供使用。通过微创通道置入带有坡度的椎间融合器可能会遇到螺钉置入困难和为确保血管结构可视安全而进行必要的侧方纤维环松解等技术难题。单独使用这种带有坡度的椎间融合器并不可靠，强烈建议增加后方固定。

三、禁忌证

前路腰椎融合术的禁忌证包括严重的腰椎滑脱，病态肥胖，严重的骶骨倾斜，暴露侧单肾，血管疾病，腹主动脉瘤，和明显的血管钙化[10, 12, 30]。骨质疏松症或骨量减少的患者有内植物下沉和椎体骨折的潜在风险，因而是小切口非固定 ALIF 禁忌证[11]。既往腹部手术史（例如前路腰椎手术史或腹壁重建手术史）或腹膜后盆腔纤维化会使前路手术更加困难[10, 12]。在这种情况下，应评估并充分告知再次进行前方暴露存在的潜在风险。其他可供选择的入路包括经对侧腹膜外入路（通常是右侧）、经腹膜入路，或对 $L_5 \sim S_1$ 以上椎间隙选择直接侧方入路。

四、临床和影像学评估

仔细询问患者病史并进行彻底的体格检查。术前影像学检查包括站立正侧位和过伸过屈位 X 线，磁共振成像（MRI）或计算机断层扫描（CT）扫描。术前影像学检查可以增加外科医生对患者解剖结构的整体认识：包括脊柱稳定性，有无终板硬化或骨赘；椎间盘 Modic 改变的类型；脊柱矢状位平衡情况；腰椎前凸及椎间盘高度是否丢失；椎间盘脱水情况；小关节紊乱情况；有无强直性关节炎；血管的走行情况，以及有无血管变异[1, 12]。根据需要选择性进行椎间盘造影术。最近一项关于椎间盘原因导致腰痛患者的研究中，接受自动压力控制椎间盘造影（APCD）的患者手术效果明显好于未接受造影的患者[31]。但是，椎间盘造影术在不同文献中仍然存在争议，应该谨慎地视情况进行[12]。患者的选择依然是取得成功与否的关键因素。

学习目标 2
全面了解包括血管结构在内的相关解剖结构，并确保手术中避免相应结构损伤。

五、相关解剖

对解剖学的理解可以避免潜在的并发症，例如血管损伤、输尿管损伤、肠道损伤、逆行射精。根据进入腹膜后间隙的界面不同，需要辨认和避开的解剖结构包括：交感神经及副交感神经丛、主动脉、腔静脉、髂血管、骶前神经丛、腰大肌、髂腹股沟神经、生殖股神经、输尿管、髂腰静脉和髂总动脉和静脉。

不同节段的小切口 ALIF 手术都有需要避开的特定解剖结构和特殊的注意事项，以防止并发症（表 25-1，图 25-1）。一般建议邀请血管外科或普通外科医师参与术前评估和术野暴露，以降低并发症发生[32]。体重指数较大患者和多节段手术患者更要谨慎对待[33]。在 $L_4 \sim L_5$ 平面最为相关的手术并发症是血管损伤，该位置的血管收缩形变量最大，这一节段的手术也可能会损伤输尿管[1, 12, 34]。髂腰静脉通常由左髂总静脉后外侧向上发出，但有时也会从下腔静脉发出。髂腰静脉通常无分支，但也可能在少数病例中观察到两个或多个分支[35]。在用拉钩向患者右侧拉开主要血管暴露 $L_4 \sim L_5$ 节段时，要注意进行双重结扎分离以避免血管拉断或撕裂[1]。

对 $L_5 \sim S_1$ 手术节段的暴露需要在髂血管分叉之间进入，操作时要格外小心。有些患者髂血管分叉处刚好位于 $L_5 \sim S_1$ 水平或低于该节段，这会使暴露困难甚至无法暴露。此外，骶正中动静脉通常骑跨于 $L_5 \sim S_1$ 节段前纵韧带前方，在进行椎间隙切开前应对该血管进行结扎。上腹下丛也位于 $L_5 \sim S_1$ 椎间隙前方，在该区域手术操作中应注意尽量避免使用单极电凝，以减少神经丛潜在损伤造成男性患者逆行射精的发生[1, 12]。应考虑骶骨本身的倾斜度及与骨盆间的倾斜度，术前评估如果骶骨前倾角度过大可能会妨碍 ALIF 手术暴露，根据椎间盘在骨盆位置的高低决定手术切口的位置，以确保进入正确的椎间隙进行间盘切除和椎体间融合[10]。在进行 $L_4 \sim L_5$ 或 $L_5 \sim S_1$ 节段的手术时，应观察术前影像中椎体前缘是否有骨赘形成，以及血管有无钙化[36]，术中血管操作必须谨慎，以避免血管在这些骨性凸起处撕裂[1, 36]。

表 25-1 在小切口 ALIF 手术中需要特别注意的解剖结构

	髂腰静脉	上腹下丛
位置	• 具有多样性，解剖位置不固定 • 可有 2 个或多个分支 • 常见汇入左侧髂静脉 • 也可能汇入下腔静脉	• 在 $L_5 \sim S_1$ 椎间隙前方 • 环绕主动脉分叉处，大部分分支与左侧髂动脉位置相近
手术入路	结扎在暴露 $L_4 \sim L_5$ 时对其分离	在其周围操作时，不要使用单极电凝，以减少术后逆行射精的发生率

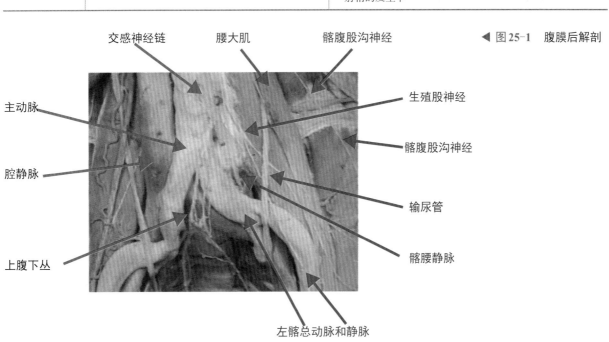

◀ 图 25-1 腹膜后解剖

交感神经链　腰大肌　髂腹股沟神经

生殖股神经

髂腹股沟神经

输尿管

髂腰静脉

主动脉

腔静脉

上腹下丛

左髂总动脉和静脉

> **学习目标 3**
> 了解与小切口 ALIF 手术相关的并发症与如何处理并发症。

六、避免和治疗并发症

小切口 ALIF 手术存在一系列血管、神经或胃肠道相关的术中和术后并发症。在进行手术之前，应对患者的并发症进行彻底评估，以降低术中和术后并发症的发生率。不使用内固定物的 ALIF 手术潜在的失败风险包括：脊柱不稳定、融合器下陷、内植物失效、假关节形成和直接减压不彻底[5, 37, 38]。

术前应对患者骨质疏松情况进行评估，以减少骨质疏松性骨折及术后内植物移位、下陷的发生。术前双能 X 线骨密度扫描有助于评估是否存在骨质疏松症。骨质疏松症的特征是股骨颈或腰椎（$L_2 \sim L_4$）的 T 值低于 -2.5[39]。应评估术前影像学资料，以发现有无任何腰椎不稳定因素，判断是否需要补充后路辅助内固定。

根据外科医生自身对 ALIF 的熟练情况，在对有腹部手术史的患者进行手术时可能有必要向血管外科或普通外科医生会诊咨询。如果术者对小切口 ALIF 入路存在顾虑，应考虑其他手术入路。

术中并发症包括血管损伤（最常见于 $L_4 \sim L_5$ 水平），常见的有右髂总静脉、下腔静脉或髂腰静脉撕裂，这可能导致大量失血，治疗需要压迫止血后通过缝合修补或复扎法结扎止血[1, 4, 12, 34]。对髂总动脉长时间牵拉，会导致左侧髂动脉血栓形成，造成动脉血流减少并可能导致左侧肢体缺血。这种并发症需要紧急处理，通常是进行血管搭桥手术或血管切开取栓术。可以通过间歇放松牵开器并在术中监测大脚趾上的脉搏血氧饱和度来预防该并发症的发生[1, 34, 40]。

有研究报道，前路手术深静脉血栓形成（DVT）的发生率为 1%～2%[4, 41]。DVT 是潜在的致命并发症，因为它可能会引起肺栓塞。DVT 最常发生于下腔静脉和髂总静脉[42-44]。常采取的预防性措施包括术中使用逐级加压装置（SCD）和抗血栓袜、轻柔处理血管结构、避免长时间剧烈压迫血管导致血管收缩，以及动员患者术后早期下床活动[45]。术中并发症包括硬脊膜撕裂、医源性骨折、神经损伤和相邻结构损伤，如输尿管和肠道[7]。

术后并发症包括：肠梗阻或其他胃肠道并发症、逆行射精、内植物下陷或移位、感染、DVT 或肺栓塞、持续性脑脊液漏、血肿、腹直肌麻痹、假关节形成、融合器失效，甚至死亡[4]。

最常见的胃肠道并发症，包括术后肠梗阻和急性结肠假性梗阻（Ogilvie 综合征）。术后肠梗阻特点是胃动力下降，可表现为腹胀、腹部不适、排气减少。神经学因素、免疫学因素和药理学因素均可导致胃肠蠕动下降[34]。便秘可发展为肠梗阻，甚至进展为 Ogilvie 综合征，对临床症状迅速反应并尽早明确诊断十分重要。初步的必要治疗包括，禁食、静脉输液营养、通便、避免使用麻醉类药物，可以考虑放置鼻胃管进行胃肠减压，反复多次进行影像学检查和体格检查。一旦肠梗阻症状缓解，应鼓励患者排便，并帮助患者恢复正常的排便习惯（包括继续使用泻药和调节患者饮食）。

在经腹和经腹膜后入路小切口 ALIF 手术时，如造成支配结肠的副交感神经和盆腔血供的直接损伤，则会导致急性结肠假性梗阻[46]。应当进行胃肠道造影 X 线片和 CT 检查，或对比灌肠检查，以评估从盲肠部到结肠脾曲的肠管扩张情况，并排除机械性肠阻塞。除影像学检查外，实验室检查应注意白细胞数是否增加及其他代谢指标有无异常，包括钠、钾、碳酸氢盐、肌酸酐、镁和血尿素氮的含量。二线处理方案通常为静脉使用新斯的明，长期有效率为 64%～100%[47]。需要密切关注表现为进展性结肠扩张、Ogilvie 综合征的患者，必要时进行普外科手术，并应时刻警惕结肠破裂的发生[34]。

对 $L_5 \sim S_1$ 间隙进行小切口 ALIF 手术时[4, 32, 34, 48]，

术后逆行射精的风险较大[34]，使用腹腔镜的手术发生率更高。此外，在 $L_4 \sim L_5$ 和 $L_5 \sim S_1$ 节段手术时，经腹膜入路比经腹膜后入路的发生逆行射精的概率明显更高[49, 50]。

术野暴露不佳、终板处理不充分、患者骨质条件差、严重的小关节增生绞索会导致融合器移位、下陷和终板骨折，从而导致融合器的位置不良或型号不匹配[1, 2, 34]。应强调通过术中透视确定中线位置，以避免融合器位置不良[12]。内植物应直视下放置在椎间隙的中央。应尽量减少对终板得损伤[12]。对术前影像学资料进行准确测量，并在术中使用试模测试有助于确定适当的椎间融合器型号。导致术后融合器移位主要原因有患者骨质条件差、不稳定、融合器大小和位置不佳[12]。对于存在峡部裂性腰椎滑脱的患者，需要辅助后路内固定以增加腰椎矢状位稳定性，并能降低前方移植物移位的风险[51]。对于成年脊柱畸形病例，应用小切口 ALIF 处理 $L_5 \sim S_1$ 间隙并联合侧方经腰肌椎间融合术处理 L_5 以上椎间隙，可能是较为理想的手术方案[52]。侧前方入路椎间融合术（OLIF）用于下腰椎疾病的治疗（$L_4 \sim S_1$）也具有微创性，但由于复位与暴露技术不同，不能把 ALIF 与 OLIF 视为同一手术技术[53]。

老年患者、有糖尿病史或长期吸烟患者，必须特别注意术前医学评估以减少围术期并发症，应该考虑为这些患者增加后方内固定[1]。辅助固定方法包括前路钉板系统，后方椎弓根螺钉和经椎板螺钉系统。使用较大的融合器，在融合器的中央开口处充分植骨并做好终板植骨床的处理会增加融合率[51]。

小切口 ALIF 手术中生物制剂的选择使用很大程度上取决于外科医生的偏好。在最近的 Meta 分析中，骨形态发生蛋白（BMP）被证明可以将融合率从 79.1% 提高到 96.9%[54]。重组人骨形态发生蛋白 2（rhBMP-2；Infuse；Medtronic，Memphis，TN，USA）目前已获得 FDA 批准，可以与美敦力 $L_2 \sim S_1$ 单节段 LT-CAGE 腰椎锥形融合器（前路开放或腹腔镜入路手术用），INTER

FIX 或 INTER FIX RP 螺纹融合器（前路开放手术用）或某些尺寸的 PERIMETER 融合器（腹膜后 ALIF）共同使用[55]。美国试验用医疗器械的豁免制度（IDE）还进行了关于带有 rhBMP-2 的 INTER FIX 螺纹融合器（Medtronic）与同种异体骨移植和自体髂骨移植之间的比较研究[56]，发现 rhBMP-2 接受者的临床结果和影像学结果均优于髂骨移植接受者。

尽管许多外科医生超说明书使用 BMP，但在这些手术中 rhBMP-2 的安全性尚未证实，并且由 BMP 超说明书使用，引起并发症和不良事件发生率升高，已经引起了人们的关注[57-61]。与 BMP 使用相关的最大风险之一是在所需融合部位之外的异位骨化[62]。逆行射精和男性不育发生概率升高，被认为与 ALIF 手术中使用 rhBMP-2 有关。但是许多研究表明，在其他脊柱融合术中是否使用 rhBMP-2 对并发症发生率没有影响[63, 64]。同样，在腰椎融合手术中使用了 rhBMP-2 或 rhBMP-7 的患者罹患癌症的概率并没有明显增加。这些患者还表现出很高的融合率[65]。

> **学习目标 4**
> 了解手术各个步骤的技巧和目的。

七、手术技术

患者仰卧位于可透视的手术台上。可以在手术平面处放置一个腰垫以适当增加腰椎前凸。所有的骨突处都应用软垫保护，适当屈髋以减少股神经及腰大肌的张力。前后位和侧位透视图像用于确定切口位置，并确保患者手术平面保持与地面水平。清楚了解患者的解剖结构对于选择合适的切口位置至关重要。皮肤切口（横向、垂直、下腹横切口或倾斜）在腹中线偏左侧数厘米处。通常横向切口比相同尺寸的垂直切口更可取，因为可更容易地拉开腹直肌而不会使其失去神经支配，并更易于进入腹膜后间隙[66]。但是在双节段手术时，通常采用斜切口、垂直或旁中央入路[66]。根据患者的解剖结构和外科医生的偏好最终决定了切口的选择。皮下剥离辨认腹直肌鞘，然后分离腹直肌经腹壁进入腹膜后腔。

腹直肌应由内侧向外侧牵开，以保留神经支配。然后，外科医生应辨别弓状韧带，并从腹直肌后鞘的下表面游离腹膜，向头侧充分游离腹直肌后鞘以利于充分暴露。接下来，应从左向右推开腹膜后内容物，确定腰大肌、输尿管和血管后，放置好牵开器。

（一）L$_5$～S$_1$ 暴露

针对不同间隙的进一步暴露方法有所不同。要暴露 L$_5$～S$_1$ 水平，外科医生应继续从腹外侧壁剥离腹膜，确定腰大肌，并继续从左向右拉开腹膜内容物。辨别左侧输尿管并与腹膜一同拉向右侧。应注意避免在交感神经丛周围使用电刀烧灼（通常位于椎间盘间隙的左侧），以减少逆行射精的发生率。在骶骨前方放置可透视的牵开器或术者特殊的牵开器，以完全暴露 L$_5$～S$_1$ 椎间盘间隙（图 25-2）。识别并牵开骶正中血管和髂血管，这对于 L$_5$～S$_1$ 水平的暴露至关重要。

通过透视确认暴露正确的手术节段后，切除椎间盘向后达到后纵韧带，有时需要松解后方纤维环，以有利于撑开椎间隙（图 25-3）。处理终板时需要在尽量不明显破坏终板的前提下，使上、下终板渗血。使用一系列刮匙将椎间盘组织刮除。用锉进一步准备终板，注意避免损伤软骨下骨，以防止内植物下沉。然后使用刮匙处理终板造成点状出血，注意保护终板不要破坏其完整性。适当扩大椎间隙以恢复椎间盘高度和矢状位序列。

有多种内固定、生物制品和融合器可用于小开口 ALIF 手术。常见的椎间融合器材质为聚醚醚酮（PEEK）、陶瓷和钛。添加等离子喷涂钛涂层（PTC）的 PEEK 材料已显示出更快的骨长入、更稳定的固定效果，以及可靠的融合率并且内植物下沉发生率低[67]。常用的生物制剂包括同种异体股骨环状移植物、自体骨移植、rhBMP-2 和脱

矿质同种异体骨组织[68]。

根据不同厂家的产品说明放置植入物、融合器和生物制剂。通过透视检查内植物大小是否合适（图 25-4）。再次确认内植物放置位置满意后，撤除牵开器挡板。然后仔细检查并彻底止血。根据术者偏好选择缝线逐层缝合切口，包括重建腹直肌前鞘、皮下组织和皮肤。

（二）L$_5$ 的以上间隙暴露

前路暴露 L$_4$～L$_5$ 椎间隙时需要术前 MRI 评估患者的血管解剖情况，并在术中辨认清楚。在 L$_4$～L$_5$ 间隙水平，重要血管结构包括：主动脉在此处分为左右髂动脉，而下腔静脉在此处可能分出髂静脉或仍为单根血管。选择皮肤切口直到分离腹膜前间隙、放置可透过射线牵开器的方法与显露 L$_5$～S$_1$ 平面相似。钝性剥离左侧髂总动脉和静脉，适当游离跨过椎间隙的血管以便牵开。使用血管牵开器或钝头的工具小心地拉开血管避免造成血管损伤。但是，在 L$_4$～L$_5$ 水平牵开髂血管前，需要结扎离断髂腰静脉和节段血管，这样做会更安全，更轻松地进行牵开血管并暴露椎间隙。节段血管由左髂总静脉的后方发出，在腰大肌下方穿行。然后采用于 L$_5$～S$_1$ 相同方法处理椎间隙，放置内植物，但需要迅速并且非常仔细地完成操作，以防止大血管的损伤。同样的方法也可以用于显露 L$_3$～L$_4$ 椎间隙。

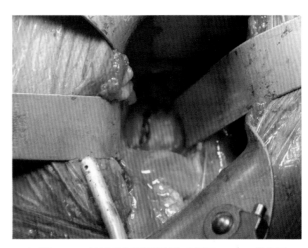

▲ 图 25-2　使用牵开器于腹膜后暴露 L$_5$～S$_1$ 椎间隙

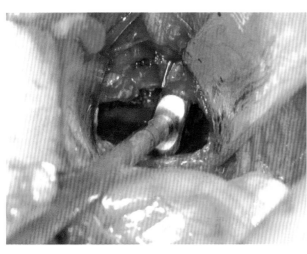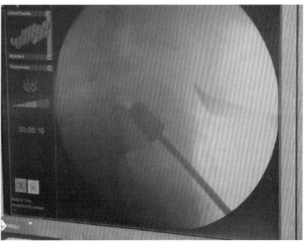

▲ 图 25-3　切除椎间盘后，使用铰刀在椎间隙中的位置，手术野图示（左）侧位透视（右）

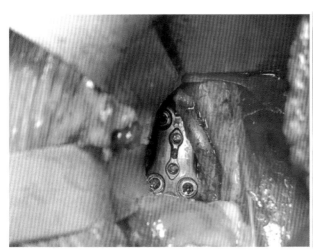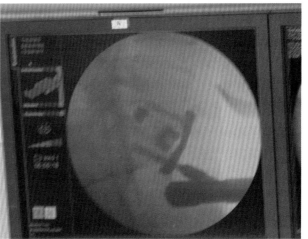

▲ 图 25-4　前路 ALIF L_5～S_1 椎体内固定钢板和螺钉的位置（左）和侧位透视下的椎间融合器与固定钢板（右）

八、术后康复

患者一旦病情稳定即可开始下地活动，必要时可穿戴支具。文献对是否使用支具仍存在争议，但有些研究表明，腰椎滑脱术后患者使用支具获得了宝贵的支撑固定效果，这对疾病的恢复有利[69, 70]。术后应密切观察患者排便情况，使用相应措施避免术后肠梗阻的发生。常规进行伤口护理，并在术后适当时机进行影像学检查（图25-5），以确保植入物位置满意。术后 6～12 周，患者可以开始进行有氧康复训练，以锻炼核心肌群和腹肌的力量。

学习目标 5
比较小切口 ALIF 和其他椎间融合技术的临床结果和并发症情况。

九、结果

已有相关报道小切口 ALIF 在临床结果和影像学上取得成功。Subach 等[71] 回顾性分析了 53 例使用含 rhBMP-2 融合器进行单纯 ALIF 患者的影像学资料，证明 ALIF 放置的融合器增加了椎间融合的表面积[71]。Quirno 等[72] 回顾性研究了

23 例轻度腰椎滑脱患者，使用同种异体股骨作为 ALIF 移植物，并进行后路辅助固定，证明 Oswestry 残疾指数（ODI）和视觉模拟量表（VAS）在术后 10 个月的随访时有所改善，术前平均的滑移程度为 23.2%，术后为 19.0%。总体而言，ALIF 联合后路补充内固定具有良好的临床效果 [72]。Kayanja 等 [73] 回顾性研究 60 例接受使用同种异体股骨和含 rhBMP-2 移植物的 ALIF 患者。他们发现在最初的 4 个月内有 40% 的病例发生了移植物的早期吸收，但这对术后 2 年的融合率和患者疼痛评分均无明显影响。作者认为早期吸收可能是融合过程中的一个发展时期，而不一定是并发症 [73]。

Shim 等 [6] 对 23 例患者接受 ALIF 联合后外侧融合术和 26 例患者接受 ALIF 联合后路经皮脊柱融合术进行 2 年随访发现融合率分别为 91.3% 和 76.9%，但两组的并发症发生率没有显著性差异 [6]。Strube 等 [38] 进行了一项对比单纯前路椎间融合手术（ALIF）和前后路联合手术（APLF）的前瞻性研究，每组纳入 40 名患者，比较发现各随访时期 ALIF 组的 ODI 和 VAS 评分均明显高于 APLF 组。2 年随访两组患者评分均有所改善。ALIF 组手术患者满意度高于 APLF 组。12 个月随访时，CT 评估 APLF 组融合率 68.7%，ALIF 组融合率 70.6%，随访过程中两组融合率无明显差别 [38]。Ohtori 等 [74] 前瞻性比较了 22 例接受独立 ALIF 的患者和 24 例接受常规后外侧融合患者的临床结果。两组之间的融合率和临床结果（ODI 和 VAS）无显著差异，ALIF 较后外侧融合术中出血更少，下腰部疼痛获得更好改善，但是患者的住院时间更长 [74]。

Qureshi 等 [7] 回顾性报道，接受 ALIF 的患者比经椎间孔腰椎椎间融合术（TLIF）或后路腰椎椎间融合术（PLIF）的患者出院率更高。但是，ALIF 患者由于并发症导致的 30d 再入院率是 TLIF/PLIF 患者的 4 倍，并且 ALIF 患者在术后 30d 和 90d 的总费用高于 TLIF/PLIF 患者 [7]。

一项大规模回顾性研究比较了 ALIF、PLIF / TLIF 和联合前后融合术（APF），发现 ALIF 术后死亡率最高 [75]。Goz 等 [75] 认为，ALIF 死亡率较高的原因很复杂，而且最可能与选择前路手术的患者自身因素有关。PLIF/TLIF 组的并发症最多，而 APF 患者的并发症发生率最高，总治疗费用最高 [75]。在排除年龄、性别等外部因素后，ALIF 和 APF 在并发症的发生上风险相当；然而，ALIF 神经系统并发症发生率最低 [75]。在评估特定患者的最佳椎间融合技术时，必须考虑可能的并发症和费用问题。

经验与教训

- 接受暴露技术培训或由血管外科、普通外科医生来协助暴露。
- 术前使用 MRI 获得患者有关的解剖结构。
- 使用适当的骨诱导性、骨传导性和成骨性材料，以确保融合，并避免假关节形成和内植物下陷。
- 注意逆行射精的风险。
- 过度前凸的内植入物不能用于 stand-alone 手术；使用这些植入物时，强烈建议追加后路固定。
- 特别注意解剖学、病理学和生物力学因素；当腰椎滑脱或骶骨前倾角度较大时，考虑在小切口 ALIF 后进行补充内固定。
- 进入 $L_5 \sim S_1$ 水平时，应考虑骶骨在骨盆中的位置和角度，椎间隙位于骨盆较低位置的应选择较低的手术切口，正确暴露该椎间隙，以方便取出椎间盘组织、植骨和放置椎间融合器。
- 患者选择是成功的关键。

十、结论

小切口 ALIF 是下腰椎病变治疗的合适选择之一，特别是退行性椎间盘疾病、脊椎滑脱、椎管狭窄、畸形和矢状位失衡。恢复矢状位序列并实现融合是其最大优势之一。与其他几种融合方

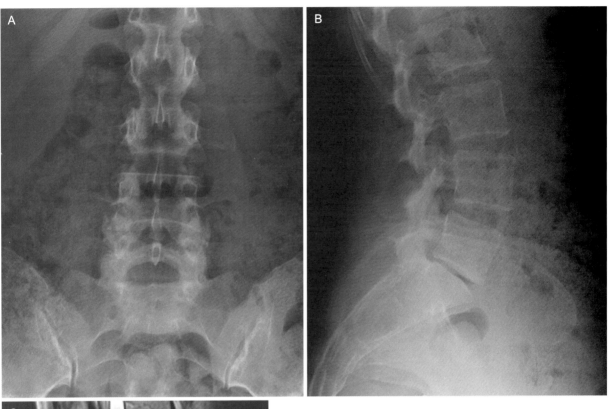

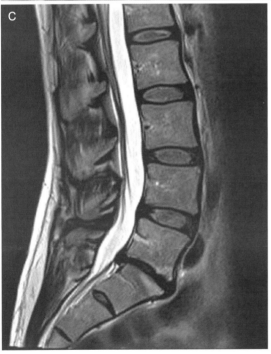

▲ 图 25-5　一例 43 岁，女性，行 $L_5 \sim S_1$ 小切口 ALIF 手术

A. 术前正位 X 线提示 $L_4 \sim L_5$、$L_5 \sim S_1$ 节段小关节增生。术前侧位 X 线（B）和 MRI T_2 加权像（C）显示 $L_5 \sim S_1$ 节段椎间盘突出，椎间隙严重塌陷

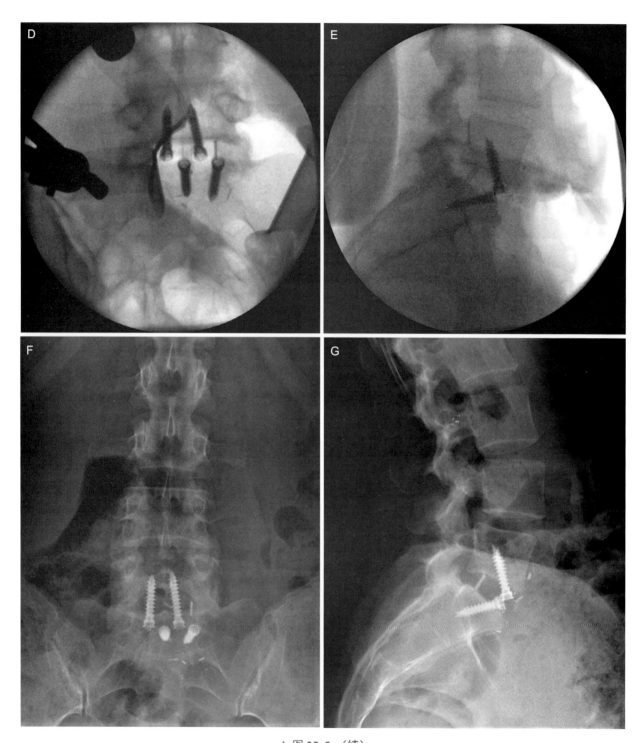

▲ 图 25-5 （续）

术中透视正位像（D）和侧位像（E）证实通过椎间融合器置入和螺钉固定，椎间隙高度恢复。术后透视正位像（F）和侧位像（G）同样提示椎间隙高度恢复，术后 3.5 个月患者症状完全恢复

法相比，小切口 ALIF 通过微创技术避免了对腰部后方肌肉和神经结构的医源性伤害。血管外科及普外科医师协助暴露，可以避免血管损伤和其

他术中并发症，小切口 ALIF 导致并发症少、融合率高。因此，当以恢复脊柱序列、稳定性和间接神经减压为手术目标时，强烈建议选择小切口

ALIF 手术进行椎间融合。

十一、手术技术回顾

- 切开皮肤及皮下组织。
- **分离**腹直肌经腹壁进入腹膜后。
- **从内侧向外**侧拉开腹直肌以保持神经支配。
- **确定弓状韧带并游**离腹膜。
- 向头侧**游离腹直肌后鞘**。
- 从左到右拉开**腹膜后内容**物。
- 识别腰大肌、输尿管和血**管，放置牵开器**。

（一）L$_5$～S$_1$ 节段的暴露

- 继续剥离腹膜，并将腹膜内容从左到右拉开。
- 确定并拉开左输尿管。
- 将牵开器置于骶骨前方并牵开骶正中血管，暴露 L$_5$～S$_1$ 椎间盘间隙。
- 进行椎间盘切除至后纵韧带，同时松解后方纤维环。
- 使用刮匙除去椎间盘，然后用锉准备终板，

注意不要去除软骨下骨。
- 使用刮匙，处理终板点状出血。
- 适当撑开椎间盘间隙。
- 根据厂家操作说明放置融合器。
- 拆下撑开器之前，请检查融合器的位置。
- 充分止血。
- 逐层缝合并关闭腹直肌前鞘和皮下组织。

（二）L$_5$ 以上节段的暴露

- 通过术前成像评估患者的血管解剖结构。
- 对腹膜前间隙的操作技术与 L$_5$～S$_1$ 所述类似。
- 用钝头的工具暴露左髂总动脉和静脉。
- 使用血管拉钩和钝头的器械小心地游离血管，以免造成伤害
  - 如果要暴露 L$_4$～L$_5$ 椎间盘间隙，请在游离血管之前分离结扎髂腰静脉和节段血管，以确保在椎间盘间隙前更安全地牵开血管。
- 取出椎间盘，处理终板，并在适当的位置安装融合器，操作技术类似于针对 L$_5$～S$_1$ 所述。

测　验

★ 选择题

1. 逆行射精最容易发生于哪种小切口 ALIF 入路手术中？（　　）
   A. 经腹膜　　　　　　　　　　　　　　　B. 腹膜后

2. 以下哪种不是小切口 ALIF 的术中并发症？（　　）
   A. 硬膜损伤　　　　　　　　　　　　　　B. 假关节形成
   C. 神经损伤　　　　　　　　　　　　　　D. 血管损伤

3. 以下哪项是小切口 ALIF 手术步骤中较先进行的手术步骤？（　　）
   A. 确认并牵开左侧输尿管　　　　　　　　B. 使用刮勺处理终板至点状出血
   C. 由内向外牵开腹直肌避免失神经　　　　D. 由左到右牵开腹膜后内容

4. 以下哪个节段手术中牵拉血管时最易出现血管损伤？（　　）
   A. L$_2$～L$_3$　　　　　　B. L$_3$～L$_4$　　　　　　C. L$_4$～L$_5$　　　　　　D. L$_5$～S$_1$

5. 哪种骨形态发生蛋白经 FDA 批准，可用于 MedIF LT–CAGE 和 PEEK Perimeter Implant 的 ALIF 手术？（　　）

    A. rhBMP–2　　　　　B. rhBMP–3　　　　　C. rhBMP–5　　　　　D. rhBMP–7

6. 在上腹下丛周围进行暴露时应使用单极电凝。（　　）

    A. 对　　　　　　　　　　　　　　　B. 错

7. 理想的 PI–LL 匹配是（　　）

    A. ≤ 15°　　　　　　　　　　　　　B. ≤ 10°

    C. ≤ 7°　　　　　　　　　　　　　　D. ≤ 10°

8. 以下哪种不是小切口 ALIF 的主要禁忌证？（　　）

    A. 广泛的硬脊膜瘢痕　　　　　　　　B. 腹部手术史

    C. 严重的狭窄需要减压　　　　　　　D. 血管疾病

9. 以下哪种手术比 ALIF 费用更高？（　　）

    A. TLIF　　　　　　　　　　　　　　B. APF（前后路联合融合手术）

    C. PLIF

10. 以下哪些节段贡献了 2/3 的腰椎前凸？（　　）

    A. $L_1 \sim L_2$ 和 $L_2 \sim L_3$　　　　　　　B. $L_2 \sim L_3$ 和 $L_3 \sim L_4$

    C. $L_3 \sim L_4$ 和 $L_4 \sim L_5$　　　　　　　D. $L_4 \sim L_5$ 和 $L_5 \sim S_1$

★ 答案

    1. A　　2. B　　3. C　　4. C　　5. A　　6. B　　7. B　　8. A　　9. B　　10. D

第26章　微创经腰肌外侧入路行胸腰椎椎间融合术

Minimally Disruptive Lateral Transpsoas Approach for Thoracolumbar Anterior Interbody Fusion

Dorcas Chomba　W. C. Rodgers III　W. B. Rodgers　著

王君成　石　维　唐一钒　周盛源　译

陈雄生　校

学习目标

- 对于 T_5~T_6 至 L_4~L_5 节段的疾病，微创外侧椎间融合术可靠安全。
- 应重视技术要点，该术式并发症与其他微创融合术和开放手术的发生率相近，甚至更低。术者在术前需细致分析 MRI/CT 的横断面图像，术前体位摆放需符合标准，腹膜后显露时动作需轻柔。
- L_4~L_5 是侧方入路最为经典的靶向节段。出于安全考虑，建立经腰肌工作通道时，需行可靠、实时的神经监测。
- 手术持续时间是术后运动功能恢复最为重要的独立预测因素。
- 侧方入路手术未来的发展包括：扩展前路重建技术的应用范围，进一步发展手术技术（个性化订制/可自动调节/无生物制剂的内植物）和神经诊断方法，以及个体化分析患者预后。使用侧方微创式来治疗脊柱疾病（包括在非洲国家、拉丁美洲和亚洲大部分地区的广泛应用），尤其是脊柱结核，将提高这些医疗落后地区的手术效果。

一、概述

（一）背景

微创腹膜外入路行腰椎间融合术是传统前路腰椎融合术（ALIF）的替代术式，可以避免 ALIF 的风险，提高手术效率。ALIF 手术需要较大的显露范围，行广泛的椎间盘切除和植入较大的椎间内植物，从而顺利完成椎间融合，调整椎节间序列。但该术式有着许多不足。该术式需由经验丰富的外科医生或血管外科医生，行前路开放切口（现也可行小切口）[1]，将大血管牵引开，以暴露椎间盘腹侧区域。在大部分病例中，选择 ALIF 术式更容易到达 L_5~S_1 节段，因为其在血管分叉之下。而 L_4~L_5 节段位于血管分叉处，故在 L_4~L_5 行 ALIF 发生血管损伤的概率更高。据报道，ALIF 术中血管损伤的风险高达 18%[2, 3]（但更多作者认为发生率较低，一般为 2.2%~6.7%[4, 5]）。ALIF 还可能损伤内脏器官（5%）[4, 5]，引发生殖系统并发症（9.6%）[4]，大血管和脊柱前方可能形成瘢痕组织，亦可影响恢复。从手术角度考虑，ALIF 要求切开前纵韧带（ALL），也可能要切开后纵韧带（PLL），以便于植入内植物，这可能使椎间不稳，届时需使用内固定，或让患者再次接受后路手术固定。ALIF 联合后路固定并发症的总发生率高达 29%[6]～76.7%[7]。

后路椎间融合术一般依靠直接减压解除狭窄，但因植入的椎间融合器较小，增加椎间高度有限，操作空间较小，因此减压不够彻底。PLIF 中需行后路手术以完成直接减压、椎间融合，在这过程中需要牵拉硬脊膜，可能会损伤神经结构；而 TLIF 手术需在神经根附近操作，也可能会造成损伤[3]。2003 年，Scaduto 等发现，13% 接受后路椎弓根螺钉植入的患者在术后出现运动无力[5]。类似地，Okuda 等也发现，在 251 个接受椎骨关节面切除的 PLIF 患者中，8.3% 出现运动障碍，其中的 43% 较为严重，19% 变为永久性的运动损伤[8]。多个研究表明，TLIF 术后有 7%～10.9% 有新发的脊神经根炎，且与手术入路同侧，说明椎间孔入路常伴随神经根受激惹或损伤[9, 10]。此外，传统后路开放手术会损伤多裂肌，它与脊柱连接的肌腱会被切开，可导致肌肉损伤、功能丧失、瘢痕组织形成[11-13]。这已经被视为区分后路微创和非微创术式的唯一因素[12-14]。从手术过程上来说，椎间盘显露区域、最大化融合范围、植入椎间融合器以撑起椎间高度的能力，在后路手术中均受限制。后路脊柱的矢状面平衡的矫正，因为通过椎间融合器矫正前凸的程度有限，通常还需要后路加压器械或截骨。

传统脊柱手术的不足促使微创技术蓬勃发展。最早的几代前路微创手术使用内镜来建立工作通道[15]，虽然减少暴露相关并发症（如失血、感染、切口疼痛）发生，但术式本身的缺陷使它的适应证有限。其适用性受限的原因包括：器械昂贵、手术技术特殊、学习曲线长（需有 150 例患者的手术经历）[16]、需在二维视角下操作三维区域，以及内植物置入、调整困难等。而出现术中并发症时，必须扩大暴露范围[16-19]。

在 20 世纪 90 年代后期，内镜法完成腰椎椎间融合的入路位置从前侧方转移到了腰肌前缘（即腰肌入路）。这一方法需要将主动脉和腔静脉从脊柱前方剥离开。最初部分医生并不推荐开展神经监控，也许正因如此，最初 21 个患者中 30% 出现了新发的神经功能障碍，其中 66% 在 4 周内消失，33% 的神经症状在随访中持续存在[20]。除偏离中线 60°（横断层）的腰肌前缘入路现已再次投入使用（见下文），这些早期的内镜技术已经被全面禁止。

（二）小切口外侧经腰肌入路

早期对内镜技术的挑战促进了内镜和开放术式的结合，即通过小切口完成暴露。该切口通过牵拉肌肉实现直视，减少手术并发症发生，以促进该手术技术的使用。在 20 世纪 90 年代末和 21 世纪初，Luis Pimenta（MD，PhD）率先使用小切口经腹膜后腰肌外侧入路完成腰椎手术，这一术式在文献中被称作侧方经腰肌椎间融合术[21]。这一术式拥有前路手术的优势，同时小切口下直视操作可避免 ALIF 的并发症，如血管、内脏器官、生殖系统损伤，同时也不需要相关专科医生来完成术野暴露。相比于后路术式，腹膜后经腰肌外侧入路不损伤骨结构，不会牵拉神经根和马尾，且可植入较大的椎间融合器。该术式还能减少侧方软组织损伤，因为该法采用钝性分离肌肉纤维来建立腹膜后入路。保留 ALL 和 PLL 可在维持自然稳定性、纠正序列的同时恢复椎间高度[22]。植入的椎间融合器较宽，支撑面可达椎间隙侧方。辅助内固定包括前外侧钢板（可以完成相邻节段固定），多种后路器械（可以直接放置，且不需改变患者的体位）如同侧椎弓根螺钉、单侧和双侧经关节突螺钉[23]、棘突间钢板、双侧椎弓根螺钉和固定棒固定（经椎弓根下方置钉的改良技术）。

在过去 10 年中，许多有关侧方入路的报道，包括生物力学测试[24]、解剖学的评估[25, 26]、手术技术验证[27, 28]、间接减压的研究[29, 30]、并发症和风险报道[31, 32]、中长期随访的临床预后和影像学结果[33, 34]、经济价值比较[35, 36]、应用进展[37-42]，以及大规模系统文献综述[43-45]。

（三）手术适应证和禁忌证

适应证为任何 T_4 以下、L_5 以上需行胸腰椎间融合的疾病。特殊适应证包括椎间盘退变性疾病（DDD）伴不稳[46, 47]、椎间盘突出复发、退变性脊柱滑脱（≤Ⅱ级）[48-53]、退变性脊柱侧凸[51-58]、假关节、椎间盘炎引起的 DDD 后遗症、全椎间盘置换（TDR）翻修[58]、椎板切除术后失稳[59]，以及邻椎病[59, 60]。该术式的相关禁忌证包括 $L_5 \sim S_1$ 节段的患者（受髂骨位置限制）；T_4 以上节段也不可用该术式，因为血管解剖和肩胛骨会限制入路。其他相关禁忌证包括腹膜后瘢痕（如接受过肾脏手术）、侧方入路血管解剖异常（可能出现在脊柱畸形中）（图 26-1），以及退变性脊柱滑脱≥Ⅱ级，神经根位于更前部导致入路受限（对于骶椎腰化的患者，$L_5 \sim L_6$ 在功能上对应 $L_4 \sim L_5$，同样难以使用该术式，因为腰丛可能更为靠腹侧，会限制侧方入路）[61]。术前仔细回顾 MRI 横断面影像，判断外侧入路附近的血管、神经的解剖位置，明确相关禁忌证[61, 62]。使用新技术——磁共振弥散加权成像（diffusion-weighted magnetic

resonance，DW-MR）观察腰丛神经图像，可使术前计划更为完善，以保护可能受损的神经结构[63]。

> **要点**
> 手术的适应证和禁忌证由局部解剖决定。术前仔细观察影像资料是必不可少的，这样在手术时才会对患者解剖特征了然于心。

二、手术过程

市场上已经有多个不同制造商提供商业化系统，可完成小切口外侧入路椎间融合术，包括直接外侧入路椎间融合系统（DLIF®，Medtronic Sofamor Danek，Memphis，TN）、外侧入路椎间融合系统（LLIF®，Globus Medical，Inc.，Audubon，PA），以及极外侧椎间融合术系统（侧方经腰肌融合，NuVasive，Inc. San Diego，CA）（图 26-2）。不同系统间存在诸多不同，包括推荐的切口位置（更靠腹侧或更靠背侧）、牵开器外形和功能[64]、术中有无神经监测仪，以及移植物结构。值得注意的是，DLIF 和侧方经腰肌融合术式均推荐使用术中神经监测（不同供应商推荐不同的监测技术），而 LLIF 技术则将这个问题（是否使用神经监测）交给了手术医生。其他可选择方法包括直视下使用"腰肌前方浅层通道置入技术（shallow docking technique）"，从而无须术中

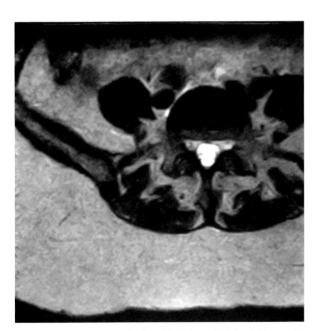

▲ 图 26-1　$L_4 \sim L_5$ 椎间盘区域横断面磁共振成像显示偏向后外侧髂静脉的罕见情况

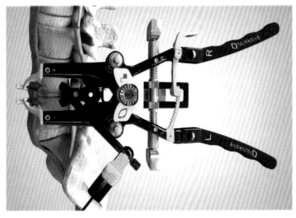

▲ 图 26-2　MaXcess® Ⅳ 牵开器接有肌电图刺激电极，可用于侧方经腰肌融合

使用神经监测 [65-67]。笔者完成最多的侧方经腰肌手术，是最经典、也最受欢迎的侧方经腰肌融合术，故本章节将重点讲述该手术过程，对于其他替代技术描写较少。

一般来说，侧方经腰肌入路只需小切口（约 2.5~4cm）[21, 68]，可在垂直于中线 90° 的角度下直接看到腰肌外侧缘。在腰肌暴露时，需使用定向神经监测和分散阈值反馈模式监测运动神经的方向和距离，逐层分离腰肌，最终暴露术野 [27, 28, 69]。一旦椎间盘外侧区域暴露成功，可使用标准化手术步骤完成椎间盘切除和椎间融合。可选用多聚乙醚酮（PEEK）或钛（Ti）合金椎间融合器。是否使用辅助固定由术者决定。

（一）解剖学

理解入路的解剖有助于指导手术过程，减少并发症。入路附近的血管和其他软组织结构会在其他章节讨论，但为了方便理解，必须先介绍两个如十指交叉般交错的解剖结构：髂腰肌和腰丛神经。髂腰肌分为腰大肌、腰小肌、髂肌。侧方入路一般在腰大肌和腰小肌之间（后文称此入路为腰肌入路）。腰丛神经穿行于腰肌间和腰肌上方，术中神经监测的目的是为了保护神经（图 26-3）[69]。腰肌起于椎体外侧，横跨 T_{12}~L_5，直

至股骨小转子。腰肌自 L_1 开始逐渐膨大（图 26-4），负责髋的屈伸。腰丛包括髂腹下神经（感觉、运动）、髂腹股沟神经（感觉）、生殖股神经（感觉、运动）、闭孔神经（运动、感觉）、股神经（运动、感觉），此外还有从 T_{12}~L_4 直接发出的肌支（控制腰大肌、腰方肌、髂肌、腰横突间肌肉运动）[69]。值得注意的是，髂腹下神经和髂腹股沟神经位于腹肌间，所以切开表层皮肤时就可能损伤（图 26-5）[70]。多篇文章尝试在腰肌至椎间盘外侧间确定一个"安全区域"[44]，尽管方法学和理解存在差异，这些报道仍证明侧方入路 L_1~L_2、L_2~L_3、L_3~L_4 椎间隙的前 3/4 部分，以及 L_4~L_5 椎间隙的前半部分不存在运动神经 [44]。正因为可能损伤这些敏感的神经结构，笔者更愿意在术中使用实时神经监测平台，这些在手术技术中有更详尽的说明。

> **要点**
> 腰丛的局部解剖学确定了该手术到达脊柱的入路。在没有监测系统保护神经的前提下，须严格遵守技术指南。

（二）术前计划

如先前所述，术者在制定手术方案时，需仔

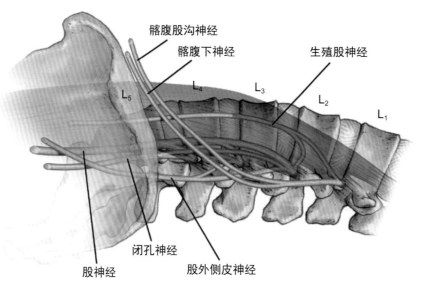

◀ 图 26-3 经腰肌外侧行腰椎间融合术的主要解剖

髂腹股沟神经　髂腹下神经　生殖股神经

L_5　L_4　L_3　L_2　L_1

闭孔神经　股外侧皮神经　股神经

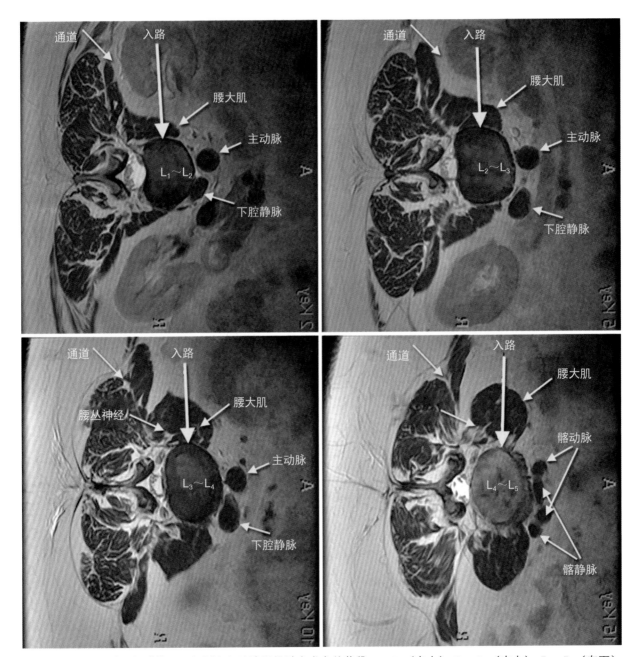

▲ 图 26-4　腰椎磁共振成像显示与侧方入路胸腰椎融合术有关节段 $L_1 \sim L_2$（左上）、$L_2 \sim L_3$（右上）、$L_3 \sim L_4$（左下）、$L_4 \sim L_5$（右下）的横断面影像

细比较患者个体解剖结构和预期解剖结构的差异。如果目标节段为 $L_4 \sim L_5$，需使用侧位 X 线片评估髂嵴位置，以确定到椎间盘外侧的入路（图 26-6）。尽管髂嵴位置高并不是侧方入路的绝对禁忌证，但在处理椎间盘时，应借助特殊角度的器械，平行于终板平面操作（有时需于侧方少量截骨以去除骨赘，相关入路讨论见后文）各个层面 MRI 横断面均需仔细研究，明确大血管位

置（分叉之下常会偏向外侧）和腰肌的位置与形状（图 26-7）。有骶椎腰化的患者（6 节腰椎），$L_5 \sim L_6$ 节段通常发挥 $L_4 \sim L_5$ 的功能，但是对应的腰肌形状和方向，却与 $L_5 \sim S_1$ 更为相像，腰肌与椎间盘分离，形状为"泪滴形"（图 26-8），这些病例中腰丛可能会前移。一般在 $L_5 \sim S_1$ 节段，大血管分叉，更偏向后外侧，贴近椎间盘。2012 年，Smith 等发现，侧方经腰肌融合 $L_4 \sim L_5$ 的患者中，

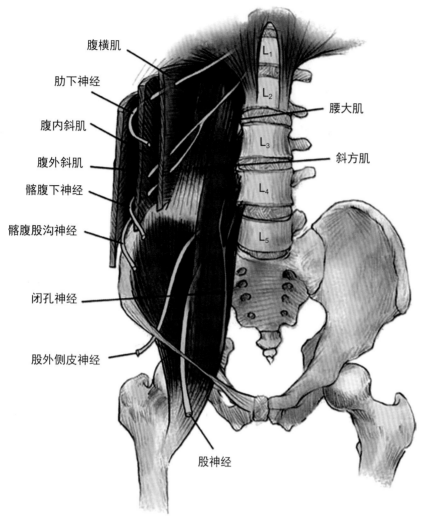

◀ 图 26-5 腹肌内髂腹下神经和
髂腹股沟神经的走向

腹横肌

肋下神经

腹内斜肌

腹外斜肌

髂腹下神经

髂腹股沟神经

闭孔神经

股外侧皮神经

股神经

L₁

L₂

L₃

L₄

L₅

腰大肌

斜方肌

2.8% 有骶椎腰化，其融合节段为 L₅～L₆[44, 61]。在这些有解剖变异的患者中，80% 无法根据神经监测的反馈判断能否通过通道达到手术部位。观察这些患者的 MRI 横断面图像，若其腰肌呈头盔型，且紧贴椎间盘外侧，与正常患者 L₄～L₅ 的解剖类似（图 26-8），则可确认该患者能行侧方入路。少部分患者髂嵴很低，腰肌贴近背侧，侧方入路甚至能到达 L₅～S₁ 节段。一些医师指出，类似的特殊患者在暴露时，应该由经验丰富的手术医生完成，且手术医生一旦发现操作间隙过小、风险过高，应当及时终止手术。

（三）术前治疗

神经和腰肌炎症是侧方经腰肌融合术的潜

在并发症，一些外科医生选择术前使用普瑞巴林和（或）加巴喷丁预防神经炎症，亦会使用地塞米松减轻神经和肌肉的炎症[71]。（笔者一般使用10mg 地塞米松静注，术前合用抗生素。）

术中肌电图（EMG）对于本术式非常重要，麻醉时需减少肌肉松弛药的使用，如需使用，推荐短效肌肉松弛药，以免干扰 EMG 结果[69]。

（四）注意事项

根据笔者的经验，结合其他报道[21, 68]，注意以下 6 点有助于安全、高效、可重复地完成经腰肌融合术。

1. 患者合适地体位放置；

2. 温和地腹膜后暴露；

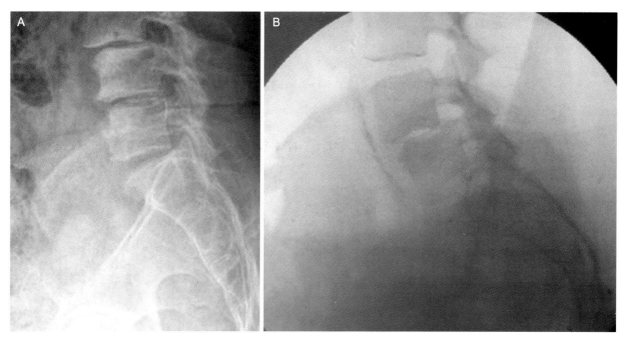

▲ 图 26-6 两位 $L_4 \sim L_5$ 节段患者的髂嵴侧位 X 线片
A. 髂嵴位置标准；B. 髂嵴位置高（图片由 Wiliam D. Smith，MD 允许使用）

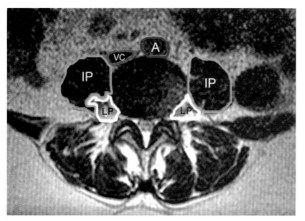

▲ 图 26-7 $L_4 \sim L_5$ 椎间盘的 MRI 横断面影像示髂腰肌（IP，绿线）、可视为腰丛的神经 - 脂肪混合物（LP，白线）、腔静脉（VC，蓝线）和主动脉（A，红线）

3. 使用整合神经监测的系统，谨慎建立腰肌通路；

4. 完整切除椎间盘，制备椎间融合植骨床；

5. 选择大小、位置合适的椎间植入物；

6. 切记较长的手术时间，其更可能损伤神经[28]。

（五）侧方经腰肌入路融合术所需设备

• 可透视的手术台

– 最少可完成 20°～30° 的弯折

– 可头尾端、轴向倾斜

• 透视机（C 形臂）

– 保护性铅板和甲状腺防护围脖

• 光源

• 牵引系统

• 手术床铰接臂

• 侧方经腰肌融合术器械

• 前侧 / 侧方普通器械

• 神经监测系统

• 双极电凝

• 尽量避免带电手术设备，以免干扰神经监测

（六）手术室布置和患者体位

手术室布置时，应当留有充分的空间，以便于在患者腹侧放置 C 形臂，透视机显示屏和实时神经监测装置可放在 C 形臂任意一侧。术者、技术员和器械位于患者背侧，术者站在施术位，技术员站在尾端，将放置于患者足部水平的器械递给术者。行前路椎体次全切除术或前路胸椎间盘突出减压术时，术者可以站在患者腹侧，这样减

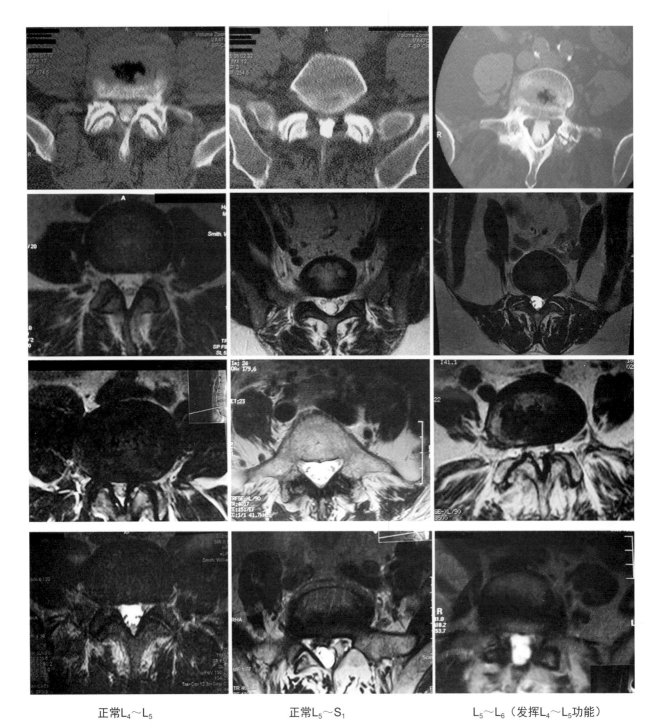

正常L₄～L₅ 正常L₅～S₁ L₅～L₆（发挥L₄～L₅功能）

▲ 图 26-8　腰肌在正常椎间盘 L₄～L₅（左侧）、L₅～S₁（中间）和 L₅～L₆（右侧，发挥 L₄～L₅ 功能）方向的磁共振和 CT 图像
注意 L₄～L₅ 节段的腰肌呈头盔型，且与椎间盘相连，而 L₅～S₁、L₅～L₆ 的腰肌一般位于外侧或前外侧，不与椎间盘相连，呈泪滴形
（图片经 Wiliam D. Smith，MD 允许使用）

压时可直视神经结构。麻醉师位于患者头端，光源置于头端或尾端。此外，透视员和神经监测员应在术者视线内有序站立（图 26-9）。

患者应处一固定、可弯曲、可透视的手术台

上，取侧卧位，双膝微曲（以放松腰肌），股骨大转子位于手术台裂隙水平。这使髂嵴高于手术台裂隙水平。标准的侧卧位对于手术非常重要，因为该位置下，腹内脏器可移向对侧，腹膜

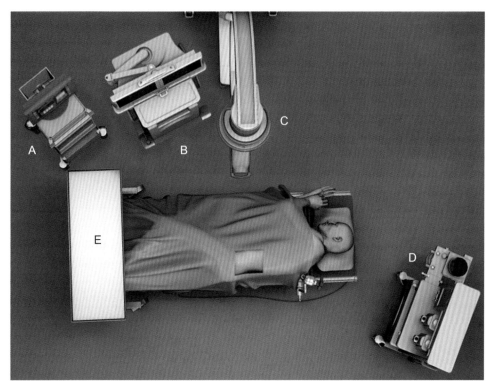

◀ 图 26-9　侧方经腰肌融合术的手术室布置俯视图（NuVasive，Inc. San Diego，CA）
A. 神经监测设备；B. 透视机显示屏；C. C 形臂；D. 麻醉和（或）吸引器、电凝电切、光源；E. 器械和（或）吸引器、电凝电切、光源

后暴露更为方便，损伤腹膜和脏器的可能性会降低。该位置确保术中透视时，手术平面垂直于椎间位置，保证对侧不会被透视机碰到。一旦体位放置完毕，患者需以胶带固定（图 26-10），手术台弯曲时体位不变，骨盆倾斜以达更低位的腰椎（尤其是 $L_4 \sim L_5$）暴露；该体位使肋骨远离骨盆，暴露后可达上位腰椎（图 26-11）。弯曲手术台需要注意两点：第一，将手术台固定于最终位置后，需要检查并保护受压点，否则可能出现横纹肌溶解并继发肾衰，手术时间长 / 肥胖的患者尤其需要注意[72]；第二，患者侧屈虽有利于脊柱侧方暴露，但侧屈会拉紧腰肌和腰丛神经（类似"弓弦"），使神经炎症发生的可能性增加。因此，只需弯曲手术台到足以暴露目标节段的程度（图 26-12）。

在体位摆放完毕后，或在切开前，笔者建议使用 EMG 拉伸试验确认肌肉功能正常，且未发生肌松。第一次拉伸试验后，还需重复 4 次并读数，将后面的读数与最初的读数相比。为保证术中 EMG 读数准确，第 4 次读数需大于初始读

数的 75%，确保肌肉放松不会阻断 EMG 的读数（图 26-13）。

C 形臂需严格垂直于手术台，同时还需确认各个节段的腹侧方、背侧方和侧方。这可通过最初的 C 形臂定位，结合脊柱弯曲的角度，完成各个节段的精确定位（图 26-14）。应当通过左倾 / 右倾调整手术台，而非调整 C 形臂，找到合适的视角。在调整患者体位时，一旦确定准确的腹背侧位（脊柱正位）和侧位，保持 C 形臂垂直于地面，可保证工作通道垂直于椎间盘的矢状面，同时也垂直于地面。在工作通道位于中线，且椎弓根对称后，便可获得准确的前后位图像（图 26-15A）。为了获得准确的侧方位图像，C 形臂可以旋转至 90° 垂直地面，并于水平面上调整手术台。当两侧椎弓根重叠，终板成一线，后侧皮质呈一线后，可获得准确的侧方图像（图 26-15B）。对于有畸形的患者，或各节段不同、存在解剖变异的患者，应在每个节段完成腹背侧、侧方的定位（图 26-16 和图 26-17）。如有必要可改变患者方向，但不可改变透视机方向，确保术者保持直立

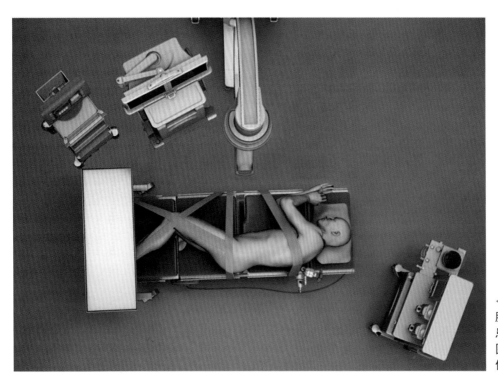

◀ 图 26-10　侧方经腰肌融合术需用胶带将患者固定于手术台，本图为标准化固定法的俯视图

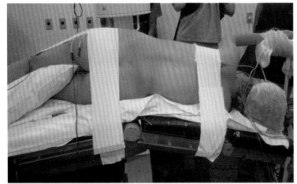

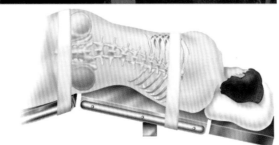

▲ 图 26-11　最外侧椎间融合术中，手术台和手术台弯曲角度的照片（上）和示意图（下）

位（人无须弯曲、侧身）工作。

（七）确认解剖结构和节段

在术区消毒前、确认手术节段准确方向后，

用记号笔在皮肤上标记，在侧方透视下标记椎间盘的位置、方向、前后方边界（图 26-18A 和 B）。此外，取垂直于椎间盘的方向、椎间盘位置中后 1/3 的位置作为工作通道（图 26-18C 和 D）。如果需要做第二个入腹膜后空间的切口引导最初的通道设备，则应取后方到侧方，位于竖脊肌侧缘的切口，并在切开前标记（图 26-19）。

（八）经腹膜外入路

尽管笔者更习惯于单切口入路，我们依然推荐术者最初使用双切口，直至完全熟悉手术技术要点。使用双切口入路，行后方 - 侧方皮肤切口，然后以剪刀和手指钝性分离腹壁肌肉（图 26-20）。切皮后的暴露过程需小心谨慎，尤其要慎用电凝装置（如果必要，应使用双极），避免损伤控制腹壁肌肉的肋下神经。肋下神经的损伤可导致术后的腹壁麻痹，引发假疝[73]。小心地用手指穿过肌纤维，直至出现穿透感，说明已经达到腹膜后空间（图 26-21）。一旦达到腹膜后空间，应用一个温柔推开动作松解腹膜，确保腹膜内容物前移。腹膜的前移可减少扩张器和通道引导器放

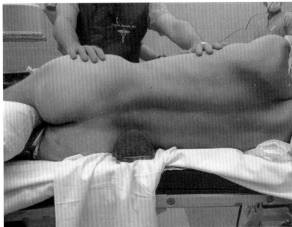

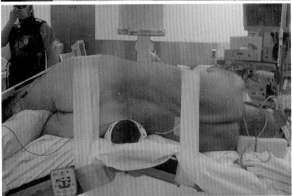

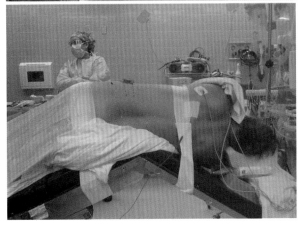

▲ 图 26-12　患者和手术台的初始位置（上），患者摆好体位且胶布固定后（中），手术台弯曲后（下）

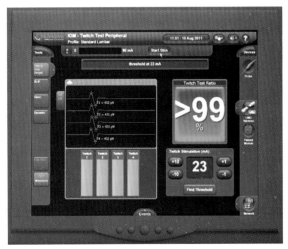

▲ 图 26-13　NV M5（NuVasive, Inc.）监视器显示拉伸试验的结果
为了确保肌肉松弛药不会影响肌肉功能，2～4 次拉伸试验的读数应当高于基线读数的 75%。若肌肉松弛药抑制肌肉功能，说明拉伸试验可能会失败

沟神经、髂腹下神经和生殖股神经）。侧方暴露成功后，扩张器应在手指引导下达到腰肌侧缘（图 26-22 和图 26-23）。

> **要点**
> 正确的定位使手术成为可能，但是手术台过度弯曲会"弓弦"腰肌，使神经丛处于更大的危险之中。

（九）经腰肌通道

在手指引导初始扩张器抵达腰肌表面后，侧方透视定位。初始扩张器的位置大约在椎间盘前缘的中线和后 1/3 之间（图 26-24）。定位完毕后即行第二次拉伸试验，施局部刺激确认 EMG 读数。若肌肉功能完好无损，在扩张器插入腰肌前，于扩张器中建立神经监测通道。扩张器的末端有个小三角形的 EMG 刺激区，可以完成局部和定向的刺激。扩张器近端是 EMG 接头，可将EMG 的信号传导至扩张器末端，从而完成定向刺激（图 26-25）。在扩张器穿透腰肌前，应激活EMG 电极，在穿过腰肌时持续给予刺激。开始时应使用食指钝性分离，扩张器借之穿过腰肌肌

置时损伤腹膜的风险。腹膜充分前移后，用手指触摸腰肌和通道前方，以便于完成通道定位（图 26-21）。

接下来，位于腹膜后方的手指从腹膜后空间向皮肤抬起，确认入路位点，防止伤及腹膜。侧方切口和钝性分离均需如侧后方切口一样小心谨慎。此时，有可能会接触到感觉神经（髂腹股

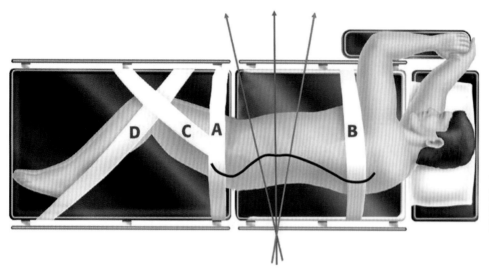

◀ 图 26-14 为确定不同节段准确的腹侧、背侧视图，C 形臂可朝不同的方向（箭）调整

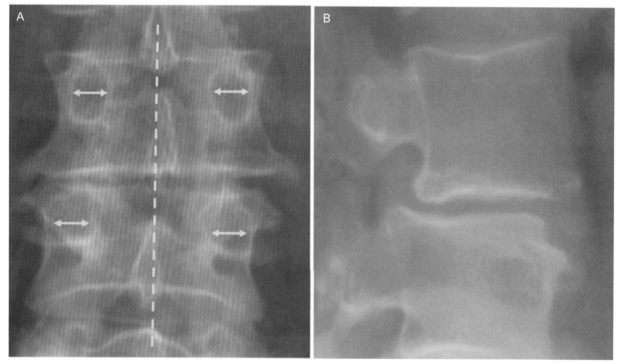

▲ 图 26-15 A. 前后位 X 线片，显示棘突居中（虚线），与椎弓根对称（箭）；B. 侧方位的 X 线片，显示终板平行，椎弓根重叠，骨皮质呈一线

纤维，慢慢地推进直至椎间盘外侧，旋转一圈，注意 EMG 读数，此时收集到的反馈与扩张器的方向相关。除了 EMG 的定向刺激，该过程中需 EMG 的离散阈值，这一数据表明神经与扩张器的距离。激发所需阈值越低，神经和电极的距离越近。EMG 读数在视觉和听觉途径均有反馈。当阈值低于 5mA 时，说明已直接接触神经[74]；

阈值在 5～10mA，说明距离较近；阈值大于 10mA，说明远离运动神经[27, 28, 69, 74]。根据笔者的经验，一个通道其 EMG 背侧阈值较低，腹侧阈值相对较高（一般大于 20mA），则较为安全、合适。原因在于，牵引可能会偏向腹侧和头尾端，故牵引器远离腹侧神经，偏向背侧神经，可使暴露更为安全。在扩张时，如果阈值降低，说明和

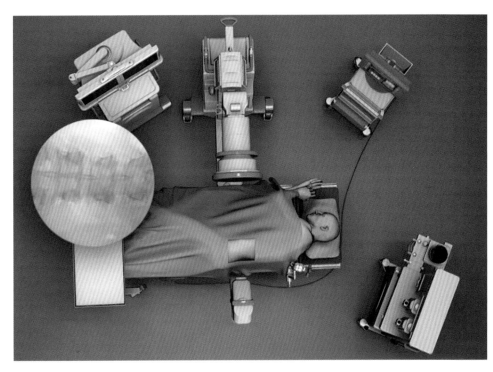

◀ 图 26-16　XLIF 中，术中前后位透视机的摆放位置

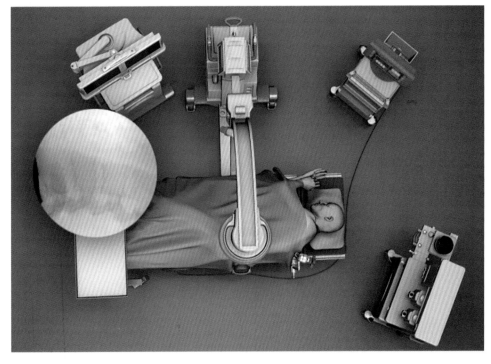

◀ 图 26-17　XLIF 中，术中侧方位透视机的摆放位置

神经的距离变近，此时应将扩张器旋转 360°，确认神经方向，并根据监测器反应确定和神经的相对距离。当神经监测提示扩张器位置不合适时，应当将扩张器从腰肌中完全撤离，选择更靠近腹侧的切口重复先前步骤（图 26-26）。值得注意

的是，EMG 阈值低并不代表手术无法安全开展，只要红色预警（即阈值低的方向）在仪器背侧，且远离牵开区域即可。

一旦扩张器安全抵达椎间盘外侧（图 26-27），应拍侧位 X 线片，确定扩张器在椎间盘外

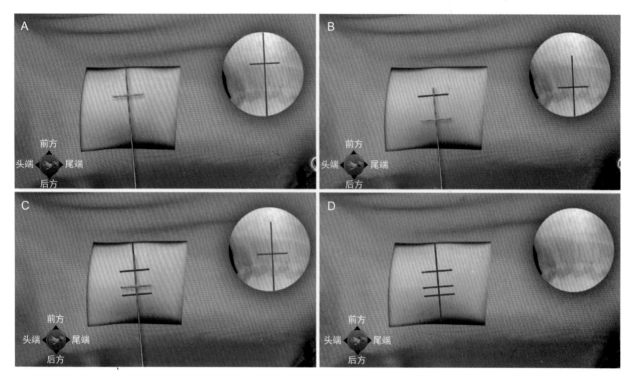

▲ 图 26-18　A-D. 手术节段标记椎体前缘、后缘、侧方入路的椎间盘靶点，以及所有的标记（均与椎间盘线相交）

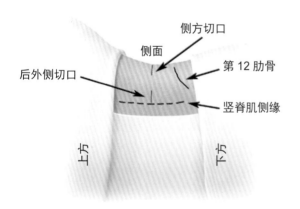

▲ 图 26-19　侧方和后外侧切口，第 12 肋的边界，竖脊肌的外侧边界

侧的位置，并确定它的穿刺轨迹。如需调整扩张器，必须在 EMG 监视下。拍正位 X 线片确定扩张器在位，与椎间盘平齐。扩张器的位置和轨迹确认无误，将克氏针导入通道中，固定通道器械（图 26-28）。依次使用后两种扩张器，在 EMG 监测下扩张两次（图 26-29A 和 B），随后放入牵开器。和扩张器一样，牵开器同样带有 EMG 设备，可以在插入过程中发出刺激信号（图 26-

30A 和 B）。拍摄侧位 X 线片确认牵开器位置和方向。用手术床铰接臂固定牵开器（图 26-32），将之固定于床沿。牵开器双侧拉钩连接分叉光缆，照亮椎间盘侧面视野。用 EMG 的球状刺激探针确认暴露过程中没有触碰神经，证明神经位于通道的背侧（图 26-33 和图 26-34）。确认暴露视野内无运动神经，且所有软组织均已移除，可将椎间盘垫片放置于背侧拉钩上，将牵开器固定于术野中，防止牵开器或背侧组织移动（图 26-35A-C）。牵开器的拉钩可以在头尾端和腹背侧两个方向撑开，以满足个体化解剖和病理的需要（图 26-36）。如果想增加暴露范围，且不扩大皮肤切口，可使用可调节拉钩（图 26-37）。为了减小损伤，牵开器拉钩应当缓慢展开（或仅仅打开到满足暴露要求的程度），从而放松周围的腰肌和软组织。

在确定腰丛位置时，需注意其解剖存在极大的个体差异，每个患者都不相同。利用 EMG 监测椎间盘背侧到侧方中线的区域。背侧 EMG 阈值低是可接受的，并应据此确定背侧拉钩和移植

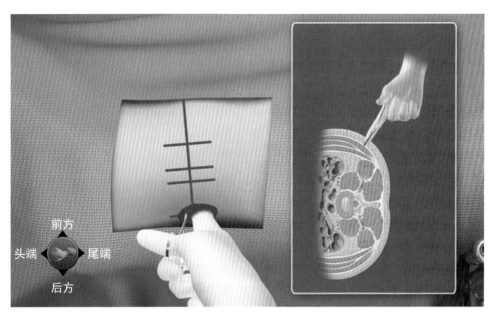

◀ 图 26-20　两切口法中，以"手指扶剪"法进入腹膜后区域

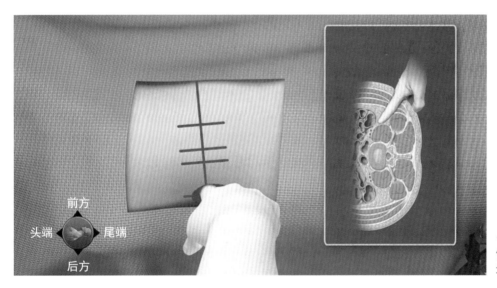

◀ 图 26-21　通过后外侧切口，进入腹膜后区域，抵达腰肌外侧缘

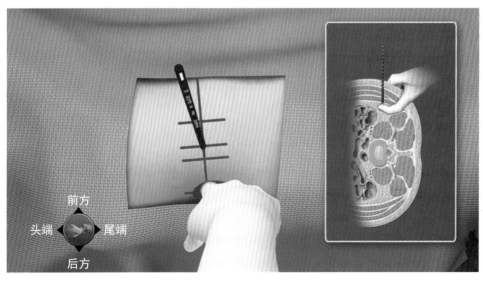

◀ 图 26-22　在手指引导下，初始扩张器经后外侧切口进入腹膜后区域

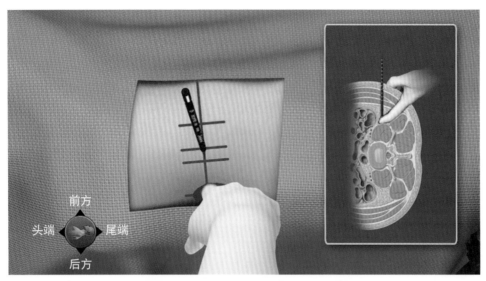

◀ 图 26-23　扩张器在术者手指引导下，经后外侧切口抵达腰肌的外侧边界

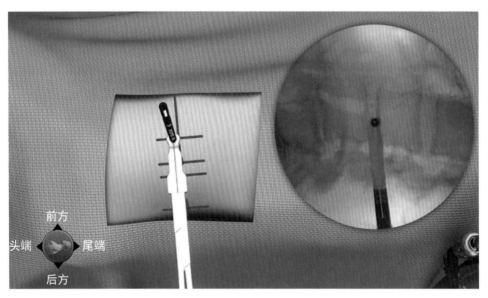

◀ 图 26-24　侧位 X 线片提示扩张器抵达椎间盘外侧缘

物的放置范围。由于 $L_4 \sim L_5$ 节段神经分布更偏腹侧，应将拉钩适当偏向腹侧。牵开器于侧方区域内安全放置后，便可从背侧向腹侧轻柔的放入锚片，在病灶区进行操作。

需注意，腰丛固有分支也可因腰肌本身的牵拉受损伤。故不可在任何平面过度牵拉（暴露范围能满足操作需求即可），避免对固有神经产生类似损伤。可独立完成头尾端和腹背侧撑开的拉钩现已经商业化。在笔者开展侧方手术的早期，更喜欢术野大于操作视野，故会扩大牵开器的撑开范围。后来，在观察了一部分感觉麻痹的患者后，"恰好"的术野便成了笔者新的宗旨。如同童

话故事中的"金发姑娘原则"——牵拉应适当，恰好满足手术操作即可（图 26-38）。

由于 EMG 无法直接监测到感觉神经，因此外科医生需要丰富的经验和不同解剖策略来发现并避开这些神经。在 $L_3 \sim L_4$ 及以下节段，可用肉眼分辨生殖股神经。髂腹下神经和髂腹股沟神经通常位于腰肌表面，在探查腹膜后区域时可尝试触摸分辨；在上位椎体（$L_1 \sim L_2$、$L_2 \sim L_3$）水平，生殖股神经穿行于腰肌内，从腹侧面穿至外侧中线，并从 $L_3 \sim L_4$ 水平穿出腰肌，位于其侧缘上。因此，牵开器的穿入和固定位置靠近背侧可避开生殖股神经（很有可能位于腹侧，不容易监

▲ 图 26-25　初始 NV M5® 扩张器远端带有肌电图（EMG）刺激区，近端有 EMG 夹持区和定向刺激标记

刺激定位标志

肌电图接口

刺激区

测）[26, 75]。值得注意的是，大多数位于入路附近的神经（髂腹股沟神经、髂腹下神经、生殖股神经、闭孔神经和股神经），包括侧方股神经皮支（一般在侧入路暴露时位于腰丛的背侧），都可以用 EMG 监测到，因为他们都有运动支和感觉支。笔者认为，手术团队（术者、住院医师、助手）在牵开器固定于铰接臂、固定片置入前，应安排专人严格控制牵开器。否则，牵开器有可能会滑开、移动或者拔出，使内脏、血管和神经受损。

> **要点**
>
> 为了安全建立通路，术者必须小心地保护神经结构。术者用不同的感官来保护神经，包括用肉眼区分术野中的神经分支（髂腹下神经、髂腹股沟神经的腹肌分支），触摸无法看到的感觉神经分支（髂腹下神经、髂腹股沟神经在腹膜后空间，生殖股神经位于腰肌内和腰肌表面），注意听 EMG 的警报声，警报声响意味着接近运动神经。

（十）椎间隙的准备

椎间隙的操作一般会使用标准化的椎间盘内设备。（尤其对于"高髂嵴"病例，一般可对上位椎体使用侧方截骨来抵达目标椎间区域。）充分的椎间盘切除后，才能进行椎间融合器植入。需

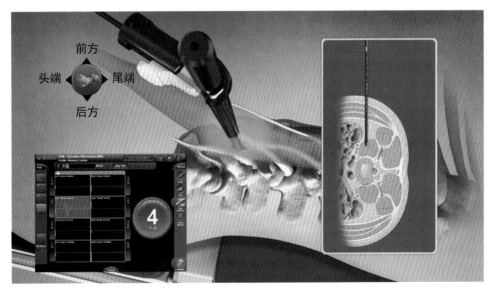

前方

头端　　尾端

后方

◀ 图 26-26　腰丛神经位于初始扩张器腹侧，该位置并不合适（未按解剖学实际比例、形态绘图）

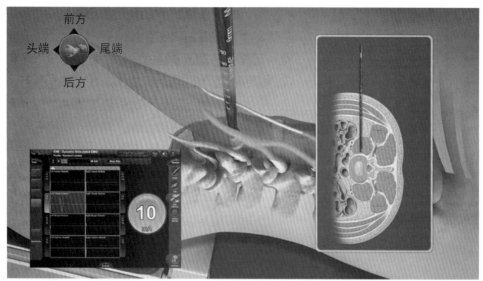

◀ 图 26-27 用 初 始 扩 张 器 行 定 向 肌 电 图 （EMG）刺激（图中左下方）以确定腰丛运动神经的位置
（未按解剖学实际比例、形态绘图）

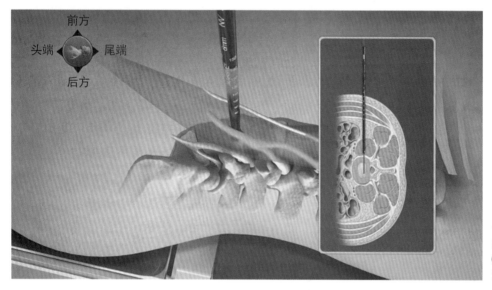

◀ 图 26-28 将克氏针经初始扩张器放入
（未按解剖学实际比例、形态绘图）

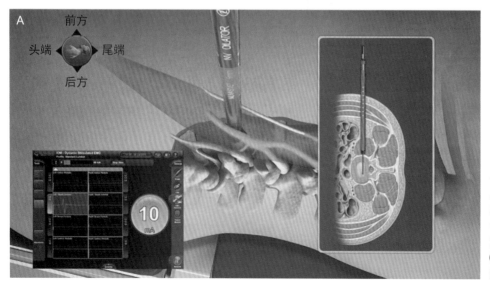

◀ 图 26-29 插入第二（A）、第三（B）顺序扩张器，辅以肌电图（EMG）的监测，来确定运动神经的相对位置
（未按解剖学实际比例、形态绘图）

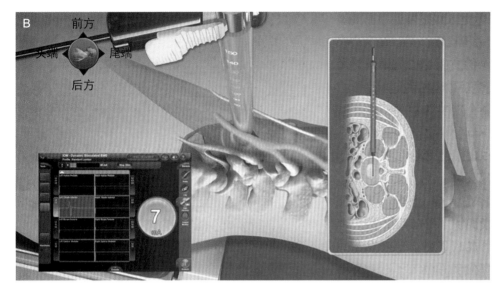

◀ 图 26-29 （续）

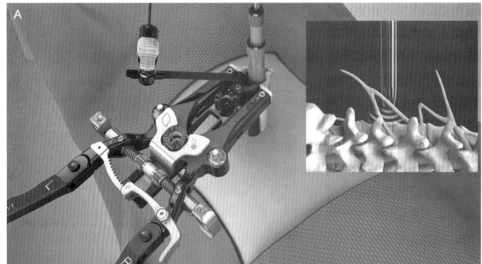

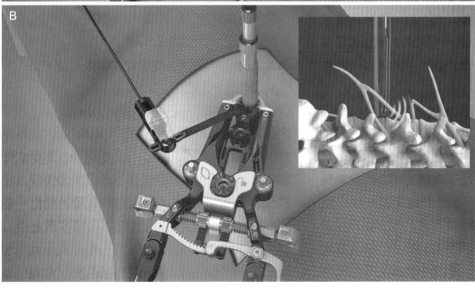

◀ 图 26-30　**A** 和 **B** 图为 **MaXcess®**（**NuVasive，Inc.**）Ⅳ 型牵开器系统，中心有 **EMG** 夹片（**A**），可行定向定位（**B**）
（未按解剖学实际比例、形态绘图）

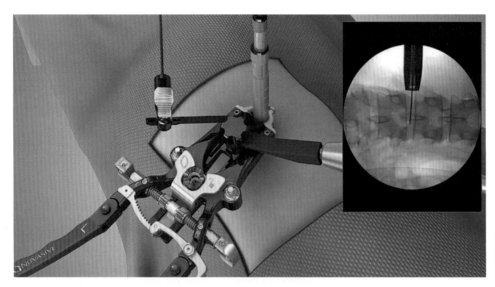

◀ 图 26-31　X 线 片 和示意图提示 MaXcess 牵开器附于扩张器上，已达椎间盘侧位，且与之平行

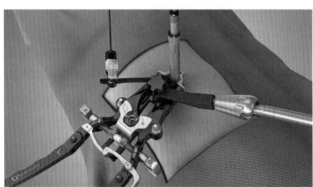

◀ 图 26-32　MaXcess 牵开器、序贯扩张器和人工臂

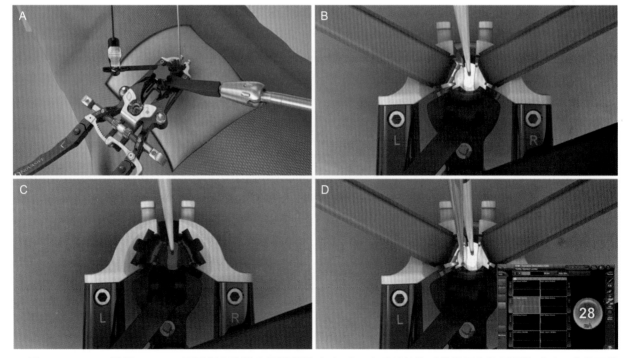

▲ 图 26-33　A–D. 显示 MaXcess 牵开器在移除序贯扩张器（A）后，克氏针就位时的椎间盘外侧图像（B），光线下椎间盘外侧图像（C），肌电图（EMG）刺激下探寻术野内的神经组织（D）

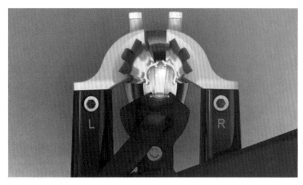

▲ 图 26-34 在牵开器腹侧拉钩处，放置辅助组织牵开器

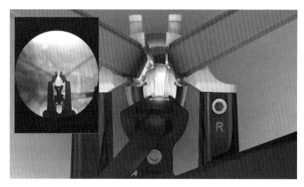

▲ 图 26-36 独立的浅层和低位牵开器拉钩

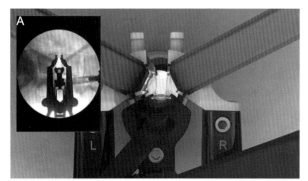

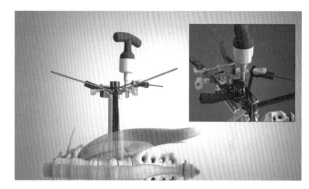

▲ 图 26-37 如有必要，可使用 MaXcess 牵开器的可选择拉钩

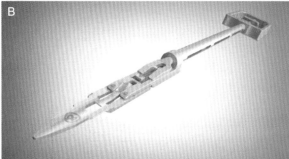

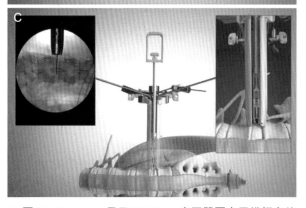

▲ 图 26-35 A-C. 显示 MaXcess 牵开器固定于椎间盘外侧的示意图和 X 线图（A）、椎间盘内垫片（B），以及将椎间盘内垫片放置于椎间盘外侧（C）

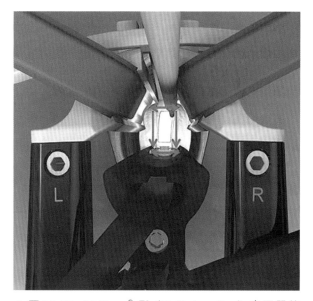

▲ 图 26-38 MaXcess® Ⅳ（NuVasive, Inc.）牵开器的外侧示意图，说明了椎间盘切开的合适方向和顺序，避免损伤前纵韧带（ALL）和大血管

先在背侧完成椎间盘上下缘（头端和尾端）两道切口，随后在腹侧确定椎间盘切除的边界。根据笔者的经验，行腹背侧切口时，背侧的切口会被插入椎间盘的固定片保护（图 26-38）。背侧至腹侧的切口可能会损伤腹侧的结构（如脉管系统）。一旦同侧（术野侧）的椎间盘切除完成后，术者可根据自己的习惯使用各种设备。也需充分切开对侧的椎间盘纤维环，确保对侧切口平行，使植入物可以达到双侧骨环位置（图 26-39A 和 B）。椎间盘区域的椎间盘组织应当去除干净，终板软骨充分刮除，以防止植入物沉入椎管内（图 26-40 A 至 C）。为防止终板处理不到位，可对比术区边界与终板、椎弓根与地面的位置，若均平行则无碍。这可以减少终板意外损伤的概率，也可防止对侧仪器向腹侧或背侧偏移[76]。笔者更愿意在终板的中央开窗进行融合。如果条件允许，笔者会从终板上取部分松质骨用于填充移植物，增强融合强度（有时可在影像上看到"哨兵征"，椎间融合器前、后方植骨融合的征象）（图 26-41）。笔者认为，只需使用环形刮匙轻柔处理，即可将终板处理充分，尽管有时还是需要锉刀和刮

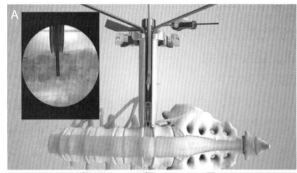
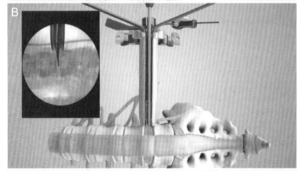
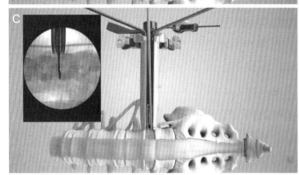

▲ 图 26-40　A-C. 侧方经腰肌入路经 MaXcess 牵开器，切除椎间盘（A），使用刮匙（B）和锉刀（C）掏空椎间区域

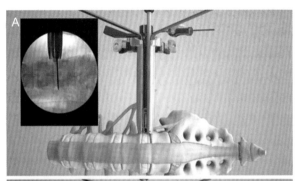
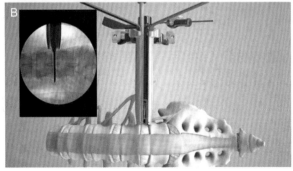

▲ 图 26-39　A 和 B 图为示意图和 X 线图，使用 Cobb 刀完成底层和前侧的对侧椎间盘切开

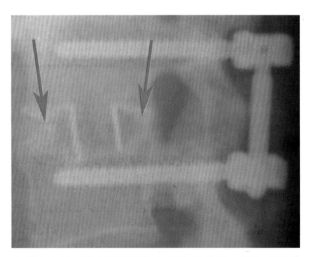

▲ 图 26-41　侧方经腰肌融合术后 12 个月，侧位 X 线片下的"哨兵征"（箭）

匙。在保护完毕、确保 ALL 完整性的前提下，才可以使用箱型刮匙，以避免无意间弄断 ALL 或损伤血管。

在准备椎间融合器时，软组织可能会"滑进"术野内，可在牵开器的手柄上多方向加压，从而防止软组织的滑入。

（十一）融合器的放置

关于融合器大小的选择，应考虑到所用融合器的形状特点（如不同前凸角、冠状面锥形、增宽型），最大限度地矫正局部异常脊柱序列，同时使融合器与椎体外侧缘骨环之间的接触面最大化，减小融合器下沉的风险。此外，选择的融合器高度应尽可能与椎间隙高度匹配，但不能超过生理高度（图 26-42）。过高的融合器可能加大

终板、ALL 和 PLL 受到的张力，导致融合器下沉、脊柱序列矫正失败。融合器置入时避免使用暴力（术者使用手，必要时使用棒进行辅助），并全程应用非同步 EMG 监测神经活动。植入时为进一步保护终板可以使用滑动装置（图 26-43 和图 26-44），特别是在植入路径与椎间隙成角时

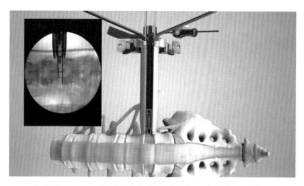

▲ 图 26-42　椎间融合器放置的示意图与 X 线图

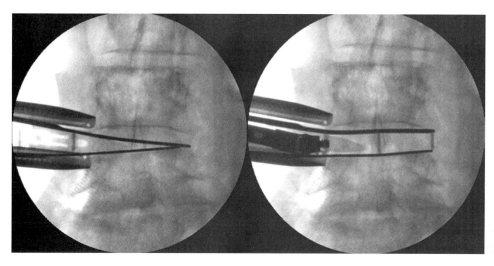

◀ 图 26-43　正位 X 线片显示，利用可控滑道置入椎间融合器，在椎体压紧时可保护上、下终板，增强植骨效果

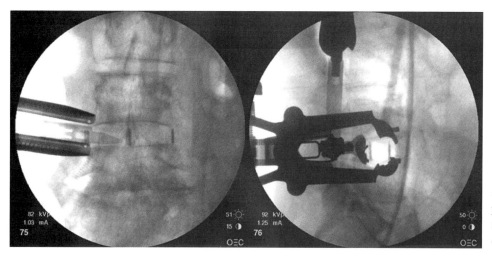

◀ 图 26-44　术中正位 X 线（左）和侧位 X 线（右）透视，显示最终融合器放置位置

（如高髂嵴患者行 $L_4 \sim L_5$ 节段手术时）。融合器植入后不仅需行侧位 X 线透视，还需要行正位透视核准融合器相对于椎体外侧缘的位置。尽管融合器在侧位透视下通常位于椎间隙的中央，且占据正位透视下椎间隙的约一半区域，但融合器的植入方式是个体化、多样化的，取决于局部解剖特点及手术目的，理论上说，ALL 和 PLL 之间的任何植入位置都是可以接受的。

（十二）切口闭合

手术操作结束后，缓慢移除入路导向器，检查椎间盘区域及腰大肌有无活动性出血，并彻底止血。可在腰肌和术区局部应用镇痛药或甲泼尼龙（亦可联合使用）以减小对神经或肌肉的刺激。缝合腹壁肌肉以预防切口疝，皮肤予以标准皮内缝合。

（十三）内固定装置

因为侧入路不破坏后方骨 – 韧带结构，是否需要减压（必要时）和内固定可由术者自行判断。侧卧位可以进行以下几种内固定置入方式：前侧方固定、单侧椎弓根螺钉 – 棒固定（手术入路同侧）、单侧或双侧经关节螺钉固定、棘突间固定和通过改良经下椎弓螺钉棒固定。

（十四）术后管理

明确手术效果后，应鼓励所有患者进行术后早期康复训练，这也是脊柱微创手术的优点。术后疼痛应遵循标准镇痛指南进行治疗[71]。本节手术入路的不良反应包括入路侧轻度屈髋力量减弱、股 / 腹股沟前区感觉变化。屈髋肌力减弱是由于术中腰肌的穿透与刺激，通常在正常的肌肉康复周期内（数周内）自行恢复，无须医疗干预。感觉障碍可能是术中对于感觉神经（生殖股神经）的刺激造成的，亦可于术后通过神经修复机制自行恢复[27, 28]。

三、经腰肌侧方入路技术总结

经腰肌侧方入路手术要点总结如下[77]。

（一）术前准备

1. 术前对 X 线片及 MRI/CT 影像进行评估：
(1) 脊柱畸形情况，包括旋转畸形；
(2) 脊柱骨盆参数和脊柱序列；
(3) 腰肌形态；
(4) 周围软组织结构，包括血管与邻近脏器；
(5) 骨质量。

2. 充分告知患者术后发生屈髋肌力减低或大腿前侧感觉异常的可能性，告知患者多数可于术后早期自行恢复。

3. 遵循术前镇痛规范进行术前镇痛[71]。

（二）术中

1. 仔细摆放患者体位，与地面垂直，并以 C 形臂确认。

2. 将手术台弯折至满足手术需求（弯折角度尽可能小）。

3. 行拉伸实验，确认患者肌肉无麻痹。

4. 确认手术节段的确切腹背侧（脊柱正位）、侧方（脊柱侧位）方向。

5. 钝性分离浅层肌肉组织，小心抵达腹膜后腔隙，避免损伤髂腹下、髂腹股沟和肋下神经，尽量不使用电刀。

6. 用手指进一步扩大腹膜后间隙，直至腰肌和横突。

7. 如果使用双切口技术，需以手指置于通道切口内作为引导，将初始扩张器引导至腰肌外侧缘。

8. 抵达腰肌后，缓慢、轻柔地旋转推进扩张器，EMG 保持激发状态，以分散阈值模式进行定向监测。

9. 在初始扩张器安全穿透腰肌后，同法放置克氏针和后续两根扩张器，最后放入牵开器。

10. 在直视下，C 形臂和 EMG 确认术野安全后，于背侧放置固定垫片，将牵开器固定于术野中。

11. 以标准化术式充分切除椎间盘，将终板处理完全，注意保留终板环骨突起，保持松质骨轻微渗血，以保证植骨融合。

12. 根据手术目的决定融合器形状与尺寸，但同时也要符合患者解剖学特点（生理尺寸）。

13. 必要时放置侧方钢板。

14. 检查活动性出血并使用类固醇或镇痛药物（必要时）。

15. 移除导向装置后，缝合肌肉和筋膜层。

（三）术后处理

1. 进行运动与感觉测试，以评估术后新发运动与感觉变化。

2. 鼓励患者尽早行走，以促进肠道蠕动恢复和早期复健。

3. 遵循术后镇痛指南[71]。

四、重点与难点

不管手术医生使用怎样的手术入路或术式，并发症依旧会发生[8]，有些并发症的发生与医生的努力和经验无关。根据许多手术医生使用侧入路手术积累的经验，为减少手术的某些风险，避免进入陷阱，需要强调并完善几项技术与注意点。以下为最常用的一些要点和预防并发症的技术。

（一）放置体位

手术台屈折角度应视患者的解剖差异而定。经验表明，用于恰当暴露手术部位并实施手术的手术台屈折角度并不像术者预计得那么大，所以应尽可能减少角度，从而减少手术入路邻近的软组织结构（肌肉、神经）的张力。

（二）侧方腹膜后暴露

浅层腹壁暴露时可能会发生肋下神经损伤，导致腹壁肌肉失去神经支配。暴露过程中需避免

使用单极电凝止血，推荐使用双极电凝，避免神经热损伤[73]。

初学者早期适应技术阶段，推荐采取双切口手术入路，或手术医生有意愿亦可采用。单切口手术入路必须靠感觉探查腹膜后隙，确保在初始扩张器置入前，腹膜已向前方游离。腹膜后隙确认后，仍需小心避免损伤髂腹下神经和髂腹股沟神经。这些神经类似索状结构，可触及，一旦分辨出以上结构应予以保护，安装内固定时也要回避以上结构。肾脏和输尿管在探查腹膜后隙时亦可触及（输尿管粗细于略大于感觉神经），与上面类似，也应该予以保护并回避。

（三）经腰肌入路相关问题

定向刺激神经电生理监测（同时进行离散阈值反应）可为手术入路及手术内固定置入提供神经定位信息[27, 28, 69]。初始扩张过程中，它的作用是"定位"运动神经的分布空间，而不是单纯地避免高阈值读数，高阈值读数提示暴露位置距离神经较远。相反，穿过腰肌时出现低阈值读数，可提示神经定位，而且在开始对接后，在前侧和头尾端方向分别进行轻微回调，并确认神经后方的位置，可以形成一个沿侧面纤维环后部相对安全的前操作空间。只要牵开器不向后移动，神经受到压迫或缺血性损伤的可能性就会相对减小。一般来说，从腰肌完全移除导向器并重新引导通路这一过程中，应持续监测任何处于扩张器腹侧的运动神经。扩张过程中，应当全程使用实时神经电生理监测，以识别和避免任何潜在的神经损伤。

（四）L$_4$～L$_5$ 水平高髂嵴的处理

对于高髂嵴患者来讲，很难从与椎间盘矢状面垂直的方向进入侧面椎间隙，因此在不过度侵犯椎间盘下方外层纤维环的情况下，椎间隙的充分准备与融合器置入难度很大（图 26-45）。立位X线片（腰椎正侧位）可评估髂嵴相对于L$_4$～L$_5$椎间盘侧方空间的位置关系，可用于大致确定手术入路轨迹（图 26-46）。一般来说，女性的髂

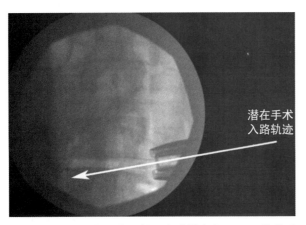

▲ 图 26-45　正位 X 线图提示高髂嵴患者 L₄～L₅ 节段手术入路轨迹

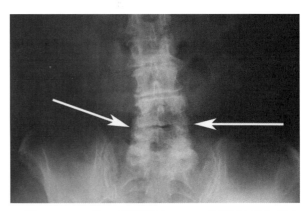

▲ 图 26-46　正位 X 线图提示 L₄～L₅ 节段侧入路经腰大肌手术的左右不同轨迹

前上棘往往呈斜向下走行，男性髂前上棘与髂前后棘之间往往呈平台形（图 26-47），因此高髂嵴问题在男性中更多见。对于 L₄～L₅ 节段手术伴有高髂嵴的病例，必要时可以进行上位椎体的侧方截骨术，此外也有特殊角度的内固定置入系统，用以松解入路侧对侧纤维环空间，以便充分准备椎间隙、判断融合器大小，并在尽量不破坏外侧终板环的情况下置入融合器（图 26-48 和图 26-49）。

（五）预防融合器下沉

如果融合器下沉进入椎体终板，手术效果会

受到影响，手术无法恢复足够的椎间隙高度，进而影响间接减压，使矢状位重建作用减弱甚至消失（图 26-50）。如前所述，恰当处理终板，确保不发生纤维环破坏，是预防融合器下沉的主要方法。宽大的融合器接触面积较大，也会减少融合器下沉的可能性，其原理类似于穿底面宽大的雪地鞋不易陷入雪里。因此在经过神经电生理监测确认后，局部解剖和暴露方位允许情况下，如有安全的足够大的空间放置宽大的融合器，应该放置宽大的融合器。对于骨质疏松患者，过度的终板破坏可能导致椎间隙下陷或终板骨折，进而减少手术获得的椎间隙高度。如果使用融合器过

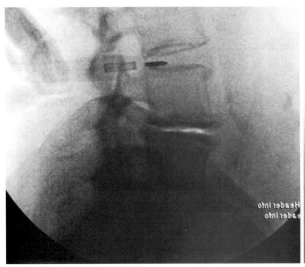

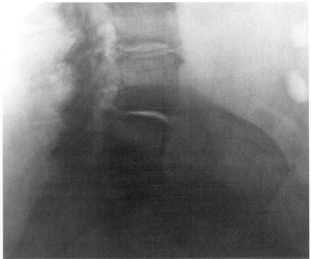

▲ 图 26-47　侧位 X 线显示，女性（左），男性（右），从髂后上棘向髂前上棘的斜向下的坡度，女性较男性更陡，从而减小了女性 L₄～L₅ 节段侧入路经腰大肌融合术的潜在难度

高，这种下沉可能会加剧（图 26-50）[44]。如果术中发现有明确的纤维环破坏，笔者认为应优先考虑进行后路固定。

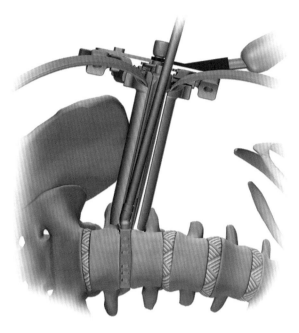

▲ 图 26-48 示意图展示了 L_4～L_5 高髂嵴患者进行直接侧方融合手术，该手术有必要使用成角度的辅助装置，可于椎间盘切除、准备、清理、置入融合器过程中保护终板

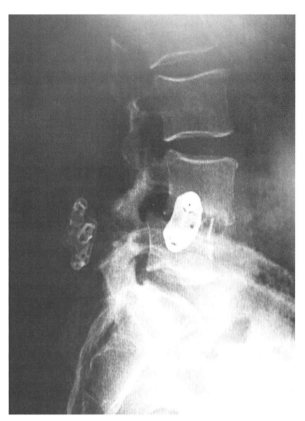

▲ 图 26-50 使用过高的融合器术后下沉的实例

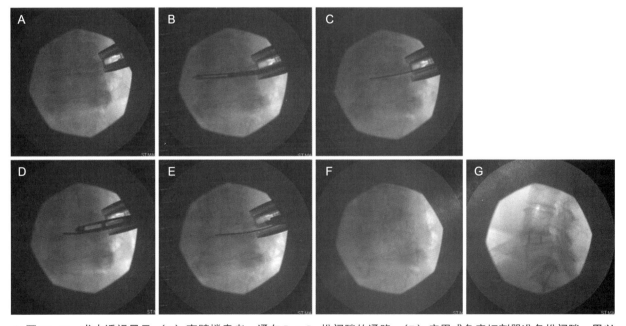

▲ 图 26-49 术中透视显示，（A）高髂嵴患者，通向 L_4～L_5 椎间隙的通路；（B）应用成角度切割器准备椎间隙，用以保护终板；（C）下方可弯曲滑道；（D）引入下方可弯曲滑道在融合器置入手术中保护下终板；（E）通过下方滑道置入椎间融合器；融合器置入后正侧位（F）及侧位（G）X 线示高髂嵴患者行 L_4～L_5 融合器置入并无终板破坏（G）

（六）预防植骨不愈合

值得注意的是，笔者认为不充分的终板准备（可导致植骨不愈合）与融合器下沉一样值得重视。如果没有使用过高的融合器，且手术医生不希望取髂骨植骨，可从椎体中取一定量自体骨，这样既有益于神经减压，又降低了骨不愈合的风险。可通过截取上下椎体的部分终板（图 26-51、图 26-52 和图 26-53），以咬骨钳及髓核钳取出松质骨（图 26-54A 和 B），将取出的骨头（连同所需的移植填充物）放入融合器和椎间隙中（图 26-55、图 26-56 和图 26-57）。融合器放置位置可以更偏后（朝向骨皮质环最强的方向），笔者尝试切除融合器前方的骨组织作为植骨材料以促进融合，实现所谓"哨兵征"的影像学标志（图 26-41）。如果实施了这种部分椎体切除术，以下几点非常重要：①融合器需具备足够宽度覆盖终板及两侧皮质骨环；②不使用超生理移植材料；③考虑后路内固定术的必要性。据报道，使用以上技术，术后 12 个月 CT 示植骨融合率达到 96.6%[78]。

（七）预防神经损伤

除了前述所有神经定位及保护技术外，关于降低神经损伤风险，还有其他特殊的注意事项。根据笔者的经验和最新研究[28]，通过对牵开器后方区域进行周期性刺激（利用背叶片），插入牵开器时比较离散阈值，若阈值升高，则预示神经缺血或者受到压迫。这强调了术中全程积极使用神经电生理监测的重要性，也为提高手术效率提

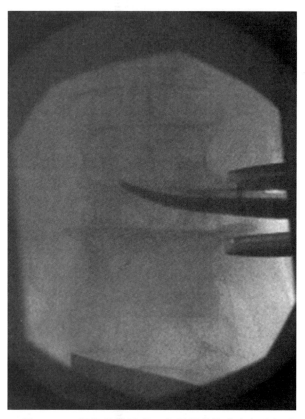

▲ 图 26-52　行部分截骨术，为暴露椎体中央部分行终板截骨

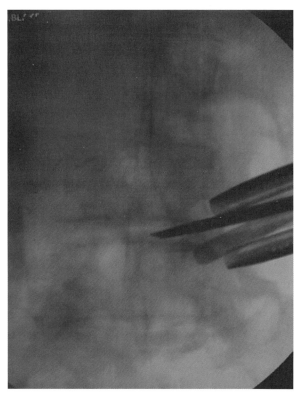

▲ 图 26-51　行侧方截骨术治疗高髂嵴

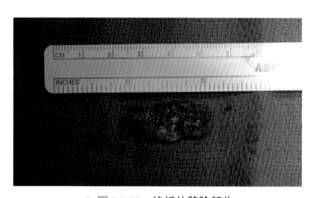

▲ 图 26-53　终板的移除部分

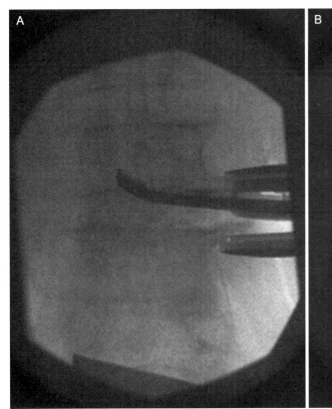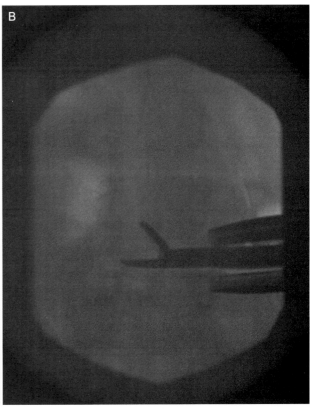

▲ 图 26-54　**A.** 刮匙切除椎体中央部分骨；**B.** 髓核钳切除椎体中央部分骨

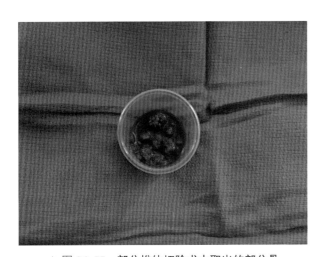

▲ 图 26-55　部分椎体切除术中取出的部分骨

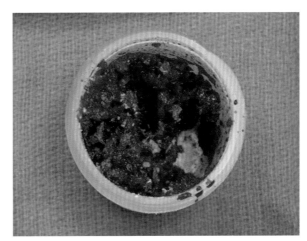

▲ 图 26-56　取自自体椎体的植骨材料

供了理论基础。腰大肌牵开时间越短，腰肌及其附属结构受到压迫或缺血性损伤风险越小。Uribe 等学者的一项多中心、前瞻性研究中，在经腰肌侧方融合术中使用周期性后方叶片刺激，结果表明新发的术后远端肌力减退（非屈髋肌力减退）与 EMG 刺激阈值上升和牵开时间较长有关（肌力减退组 32min，非肌力减退组 23min）[28]。因

此，须重视牵开时间的控制，但不能因此匆忙完成手术。笔者认为，腰肌牵开器应该与颈动脉交叉血管钳作同等对待。在需要使用牵开器的情况下，如多节段脊柱畸形病例中，必要时松开牵开器，使肌肉和软组织得到放松，可有效减小神经、肌肉损伤的可能性。如果术中有任何间歇（如在准备移植骨材料时），通常可以暂时松开牵开器，

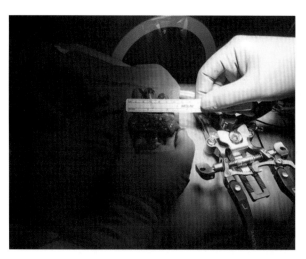

▲ 图 26-57　用部分椎体切除术取下骨装填的椎间融合器

放松周围软组织，以保护神经与肌肉。

> **要点**
>
> 避免融合器下沉和植骨不愈合是手术生物学与力学之间的平衡问题。融合器下沉风险决定因素为：终板破坏、过度撑开椎间隙或植入过高的融合器。减小植骨不愈合风险的方法：终板软骨处理彻底（甚至切除部分椎体用于椎间植骨，但不能破坏终板骨环）；融合器高度适合，可支持建立融合器 - 椎体复合节段，维持适当的张力；使用恰当的植骨技术与材料。手术就是在平衡上述矛盾过程中得以完成。
>
> 避免神经损伤，要求把握技术上的细节和严格遵守牵开器压迫运动神经的时间，两者缺一不可。

五、技术改良

该技术可有多种变化方法，相关讨论不在本章节范围内。在此笔者为读者提供附图（图 26-58）[79-81]，为该手术技术的一种替代方法。

相关文献结果与争议

系统文献综述表明，采用经腰肌侧入路腰椎

椎间融合术时，临床及影像学结果与传统技术相当，甚至优于传统技术，且手术并发症显著降低 [44, 45, 59]。现有超过 400 篇关于经腰肌侧入路手术的同行文献回顾，认为该方法是一种有效、可重复的手术技术 [21, 27, 28]，且有确切的围术期及长期随访效果。然而这并不意味着在手术入路或流程方面不存在争议。

现已开发出各种其他侧方手术入路 / 技术，尝试用不同方法避开腰丛神经。腰肌前方浅层通道置入技术（shallow docking technique）提倡钝性分离腰肌，直视辨认并避开腰丛神经，无须在经腰肌入路过程中使用电生理监测 [67, 82]。然而支持这个技术的数据较少，且与传统的侧入路经腰肌融合技术相比，在 $L_4 \sim L_5$ 节段病变的病例中，腰肌前方浅层通道置入技术术后神经并发症增多 [66]。笔者没有腰肌前方浅层通道置入的手术经验，更多信息请参考 Cheng 等的分析 [65]。

由于不同厂商制造的牵开器、内固定装置、融合器、神经电生理监测仪器，以及手术技术均有所不同，并且大多缺乏严格证据来评价或检验，因此该技术的实际运用存在较多细微差别。在侧入路经腰肌手术技术这样注重细节的手术操作中，特殊技术的使用需要高质量的证据支持。Lehmen 等在一篇系统文献综述中提到改良侧入

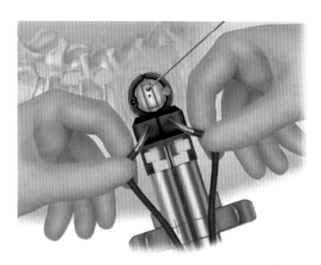

▲ 图 26-58　替代方法：直接侧方椎间融合术牵开装置

路经腰肌融合技术与标准侧入路经腰肌融合技术相比，神经及各种并发症发生率更高，Cheng 等在比较腰肌前方浅层通道置入技术与侧入路经腰肌融合术时也得出相似结论 [44, 65, 66]。目前，学术界对各种类似的侧方经腰肌入路术式细节上的异同认识不足，现有研究未对技术区别进行详细阐述，缺乏文献综述对各术式进行评价，因此产生了关于侧方入路术式的巨大争议 [83-90]。上述现象表明对各种术式特点的规范报道尤为重要，并且在报道中还应注重评估神经功能和并发症 [22, 48, 91, 92]。

六、未来发展趋势

（一）腰肌斜前方入路

侧方经腰肌入路存在三个方面的问题：①与腰肌相关的并发症，②不易进入 $L_4 \sim L_5$ 椎间隙，③无法处理 $L_5 \sim S_1$ 病变。有学者描述了一种从斜前方腰肌（ATP）入路的术式 [93]，可从理论上解决这些问题。

1. 与腰肌相关的并发症：如前所述，大多数文献报道的与腰肌相关并发症发生率为 0.7%～62.7% [31, 94]。ATP 技术在中线前方 3～5cm 处入路，可完全避免腰肌损伤。这种方法利用组织自然间隙，可提供平均约 25mm 通向椎间盘的通道

（图 26-59A 和 B）[95]。更为重要的是，该术式与 LLIF 术式到达椎间盘的方法类似（图 26-59A 和 B）。避免腰肌损伤的方法对读者来说似乎很直观，但是作者告诫这并非轻而易举。随着腰椎节段下降，腰肌横截面积不断增大，需要注意不同患者的解剖变异。

2. 不易进入 $L_4 \sim L_5$ 椎间隙：侧方进入 $L_4 \sim L_5$ 椎间隙常受髂骨阻挡。若患者站立位影像示髂骨高度达到 L_4 椎体上一半，则很难使用 LLIF。针对这些高髂骨患者，通常将局部垫高，或利用可屈折的手术台，使患者处于"折刀"样体位。Molinares 等研究发现，健康的 20 多岁和 30 多岁志愿者保持"折刀"样体位 60min，可出现神经症状 [96]。此外，虽然"折刀"或支撑的方法可使髂骨与 L_4 椎体相对距离变大，但却增加了腰肌张力，使经腰肌入路术式中的牵拉非常困难。ATP 入路通过斜切口进入，可尝试避免髂骨对 $L_4 \sim L_5$ 的阻挡（图 26-60）。斜切口的运用避免了通过"折刀"样体位或以其他方式摆放位置以进入 $L_4 \sim L_5$ 椎间隙。

3. 无法处理 $L_5 \sim S_1$ 病变：LLIF 始终无法处理 $L_5 \sim S_1$ 椎间隙的病变。经腰肌入路无法到达该节段，并且 $L_5 \sim S_1$ 椎间隙（及其头端各节段）发生病变概率非常高，尤以畸形更为多见。理想的

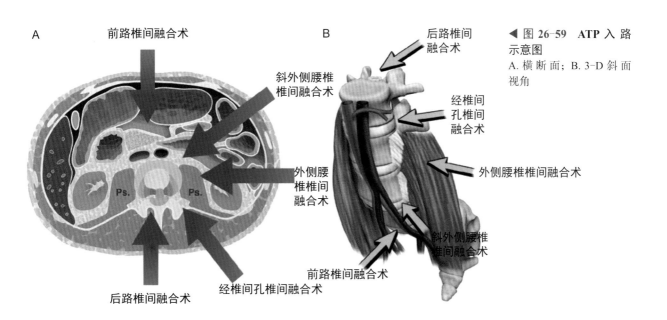

A　前路椎间融合术

斜外侧腰椎椎间融合术

外侧腰椎椎间融合术

后路椎间融合术　经椎间孔椎间融合术

B　后路椎间融合术

经椎间孔椎间融合术

外侧腰椎椎间融合术

斜外侧腰椎椎间融合术

前路椎间融合术

◀ 图 26-59　ATP 入路示意图
A. 横断面；B. 3-D 斜面视角

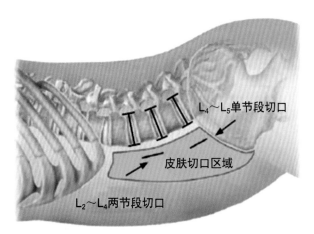

▲ 图 26-60　ATP 入路皮肤切口

解决方案是在患者处于侧卧位时行 ALIF。Wolfla 等在 2002 年首次描述了该术式 [97]。此后，利用 ATP 入路的侧方 ALIF 问世，并且具有很强的可行性 [93, 98-101]。现如今，外科医生选择 LLIF 术式时如面临 $L_5 \sim S_1$ 无法处理的问题，侧方 ALIF 或许是更为理想的选择。

目前该技术仍在起步阶段，且要求术者学习新的临床技能 [6, 85]。具体来说，为了避免致命性并发症的发生，术前必须认真复习脉管系统及其解剖结构。该技术在 20 世纪 90 年代被废弃 [102]，因为生殖股神经紧邻腰肌且无法监测，神经损伤高发，融合器置入也较为困难 [48]。除此之外，术中可能侵犯对侧椎间孔的问题也未彻底解决。鉴于以上问题，现代脊柱外科医生应慎重考虑 ATP 入路的实用性。

（二）前柱重建技术

侧方经腰肌融合术中的前柱重建（ACR）技术现已见诸报道。术中切除 ALL，植入恢复前凸的融合器，对脊柱矢状序列进行矫正 [37, 38, 40, 41, 103-106]。该领域尽管仍有待拓展研究，但越来越多的区域性和节段性矢状位畸形均在选择使用这种新兴技术进行治疗。第 27 章进行了详述（图 26-61）。

（三）可膨胀和替代融合器设计

最新的制造和传输技术使三维（3D）打印

融合器成为可能，可打印出传统制造方式无法制作的融合器，或根据患者个体解剖设计个性化融合器（图 26-62）。可膨胀融合器可经较小的开口植入，并撑开椎间隙和椎间孔，尽量增加融合器与椎体接触面积，和（或）改善脊柱前凸。腰肌内的牵拉（如牵拉时间）是术后发生神经症状的独立预测因素，很多新的融合器很大程度上是基于这个理论而设计的。然而，这些融合器也带来一些新的问题。复杂的膨胀机制减少了融合器内部骨移植空间，在周期性负荷下，融合器将变得较为脆弱。此外，在原位膨胀的结果可在融合器内部和周围形成间隙，从而延迟融合。设计一种替代的膨胀性融合器或许能解决这些问题（图 26-63A 和 B）[107]。

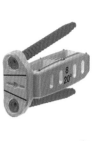
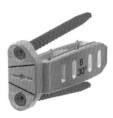
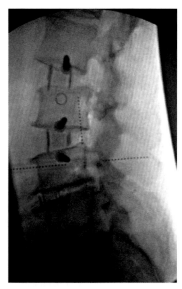

▲ 图 26-61　前柱调整（ACR）植入 20° 和 30° 恢复前凸融合器（左），以及病例展示（右）

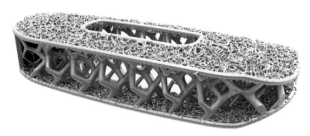

▲ 图 26-62　用于侧方椎间融合的椎间融合器 3-D 立体图（Modulus®，NuVasive，Inc.）

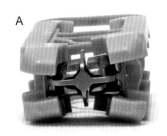
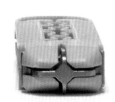
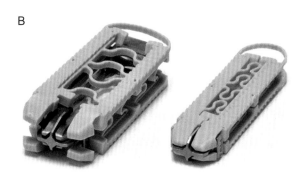

▲ 图 26-63　A、B 均为可膨胀融合器

这些新的融合器尽管所需手术创口小、可个性化设计，但其表面的生物制剂涂层和长期融合率均需要全面的评估。

（四）先进的神经诊断技术

目前，许多新型的侧方经腰肌入路术中监测技术正在进行测评，包括刺激圆锥的技术和记录双侧下肢复合肌肉动作电位的技术，以期更可靠地模拟经颅运动诱发电位（TceMEP），从而减少全身静脉麻醉和与 TceMEP 相关的并发症（图 26-64）。

（五）全球健康影响

所有微创脊柱手术技术的最后一个应用领域都值得一提，即第 5 章的主题[108]。发达国家人群调查分析表明，目前对于治疗脊柱疾病的微创需求越来越多[44]，因为微创手术旨在改善手术效果、减少并发症[14, 31]和相关费用[14, 35]。在发展中国家，具备充足基础设施或可获得发达国家伙伴国支持的国家也能满足并实现这些需求和目标。Pott 病（图 26-65）是人类最古老的脊柱疾病之一，至今仍给发展中国家不计其数的患者带来痛苦。现有文献报道，可利用侧方入路术式治疗该疾病[109]。脊柱结核占所有骨骼肌系统结核的 50%。尽管 20 世纪发病率有所下降，但这种趋势随着 20 世纪 90 年代 HIV 病毒的出现而改变[110, 111]。2001 年[112] 和 2008 年[113] 修订的脊柱结核分类方法中明确，Ⅰ-B 型、Ⅱ 型（译者注：原书似有

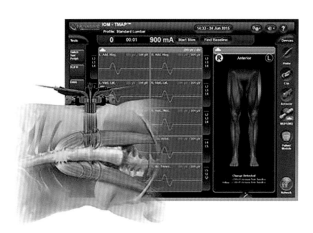

▲ 图 26-64　侧方经腰肌椎间融合术中监测经腹肌肉动作电位（TAMP）示意图

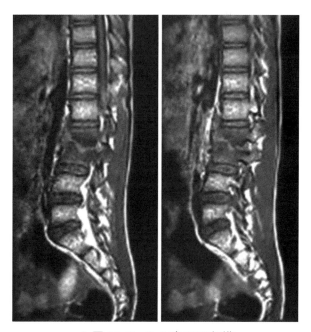

▲ 图 26-65　Pott 病 MRI 扫描

误，已修改）和Ⅲ型可通过外科手术治疗，而先前的分类方法仅指出影像学检查（和评分）可用于预测患病儿童的畸形进展[114]。总体而言，微创脊柱外科手术（尤其是侧方入路式）可能为最需要的患者提高生活质量提供了无可比拟的帮助。

七、结论

侧入路经腰肌手术技术进行前方椎体融合术是一个有诸多好处的主流技术，尽管这项手术存在一些风险，但利用神经电生理监测和精进手术技巧，可最大限度规避这些风险。

总结

- 长达 15 年的临床经验表明，在合适的设备和适当的技术操作下，侧方经腰肌椎间融合术是安全、有效的。该手术方法可用于治疗胸椎间盘突出症、进展期冠状位和矢状位脊柱畸形，以及脊柱创伤和肿瘤，对于更"常规"和普遍的短节段退变性腰椎疾病同样适用。手术成功与否取决于以下几方面：①术者对于局部解剖学的理解与认知；②对 MRI 横断面的详细评估，并将其结果纳入手术决策；③坚持应用标准手术技术；④重视神经电生理监测反馈结果及其操作规程。$L_4 \sim L_5$ 节段在侧方手术入路中比较特殊，如果需要应用经腰肌手术通道，为安全起见，可靠、实时的神经电生理监测非常重要。重视该手术的操作流程（特别是术前对于 MRI 或 CT 横断面的严格评估、术中患者适当的体位和轻柔的腹膜后剥离），那么并发症发生率会如同其他替代的脊柱微创融合手术或开放手术一样低，甚至会更低。

测 验

★ 简答题

1. 确保侧方入路经腰肌手术操作技术安全性与可重复性的 6 个关键步骤是什么？

2. 试述侧方入路脊柱手术的绝对禁忌证与相对禁忌证。

3. 对于 $L_4 \sim L_5$ 节段，术者应在 MRI 或 CT 横断面评估中特别注意哪些结构？对于 $L_3 \sim L_4$、$L_2 \sim L_3$ 节段呢？

4. 现有的神经电生理监测平台可以探测到感觉神经的定位信息吗？

5. 试述利用术前影像学结果、术中触觉探索和神经电生理监测过程中，运用视觉和听觉反应"定位"腰神经丛的关键方法。

6. 预测微创侧入路脊柱手术术后运动功能减退的最重要独立因素是什么？

★ 选择题

7. 以下哪一项是"腰肌前方浅层通道置入技术"与标准侧入路经腰肌手术技术最关键的不同之处？
（单选）（　　）

A. 不同的入路轨迹　　　　　　　　　　　　B. 可扩大融合器的使用

C. 无须应用神经电生理监测　　　　　　　　D. 需要可进行通道手术的手术医生

8. 侧方经腰肌椎间融合术中为规避终板破坏及融合器下沉，可应用下列哪些技术？（　　　）

A. 恰当地以侧位摆放患者的体位，使手术路径垂直于地面

B. 置入融合器时应用滑道

C. $L_4 \sim L_5$ 节段且有高髂嵴的手术，使用有角度的内固定装置

D. 使用合适的椎间隙生理空间尺寸的融合器，特别是高度（头尾方向）方面

E. 以上都是

9. 在完成侧方经腰肌椎间融合术前，需确认患者有无肌力减退，为此需进行拉伸实验。一个成功的拉伸实验包括：（　　）

A. 行四次拉伸实验，同时以 EMG 监测，第四次拉伸实验的读数不小于第一次的 75%

B. 行四次拉伸实验，四次刺激下功能读数不变，EMG 读数均＞99%

C. 麻醉师行实时拉伸刺激

D. 行 8 次拉伸实验，全程读数大于第一次的 50%

10. 过度张开术野会导致：（　　　）（多选）

A. 腰肌和腰神经丛张力过大　　　　　　　　B. 骨盆与肋的相对位置加大手术入路难度

C. 形成压力点，导致横纹肌溶解症　　　　　D. EMG 手术窗内发现非正常刺激

E. TMAP 显示结果变化

★ 答案

1. ①认真、正确摆放体位；②仔细的腹膜后分离；③小心分离通过腰肌，期间应用完整神经电生理监测；④完全的椎间盘切除和彻底的融合区域准备；⑤合适的椎间融合器尺寸选择和置入；⑥充分意识到拖延手术时间对于神经损伤的影响。

2. 禁忌证因经验而异。该手术的相对禁忌证包括：髂嵴位置限制手术入路导致 L_5/S_1 节段手术无法进行；手术节段 T_4 及其头侧；血管解剖和肩胛骨位置限制手术入路。其他相对禁忌证包括：双侧腹膜后瘢痕（如肾脏手术史）；异常血管解剖干扰侧入路手术（可发生于脊柱旋转畸形病例）；退变性腰椎滑脱≥Ⅱ级，且出口神经根靠前，影响手术入路。骶椎腰化患者，$L_5 \sim L_6$ 为功能性 $L_4 \sim L_5$ 节段，此手术方法可能无法进行，因为前方腰神经丛限制椎间盘侧方区域通路的可能性较大。以上解剖学异常绝大多数可在术前影像学检查中轻易发现。绝对禁忌证最好根据常识决定，但笔者认为 L_5/S_1 不应该用该方法进行处理。

3. 在所有层面上，必须详细检查邻近或穿过手术区域的血管结构。同样的方式（若可见），应该详细评估腰神经丛分布。更高节段上，应该确定肾脏位置，较低节段应该看到异常的血管或内脏位置。

CT 检查还可以看见侧方和腹侧骨赘。

4. 不可以

5. 任何手术的关键都是"暴露"解剖结构，而不是"发现"。如问题 3 所述，全面的术前影像学检查结果将为术者提供腹膜、腹膜后器官和血管结构。当切开并进入腹膜后隙时，术者的示指常常能摸到髂腹股沟神经、髂腹下神经和股外侧神经（术中电生理监测无法探测到），从左侧进入时还能摸到动脉脉搏。

初始扩张器穿过腹膜后隙时，扩张通过腰肌前，应该施加电刺激并形成 EMG，电刺激应该维持于腰肌扩张始终。开始时，用食指和扩张器穿过腰肌纤维行钝性分离，缓慢朝向侧方椎间盘推进，并不停旋转，注意 EMG 反应和 EMG 对扩张器（方向）发生反应时机。除了对使用扩张器同时进行电刺激 EMG 之外，也要进行离散阈值 EMG 反应，以提示扩张器的相对接近程度。唤起应答的阈值（mA）越低，表明刺激区域越接近运动神经。反馈可通过视觉和听觉两种方式进行，阈值低于 5mA 提示直接接触运动神经，阈值 5～10mA 提示距离很近，大于 10mA 提示距离运动神经尚有一定距离。

笔者经验认为，以上方法为术者对患者的不同局部解剖结构的"定位"方法，对综合使用术者的视觉、听觉和触觉提出了较高要求。

6. 牵开器的牵开时间

7. C　　8. E　　9. A　　10. ACE

第27章 前柱重建术治疗矢状面畸形
Anterior Column Reconstruction for Sagittal Plane Deformity Correction

Gurpreet S. Gandhoke Zachary J. Tempel Adam S. Kanter **著**

马 骁 **译**

高 瑞 **校**

学习目标

- 微创手术可以用于恢复脊柱前凸，同时还能避免经椎弓根椎体截骨术（PSO）以及全椎体切除术（VCR）相关的严重并发症。
- 掌握 ACR 技术的解剖学知识，避免术中损伤重要血管及腹腔脏器。
- 对现有 ACR 技术的相关文献进行回顾，理解该术式在成人脊柱畸形矫正中的作用。

一、概述

  侧方通道入路技术应用于脊柱外科手术以来，其适用范围越来越广。侧方腰椎椎间融合（Lateral Lumbar Interbody Fusion，LLIF）技术通常用于治疗腰椎间盘退变、轻度腰椎滑脱和成人退变性脊柱侧弯，随着该技术的发展，其还可用于恢复脊柱前凸，使更多的患者不再因矢状面畸形而必须接受截骨术。切开前纵韧带（ALL）可以松解脊柱的前方张力带，有利于放置前凸融合器，重建腰椎生理前凸。虽然前柱重建（Anterior Column Reconstruction，ACR）技术为治疗中重度矢状面失衡的成人脊柱畸形患者提供了一种有效的微创手术选择，但这也是侧方入路手术中对技术要求最高的术式。在此，本章作者对解剖学和手术技术进行了细致讨论，并介绍作者医疗机构的相关经验，也指出了这种有效但颇具挑战性手术的缺点和并发症。

要点

切除 ALL 以松解脊柱前方张力带，使椎间融合器的放置更加方便，有利于腰椎前凸的恢复。

二、解剖学

  胸椎 ALL 比颈椎或腰椎 ALL 更厚，沿脊柱从头端向尾端逐渐增宽[1-3]。ALL 在椎间隙水平增宽，且相比于椎体水平，其在椎间隙水平与纤维环贴合更加紧密。因此，沿椎间隙剥离 ALL（ACR 手术的关键步骤）非常困难，术中需要应用特殊的手术器械和操作技巧。在韧带的外侧有卵圆形的孔道，其中有血管通过[1-3]。由于不同患者在解剖上存在差异，因此，术前应仔细分析血管与椎间隙、骨赘等结构的解剖关系，这对手术的安全开展至关重要。

  生殖股神经在 $L_2 \sim L_3$、$L_3 \sim L_4$ 水平穿出腰肌，并沿腰肌腹侧行走，因此行 LLIF 手术该神经比其他腰丛神经更容易受到损伤。在 L_4 椎体尾端，生殖股神经向前穿行与交感神经丛毗邻，交感神经丛通过肠系膜下神经节发挥自主神经功能[1, 2]。

腰丛与交感神经丛之间的灰、白交通支神经网络沿椎体的外下方行走。ACR 手术一般在上位腰椎（$L_2 \sim L_3$、$L_3 \sim L_4$）进行，因此手术损伤腰神经丛的风险较低。

椎体腹侧与大血管（主动脉、腔静脉、髂动静脉）之间存在一层脂肪组织。当存在脊柱侧弯时，静脉血管会更加靠近脊柱凸侧的 ALL。有一点非常重要，如果在椎间隙的凸侧进行手术操作，术者应当在直视下小心地将静脉血管与前纵韧带剥离（图 27-1 和图 27-2）。

在 Marchi L 等最近的一项研究中[4]，作者对大血管与腰椎之间的距离进行了测量，通过研究他们发现，不同节段两者之间的距离也存在差异，两者距离在下腰椎和椎间盘前方最近。

通常有四条成对的节段动脉从主动脉发出后沿椎体中部包绕椎体。术中应当保持工作通道集中于椎间隙水平，避免向头尾端过度牵拉，降低节段血管损伤的风险[2, 5-7]（图 27-1）。

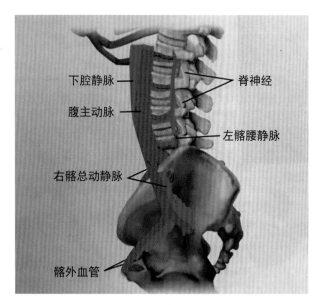

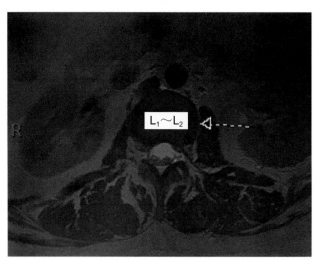

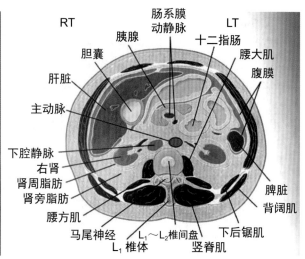

▲ 图 27-1　正常非侧弯患者的腹腔脏器、主动脉、腔静脉与椎体前缘的解剖关系示意图（$L_1 \sim L_2$、$L_2 \sim L_3$、$L_3 \sim L_4$ 和 $L_4 \sim L_5$ 椎间隙水平）

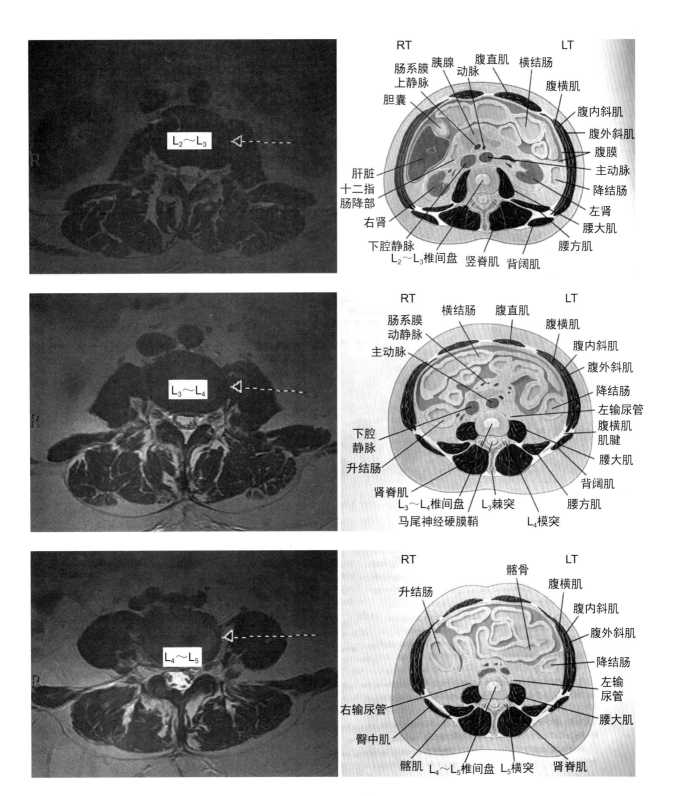

▲ 图 27-1 （续）

主动脉在 $L_4 \sim L_5$ 椎间隙头端约 18mm 处分叉移行为髂总动脉，左右髂总静脉在距离 $L_4 \sim L_5$ 椎间隙约 2mm 的范围内，汇合形成下腔静脉（图 27-2）[8]。

> **要点**
> 在脊柱侧弯的患者中，静脉血管与脊柱凸侧的 ALL 距离非常接近。

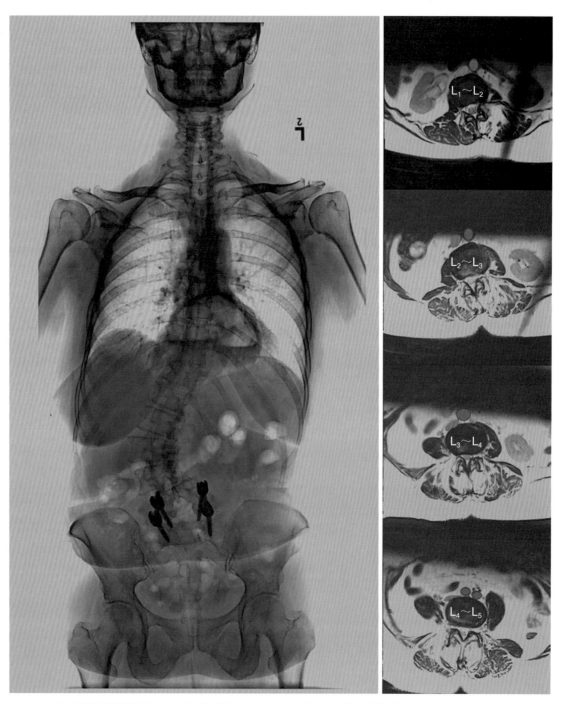

▲ 图 27-2　伴右侧旋转的腰椎侧弯患者腹腔脏器、主动脉、腔静脉与椎体前缘的解剖关系示意图（$L_1 \sim L_2$、$L_2 \sim L_3$、$L_3 \sim L_4$ 和 $L_4 \sim L_5$ 椎间隙水平）
注意静脉结构与脊柱侧凸处前纵韧带的密切关系

三、外科技术

细致周密的手术计划对于确保脊柱 – 骨盆的矢状面平衡和手术安全至关重要。术前应仔细研究 MRI 和 CT 等影像学资料，以确定最佳的入路侧别，包括通道轨迹和手术节段。同时应仔细辨别大血管和椎前筋膜的解剖关系，确定脊柱前方的安全操作空间。主动脉血管壁非常柔韧容易分离，而腔静脉在钝性分离过程中容易受损。通常情况下，作者更倾向在左侧建立通道，除非存在脊柱侧弯提示右侧入路更加可行。如伴有右侧椎间隙鱼嘴样张开的脊柱，或者存在明显骨赘阻碍左侧入路进入椎间隙，这两种情况适合从右侧建立通道。

患者侧卧位，与标准的侧方经腰肌入路体位相同。腹膜后剥离直至暴露椎间盘。在侧位 X 线和神经生理监测下，放置撑开器并将撑开器后方的椎间盘垫片尽可能安全地靠近后纵韧带（posterior longitudinal ligament，PLL）。理想情况下，垫片可以直接插入 PLL 的前方。在进行椎间盘切除时，完整的 ALL 可以有效保护腹腔脏器和血管。与标准的 LLIF 手术相同，使用 Cobb 刮匙将对侧纤维环完全切除。去除髓核组织和对侧纤维环后，对 ALL 前方结构进行松解，置入预弯的 Scoville 或 Penfeld 剥离子，穿过椎间隙大约 3/4 的距离到达对侧椎弓根水平（图 27-3，下图）。

术中要看清前纵韧带和纤维环的前方，以避免损伤大血管。一些外科医生在内镜的辅助下钝性分离该区域，在前纵韧带和大血管之间放置一个撑开器。针对每一项可能的并发症都要提前做好准备工作，如大量输血。因此，每名患者都需要术前血型鉴定和交叉配血。进行损伤血管风险最高的步骤时，及时与麻醉师沟通，密切监测生命体征。当发生大血管损伤时，血管外科医生应随时待命。经过严格的术前准备和解剖学习，目前血管损伤非常少见。

为了确保安全，前方结构充分暴露后，使用一个宽的 Scoville 撑开器对 ALL 前方的组织进行保护，切开韧带时要谨防撑开器落入椎间隙内。切除椎间盘，并使 ALL 完全游离，使用 guillotine 刀轻柔地切开前纵韧带。这个过程中如果发现前方存在骨赘，应使用骨凿进行切除。切开 ALL 直至对侧椎弓根水平，使用椎间撑开器缓慢撑开，以分离剩余的前纵韧带。这样操作可以彻底松解 ALL 并清除前方骨赘，使椎间隙有足够的空间容纳前凸椎间融合器（图 27-3，下图）。

术中应小心操作，避免椎间隙撑开器过度撑开或推进不足而损伤椎体终板。透视进行融合器试模以确认脊柱序列恢复情况，使试模靠近背侧以防止其向前移位。用于 LLIF-ACR 的内植入物，通常包括自带螺钉的 20°～30° 前凸融合器。在置钉过程中，对腰肌进行适当的牵拉有利于螺钉置入。自带螺钉尽量固定在椎体的上端，以防对同节段后路螺钉的阻碍。后路螺钉固定提高了脊柱的稳定性，因此多数患者联合了后路固定手术（图 27-4 和图 27-5）。

> **要点**
> 主动脉血管壁非常柔韧，容易分离，而腔静脉在钝性分离过程中容易受到损伤。

四、适应证、禁忌证、优点、缺点

- 一旦置入扩张器并将腰肌撑开，术者应尽快进行手术操作，因为随着撑开时间的延长，神经损伤的风险也随之增大[9]。
- 患有骨质疏松症或严重骨量减少的患者，应避免进行 ACR 手术，因为椎间融合器发生沉降的风险较高。
- ACR 手术的禁忌证包括：腹膜后感染，既往手术引起的纤维化和瘢痕形成，存在血管解剖结构异常和因广泛血管钙化导致的管壁缺乏柔韧性。

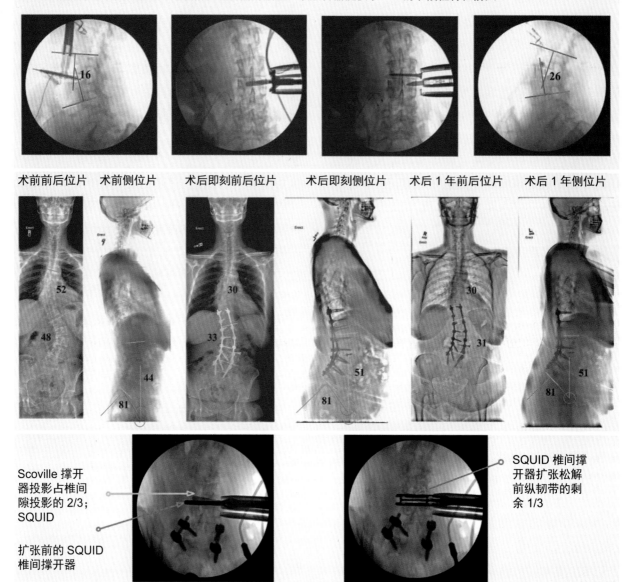

X 线透视图像显示前柱重建和过度前凸融合器的放置。该融合器提供了 10° 的节段性脊柱前凸

术前前后位片　术前侧位片　术后即刻前后位片　术后即刻侧位片　术后 1 年前后位片　术后 1 年侧位片

Scoville 撑开器投影占椎间隙投影的 2/3；SQUID

扩张前的 SQUID 椎间撑开器

SQUID 椎间撑开器扩张松解前纵韧带的剩余 1/3

▲ 图 27-3　上图：在 L₂～L₃ 水平上进行 ACR 手术的透视图像，术前节段性脊柱前凸为 16°，术后节段性脊柱前凸为 26°。下图：ACR 联合后路节段固定在术前、术后即刻和术后 1 年随访时的全脊柱正侧位 X 线片。术中透视图像表示使用终板撑开器将剩余的 1/3 前纵韧带撑开

- 如果在放置椎间融合器试模时出现弹跳现象，通常是由于对侧纤维环没有完全松解或者椎间盘组织没有完全清除。
- 在放置试模和融合器时需要适当地靠近椎间隙背侧，以防止内植物从前方脱出。
- 腰丛神经损伤常导致大腿感觉异常和屈髋肌及股四头肌无力，这是最常见的并发症

（63%），一般可自行恢复 [10]。

- 除肠道和邻近的血管结构外，其他腹膜后结构（如肾脏和输尿管）也可能受到损伤。
- 如果术中损伤血管导致大量出血，应在血管外科医生的帮助下迅速剖腹或开胸进行探查止血。

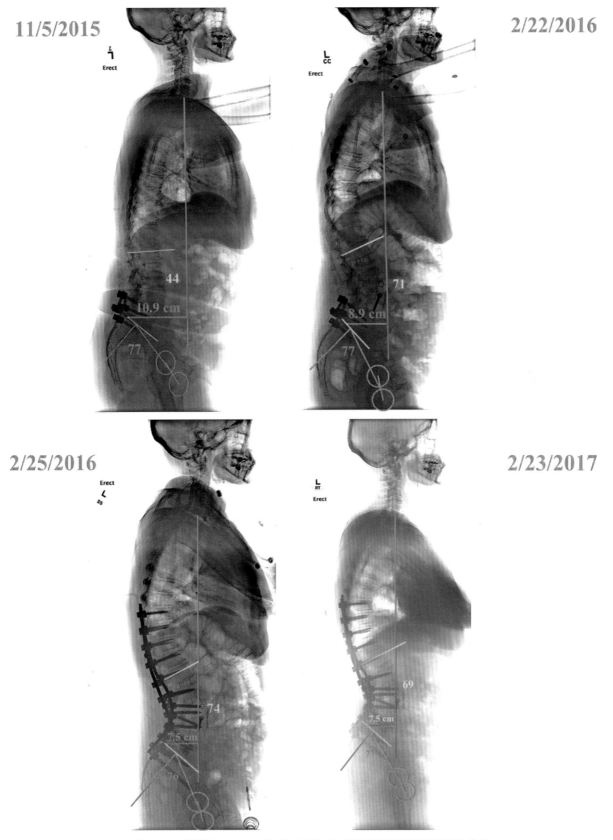

▲ 图 27-4　描述了 **ACR** 手术在恢复脊柱前凸和调整脊柱轴线方面的作用
联合后路 Ponte 截骨术可以更有效的恢复脊柱前凸和矫正 SVA。脊柱骨盆参数在术后 1 年维持良好

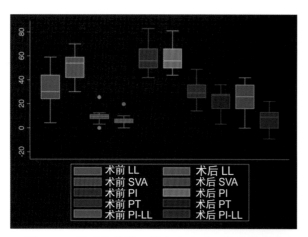

▲ 图 27-5　用图像描述了笔者个人系列收治的成人脊柱畸形患者手术前后脊柱骨盆参数变化，总共 15 例成人脊柱畸形患者共接受了 17 个节段的 ACR 联合后路固定手术

- ACR 手术的过前凸融合器可能使椎间孔的面积减小，因此，必须选择前后高度适当的融合器，以确保椎间孔有足够的空间。

- 单纯 ACR 手术难以达到脊柱稳定效果，辅以后路固定非常重要。同时，后路加压也能更好地恢复脊柱前凸。

- 大多数接受 ALL 松解的患者需要联合 Ponte 截骨术，以使终板与融合器表面贴合，这样更有助于脊柱前凸的恢复，也可以分担椎弓根螺钉的负荷。

五、生物力学

前路撑开技术可以有效降低钛棒和椎弓根螺钉的机械应力[11, 12]。这种作用在下腰椎水平尤为明显，因为下腰椎不仅具有较大的活动度，也伴有较高的轴向载荷，这些因素都对脊柱的生物力学稳定性带来挑战[12]。椎间隙具有较大的融合面积，同时还可以利用相邻终板丰富的血液供应，这些均有利于术后的椎间融合[13]。前路椎间融合也可以在放置椎间融合器并加压，这进一步增加融合潜力[14]。

前路手术可以有效地切除 ALL、感染组织和骨赘。与后路手术相比，前路手术更加灵活，可

以恢复节段高度和腰椎前凸，同时也能增加椎间孔的高度。本质上来说，ACR 是脊柱延长手术，而开放后路截骨术则是脊柱缩短手术。

前路手术的另一个优点是，可以通过矫正畸形和间接减压来缓解神经根性症状，从而避免通过后路开放手术进行减压[15-18]。Uribe 等[19]进行了尸体研究，对 ALL 切除和不同度数的脊柱前凸融合器进行评估。ALL 切除联合 30° 椎间融合器对于节段性脊柱前凸的平均矫正度数为 11.6°，联合 20° 椎间融合器矫正度数为 9.5°，联合 10° 椎间融合器矫正度数为 4.1°，单纯应用 10° 椎间融合器而不切除 ALL 的平均矫正度数为 0.9°。切除 ALL 联合 30° 椎间融合器可以使椎间孔高度增加 10.4%，当仅使用 10° 椎间融合器而不切除 ALL 时，椎间孔高度增加 6.3%。

> **要点**
> ACR 是一种脊柱延长手术，而开放性后路截骨术是一种脊柱缩短手术。

六、文献回顾

由于矢状面畸形与健康相关生活质量评分密切相关，因此在成人脊柱畸形的治疗中，特别强调对矢状面畸形的矫正[20]。越来越多的证据表明，ACR 手术有助于矫正矢状面畸形。

ACR 手术可以单独进行，也可以联合相邻节段的外侧椎间融合以达到进一步恢复前凸的目的。椎间融合的节段数量、所用椎间融合器的前凸角度、是否切除 ALL，以及是否联合后路 Ponte 截骨术，取决于尽可能优化的脊柱骨盆参数和使脊柱尽可能地恢复生理曲度。有一点非常重要，下腰椎的前凸矫正对于脊柱的整体矢状面矫形影响很大。

Deukmedjian 等[21] 报道了 4 例接受 ACR 手术的临床病例，脊柱前凸平均每节段增加 10°，每位患者平均增加 25°。除 ACR 外，所有患者均

进行了后路椎弓根螺钉固定。矫正后，其中 3 名患者的 PI-LL ≤ 10°，所有患者的矢状面垂直轴（sagittal-vertebral axis，SVA）均 < 5cm。

Akbarnia 等[22] 对 2005—2011 年间的 17 例接受 ACR 手术的患者进行回顾性分析。他们发现平均骨盆倾斜角（Pelvic Tilt，PT）从 34° 改善到 24°，胸椎后凸角从 23° 增加到 38°（术中），最后恢复到 51°（末次随访），腰椎前凸角（lumbar lordosis，LL）从 16° 增加到 38°。前路手术的预计出血量（estimated blood loss，EBL）在 10~800ml 之间。18% 的患者术后出现一过性股四头肌无力。

Berjano 等[23] 回顾性分析了 2014—2015 年间接受 ACR 手术的 12 例患者。平均 LL 从 20° 增加至 51°，ACR 后单节段脊柱前凸平均为 27°。所有患者的 SVA 均 < 5cm，82% 的患者术后 PT < 20°。他们报道严重并发症的发生率为 18%，其中 1 名患者出现肠穿孔。

随着前凸椎间融合器的出现，ACR 手术的平均节段性脊柱前凸矫正度为 10°~27°。并发症发生率为 18%~47%。尽管只存在血管损伤的个别案例报道，但还是要考虑 ACR 使脊柱长度增加牵拉血管（尤其是主动脉钙化时）造成损伤的风险。

Murray 等[24] 回顾了 2011—2014 年 31 例接受 ACR 手术的患者（共 47 个节段）。平均 LL 由 32° 提高到 50°，PI-LL 由 27° 降低到 11°，SVA 由 10cm 减小到 6cm。他们报道了 ACR 手术的并发症发生率为 29%，其中并不包括血管或肠道损伤。

Turner 等[25] 对 2005—2013 年接受 ACR 手术的 34 例患者（58 个 ACR 节段）进行了多中心回顾性影像学研究。他们发现，平均 LL 从 27° 提高到 51°，PI-LL 从 29° 降低到 7°，PT 从 28° 降低到 22°。ACR 联合后路截骨术使椎间隙平均角度增加 19°，而不行后路截骨的 ACR 可使椎间隙平均角度增加 13°，不切除 ALL 的 LLIF 手术可使椎间隙平均角度增加 6°。

Deukmedjian 等[26] 于 2010—2012 年使用 ACR 技术治疗了 7 例患者。ACR 使 LL 平均提高 24°，每个 ACR 节段提高 17°。平均 PT 从 32° 降低到 25°，平均 SVA 从 9cm 改善到 4cm。前路手术的平均失血量为 125ml。他们未报道血管或内脏损伤的并发症。

Marchi 等[27] 报道了 2009—2010 年 8 例接受 ACR 治疗的患者。术后 6 个月，平均 SVA 从 12cm 改善到 6cm，PT 从 35° 降低到 24°，LL 从 2° 提高到 27°。

作者在 2015 年 8 月—2017 年 3 月间对 15 名患者进行了 17 个节段的 ACR 手术。11 名女性和 4 名男性患者接受了治疗，平均年龄为 65 岁。在术后 1 年（12.2 个月）的随访中，平均腰椎前凸由术前的 33° 增加到 51°。平均 SVA 从术前的 9.4cm 改善到 6cm。平均 PI 为 59°。术前平均 PT 为 29°，术后平均 PT 为 23°。术前平均 PI-LL 为 25°，术后改善到 7.4°（图 27-5）。15 例患者中有 5 例（33%）出现并发症，其中 2 例发生切口感染，3 例（20%）发生近端交界性后凸需要行翻修手术。

MISDEF 算法旨在指导外科医生在微创手术和开放手术之间进行选择。作者根据严重程度将脊柱畸形分为三类，Ⅰ型：SVA < 6cm；Ⅱ型：SVA > 6cm，但 PT < 25° 且 PI-LL < 30°；Ⅲ型：SVA > 6cm，PT > 25° 且 PI-LL > 30°[28]。他们认为，MIS 技术可能适用于Ⅰ型和Ⅱ型患者，开放矫形手术适用于Ⅲ型患者。由于 ACR 技术的应用扩大了微创手术的适用范围，现在可能需要重新审视微创手术与开放手术的适应证（图 27-6）。

> **要点**
> 随着前凸椎间融合器的出现，ACR 的脊柱前凸平均节段矫正度为 10°~27°，并发症发生率为 18%~47%。

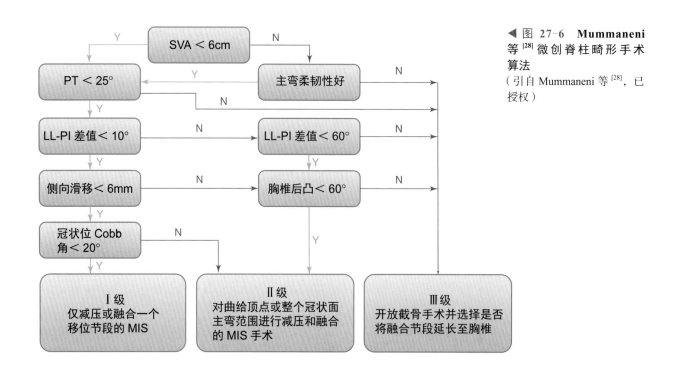

◀ 图 27-6 **Mummaneni** 等 [28] 微创脊柱畸形手术算法

（引自 Mummaneni 等 [28]，已授权）

总结

- 在治疗矢状面脊柱畸形的患者时，外侧入路 MIS ACR 手术可以通过较小的手术切口有效恢复脊柱前凸。大量的案例报道和回顾性病例研究，证实了该方法的有效性。实施手术要求手术医生在应用 LLIF 技术治疗成人脊柱畸形方面具有丰富的经验。术前一定要仔细地研究每名患者的解剖结构，否则容易出现严重的并发症。另外，需要谨慎地挑选患者进行 ACR 手术，这一点至关重要。

测 验

★ 判断题

1. 外侧腰肌入路为前柱切除提供了一种微创选择，既可以恢复腰椎前凸，同时还能避免 PSO 手术的相关并发症。（　　）
2. 在 $L_2 \sim L_3$ 水平行前柱切除术后使用 30° 的前凸椎间融合器可以增加 30° 的腰椎前凸。（　　）
3. 下腔静脉和髂静脉在腰椎冠状面畸形的凸侧往往与腰椎前部紧密贴合，在计划行 ACR 手术时，这一点非常重要。（　　）

★ 答案

    1. √　　　2. ×　　　3. √

第 28 章　胸腔镜下融合
Thoracoscopic Fusion

Rodrigo Navarro-Ramirez　Christoph Wipplinger　Sertac Kirnaz　Eliana Kim　Roger Härtl　著

胡　旭　张　莹　译

初同伟　校

学习目标

- 明确胸腔镜手术的基本原理。
- 明确该术式的适应证和相对性禁忌证。
- 了解该术式及植入物的生物力学特性。
- 明确该术式的风险。
- 了解如何使用该术式实现完全减压和融合。
- 了解胸腔镜术后护理的关键问题。

一、概述

在 20 世纪 20 年代，Jacobeus 首次引入胸腔镜手术，进行胸膜内肺松解术治疗肺结核[1, 2]。现代胸腔镜脊柱手术的发展始于 20 世纪 90 年代，那时视频辅助内镜系统被引入[3]。从此以后，手术和可视化仪器不断改进，为各类手术的开展提供了可能性。

胸椎前路手术具有直接进入和显示椎体病变的优点。安装内植物时可避开脊髓，因此椎体重建更可行。前路稳定手术可以替代后路手术，也可缩短后路手术固定节段。

尽管开胸手术并发症更高，比如肋间神经痛和开胸后综合征等，但开胸手术的应用仍较胸腔镜手术更为广泛[4]。这可能是由于技术上的难度和较长的学习曲线所致。一些情况，如广泛的胸膜粘连或其他术中并发症可能需要改为开胸手术。因此，手术医师必须同时掌握这两种技术。

如果是初级手术医师进行这项手术，建议在熟练掌握这项技术之前，从资深手术医师那里寻求指导和帮助。

作为纯开放或纯胸腔镜手术的一种替代方法，管状通道下的小切口入路已被用于治疗胸椎间盘突出和其他疾病[5]，将在本书其他章节进行描述。从开放或小切口手术开始可能有利于促进单纯胸腔镜入路的学习曲线。一些术者将管道技术和胸腔镜技术相结合用于改善胸腔手术的定位和可视化[6]。

虽然纯胸腔镜手术有较长的学习曲线，但我们相信它为达到某些手术目标提供了一种真正的微创选择，尤其是在移植物植入和融合方面。

> **要点**
> 胸段 MISS 手术仍在发展中，须考虑到并发症和转开放手术的可能性。因此建议进行胸段 MISS 手术时手术室配备多学科团队。

二、适应证和禁忌证

胸腔镜融合手术的适应证。
- 胸椎前柱骨折，伴或不伴脊髓压迫。
- 骨折创伤后畸形愈合，伴或不伴胸椎不稳。
- 前柱感染。
- 原发性或转移性前柱肿瘤。
- 胸椎间盘突出。
- 侧弯矫形。

前路胸腔镜的禁忌证。
- 存在严重的心肺疾病，不能耐受单肺通气。
- 显著的内平衡紊乱。
- 广泛的胸膜粘连。
- 急性创伤后肺功能不全。
- 既往有胸腔手术史。

三、器械和植入物

一般采用大直径高分辨率刚性内镜来获得更广泛的视野。如果内镜直接放置于目标病灶上，则应使用 0° 角镜头；如果放置于目标病灶的尾部或头部，则使用 30° 角镜头。后者通常是首选，因为它对操作器械的干扰较小。

胸腔进入可使用弹性孔，以方便内镜和手术工具的插入。弹性孔可最大限度减少对肋间神经的压迫，从而降低肋间神经痛的发生率。穿刺锥在胸壁上建立通道后[3]，用软组织分离工具，如胸膜解剖器、肺钳或扇形拉钩分离肺[3]。脊柱解剖器械与开胸使用的器械非常相似，其长度匹配 14～30cm 的工作通道。包括肋骨剥离器、Kerrison 咬骨钳、髓核钳、刮匙、骨刀、植骨打压器、Penfield 器械，以及分离脊髓和硬脊膜的显微器械。磨钻用于骨质切除[7]。我们更倾向用磨砂头进行胸椎手术，可减少血管损伤的风险。

有一些专门为胸腔镜手术设计的内植入物。这些内植入物需要低切迹，以便于置入椎体前外侧，同时需要能通过通道插入。空心钉可以使用

克氏针将其导入至椎体，具有一定的优势[8]。

在下胸椎和胸腰椎交界处，主要用双钉棒系统进行椎体切除或椎间盘切除后的单节段或双节段融合。该系统采用角度稳定的四点固定装置，每个椎体置入两枚螺钉（图 28-1）。随着椎体前后径变窄，双螺钉固定系统在上胸段就不太适合。因此，单栓钛板系统（图 28-2）更适合中上胸段的融合手术[9]。

生物力学研究表明，行双节段椎体次全切除后在屈曲和轴向旋转方面，钢板/螺栓结构比钢板/螺钉或双棒结构更为坚固[10]。此外，与双钉结构相比，单螺栓降低了两节段融合的操作难度。椎体上的切入点和皮肤上切口的相对位置限制了螺钉可能的轨迹范围。因此，将单个大螺栓置入椎体比将两个小螺钉从不同角度置入更容易[10]。

前柱重建有几种支架可以选择。可扩张融合器可轻松用于胸腔镜手术，在其收缩状态时通过皮肤小切口放入胸腔。与不可扩张的融合器相比，原位扩张和收缩的特性，更容易放置长度合适的融合器，矫正骨折后凸畸形时更方便[11, 12]。

对在自体骨移植重建中，尽管髂嵴供区存在术后疼痛等并发症，但三皮质髂骨仍被广泛用于重建。在融合率、下沉或植入失败方面，目前尚无一致意见认为融合器比自体骨或异体骨移植优越[13-15]。

> **要点**
> 保留椎间盘高度和前柱至关重要。在技术上使用带有双螺钉 + 侧板的要求更低，但在生物力学上不如后路稳定。同样，开放手术的原则也适用于内镜手术。

四、手术步骤

（一）麻醉

所有手术均在全麻下进行，采用双腔插管单侧通气[12]。手术侧气道封闭后使肺萎陷方便操作。

（二）体位

患者侧卧，髋部固定在手术台上，分别在肩胛骨、耻骨联合和骶骨予以支撑。固定患者利于术中手术台倾斜，从而利用重力暴露术野，减少机械牵拉软组织的必要[16]。

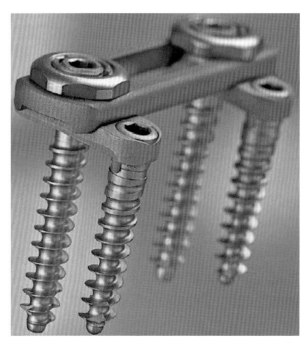

▲ 图 28-1　**MACS-TL© 钉板系统**
蓝色万向螺钉与夹紧元件相连，黄色稳定螺钉固定在夹紧元件上。每块板连接两个夹紧元件
（版权所有 Aesculap Implant Systems，LLC，经许可使用）

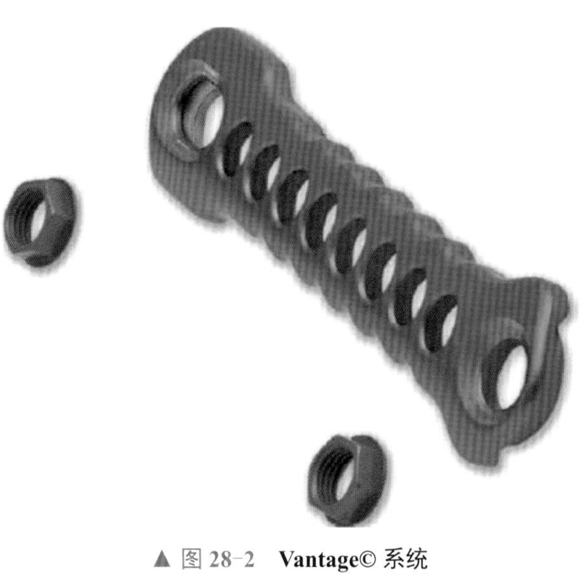

▲ 图 28-2　**Vantage© 系统**
上方是螺栓，下方是板和锁定螺母
（图片由 Medtronic，Inc 提供，经许可使用）

一般建议采用左侧入路，以避开肝脏和下腔静脉。左侧入路的缺点是常需要根据手术要求游离腹主动脉。患者特定的某些解剖结构或病变因素可能会对体位产生影响，如骨化的胸椎间盘突出在一侧，同侧入路可能更安全、有效。上胸椎入路（$T_1 \sim T_5$）需要上臂外展，以便将入口置于相应的肋间隙[16]。

摆好体位后，透视确定手术节段并标记。正确标记病变椎体或椎间隙在体表上的投影非常重要，有时需要术中透视。我们使用术中 CT 引导，除了确定病变节段外，还应包括颈椎下段和（或）前两段腰椎。我们要么从第一肋往下数，要么从最下肋往上数来确定。

（三）入孔定位

大多数胸腔镜融合过程需要 3～4 个通道，每个通道都有各自功能。脊柱分离工具、磨钻和内固定物通过工作通道孔（12.5mm）插入，而内镜通过观察孔（10mm）。此外，还有一个吸引 / 冲洗孔（5mm）和牵拉孔（10mm）[11, 12, 17, 18]。

定位孔的位置是手术中的关键步骤，决定了手术器械和植入物的轨迹。工作通道孔常正对病变处，而内镜孔则在病变头侧（下胸椎）或尾侧（中上胸椎）2～3 个椎体同轴处。吸引孔和牵拉孔位于工作通道腹侧。此设置可防止内镜与分离工具相互干扰，并直视病灶。但缺点在于工作通道与固定螺钉的方向并不是同轴放置。鉴于这个不足，Dickmann 描述了一种将四个孔放在螺钉钉道上的设置[19]。

为了防止臂丛神经和血管损伤，总的原则是入口不应穿过上胸椎（$T_1 \sim T_5$）的腋窝间隙（图 28-3）。第一和第二肋间隙也应留出，以避免损伤锁骨下静脉。

在下胸椎（$T_9 \sim L_1$），为暴露椎体需要切开膈肌。$T_{12} \sim T_1$ 的融合手术需要在腹膜后间隙中插入工作通道[19]。

首先建立内镜孔。在平行于选择的肋间隙做长约 1.5cm 的切口。钝性剥离，通过肋间肌和壁层胸膜进入胸腔。放置内镜孔后，其他孔在内镜直视下完成。

（四）脊柱暴露

小心游离牵开肺，暴露覆盖在椎体上的壁层胸膜。

通过透视和肋骨计数确定手术节段后，切开胸膜。为避开沿椎体中部走行的节段血管，应从肋骨头处切开壁层胸膜。然后将切口延至椎体中央。对于需融合的椎体，将壁层胸膜自椎体及对应肋骨头上完全分离（图 28-4）。这是在节段血管结扎和切断后进行。当需要广泛游离主动脉时，必须结扎和分离相邻节段的节段血管。

为了暴露椎弓根和椎体侧面，需切除肋骨头和近端肋骨 2cm。此时需要分离肋椎关节，用钻头或摆锯横断肋骨。切除前，神经血管束须从肋骨尾侧分离开。

从尾端切至头端用 Kerrison 咬骨钳切除椎弓根，进入椎管。椎弓根可以先用磨钻削薄。这样可暴露硬脊膜和椎体后缘，对于在内镜下减压融合手术避免脊髓损伤至关重要[20]。

如果接近胸腰椎交界处，须切开插入第一腰椎的膈肌。切口应平行于膈肌附着点，以防止术后膈疝。在腹膜后间隙，需将腰大肌起点向后游离，以暴露椎体侧面。

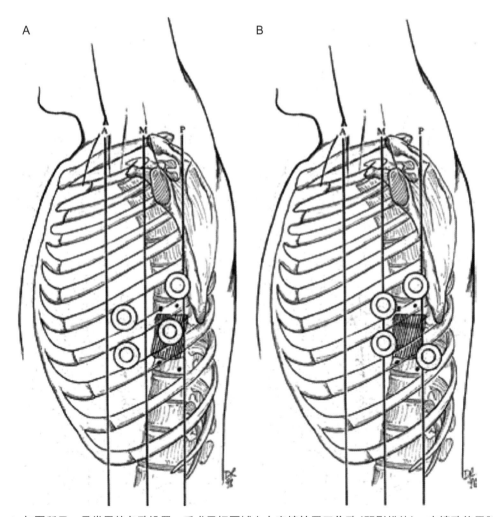

▲ 图 28-3　A. 如图所示，最常用的各孔设置，手术目标区域上方直接放置工作孔（阴影椎体）。内镜孔位于腋下，吸引 / 冲洗孔位于工作孔腹侧（腋前线和腋下中线之间）；B. Dickman[19] 所描述的各孔放置方法，各孔均对应在螺钉钉道的方向上（椎体上黑点）

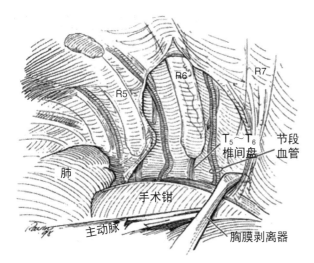

▲ 图 28-4　第 6、7 胸椎的暴露，累及肋骨的壁层胸膜需予以游离，处理好节段血管

> **要点**
> 术前仔细计划，识别关键的解剖学结构如肝脏、大血管、腋窝和臂丛神经，是避免术中并发症的关键。

（五）融合技术

1. 椎间盘切除和融合

行椎间盘切除术时，患者取前述侧卧位，在手术节段上插入工作通道孔。T_8 以上的胸椎间盘切除术通常不需要特殊器械，除非切除大部分椎体。根据文献证据，我们在对 T_8 以下节段进行椎体融合时倾向于使用器械。采用前述方法接近硬膜囊和突出的椎间盘。在切除椎间盘前，将固定在夹紧元件上的万向螺钉植入相关节段的头尾椎体。螺钉在术中可作为标记，也便于椎间盘切除或椎间植入物置入时的椎间隙撑开。暴露好椎体和椎管后，将克氏针置入椎体上，距椎体后缘 10mm，距远端终板 10mm[18]。透视下将克氏针打入椎体。为避免进入椎管，克氏针必须严格平行于椎体后缘。空心开口丝锥攻丝后，透视下，克氏针引导螺钉置入椎体内。螺钉方向与终板及椎体后缘平行对齐。螺钉置入后，拆除克氏针[18]。

切开椎间盘，髓核钳取出椎间盘组织。在许多情况下，椎间盘上下椎体需部分切除，以避免损伤脊髓。

在入路过程中，切取的肋骨可用于自体移植。移植骨经过裁剪以适应椎间高度，同时需在两侧椎体上打孔做窝将植骨块卡住，防止其移位[21]。在植入前，可以稍撑开，以便于植入和加压。

测量两个螺钉头间距，插入尺寸匹配的连接板，固定螺母。然后将前方螺钉固定在椎体上。前螺钉应比后螺钉短 5mm，以防相互干扰。最后使用扭力扳手锁定螺钉。

完成切除和固定后，用抗生素溶液冲洗手术野并检查，取出游离骨块和椎间盘碎片，用双极电凝或局部止血药行硬膜外止血。然后，在内镜直视下经孔置入胸腔引流管，荷包缝合法固定至胸壁。用上方引流管形成的梯度压力实现肺扩张。下后方胸腔引流管引出胸腔积液，最后撤出内镜，关闭切口[21]。

2. 椎体次全切除和融合

取侧卧位，工作通道孔置于目标椎体上。如果使用双螺钉系统，也可以将工作通道置于钉道方向上。

本节将描述侧方钉板联合可扩张融合器的应用。

脊柱暴露如前所述，次全切除的节段需切除肋骨头及近端肋骨。肋骨可作为植骨材料。切除椎弓根可以显示椎管和侧方硬脊膜。

髓核钳切除近端和远端的椎间盘后处理终板，在椎体中心钻出空腔。行椎体次全切除时需保留前壁和对侧壁。然后将后皮质和后方韧带打入洞内，这样就可切除硬膜外肿物[7]。也可以使用截骨法来行椎体次全切除。

行内固定前需彻底切除椎间盘和软骨终板，制备一个矩形的移植床。植骨床表面须修整至微渗血，并与钛笼表面齐平。

透视下，在两端椎体预定螺栓入口点插入克氏针。理想的螺钉入点是椎体侧面的中心，与椎管的终板和前壁平行。空心开路锥开口，透视下螺栓拧入椎体并穿破对侧皮质，实现双皮质固定。术前应在 CT 或 MRI 上测量螺栓长度。

下一步，植入可扩张的融合器。用平行撑开器测量椎体切除部位的高度。在中立位撑开器手柄上的刻度即植入物的高度。此外，根据手术节段选择合适的融合器终板尺寸和角度。

然后用骨杯将自体骨装入融合器。夹持融合器，将其置入空腔中，并位于终板中心。平行撑开器撑开融合器，直到达到足够的压力，以防止钛移植物滑出。如果存在后凸畸形，可在透视下撑开融合器来矫正。融合器可再缩小至初始高度，以便重新调整位置后再撑开。为促进融合，在融合器内和周围填充植骨。

最后在螺栓上插入一块大小相匹配的连接板，连接板的弧度应与胸椎生理弧度相匹配。螺母插入时光滑面朝板面。最后，使用卸力扳手拧紧。

止血、撤除通道、留置胸部引流管和伤口缝合如前所述。

> **要点**
> 任何融合手术的最终目标都是有效融合关节。在这种情况下，骨移植物的选择和植骨面的处理是获得高融合率的关键。

五、并发症

总体来说，胸腔镜手术并发症发生率较低。但手术的每一步都有潜在的风险。

术中肺部或麻醉相关并发症可能源于导管放置不当，导致术中通气不足。单肺通气通常会导致通气 - 弥散不匹配，这会引起动脉血氧饱和度偏低及二氧化碳清除率低下，从而造成酸中毒。因此，必须进行详细的术前肺功能检查，以排除高危者。通过支气管镜检查气管导管的位置 [22]。间断进行血气分析，以监测氧饱和度和血 pH。

气胸和肺不张是最常见的术后肺部并发症。持续性气胸可能是肺缺损引起的漏气所致。治疗以持续胸腔引流为主。如无效，可能需要再次手术以缝合肺缺损。肺不张是由于同侧肺不通气，继而在气道内积聚分泌物所致。术中定期鼓肺及术后间歇正压通气可降低该风险 [22]。

术中若发生血管并发症，需立即做出反应，因为严重出血会迅速影响内镜的视野。节段血管出血常因暴露过程中分离不充分而发生，应采电凝或夹闭止血。

胸腔大血管，如主动脉、腔静脉或奇静脉的损伤是有潜在生命危险的并发症，需立即改为开放术式来修补血管 [18]。通过利用可视的标志来限制手术范围，可以防止上述血管的撕裂。对于高度血管化的肿瘤切除，应术前行血管栓塞以降低出血。

内置物的置入需在视频监控下进行。器械应严格用双手操作，可抵在胸壁上增加稳定，以避免移动 [18]。

硬脊膜破裂会导致脑脊液渗漏。虽然在技术上具有挑战性，但建议将缺损处紧密缝合，即使有时需要转为开放手术。胸腔内的负压会促进脑脊液持续渗漏。可在患者离开手术室前放置腰椎引流管或胸腔引流管，患者应平卧 48h，如有可能，胸引流管应不用负压吸引。

六、术后护理

如果可能，患者应在手术后立即拔管。建议在手术当天和术后第 1 天拍胸部 X 线片。进一步随访取决于肺部并发症的发生和患者通气量。

术后如无出血迹象，术后第 1 天拔除胸腔引流管，以便早期起床活动和通气训练。术后第 2 天拍摄术区的正、侧位 X 线片，以排除如内置物失败、融合器移位和不稳等手术并发症。术后 6 个月和 1 年随访时，行 X 线和 CT 扫描评估手术节段的融合情况。

七、结论

要点

肺部并发症和气胸是最常见的并发症。然而，血管损伤也可能导致灾难性的结果。胸椎脑脊漏的处理具有一定挑战性，需灵活选择治疗方式。

胸腔镜融合术是开胸手术的一种微创选择。植入物和内镜仪器的不断进步有助于手术的发展。患者组织创伤小、出血少、术后疼痛轻。但与开放手术相比，该术式有一个较长的学习曲线，技术难度大，而且需要更长的手术时间。

总结

● 本章是胸腔镜融合术的综合指南，描述了胸腔镜融合术的历史背景、手术室工作流程、融合技术、并发症和术后护理。作者建议多学科联合手术，包括麻醉团队、手术团队、心胸外科团队、助理、外科技师和器械商，必须在手术前做好准备、了解手术步骤和预期事件。

测　验

★ 简答题

1. 说出至少两种胸腔镜手术的适应证。

2. 说出至少两种胸腔镜手术的禁忌证。

3. 胸椎次全切除推荐的植骨方式是什么？

4. 如何治疗手术引起的脑脊液漏？

5. 初级医师在做胸腔镜手术时应该怎么做？

★ 答案

1. 胸椎间盘突出脊髓受压、继发于脊柱骨折的前柱损伤。

2. 既往肺损伤、急性肺功能不全。

3. 三面皮质植骨 / 自体骨填满钛移植物。

4. 视情况灵活选择处理方式，胸部引流管抽吸时需特别小心。

5. 在熟悉技术之前，应由资深手术医师提供支持。手术室中所有人员都需要知道该手术的相关知识：可能的意外、并发症，以及如何处理。

第 29 章　腰大肌前方入路胸腰椎椎间融合术

Pre-psoas Approaches for Thoracolumbar Interbody Fusion

James D. Lin　Jamal N. Shillingford　Joseph M. Lombardi　Richard W. Schutzer　Ronald A. Lehman Jr.　著

高　萌　齐登斌　译

胡文浩　校

学习目标

- 掌握腰肌前方入路相关的解剖结构。
- 掌握腰肌前方入路较其他手术方式（ALIF/LLIF）的优势。
- 宏观把握手术技巧。

一、背景

腰椎退变性病变是一种比较常见的疾病，包括腰椎间盘突出症、腰椎管狭窄症、椎体滑脱或脊柱畸形等。以上各种病因均可导致神经组织的受压并造成神经根性疾病、间歇性跛行及疼痛。在保守治疗失败的情况下，主流的外科治疗方案是进行神经减压伴或不伴相关脊柱节段的融合[1]。椎间关节固定术能有效完成椎间隙融合，间接进行神经根减压、矫正脊柱冠状面和矢状面的畸形[2]。最常见的椎间融合方法是经椎旁肌后路融合术和经肌间隙前路融合术。后路手术包括后路椎间融合术（PLIF）和经椎间孔腰椎椎间融合术（TLIF）。前路包括前方腰椎椎间融合术（ALIF）、外侧腰椎椎间融合术（LLIF），以及最常用的前路经腰大肌前方（ATP）腰椎椎间融合术，又称斜侧方入路腰椎椎间融合术（OLIF）（图 29-1）[2, 3]。

随着微创手术（MIS）的日益普及，人们对前路椎间融合技术的兴趣与日俱增[4]。传统上讲，

ALIF 手术常常伴随血管损伤 / 肠梗阻和逆行射精等并发症[2, 3]。LLIF 入路始于 2006 年，其避开了腹腔内主要大血管，但易伤及腰骶神经丛且不能很好地暴露 L_4～L_5、L_5～S_1 椎间隙[2, 5]。此外，由于腰骶丛在腰肌内的位置，LLIF 入路手术不可避免的需进行神经监护[6]。ATF/OLIF 入路集合了 ALIF 和 LLIF 的优势，通过斜侧方入路经腹膜后达腰椎，同时避免了牵拉大血管和横穿腰肌及腰骶神经丛。

经腰肌前方入路（OLIF）主要的优势在于明显地降低股神经及生殖股神经的损伤风险。腰肌能够被适度的向后拉开，更好地暴露手术视野，尤其在 $L_{2/3}$ 和 L_4～L_5 水平，暴露范围更大。另外，在 OLIF 手术中一般不需要术中神经监护。

> **要点**
>
> 腰肌前方入路属于微创手术，通过腹部大血管与腰大肌前缘之间的间隙进入手术部位，其兼具了 ALIF 和 LLIF 术式的优点

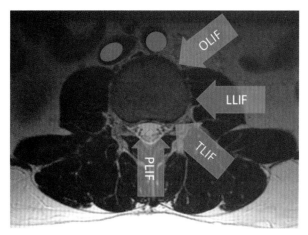

▲ 图 29-1　各种腰椎手术入路示意图

OLIF. 侧前方入路腰椎椎体间融合术；LLIF. 侧方入路腰椎椎体间融合术；TLIF. 经椎间孔腰椎椎体间融合术；PLIF. 后方入路腰椎椎体间融合术

二、解剖学

绝大部分脊柱外科医师对传统腰椎后入路手术方式的解剖结构比较熟悉，但在行腰椎侧方和腰肌前方入路手术时，熟练掌握该术式特殊的解剖结构亦尤为重要。

在体表上，手术区域大致位于上自第 12 肋骨下到髂嵴之间。通常髂嵴位于 $L_4 \sim L_5$ 椎间隙水平，LLIF 行 $L_4 \sim L_5$ 椎间隙手术常受限明显（图 29-2），需要调整手术台方可完成。ATP/OLIF 入路利用髂嵴向前的尾部斜度，无须调整手术台即可方便地进入 $L_4 \sim L_5$ 椎间盘间隙。

OLIF 手术术中需穿经腹壁三层肌肉：腹外斜肌、腹内斜肌和腹横肌。由于腹壁肌肉有阶段神经支配，通常的钝性分离和电凝止血不会使腹壁肌肉因去神经支配导致收缩功能障碍[7]。

与其他前路手术相同的是，ATP/OLIF 术式也是穿经腹膜后达腰椎。相对 ALIF 而言，OLIF 手术有一个较明显的优势，即 OLIF 患者术中采取侧卧位，该体位使腹膜内位器官及大血管在重力的作用下远离手术区域，从而降低术中损伤的概率[8]。输尿管松散地附着在腹膜上，患者侧卧位时，通常会随腹膜内器官一起移动，但在手术中仍需要仔细观察输尿管的位置，尤其是远端输

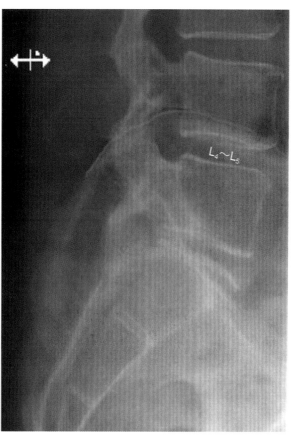

▲ 图 29-2　高髂嵴患者

尿管，以免导致输尿管损伤[9]。

手术入路的后半部分主要以腰大肌为参考标志，双侧交感神经干主要位于椎体和腰肌之间。生殖股神经位于腰肌前内侧。腰骶丛由 $L_1 \sim L_5$ 椎间孔发出后自后向前穿经腰肌[10]。相比 LLIF，ATP/OLIF 手术入路避开了腰肌和腰骶丛，因此一般不需要术中神经监测。

OLIF 入路前方毗邻大血管。左侧入路首先遇到的是腹主动脉，右侧入路时首先遇到下腔静脉。通常会优先选择左侧入路，因为相较于下腔静脉，主动脉弹性较大，术中不容易撕裂导致大出血。

基于 MRI 研究发现，手术入路间隙在 $L_2 \sim L_3$ 水平是 16mm，$L_3 \sim L_4$ 水平 14mm，$L_4 \sim L_5$ 水平 10mm，$L_5 \sim S_1$ 水平 10mm[11]。轻度牵拉腰肌可扩大手术视野，但是在 $L_3 \sim L_4$ 水平，有一个"腰肌吊索"固定腰肌，只有先行切段该韧带，才能更

好的牵拉腰肌。

> **要点**
> OLIF 手术相对于 ALIF 有一个较明显的优势，即 OLIF 患者术中采取侧卧位，该体位使腹膜内位器官在重力的作用下远离手术区域，从而降低术中损伤的概率。通过联合微创后路椎弓根内固定术，侧卧位手术体位可以顺利完成 360° 的融合。

三、手术技巧

（一）术前准备

1. 根据 MRI 观察髂血管的解剖位置，决定从哪一侧进行手术。

2. 通常选择左侧手术入路

（二）手术体位

1. 患者右侧卧位于手术台上，在骨隆起部位垫软垫预防压疮形成（图 29-3）。

2. 确保患者侧卧位时稍前倾，有利于腹内容物下沉，远离手术区域。

3. 确保患者固定牢固，以防术中发生体位旋转。

4. 术者位于患者腹侧进行操作。

5. 调节手术床，使患者处于轻度头低脚高位。

6. 保持手术床位置不变。

7. 确保能顺利进行术中腰椎正侧位放射性成像。

8. 确保 270° 的手术范围，以允许经皮机器人或术中影像引导进行后路内固定手术（图 29-4）。

（三）放射性成像定位

1. 标出髂嵴，第 12 肋骨和髂前上棘。

2. 在透视下识别并标记相关的椎间盘间隙。

3. $L_2 \sim L_5$：在椎间盘中央前 6cm 处做一个纵向切口。如果手术超过两个节段，可能需要分开作切口（图 29-5）。

4. $L_5 \sim S_1$：

(1) 自 $L_5 \sim S_1$ 椎间隙至髂前上棘画一条标记线并延长 2in。

(2) 自椎间隙中央向下垂直画第二条标记线。

(3) 在两条标记线之间，作 6cm 长的纵行手术切口，该切口约在髂前上棘前方 2 横指处（图 29-6）。

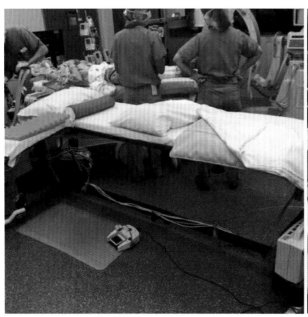
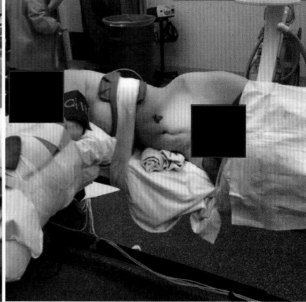

▲ 图 29-3　患者右侧卧位软垫上

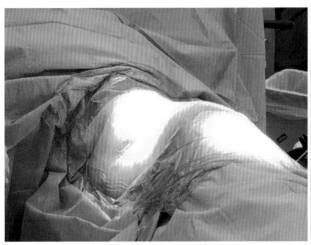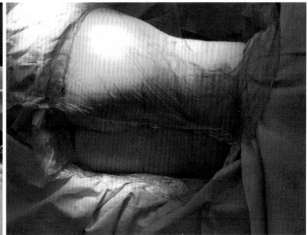

▲ 图 29-4　270° 的手术视野，为后路固定做准备

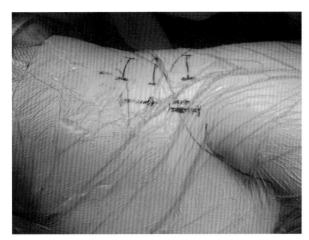

▲ 图 29-5　标记第 12 肋骨、髂嵴、$L_{2/3}$，$L_{3/4}$，$L_{4/5}$ 椎间盘，以及两处皮肤切口

（四）腹膜后间隙

1. 钝性分离腹外斜肌、腹内斜肌、腹横肌及腹横筋膜（图 29-7）。

2. 髂腹下神经和髂腹股沟神经多横跨 L_4～L_5 水平行走于腹内斜肌和腹外斜肌之间，需注意保护[12]。

（五）椎间隙

1. 首先使用牵开器牵开暴露椎间隙。

2. L_2～L_5。

(1) 触及腰肌后沿腰肌前缘触及脊柱。

(2) 将手指放在脊柱上，保护指腹侧的大血管，将最小的扩张器滑至指背侧的椎间盘。

(3) 透视确认扩张器的位置在离椎间盘前面 30%～40% 的位置。

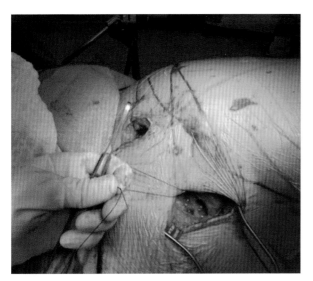

▲ 图 29-6　$L_{4/5}$，L_5/S_1 皮肤切口

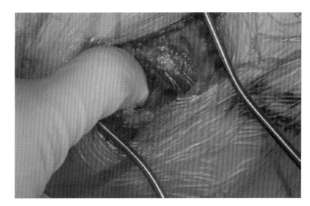

▲ 图 29-7　钝性剥离腹壁肌肉

（4）序贯扩张手术切口（图 29-8）。

（5）将腰肌向侧方轻度牵开，以扩大手术视野。

3. L_5/S_1。

（1）掌心向上，触诊回肠内表面。

（2）反转手指，触诊腰肌及髂动脉。

（3）确认常见的髂血管。

（4）用双极烧灼骶血管。

（5）先松解椎间盘前间隙外膜层，再松解常见的髂血管。

（6）松解血管前需先结扎髂腰静脉。

（7）安置台式撑开器。

（六）椎间盘处理

1. 透视确认并标出椎间隙前正中线（图 29-9）。

2. 环形切除。

3. 利用铰刀、垂体咬骨钳、直弯方头刮匙、Kerrison 咬骨钳等器械进行椎间盘切除并处理椎间隙（图 29-10）。

4. 不要选用植入物同等型号的铰刀，否则容易破坏终板。

5. 剥除终板软骨，暴露出渗血的骨质表面，但保持骨性终板的完整性。

6. 如果需要较大的腰椎前凸，可以松解前纵韧带。在行 L_5/S_1 区域手术时，常规松解前纵韧带。

（七）植入物型号及置入

1. 试模。

2. 透视检查植入物型号是否合适。椎间融合器应延伸至两侧的骨突环，以防止移植物沉降。

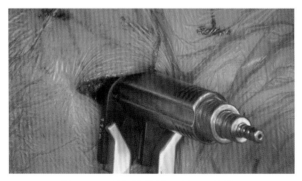

▲ 图 29-8　利用管状撑开器逐级牵拉切口

3. 我们更倾向于在椎间融合器中填充 rhBMP2 和脱钙骨纤维或者髂骨自体移植骨。

4. 置入椎间融合器（图 29-11）。

5. 拍摄最终术中 X 线片（图 29-12）。

（八）闭合切口

逐层闭合腹壁肌肉。

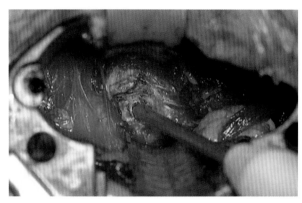

▲ 图 29-9　定位锥定位椎间隙中段，并通过术中透视确认

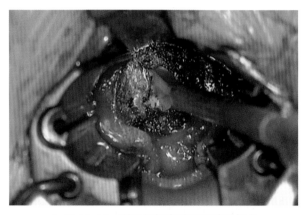

▲ 图 29-10　利用椎间盘铰刀切除椎间盘

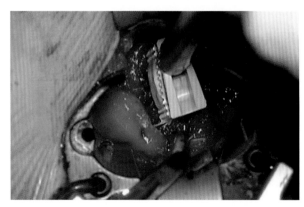

▲ 图 29-11　植入含有 **rhBMP2** 和脱钙骨纤维的前凸性移植物

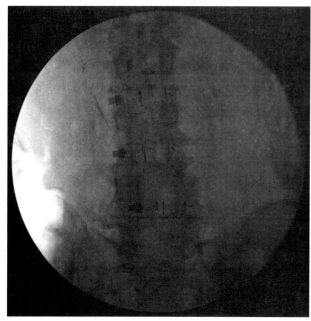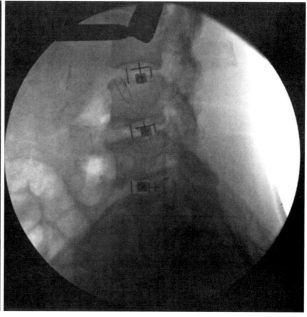

▲ 图 29-12　术中透视显示腰椎间盘高度和腰椎前凸得以恢复

四、结果

OLIF 入路腰椎间融合术早期临床效果良好，失血量少，神经和血管并发症发生率低，融合率高。然而，大多数都是小样本研究，且随访时间较短[13]。

1997 年，Mayer 描述了 OLIF 入路，并报道了 20 例在 L_2 和 L_5 之间行自体髂骨移植的 OLIF 患者的初步结果。平均手术时间 111min，融合部位平均失血量 67.8ml。无并发症报道[14]。

在 2012 年，Silvestre 等报道了对 179 例患者行腰椎（$L_1 \sim S_1$）OLIF 的研究。术后并发症包括 3 例交感神经干损伤、2 例神经根损伤、2 例明显的神经麻痹、3 例静脉撕裂、1 例肠梗阻、1 例腹膜破裂[15]。

Mehren 等报道了 812 例在 $L_1 \sim L_5$ 之间行左侧 OLIF 的患者。有 3 例出现血管并发症（0.37%）、3 例出现神经并发症（0.37%）、无腹部损伤、无输尿管损伤。3 例血管损伤的患者全部为 $L_4 \sim L_5$ 节段，3 例神经损伤中的 2 例为 $L_4 \sim L_5$ 节段[16]。

Woods 等报道了对涉及 340 个融合节段的 137 例患者，进行至少 6 个月的随访研究。最常见的并发症包括植入物下沉（4.4%）、肠梗阻（2.9%）、血管损伤（2.9%）。肠梗阻和血管损伤仅见于涉及 $L_5 \sim S_1$ 的病例。97.9% 的融合节段在术后 6 个月获得骨性融合[9]。

> **要点**
> 早期临床研究显示，OLIF 入路术中失血较少，神经并发症及血管并发症发生率低。

五、结论

通过腰肌前方入路（ATP/OLIF）行椎间融合术是一个行之有效的方法，其综合了 ALIF 和 LLIF 的优点。这个入路可以在侧卧位下对整个腰椎进行操作，更方便植入较大的椎间融合器，能更好地避开大血管和腰部神经丛。

六、经验和教训

• 经验。

- 理解术前矢状位序列和手术目标。
- 基于患者病情和手术者水平选择入路方式——腰椎手术有多种入路方式可供选择。
- 通过椎间隙给予最大化的矫正腰椎前凸。

- 椎间融合器应该触及双侧骨突环，以防发生塌陷。
- 教训。
  - 腰肌的过度牵拉。
  - 铰刀破坏骨性终板。

总结

- 腰肌前方入路腰椎椎间融合术能够有效地治疗腰椎疾病，其兼具了 ALIF 和 LLIF 的优势。这一入路允许在一个体位处理全部腰椎节段，并有利于植入较大的椎间融合器，亦能更好地避开大血管和腰神经丛。
- 与其他腰椎微创技术相似，腰肌前方入路的学习曲线较陡。然而，早期的临床结果显示其椎间融合结果可靠、术中失血较少、神经血管并发症发生率较低、椎间融合率高。

测 验：

★ 选择题

1. 在腰大肌表面下行的是那一条神经？（　　）
   A. 闭孔神经　　　　　　　　　　　B. 生殖股神经
   C. 髂腹股沟神经　　　　　　　　　D. 阴部神经
   E. 坐骨神经

2. 以下哪个是 OLIF 较 LLIF 的优势？（　　）
   A. 单体位行 $L_2 \sim S_1$　　　　　　　B. 不需对手术床进行折叠
   C. 腰神经丛损伤发生率下降　　　　D. 可以避免进行术中神经监测
   E. 以上都是

★ 答案
   1. B　　2. E

第30章 内镜下脊柱融合术
Endoscopic Spinal Fusion

Jason Ilias Liounakos　Gregory Basil　Karthik Madhavan　Michael Y. Wang　著

曹　兵　廖心远　译

陈雄生　校

学习目标

- 了解脊柱融合术从传统开放手术到微创开放手术，最终发展为内镜手术的演变过程。
- 详细了解内镜下经椎间孔腰椎椎间融合术相关的麻醉和手术技术。
- 理解并掌握传统前路腰椎椎间融合术的各种内镜替代式，包括适应证、优点和疗效。
- 理解并掌握侧方入路腰椎椎间融合术的内镜替代式，包括适应证、优点和疗效。
- 理解并掌握颈前路椎间盘切除融合术的内镜替代式，包括适应证和初步临床结果。

一、概述

脊柱融合术可缓解疼痛、改善功能和提高患者生活质量[1]。即便如此，由于担心术后明显疼痛和恢复时间较长，患者通常不愿接受此类手术。保持正常人体解剖和生理结构尤为重要，而且开放式手术可能给患者和社会带来巨大经济、社会和心理负担，微创手术（MIS）概念应运而生。MIS 可提供出色的手术效果，同时避免开放式手术干预带来的许多不良影响。毫无疑问，MIS 的迅速兴起不仅是由于其明显的吸引力，还归功于技术进步，这些进步使这些创新项目投入应用成为可能。在外科领域，研发新型微创技术的兴趣日益浓厚，这些新技术可提供与常规手术相当的效果，力求最大限度地减少软组织破坏、减少术中失血、减轻术后疼痛、缩短住院时间，最重要的是加速恢复术前感觉和运动功能状态。

内镜下脊柱外科手术最初是作为微创腰椎间盘切除术而诞生，是经皮髓核摘除术的直接演变[2]。随之而来的是跨越式的发展，现在对于所有节段的脊柱都存在内镜手术方法，其实用性现已扩展到包括椎间植入和融合。尤其是在腰椎融合方面，以微创经椎间孔腰椎椎间融合术（MIS-TLIF）为例[3]，我们正在进一步开发比 MIS-TLIF 创伤更小的侵入性技术。内镜技术，诸如微创内镜下经椎间孔腰椎椎间融合术的出现，进一步推动了该领域的发展，如今无须进行全身麻醉即可进行此项手术，有效地减少了并发症的发生[4]。

本章概述了当前内镜在颈椎和腰椎融合中的应用，以及相关的解剖结构、适应证和对微创融合的未来展望。胸腔镜融合在第28章中讨论。

> 研发微创外科手术是为了提供与常规开放手术相同甚至更好的结果，同时更大程度降低术后疾病发病率。这个主题在几乎所有外科亚专业中普遍存在。

二、内镜下腰椎融合术

涉及腰椎融合手术是最普遍的手术，术中大量失血、术后疼痛、恢复期长。在这里，我们讨论内镜在腰椎椎间融合术中的应用，重点是微创内镜下经椎间孔腰椎椎间融合术，这是在我们中心经常进行的手术。

（一）相关解剖学要点

1972 年，Kambin 首次描述了一个"安全工作区"，位于腰椎的走行根和出口根之间，通过它可以安全可靠地进行经皮椎间盘切除术 [5]。现在，这个解剖学通道使外科医生不仅可以进行经皮和内镜下经椎间孔椎间盘切除术，而且还可以为处理终板和放置椎间融合器进行融合提供操作途径。

Kambin 三角（图 30-1）是一个直角三角形，其中心位于椎间盘背外侧，具有斜边、基底边和垂直边。斜边是出口根，基底边是下位椎体的上终板，垂直边是走行根 [6]。

（二）微创内镜下经椎间孔腰椎椎间融合术

与传统的开放式腰椎融合术相比，微创内镜下经椎间孔腰椎椎间融合术（MIS-TLIF）在减少术中失血、降低术后疼痛、缩短恢复期和住院时间方面已经取得了显著进步 [3, 7]。通过联合应用内镜、可扩张的椎间融合器、经皮椎弓根螺钉器械、骨生物材料和长效局麻药，我们现在能够在无须全身麻醉的条件下实施手术 [4]。清醒条件下内镜 TLIF 是融合手术的一项革命性进步，迄今已取得了可喜的成果 [4, 8]。

1. 适应证和禁忌证

虽然内镜 TLIF 的一般适应证与标准 MIS-TLIF 适应证相同，但内镜治疗方法确实有局限性，仅在特定情况下才适用。手术的一般适应证包括以下几点。

(1) 椎间盘退行性病变（DDD）合并椎间盘塌陷

(2) DDD 合并原发性椎间盘突出

(3) DDD 合并复发性椎间盘突出

(4) Ⅰ度或Ⅱ度退行性脊柱滑脱，动立位 X 线片示明显不稳

排除标准包括严重的双侧和中央管狭窄的病例。在这些情况下，通过内镜下直接减压在技术上可能无法实现，间接减压对严重的中央狭窄效果不佳。植入物下沉风险增加的情况（如严重骨质疏松症）也可能将患者排除在手术适应证之外，因为手术效果依赖于维持稳固、长期的间接减压 [4]。

2. 麻醉和手术技术

麻醉技术尤其重要，因为无须全身麻醉即可进行内镜 MIS-TLIF，这是其相对于常规 MIS-TLIF 的最大优势之一。在我们的中心，给予患者异丙酚和氯胺酮连续注射，可达到轻至中度的镇静作用。其他中心可能会使用不同的麻醉药来达

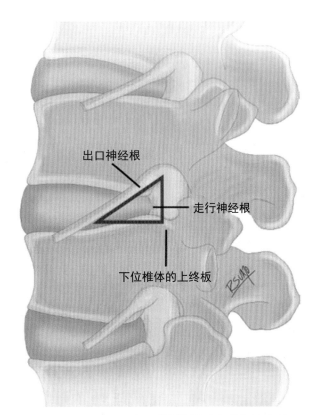

▲ 图 30-1　Kambin 三角：外侧斜边由经椎间孔向前下及外侧行走的出口神经根组成，基底边是下位椎体的终板上缘，垂直边是由走行神经根组成

到相同程度的镇静作用，如间断注射咪达唑仑和芬太尼[8]。清醒条件下镇静的另一个好处是，在任何神经结构受到不适当干扰的情况下，患者均能够向外科医生提供实时反馈。

麻醉开始后，患者俯卧于 Jackson 手术台。用腰椎穿刺针在适当的手术部位定位 Kambin 三角。对进入部位进行连续性扩张，形成 7.5mm 的内镜通道（图 30-2）。此时，将外径为 6.5mm 的内镜插入通道。插入仪器的内镜内操作通道为 3.7mm。需要特别注意定位走行根和出口根。然后使用电凝、髓核钳、刮匙、微型骨凿及磨钻等器械对这些神经结构进行直接减压（图 30-3）。首先使用上述器械取出椎间盘，然后再用不锈钢刷处理终板（图 30-4）。

完成直接减压、椎间盘切除和终板准备后，将 2.1mg 重组人骨形态发生蛋白 -2（rhBMP-2）注入椎间盘间隙前部，然后植入 22 或 25mm 可展开式网状融合器，融合器内填塞同种异体骨基质。这种植入物用作椎间融合器，理论上应该再次接近健康椎间盘的高度，从而间接减轻神经根的压力。然而，该植入物作为一种椎间融合器的安全性和有效性尚未确定。

然后放置经皮椎弓根螺钉和连接棒，从而以标准方式提供进一步的稳定性。值得注意的是，在四个椎弓根螺钉钉道中，分别向脊柱旁肌肉中注射了总量为 20ml 的脂质体丁哌卡因，为术中和术后提供进一步的镇痛作用[4]。

3. 结果

为明确内镜辅助下腰椎融合术的有效性，对大宗人群进行的长期随访研究显示，内镜辅助下

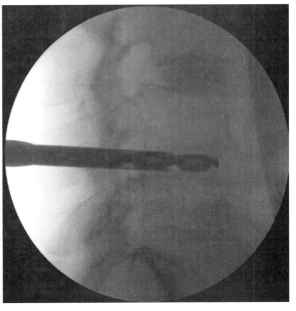

▲ 图 30-3　AP 位透视片显示经内镜通道使用钻头进行椎间盘切除减压

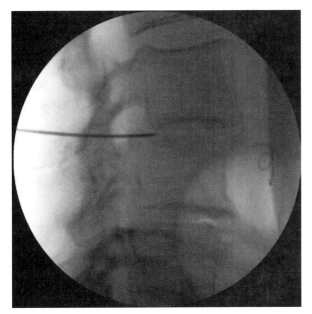

▲ 图 30-2　侧位透视片显示定位导丝进入目标椎间隙

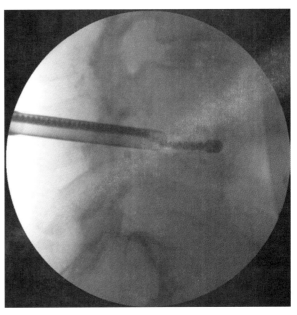

▲ 图 30-4　AP 位透视片显示使用钢刷处理终板

腰椎融合术有几个明确的优势。与传统的开放式融合手术相比，内镜辅助下融合手术可显著减少住院时间、降低术中失血[4,9,10]。在我们中心，大多数在清醒条件下接受经内镜 TLIF 手术的患者在术后第 1 天出院回家。

临床随访的主观测量结果同样较好，诸如 ODI 等指标也有着显著的统计学改善[4,8,9]。在一项平均随访 46 个月的病例系列研究中，术后 ODI 评分比术前评分提高了 69%[8]。我们的研究发现，1 年随访结果也显示 ODI 显著改善，并且超过了腰椎融合手术的最小临床重要差异（MCID）[4]。包括融合稳定性在内的技术参数测量结果同样良好。在我们的病例中，所有患者均实现了稳定的融合，在 Lee 等类似的长期随访研究中，18 例患者中有 16 例过伸过屈位 X 线片示融合良好，未见节段活动[4,8]。总之，对内镜 TLIF 的初步研究显示了该技术的临床前景，符合"微创手术"的目标。

Kambin 三角（图 30-1）是一条解剖学通道，内镜经椎间孔腰椎手术的入路通过该通道。清醒条件下内镜 TLIF 的适应证与 MIS-TLIF 相似，但是需注意对于严重的双侧和中央管狭窄症，内镜 TLIF 减压可能不足。有关临床效果和融合率的初步结果表明内镜 TLIF 与开放式和传统 MIS 技术相差无几。

（三）腰椎前路和侧方入路

与后路相比，前路腰椎融合术具有多个潜在优势。

- 保留椎旁肌肉和软组织，可减少术后疼痛和功能障碍。
- 在严重畸形的情况下，可直接显露椎体腹侧和椎间隙前方，从而进行减压。
- 避免牵拉神经并最小化硬膜破裂或硬膜外瘢痕形成的风险。
- 在术前椎间隙狭窄和保留纤维环张力的情

况下，可单独使用椎间融合器进行独立重建。

内镜在脊柱外科前路手术中的应用最早是由 Obenchain 及其同事于 1991 年报道的腰椎间盘切除术[11]。Zucherman 等于 1995 年第一次描述了腔镜下腰椎前路椎间融合术（LALIF）[12]。与常规开放手术相比，LALIF 的优势包括切口较小、住院时间缩短、术后疼痛减轻。在经验丰富的外科医生手中，关键血管结构和交感神经丛受损风险降低，这本身就是与前入路有关的主要并发症。本节将回顾用于 ALIF 的常规腔镜手术流程和用于 ALIF 的气囊辅助下经内镜腹膜后无气（BERG）技术，包括适应证、一般手术技术和目前文献报道的结果。腹腔镜 / 内镜下腰椎前路融合术的适应证，包括椎间盘退变性疾病、节段性失稳、椎间盘源性疼痛、腰椎后路融合失败和 I 度腰椎滑脱症。

1. 气腹腹腔镜下 ALIF

用于腰椎前路融合术的气腹腹腔镜最早是在 1995 年由 Zucherman 提出[12]。优点和适应证如前所述。术前应告知患者前入路手术和气腹腹腔镜的风险，包括血管损伤、深静脉血栓形成、植入物移位、神经结构受损，以及不常见的感染、肠梗阻、肺不张和逆行射精等[13]。

腹腔镜入路通常包括用于放置穿刺套管的四个常规切口。首先在脐周放置一个钝的 Hasson 穿刺套管，通过它插入内镜，以便在直接可视化条件下插入其他穿刺套管。建立两个旁正中孔道用于内镜器械，耻骨上方正中线建立孔道用于置入椎间融合器[13,14]。锐性切开后腹膜，透视引导下准确定位椎间隙。此时，使用专门的腹腔镜下脊柱器械行椎间盘切除术，然后通过耻骨上正中线孔道放置椎间植入物。对于男性患者，暴露椎体腹侧表面时应避免使用单极电凝，因为对骶骨前交感神经丛的损害可能会导致明确的逆行射精并发症。

在 Regan 等的大型多中心前瞻性研究中，将 LALIF 与传统开放技术进行比较，单节段 LALIF

可以缩短住院时间（3.3d vs. 4d），术中失血量更少，但是手术时间更长。显而易见，随着外科医生经验的增加，手术时间大幅度缩短。对于单节段融合术，两组之间的并发症发生率没有显著差异，术后 6 个月内二次手术率也没有显著差异。接受 LALIF 的病例中，约 10% 由于各种原因改为开放性手术，目前不认为这是并发症[14]。在另一个大型回顾性病例分析中，腹腔镜组的手术室准备时间和手术时间明显更长，虽然住院时间较短，但相差不到 24h，开放手术组的并发症发生率较高。然而，大多数并发症是术后肠梗阻，且可自行缓解。相反，腹腔镜组逆行射精的发生率更高，并发症病情也更严重。但鉴于腹腔镜手术的技术难度和临床上可衡量优势的明显缺乏，作者得出结论是更推荐小型开放手术。尽管两者总体上都是有效和安全的[15]。综上所述，无论开放性 ALIF 是否提供临床获益，腹腔镜 ALIF 手术都是开放性 ALIF 的合理替代方案（除更加微创的手术入路外）。手术节段在手术决策中具有参考作用，因为与其他节段的手术相比，$L_4 \sim L_5$ LALIF 可能与更高的并发症发生率相关[16]。

2. 气囊辅助下经内镜腹膜下无气（BERG）入路

BERG 技术用于腰椎前路椎间融合术是微创腰椎前路融合术的进步，可避免腹腔镜术式的一些主要缺点。这些缺点主要来源于常规腹腔镜检查所需 CO_2 环境。由于大血管和大肠的阻挡，$L_5 \sim S_1$ 节段进行腹腔镜手术受到严重限制。此外，吸引器的使用也严重受限，必须使用专门的小型内镜器械。无气方法可显著增强对腹腔内结构的控制，可使用开放式 ALIF 器械，以及多种椎间融合器，可处理 L_2 水平病变[17, 18]。

前路无气手术技术首先需在内镜下利用球囊扩张腹膜后隙。随后使用连接机械臂的扇状牵开器 "提起" 前腹壁，无须注入 CO_2 气体。最后使用球囊牵开器推开腹膜内容物，暴露手术区域，显露椎体，行椎间盘切除术和椎间盘植入[17]。

研究表明，尽管与传统的腹腔镜方法相比，上述方法具有明显的优势，但用于 ALIF 的 BERG 方法与腹腔镜技术和开放式技术的效果类似。在 202 名接受该手术的患者中，Thalgott 等报道平均住院时间为 1.95d，在为期 2 年的随访中，50 名患者的融合率为 92%，而 78% 的患者报道疼痛明显减轻[17]。在另一项近期的研究中，尽管病例数较少，但术后 12 个月融合率仍然达到 95%，且未见围术期并发症发生[19]。BERG 方法可能引起的并发症与腹腔镜和开放性 ALIF 的并发症相同。

> 内镜 ALIF 的适应证与常规 ALIF 相似。腹腔镜 ALIF 的住院时间更短、术中失血更少。但是，手术时间通常会更长，这具体取决于外科医生的经验。BERG 方法使手术节段向上到了 L_2 椎体，并且由于建立无 CO_2 环境，因此可以使外科医生对于手术进行更好地控制。

3. 内镜下侧方经腰肌入路腰椎融合术

McAfee 等在 1998 年首次报道内镜下腹膜后侧方入路行腰椎融合的方法[20]。与前路手术相比，该术式的优势包括无须注入 CO_2、无须头低脚高位、无须破坏腹膜、无须解剖前方重要血管结构。该术式的缺点是在腰肌前方进行，需要大幅度地牵拉腰大肌，可能导致围术期并发症增加。替代方法是经腰肌入路的术式。内镜下腹膜后腰椎融合术的适应证与先前描述的 $L_1 \sim L_4$ 的一个或两个节段手术相似。

根据 Bergey 等学者所描述，经腹膜后侧方入路的手术技术包括：将患者摆放为侧卧位，将初始通道直接插入目标椎体的侧表面上方。切开腹膜后，放置 3 个附加通道，并将与椎间隙垂直的初始通道用作工作通道。在腰肌前 2/3 部分，沿肌纤维走行，纵向分离腰肌，可避免损伤生殖股神经。暴露椎间隙后，行椎间盘切除术，利用牵开器恢复椎间隙高度，然后放置融合器。该研究中，所有病例均从后方经皮植入了椎弓根螺钉[21]。

尽管与内镜下腹膜后侧方入路手术效果相关

的临床资料很少，但这确实是一种行之有效的术式。McAfee 等认为腹膜后侧方入路的总体并发症发生率低于传统开放式 ALIF。他们发现患者平均住院时间为 2.9d。在平均约 2 年的随访期内，未见植入物松动、下沉超过 1mm 或假关节的出现。总共 18 例病例中有 3 例发生并发症，包括 1 例骨髓炎、1 例术中骨性椎间融合器断裂但未对患者造成伤害和 1 例腰大肌血肿导致短暂性生殖股神经麻痹。Bergey 等研究结果相似，平均住院时间为 4.1d，其中 84% 的患者报告其症状立即缓解，并且没有植入物松动或假关节的出现。30%的患者出现短暂性腹股沟疼痛 / 麻木，在 4 周内几乎所有患者都得到了缓解，这可能是生殖股神经的张力增高所导致。在这两项研究中，几乎所有患者影像学检查均示相邻椎体桥接骨小梁形成，证明植骨融合。虽然目前病例数较少，临床数据有限，但初步结果表明，内镜下腹膜后侧方入路可能是一种替代 $L_1 \sim L_4$ 开放性 ALIF 的可行术式。

> 与腹腔镜融合术相比，内镜下腰肌后侧方入路方法具有多种优势，包括无须注入 CO_2、无须头低脚高位、无须破坏腹膜、无须解剖前方重要血管结构。尽管现有临床数据有限，但相比于腰肌前入路，经腰肌入路可能更有利于减少因牵拉造成的生殖股神经损伤。

三、内镜下颈椎融合术

内镜治疗脊柱疾病的方法最初被设计并用于腰椎，此后，其应用范围扩大至整个神经轴，常用于替代颈椎前路椎间盘切除融合术（ACDF）。ACDF 在 20 世纪 50 年代由 Baigley 和 Badgley 率先提出，并在 20 世纪 50 年代末和 60 年代初由 Cloward、Smith、Robinson、Bohler 进一步完善[22-26]。ACDF 手术存在风险，如喉返神经麻痹、食管损伤、吞咽困难、胸导管损伤和影响呼吸功能[27, 28]。

一项大型回顾性研究对 1000 例接受 1～3 个节段 ACDF 的患者进行的研究，结果表明最常见的并发症，包括术后血肿、喉返神经麻痹和吞咽困难[28]。尽管内镜手术也无法完全避免这些风险，但理论上对颈椎侵入性更小的方法可将这些风险进一步降低。

（一）适应证

迄今为止，只有一篇已发表文献讨论内镜下颈椎融合术的应用[27]。关于手术效果和并发症发生率，该术式与传统术式相比较的临床数据有限。因此，内镜下颈椎融合术尚无明确的手术指征。然而，对于那些原本考虑行 ACDF 的患者，若出现 ACDF 手术禁忌，则可考虑选择内镜手术。Yao 等讨论了椎间盘严重退变患者行内镜下颈椎融合术的潜在困难，因为内镜下无法使用牵拉器械[27]。

（二）手术技术

内镜下颈椎融合术是从开放性 ACDF 演变而来。首先，患者仰卧于手术台。患者麻醉并气管插管后，将其颈部稍微伸展，放置 Gardner–Wells 钳或 Mayfield 钳以便在稍后的手术中辅助牵拉。接下来，取一小的横切口，切口深达颈阔肌。手指钝性分离，向侧面轻轻推动颈动脉，直到触及目标椎间盘前缘[27]。术中透视引导下将内镜扩张器顺次置入，手术医生手指在颈动脉（外侧）和食道（内侧）钝性分离，创建安全通道[27]。将手术套管放于先前的扩张器上，并使用连接至手术台上的可调节臂将其固定在适当位置[27, 29]。插入手术内镜，在生理盐水持续冲洗下完成后续步骤[29]。在 Yao 等的研究中，他们使用 2cm 的内镜套管，可为必要的器械和融合器留出足够的空间[27]。手术的其余步骤基本与传统的开放式手术相同。首先，使用小手术刀切除纤维环，然后用微型镊子取出髓核，用刮匙制备终板[27]。使用专门的刮匙小心地打开后纵韧带，测量并选择合适大小的植入物，放置并固定。尽管 Ruetten 等仅描述了无融合的颈前路椎间盘切除术，该方法仅在放置和固定植入物时与 Yao 等描述的 ACDF 有所不同。

（三）结果

相对于传统的开放手术，关于内镜下 ACDF 的相对疗效和并发症发生率的数据有限。实际上，在撰写本章时，只有一项发表的研究描述了内镜下 ACDF 的应用。尽管临床结果看起来与标准 ACDF 相似，同时没有讨论并发症发生率，但内镜治疗方法面临的一些挑战却显而易见，即学习曲线陡峭、视野范围有限、椎间盘切除困难和止血困难[27]。因此，目前尚无有效数据证明内镜手术与开放手术在手术疗效和安全性上的差异。

> **要点**
> - 内镜技术可应用于脊柱所有节段的融合，代表了微创脊柱融合手术的未来发展方向。
> - 内镜下腰椎融合术与常规开放式融合术的融合率和功能，预后相似。
> - 为了充分评估本章节所述方法的临床疗效和安全性，还需要进一步研究，包括更大样本量的研究和随机对照临床试验。
> - 初步数据表明，内镜下脊柱融合术可提供与常规手术相当的结果，同时可最大限度地减少软组织破坏和术中失血、减轻术后疼痛、缩短住院时间，最重要的是加速术后康复。

> **总结**
> - 微创外科手术技术正广受倡导，可提供与传统开放式手术相同的临床效果，同时最大限度地减少术中失血、手术时间、康复时间、住院时间，降低术后疼痛和并发症发生率。微创融合技术具有上述优点，能作为许多常见术式的有效替代方案。尽管目前仍缺乏大样本量的数据和高质量的临床研究，但现有文献和经验表明微创手术具有巨大应用前景。现有的内镜替代方案可在脊柱的所有节段上进行融合，有利于降低手术和术后并发症。

测　验

★ 选择题

1. 在哪种情况下，传统的开放式手术可能比清醒条件下微创内镜 TLIF 技术更受青睐？（　　）

　A. 严重的双侧根管狭窄和椎管狭窄

　B. 单节段椎间盘退变性疾病伴椎间盘塌陷和轻度椎管狭窄

　C. 在动态 X 线片示 1 级脊柱滑脱伴明显不稳

　D. 严重的多节段椎间盘退变性疾病

　E. A 和 D

2. 微创手术可降低哪些常规手术参数和术后并发症发生率？（　　）

　A. 术中失血　　　　　　　　　　　　　B. 术后疼痛和麻醉药使用

　C. 住院时间　　　　　　　　　　　　　D. 康复时间

　E. 以上都对

3. BERG 相比腹腔镜 ALIF 行前路腰椎融合术的优势是？（　　）

A. 腹部无须注入 CO_2，从而为融合提供了良好的环境

B. 可使用常规开放式器械进行手术

C. 向上最高可处理 L_2 椎体病变

D. A 和 B

E. 以上都对

4. 在侧方腰椎融合术中，哪个神经可能因腰肌牵拉受损？（　　）

A. 生殖股神经　　　　　　　　　　B. 髂腹股沟神经

C. 股外侧皮神经　　　　　　　　　D. 闭孔神经

E. 腰骶神经干

5. Kambin 三角的斜边代表以下哪个结构？（　　）

A. 出口神经根　　　　　　　　　　B. 走行神经根

C. 下位椎体的上终板　　　　　　　D. 上位椎体的下终板

E. 以上都不是

★答案

1. E　　2. E　　3. E　　4. A　　5. A

第31章　导航下脊柱融合术
Navigated Spinal Fusion

Ana Luís　Rodrigo Navarro-Ramirez　Sertac Kirnaz　Jonathan Nakhla　Roger Härtl　著

马　骁　译

高　瑞　校

学习目标

- 了解当前脊柱导航技术的历史背景。
- 掌握当前不同类型导航技术的原理。
- 了解针对不同脊柱部位实施术中 CT 导航的一般和特殊工作流程。
- 明确各种类型脊柱导航融合手术的关键步骤。

一、概述

脊柱外科手术和脊柱器械受到技术发展的影响，其可以在维持脊柱稳定和恢复脊柱序列的同时治疗复杂的脊柱疾病[1-3]。如今，脊柱手术越来越复杂，因此最大限度地减少并发症（如脊髓损伤、神经根损伤、血管损伤、硬膜囊撕裂及脑脊液漏）非常重要[2, 3]。为了最大限度地减少并发症，这要求外科医生掌握丰富的专业知识和熟悉外科解剖结构，在某些情况下，术中成像技术对手术有极大的帮助。即使在手术过程中解剖结构发生了实时变化或者手术视野较小（如脊柱微创手术）时，手术医生也能够精准定位。在进行微创脊柱手术（MISS）的过程中，由于缺少明显的解剖标志，此时就有必要依靠先进的成像技术来降低并发症风险[2, 4, 5]。

术中成像技术已经从 19 世纪末的 X 线发展到如今基于术中计算机断层扫描（iCT）的精准导航技术[3, 4, 6]。在术中成像技术指导脊柱外科手术之前，外科医生进行手术操作时，需要依靠他们的解剖学知识，结合术前的影像学资料，并且在大多数情况下，还需要借助术中透视技术的帮助。时至今日，一些外科医生在关闭手术切口前仍使用 X 线平片来确认脊柱内植物的位置是否满意。但是，常规的 X 线平片耗费时间较长，并且只能获取静态图像，因此，无法在术中获得内植物的实时位置信息。

C 形臂透视解决了 X 线平片的一些缺点，脊柱外科医生开始使用该工具作为术中导航的主要手段，该技术允许在手术过程中进行实时成像[7]。其缺点之一是患者和手术人员会暴露于大量的辐射中，特别是在连续透视时[8, 9]。而且，单次透视只能在一个平面上获取图像，当需要同时进行双平面透视检查时，术中导航需要两个独立的 C 形臂，从人体工程学的角度来看，它不是手术领域的理想选择，并且可能会导致无菌区域或无菌材料受到污染[7]。此外，该技术仅提供三维结构的二维成像，外科医生需要根据对图像的理解和相关解剖学知识来推断三维结构[4]。

计算机辅助脊柱手术（computer-assisted spine surgery，CAS）是一种基于计算机的脊柱成像技术，它将常规技术 [如荧光透视检查和术中锥形束计算机断层扫描（iCBCT）] 获得的脊柱影像与术中解剖精准地联系起来 [10, 11]。这使外科医生能够在手术过程中利用 CT 或透视图像进行多平面定位，从而提高脊柱手术的准确性，这在脊柱内固定植入过程中尤为重要，CAS 还可以最大限度地减少手术人员的辐射暴露。

过去，导航的精度一直受到质疑，特别是椎弓根螺钉置入的准确性。但是，与徒手置钉和透视置钉相比，CAS 提高了置钉的准确性，并降低了与螺钉置入相关并发症的发生率（CAS 置钉准确率 > 95%～99%）[12-22]。CAS 导航似乎已经消除了因螺钉置入位置不当而导致的二次手术，因为它们可以在术中确认植入物的位置 [23]。此外，像 iCT（扇形束）等导航技术可以消除手术人员受到的辐射。但是，患者接受的辐射剂量仍然较高。例如，胸部 X 线（2 个视图）所接收的辐射量为 0.1mSv，而上腹部消化道钡餐检查辐射量为 6mSv，iCT（扇形束）脊柱手术的辐射剂量平均值为 13mSv [18, 24]。

> **要点**
> 如今，脊柱导航技术在手术中的应用已经非常多见。这项技术可靠性高且易于使用，不会增加手术时间或手术风险。如果使用"全导航"技术，可以将手术人员的辐射暴露降低至 0。

二、历史回顾

脊柱导航技术是根据立体定向手术的原理发展而来，立体定向手术通过三维坐标和光电位置传感技术对空间中的特定点进行定位 [2, 6, 25]。这项技术最初是为颅内神经外科手术开发的。最初，立体定向手术需要在患者头部使用外固定架，即便如此，手术也有一定程度的误差，主要是由于在脑组织收缩和切除过程中大脑结构发生位移 [6]。将相同的原理应用于脊柱外科手术更具挑战性，一方面是因为外固定架是不切实际的，另一方面

未固定的脊柱缺乏稳定的解剖参照物。此外，皮肤和软组织相对于脊柱会发生移动，因此必须使用骨性标志物作为参照，这就要求需要进行广泛细致的手术暴露。尽管术中导航技术在最初使用时与脊柱的解剖结构存在偏差，但脊柱外科医生仍需要使用这项技术，他们认为在无法直视的情况下置入脊柱内植物时（如椎弓根螺钉），术中导航可以发挥重要作用 [26]。

20 世纪 90 年代随着计算机技术的发展，无框架导航技术的出现提高了在脊柱导航手术中进行立体定位的可能性 [6]。1993 年，Brodwater 和 Roberts 首次发表了将颅内导航技术应用于脊柱手术的文章，该技术使用影像导航显微镜和体表标记物进行定位 [27]。然而，这些标记物相对于脊椎解剖结构而言并不精确，因此有明显的导航误差 [4]。

最近，Kalfas 等 [10, 11] 及 Nolte 等 [25, 28] 证明了利用导航技术可以提高腰椎椎弓根螺钉置入的准确性。Foley 等描述了使用脊柱后部易于识别的解剖标志作为基准点，结合固定在脊柱上的动态参考阵列，部分解决了定位不准确的问题 [29]。随着脊柱导航的发展，术中影像对脊柱导航系统的精确定位越来越重要。最近的术中 CT 导航系统可以进行定位、实时导航、虚拟轨迹预测，还可以更好的分辨骨和软组织 [13, 30, 31]。

三、脊柱影像导航原理

将 CAS 用于脊柱手术的第一步是获取目标区域的多个连续图像，该过程可通过透视或者 CT 来完成 [32]。CAS 或图像引导技术（IGT）可以根据图像获取的方式、处理程序和呈现给外科医生的方式进行多种设置 [32]。通常，构成导航系统的要素包括：①图像采集系统，该系统可以对专用仪器进行追踪，这些仪器与对应的解剖标记物上的单个或多个参考点有关；②计算机工作站，该工作站将这些数据重新配置成一系列多平面图像，这些图像和术野内仪器的相对位置一起呈现在显示器上。

（一）图像采集

通常，用于图像采集的元件包括照相机光学定位器，该定位器通过向手术区域和电子定位系统发射红外光，并通过接口与图像处理工作站连接。放置在手持式导航工具中的红外线被动反射球是外科医生与计算机工作站之间的纽带。这些被动反射器也可以连接到传统的外科手术器械上，如钻头、丝锥或椎弓根螺丝刀。为了准确计算器械在手术区域中的位置以及器械尖端的解剖位点，需要将每个导航探针或定制追踪手术器械上的被动反射球的位置信息编程到计算机工作站中。实际上，发射到术野的红外线被反射球反射回光学定位器之后，信息便传送到计算机工作站，通过将脊柱图像数据（CT 或透视图像）与相应的手术解剖结构进行信息匹配，进而计算出空间位置[2,3]。

（二）配准系统

将空间信息准确地转换成详细的脊柱解剖图像需要一个稳定的参照系，使计算机辅助系统能够在三维空间内计算出术野内所有器械的相对位置。由手术过程中参考导航定位器确定的解剖结构的"真实"坐标系和术前或术中影像学资料经计算机处理形成的"虚拟"坐标系之间建立关系的过程称为配准。可以应用不同的技术进行配准[4,6]。

1. 点匹配技术

在 CT 和 MRI 的相应解剖结构上选择多个解剖参考点。多节段手术应在每个节段分别选取参考点，术前和术中均可识别的任何解剖学标志都可以作为参考点，常见参考点比如棘突或横突的尖端、小关节的顶点。在 CT 图像数据中选择其中一个点后，将导航工具的尖端放在术野的相应位置上，同时将工具手柄上的反射球对准相机。摄像头发出的红外光被反射球反射回相机，经过计算机处理，计算出探头尖端的空间位置及其所处的解剖结构。这有效地将图像数据中选择的点与术野中选择的点进行"链接"。如果至少配准了三个位点，那么将探针放置在术野中的任何位

点上，计算机工作站都可以将图像数据中的对应点识别出来。该技术的缺点在于外科医生在选择术野中特定解剖位点时出现任何差错，都会导致不同程度的导航误差。这种点匹配方式也可以与面匹配一起执行[4]。

另外一种配准方法是 CT– 透视匹配。当导航系统基于术前 CT 时，有时会使用此技术。当使用这种技术时，术前 CT 与从患者不同角度拍摄的术中脊柱的二维 X 线图像进行匹配[33]。

2. 面匹配技术

面匹配是一种辅助配准技术，在这种配准技术中，外科医生在暴露好的后背脊柱结构表面随机选择多个解剖位点以提供互补性的局部解剖数据。尽管该技术经常需要在图像数据和术野中选择几个离散的位点来提高表面投射的准确性，但先前在图像中已经选择过的位点可以重复选择。这些点的位置信息被传输到工作站，并创建所选解剖结构的局部解剖图，然后将其"匹配"到患者的图像集上。在椎弓根螺钉的置入过程中，点匹配与面匹配相结合的配准方式，比单独应用点匹配具有更低的平均配准误差[4]。

3. 自动配准

自动配准无须外科医生输入任何数据，并且配准误差较小，仅需要在术中获取图像数据信息。该技术需要将带有反射球的参考架固定在暴露出来的脊柱解剖结构中的某个部位，或者在腰椎手术中固定到髂嵴上。术中 CT 扫描设备或透视设备中内置有第二个参考架，在获取术中图像时，两个参考系可自动配准，无须外科医生输入。然后将扫描设备撤下，最多可以进行五个脊柱节段的实时导航[2,32,34]。

（三）跟踪系统

图像导航系统主要利用光学或电磁系统进行追踪[32]。

1. 光学跟踪系统

如前所述，利用光学系统，光源会产生一系列红外脉冲光束，这些红外光束会在手术器械的

反射球上进行反射，并由专用相机捕获，或者专用相机可以检测由固定在仪器上的二极管和任意数目的参考点主动发射的红外线。将红外信号代表的位置信息与先前在解剖配准过程中获取的参考数据进行结合，从而可以识别器械的空间位置并显示在脊柱的多平面图像上。使用红外线可以最大限度地减少手术室内任何金属或电场可能造成的干扰，但为了光学系统的成功运行，需要保证跟踪设备和手术野之间没有任何遮挡物。但是光学跟踪系统增加了专用手术器械尺寸和重量，这可能会对外科医生的手术操作带来挑战。在麻醉学文献中也显示这种红外技术可能会干扰术中患者的血氧饱和度监测 [32]。

2. 电磁跟踪系统

该系统是手术导航过程中跟踪器械位置的另一种方法，该方法解决了光学设备的缺点，即跟踪设备和术野反射球之间不能被遮挡 [35]，这可能会限制术者的正常活动范围，从而对手术操作产生限制作用。此外，带有主动和被动反射装置的光学系统跟踪器需要固定到手术器械上和手术操作区域中，这也不符合解剖学和人体工程学特点。另外，使用的器械较为笨重，影响术者的操控体验。

在电磁系统中，由附着到固定解剖参考点（例如棘突）的发射器产生三个正交电磁场。这些仪器的位置数据由接收器收集并整合以便于导航。由于不用担心阻隔信号，外科医生和器械护士可以在手术区域内自由操作。然而，电磁图像导航容易受到金属器械（包括外科植入物）以及来自手术室中其他设备（如单极电刀、心电图监测和手机）电磁场的干扰。由于导航系统电磁场的覆盖范围有限，传感器可能还需要反复转移到其他解剖位置，以获得充足的多节段手术跟踪信息 [32, 36]。

> **要点**
> 不管导航系统的技术如何变化，掌握解剖知识，并在任何关键操作前使用解剖标志作为对照参考进行反复确认，将在术中导航过程中确保患者安全。

四、导航系统的类型

术中脊柱成像的两个主要选择仍然是 X 线和透视。C 形臂透视成像仍然是一种低成本且使用广泛的术中图像采集方式，能够进行快速、连续二维成像 [7]。

尽管如此，过去的 30 年中，图像引导脊柱手术已经见证了术中成像和导航的多模式发展。这些技术的最终应用取决于对每个系统优点和缺点的准确把握（图 31-1）[4, 26]。

（一）基于术前（CT）导航 / 计算机断层扫描

该模式是术中导航的第一种可用模式。这项技术利用了术前薄层扫描，这是建立数据集的几个配准过程之一，也是术中导航的基础。在术前获取目标区域的二维薄层 CT，并上传到工作站可以重建一个虚拟的三维模型，该模型可以用于规划手术、模拟植入物等。并在术前重建过程中，选择解剖学标志进行术中配准 [26, 33]。

患者术前是在仰卧位下进行 CT 扫描，而在手术过程中，患者通常处于俯卧位，由此引起的椎体移位和重新排列会产生导航误差。因此，考虑到术中解剖移位，每一节段都必须单独配准，以便准确地计划和进行手术 [7, 37]。基于 CT 导航系统的显著缺点是需要依赖外科医生将术前 CT 图像和术中患者相应的解剖标记进行配准。此外，充分的配准需要显露大量的骨组织，如果患者先前进行过椎板切除，则很难识别配准的标记物 [7, 26]。

在导航过程中，电脑工作站会为外科医生显示重建的三维 CT 虚拟影像，并在图像上叠加选定的螺钉进钉点和轨道。如果需要对术野中所选的轨道进行调整，信息会实时更新 [38]。

这项技术的缺点是术前会增加患者的辐射暴露 [7]。

（二）术中影像导航

术中影像导航系统能够在术中获得图像并自动配准，因此不依赖于外科医生的配准操作。故

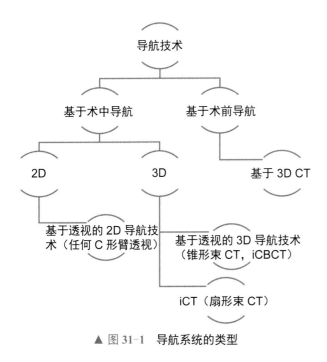

▲ 图 31-1　导航系统的类型

而无须暴露脊柱进行点匹配。由于是在患者摆放体位后进行图像获取，因此可以精确显示手术状态下椎体的解剖位置[34]。

1. 基于透视的 2D 导航

基于"虚拟透视"或二维（2D）透视的导航是一种将标准二维 C 形臂与计算机导航系统相结合的技术。该技术在手术刚开始时获取脊柱的标准正侧位图像[38]。在 C 形臂上附加一个参考架，可以实现自动配准[26]。在参考架的帮助下，在正侧位或斜位图像中采集一个稳定的解剖标志（通常是手术节段椎体的棘突）作为解剖标志点。这些图像被传送到导航工作站，这个数据集通过在屏幕上显示虚拟解剖结构来引导内植物的置入[39]（图 31-2）。将红外摄像机对准参考架和导航工具，就可以对导航工具与相关解剖结构的相对位置进行连续识别。必须保证红外摄像机、参考架和导航工具之间没有遮挡物。为了保证导航系统的准确，参考架需要保持稳定，运动节段与获取图像的相对位置不发生改变，同时导航工具的方向与预计的轨迹保持一致。因此，基于透视的导航可以完全自动地对脊柱进行配准，减少工作人员的辐射暴露，但仅限于二维图像。由于它在导

航过程中无法提供脊柱解剖的三维图像，导航误差的风险增加，并且异常的轴向解剖结构难以识别。对于骨骼质量较差、腹内气体过多、病态肥胖、脊柱畸形、翻修手术和存在先天性畸形的患者，导航误差可能增大。此外，在观察区域中央的图像分辨率最好，而周围的结构可能由于视差而出现扭曲，因此为了保证多脊柱节段的导航精度，可能需要重复进行数据采集和解剖配准[7, 26, 34]。

总之，对熟悉和适应传统正侧位透视的外科医生来说，二维导航具有更简单的学习曲线。如果需要在某些手术中使用实时 X 线和透视技术，该系统容易获取并且可以很顺利地结合到工作流程中。这些手术包括椎体成形术中的骨水泥注射、椎体后凸成形术或使用克氏针的手术。二维导航也可应用于因术中解剖结构变化而需要频繁对影像数据进行更新的情况，如经椎间孔腰椎间盘切除术和椎间融合术，其中椎间融合器的放置及其与椎体之间的关系需要经常使用 X 线透视进行确认。在这些情形中，2D 导航依赖于术中透视技术，可以显著减少 X 线的使用，并有助于改进工作流程。例如，2D 导航减少了手术时间，并且降低了术中污染的风险，因为在术中不需要反复的调整 C 形臂。该技术也比术前基于 CT 的导航更加方便，因为术前 CT 必须与相应的解剖结构匹配，在导航手术开始前必须进行手动配准。

该导航系统成本相对较低（与 3D 导航相比），它兼具导航系统的优点，同时购买和维护成本较低。当经济条件和其他基础设施并不十分充沛时，基于透视的 2D 导航技术是最好的选择。

2. 基于透视的 3D 导航

第一个出现的 3D 系统是三维透视。它使用等中心 C 形臂透视或封闭式透视技术——锥形束 CT（iCBCT），在术中生成一个 3D 数据集，当与图像引导系统结合时，可用于手术导航。透视工具围绕患者自动旋转 190° 并获得多个图像，这些图像被自动重建为多平面的轴位、冠状位和矢状位解剖视图[40]。

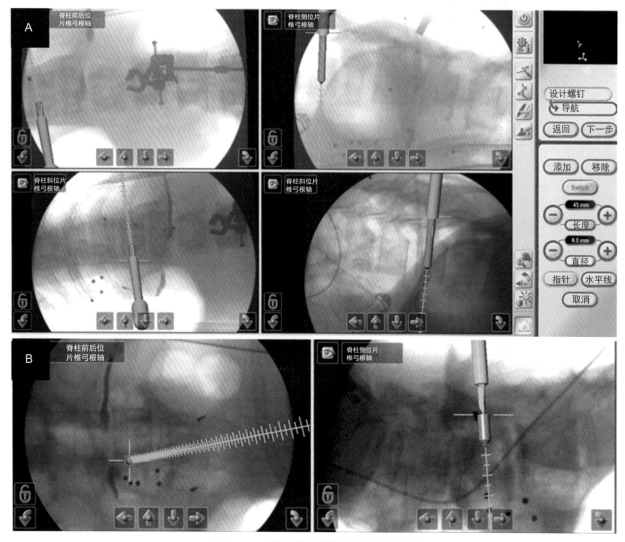

▲ 图 31-2　透视导航系统的工作站显示屏

A. 提供了标准的正侧位图像，并进行叠加模拟，以确定理想的椎弓根进钉点、轨迹和椎弓根螺钉尺寸；B. 确定理想的模拟轨迹以避免损伤椎弓根内侧壁，最初模拟的椎弓根螺钉长度不超过椎弓根。如果这个短的模拟螺钉在前后位上没有突破椎弓根的内侧壁，并且看起来处于良好的位置，模拟螺钉将被延长，直到达到所需的长度（引自 Njoku 等在 2016 年发表的一篇开放访问文章[39]）

iCBCT 技术是一种利用围绕患者进行旋转的锥形 X 射线束和平板探测器获取高分辨率三维图像的方法[26, 41]。iCBCT 包括室内固定的 C 形臂、移动 C 形臂、移动 U 形臂和移动 O 形臂[42]。旋转产生的多组图像被加工成三维数据（轴位、矢状位和冠状位图像）[26, 43]。这些处理后的图像与传统的 CT 相比图像质量较低，但是优于等中心 C 形臂成像。

与基于 2D 透视的导航一样，基于 iCBCT 的导航系统通过扫描患者的手术体位来执行自动配准，消除解剖移位带来的误差[44]。与基于 CT 的

术中导航相比，iCBCT 的缺点除了图像质量差外，一次只能看到几个层面，而这取决于每次"旋转"的扫描数量。在进行多节段畸形手术时，一次"旋转"不能涵盖整个手术部位，iCBCT 设备必须进行多次扫描校准[26]。

在手术结束时，如果需要检查内植物的准确性，可以立即获得轴向重建图像，以确认内植物在三个平面（轴向、冠状和矢状）上的准确位置[26]。

术中辐射暴露对患者和手术人员都有影响。当使用这些导航系统采集手术区域的三维图像时，手术医生和手术室的工作人员可以离开手术

室或站在铅板后面。然而，这项技术对患者有较高的辐射暴露[45, 46]。

3. 术中 CT 导航

术中 CT（iCT）导航技术使用便携式 CT 扫描仪，可在患者的头尾方向上进行平移。iCT 导航工作站可自动配准到患者的解剖结构，并使用扇形束 CT 扫描仪进行图像采集创建三维图像（图 31-3）。在整个手术过程中，这些图像可用于导航置钉和术中规划（例如，可以进行内植物的准确测量）[26]。

iCT 计算机导航技术可用来显示螺钉或植入物的实时位置并进行术中修正[47]。主要优点是图像的质量类似于骨和软组织的 CT 扫描，明显优于上一代 iCBCT 系统的图像。

iCT 的另一大优势是扩大了扫描容量，即使在长节段畸形手术中也不需要多次调整设备中心。缺点包括：成本高；与二维导航及一些基于三维透视的导航设备相比，不符合人体工程学要求；准备时间长；由于需要专用手术台使得应用的灵活性降低[26]。

最新一代的 iCT 进行了一些革新，如灵活性提高、机器尺寸减小[18]。与 iCBCT 类似，手术

室工作人员不会受到辐射，但是需要患者承受更大的辐射暴露[26]。

术中 CT（iCT）导航技术使用便携式 CT 扫描仪，该扫描仪可从患者的头端向尾端平移。iCT 导航工作站配准患者解剖结构并创建 3D 图像。这些图像可被导航设备使用并且可以进行术中计划（例如，可以精确计划内植物的尺寸）[26]。

4. 机器人导航

机器人导航是目前脊柱导航的最新发展领域之一。

在一个带有特定软件的图形界面上，外科医生使用术前采集的 CT 图像来规划螺钉的轨迹。术中获得透视图像（正侧位图像）后自动进行配准，在导航过程中，机械臂会移动到特定位置，沿着适当的轨道精准地置入螺钉[2]。将带有定位装置的术中影像增强 X 线与基于 CT 的虚拟图像和外科医生的手术计划进行匹配。将夹钳固定于棘突或者将微创支架固定于髂嵴和棘突，然后将微型机器人连接到夹钳或支架上，根据 CT 扫描和图像增强器的联合数据，按照外科医生的术前计划，机器人将移动到所需的入钉点和轨道上[5]。

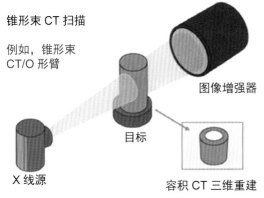

锥形束 CT 扫描

例如，锥形束
CT/O 形臂

图像增强器

目标

X 线源

容积 CT 三维重建

- 发射"锥形"X 射线并由平板传感器检测
- 较低的放射剂量
- 较低的成本
- 金属物体的伪影较少
- 无软组织显影
- 适用于移动 3D C 形臂
- 可由非放射医生操作

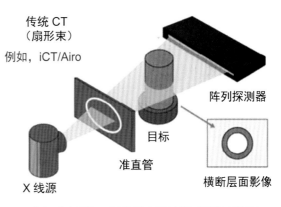

传统 CT
（扇形束）

例如，iCT/Airo

阵列探测器

目标

准直管

X 线源

横断层面影像

- 发射"扇形"X 射线并由线性探测器阵列检测

- 较好的软组织显影

- 较好的骨组织分辨率

- 可用于移动和术中使用

▲ 图 31-3　iCT（扇形射线）和 iCBCT（锥形射线）之间的差异。工作站屏幕显示透视导航系统。尽管 iCT 和 CBCT 在它们产生的图像的性质上有一些相似之处，但它们本质上是不同的成像方式。iCBCT 是一种移动式 X 线系统，采用锥形束射线结构，而 iCT 是一种真正的或传统的 CT 扫描仪，采用扇形射线结构

相关研究显示，机器人手术置入螺钉的准确性很高。但机器人手术也存在一些不足，无法进行主动跟踪，另外，植入物的准确性只能在术后通过 CT 扫描进行确认[5]（表 31-1）。

> **要点**
> 目前可用的技术包括：①用于导航的术前成像（如 MRI-CT）；②用于导航的术中 X 线 / 透视成像（如 X 线透视 O 形臂）；③常规或便携式术中 CT 扫描（如 Airo、Mobius）。

五、导航在微创手术中的应用

MISS 的兴起使脊柱内固定技术越来越依赖于图像引导（主要是术中透视），小切口和有限的肌肉剥离无法显露足够的脊柱解剖结构，这不仅使传统徒手技术无法开展，也不能通过解剖标志物进行导航技术中的图像配准[48]。

尽管三维导航提高了器械的精确度，减少了外科医生的辐射暴露[49]，但其在临床实践中的应用仍受到了挑战。这些挑战主要包括它成本高昂，还有外科医生对手术时间、易用性、兼容性和安全性的关注[18]。

2013 年，Härtl 等发表了一份关于计算机辅助脊柱手术使用情况的全球调查报道，提供了一些关于脊柱导航使用情况的数据[50]。在本次调查中，约 80% 的受访者对脊柱导航的使用持赞成态度。虽然其应用范围广泛，但在北美和欧洲只有 11% 的脊柱外科医生使用导航。经常使用导航的医生认为该技术的优点为：准确性高、降低复杂

表 31-1　不同导航系统的优缺点[5]

	透 视	2D 透视导航	3D CBCT	3D iCT	3D pre-op CT
主要优点	唯一真实的实时显像模式	可使用术中实时图像来实现导航。可自动校准	术中可获取三维图像并用于导航	与 CBCT 相比，具有更高的分辨率成像和更大的扫描体积	术前 CT 和术中导航系统的结合
是否需要术中图像采集	是	是	是	是	否
是否需要额外的术前成像	否	否	否	否	是
多层面手术是否需要多次配准	否	否	否	否	是
是否实时成像	是	是（如果需要）	是（如果需要）	否	否
螺钉精度	++	++	++++	++++	+++
骨显影质量	++	++	++++	++++	++++
软组织显影质量	-	-	+	+++	++++
术者的辐射暴露	++++	+++	-	-	-
患者的辐射暴露	++	+	+++	++++	++++（术前 +/- 术后）
成本	+	++	++++	++++	+++
专业水平	+	+++	++++	++++	+++
硬件限制（特殊校准工具）	否	否	是	是	是

手术的风险以及较小的辐射暴露。未使用该技术的医生认为设备的缺乏和手术的高成本是无法开展导航手术的主要原因，也包括培训不足和手术时间增加。

有人认为，导航系统使手术时间延长的原因是由于操作设置和导航流程耗费时间，以及术中扫描和配准过程耗费时间。事实上，即使整体手术时间有所延长，由于可以更快地识别骨性解剖结构，每次的置钉时间变得更短[51, 52]。此外，新一代导航技术所需的扫描和配准时间明显减少。

因此，按照正规的操作流程进行导航可以尽量避免手术时间的额外消耗，使术中导航更高效、可重复，并减少整体手术时间[40]。

每种导航系统都有其各自的特点、工作流程、优点和缺点各不相同。

在笔者的机构中，使用过多种不同的系统，从传统的透视到锥形束 3D 导航，最后过渡到 3D iCT 导航，在这个过程已经证明术中导航是有效的，并适用于任何临床病例。此外，我们还引入了全导航的概念，即在手术操作中使用 iCT 导航，从而消除手术人员的辐射暴露，减少克氏针和椎

弓根探针的使用[53]。

减少克氏针的使用是这一系统的重大进步。通常情况下，需要使用克氏针进行三维导航系统经皮螺钉置入，多种仪器需进行单独导航，如钻导向器、开口锥、丝攻和螺钉。建立导航通道可以减少需要导航的仪器数量，也可以降低克氏针相关的潜在风险（手术过程中断裂或弯曲可导致内脏或血管损伤）。该导航通道连接在参考阵列上，用于确定理想的椎弓根轨道，使用导航软件模拟合适尺寸的椎弓根螺钉，将导航通道轻轻地置入使得其尖端可以紧紧地固定在骨骼上。钻头、丝攻和没有钉尾的椎弓根螺钉都可以通过这个导向通道置入椎弓根内[53]（图 31-4）。

（一）计算机辅助手术在微创手术的技巧和优势

从传统的透视到 2D 导航，再到 3D 导航，最后到 3D iCT 导航，这一过程已经被证明是有效的，适用于任何临床实践。然而，为了帮助想要开展这项技术的医务人员，我们针对 3D iCT 的使用提出以下建议[18]（表 31-2）。

表 31-2　提高术中计算机断层扫描导航技术准确性的技巧[18]

铺巾	• 用胶带将患者固定在手术台上，可最大限度地减少组织移动 • 用胶带粘贴在胸部和髋关节上，并从两侧向下固定在手术台上
术中扫描	• 包括解剖标志（如腰椎、骶骨、最下一根或第一根肋骨），准确确定基线节段和病变节段 • 在实际需要前获得术中 CT（有时在解剖结构暴露后获得。例如，颈椎后路手术，这将手术操作引起的移位和不准确的可能性降至最低）
验证准确性	• 在每个关键步骤（例如，置钉和使用磨钻时）使用导航验证解剖标志点，尤其是在标志点有限的 MISS 中（例如，在 MISS 腰椎手术中，切皮后指出横突尖端）
掌握解剖结构	• 术中导航不能替代对解剖结构的熟练掌握
防止过度移动	• 在整个手术过程中，确认定位器放置稳定，并避免在手术过程中触碰 • 避免压力、机械撞击（使用骨锤）或移动 • 使用磨钻打孔，避免使用 Jamshidi 针（压力过大可能使患者移动）
切换试验	• 丝攻完全插入椎弓根，然后将其退出 • 如果导航屏幕上的螺钉模拟轨迹显示螺钉在椎弓根中位置良好且无缺口，这通常证实螺钉轨迹定位良好（骨质差和颈椎患者应避免该测试）
神经监测	• 术中神经监测和螺钉刺激，临界值约为 9mAmp
位置确认	• 内固定器械或植入物置入后进行 iCT 扫描，以验证所处位置和准确性

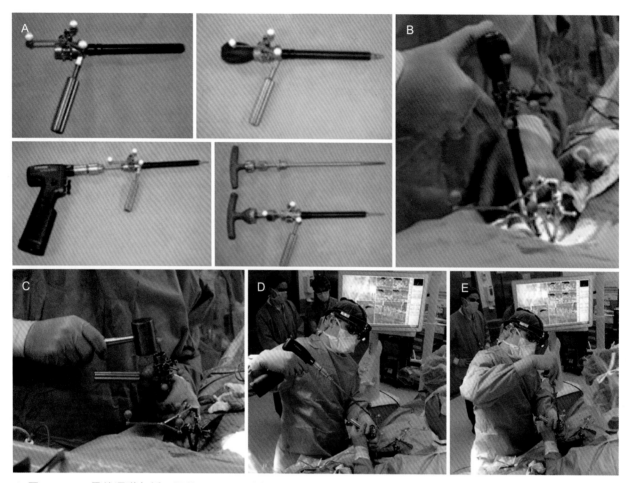

▲ 图 31-4　**A.** 导航通道包括一根长 **170mm**、外径 **10mm**、内径 **8.3mm** 的导管和手柄。组织保护套和套管针由 **PEEK** 材料制成，便于通道经皮放置。用于连接红外参考阵列的接口，该红外参考阵列位于近端可 **270°** 旋转的轴环上，便于导航摄像机对通道进行定位；**B～E.** 可以通过该通道插入钻头、攻丝，最后插入没有钉尾的椎弓根螺钉

（二）手术流程

漫长的学习曲线和复杂的操作流程这一技术的主要缺点，限制了该技术的应用，我们给出了一个便携式 iCT 导航（扇形束）的流程示例，在我们的实践应用中，该技术提高了手术的安全性和准确性，同时减少（几乎消除）了手术人员的辐射暴露[18]。

1. 手术室设备

iCT 导航系统包括 CT 扫描仪、图像引导系统、红外跟踪摄像机导航系统（Brainlab CurveTM，Brainlab AG，Feldkirchen，Germany）和患者参照阵列（Brainlab AG，Feldkirchen，Germany）。iCT 扫描仪的设计包括一个大的开放扫描架（107cm）、

一个小的扫描架（30.5cm×38cm），占地面积约为 1.5m²。悬挂的电动驱动装置使得机器可以在手术室（OR）内移动。手术过程中，在扫描架上安装一个可移动、射线可穿透的碳纤维操作台。将 iCT 和 CurveTM 系统连接到自动图像传输装置和辅助导航的图像 - 患者共配准装置上。也可以在术前通过设备进行手动校准以简化导航操作流程[18]。

2. 用于全导航的 iCT 导航通用程序

（1）手术前，保持 iCT 导航与轨道系统（手术台）和扫描架平行，面向麻醉区域（图 31-5A）。

（2）患者在与扫描架平行的转运床上麻醉后，便携式 iCT 系统的扫描架垂直于轨道移动至扫描

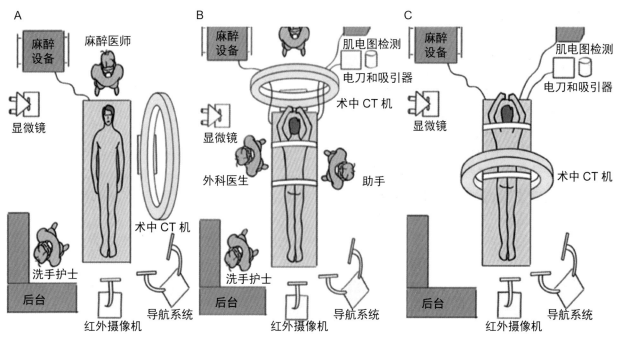

▲ 图 31-5　术中计算机断层扫描（iCT）手术室（OR）设置

A. 手术前，iCT 与导轨系统平行；B. 术中手术室设置。患者俯卧位，进行腰椎手术时手臂位于头端（注意：颈椎手术时手臂应向下放置）。重要的是，将所有麻醉、神经电生理检测、电刀和负压吸引的管线穿过 iCT 的支架。在患者的胸部和臀部均有布胶带进行固定，以最大限度地减少手术过程中组织的移动；C. 进行 iCT 扫描时手术室设置。使用 iCT 时，所有人员都离开手术间[18]

位置（图 31-5B）。

（3）此后，将带有 T₃ 框架的 Trumpf 碳纤维操作台连接到集成轨道系统的 Trumpf 柱子上。

（4）气管插管并插入神经电生理监测的电极针，然后将患者翻转到 T₃ 框架上。

（5）接下来，摆放体位并用胶带固定。胶带固定非常重要，它可以减少解剖结构位移，特别是肥胖患者。必须注意胶带不要贴得太紧，防止损伤皮肤。

（6）扫描架位于患者的头侧，所有缆线（电刀线、吸引管和神经电生理监测线等）穿过扫描架。

（7）当 iCT 扫描仪运行时，手术人员离开房间，从而避免不必要的辐射暴露（图 31-5C）。

3. 腰椎或下胸椎椎弓根螺钉固定的一般操作流程

（1）对于腰椎/下胸椎病例，使用两根 3mm 的 Schanz 针将两脚固定器固定在患者骨盆上。参考阵列连接到固定器上并拧紧（图 31-6A）。

（2）为了识别基线节段，参考阵列通常固定在髂嵴上，并确保患者被安全地固定在手术台上。此外，参考阵列也可以夹在棘突上（基线节段上下的 1～2 个节段）（图 31-6B）。

（3）术前扫描时，切口周围覆盖两张半单，并在覆盖物上标记目标区域。

（4）红外摄像机朝向参考序列和参考架上的反射球。

（5）所有人员在放射技师扫描前离开手术间，这就消除了手术人员的辐射暴露。

（6）扫描结束后，图像自动传输到导航系统。

（7）用指示探针识别入钉点的位置和钉道轨迹。在开放手术中，通过触诊解剖标志物（即多个水平的棘突）来确认准确性。在微创手术中，横突尖端可以用来验证准确性。

（8）对于微创手术，通过一个小的皮肤和筋膜切口将导航通道连接到进钉点上方。导航通道不需要使用克氏针，也避免了多仪器导航（钻头、丝攻、螺钉分别进行导航），简化了操作流程。钻

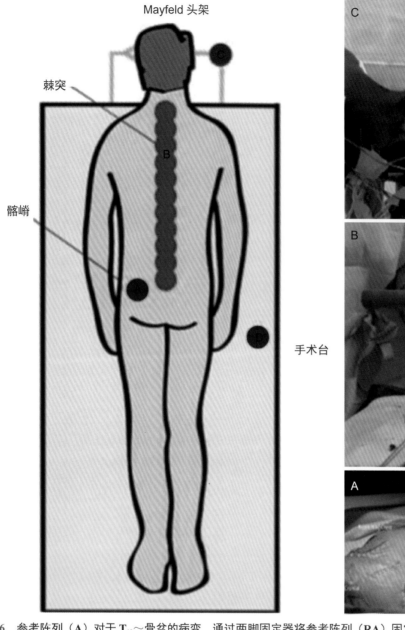

▲ 图 31-6　参考阵列（**A**）对于 **T₁₂**～骨盆的病变，通过两脚固定器将参考阵列（RA）固定在髂嵴上（右下）。（**B**）对于 **C₃**～**T₁₁** 的病变，将 RA 固定在棘突上（右中）。（**C**）对于 **C₀**～**C₃** 的病变，将 RA 固定在 Mayfeld 头架上（右上）。（**D**）为了从枕骨到骨盆定位（例如硬膜内肿瘤，胸椎间盘突出症），将 RA 固定在手术台上，并用胶带充分固定患者[18]（未显示）

头、丝攻、螺钉均可通过导航通道置入椎弓根[53]。

（9）使用 3.2mm 口径动力钻在椎弓根进钉点钻孔。

（10）通过导航通道置入所需的螺钉，然后电刺激螺钉，我们使用阈值大于 9mA 的电刺激来确认螺钉位置。

（11）在需要进行减压和放置融合器的情况下，

遵循以下步骤：可以从髂骨获取自体骨块，探针可用于选择最佳取骨位置。需要放置管状牵开器进行减压和小关节切除时，可在导航下确定管状牵开器的筋膜切口。该切口通常位于螺钉切口内侧的 2～3cm 处。探针识别出椎板和小关节的下缘。逐级扩张后，放置牵开器，用导航探针再次确认解剖结构已经充分暴露。在显微镜下进行减压和小关节切除，该操作也可以在导航辅助下进行。导航也有助于确定椎弓根和椎间隙的位置。然后，我们还可以使用导航来确定椎间盘切除和椎间融合器放置的轨迹。

(12) 放置融合器后，进行 CT 扫描。基于这次 CT 扫描，可以通过导航或直接从计算机屏幕上确定连接棒的长度。

4. 脊柱病变定位的一般操作流程

此工作流程适用于脊柱肿瘤和颈椎内固定病例。

(1) 患者取俯卧位或仰卧位，并使用布基胶带固定在手术台上，如腰椎导航工作流程所述。

(2) 根据目标解剖部位，将参考阵列放置并固定在手术台或 Mayfield 头架（图 31-6C）上。

(3) 术前扫描时，切口周围覆盖两张半单，并在覆盖物上标记目标区域。

(4) 红外摄像机朝向参考阵列和参考架上的反射球。

(5) 所有人员在放射技师扫描前离开手术间，这就消除了手术人员的辐射暴露。

(6) 扫描结束后，图像自动传输到导航系统。

(7) 在开放手术中，通过触诊解剖标志物（即多个水平的横突）来确认准确性。在微创手术中，触及横突尖端可以用来验证准确性。

(8) 必须考虑解剖结构的移位，特别是在治疗硬膜内脊柱肿瘤时，可能需要重新扫描或确认解剖标志物。

(9) 如果是永久性放置植入物，特别是在枕颈融合术中，最后需要进行一次 CT 检查以确认位置。

> **要点**
> 脊柱手术中成功实施导航的关键步骤是①使用固定的参考点，并使用必要的工具如布基胶带将患者固定在手术台上；②使用已知或可见的解剖标志确认参考点；③避免在手术过程中过度用力，防止解剖移位和导航不准确；④如果怀疑移位，尽可能多次进行重新扫描和确认，或者再次确定植入物的正确位置。

六、临床应用

近年来，导航技术在脊柱手术中得到广泛的应用，从经典的螺钉植入（越来越多地应用于脊柱的各个节段）到椎间融合（侧方腰椎椎间融合术 [54]、经椎间孔腰椎椎间融合 [55]、后路腰椎椎间融合 [56, 57]）以及脊柱肿瘤切除术 [58, 59]。

以下病例将对三种不同手术进行逐点总结，同时也对导航技术的通用性进行总结。

（一）颈椎

一名 87 岁男性患者在跌倒 10 天后出现颈部疼痛，活动后加重，没有任何神经损伤症状。X 线片和颈椎 CT 扫描显示齿状突骨折 Ⅱ B 型——后斜形骨折（Anderson 和 Alonzo 分类）。曾尝试用硬质颈托进行保守治疗，但在 14 周的密切观察中，骨折仍没有愈合的迹象，患者同意接受手术治疗。手术方法包括 C_1 侧块螺钉、C_2 椎板螺钉、双侧 C_1～C_2 关节突融合器、使用自体骨混合 DBT，Actifuze 和万古霉素进行 C_1～C_2 后外侧融合。参考阵列的放置如图 31-6C 所示。导航用于定位、内固定植入（包括螺钉尺寸和关节融合器尺寸，图 31-7）和螺钉及植入物位置的确认。

（二）胸椎

一位 47 岁女性患者，右侧腰背部疼痛，并向右上腹放射。症状开始于 4 年前，为自限性单侧刺痛，疼痛较剧烈（VAS 8/10），一般在跑跳、右侧弯腰或突然改变体位时出现。最近，表现为同一部位的间歇性烧灼感，但否认感觉丧失或感觉异常。无既往病史，无感染史或外伤史，神经系统检查未见明显阳性体征。进行胸椎 MRI 检查发现髓外硬膜下强化病灶从 T_{10} 中部延伸至 T_{11} 水平，脊髓受压并向后移位，脊髓信号无异常（图 31-8）。

如图 31-6 所示，将参考阵列固定在手术台上。在 iCT 导航工作站中，将术前 MRI 与术中 CT 合并来确定手术切口（图 31-9）。从 T_{10}

至 T_{11} 做皮肤中线切口，在两侧骨膜下剥离肌肉。使用导航通道，经椎弓根置入螺钉（图 31-10A），在显微镜下，沿着椎板外侧面开槽，进行 T_{10}～T_{11} 椎板切除，移除脊柱后方骨性结构并

用于融合（图 31-10B）。为了获得更好的侧方视野，切除右侧关节突关节，在显微镜下，于右侧做一个弧形的硬脊膜切口，将外反折硬膜（图 31-10B）。辨认蛛网膜并将之切开，切断齿

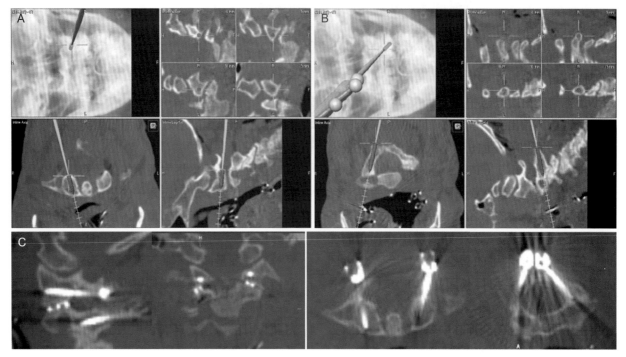

▲ 图 31-7 A. 规划 C_1 侧块螺钉（尺寸和螺钉位置）；B. 规划 C_2 椎板螺钉；C. 检查双侧椎弓根螺钉和 C_1～C_2 外侧融合器

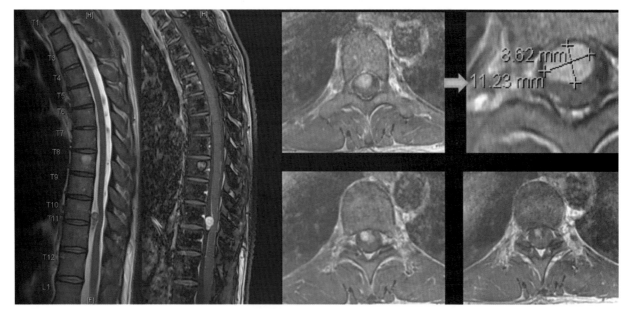

▲ 图 31-8 胸椎增强 MRI（T_2 矢状位、T_1 矢状位和横断位）显示出增强的髓外硬膜下病变，从 T_{10} 中部延伸至 T_{11}，伴占位效应，脊髓腹侧受压并向后移位，脊髓信号无异常

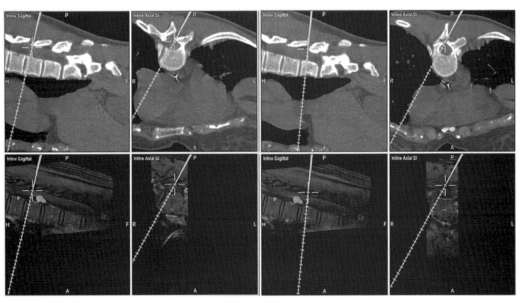

▲ 图 31-9　将术前 MRI 和 iCT 图像合并以确定位置

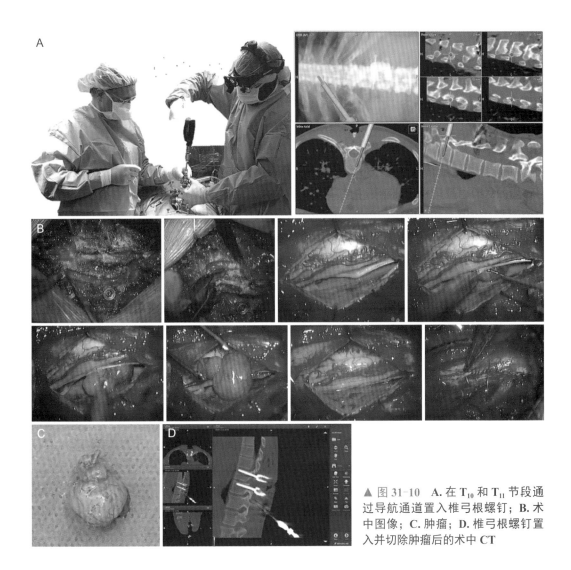

▲ 图 31-10　A. 在 T_{10} 和 T_{11} 节段通过导航通道置入椎弓根螺钉；B. 术中图像；C. 肿瘤；D. 椎弓根螺钉置入并切除肿瘤后的术中 CT

状韧带，仔细地从侧方进行剥离，在脊髓前方发现一个髓外肿块，这个肿块起源于 T_{11} 神经根。烧灼并切断该神经根，轻柔地进行操作，松解肿块并将肿块从后方完整移除，完成病灶切除（图 31-10C 和 D）。

（三）腰椎

一位 67 岁病态肥胖的女性患者，主要表现在严重的双侧腰背部、臀部和右腿疼痛，症状持续 4 年，保守治疗（止痛药、物理疗法、针灸、硬膜外类固醇注射）无效，既往无外伤史，体格检查未见神经功能异常。腰椎 MRI 显示在 $L_4 \sim L_5$ 节段严重的腰椎管狭窄，并伴有 I 度腰椎滑脱。她接受了右侧 $L_4 \sim L_5$ 椎板切除术及 $L_4 \sim L_5$ 双侧椎弓根螺钉置入（图 31-11）。

七、适应证、误区及存在的争议

（一）误区

• 对于实时导航来说，避免用力加压或大幅度操作是防止出现导航误差的关键。
• 导航是一个动态过程。根据需要可以进行反复多次校准，任何关键操作前利用解剖标志确认其准确性。
• 注意辐射暴露。

（二）争议——导航的利与弊

• 辐射暴露
• 时间
• 成本

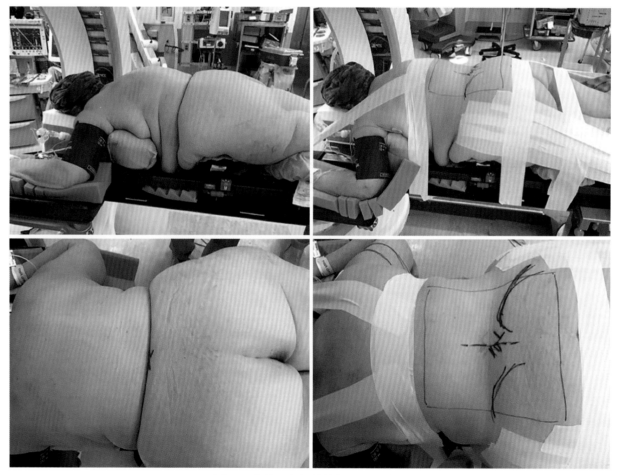

▲ 图 31-11 图中所示位第一次扫描前患者体位摆放及胶带固定情况

要点
在融合术中，导航可安全地用于脊柱不同部位的定位、内固定置入和术后即刻放射性评估。

总结

- 导航下脊柱融合术中的学习曲线要求掌握解剖学知识，轻柔地进行操作，并在手术过程中减少对解剖结构的挤压，以尽量减少解剖移位。在导航过程中根据需要，利用解剖标志进行反复确认校准可以保证患者安全。因此，了解专家在治疗不同脊柱节段的病变时所使用的技术、作用范围、利弊和工作流程非常重要。
- 对脊柱肿瘤、肥胖和畸形患者进行脊柱融合手术时，由于脊柱的病理结构复杂，使用导航技术可以进行准确定位。它对手术的技术层面也有提升，如帮助选择适当的内植物（螺钉、棒、融合器）。
- 如今，世界上的许多脊柱中心都在使用脊柱导航技术，该技术被证明是安全、准确和有效的。

测　验

★ 简答题

1. 术中成像技术有哪些？至少回答 4 个。

2. 哪种方法仍然是目前最可靠、最经济的术中成像方法？

3. 最新技术（iCT）的 2 个局限性是什么？

4. 阐述脊柱导航成功案例的关键步骤。

★ 答案

1. 常规 X 线、透视技术、术中锥形束 CT 扫描仪（如 O 形臂）、术中扇形束 CT（如 Airo）
2. 透视技术。
3. ①成本、效益；　②与传统方法（透视）相比，在临床和影像学结果方面没有显著改善。
4. ①定位；②使用解剖标志进行确认；③如果怀疑移位，必须使用解剖标志重新检测导航的准确性；④脊柱导航不能取代对解剖知识的掌握。

第32章　颈椎间盘突出和颈椎椎管狭窄

Cervical Herniated Nucleus Pulposus and Stenosis

Pablo R. Pazmiño　Carl Lauryssen　著

胡　旭　张　莹　译

初同伟　校

缩写

ACDF	颈椎前路椎间盘摘除融合术
ADR	人工椎间盘置换
AECD	内镜下颈前路椎间盘摘除融合术
MAST	小切口脊椎手术技术
MED	内镜下椎间盘切除术
MIS	微创手术
OPLL	后纵韧带骨化
PECD	经皮内镜下颈椎椎管减压术

学习目标

- 颈椎微创手术：了解颈椎前路和后路手术的适应证、禁忌证、手术疗效和相关技术。
- 颈椎前路的相关手术。
  1. 前路显微外科椎间孔成形术。
  2. 经皮髓核成形术。
  3. 前路内镜下颈椎融合术（AECD）。
  4. 经皮内镜下颈椎椎管减压术（PECD）。
  5. 内镜激光颈椎融合术。

颈椎后路的相关手术
1. 显微镜和内镜下的椎板椎间孔成形术
2. 后路显微镜通道辅助下的椎板椎间孔成形术
3. 内镜椎板椎间孔成形术
4. 显微镜通道辅助下的后路椎板椎间孔成形术
5. 内镜椎板椎间孔成形术与 ACDF
6. 内镜椎板椎间孔成形术与开放椎板椎间孔成形术
7. 后路颈椎小关节融合
8. 经皮颈椎小关节螺钉

一、概述

颈椎管狭窄、脊髓型和神经根型颈椎病的诊断和治疗具有挑战性。由于病因繁多，而每种病因需要相应的手术方式，从而带来不同的预后和治疗效果。因此，我们将针对各种病理分型制定证据充分的手术方案或者标准化的手术指南。针对不同病理分型的不同手术方式进行研究，并取得可重复的结果，这是制定标准化手术方案的关键。

颈椎微创手术（MISCS）的器械和技术取得了长足的发展，已成为某些颈椎手术的首选。理论上讲，MISCS 具有以下优点：软组织创伤小、术后疼痛轻、美观性好、出血量少、手术时间短、恢复快、住院时间短。自 1967 年以来，通过显微镜进行脊柱减压的理念一直被提倡[1]。Williams 和 Henderson 等于 1983 年首次报道了后路颈椎微创椎间孔成形术的技术可行性[2, 3]。微创手术存在以下相关问题：手术视野有限、病变切除的不充分、器械的特殊性、照明系统特殊性、学习曲线长、成本效益以及在学习期间手术所需的额外时间。

目前尚无多中心随机对照试验比较颈椎微创手术与标准开放性手术的并发症及疗效。此外，微创手术及入路又有很多子分类，包括内镜、前路椎间孔成形术、选择性椎板切开术和椎板椎间孔成形术。本章的目的是评估涉及颈椎微创的手术技术和科学严谨性、文献报道的总体质量、相关手术的适应证、相关手术入路的并发症，以及疗效与临床操作的关联程度。虽然技术学习和设备改进尚处于起步阶段，但随着技术发展和外科技术的提高，微创手术已成为现实。在这一章中，我们重点讨论微创颈椎手术。我们按手术入路（前入路和后入路）展开讨论，并对用于椎间盘突出和椎管狭窄的各种式式进行评估。

二、前路手术

1. 前路显微椎间孔成形术治疗神经根型颈椎病

2. 前路显微椎间孔成形术治疗脊髓型颈椎病

3. 经皮髓核成形术

4. 前路内镜下颈椎间盘切除融合术（AECD）

5. 经皮内镜下颈椎减压术（PECD）

6. 内镜下激光颈椎融合术

（一）颈椎间盘突出

前路手术治疗钙化性和非钙化性颈椎间盘突出症的基本原则包括全椎间盘切除减压或辅以前柱支持和融合。目前的手术采用前路 Smith-Robinson 入路，即切开或经皮暴露，随后取出受损的椎间盘，放入移植骨、垫片、器械固定。

1. 前路显微椎间孔成形术

(1) 适应证：骨性颈椎病、根性颈椎病、单个或多个节段、后外侧游离椎间盘、术后残余椎间孔狭窄。

一般情况下，前路椎间孔切开成形术的纳入标准包括颈椎间盘突出和神经根性疼痛，有轻微颈痛或无颈部疼痛，且经至少 6 周的保守治疗无效。手术标准仅限于神经根性颈椎病。前路椎间孔切开成形术用于治疗单节段或多节段因侧隐窝或椎间孔的病变引起的神经根型颈椎病。双侧病变并非手术禁忌证。此法的适应证包括后外侧骨性颈椎病、后外侧游离椎间盘、椎板切除术 / 椎间孔切开成形术或 ACDF 术后的减压不彻底所致的椎间孔狭窄。此外，对于有明显神经根性症状伴轻度颈痛的患者来说，前路椎间孔切开成形术也是一种可行的选择。

(2) 禁忌证：使用前路椎间孔切开成形术的相对禁忌证包括后纵韧带广泛骨化（OPLL）、脊髓型颈椎病、血管异常（如椎动脉扭曲）、轴性颈痛为主要症状的患者、骨性椎管狭窄或弥漫性骨赘性椎管狭窄。

(3) 手术操作：采用标准的颈椎前路椎间盘切除术体位，患者仰卧在可透视手术床上。由于颈椎间盘在前后方向上自然向头侧倾斜，因此在固定体位时避免使用支撑物过伸颈椎[4]。术中无须牵引，通过术前侧位透视确定皮肤切口，在皮肤附近放置一根钢针，定位手术间隙。手术采用标准的同侧 Smith-Robinson 入路，抵达引起神经根性疼痛的症状侧椎体节段。通过松解颈长肌来界定椎体的外侧 1/3 并放置撑开器。通过小心的 Bovie 烧灼、Kittner 分离和剥离子剥离，显露钩突的内侧和外侧骨缘。透视确定手术节段，并将自动撑开器放置在颈长肌外侧和食管深处。为了内镜视野也可将管状撑开器锚定在钩突的纵轴上。当整个钩突与头尾侧椎体的 1/3 和椎间盘位于视野内时，显露完成（图 32-1）。此时即可从同一皮肤切口轻松移动至多个相邻节段。由于神经和血管结构有潜在损伤的可能，后续的手术操作通常在显微镜下进行[5]。

2. 椎间孔切开成形术

使用钝头剥离子，最好是 Penfield#4，用于解剖分离尾侧椎体的钩突外侧缘，将其从包绕的颈长肌和软组织中分离出来。在暴露钩突外侧骨缘时，仔细解剖软组织平面，在钩突外侧缘与椎动脉之间放置 Penfield#4。一旦完成，Penfield#4 的凹面应该沿着钩突的侧缘。这可视为椎动脉的内侧金属屏障（图 32-2）。下一步，钩突切除使用带有 AM8 球形磨钻的长柄高速钻头（MIDAS Rex®Legend®Fort Worth，USA/Anspach®，Palm Beach Gardens，FL，USA）。将骨头钻出 6mm 的圆圈，在钻头和 Penfield#4 之间保留 1~2mm 的骨性距离。钻孔是沿着钩突的前外侧进行的，并

使用生理盐水冲洗，而使用骨蜡对出血的松质骨止血。

透视确定进针角度和深度。如果需要，可以通过切除椎间盘本身的薄侧缘来获得更宽的边缘，以取出中央旁的椎间盘碎片。根据术前计划，入路应向头侧倾斜，以便暴露神经根。应该避免手术轨迹过直，因为过直会暴露到上椎弓根边缘，而远离神经根出口。钻孔沿着后皮质钩突床和后外侧吻侧终板推进（图 32-2）。接下来确定后纵韧带（PLL），并在椎体后部和后纵韧带之间创建一个平面。用 1mm、1.5mm 或 2mm 的 Kerrison 咬骨钳，切除覆盖在神经根上的所有骨缘、骨赘、后纵韧带外侧缘、软骨和骨膜（图 32-3）。继续用菱形尖端磨钻打薄钩突外侧壁，直到残留小片皮质骨，这片小皮质骨最后可从其基底部咬断或用 Penfield#4、剥离子、直刮刀从外向内侧"弹"掉，（图 32-4）。一些术者也倾向于将这一边缘留作下面椎动脉的标志和保护层[6]。合理使用双极电凝和止血剂，对硬膜外出血、椎体前内侧静脉丛出血进行止血。

在此处，从脊髓神经根发出处到椎动脉后外侧的所有神经根走行范围内，对神经根进行充分减压。使用钝头神经钩或小球形尖探头沿神经根探查，以确保取出所有的椎间盘碎片，并确保充分减压（图 32-5）。

术中须非常小心，不要牵拉神经根或压迫已

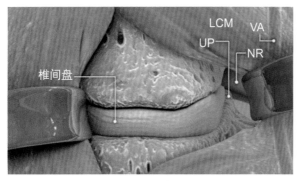

▲ 图 32-1　前路术野
LCM. 颈长肌；VA. 椎动脉；NR. 神经根；UP. 钩突

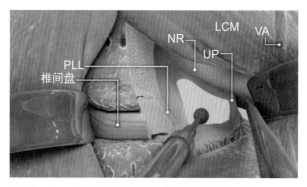

▲ 图 32-2　前路椎间孔切开成形术（钻头，Penfield#4/剥离子放置在钩突外侧）
PLL. 后纵韧带；LCM. 颈长肌；VA. 椎动脉；NR. 神经根；UP. 钩突

暴露的神经根，因为这可能会导致神经损伤。如果钩突内侧或脊髓有压迫，可以用前面提到的技术进行减压。

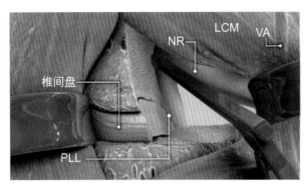

▲ 图 32-3 钻孔时保持与终板平行；一旦所暴露的松质骨出血减少，提示即将达到后纵韧带（PLL）。使用显微刮除和 Kerrison 咬骨钳，对神经根上所覆盖的所有骨缘、骨赘刺、后纵韧带外侧缘、软骨和骨膜进行切除
PLL. 后纵韧带；LCM. 颈长肌；VA. 椎动脉；NR. 神经根

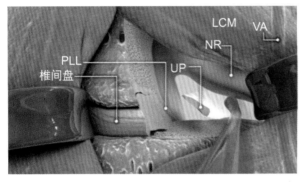

▲ 图 32-4 用菱形尖端磨钻打薄钩突外侧壁，直到残留小片皮质骨，这片小皮质骨最后可从其基底部咬断或用 Penfield#4、剥离子、直刮刀从外向内侧"弹"掉
PLL. 后纵韧带；LCM. 颈长肌；VA. 椎动脉；NR. 神经根；VP. 钩突

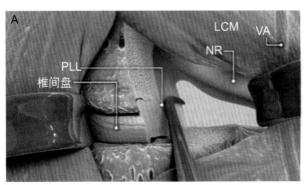

并发症：颈交感神经丛靠近颈长肌外侧缘，在切开颈长肌时，如切断或牵拉交感神经丛，可能会导致 Horner 综合征。文献报道 104 例中仅有 2 例发生了一过性 Horner 综合征[4, 7]。为避免这一并发症，我们尽量减少水平牵拉颈长肌，并用剥离子钝性分离颈长肌。Jho 建议切开横突前结节颈长肌内侧以避免这种损伤[8]。在一项 104 名患者的研究中发现了 1 例椎间盘炎，使用抗生素治愈后自然融合[8]。Jho 遇到了 1 例一过性偏瘫患者，据说是由于在手术定位过程中颈部过度伸展所致[8]。在一项 21 名患者的研究中，有 1 例一过性喉上神经麻痹[9]。有 1 例病例报道，意外切破了硬脊膜，需要手术修复[10]。在 4 名患者中

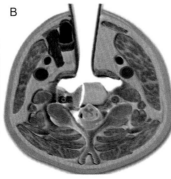

◀ 图 32-5 A. 使用短钝头神经钩或小球形尖探头沿神经根探查，以确保取出所有的椎间盘碎片，并确保充分减压；B. 轴位示意图已完成的前路椎间孔切开成形术
PLL. 后纵韧带；LCM. 颈长肌；VA. 椎动脉；NR. 神经根

发现脊柱不稳，表现为侧方塌陷、额面倾斜和旋转不稳，可能是由于减压过程中过度切除侧方椎间解剖结构而导致[4, 10]。Hacker 还指出，椎间盘突出复发的发生率很高（4 名患者），这归因于医源性过度破坏椎间盘的完整性[4, 10]。据报道，有 1 例术后神经根损伤，后通过后路椎间孔切开术解决[9]。

椎动脉损伤虽然相对少见，但会造成灾难性的后果。解剖学研究已经确定了椎动脉相对于神经孔入口的相对前、侧方位置[11]。在标准的 ACDF 中，椎动脉破裂发生率为 0.3%～0.5%[12, 13]。在我们收集的大约 200 例病例中以及已发表的前路椎间孔切开成形术的文献中，没有椎动脉损伤和（或）撕裂的报道[14, 15]。这可以归因于适当的患者选择、术前计划和手术技术。为了避免血管损伤，我们主张术前彻底检查椎动脉在椎间孔内和横突的位置，以排除椎动脉异常曲折的走行或扭曲。由于这一手术需要较高的手术技能，才能最大限度地减少并发症，缩短学习曲线，优化手术，因此在临床实践之前，可在尸体上进行手术技能强化。文献提示，术前和术后的 C_2～C_7 的曲度、C_2～C_7 活动度、脊柱功能单元以及相邻节段均没有显著差异。术前和术后的脊柱功能单元和椎间盘高度亦无显著性差异。未发现椎间孔切开成形术限制了手术节段或相邻节段的活动度。在 IV 级证据病例报道的文献中，相邻节段的手术率为 2.9%～4%。IV 级证据报道，翻修融合手术的发生率为 0%～16%[12-16]。

学习目标

在显微前路椎间孔切开成形术中，患者安全是首要的。如果出现并发症，最令人担心的是椎动脉损伤，虽然相对罕见，但这可能会造成灾难性的后果，这可能需要紧急透视和血管修复。

---

3. 单侧单节段或多节段颈椎前路显微椎间孔切开成形术治疗脊髓型颈椎病

Jho 描述了一种单侧入路的多节段椎间孔切开成形术用于脊髓型颈椎病的减压治疗[16]。如前所述，前路椎间孔成形术可在多个节段上完成，然后创造一个连接各节段椎间孔的隧道。穿过中线向对侧神经根和脊髓侧缘，形成对角通道。然后，切除后纵韧带、骨赘和椎间盘碎片，并在整个横轴上对脊髓减压。以这种方式，不需要骨性融合或固定，就可扩大椎管直径。

(1) 适应证：此手术的适应证为单节段或多节段颈椎狭窄导致的脊髓型颈椎病，其压迫来自脊髓前方。

(2) 结果：在本文撰写时，这项技术已经在 14 名患者中得到了应用。在这个最初的患者亚组中，所有患者在术后第一天都出院了，没有严重并发症[16]。在短期内，所有患者在屈伸片上均表现出稳定性。目前，尚无关于活动度维持情况及是否需要进一步手术或潜在不稳定的长期随访数据。文献表明，这一术式还处于初级阶段，尚需要进一步研究，重点应放在特定的适应证、长期结果和并发症上。从本质上讲，这一过程需要较长的学习曲线，具有较明显的风险，在用于临床之前，应在尸体上进行手术以掌握技术。

4. 经皮髓核成形术

经皮髓核成形术的成功是基于直接改变椎间盘本身的生化性质。在椎间盘内，个别蛋白多糖附着在胶原纤维上并被胶原纤维包围。这些蛋白多糖通过相互排斥、延长和收缩其多个带负电的附属物来调节组织含水量。经皮髓核成形术背后的概念是双重的。首先，在透视引导下，通过热凝固、收缩胶原蛋白从而减少椎间盘内的组织降低压力。接下来将射频消融探针插入椎间盘，给予射频以使椎间盘中的蛋白多糖去中和（图 32-6）。一旦负电荷被中和，原葡聚糖就会收缩，从而改变髓核的结构。吸除改变的组织，这从理论上减小了突出物的大小。

Siriblorungwong、Nardi 等和 Li 及其同事[17-19]的研究描述了经皮髓核成形术（PN）手术过程的细节。出于分析的目的，我们将把这些研究放在一起讨论。术中，通过右侧入路在右侧胸锁乳突肌内侧缘附近插入一个 18 号针头，同时喉和气管向内侧推移，颈动脉向外侧推移。通过手法操作，在透视引导下用脊椎穿刺针穿刺椎间盘。通过 18 号针头插入经皮脊柱棒的纤维端，然后连接至主机（图 32-6）。推进棒直到尖端到达纤维

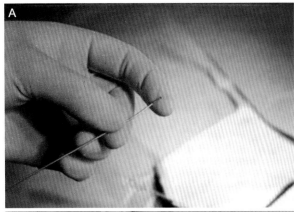

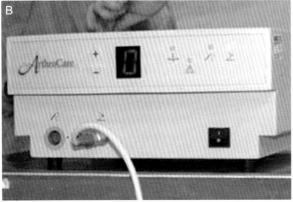

▲ 图 32-6　A. 射频探头；B. 射频主机

环后缘约 3mm 处，以避免对纤维环后的神经结构造成热损伤（图 32-7）。然后透视确定穿刺针位置。在插入棒的情况下进行短暂的初凝固。方案为 3W 核消融和 1s 凝固 [18]。在凝固过程中没有疼痛的情况下，进行消融 15s。透视引导下 Perc-D 纤维棒在椎间盘内四处移动。在灼烧的 2 个周期中，棒的尖端旋转 360°，每 2s 60° [19]。然后，Perc-D 脊柱棒被推进到后纤维环，在那里进行 1s 的凝固，以收缩周围的胶原并拓宽适当的通道。在手术过程中，根据突出的位置和大小，重复 4～6 次。

(1) 适应证： 经皮髓核成形术的纳入标准包括椎间盘高度合适的包容性椎间盘突出的患者，以及伴或不伴有颈部疼痛的神经根性疼痛的患者，这些患者经至少 6 周的保守治疗无效。排除标准包括，颈椎间盘碎片脱出游离、椎间盘退变塌陷、中到重度椎管狭窄、后纵韧带骨化（OPLL）、以前在手术节段有手术史、任何严重的前滑脱或后滑脱、脊髓病以及已知的出血性疾病患者。

> 学习目标
> 经皮髓核成形术适应证：
> 1. 包容性椎间盘突出；
> 2. 椎间高度合适；
> 3. 根性痛，6 周保守治疗无效。

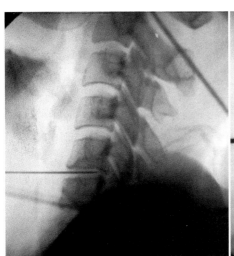
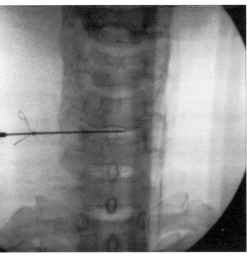

◀ 图 32-7　推进纤维棒，直到尖端到达纤维环后缘前约 3mm，以避免对纤维环后的神经结构造成热损伤

排除标准：

1. 椎间盘碎片脱出游离；
2. 退化或塌陷的椎间盘；
3. 中重度椎管狭窄；
4. 后纵韧带骨化（OPLL）；
5. 手术节段有手术史；
6. 明显的椎体前滑脱或后滑脱；
7. 脊髓病变；
8. 具有明显的出血倾向。

(2) 结果： Li 对 126 名接受 PN 治疗的连续性病例进行了为期 4 年的前瞻性研究，但没有描述随访期时长 [18]。在这个研究中，所有入选的患者都没有不稳定或脊髓病变的体征或症状。纳入标准仅限于椎间盘突出、伴或不伴有颈痛的神经根性疼痛患者，保守治疗至少 6 周无效。后续随访过程中 VAS 评分降低。Macnab 标准结果优 62 例，良 41 例，可 23 例，优良率 83.7%[18]。Gebremariam 进行了一项全面的系统评价研究，并对 Nardi 关于经皮髓核成形术和保守对照（非甾体类药物、可的松、治疗性颈托）的对比性研究的质量和有效性进行了评分 [20]。在他的评分系统中，由于招募人数少（$n = 70$），PN 论文被认为是低质量的随机对照试验（RCT）。术后 60d，PN 组 80% 的患者症状完全缓解（$P < 0.001$），而保守治疗组 20% 的患者症状完全缓解（$P = 0.172$）。两组间无统计学差异。因此，尚无证据表明 PN 和保守治疗在短期内疗效有差异性。最近，Siriburungwong 评估了 22 名接受了 PCN 治疗的颈椎间盘突出患者，共计 31 个节段 [19]。发现在超过 12 个月的短期随访过程中，颈椎髓核成形术有效减轻 VAS 臂痛和颈痛。有Ⅳ级的短期证据表明，PCN 术后的节段稳定性和角度或水平位移没有明显变化 [19]。Vanessa 等最近进行的一项Ⅱ级队列观察研究，根据经皮髓核成形术后的 MRI 评估，未能检测到椎间盘异常的任何形态学改善。事实上，这项研究表明，经皮髓核成形术后 1 年内有 32% 发生了进行性椎间盘退变。

效果和并发症

据报道，经皮穿刺颈椎髓核成形术有一系列并发症，包括肿胀、呼吸困难。Kim 等最近报道了 1 例 38 岁男性患者的严重并发症，该患者接受了 $C_6 \sim C_7$ 经皮手术并发生了甲状腺下动脉撕裂 [21]。术后颈部 CT 显示巨大血肿引起气道受压和痉挛 [21]（图 32-8 和图 32-9）。患者出现喉部左侧偏斜，需使用可视喉镜重新插管。在手术清除血肿的过程中，发现甲状腺下动脉损伤，最终需要结扎血管（图 32-10）。另一个报道的并发症是 Perc-D 纤维棒折断的针尖残留在椎间盘间隙内，但目前尚无症状。还有一名患者存在持续性颈痛、神经根性痛和术后左上肢麻木。术后 MRI 显示 $C_5 \sim C_6$ 椎体终板在 T_1 加权像上信号强度降低，在 T_2 加权像上信号增强，$C_5 \sim C_6$ 终板之间区别消失。

（二）前路内镜下颈椎间盘切除融合（AECD）

1. 经皮内镜颈椎减压（PECD）

内镜作为治疗颈椎间盘突出和神经根病的一种辅助手段，最近逐渐流行起来。硬质和柔质内镜已经广泛应用，经皮和传统开放手术之间的疗效差别越来越小。Deuk、Hellinger、Yao、Chiu

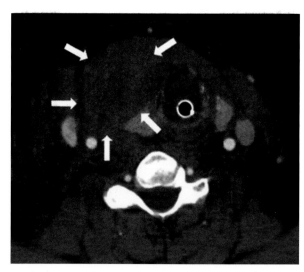

▲ 图 32-8 术后颈部 CT 显示甲状腺下动脉撕裂引起巨大血肿，导致气道压迫和收缩

和他的同事描述了一种通过内镜进行融合或不融合的前路颈椎间盘切除术式[22-27]。出于分析的目的，我们将把这些研究放在一起讨论。

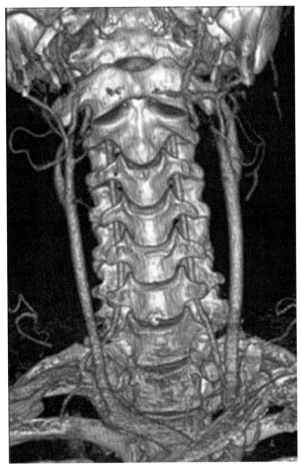

▲ 图 32-9　颈部术后 3D 重建 CT，显示甲状腺下动脉撕裂造成大量血肿，导致气道压缩和收缩

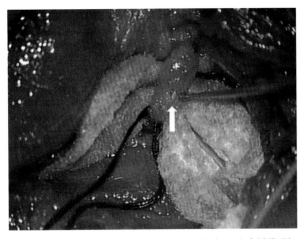

▲ 图 32-10　在手术清除血肿时，甲状腺下动脉被撕裂，需要结扎血管

2. 前路内镜颈椎间盘切除融合（AECD）适应证

选择标准为软性包容性椎间盘突出和神经根性疼痛为主的病例，伴或不伴有颈痛，保守治疗至少 6～12 周无效。突出于椎体后方的椎间盘向头侧或尾侧突出不应超过椎体的一半，这样才能通过内镜取出。禁忌证包括脊髓型颈椎病、严重颈椎椎管狭窄、后纵韧带骨化、明显的游离椎间盘碎片、伴明显椎体塌陷的进展性脊椎病、椎间隙变窄和骨赘阻碍进入椎间隙。

3. 经皮内镜颈椎减压术（PECD）的适应证

PECD 的适应证与 AECD 相似，适用于治疗软性包容性椎间盘突出和以神经根性疼痛为主诉的患者，这些患者伴或不伴有颈痛，保守治疗至少 6～12 周无效。禁忌证包括脊髓型颈椎病、严重颈椎管狭窄、OPLL、椎间盘硬化或游离性椎间盘、进展性脊椎病伴明显椎体塌陷、节段不稳、椎间隙变窄和骨赘阻碍进入椎间隙。

4. 手术方法与技术

显微内镜手术的原则是通过狭窄的椎间盘内镜通道，在保留部分纤维环和椎间盘的同时，尽量减少并发症。经椎间盘途径行经皮内镜颈椎减压术（PECD）选择性地摘除髓核和任何来自脊髓腹侧的压迫，同时保留椎间盘及其周围剩余的纤维环。前路内镜颈椎间盘切除融合术（AECD）的手术路径与之相似，通过植入融合器稳定椎体。可以使用同种异体骨或自体骨钉、碳纤维或可膨胀植入物（图 32-11A 至 C）。

通过一个 4mm 的切口，采用 Smith-Robinson 入路，向对侧进行钝性分离直至突出物。向内侧推移气管 - 食管，向外侧推移颈动脉鞘，将 18 号脊髓针插入拟手术的椎间盘间隙。双平面透视定位确定手术间隙，将脊椎针推进到椎间盘的中心，椎间盘染色。注射约 1ml 掺有靛红的造影剂，椎间盘碎片和环状撕裂在内镜下将更加清晰[24, 27]（图 32-12）。然后通过针头上方的切口插入一根导丝并向椎间盘上逐级安放扩张器。整个过程借助套管辅助切斜、内镜监视器和频繁透视引导通过颈前约 2mm 的环形切口完成（图 32–13A 和 B）。然后使用一系列扩张器，最终将 6.5mm 的工作套筒推进到最后一个密闭器上，并固定在前纤维环内。如果需要牵张，可以插入并旋转扩张套筒，以实现足够的终板撑开、分离（图 32–14）。正位透视确认扩张器的初始位置。剩余的手术操作过程是在侧位透视引导下的可视化内镜下完成。椎间盘切除术是通过一系列内镜下椎间盘内的器械操作完成的，如内镜镊子、咬骨钳、射频单极、磨钻、环钻和刮刀（图 32–15）[24]。

将椭圆形内镜（3.3mm×5.3mm）旋转 25°，可扩展钩突关节侧方的手术视野（图 32–16A 和 B）[23]。用髓核钳、Kerrison 咬骨钳、环形刮匙切除边缘骨赘和后纵韧带。也可使用 20W 激光在几秒内将骨赘汽化[26]。为了改善椎间盘背侧间隙的视野，也可以像显微可视化那样使用气体。可用刺刀状神经钩确认神经根减压是否彻底。AECD 可以使用各种自体或同种异体骨钉或植入物，这些植骨或植入物在透视引导下通过工作套筒植入并敲紧（图 32–17A 至 D）。在整个内镜手

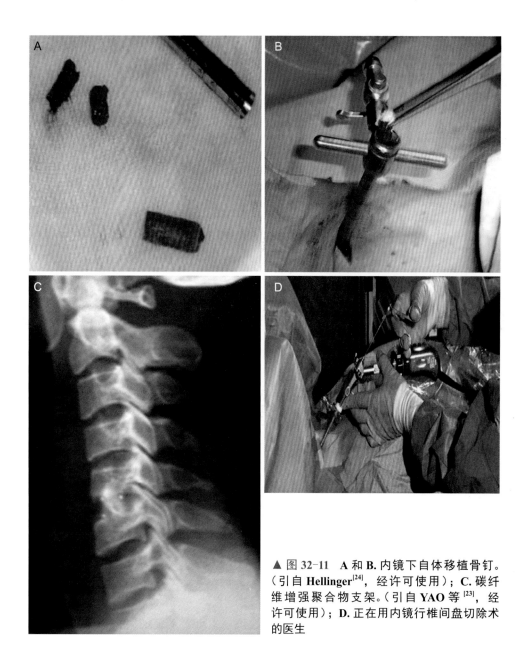

▲ 图 32–11　**A** 和 **B.** 内镜下自体移植骨钉。（引自 Hellinger[24]，经许可使用）；**C.** 碳纤维增强聚合物支架。（引自 YAO 等[23]，经许可使用）；**D.** 正在用内镜行椎间盘切除术的医生

术过程中，持续使用融有抗生素的冷盐水冲洗。在内镜和套管取出后，用缝线和胶条一期闭合伤口（图 32-17）。取出的椎间盘组织送病理检查（图 32-18）。

5. 结果和并发症

目前仅有有限的ⅢB级和Ⅳ级相关证据，可评估内镜椎间盘摘除手术的相对优点，而标准开放颈椎间盘摘除融合术的相关数据量充足，且疗效肯定。并没有足够的证据可证明 AECD 的相

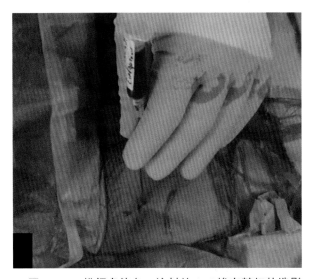

▲ 图 32-12　椎间盘染色。注射约 1ml 掺有靛红的造影剂，使内镜下椎间盘碎片和环状撕裂更明显
（引自 Eric Mason，BS，Augusto Cianciabella，PA-C，Arias Deukmedkin 和 Ara Deukmedkin，MD，经许可使用）

对优势。内镜手术的主要理论利弊平衡是否因病理分期和部位的不同而不同，还需要进一步的研究。需要更多来自目前正在进行内镜融合和椎间盘切除术的社区外科医生的数据，才能从安全性、经济性和有效性的角度真正理解该手术。

> **学习目标**
>
> 经皮内镜椎间盘切除术和前路内镜颈椎间盘摘除融合术（AECD）显示出良好的疗效，但对于脊髓型颈椎病、严重的颈椎管狭窄、OPLL、游离椎间盘、椎体明显塌陷的进展性颈椎病、椎间隙狭窄以及骨赘妨碍器械进入椎间隙的患者是不适合的。对其安全性、有效性和成本的进一步研究仍在进行中。

（三）前路内镜下激光颈椎融合

Ryan 首次开展了评估 CO_2 激光能量在脑组织中的传递效应的研究。研究结果表明，不需要过多的组织处理，只通过单一仪器便可实现切割和凝固，同时具有最小的邻近热效应[28]。Deinger 及其同事[29]的研究描述了一种激光和超声手术治疗（LUST）相结合的设备，适用于内镜凝固和组织碎裂。

激光在颈椎中的使用大部分是在激光相关

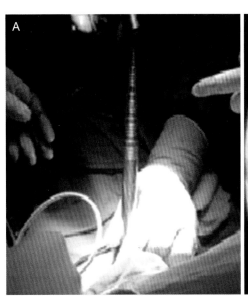
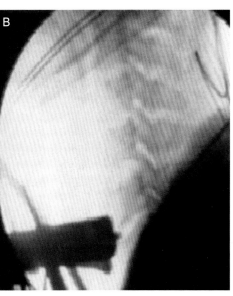

◀ 图 32-13　正在进行颈椎内镜手术的医生
A. 在颈动脉和食管之间依次插入内镜扩张器；B. 在透视引导下建立工作通道。（引自 Yao 等[23]，经许可使用）

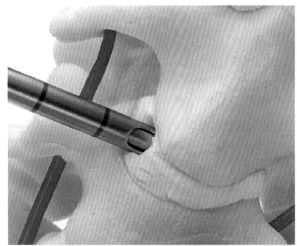

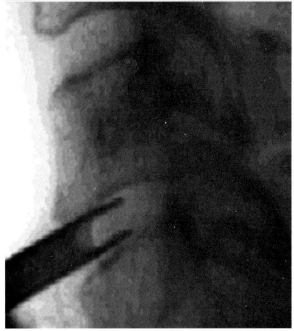

▲ 图 32-14　内镜扩张套筒
（引自 Hellinger[24]，经许可使用）

的文献和期刊中报道的。经皮激光椎间盘减压术（PLDD）[30] 于 1986 年首次报道，并于 1991 年获得美国食品和药品管理局（US Food And Drug Administration，FDA）的批准。这种经皮操作不需要内镜可视化，只需要透视引导和套管。从那时起，PLDD 变得越来越受欢迎，据报道，自 2001 年以来进行了 30 000 多例 PLDD 手术。PLDD 是在局麻下通过经皮插入髓核的激光纤维或射频棒实施的。射频使用的是钛：钇铝石榴石（YAG）激光器分散产生的 800～1200kJ 激光。

通过纤维释放激光能量，使髓核和椎间盘内容物汽化，这被认为同时对组织生长有促进作用。

1. 手术操作

前路微创内镜手术通常通过类似的前路椎间盘通道进行。这个手术通常是在清醒的静脉镇静药物下进行的，但对于躁动不安的患者可以使用全身麻醉。采用标准的 Smith-Robinson 前入路，将 18 号脊柱针经皮插入定位责任椎间盘。透视定位确认手术节段无误，如果术前没有进行椎间盘造影，可此时进行椎间盘造影。然后在插针处做 3mm 的手术切口，将细小的导丝针头穿过针插入椎间盘。逐级安放工作套管，环钻切割外环。该手术需要包括颈椎前路小切口手术的相关的套管配套器械、内镜监视器、透视引导以及内镜下椎间盘切除的相关器械。其中包括机械性椎间盘减压的标准仪器，如射频或侧射 Ho：YAG 激光发射器。Ho：YAG 激光器是一种侧面发射探头，使用 10Hz 的非消融档，开启 5s、关闭 5s（第一阶段 8W/300J，第二阶段 5W/200J）[22]。然后使用内镜确认椎间盘切除和激光热成形。神经孔减压术是用一系列椎间盘切除术、髓核钳、微针、微环钻和微刮器来完成的。局部注射 0.25% 丁哌卡因，使用黏性绷带关闭切口。鼓励患者在术后 1h 内下地活动。术后数小时便可出院，并在接下来的 3d 内根据需要使用软颈圈。第二天开始颈部锻炼，术后 2 周恢复工作。

2. 疗效和并发症

(1) 椎间盘炎。

(2) 感觉障碍。

(3) 呼吸困难。

(4) 霍纳综合征。

(5) 运动 / 感觉障碍。

(6) 术后声音嘶哑。

(7) 二次手术。

(8) 血管并发症：清除血肿。

国际多中心颈椎微创外科重点研究了超过 3000 多名患者的手术并发症。患者的满意度为 90%～94.5%[22, 28-30]。报道有 5 例椎间盘炎，6 例

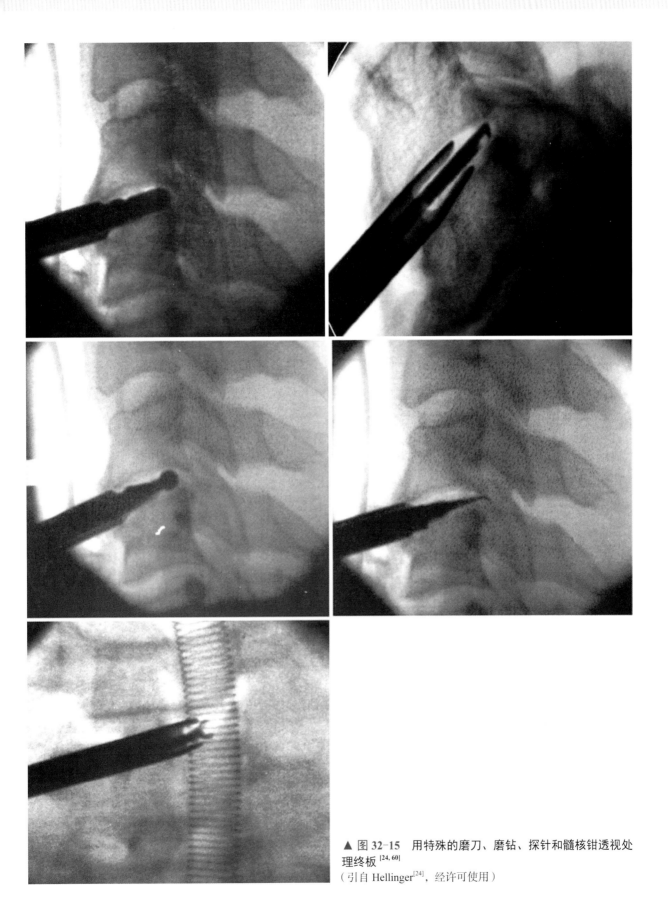

▲ 图 32-15 用特殊的磨刀、磨钻、探针和髓核钳透视处理终板 [24, 60]
（引自 Hellinger[24]，经许可使用）

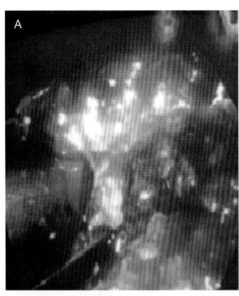
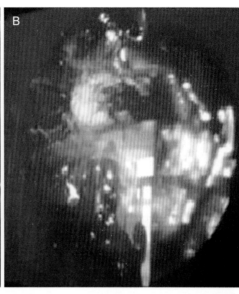

◀ 图 32-16　术中内镜视野

A. 内镜下小 Kerrison 咬骨钳摘除邻近椎间盘的椎体前缘骨赘；B. 椎间盘摘除后的术野 [23, 60]。（引自 Yao 等 [23]，经许可使用）

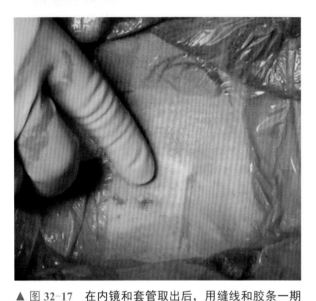

▲ 图 32-17　在内镜和套管取出后，用缝线和胶条一期缝合伤口，标准的 **4mm** 手术切口

（引自 Eric Mason，BS，Augusto Cianciabella，PA-C，Arias Deuk-medkin，&AraDeukmedkin，MD，经许可使用）

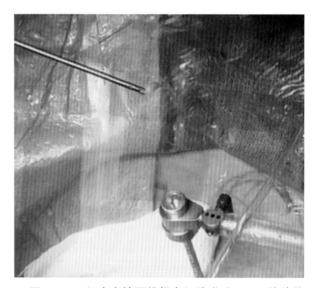

▲ 图 32-18　经皮内镜颈椎间盘切除术后，可见摘除的椎间盘碎片

（引自 Eric Mason，BS，Augusto Cianciabella，PA-C，Arias Deukmedkin，&Ara Deukmedkin，MD，经许可使用）

运动 / 感觉障碍，1 例感觉障碍，无脑脊液漏。这项研究中有 37 例患者接受了二次手术。其中一个研究中心有 1 例患者不得不进行二次手术，另外一些中心二次手术的患者例数在 4～8 例，还有一个研究中心报道了 16 名接受二次手术的患者。Reuter 也报道了一系列术中并发症 [25]。包括 1 例麻醉后继发呼吸困难，2 例出现血管并发症并行紧急气管插管和血肿清除术。他发现椎间盘切除后融合率为 4%。Chiu 报道的 1200 例 AECD 中有 1

例出现一过性声嘶，1 例出现一过性 Horner 综合征并症状持续 1 天 [22]。此外，还有少数关于术后由于激光热能导致骨质溶解和崩解的报道。

在脊髓附近使用激光有相当明显的风险，需要很高的学习曲线，因此在实际应用前，应仔细考虑将其过渡到常规实践中。同样，有必要进行一项随机的前瞻性研究，将这种微创激光手术与开放手术进行比较，以充分认识这种手术在理论上对颈椎融合的好处。

三、后路手术

颈椎间盘突出

1. 显微镜下和内镜下椎板椎间孔切开成形术

Charles Elsberg 于 1925 年首次描述了用于脊髓肿瘤定位和减压的标准开放式椎板椎间孔切开成形术[31]。该入路现在被广泛用于椎体侧方病变[如狭窄、突出和（或）骨赘]的减压，同时保留椎体正常的生物力学。管状撑开器技术由 Roh 首次描述并由 Adamson 于 2001 年用于临床实践后，MIS 内镜椎板椎间孔切开成形术开始逐渐流行[32, 33]。该术式通常用于突出最大部位位于脊髓边缘外侧的椎间孔区的软性椎间盘突出症。

2. 显微通道辅助下后路椎板椎间孔切开成形术

(1) 适应证：神经根孔压迫：滑膜囊肿、单侧病变、椎间孔处软性椎间盘突出、关节增生或骨赘引起的狭窄、单节段或两个相邻节段的神经根受累、前路手术后持续性的椎间孔狭窄、无中央椎管狭窄的多平面椎间孔狭窄、前路手术实施困难或前路手术禁忌的神经根压迫者（即气管切开者、放疗者、颈胸交界处病变）。

(2) 内镜下椎板椎间孔切开成形术：该术式除可视化不同外，其余操作步骤相同。小直径高分辨率玻璃棒内镜改善了通过狭窄入口的手术视野，同时可使用刺式手术器械。25° 内镜安装在管状撑开器内，从而可以看到椎板间隙和小关节。

3. 结果

(1) 显微通道辅助后路椎板椎间孔切开成形术（MTPL）：一项来自韩国的小型前瞻性随机试验显示，与传统的开放式椎板后孔切开组相比，MTPL 组临床改善度相似，止痛药用量和住院时间都有所减少[34]。在一项后续的中等数量的研究中，Winder 等将 MTPL 与传统的开放椎板椎间孔切开术进行比较[35]，结果发现开放手术组和 MPTL 组在手术时间或并发症发生率方面没有显著差异。然而，在出血量、恢复时间、出院止痛

药物使用和住院时间方面有显著的统计学差异。开放组的平均失血量高达 233ml，而 MPTL 组为 96ml[35]。MTPL 组的平均住院时间为 26.9h，而开放组为 58.6h[35]。与开放组相比，MTPL 组的恢复室镇痛药物和出院镇痛药物需求较少。62% 接受 MTPL 的患者在手术当天出院，而只有 9.2% 的开放组患者在手术当天出院。

Clarke 指出，在 303 例开放式椎间孔切开成形术中，有 10 例发生了同节段的病变，平均每 1000 人中每年约发生 3.9 例，这与文献报道的非手术人群的发病率相似[36]。

(2) 内镜椎板椎间孔切开成形术与 ACDF：ACDF 和椎间孔切开术的不同之处包括入路相关的并发症、针对的目标病变和术后患者的恢复情况。术者经验将决定此内镜手术是否能减少或消除传统 ACDF 的一些风险，如喉神经损伤（喉上神经、喉返神经）风险 3.1%，吞咽困难风险 9.5%，误吸风险、血肿风险 5.6%，食管损伤/穿孔风险 0.25%，移植物并发症，单侧 Horner 综合征风险 0.1%，脊髓损伤风险 0.001%，脑脊液漏（CSF）风险 0.5%，大血管损伤风险[37]。Ruetten 等进行了一项前瞻性随机对照研究，比较了完全内镜下后路椎板椎间孔切开成形术与传统显微外科前路减压融合术的颈椎间盘切除效果[38]。纳入标准为单侧神经根病伴上肢疼痛症状，MRI/CT 显示外侧或椎间孔局限性单节段椎间盘突出。排除标准有颈椎不稳、颈椎畸形、单纯颈痛症状或中央型颈椎间盘突出的患者。对 175 名患者进行了为期 2 年的随访，发现两组临床结果相似，并发症或翻修率没有显著差异。内镜组的平均手术时间为 28min，而 ACDF 组为 68min。术中和术后 ACDF 组的总出血量小于 10ml，内镜组由于持续灌洗和双极电凝的使用，因此没有明显失血。两组神经根性疼痛的减轻程度相同，并且在其他功能、生理或感知结果上没有明显差异性。总共有 10 名患者（ACDF 组 4 名，内镜组 6 名）因持续性手臂疼痛、手臂疼痛复发或植入物失败而接受翻修手术。短期内，93.7% 的患者

对手术效果满意并愿意再次接受手术。研究中没有任何一侧上肢出现明显的并发症。ACDF 组有 3 例暂时性吞咽困难，1 例皮下血肿，1 例患者残留明显瘢痕。内镜组中有 3 名患者（3%）主诉一过性皮区相关感觉减退[38]。总体而言，初步文献表明，如严格把握适应证，内镜技术可保留颈椎活动度，同时将软组织损伤降至最低，并可能改善术后康复，降低对邻近节段的影响。

(3) 内镜椎板椎间孔切开成形术与开放椎板椎间孔切开成形术：文献报道经典的开放椎板椎间孔切开成形术成功率高达（92.8%～95%），并发症发生率较低，患者满意度高[39-41]。现有文献报道经典的开放椎板孔切开术的成功率高达 92.8%，而并发症发病率很低[39-41]。开放手术患者主要表现为一过性切口区疼痛和痉挛，这主要是肌肉剥离的原因，而这也限制了患者术后数周的早期活动。最近对显微内镜手术的研究报道了一些可能与手术的高学习曲线有关的并发症。脑脊液漏的发生率为 2%～8%。后路椎间孔切开成形术是否会因为过度切除小关节而导致该节段退变性后凸，这一问题仍然存在[33, 42]。

另外，比较内镜和传统开放手术的文献均得出了一致的结果[32-45]。当需要多节段或双侧椎间孔减压时，可能没有必要在内镜下进行手术。在决定采用该手术时需要考虑的其他变量应该包括高学习曲线相关的额外风险、器械操作难度的提高以及患者疗效比较的可见性。

> **学习目标**
> 内镜椎板椎间孔切开术与传统的开放入路相比，具有一定优越性。然而，较高的学习曲线、器械操作难度的提高以及患者疗效比较的可见性均可能影响并发症发生率。

4. 后路颈椎小关节融合术

(1) 适应证：椎间孔狭窄、软性椎间盘突出。

(2) 禁忌证：椎体不稳、脊髓型颈椎病、骨感染 / 骨肿瘤、相邻多节段椎间孔狭窄。

单节段神经根症状经保守治疗无效的患者可行后路颈椎小关节突微创融合术。后路颈椎小关节融合术（PCTF）可通过带内螺钉的可膨胀钛垫圈实现椎间孔间接减压（DTRAX®，Providence Medical Technology，Lafayette，California，USA）[46-52]。该术式有几个理论上的优势。首先，该手术采用经皮入路，软组织和颈旁肌肉损伤最小。旋转骨凿和刮刀可以沿着小关节、侧块和内侧椎板的整个周边直接去除皮质骨和软骨。最后，将植入物与小关节表面对齐嵌入。一旦植入物在两个小平面之间撑开，可间接增加椎间孔的容积，实现出口神经根的减压[47, 49, 50]。术中透视可以实时观察到这种间接的椎间孔扩大。此外，生物力学研究已经证明，标准的侧块结构和这些双侧颈椎后方间垫片在颈椎屈伸、侧屈和轴向旋转活动度减小的情况下，表现出类似的颈椎稳定效果[51]。

并发症：到目前为止，文献报道了超过 182 例接受本术式的患者，而并发症报道较少[46, 47, 49, 50, 52]。有报道称术后即刻出现神经根性症状。1 例患者因植入物位置不正引起上述症状，需行翻修手术将植入物重新固定到更侧方的位置以解决患者的疼痛症状，且没有引起任何颈椎不稳[46]。植入物部分脱位也有发生，但无须手术翻修[46]。

> **学习目标**
> 间接椎间孔减压术联合后路颈椎小关节融合术（PCTF）可明显缓解单节段神经根性症状患者的症状，且软组织和颈旁肌肉损伤较小。其并发症与植入物位置不正以及脱位有关。

5. 经皮颈椎小关节螺钉

Roy-Camille 等于 1972 年首先使用了经皮小关节螺钉用于治疗颈椎侧块骨折[53]。尸体试验显示小关节突螺钉与侧块螺钉结构具有相似的生物力学特性。唯一的生物力学差异是穿过四个皮质的小关节螺钉具有更强的抗拔出能力[54]。

(1) 适应证：侧块骨折、后路固定的锚定点、增强前路融合结构、多节段颈椎前路融合 / 椎体

次全切除 / 骨质疏松者、单节段颈椎融合 / 假关节 / 骨质疏松、与椎板成形术联合使用、颈椎小关节脱位 / 骨折脱位、侧块固定失败 / 骨折。

(2) 局限性：枕骨隆突可能会干扰近端颈椎的手术空间。

(3) 疗效、并发症和关键点：到目前为止，已经有超过 50 例 /100 枚螺钉的报道，而无神经或血管并发症的报道 [55-58]。与内植物相关的并发症包括用于锚定的螺钉因小关节部分断裂而松动 [54-57]。在 Takayasu 最初的研究中，术后影像学没有发现螺钉拔出、螺钉周围透亮影或螺钉松动的迹象 [56]。Zhao 等使用较长的螺钉且进针点靠近侧块中上 1/3 交界处位置。结果显示，小关节骨折的发生率增加，且靠近椎动脉和神经出行

根的风险也随之增加 [59]。考虑到神经血管解剖的近似性，有人建议螺钉穿透三个皮质 [58]。这项技术的主要优点是不使用棒 / 板，很大程度上保留了后部的动态张力带结构和肌肉结构。

四、结论

由于并发症发生率低、软组织损伤小、出血量少等显而易见的优点，越来越多的脊柱手术正以微创的方式进行。目前发展趋势表明，脊柱手术现在需要较短的住院时间，在某些情况下甚至可以在门诊开展。随着进一步的教育、培训和研究，在未来更多的传统开放手术可能会被这些微创技术强化或取代。

总结
- 具体的颈椎固定方式取决于病变的位置、累及的节段数、患者的并发症和脊柱本身的活动度。本章重点介绍了各种手术技术、操作方法和相应的并发症。在进行某一特定的手术之前，外科医师应熟悉每一次手术的各种适应证、手术方法和注意事项。

前路手术
1. 显微外科前路椎间孔切开成形术适应证
- 骨性颈椎病
- 神经根型颈椎病
- 单个或多个节段受累
- 后外侧游离椎间盘
- 术后残留的椎间孔狭窄
2. 经皮髓核成形术适应证
- 包容性椎间盘突出
- 椎间隙高度合适
- 保守治疗 6 周无效的根性痛
3. 前路内镜颈椎间盘切除融合术（AECD）
适应证
- 软性包容性椎间盘突出

- 至少 6～12 周保守治疗无效的根性痛，伴或不伴颈痛
- 突出于椎体后方的椎间盘向头尾方向范围不超过椎体的一半，这样才能通过内镜取出
4. 经皮内镜颈椎减压术（PECD）适应证
- 软性包容性椎间盘突出
- 至少 6～12 周保守治疗无效的根性痛，伴或不伴颈痛
- 突出于椎体后方的椎间盘向头尾方向范围不超过椎体的一半，这样才能通过内镜取出
5. 内镜激光颈椎融合术
适应证
- 软性包容性椎间盘突出
- 至少 6～12 周保守治疗无效的根性痛，伴或不伴颈痛

- 突出于椎体后方的椎间盘向头尾方向范围不超过椎体的一半，这样才能通过内镜取出

后路手术

1. 显微镜下和内镜下椎板椎间孔切开成形术
适应证
神经根致压物位于椎间孔区：
- 滑膜囊肿
- 单侧压迫
- 椎间孔区软性突出
- 关节增生或骨赘导致的狭窄
- 单节段或两个连续节段的病变
- 前路手术后持续性椎间孔狭窄
- 多节段椎间孔狭窄不伴有中央椎管狭窄
- 前路手术实施困难或前路手术禁忌者（即气管切开术、放疗、颈胸交界处）

2. 后路颈椎小关节融合
适应证
- 椎间孔狭窄
- 软性椎间盘突出

3. 经皮颈椎小关节螺钉
适应证
- 侧块骨折
- 后路固定的锚定点
- 强化前路融合结构
- 多节段颈椎前路融合 / 椎体次全切 / 骨质疏松
- 单节段颈椎融合 / 假关节 / 骨质疏松
- 与椎板成形术联合
- 颈椎小关节脱位 / 骨折脱位
- 侧块固定失败 / 骨折

声明：每个作者都证明其本人没有会造成与提交的文章相关的利益冲突商业协会关系（例如，咨询、持有股票、股权、合同 / 许可安排等）。

其中一位作者（CL）拥有以下公司的顾问 / 股票或股权：AlphaTech、Ameda、Depuy Spine、Intrative Orthopedics、K2M、Medtronic-Kyphon、Pioneer、ORTHOCON、Paradigm、Replication Medical、Spinal Elements、Spinal Motions、Spinal Kintics and Spineology。

测 验

★ 选择题

1. 以下哪一项最好的描述了蛋白酶的功能？（　　）
　 A. 通过相互排斥并利用该能力来延长和收缩其多个带负电荷的附属物，来调整椎间盘组织的含水量
　 B. 它提供支撑身体结构的基质
　 C. 它们通过呼吸和调节细胞新陈代谢为细胞提供能量
　 D. 连接骨骼和骨骼的软胶原组织，以及连接肌肉和骨骼的肌腱

2. 以下哪项不是一期前后路松解矫正颈椎后凸畸形的适应证？（　　）
　 A. 涉及多个节段前后柱相对固定的僵硬性颈椎后凸畸形
　 B. 对松动椎动脉有经验的外科医生
　 C. 对僵硬性颈椎畸形前路截骨术有经验的外科医生
　 D. 颈椎病变主要在腹侧，颈椎柔韧性和活动度正常

3. 在颈椎手术时，哪一项不是入路选择的考虑因素？（　　）
　 A. 突出的位置　　　　　　B. 突出的大小　　　　　C. 涉及的节段数　　　　　D. 性别

4. 在做前路椎间孔切开成形术时，哪种结构是保护椎动脉的？（　　）

    A. 后纵韧带　　　　　　　　B. 纤维环　　　　　　　C. 钩突　　　　　　　　D. 髓核

5. 在颈椎间盘置换时，以下哪项可达到长期固定的效果？（　　）

    A. 外生骨　　　　　　　　　　　　　　　B. 内生骨

    C. 植入骨　　　　　　　　　　　　　　　D. 植入的螺钉内固定

6. 在经皮小关节固定中，哪一项与小关节骨折的发生率高、与椎动脉和出行神经根更近进而导致手术风险增加有关？（　　）

    A. 靠近侧块下部 1/3 的侧向进钉入路　　　　　B. 靠近侧块中上 1/3 交界处的进钉点

    C. 靠近侧块上部 1/3 的侧向进钉入路　　　　　D. 靠近侧块 1/3 的进钉点

7. 以下哪一项不是颈椎后路经皮小关节突螺钉的适应证？（　　）

    A. 侧块骨折　　　　　　　　　　　　　　B. 颈椎椎管狭窄

    C. 后路固定的锚定点　　　　　　　　　　D. 强化前路融合的结构

8. 以下哪一项不是跳跃式椎板切除术的适应证？（　　）

    A. 类风湿性关节炎　　　　　　　　　　　B. 先天性椎管狭窄

    C. 黄韧带骨化（CYL）　　　　　　　　　D. 多节段脊髓型颈椎病

    E. 节段性或局限性后纵韧带骨化（OPLL）

9. 以下哪一项是显微通道辅助椎板椎间孔切开成形术的适应证？（　　）

    A. 多节段病变　　　　　　　　　　　　　B. 椎间孔区软性突出

    C. 骨关节炎　　　　　　　　　　　　　　D. 肿瘤

10. 以下哪一项不是颈椎杂交置换手术的适应证？（　　）

    A. 单侧或双侧多节段病变

    B. 多节段椎间孔区软性椎间盘突出

    C. 置换节段的小关节明显肥大

    D. 多个相邻节段的椎间盘突出累及相应节段神经根的年轻患者

11. 以下哪一项不是前路椎间孔切开成形术的禁忌证？（　　）

    A. 侧后方游离椎间盘碎片　　　　　　　　B. 广泛的后纵韧带骨化伴弥漫性骨赘状椎管狭窄

    C. 脊髓型颈椎病　　　　　　　　　　　　D. 血管变异（如椎动脉扭曲）

12. 在 C_4 椎体次全切除的侧方打磨的过程中，如果不慎穿透 C_4 椎体中部的侧壁，最有可能损伤的是什么结构？（　　）

    A. 颈丛　　　　　　　　　　　　　　　　B. C_4 神经根

    C. 颈内动脉　　　　　　　　　　　　　　D. 椎动脉

    E. C_5 神经根

13. 62 岁，男性，严重多节段颈椎管狭窄，接受了复杂的四节段前路颈椎间盘切除术，行 $C_2 \sim C_6$ 融合术、自体髂骨植骨术和内固定术。手术时间约为 5h，估计失血量为 600ml。神经监测在整个过程中无异常。患者有吸烟史，每隔一天血液透析一次。对于这位患者来说，考虑最合适的术后处理包括（　　）

A. 每 8h 静脉注射一次类固醇，并佩戴软颈圈 24h

B. 标准的术后处理，包括在术后 24h 内进行频繁的神经学评估

C. 保持插管时间最多 24～48h

D. 伤口处使用抗生素粉和使用硬颈托

E. 在伤口闭合前放置深部和浅部外科引流管

14. 颈椎狭窄症行颈后路减压术后可能发生神经根损伤，一种学说认为是神经根拴系伴脊髓背侧移位引起的。在这种情况下，最常见的临床表现是什么？（　　）

A. 运动功能损伤为主的根性颈椎病伴肱三头肌无力

B. 感觉异常为主的根性颈椎病伴前臂疼痛

C. 运动功能损伤为主的根性颈椎病伴三角肌无力

D. 感觉异常为主的根性颈椎病伴肩侧疼痛

E. 运动功能损伤为主的根性颈椎病伴伴指伸肌无力

15. 退行性脊髓型颈椎病（DCM）进展的独立危险预测因素包括神经根性病和颈髓电生理功能障碍。还发现哪些参数对 DCM 的进展有重要的预测作用？（　　）

A. Lhermitte 现象　　　　　　　　　　B. 椎管横截面面积（CSA）$\leq 70mm^2$

C. 下肢痉挛性麻痹，痉挛性步态　　　　D. 尿急、尿频率、尿失禁

E. 压缩比率（CR）≤ 0.2

★ 答案

1. A。基础科学问题：人颈、胸、腰椎间盘纤维环和髓核内的透明质酸（HA）、软骨蛋白和角蛋白硫酸盐（CS、KS）、胶原含量不同，具有不同的地域差异，并与年龄相关。蛋白酶的功能是通过相互排斥并利用该能力延长和收缩它们的多个带负电荷的附属物，从而调节椎间盘组织含水量。

2. D。当面对颈椎后凸畸形的主要区别是柔性和僵硬性畸形时，选择单纯前路、单纯后路、前－后联合或后－前－后联合入路主要取决于僵硬性存在与否及其所处范围。最新的前路截骨技术可以矫正复杂的僵硬性颈椎畸形，适当结合后路松解，可以通过一期 360° 入路治疗僵硬性颈椎畸形。而对于腹侧病变和颈椎柔韧性好的患者则不适用，因为可以通过单纯前路手术直接解决。所有其他颈椎后凸畸形病例都有可能采用一期前后联合入路松解矫正畸形。

3. D。颈椎手术时，入路可能取决于突出的位置、大小，以及所涉及的节段数量。而患者性别不会影响入路选择。

4. C。如前所述，钩突直接保护椎动脉。在手术中小心地将其弹出，使椎动脉暴露在其骨性皮质边缘的正后方。

5. B。在颈椎间盘置换时由内植物提供暂时的固定效果，如骨刺或骨桥。长期固定效果由长到终板里的骨结构提供。

6. B。在进行经皮颈椎小关节融合术时，靠近侧块中上 1/3 交界处的进钉与小关节骨折的高发生率相关，使螺钉更接近椎动脉和出行神经根。

7. B。除颈椎管狭窄外，所有答案均为颈椎后路小关节突螺钉的适应证。

8. A。跳跃式椎板切除术中某些椎板被移除，中间的椎板被保留，以允许棘上韧带的重建，并防止长期的颈椎后凸。先天性椎管狭窄、黄韧带骨化和多节段 CSM 患者适用。类风湿关节炎患者不适用。

9. B。椎间孔区软性突出为显微通道辅助椎板椎间孔切开成形术的适应证。其他选项都需要与手术时一起处理。

10. C。颈椎杂交手术：除置换节段的小关节明显肥大外，所有列出其他选项均是人工颈椎间盘置换术联合颈椎融合术的适应证。有明显小关节突关节病变的患者不适合人工椎间盘置换术。

11. A。前路椎间孔切开成形术适用于可以从前方处理的病例，但存在某些相对禁忌证。包括椎动脉扭曲或曲折、广泛的后纵韧带骨化伴弥漫性骨赘状椎管狭窄和脊髓型颈椎病。因此，侧后方游离椎间盘碎片不是禁忌证。

12. D。C_3、C_4、C_5、C_6 椎间孔可将椎动脉沿 C_6 椎体外侧方向栓系，钻头向外侧移动过远时容易伤及。C_4 神经根经过 C_4 椎弓根，没有危险。C_5 神经根经过 C_5 椎弓根，但会在椎动脉的后面，虽然有危险，但不是最脆弱的结构，它走行椎体后下角的区域是最脆弱的。颈动脉和迷走神经位于颈动脉鞘内，在此平面上无损伤。颈丛由 $C_1 \sim C_4$ 前支汇合形成，位于胸锁乳突肌下方，因此在中外侧椎体切除术中不易受损。

13. C。在多节段颈椎前路手术后，外科医生必须积极主动地降低气道塌陷的风险，而气管塌陷是需要紧急插管的灾难性事件。该题目中描述了一名接受了多节段颈椎手术的患者，手术过程复杂，需要长时间插管，再加上老年患者长期软组织挛缩且有长期吸烟史，使得该患者术后容易发生气道塌陷。Sagi 及其同事报道了与气道并发症相关的危险因素（$P < 0.05$）：暴露 3 个以上椎体；失血量 > 300ml；暴露节段包括 C_2、C_3 或 C_4；手术时间 > 5h。脊髓型颈椎病病史、脊髓损伤史、肺部疾病史、吸烟史、麻醉危险因素和未放置引流管均与气道并发症无关[60]。

14. C。Dai 等回顾了 287 例行多节段颈椎椎板切除术的脊髓型颈椎病患者，其中 37 例（12.9%）术后合并神经根损伤。神经根损伤发生于术后 4h 至 6d。最常见的瘫痪类型是 C_5 和 C_6 神经根支配为主的运动功能受损。所以答案是运动损伤为主的神经根病伴三角肌无力。所有患者均在 2 周到 3 年（平均 5.4 个月）内完全康复[61]。

15. B。建立退行性颈髓受压的 MRI 标准对 DCM 诊断的可靠性和重复性至关重要。MRI 诊断颈髓受压的标准是存在挤压（即等高线焦点发生变化）和（或）CR < 0.4，这已被证明可作为 DCM 进展的预测指标。多因素分析显示，神经根病变、横截面积（CSA）≤ 70mm²、压缩比（CR）≤ 0.4，是进展为症状性脊髓病的独立危险因子。答案是 B[62]。

第33章 胸椎间盘突出症
Thoracic Herniated Nucleus Pulposus

Krystin A. Hidden　Safdar N. Khan　Elizabeth M. Yu　著

李　腾　译

胡文浩　校

- 掌握胸椎间盘突出症的常见临床表现，体格检查和影像学检查结果。
- 了解治疗胸椎间盘突出的各种手术方法和适应证。
- 熟悉每种手术方法的常见技术要领和并发症。
- 了解与传统开放手术相比微创技术治疗胸椎间盘突出的预后结果。

一、胸椎间盘突出的临床表现

有症状的胸椎间盘突出临床少见，估计人群发生率为12%～37%。发病年龄为40—50岁，与男性相比，女性发病率高，总人群患病率为1/1 000 000[1, 2]。该病患病率低的原因在于，与活动性大的颈椎和腰椎相比胸廓整体活动度小刚性大[2]。胸椎间盘突出的外科治疗仅占椎间盘外科手术总数的0.15%～4%[1]。

胸椎髓核突出（HNP）的最常见临床表现包括轴向背痛，脊髓病和神经根病。症状可能不遵循传统的皮节分布，因而产生非特异性的临床表现，尤其是在颈椎和腰椎影像学阴性的检查中会导致漏诊发生。其鉴别诊断应包括脱髓鞘疾病、多发性硬化症、肋骨骨折、急性冠状动脉综合征、肋软骨炎、胆石症、肿瘤、潜伏性疾病如带状疱疹等[2]。

Stillerman等回顾性分析了71例82处胸椎间盘突出经手术治疗的患者。责任节段多见于T_8～T_{11}水平。常见的症状包括，76%的患者出现轴向背痛，61%的患者出现脊髓症状，58%的患者出现反射亢进，61%的患者出现感觉缺失和24%的患者出现膀胱功能障碍[3]。Uribe等还对60例75处胸椎HNP的患者进行了回顾性研究，平均年龄58岁，这些患者接受了的小切口侧方入路手术。最常涉及的节段是T_{11}～T_{12}水平。典型的临床表现与Stillerman研究报道的相似，包括76.7%的患者的轴向背痛，70%的脊髓症状，51.7%的神经根症状和56.7%的患者的膀胱或肠功能障碍[4]。

二、体检

每位患者都应包括详细的病史询问和体检，其中包括步态分析，冠状和矢状位平衡检查，全脊柱触诊，活动范围检查，肌肉力量、感觉、反射检查和一些特殊检查。脊髓型患者可能会表现出步态宽幅，缓慢，不平衡，还可出现霍夫曼反射阳性。反射亢进和巴宾斯基反射也可能出现。肢体肌力减弱在胸椎HNP中相对少见；但是，患者可能存在沿胸壁出现的感觉异常[3]。

三、诊断成像

当怀疑有胸椎 HNP 时，胸部直立位 X 线片（包括后前位和侧位像）是初步检查的一部分；但是，这些图像结果通常是阴性的（图 33-1）。术前进行胸腰椎 X 线片检查也很重要，以便在出现移形腰椎或多余的肋骨可能误导外科医师出现定位错误时提供手术参考 [5]。

当高度怀疑有胸椎 HNP 时，就需要进行更高级影像学检查。在大约 30%～70% 的病例中可见钙化的 HNP，采用计算机断层扫描（CT）可以更好地显示 [5]。这项检查还有助于外科医生制订术前计划（图 33-2 和图 33-3）。

四、非手术治疗

Sheikh 等建议对单纯性轴向背痛的患者多采用保守治疗方法，包括至少使用 6 个月的联合治疗，包括类固醇，非甾体抗炎药（NSAIDs），硬膜外或肋间神经注射，物理疗法或穿戴过伸位支具。Snyder 等建议进行 4～6 周的物理疗法，NSAIDs 药物，口服或采用硬膜外注射类固醇药物，当注意到有明显的脊髓受压时，患者应放弃保守治疗，并考虑采取手术干预以防止进展 [5]。对于存在神经根症状的病例，胸椎间盘的水平应与患者术前的临床症状和影像学表现相关联。总之，当所有保守治疗均无效或患者表现出进行性临床症状加重时，应考虑在无脊髓压迫的患者中进行手术治疗 [5]。

要点

• 胸椎 HNP 很少见，总患病率为 1∶1 000 000。

• 胸椎 HNP 通常伴有轴向背痛，脊髓症状和神经根症状。

• 对于颈椎或腰椎影像学均为阴性的脊髓型症状患者，请考虑对胸椎进行 MRI 检查。

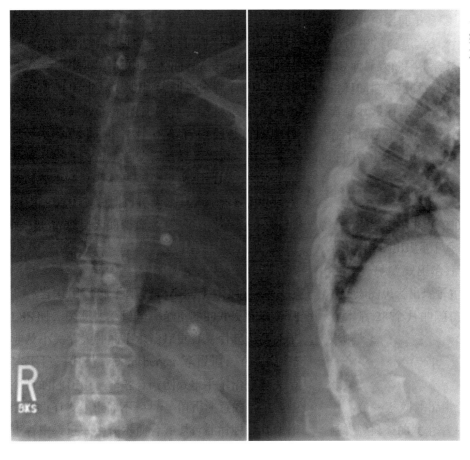

◀ 图 33-1　症状性胸椎间盘突出患者的初次检查包括标准胸椎后前位和侧位 X 线片

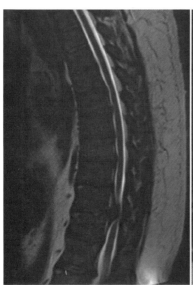
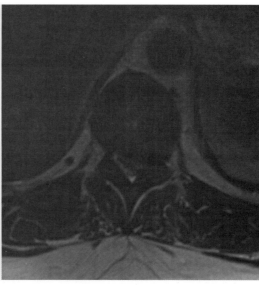

◀ 图 33-2 MRI 脊髓型患者使用 MRI 进行了高级成像。带有和不带有强化的胸椎矢状位和轴位 T_2 加权图像显示 T_{10}～T_{11} 处大块椎间盘突出，伴有严重的椎管狭窄和脊髓软化

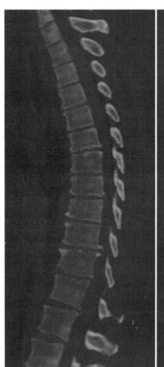
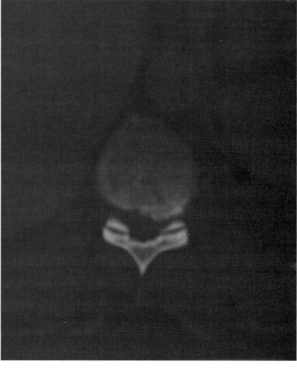

◀ 图 33-3 CT 有症状患者的矢状位和轴位 CT 图像显示 T_{10}～T_{11} 处钙化的左侧中央 / 后外侧胸椎间盘突出

五、外科决策

　　椎间盘突出的位置，是否存在钙化以及患者的自身特点和可能存在的治疗并发症决定了何种手术方法最适宜。Uribe 等指出发生在 T_{11}～T_{12} 的病例约占 18.7%，在 T_7～T_8 的病例约占 16%，在 T_8～T_9 的病例约占 16%[4]。侧方的椎间盘突出可以通过后外侧，外侧或前外侧 / 经胸腔入路从同侧切除。但是，如果采用后外侧入路处理中央型的 HNP，则无法直接显露突出物。因为脊髓和硬脊膜可以向前方包绕突出的椎间盘，所以非直视下的操作容易造成脊髓损害。

　　髓核钙化压迫导致的脊髓软化增加了病例的复杂性，因为对脊髓的任何操作都会使患者处于增加神经功能恶化的风险中[1]。钙化的椎间盘可能经常侵蚀硬脑膜，导致取出时硬膜破损脑脊液漏出。外科医生必须做好直接修复硬膜的准备[7]。因此，当务之急是要采用一种方法，以尽可能小的脊髓干扰来处理间盘，同时仍然提供合适的视角以进行彻底的减压。中央型椎间盘最好通过经胸腔入路进行治疗。不过，也可以从后外侧入路安全地切除一些未钙化的软性中央型突出椎间盘[3, 7]。

胸髓中存在的血管分水岭区进一步使手术操作变得复杂[2]。Adamkiewicz 动脉是中胸段脊髓前和侧索的主要血液供应，约占下胸腰部脊髓血供的 68%[8]。对该血管的任何损伤都可能冒着发展为脊髓前索综合征的风险，因此术前了解其解剖结构将对位于后方突出椎间盘的治疗方法产生重要影响。Adamkiewicz 动脉最常见于 $T_9 \sim T_{12}$，是左后肋间动脉的分支[8]。特别是在处理位于左侧较低胸椎水平的椎间盘时，术前使用计算机断层血管造影（CTA）可帮助明确血管走行和制定手术方案[8]。如果大血管走行于胸椎间盘附近，Wait 等建议采用对侧入路进行处理[1]。

手术前对患者情况进行彻底评估也将揭示任何潜在的手术风险，如肥胖症和慢性阻塞性肺疾病（COPD），这些疾病在俯卧或侧卧位时可能引起通气困难。如果存在胸腔内粘连，在处理位于前方的椎间盘时开胸会变得非常困难。

> **要点**
> - 对于没有脊髓症状或临床症状较轻的患者，应首先采用物理疗法，NSAIDs 和硬膜外类固醇药物注射的保守治疗方法。
> - 最好通过经胸腔或前外侧入路取出钙化的中央型椎间盘。
> - 术前使用 CT 或 CTA 了解患者的血管解剖结构将有助于确定最适合的手术入路。

六、传统治疗计划和开放性手术

Middleton 和 Teacher 于 1911 年首次报道了胸椎椎间盘突出，他们在对一名截瘫患者的尸体解剖时，在 $T_{12} \sim L_1$ 处发现了一大块突出的椎间盘[9]。Anton 于 1931 年第一个正确诊断了胸椎 HNP[9]。然而，在高级影像学检查出现之前，胸椎间盘突出仍然是罕见的脊柱疾病，通常仅在死亡时才发现[9]。磁共振成像的出现提供了对疾病过程的更多检测和更全面了解。

胸椎间盘突出的手术治疗传统上是后路胸椎板切除术，但具有不良预后率高和并发症高的特点[1]。Perot 和 Munro 在 1969 年分析了 91 例经后路椎板切除术治疗的胸椎间盘突出的患者。在这 91 例患者中，有 17.6% 出现截瘫症状，死亡的比例接近 7%[10]。中央型椎间盘突出的截瘫率更高，为 26%，总死亡率为 9%，这在很大程度是由于对前方病变组织处理不充分以及过度的脊髓牵拉导致的[10]。

鉴于后路手术的效果较差，一些替代技术近年来被开发出来，包括后外侧 / 经椎弓根，直接外侧和前外侧 / 经胸腔入路。这些技术极大地改善了胸椎间盘手术治疗的总体并发症率和死亡率。

七、微创手术、预后和并发症

胸椎间盘突出的微创手术治疗必须遵循的原则，包括减少与入路相关的副损伤，减少术后疼痛和致残率，减少并发症发生，加快康复和功能恢复。微创可以采用多种方法，包括后外侧，外侧 / 经胸膜外或前外侧 / 经胸腔入路（图 33-4）。采用何种入路在很大程度上取决于与患者相关的因素和椎间盘的特点。

（一）后外侧入路

后外侧入路是位于外侧、体积小、质软突出椎间盘的可靠治疗选择[1]。该入路可能包括椎弓根切除，关节突关节切除以获得足够的后外侧空间来处理椎间盘突出部分（图 33-4）。但是，这种技术在很大程度上无法处理钙化的中央型椎间盘。1995 年，Stillerman 等介绍了一种经关节

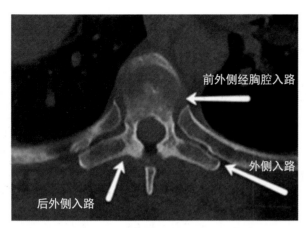

▲ 图 33-4　可用于治疗胸椎间盘突出的三种主要方法是后外侧（经椎弓根，经关节突关节），外侧（肋骨切除，外侧胸膜外）和前外侧（经胸腔，开胸，微创极外侧腰椎融合术，胸腔镜）。该方法需考虑椎间盘钙化的位置，大小以及是否存在椎间盘钙化

椎弓根保留方法治疗 6 例 $T_7 \sim T_{11}$ 的下外侧胸椎 HNP。从理论上讲，保留椎弓根可以减轻术后轴向背痛，减少术中失血，并改善整体住院时间并恢复损伤前的功能[11]。

此外，胸腔镜椎间盘切除术（TMED）是对传统的腰椎微创脊柱外科手术（MISS）技术的改进，可避免肋骨切除。Eichholz 等在 2006 年描述了使用管状牵开器的经关节突关节入路方法。患者俯卧在射线可透的手术床上。确定可能的胸椎责任节段后，在中线旁开 3～4cm 切开皮肤。放置扩张器，并安装在灵活固定臂上。再将 30° 内镜安装在管状牵开器上。一旦方向确定，就使用锐性器械暴露近端横突和侧方关节突关节。再确认后方椎体的椎弓根后，去除头侧横突和侧方关节突关节。这种技术可以进入椎间隙，甚至可以使用 30° 内镜去除更多的中央型间盘突出[2]（图 33-5）。

2008 年 Chi 等描述了 7 例采用小切口管状牵开器经椎弓根入路微创手术患者与 4 例传统开放性后外侧入路手术患者进行比较[12]。与开放式经椎弓根入路手术方法相比，平均手术时间和平均住院时间相似。但是，手术的失血量（EBL）较低，切口长度是开放手术长度的一半。与传统开放方法相比，微创方法在 1 年时的 Prolo 评分变

化更高（6.2 vs. 2.0，$p = 0.05$），表明微创患者的恢复更快。微创手术并发症包括脊髓损伤，术后神经痛，硬脑膜撕裂和术后后凸畸形[12]。理论上讲，随着外科医生对该技术的使用经验的提高，这些并发症的发生率会更加降低[2]。

史密斯等回顾性研究了 16 例经 TMED 治疗的 18 处存在后外侧或远外侧胸椎间盘突出患者。该研究排除了一名患有钙化中央 HNP 的患者。每个节段的平均手术时间为 153min，平均失血量为每个节段 69ml。总体住院时间平均为 21h。在 24 个月的随访中，有 81% 的患者预后良好，没有并发症发生[13]。总体而言，胸腔内镜下椎间盘切除术提供了一种后外侧技术，其软组织剥离最少，患者的总体并发症发生率降低。

（二）侧方入路

侧方入路包括外侧胸腔外入路技术和肋骨横突切除技术以获得更好的前方显露（图 33-4）。Hulme 在 1960 年开发出了肋骨横突切除技术，包括去除横突和肋骨，然后进行解剖分离相应节段的神经根和血管的方法[14, 15]。外侧胸腔外入路技术保留了横突和邻近的肋骨，但需要进行更广泛的软组织剖离，包括切除椎旁肌和分离胸膜，以获得更大角度的外侧视野[16]。外侧胸腔外入路的优势在于改善手术视野，胸膜外操作。缺点在于进入过程中需要过多的软组织剥离而导致的伤口愈合不良，以及由于椎旁肌肉去神经支配而引起的后凸畸形可能[17]。

为了更好地保护邻近肌肉，Khoo 等描述了一种微创使用管状牵开器经外侧胸膜外入路方

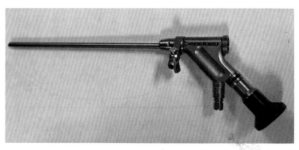

▲ 图 33-5　脊柱内镜

法，用于 13 例胸椎间盘突出症患者的椎间盘切除与融合（MIECTDF），该入路采用后外侧放置 20mm 管状牵开系统。并将这些患者与通过传统的胸廓切开和椎间盘切除术治疗的 11 例患者进行了比较[18]。在 MIECTDF 技术中，去除了横突，小关节和椎板。然后适当转动手术台以提供脊柱的更靠外侧的视角。椎间盘切除以标准方式进行，同时放置一个椎间融合器以最大限度地减少术后后凸畸形和轴向疼痛的发生。与开放性开胸切除椎间盘手术病例相比，MIECTDF 技术在出血量、手术时间、ICU 住院时间、输血次数和总住院时间方面具有统计学上的显著改善（$p < 0.01$）[18]。微创技术的并发症包括单侧神经根麻木，腹壁感觉异常或腹部松弛性麻痹，所有这些都可以通过保守治疗来解决。没有重大并发症的发生[18]。

在一个较大的有关胸椎间盘突出治疗方法的队列研究中，Uribe 等报道了 60 例患者采用小切口侧方入路手术治疗。在治疗的 75 处椎间盘中，有 96.7% 位于中央，钙化占 55%[4]。手术采用单腔插管进行气管内麻醉，患者采用侧卧位，并对责任节段进行标注。沿肋骨行 3～5cm 的侧切口，视患者病情决定是否通过胸膜外或是采用经胸腔入路到达病变位置。然后在相应节段的胸椎侧方进行微创器械的连接，并对目标节段椎间盘后外侧的肋骨头进行定位确认。用圆刀进行标准的椎间盘切除术，保持前环和后环完好无损。然后在必要时进行椎弓根切除和后方椎体的楔形截骨术。同时在大多数患者中完成极外侧椎间融合（XLIF），并进行同种异体植骨。平均手术时间为 182min，出血量为 290ml，平均住院时间为 5 天。包括肺不张，胸腔积液和肺炎在内的总并发症发生率为 15%。11.7% 的患者发生了硬膜破损，这些患者均患有钙化椎间盘。总体结果令人满意，患者的脊髓症状，神经根症状，轴向背痛以及肠或膀胱功能障碍分别改善了 83%，91%，87% 和 88%。小切口胸椎极外侧椎间融合手术避免了开胸手术时的并发症，同时使用了微创脊柱外科医

生熟悉的技术，可直视腹侧硬脑膜，改善了患者的预后[4]（图 33-6）。

因此，微创侧方入路治疗胸椎间盘突出在技术上是可行的，并且减少了开放性后外侧和开发侧方入路相关并发症发生率。

（三）前外侧入路

后外侧和外侧入路技术的缺点包括无法满意地直视下切除更多的中央型椎间盘。因此，对于大块，中部，钙化椎间盘突出，前外侧或胸腔内入路是最佳选择[1]（图 33-4）。这种方法可以直视腹侧硬脑膜，并且可以全面处理钙化椎间盘引起的硬脑膜撕裂。胸腔内入路最初是通过传统的腹腔镜开胸手术进行的。但是，这需要助胸外科医生进行暴露，在胸腔内脏周围进行操作以及放置胸腔闭式引流。此外，开胸手术有 50% 的肋间神经痛风险[2]。为了消除这些因素，20 世纪 90 年代开发了侵入性较小的胸腔镜方法，例如视频辅助胸腔镜手术（VATS）[1,5]。

胸腔镜可以清楚地看到胸髓前方，并且在过去的 20 年中取得了巨大的技术进步。通常情况下，该手术采用双腔管为患者插管以进行单肺通气，患者采用侧卧位[4]。术中 C 形臂定位，然后插入 3～4 个孔，图像通过患者头部的显示屏展示。开胸分离胸膜，除了通过透视定位之外，也可在体内对肋骨进行计数以再次定位目标水平。然后将患者向腹侧旋转，使同侧肺脱离术野，用扇形牵开器轻轻地将肺叶固定牵开[6]。切开目标椎间盘间隙的胸膜，并电凝节段性血管。然后切除近端 2cm 的肋骨，如果需要，可以保留肋骨以进行自体骨移植。切除椎弓根的上半部分直至椎管的侧面。然后进行椎间盘切除，保留后上方的间盘组织。通过磨除椎体后部的上方以及下方部分椎体，形成一个楔形空腔，直到在突出椎间盘的上方和下方看到正常的硬脑膜为止。对于某些巨大的椎间盘突出，有时需要切除部分椎体或者全部椎体。将突出的椎间盘从空洞中取出，而无须牵拉脊髓。如果在椎间盘突出切除后发现硬脑

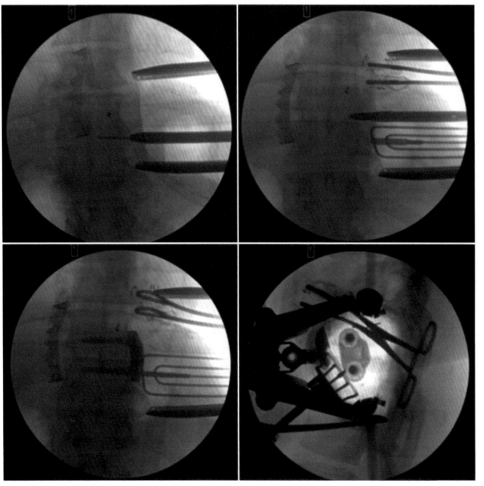

◀ 图 33-6 微创侧方胸腔外入路椎间盘切除，部分椎体切除和左外侧器械融合治疗有症状的 T_{10}～T_{11} 髓核突出的术中透视图

膜撕破，可以先行修补，也可以用移植物和纤维蛋白胶进行修复 [6]。闭合切口之前，放置胸腔引流管直至引流减少后拔出。

Anand 和 Regan 报道了 100 例视频辅助胸腔镜手术治疗 117 处有症状的胸椎间盘突出患者的预后，平均随访 4 年。100 名患者中有 40 名接受了融合。没有发生神经系统损害。4 名患者进行了二次融合，1 名患者发展为假性关节炎。与有神经根症状或轴性疼痛的患者相比，有脊髓症状的患者在 Oswestry 评分方面的改善最大。将近 84% 的患者感到满意并推荐手术。70% 的患者客观地获得了长期的临床症状改善 [19]。尽管在减少与入路相关的并发症方面显示出明显的益处，但由于存在三维手术的二维可视化、触觉反馈差、昂贵的设备以及有效实施之前所需的陡峭的学习曲线，胸腔镜仍难以获得广泛的脊柱外科临床应用 [6]。

尽管胸椎本来就很坚硬，但在不稳定的情况下仍建议采用器械融合 [2]。与患者相关需要融合的因素可能包括骨质疏松、后凸角大、椎体广泛切除或减压过程中肋骨头部切除 [20]。靠近胸腰椎交界处的手术也可能具有更大的病理活动性风险。Deviren 等报道了一种微创的前外侧经胸腔入路方法，对 12 例单节段胸椎 HNP 患者进行了减压并通过 XLIF 进行了器械融合，与 Uribe 研究类似 [4, 21]（图 33-7）。据报道有 15% 的患者发生并发症。其中 1 名患者发生胸腔积液和另 1 名患者发生肋间神经痛。平均随访 28 个月，VAS 评分提高了近 5 分（术前 9 分，术后 4.3 分）。至少 80% 的患者对该手术感到满意 [20]。总体而言，Uribe 和 Deviren 所描述的微创经胸入路方法避免了与传统开放性胸廓切开术或 VATS 相关的风险，同时仍然提供了适当的直视效果 [4, 21]。

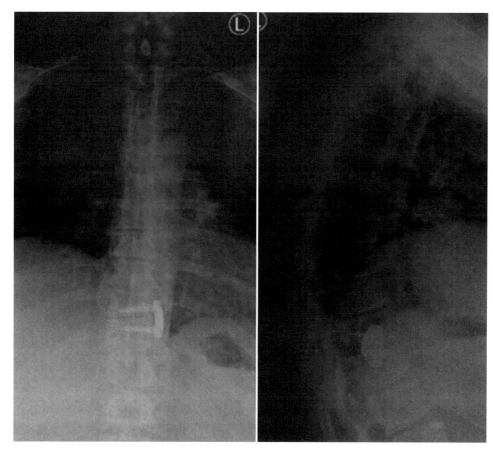

◀ 图 33-7　术后随访显示 $T_{10}\sim T_{11}$ 处稳定的左外侧器械固定。患者无须辅助设备即可走动，术后 4 个月脊髓症状较术前改善了 90%

　　Wait 等对胸腔镜治疗胸椎 HNPs 的适应证，方法和预后进行了迄今为止最大的回顾性研究。他们通过采用这种胸腔内治疗方法对 121 例患者进行了 139 处椎间盘突出进行了手术治疗。该队列的适应证包括一名非病态肥胖的前方椎间盘突出患者，在 $T_4\sim T_{11}$ 水平胸部解剖结构正常。融合的指征包括在两个或多个相邻水平的椎间盘切除或为适当减压而进行的椎体切除 [1]。平均 2.4 年的随访显示，脊髓症状，神经根症状和背痛的缓解或改善分别为 91%、98% 和 86%。超过 95% 的患者对其手术结果感到满意。与非配对的开胸手术队列相比，胸腔镜检查可以缩短住院时间，减少失血量，减少输血，缩短胸部引流管放置时间并降低肋间神经痛的风险。将并发症与开胸手术的队列进行比较，发生率为 28%。仅肺部并发症（肺炎，有症状的胸腔积液和呼吸窘迫）累及 15.4% 的患者 [1]。

　　Elhadi 等的系统综述评估了通过前外侧入路才用胸腔镜手术治疗的临床指征和手术结局。共有 12 篇文章符合入选标准，共有 545 例经手术治疗的胸椎 HNP 患者。报道的总并发症发生率为 24%，包括肋间神经痛（6.1%），肺不张（2.8%），胸腔积液（2.6%）和气胸（1.8%）。在平均 20.5 个月的随访中，大约 79% 的患者报告术前症状已完全缓解。尽管并发症发生率很高，但如果由经过适当培训的外科医生在选定的患者中进行胸腔镜椎间盘切除术可能会提供更令人满意的结果 [22]。

（四）经皮激光减压术

　　经皮激光椎间盘减压术（PLDD）是胸椎 HNP 的另一种微创选择。PLDD 于 1986 年首次开发，并于 1991 年获得 FDA 批准，它是在局麻下经皮将纤维从旁中线位置直接引入髓核。纤维发出的激光能量能蒸发髓核中的内含物，导致髓核中的水分含量和椎间盘内压力总体下降。从理论上讲，此方法会在椎间盘上产生更均匀的重量分布[23-25]。然而，由于理想的激光波长还未被发现，因此其用途有限。经皮激光椎间盘减压术最初用于腰椎，但其适应证目前已扩大到胸椎间盘。

Haufe 等报道了使用 PLDD 方法在 10 例胸椎 HNP 患者至少随访 18 个月的情况。所有 10 例患者均主诉轴向背痛，其中 1 例患有神经根痛。所有患者的关节突关节封闭效果阴性和 MRI 检查结果均与所关注的胸椎水平相关。值得注意的是，椎间盘挤压明显的脊髓受压患者在研究中被排除，因为狭窄症状缓解需要采用更有效的减压方法。此研究仅包括那些具有轻度椎间盘突出的患者。VAS 评估显示，与术前相比，平均改善了4.7 分。尽管作者认识到气胸，椎间盘炎，神经损伤，硬膜外血肿或热损伤的风险，但在这一小队列研究中没有并发症的报道[23]。

Hellinger 等发表了第一批评估 42 例接受 PLDD 治疗的胸椎 HNP 患者的研究。总共发生了 3 种并发症，包括气胸、胸膜炎和脊柱椎间炎[26]。最近，Nie 和 Liu 报道了 13 例软性胸椎间盘突出症患者的结果，这些患者在门诊使用射频和钬 YAG 激光器进行胸腔镜椎间孔切开和椎间盘切除治疗[27]。所有手术均采用局麻下俯卧位。导丝引导下到达正确的水平节段，并在导丝上朝关节突的后外侧插入扩张器。射频探头和刮刀用于使关节突内侧和外侧肋骨头的暴露。磨钻，刮刀和 YAG 激光用于椎间孔切开。然后以标准方式进行椎间盘切除[27]。平均随访时间为 17 个月，轴向背痛的平均 VAS 从术前的 9.1 提高到术后的 4.2。失血最少，平均手术时间为 50min。术后MRI 显示充分的减压。报道的唯一并发症是体位性头痛，用硬膜外补片成功缓解症状[27]。

总体而言，PLDD 技术可能对胸椎椎间盘源性背痛具有价值。但是，它对于具有椎管狭窄的椎间盘突出的用途非常有限。为了评估这种胸椎 PLDD 在临床中的安全性和有效性，需要进行更多的研究。

八、结论

有症状的胸椎间盘突出很少见，这无疑给外科医生从初始诊断到确定手术干预治疗带来挑战。随着技术的进步和改进，微创外科手术为胸椎间盘突出的治疗提供了一种安全，有效和可靠的方法，并通过各种手术入路将手术部位的并发症发生率降至最低，同时优化了患者的总体治疗效果。由于这些微创技术和外科手术设备得到更广泛的利用和完善，因此需要进行其他研究来评估微创手术治疗胸椎间盘突出的长期临床疗效。

总结

- 胸椎髓核突出的传统治疗手段包括后路椎板切除术，但其并发症多，患者预后差。
- 后外侧微创技术对位于外侧和质地柔软的髓核突出很有用。胸腔内镜椎间盘切除术（TMED）是对传统的腰椎微创脊柱外科手术（MISS）技术的改进。
- 诸如 MIECTDF 的侧方技术可提供前方通道，同时也不会进入胸腔内。
- 前外侧或经胸腔入路最好用于大型、中央和钙化椎间盘。风险包括肺部并发症。
- 经皮激光技术最适合因轻度狭窄的小而柔软的椎间盘突出引起的椎间盘源性腰痛。

测　验

★ 选择题

1. 一名 52 岁女性主诉步态不平衡和背部疼痛病史 6 个月，自觉穿衣困难。检查显示步态宽广，双侧霍夫曼征（+）。颈椎 X 线片未见异常。患者的 T_2 加权颈椎 MRI 如图 33-8 所示。最好的下一步是什么？（　　）

 A. 最初的物理治疗，用于步态训练和颈部轻度运动，并在 6 周内进行随访

 B. 胸椎的放射线照相和 MRI

 C. 硬膜外注射 C_3～C_4 类固醇注射转诊至介入放射学

 D. C_3～C_4 颈椎前路椎间盘切除术和融合术

2. 症状性椎间盘突出症的采用前外侧入路胸腔镜椎间盘切除术后最常见的并发症是什么？（　　）

 A. 持续性神经根病

 B. 不完全缓解肠或膀胱控制

 C. 胸腔积液

 D. 椎间盘炎

 E. 脑脊液漏

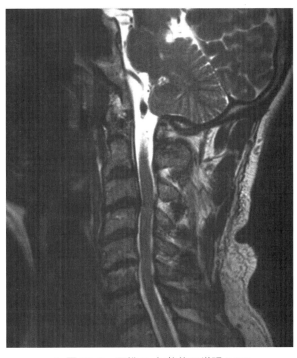

▲ 图 33-8　颈椎 T_2 矢状位无增强 MRI

3. 一名 60 岁男性发现患有胸中央椎间盘突出伴钙化，伴有难治性症状性神经根性痛，经 6 个月的保守治疗无效。决定采用前外侧入路胸腔镜减压手术。手术刚开始不久，该患者出现血压升高和心动过速。最有可能发生什么血管损伤，最有可能发生在哪个水平的位置？（　　）

 A. 左 T_{10} 左伤 Adamkiewicz 的动脉　　　　　　B. 对 Adamkiewicz 动脉的伤害，右 T_7

 C. 右前 T_8 脊髓前动脉损伤　　　　　　　　　　D. 左 T_{10} 脊髓前动脉损伤

★ 答案

 1. B[5]　　　2. C[1]　　　3. A[8]

第34章 腰椎间盘突出症（LDH）
Lumbar Herniated Nucleus Pulposus

Philip K. Louie　　Gregory D. Lopez　著

苑博　赵寅　译

陈雄生　校

学习目标

- 抗炎药物、理疗和硬膜外类固醇注射是保守治疗的主要手段；然而，并不是对所有患者都有效果。
- 对于存在进行性无力、疑似马尾综合征以及保守治疗无效的持续性腿痛患者，建议手术治疗。
- 尽管技术要求高，但是微创入路具有软组织创伤小、恢复快的潜在优势。
- 通过微创或者开放手术入路均可获得出色的手术效果，而且目前的证据认为对于存在持续性症状的患者，手术治疗可以提供更快速的改善。

一、概述

腰椎间盘切除术是美国脊柱外科中最常开展的手术，每年在住院和门诊中心进行超过 300 000 例的椎间盘切除手术[1, 2]。2% 的人一生中会出现症状性 LDH，其中大多数发生于 30—50 岁，压力、低收入、体力劳动和吸烟是相关风险因素[3]。最近的报道显示老年人群的 LDH 的发病率随着年龄增大反而下降[4]。虽然症状性 LDH 的发病率相当高，但是大多数病例是通过非手术方式进行治疗的，包括限制活动、理疗、抗炎药物和硬膜外类固醇注射。需要手术的 LDH 发生率估计不到总人群的 0.5%，其中 90% 的患者表现为 $L_4 \sim L_5$ 或 $L_5 \sim S_1$ 水平的突出[3]。

1934 年，Mixter 和 Barr 首次进行开放性半椎板切除术治疗症状性 LDH[5]，随之而来的是对该手术步骤的重大改进，Yasargil 和 Caspar 各自于 1977 年同时开创了传统的腰椎间盘切除术[6]。

他们描述了一种开放下通过明显肌肉剥离的后方入路，随后这一手术技术得到进一步的改进，到现在成为目前最常见的小切口入路椎间盘切除术。1997 年，Foley 和 Smith 研发了一种使用一系列经肌肉扩张器和通道撑开器的椎间盘切除术，这种方法被认为具有微创性，理论上可以减小肌肉损伤，减轻术后疼痛，提高恢复速度。他们的手术是利用内镜或手术显微镜进行的[8]。这种系统的出现催生了微创脊柱（minimally invasive spine，MIS）椎间盘切除术的发展。

MIS 椎间盘切除术旨在通过限制暴露范围于患病区域来避免肌肉创伤。理论上，通道撑开器的使用减少了自动拉钩引起的肌肉损伤或局部缺血。通道撑开器通过已知的肌间隙置入。有限的肌肉剥离，尤其是多裂肌在棘突附着处的有限剥离，是 MIS 方法的标志性特征。

本章将讨论 LDH 的病理生理，临床诊断，非手术治疗的作用以及对症状性 LDH 的外科治疗。

二、病理生理学

椎间盘由两个主要结构组成：髓核和纤维环。椎间盘没有直接的血液供应，主要是通过椎体终板和椎间盘周围的血管渗透扩散来获得滋养[11]。通过髓核中产生的静水压力，施加到椎体的负荷会均匀地分布到纤维环上[12]。髓核是一种凝胶状物质，含有 II 型胶原纤维、蛋白多糖聚集体和水。其独特的化学成分使其可以充当有效的"减震剂"。与蛋白多糖聚集体分子相连的亲水链在轴向载荷下将机械力转化为静电势能[12, 13]。

髓核被纤维环包裹，这是一种主要由 I 型胶原构成的环状结构。纤维环的高抗张强度使其可以包裹髓核，吸收机械负荷。在刚成年的人群中已经可以观察到纤维环的结构退化。MRI 上早期退变的影像学改变在无症状个体中甚至更加明显[14]。这种退化会导致微小的纤维环裂痕，然后可能进而变为完全的纤维环撕裂和椎间盘突出[15]。

> LDH 引起的根性疼痛主要原因是，累及神经根的机械压迫以及局部炎症介质的化学刺激。

髓核内的物质能够诱导局部炎症反应，这一理论已在许多动物研究中得到证实[16, 17]。有限的研究表明，在 MRI 上，较大的、孤立的、非包含型的椎间盘突出比包含型的椎间盘突出更有可能自发地吸收[18]。在受激惹的神经根周围的术中组织样本中可以观察到多种炎症介质，包括基质金属蛋白酶、一氧化氮和前列腺素[19]。有趣的是，在猪模型中，将神经髓核成分注入硬膜外腔时，无论是否存在机械压迫，髓核成分都会引起与机械因素无关的神经传导速度异常[20]。髓核可能会产生化学刺激，从而在 LDH 时产生疼痛。因此，祛除激惹物和（或）施用抗炎药可以缓解疼痛症状。此外，最近的一项体内研究已经证实，与纤维环相比，终板连接处是更常见的腰椎间盘突出的解剖异常部位[21]。正在进行的研究着重于进一步了解与终板连接处相关的病理。

三、分型

长期以来，描述 LDH 和神经根受压的各种术语一直是困扰人们的一个问题。临床医生、放射科医生和研究人员对腰椎间盘术语的清晰理解对有效的患者诊治和未来的研究都至关重要。

> 传统上，腰椎间盘突出症的分类取决于突出的椎间盘与未突出椎间盘的连续性，突出物的几何形状，突出物与后纵韧带（PLL）相对位置以及突出物所在的脊柱节段。

当椎间盘突出物完全被纤维环所包裹时，我们称其为"包含型"突出；当纤维环被完全破坏时，椎间盘突出物进入硬膜外腔，称为"非包含型"突出。在这个腔隙中，椎间盘突出物可能被包膜纤维覆盖。如果非包裹性突出物在后纵韧带下方，称为"韧带下型"突出。如果只与硬脊膜相邻，则称为"膜下型"突出[22, 23]。

如果突出物的基底部比突出部分更宽，就称为"突出"，与之形成对比的是没有真正破坏纤维环的椎间盘"膨出"。如果突出的部分在尺寸上比与椎间盘的连接部位更宽，则称为椎间盘"脱出"。如果突出物与椎间盘完全不相连，则称为椎间盘"游离"[22]。

椎间盘突出也根据累及脊柱节段来划分。90% 的 LDH 发生在 $L_4 \sim L_5$ 节段或者 $L_5 \sim S_1$ 节段。高位 LDH 多发于老年患者[24]。突出的椎间盘可以在椎管内向头端或者尾端移位，称为椎间盘迁移。尾端和中心旁侧迁移分别是垂直和水平方向为最为常见的迁移类型。年龄和突出节段可能影响腰椎间盘突出物的迁移类型[25]。

LDH 还可以根据突出位于纤维环的位置进行分类。中央型突出发生于后纵韧带覆盖的区域，有少部分可突破后纵韧带。旁中央型（或是后外侧型）突出发生于后纵韧带较为薄弱的外侧边界附近，是最为常见的类型。外侧型（椎间孔型）和极外侧型较为少见[22]。

旁中央型突出往往在突出部位压迫行走根，因此，$L_5 \sim S_1$ 位置的旁中央型腰椎间盘突出最有可能压迫 S_1 神经根。突出物通常会压迫神经根的外侧缘（肩上型），但也可能位于神经根的内侧边界和硬膜囊之间（腋下型）。外侧和极外侧腰椎间盘突出影响出口根，因此，极外侧 $L_5 \sim S_1$ 突出会在神经根管出口处压迫 L_5 神经根。

鉴于各种不同的椎间盘突出分型的缺点，最近的一项研究提出了一种基于 CT 的 LDH 分型系统，该分类系统依据突出物的性质、位置和大小来进行分型[21]。该分类系统将突出分为了两型，Ⅰ型是指终板连接处的撕脱导致的椎间盘突出，Ⅱ型是指没有影像学和术中证据显示终板损伤的 LDH。

四、诊断和临床检查

> 如果怀疑有腰椎间盘突出，必须采集完整的病史并仔细地做体格检查。最常见的主诉是向腿部放射的疼痛伴或不伴感觉异常。

尽管在经典的皮肤感觉神经分布中已经大量描述了神经根疼痛的分布特点，但是疼痛、麻木和刺痛并不总是遵循这些描述[26, 27]。双下肢疼痛，比单下肢疼痛少见，可能是巨大的后中央型突出所造成的。过大的髓核压力作用于有神经支配的纤维外环时可以产生背部慢性轴性痛。当髓核突然突破纤维外环压迫神经根时，即急性椎间盘突出时，背部疼痛可能突然缓解，转而出现新的下肢根性痛表现[28]。患者也可能主诉难以保持需要脊柱屈曲的体位，比如坐位或开车，尤其无

法长时间保持。咳嗽或打喷嚏会加重下肢疼痛。因为镇痛药使用或肌肉性的肢体无力均会导致步态改变。在极少数情况下，患者可能会出现排便或者排尿的异常，例如尿潴留。另外，尽管可能很少见，但是 LDH 可能导致马尾综合征[29, 30]。最后，应当注意全身性症状，因为肿瘤或者感染也可以引起根性疼痛（表 34-1）[31]。

体格检查应当从腰椎开始，特别是检查有无既往手术的瘢痕[26]。患者可能有椎旁肌痉挛和压痛，疼痛可引起运动范围受限。全面的运动和感觉检查对于发现病变是至关重要的（表 34-2）。反射消失或双侧不对称也可能表明存在病变。同时应检查步态，当患者经常以避痛的步态行走时，应特别注意脚掌着地的方式（足跟先着地还是脚趾先着地）。跨阈步态、全足先着地或脚趾拖曳等步态可能表提示胫前肌无力。如果有尿潴留相关病史，可能提示马尾综合征，应检查会阴区感觉。还有一些有帮助的特殊检查，例如直腿

表 34-1　根性痛的鉴别诊断[17]

疼痛类型	鉴别诊断
神经根出口水平的椎管内压迫或刺激	椎管狭窄、骨髓炎、椎间盘炎、肿瘤、硬膜外纤维化（瘢痕）
神经根近端的椎管内压迫或刺激	圆锥或马尾病变、神经纤维瘤或室管膜瘤
全身性疾病导致神经根功能障碍	特发性神经病、糖尿病、酗酒、化疗、带状疱疹
非脊柱疾病	骨盆远端或腿部肿瘤、髋膝关节炎、骶髂关节疾病、外周血管病

表 34-2　腰神经的运动和感觉支配

神经根	运　动	感　觉	反　射
L_2、L_3	髂腰肌、腘绳肌、股四头肌	大腿上部分前内侧	无
L_4	股四头肌、胫骨前肌	内侧踝	股四头肌反射（膝反射）
L_5	鉧趾长伸肌	足背	胫骨后肌反射（难以引出）
S_1	腓肠肌	足踝外侧	跟腱反射

抬高试验（SLR）以及可能有助于诊断高位腰椎间盘突出症的股神经牵拉试验等。在最近的 Meta 分析中，直腿抬高试验诊断 LDH 的灵敏性为 0.92，特异性为 0.28。对侧直腿抬高试验测试的灵敏性为 0.28，特异性为 0.90[30]。

五、影像学

> 所有疑似 LDH 的患者的影像检查均应从站立位（负重）X 线平片开始。

提示 LDH 的 X 线表现包括椎间盘高度降低或正常腰椎前凸丢失；但是这些 X 线片通常看起来仍然很正常。以直立位进行 X 线检查是评估节段稳定性的重要手段。如果考虑手术治疗，也可以考虑屈伸侧位 X 线来评估潜在的动态不稳。

诊断 LDH 的金标准是 MRI，包括 T_1 和 T_2 加权序列[21, 26]。增强 MRI 不是必要的，但是对于既往有脊柱手术史或椎间盘突出复发的患者可能有用。椎间盘内是无血管的，使用显影剂时通常不会强化，有助于将其与具有血管供应的瘢痕组织（会强化）区别开来。对于无法进行 MRI 检查的患者，CT 仍然是有效的辅助手段。

> 对于存在运动功能障碍，怀疑马尾综合征、肿瘤或感染的患者，均应考虑进一步的影像学检查。对所有症状持续存在、非手术治疗无效、考虑手术干预的患者也应进行 MRI 或 CT 检查。

电生理诊断（electrodiagnostic studies，EDS）的使用一直存在争议。一项最新研究比较了 LDH 中 EDS 和 MRI 的临床意义，发现 EDS 与临床数据（尤其是下肢肌肉无力和功能状态）的相关性更高，并且 EDS 在腰骶椎间盘突出症和椎管狭窄症的患者中表现出比 MRI 更高的特异性[32]。考虑到与这项工作相关的经济和时间成本，EDS 应用的成本效益分析仍然存在争议。

六、非手术治疗

LDH 的非手术治疗包括制动、理疗、抗炎药物使用和硬膜外类固醇注射。最近一项 Meta 分析比较了非手术治疗方案，发现接受理疗（包括稳定性锻炼）的患者组比未接受任何治疗的组有更好的预后[33]。在 LDH 的保守治疗期间，接受指导下的锻炼和家庭自行锻炼之间未发现长期疗效的差异[34]。

硬膜外类固醇注射（Epidural steroid injections，ESI）成为越来越受欢迎的治疗选择。尽管没有明显数据表明 ESI 会影响 LDH 的自然病程或最终是否手术，但与手术治疗相比，它可以节省成本。对 LDH（轴性痛或盘源性腰痛，中央型椎管狭窄和术后综合征）的 ESI 成本效用分析显示，这些注射剂是有临床治疗作用的，同时成本效用低于 2 200 美元每质量调整生命年（quality-adjusted life year，QALY）[35]。注射的禁忌证包括处于活动期感染、凝血异常和脊柱恶性肿瘤[33, 36]。硬膜外注射的三种主要给药途径：椎板间注射、经椎间孔注射和骶管注射。对于腰椎间盘突出症典型的根性痛，建议采用经椎间孔入路，因为这可以直接作用于神经根。神经根的化学刺激，一般认为是髓核造成的，是 LDH 引起的根性痛的重要原因，而硬膜外给予类固醇药物被认为可以抵抗这种局部炎症反应。

ESI 的长期疗效尚未明确。最近的一项 Meta 分析显示，五项临床试验（三项透视下注射，两项非透视下注射）中有四项证实，ESI 可以有效治疗 LDH（高等级证据支持短期疗效，中等证据支持长期疗效），其中，三项透视下 ESI 均显示有效[36]。然而，一项比较 LDH 手术和非手术治疗的前瞻性多中心研究，即脊柱患者治疗效果临床试验（SPORT）显示，两组之间在主要或次要结局指标方面均无差异。在 ESI 组中，有更高比例的患者从手术治疗改为非手术治疗（41% vs. 12%，$p < 0.001$）[37]。这一观察结果在手术和非手术治疗组中均一致。但是，在接受 ESI 的患者中，组间交换存在显著差异。接受硬膜外类固

醇注射的患者从手术组过渡到非手术组的比例为 41%，而未接受注射的患者中只有 12%。因此，尽管 ESI 似乎并没有影响 LDH 患者手术和非手术治疗的预后，但这可能有助于患者减轻急性症状期的疼痛进而避免手术治疗。

硬膜外注射类固醇并非没有风险，可能会发生注射后下肢或背部急性疼痛发作。尽管罕见，但可能出现灾难性并发症，包括硬膜外脓肿，继发性脑膜炎，神经根损伤，硬膜外血肿和脊髓损伤[38]。在 2012 年末，有一篇研究报道了 137 例硬膜外注射类固醇后的真菌性脑膜炎病例，最终感染导致 10 人死亡。培养物对嘴突凸脐蠕孢真菌呈阳性，受污染的甲强龙批次可追溯到位于马萨诸塞州弗雷明汉的一家工厂[39]。尝试硬膜外注射引起的截瘫也有极少量的报道[40]。近来，其他类型的注射剂已经尝试用于减轻由 LDH 引起的症状。Freeman 等检测三种不同剂量的肿瘤坏死因子 α（TNF-α）抑制剂依那西普与安慰剂治疗症状性 LDH 的安全性和有效性[41]。他们发现，对于有症状的 LDH 患者，与安慰剂相比，两次经椎间孔注射依那西普，明显降低了平均每日最严重腰痛和下肢痛（ –4.40 vs. –1.84；$P = 0.058$ ）。

> 最终，理疗和硬膜外类固醇注射剂都是可行的 LDH 非手术治疗选择。

由于疾病自然史，总体上 LDH 的预后是良性的，因此两者在急性症状期均可能有益。为了确定硬膜外类固醇在 LDH 治疗中的真正价值，还需要进一步的研究。向患者告知理疗和硬膜外类固醇注射的风险和预期收益，并与之进行一次个体化的知情同意谈话是至关重要的。必须强调的是需要鼓励患者及时讲出治疗过程中任何神经功能的恶化，或者疼痛和功能障碍的加剧。

七、手术治疗

多年来，Weber 的经典研究一直是 LDH 手术和非手术治疗之间的最佳比较[42]。该研究在单个中心纳入 126 名患者，随机接受椎间盘切除术或保守治疗。1 年后结果提示椎间盘切除术预后更优；但是，在 4 年后两组之间失去了统计学上的显著差异。在第 10 年末次随访中，手术组和非手术组的预后相同。尽管 Weber 的研究在确定 LDH 的自然史中起着重要作用，但选择偏倚和缺乏有效的结局指标一直是 Weber 研究的缺陷。

SPORT 是一项多中心、前瞻性、随机对照试验，旨在消除既往研究中选择偏倚和样本量小的限制。其目的是评估椎间盘突出症、退行性腰椎滑脱症和腰椎管狭窄症的手术和非手术疗效[43]。开展随机对照试验（RCT）以确定 LDH 非手术治疗与手术治疗之间的疗效差异是十分困难的。首先，必须控制患者的治疗选择。其次，在真正的随机研究中需要假手术，这显然是不可行的，因为患者会遭受不必要的手术和麻醉风险。此外，外科 RCT 容易因外科医生的技术和方案而产生偏差。为了减轻选择偏倚的影响，SPORT 被设计为一个大型多中心研究。它包括两个主要分支，前瞻性观察队列和 RCT 队列。前者将患者分为手术组或非手术组，而后者允许患者在两组之间交叉。允许患者选择治疗方案虽然避免了伦理冲突，但组间交叉使 SPORT 研究出现明显的偏倚，因为理论上有患者全都不接受 RCT 意向治疗方案的可能。50% 的交叉率将使任何随机化无效。手术没有使用微创技术，而是标准的开放椎间盘切除术。非手术治疗是个体化的，可建议患者进行理疗，对患者宣教，或者使用抗炎药物。

为了克服交叉偏倚，SPORT 拥有两种不同的预后分析方法："接受治疗分析"和"意向治疗分析"。接受治疗分析根据患者最终接受的治疗评估结果。相反，意向治疗分析是根据患者分配的初始治疗组疗效结局进行分析，而不是根据实际进行的治疗。意向治疗分析秉持随机化为重的思想，并根据治疗策略的分配而非治疗本身来衡量结果。意向治疗分析有助于减少不受控制的变量（例如医患谈话）的影响，这可能导致治疗决策出现偏倚[44]。

SPORT 的椎间盘突出疗效分析使用多种标准化表格（Medical Outcomes Study 36 项简表和 Oswestry 残障指数）进行评估。在第 4 年时，RCT 研究的手术组和非手术组均表现出显著改善。从非手术组到手术组的交叉率为 24%，从手术组转到非手术组的比例为 19%。在治疗 2 年和 4 年的时间点时，两组的接受治疗分析结果表明，手术组疗效明显优于非手术组。有趣的是，意向治疗分析结果在所有时间点均显示手术组疗效更佳，但是这些差异均无统计学意义。在意向治疗分析中，由于交叉而导致的组内治疗方案不一，有可能产生偏倚而使得出现无效假设（即，手术组与非手术组之间没有差异）[45]。当与接受治疗分析中有利于手术的治疗效果进行比较时，似乎意向治疗分析可能会低估手术的治疗效果[46]。根据一项中位随访 4 年的 SPORT 研究显示，手术干预可能会获得更好的疗效。但是，目前尚无超过 10 年的长期随访研究结果。

2014 年，北美脊柱学会（North American Spine Society，NASS）制定了《循证临床指南：伴神经根病的腰椎间盘突出症的诊疗》[26]。本指南的目的是提供一个循证教育工具，以协助脊柱专家诊断和治疗伴神经根病的腰椎间盘突出症。

八、微创技术

现代影像设备的发展带来了椎间盘切除术的技术进步。多年来，尽可能减少软组织剥离的"小切口"入路一直是 LDH 外科治疗的标准。为了进一步减轻软组织创伤并加快患者康复速度，20 世纪 90 年代中期，Foley 和 Smith 开发了一种在透视引导下放置的通道撑开器系统[8]。他们使用手术显微镜代替放大镜。从理论上讲，这种显微椎间盘切除术可使多裂肌的失神经支配减少，从而减轻疼痛。

椎间盘切除术的并发症包括神经根减压不充分、神经根损伤、硬脊膜撕裂，甚至是手术节段定

位错误。并发症发生率增加，专用设备成本以及需要接受额外培训一直是微创技术广泛开展的障碍。

在 20 世纪 80 年代末 90 年代初，经皮椎间盘切除术开始发展。该领域起初在椎间盘突出节段向椎间盘注射诸如糜蛋白酶等酶类进行化学髓核裂解。所谓的髓核化学溶解作用，其作用机制通过髓核消融，进而降低纤维环的张力，使压迫神经的突出物逐渐退回到纤维环内[45]。术后 5 年的随访中，50%～75% 的患者通过髓核化学溶解术可取得良好或优异的效果，但是这种技术也有过敏的风险[45, 47]。自动化经皮髓核切除术是一种类似的但无过敏风险的技术，通过在突出节段置入机械装置到髓核来完成。椎间盘缩小和退入纤维环的目标是相似的[48]。虽然该技术没有过敏反应的风险，但神经根创伤和肠穿孔是可能的并发症。自动化经皮髓核切除术的成功率与化学髓核消融术相似[49]。此时期还开发了激光椎间盘消融减压术，可以更缓慢温和地消融椎间盘，但是有神经根热损伤的风险[48]。

更加先进的内镜设备的发展使这些技术可以经通道应用于脊柱手术（特别是腰椎间盘切除术）。这些技术涉及使用通道撑开系统将内镜镜头通过椎间孔或椎间孔外侧插入椎间盘间隙[48]。这些技术允许术者看到并切除突出的椎间盘碎片，并发症与开放椎间盘切除术相似，包括感染、神经根损伤和硬脊膜撕裂。此外，还开发了腹膜后入路，但存在肠穿孔或大血管创伤的风险[48]。内镜手术的结果通常比经皮技术更好，据报道成功率为 75%～98%。内镜手术的一个主要缺点是无法取出显著移位的游离椎间盘。由于需要专用设备，除非作为常规手术，否则通常不认为内镜手术具有成本效益[48]。内镜椎间盘切除术未能获得广泛的普及，因为相较于传统的小切口椎间盘切除术或微创通道椎间盘切除术，它似乎没有展现出优势，反而有"学习曲线"和费用昂贵的劣势。对于胸椎间盘突出症，内镜技术更有优势，因为开放胸椎间盘切除术的并发症发生率很高，尽管侧入路的出现和普及大大降低了传统胸椎手

术相关的并发症发病率[50]。

> 通道撑开器系统的出现使得尽可能少的软组织剥离的微创技术成为可能。该撑开系统奠定了在美国最常见的微创腰椎间盘切除术的现代模式。

通道撑开系统可与 Perez–Cruet 等所推广的手术显微镜或内镜设备一起使用[51]。这些技术可以改善可视化效果，并具有处理复杂情况（例如椎间盘向头端或尾椎游离）的潜力。微创椎间盘切除术的其他优点包括可能降低手术部位感染的发生率、缩短住院时间并加快术后恢复。与开放技术相比，潜在的缺点包括显露范围有限、难以扩大入路以及学习曲线陡峭[52]。

现在，有一些随机对照试验比较了 MIS 椎间盘切除术与开放性椎间盘切除术。Dasenbrock 等分析了 13 项比较微创椎间盘切除术和小切口椎间盘切除术的随机对照试验[52]，所有研究都将"小切口"椎间盘切除术（OD）与采用通道撑开器系统的 MIS 椎间盘切除术进行了比较。他们发现，无论是长期还是短期研究，在术后第 24 个月的随访时，随机分为开放手术和微创手术的两组在下肢疼痛的视觉模拟评分（VAS）缓解方面无显著差异[42]。微创组和开放组的术前 VAS 评分分别为 6.9 分和 7.2 分，两组的术后 VAS 评分均有统计学意义的降低，但组间差异无统计学意义。两组术后汇集 VAS 综合评分达到 1.6。但是，两组并发症的结果分析，发现存在组间差异。在微创治疗组中，偶发硬膜囊切开的病例数有统计学上的显著增加（MIS 中为 5.67%，OD 中为 2.09%）。有 5 例持续性脑脊液漏。在通道撑开器下缝合切开的硬膜是困难的，可以使用纤维蛋白胶或专门设计的夹闭装置进行闭合。尽管大多数偶发硬膜囊切开无症状，但它们可导致头痛，假性脑膜膨出或形成可能导致脑膜炎的脑脊液漏瘘管[53]。包括偶发硬膜囊切开、手术部位感染、神经根损伤和再次突出等在内的并发症，发生率在

微创组和开放组之间差异无统计学意义（分别为 6.96% 和 3.56%）[52]。

Cochrane Collaboration 最近还比较了微创手术与开放式椎间盘切除术对腰椎间盘突出症的治疗的利弊[54]。他们分析了 11 项研究（1172 名参与者），其中 7 项被归类为高偏倚风险。有低质量证据表明，随访 6 个月至 2 年（1 年：MD 0.13，95% CI 0.09～0.16）时，与 MD / OD 组相比，MID 组腿痛更严重，但差异很小（在 0～10 分之间小于 0.5 分），并且不符合临床上有意义差异的标准阈值。有低质量的证据表明，在 6 个月（MD 0.35，95% CI 0.19～0.51）和 2 年（MD 0.54，95% CI 0.29～0.79）的随访时，MID 组的腰痛较 MD / OD 组更明显，1 年时无显著差异（0～10 评分：MD 0.19，95% CI –0.22～0.59）。与神经功能恶化有关的主要结局，如功能障碍（Oswestry 残障指数大于术后 6 个月）以及运动和感觉神经功能障碍的持续时间等，在两组间并没有明显差异。尽管测验过基线神经功能的病例数量很少，可能影响证据等级。对于次要结局，微创手术中手术部位和其他感染风险较低，但由于椎间盘突出复发而导致再次住院的风险较高。

椎间盘切除术后的复发率估计在 3.5%～20% 之间[1]。Virk 等最近使用生命表法在全国范围内对腰椎间盘切除术进行了生存分析，以确定仅进行原发性椎间盘切除术的患者在 5～7 年内在全国范围内进行椎间盘翻修的比率[55]。该研究回顾了 7520 例患者，其中 147 例（5.6%；95% CI 1.8%～9.2%）和 305 例（6.2%；95% CI 3.5%～8.9%）患者在进行椎间盘切除术后 7 年内接受了翻修。生存分析显示，在手术后长达 7 年的所有初次椎间盘切除术患者中，所有队列的生存率均高于 93%（95% CI 91%～98%）。

九、结论

总之，LDH 是一种影响广泛人群的常见疾病。它的自然病史倾向于良性发展，通过保守治

疗通常可获得良好的预后。抗炎药物使用、理疗和硬膜外类固醇注射是保守治疗的主要手段；但是，它们并非对所有患者都有效。

对于存在进行性无力、疑似马尾综合征以及保守治疗无效的持续性下肢痛的患者，建议手术治疗。最近的数据，尤其是大规模的 SPORT 研究表明，与保守治疗相比，接受椎间盘切除术治疗的患者可能会有更好的预后。"小切口"技术是进行椎间盘切除术最常见的方式，但是微创入路技术可以取得相似的优异疗效。汇总一些比较开放性椎间盘切除术与微创椎间盘切除术的随机对照试验分析表明，两种技术在缓解疼痛方面似乎

同样有效，并且可以提供相似的康复速度。开放和微创方法的总体并发症发生率相似。然而，采用微创方法导致偶发性硬膜囊切开的可能性更大，这是学习曲线的一个反映。尽管技术要求高，但是微创入路具有软组织创伤小、恢复快的潜在优势。通过微创或者开放手术入路均可获得出色的手术效果，而且目前的证据认为对于存在持续性症状的患者，手术治疗可以提供更快速的改善恢复。虽然这两种技术都可以缓解腿痛并具有相似的并发症，但相对于 MIS 椎间盘切除术，外科医生的偏爱和培训经历使他们更倾向于选择"小切口"椎间盘切除术。

总结

总体而言，腰椎间盘突出症的自然病史倾向于良性发展，通过保守治疗通常可取得良好的预后。抗炎药物使用，理疗和硬膜外类固醇注射是保守治疗的主要手段；但是，它们并非对所有患者都有效。对于存在进行性无力、疑似马尾综合征以及保守治疗无效的持续性下肢痛的患者，建议手术治疗。尽管技术要求高，但是微创入路具有软组织创伤小、恢复快的潜在优势。通过微创或者开放手术入路均可获得出色的手术效果，而且目前的证据认为对于存在持续性症状的患者，手术治疗可以提供更快速的改善恢复。

测　验

★ 选择题

1. 一名 43 岁的女性到诊所就诊，主诉为腰部疼痛并放射到左下肢 4 周。检查时，她的脚背感觉轻度下降，左侧直腿抬高试验阳性。MRI 显示 $L_4 \sim L_5$ 处左侧旁中央型椎间盘突出。关于该患者的临床表现和治疗选择，以下哪项是正确的？（　　）

A. NSAIDs 和理疗等非手术治疗对 50% 的患者有效

B. 感觉减退的患者需要手术治疗

C. 就疼痛和功能而言，手术治疗效果等同于非手术治疗

D. 良好的手术结果主要体现在腰痛缓解

E. 随着时间的推移，即便不进行手术干预，椎间盘突出物的大小通常也会明显缩小

2. 一名 25 岁的男性，有 12 周的腰背痛和右腿痛史。使用抗炎药，理疗和选择性神经根皮质类固醇注射在内的保守疗法均无法改善其症状。腿部疼痛和感觉异常局限于臀部，小腿外侧和后侧以及足背。他的跖屈肌力Ⅳ级，背屈肌力Ⅳ + 级。在动力位 X 线片未显示腰椎滑脱。矢状面和横断面 T_2 加权 MR 成像显示右侧旁中央型椎间盘突出症。以下哪种治疗方式将允许身体机能的最大改善？（　　）

  A. 单纯随访观察

  B. 理疗

  C. 使用 GABA 类似物的药物治疗

  D. 椎间盘切除术

  E. 椎间盘切除术 + 内固定融合术

3. 一名 29 岁的女性主诉急性腰痛伴左下肢放射痛 10 天。否认创伤史，也没有全身症状。检查显示左侧直腿抬高试验 30° 阳性，臀中肌轻度无力，伸趾长肌肌力Ⅳ级，小腿和足背外侧的感觉下降，膝腱反射和跟腱反射对称正常，普通腰椎 X 线片未见明显异常，MRI 扫描显示左侧旁中央型椎间盘突出，最可能在什么水平？（　　）

  A. $L_1 \sim L_2$

  B. $L_2 \sim L_3$

  C. $L_3 \sim L_4$

  D. $L_4 \sim L_5$

  E. $L_5 \sim S_1$

★ 答案

  1. E   2. D   3. D

第 35 章　腰椎管狭窄症
Lumbar Spinal Stenosis

Kenneth C. Nwosu　Safdar N. Khan　Thomas D. Cha　著

王　策　译

高　瑞　校

> **学习目标**
>
> - 微创脊柱手术（MISS）处理椎管狭窄的患者选择。
> - MISS 技术优越性的理论依据。
> - MISS 技术用于腰椎管狭窄症的相关并发症。
> - MISS 技术用于腰椎管狭窄症的可行性。
> - MISS 技术用于治疗椎管狭窄症伴腰椎不稳的可行性。

一、概述

随着人口老龄化的到来，腰椎管狭窄症（lumbar spinal stenosis，LSS）的发病率越来越高，成为老年患者接受脊柱融合手术的最主要原因之一[1]。更长的预期寿命和积极的生活方式使腰椎管狭窄症的治疗受到越来越多的重视。腰椎管狭窄症通常在临床上表现为行走耐力下降，同时伴有双侧臀部和下肢的疼痛，也可能伴有腰背部疼痛。神经损害可以表现为单独或合并存在的疼痛、感觉异常或者肌力下降，这些症状统称为间歇性跛行。腰椎管狭窄症的病因包括先天性、医源性、创伤性或者退行性，本章内容主要围绕退行性腰椎管狭窄症展开讨论。从解剖学上讲，骨或软组织造成的神经压迫可以发生在脊柱节段的不同位置，包括中央管、关节突下、侧隐窝或椎间孔。

保守治疗通常作为首选的治疗手段，包括口服止痛药、抗炎药、改善活动方式和物理疗法。另外，还可以采用硬膜外注射或选择性神经根阻滞，但治疗的效果存在较大差异[2, 3]。对于保守治疗无效且严重影响生活质量的腰椎管狭窄患者可以进行手术治疗。传统的手术方式包括椎板切除术、经皮椎间孔成形术或者椎板开窗减压术，这些手术的主要目的都是对神经进行减压。如果以腰痛为主要症状，并且是由伴发的退行性腰椎滑脱或退变性脊柱侧弯引起，则需要进行融合手术。

在过去的几十年中，腰椎管狭窄症的手术治疗越来越趋向于微创技术。手术显微镜的应用以及套管撑开技术的发展促进了微创技术的革新，如可以保护肌肉附着不受干扰的棘突劈开手术和单侧入路双侧减压技术[4, 5]。

传统的开放手术虽然有效，但软组织剥离和热损伤会对脊柱肌肉组织造成严重损害，可能导致肌肉组织的缺血坏死[6]。另外，传统开放手术如果损伤神经会导致椎旁肌肉失神经支配，引起术后肌肉功能障碍[7]。与此相反，脊柱微创手术（minimally invasive spine surgery，MISS）具有出血少、住院时间短等优点，同时也不影响减压的质量和范围[8-10]。已经报道了多种关于治疗腰椎管狭窄症的 MISS 技术。

二、手术适应证

适合接受手术治疗的患者应当具有间歇性跛行的临床表现，同时正规的保守治疗无效。MISS 的优点包括减少术中出血、缩小手术切口、降低感染率以及缩短住院时间。尽管这些特征对所有患者都很重要，但对老年患者以及合并严重伴随疾病或慢性疾病而无法接受传统开放手术的患者而言，这些优点更为重要 [11]。

确定患者是否适合接受 MISS 技术与手术操作本身同样重要。腰椎管狭窄症和腰椎病是老年人发病的主要原因。虽然手术减压对老年人可能是一种有效的治疗手段，但鉴于高龄、并发症等因素，许多老年患者并不适合手术治疗。为了解决这一问题，Rosen 等发现对于 75 岁以上的老年患者，微创减压治疗症状性 LSS 是安全和有效的 [12]。

肥胖及相关并发症（如糖尿病等）增加了脊柱手术的风险。这些人可能会出现手术时间较长、出血多、围术期切口感染等并发症。MISS 可以减少肥胖患者的软组织损伤，进而降低手术感染、切口愈合困难等风险。另外，借助操作通道可以使术者更清晰地观察到深部组织 [13]。

尽管 MISS 治疗 LSS 的有效性和安全性已在老年人群中得到证明，但对于年轻患者来说，可能需要考虑更多的因素。这一人群通常很少出现退行性病变，并且韧带结构较为疏松，术中损伤小关节囊容易导致医源性的椎体不稳。在一项应用有限元分析的尸体生物力学研究中，Ivanov 等 [14] 研究了有限减压对术后剩余骨结构的应力效应，研究发现峡部和下关节突的应力明显增加，尤其是在脊柱伸展和向对侧旋转时，应力达到最大值。因此作者认为，手术医生应充分意识到此类患者发生应力性骨折的风险。

对受影响的神经组织进行减压可有效缓解腰椎管狭窄症引起的间歇性跛行症状，神经减压又分为直接减压和间接减压两种方式。棘突间装置（interspinous process device，IPD）是一种 MISS 的间接减压技术。过去认为，IPD 适用于 50 岁

以上的中度腰椎管狭窄症患者，具有行走受限的临床特点，且保守治疗无效，弯腰时症状缓解是使用这一技术的必要条件 [15, 16]。同样的，在影像学上可以观察到有趣的棘突撑开现象 [15]。IPD 在合并腰椎滑脱的患者中具有不同的治疗效果，因此这种情况下应谨慎使用。另外，推荐 IPD 技术仅限于治疗 Meyerding I 级的退行性腰椎滑脱 [17, 18]。此外，由于 S_1 的棘突较小，没有足够的骨量撑开 $L_5 \sim S_1$ 节段，通常仅在 $L_4 \sim L_5$ 及以上水平使用 IPD。

其他间接减压技术包括椎间融合手术。Oliveira 等报道，椎间融合术后平均椎间盘高度增加 41.9%，椎间孔面积增加 24.7%，中央管直径增加 33.1% [19]。Kepler 等证实，侧方腰椎椎间融合术（lateral lumbar interbody fusions，LLIF）后椎间孔的平均面积显著增加 [20]。Elowitz 等报道了通过极外侧入路（XLIF）进行外侧经腰大肌椎间融合术（LTIF），术后的正侧位和轴位片可以看出硬膜囊 / 椎管比率明显增加，而这一指标与腰腿痛发生的程度和频率有关 [21]。Alimi 等也报道了通过 LLIF 技术使患者的 ODI 明显改善 [22]。但是，通过椎间融合进行间接减压也存在其局限性。如 Malham 等在一项前瞻性队列研究中发现，122 例单独进行 LLIF 而未使用后路固定的患者中有 11 例患者手术失败。7 例患者是由于术前的病理学特性没有引起足够的重视，其中 3 例患者为严重小关节病变并伴有动态不稳，3 例伴有骨性侧隐窝狭窄，1 例伴有动态不稳的先天性椎管狭窄 [23]。在另一项多中心前瞻性研究中，Wang 等报道了 XLIF 联合椎弓根螺钉固定进行间接减压失败的影像学预测因素，研究发现关节下隐窝骨性狭窄是唯一的独立危险因素 [24]。因此，当考虑采用椎间融合进行间接减压时，术前应仔细观察 X 线片和 MRI，防止出现不良后果。CT 扫描也有助于排除椎管和椎间孔的骨性狭窄。

治疗 LSS 的直接减压术传统上是通过椎板切除来实现的，该手术选取正中切口，从棘突向两侧的椎板峡部行骨膜下剥离。但是，直接减压也可以通过小切口或利用套管撑开器进行微创减

压。该手术可以在使用或不使用手术显微镜的情况下开展。根据 MISS 的肌肉保护理念，微创直接减压首选经肌肉分离入路。对于具有单侧根性症状的患者，通常在同侧进行减压。对于伴有双侧症状的患者，单侧入路行双侧减压已经被证明是安全和有效的[9]。尽管 Asgarzadie 等报道该技术治疗中央管、侧隐窝狭窄和椎间孔压迫是有效的，但其他作者也观察到单侧孔镜技术对侧隐窝减压的局限性[25]。此外，患有蛛网膜炎、肿瘤、感染、严重腰椎滑脱或假性脑脊膜膨出的患者通常不适合使用这种椎板下显微内镜手术。同样，如果患者既往在同一节段接受过手术治疗，那么术者应当更加谨慎，因为可能存在粘连或其他相关的术中和术后并发症（包括胆囊侵犯和神经根损伤），微创翻修手术出现这些并发症的风险相比于开放性翻修手术未见明显增高[26]。然而，如果想要尝试翻修手术，则应由具有丰富经验的外科医生进行操作。总体而言，微创技术已成功用于治疗中央型狭窄和侧隐窝狭窄。由于上下椎弓根和硬膜囊构成的空间相对狭窄，利用微创技术可能很难通过神经孔来处理椎间孔狭窄。然而，Yoshimoto 等近期报道了用微创技术成功治疗椎间孔狭窄的方法，预示着用非融合的手段处理椎间孔狭窄的进一步发展[27]。Deinsberger 等通过 MISS 技术直接减压成功治愈了因关节突囊肿引起的椎间孔或关节下隐窝狭窄[28]。

不管是微创手术还是开放手术，对受影响的神经组织进行减压都是治疗 LSS 的关键，但减压过程中也要确保脊柱的稳定性。对于合并腰椎滑脱和脊柱畸形的腰椎管狭窄患者，应谨慎考虑单纯减压而不进行椎间融合[29]。Yamada 等认为冠状位上存在 Cobb 角大于 3° 的畸形不应该行单独的经皮椎间孔成形术[9, 29]。

> 对于腰椎管狭窄症来说，严格把握微创手术的适应证非常重要。老年患者和肥胖患者更适合接受微创手术，因为微创手术可以降低并发症发生的风险。年轻人群行微创手术可

> 以降低术后发生椎体不稳的风险。微创手术治疗腰椎管狭窄症在手术操作上具有挑战性，在进行微创翻修手术时需要更加谨慎。

三、预后

大部分脊柱外科医生都有治疗腰椎管狭窄症的经验。同样，对于开放手术治疗腰椎管狭窄的优点和缺点也十分了解。因此，本章节将重点介绍 MISS 技术治疗腰椎管狭窄的优点和缺点。另外，将对新手术技术的安全性和有效性进行评估。

由于缺乏针对该问题的 I 级研究证据，并且在前瞻性研究中缺少随机化分组和对照组设置，因此很难确定 MISS 技术对腰椎管狭窄症的确切疗效。此外，我们通常认为开放性椎板切除减压术比 MISS 技术的疗效更明确，但是开放性手术存在很大差异性（即进行小关节切除或椎间孔切开的数量和程度）。在目前评估 MISS 技术的文献中，患者队列在人口统计学、手术操作或诊断方面存在较大的差异。评估 MISS 技术文献的另一个难题是，用于表示测量结果的参数也不尽相同。例如，当评估退行性腰椎滑脱的干预措施时，可以使用评估患者预后的数据量表 [如 Oswestry 功能障碍指数（Oswestry Disability Index，ODI）和 SF-36 评分] 对术前至术后的变化进行比较。然而，也有研究人员基于影像学参数（如 DS 滑动的进展）对手术效果进行评估。最后，从脊柱疾患疗效研究试验（Spine Patient Outcomes Research Trial，SPORT）中可以看出，随访时间对减压手术的疗效评估具有重要影响。在关于 MISS 的文献中，有一系列数据收集的时间点，有的短至数周，但较多见的是中期随访数据[30, 31]。在过去的 20～30 年，新的 MISS 技术层出不穷，有一些技术在最近几年才出现，也有一些是近期刚刚出现。因此，由于这一领域的不断创新，长期随访数据较为少见。

开放性椎板切除术已经有将近 100 年的历

史，Young 等在 1988 年发明一种从单侧入路对硬膜囊双侧进行减压的手术方式[32]。早期的 MISS 技术需要剥离双侧的椎旁肌群，手术并发症较高，在 Young 的最初研究中，并发症发生率超过 20%，6% 的患者出现硬脊膜撕裂。然而，患者的临床预后良好，没有患者出现脊柱不稳或需要进行开放性椎板切除翻修手术。在 20 世纪 90 年代末，内镜技术出现，但该技术在当时具有较高硬脊膜损伤风险[33]。尽管人们对内镜技术的总体热度有所下降，但骨科医生仍不断尝试使用内镜进行操作，这或许是由于熟悉关节镜手术优势的原因[33]。事实证明，在 MISS 技术的发展过程中，手术显微镜的应用非常关键，并且在 2000 年初出现的套管牵开系统，使得这些技术在脊柱外科领域中的应用愈加普遍[8, 34, 35]。

Fessler 首次在尸体模型中证实单侧入路进行双侧减压的可行性，该术式可以进行足够的减压，也具有与术式无关的并发症发生率[8]。在 Palmer 使用管状牵开系统进行减压治疗 LSS 的早期经验中，前瞻性随访了 135 例患者，测量了视觉模拟量表（VAS）、Oswestry 功能障碍指数（ODI）和 SF-36 量表[34]。对其中的 129 名患者收集到随访数据。VAS 评分（7 分降至 2 分）、ODI 指数（57 分降至 16 分）和 SF-36 量表（身体疼痛评分 20 分升至 60 分）均有所改善。术后至少随访 1 年，患者对手术效果的满意度为 94%。手术并发症包括 1 例浅表伤口感染、1 例椎间盘炎、3 例硬脊膜破裂和 3 例出血过多（＞100ml）。有 5 例因椎间盘突出复发再次进行了手术，1 例因椎管再狭窄进行了二次手术。值得注意的是，硬脊膜撕裂的发生率已从早期研究的 6% 降低至不足 3%。令人遗憾的是，纳入该研究的患者没有进行随机化分组，也没有设置对照组。Palmer 还证明了采用单侧入路行双侧减压手术治疗 LSS 合并退行性滑脱的可行性[34]。Mobbs 等随后对接受标准开放性椎板切除术的腰椎管狭窄患者与接受单侧椎板切除双侧减压（unilateral laminectomy for bilateral decompression，ULBD）的 LSS 患者进行了详细

比较，这是一项前瞻性随机研究。通过手术，两组患者的功能和疼痛均得到改善。然而，与接受开放性手术的患者相比，那些接受 ULBD 治疗的患者，VAS 评分提高更显著，住院时间和恢复到可以下床活动的时间显著缩短，并且术后使用阿片类药物缓解疼痛的概率更小[36]。其他作者通过显微内镜对 LSS 患者进行后路减压手术也取得满意的疗效，但在术后的横断位影像上观察到小关节复合体内侧有被损伤的趋势。这些作者发现该手术后脊柱不稳的发生率为 2%。有趣的是，小关节的侵犯和脊柱不稳都发生在研究的早期阶段，这意味着可能存在一条学习曲线[37]。Costa 等报道了一项包含 374 例患者的大型回顾性病例研究，代表临床效果的 VAS 评分和 Prolo 评分术后改善率为 87.9%，X 线片显示术后脊柱不稳的发生率为 0.08%[38]。

微创技术的主要优点还包括通过分离肌肉的方法保护软组织。可以通过术后测量炎症标记物以及肌肉坏死标记物（例如肌酸激酶和醛缩酶）进行量化评估。Kim 等使用 ELISA 技术测量肌酸激酶、醛缩酶、促炎细胞因子（IL-6、IL-8）和抗炎细胞因子（IL-10、IL-1 受体拮抗剂），对开放性腰椎融合术和微创腰椎融合术引起组织损害的严重程度进行评估。在术前以及术后第 1、3、7 和 14 天测量相关指标。术后第 1 天和第 3 天，开放组中的血清肌酸激酶和大多数炎性细胞因子明显高于微创组，但在术后第 7 天恢复到正常水平。作者得出结论，微创腰椎融合可以有效降低术后急性期的肌肉损伤和全身炎症反应[6]。在另一项研究中，Kim 等证实，微创手术患者的腰背肌伸展强度比接受传统开放手术患者提高 50%。MRI 结果也证实了这一点，MRI 结果显示，微创手术患者的多裂肌截面积明显高于开放手术患者[39]。同样，在另一项研究中，Kim 等认为，脊神经背支的内侧分支损伤可能是导致上述功能受影响的主要原因[7]。

除了减少软组织损伤外，MISS 技术是老年患者或慢性疾病患者不能耐受开放手术的最佳替代治疗[12]。Rosen 等回顾了 50 例 75 岁以上接受微创腰椎手术的患者，他发现患者的 VAS、ODI

和 SF-36 评分均较术前显著改善。但这项研究不是随机的，也没有设置对照组，平均随访周期仅 10 个月。然而，这是一项针对老年患者接受微创手术治疗获益的研究，相关研究并不多见。

Asgarzadie 回顾性分析了使用管状牵开器系统行 MISS 的患者在较长一段时间的随访结果[9]。与 32 例早期行开放性椎板切除术的患者相比，接受 MISS 的 48 例患者住院时较短（36h vs. 94h），在术后平均 38 个月的随访中，患者维持较好的满意度，MISS 患者的 ODI 评分和 SF-36 评分与对照组相比并无差异。另外，也未发现任何椎体不稳的情况。其他作者报道的再手术率略高一些，但并不高于开放手术的复发率[40]。在一项前瞻性随机研究中，将 41 位患者随机分配至微创内镜减压组和开放性椎板切除组，所有手术均由同一位外科医生操作。术后平均随访 18 个月，微创减压组的患者中有 90% 的症状得到缓解。与开放手术组相比，微创减压组住院时间更短，平均失血量更少，背痛 VAS 评分更低[41]。

在十余年前，IPD 被应用于微创手术，用于治疗那些不符合手术适应证且症状随着前屈而减轻的腰椎管狭窄患者[15, 16]。这些器械的生物力学原理非常简单。这些装置的作用是在治疗节段上撑开棘突，增大神经组织的可用空间防止神经受压，从而缓解椎管狭窄症状。Goyal 等进行了一项生物力学研究，用以评估 IPD 产生的撑开固定作用是否在影像学上导致椎管和椎间孔的空间增加，以及是否可以稳定运动节段。作者发现，与没有放置 IPD 的标本相比，IPD 手术后椎管的面积变化很小，但是椎间孔的高度、宽度和面积随着撑开而显著增加。此外，循环负荷也没有出现 IPD 的下沉或移位[42]。

2005 年，Zucherman 等对 100 例接受 X-STOP IPD 手术的患者与 91 例行非手术治疗的患者进行了一项多中心的前瞻性随机对照研究。他们发现，与非手术治疗相比，接受 X-STOP IPD 治疗的患者在所有时间点上神经源性间歇性跛行症状均有显著改善[43]。在所有随访中均对跛行问卷调查值（ZCQ）进行评估，在 2 年的随访中，接受 IPD 治疗的患者的 ZCQ 值比未接受手术治疗的患者提高了 45%。值得注意的是，在许多研究 IPD 疗效的研究中，对照组由接受保守治疗的患者组成，而不是接受传统减压椎板切除术的患者。在 Zucherman 等的研究中，研究组中只有 6% 的患者在 2 年时接受减压手术，而对照组中有 26% 的患者接受减压手术。2015 年，一项将微创减压术与 X-STOP IPD 手术进行比较的多中心随机对照研究表明，两组患者的功能和残疾结果均较前术显著改善，组间差异也无统计学意义[44]。一项回顾性研究对 46 例接受 IPD 植入的患者进行了平均 34 个月的随访，作者发现 IPD 手术翻修率高达 30.4%，大多数病例在术后 1 年内进行翻修[45]。此外，Verhoof 等报道，微创减压和 X-STOP IPD 的平均手术时间分别为 113min 和 47min，但 X-STOP IPD 手术由于症状复发导致的再手术率更高[17]。但是，新一代技术已显示出明显的优势，尤其是 Coflex 动态稳定系统（ILS），最终，IPD 仍在腰椎管狭窄的手术治疗中占有一席之地。

近年来，出现了完全在透视引导下进行的经皮手术，简称 MILD，该术式经皮重建黄韧带和椎板（PRLL），并通过硬膜外造影对减压效果进行了评估。尽管初步数据显示症状有所改善，但在这些研究中，随访时间仅为数周，其他研究人员报道该手术具有极高的失败率[30, 31, 46]。由于缺乏证据支持，该手术目前尚不能用于腰椎管狭窄症的手术治疗。

> 与传统的开放手术相比，MISS 技术具有手术时间短、失血少、感染率低以及肌肉损伤小等优点，且住院周期短，短期疼痛和功能预后改善良好，但评估 MISS 疗效的相关文献研究证据等级较低。IPD 手术的疗效仍存在争议。

四、椎管狭窄伴脊柱不稳的预后

脊柱不稳常与 LSS 伴发，也可能是导致 LSS

的原因之一。这种脊柱不稳通常以退行性腰椎滑脱（DS）的形式出现。对于合并 DS 的 LSS 患者来说，除了进行腰椎的融合固定，在保持脊柱稳定的情况下单独进行减压也是一种可行的治疗方法。而在减压过程中最应该重视的问题就是医源性导致的脊柱不稳，以及由于解剖结构被破坏（包括棘上韧带、棘间韧带和小关节复合体）引起的滑脱进展。Sasai 等对非融合微创减压术后的腰椎滑脱进展风险进行了研究，研究共纳入 23 例合并 DS 的 LSS 患者和 25 例不合并 DS 的 LSS 患者。术后平均随访时间为 46 个月。两组患者均不需要进行融合手术或其他手术。在最后一次随访时，两组患者的神经源性跛行评分、背痛评分和 ODI 评分等临床指标均较术前显著改善，但两组患者之间未见明显差异。然而，滑脱组的临床结果有更差的倾向，并且术后影像学结果显示滑脱程度明显增加。作者最后认为，这种微创手术可能不会导致术后手术节段出现动态不稳 [47]。有学者对单侧入路双侧减压微创手术（保留对侧骨和软组织）术后不稳的发生情况进行了生物力学研究，相比于标准的开放性椎板切除术（切除双侧软组织和椎板），行单侧入路微创手术的患者在脊柱伸展和旋转过程中节段相对位移更少 [48]。

直接微创减压治疗 LSS 合并 DS 的患者术后可以维持良好的脊柱稳定性，与此相反，采用 IPD 治疗的此类患者具有极高的手术失败率。Verhoof 等对 12 名 LSS 合并 DS 的患者进行 X-STOP IPD 手术，术后 58% 的患者症状未得到改善。有趣的是，这些 X-STOP IPD 治疗失败的患者以及行开放减压后外侧融合的患者在术后均没有出现滑脱的进展。但作者仍然建议不要对 LSS 合并 DS 的患者进行 IPD 治疗 [17]。也有其他作者报道在此类患者中使用 IPD 取得了良好预后 [49]。因此，使用 IPD 来治疗合并 DS 的 LSS 可能具有一定的作用，但前提是要基于患者不同的临床症状进行个体化的治疗选择（图 35-1、图 35-2 和图 35-3）。与此相反，Coflex ILS 治疗腰椎管狭窄症既可以充分稳定相邻椎体，又能保留脊柱节段的屈伸

运动。此外，已经证实使用该装置比仅接受标准减压手术的患者具有更好的预后，疗效与接受减压和融合的患者相当，不良事件发生率也相同 [50, 51]。

尽管旁正中经肌肉入路是最常见的脊柱后路微创入路之一，但最近报道了一种经正中保留肌肉的微创术式 [52]。手术过程包括从正中入路进行局限性的棘突咬除，分离棘上（棘间）韧带，从而通过椎板间隙进行神经减压。Hatta 等证明手术操作是安全的，术后 JOA 评分提高了 64%。

> 与传统的开放手术相比，合并 DS 的 LSS 患者行微创手术出现进展性节段不稳的发生率更低。对于此类患者，X-STOP IPD 具有较高的失败率。与此相反，Coflex ILS 的前景广阔。

五、并发症

新技术的出现，通常伴随着较长的学习曲线，并可能出现一系列新的并发症。LSS 的 MISS 技术也不例外 [53, 54]。有限的手术视野限制了微创手术在退行性脊柱疾病中的应用，为此，使用了诸如棘突切除之类的技术来弥补这一难题，同时避免对肌肉附着造成损伤 [4]。手术器械的进步包括管状撑开系统及手术显微镜的应用，使手术视野明显改善，还可以通过肌肉分离的方法来保护肌肉组织。较小的手术通道是微创手术的基本原则，但这可能会给缺乏相关技术经验的外科医生带来挑战。然而，通过对 1 万多例行手术治疗的症状性 LSS 患者进行回顾性分析，微创手术比开放手术具有更低的并发症发生率 [55]。此外，一项研究表明，并发症发生率与体重指数（body mass index，BMI）无关 [13]。开放性手术治疗腰椎管狭窄症可能出现的并发症与微创手术相似。本节将讨论硬脊膜撕裂、需输血治疗的大出血、手术部位感染、假关节和医源性不稳等并发症。

由于微创手术大部分为经皮操作，因此严重依赖术中成像技术。术中找到术前确定的正确操

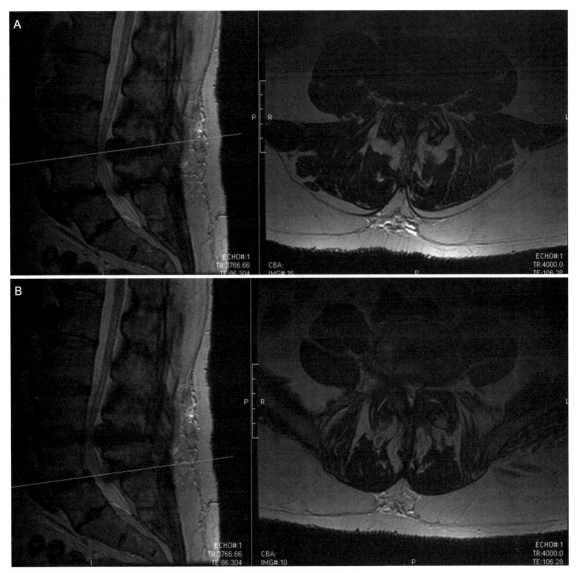

▲ 图 35-1　一名 66 岁男性，以神经源性跛行为主要表现，脊柱前屈后症状明显减轻。影像学资料显示在 $L_4 \sim L_5$ 处存在退行性腰椎滑脱，同时在矢状面和横断面上可以看到 $L_4 \sim L_5$（A）和 $L_5 \sim S_1$（B）水平的椎管狭窄

作平面至关重要。在评估显微内镜治疗腰椎管狭窄症的一项前瞻性研究中，有两个案例表明，微创手术容易使术者定位失败[56]，而术中一旦定位错误可能对患者和外科医生造成极其严重的危害。

（一）棘突间装置的相关并发症

IPD 的主要并发症之一是棘突骨折（SP）。这在术中还或术后均可发生，但术中出现骨折会使手术无法继续进行，因为骨折的棘突无法撑开狭窄的腰椎节段。尸体研究表明，使棘突断裂所需的平均应力为 317N，远远大于置入 IPD 产

生的应力 55N[57]。但是，各组之间数值存在重叠，且与骨密度相关。如果接受该手术的患者骨密度较低，则可能增加棘突骨折风险[58]。此外，Coflex ILS 会对与其直接接触的骨质造成损伤，这会导致腰椎活动度减小，这被认为是手术失败。一项研究报道说，在使用 Coflex ILS 治疗的 30 位患者中，有 14 例发生了这种现象[59]。

（二）切口问题

一项使用管状牵开器的前瞻性研究报道的感染率为 0.8%[37]。对 222 例患者进行的回顾性研究

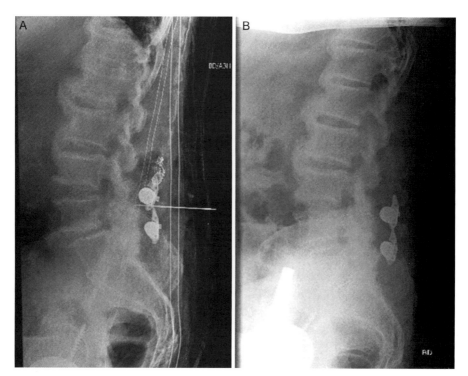

▲ 图 35-2　与图 35-1 为同一名患者。患者接受了两个节段的 **X-STOP** 手术，（**A**）术中侧位 **X** 线片。术后 **2** 年，患者的症状得到有效缓解，**X** 线片显示 **X-STOP** 位置良好（**B**）

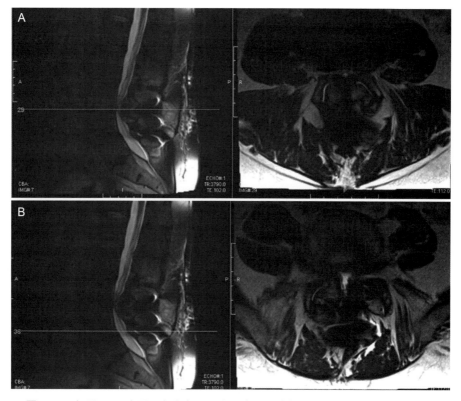

▲ 图 35-3　与图 35-1 为同一名患者。最终，患者的症状恢复到原来的严重程度，多次的影像学资料显示在两个 **X-STOP** 节段 L$_4$～L$_5$（**A**）和 L$_5$～S$_1$（**B**）处存在严重的椎管狭窄。术后 **3** 年，他进行了开放性椎板切除术和 **X-STOP** 的拆除

表明，切口血肿或愈合延迟的发生率较高（为 4.5%）。更令人担忧的是，该研究报道的感染率为 4.5%，其中包括 1 例椎间盘炎和 1 例硬膜外脓肿 [60]。

（三）大量出血

由于失血量没有标准，并且不同手术的术中出血存在很大差异，因此这一并发症很难定义。Palmer 等认为如果在腰椎间盘突出症的微创手术中出血量 > 100ml，就定义为出血过多，通过回顾性分析 135 例患者，他们发现出血过多发生率为 2.1% [35]。

（四）复发

LSS 的复发虽然不一定是手术的并发症，但是尤其是对于需要再次手术的患者，是不希望看到的结果。据报道，微创手术治疗 LSS 的复发率可低至 0.8%，也可高达 58% [17, 34]。退变性侧弯患者行微创手术治疗椎间孔狭窄的复发率仍然相对较高 [29]，此类患者中 19.6% 的病例出现症状复发。

（五）术中终止微创手术

放弃微创手术并转而采用开放手术可能不是并发症，也不会影像患者的预后。但是，这是一项重要的指标，也是微创手术独有的评价指标。转为开放手术的比例在文献报道中并不多见。Greiner-Perth 等对 38 位行微创减压的腰椎管狭窄患者进行了前瞻性研究，报道中有 5% 的患者转为开放手术 [40]。值得说明的是，这些作者使用的管状牵开器口径为 11mm，而不是更常用的 18mm 或更大的套管。

（六）医源性椎体不稳

当采用微创手术和较小的手术通道来治疗 LSS 时，医源性不稳是一个重要的并发症。特别涉及小关节囊肿的手术治疗更容易引起医源性椎体不稳。但是，Deinsberger 等报道，在平均 35 个月的随访中，非融合微创减压手术治疗小关节囊肿没有发生椎体不稳 [28]。值得注意的是，这些患者中接近一半在术前合并退行性滑脱。其他作

者报道了利用管状撑开系统治疗 LSS 过程中医源性小关节骨折导致椎体不稳而需要再手术治疗的病例，其中 1 例为跌倒后小关节骨折引起的滑脱，1 例为无明显原因的退行性腰椎滑脱 [60]。所有病例中椎体不稳的发生率仅为 1.4%，其中只有 1 例需要行关节融合术。病例报道中超过 30% 的患者合并腰椎滑脱，但是，没有提及那些术后出现腰椎不稳的患者在术前是否有腰椎滑脱。Musluman 等最近的研究表明，在术前不合并 DS 的患者中，仅 1 例（1.2%）单侧入路双侧减压的患者在术后需要进行融合 [61]。Ikuta 等使用显微内镜技术对腰椎管狭窄进行双侧减压，同样观察到 2.6% 的患者出现下关节突骨折 [53]。

如前所述，对传统开放手术和微创减压术后的脊柱生物力学研究发现，微创手术患者的脊柱受到更大的应力 [14]。这在年轻患者中更为显著，峡部和下关节突的应力明显增加。Sasai 等专门对腰椎滑脱的进展情况进行评估，回顾性分析了伴或不伴 DS 的患者行微创减压术治疗腰椎管狭窄，发现两组之间没有明显的统计学差异，在 2 年的随访中没有患者进行腰椎翻修手术 [47]。对于因 DS 而导致的腰椎管狭窄患者，使用 X-STOP IPD 进行间接减压时，患者的预后差异较大。1/3 的患者症状没有改善，其余 8 例患者中，有 3 例症状在术后 2 年复发。最终，这些患者中有一半以上在同一手术节段接受了后外侧融合翻修术 [17]。

（七）神经损伤

回顾性分析了 220 例接受微创减压手术的患者，有 1 例出现足下垂症状并持续了至少 6 个月 [60]。在接受显微减压治疗的腰椎管狭窄患者中，有 10.5% 的患者出现了短暂的神经损伤表现。然而，在术后 28 个月的随访中，患者的临床预后未受影响 [53]。

（八）硬脊膜撕裂

在一系列评价微创减压手术的文献报道中，硬脊膜撕裂的发生率为 4.5%～10% [53, 56, 60]。

MISS 的并发症发生率可能更低，但最坏的情况也与开放手术的并发症发生率持平。独特的并发症包括 IPD 植入后发生的棘突骨折以及 5% 的微创手术术中需要转为开放手术。

狭窄症的微创减压手术不仅具有较少的围术期并发症，还能加快术后恢复。撑开器系统的发展、仪器的进步和可视化方面的提高为 MISS 的发展做出了贡献，在中期随访的临床研究中取得了良好的效果。

与既往报道的开放手术并发症发生率相比，微创手术的并发症发生率较低。但是，每个外科医生都有一条学习曲线。棘突间装置单独用于减压手术似乎是合理的。然而，它对于不稳定节段的减压和固定作用还有待商榷。

六、结论

与传统的开放式手术相比，用于治疗腰椎管

总结

- 由于人口老龄化，保守治疗无效的腰椎管狭窄症变得越来越普遍。
- 微创技术可以最大限度地减少软组织损伤，从而改善与腰椎管狭窄相关的症状，尤其是对于老年患者和超重患者。
- 相对于开放性手术，微创手术治疗腰椎管狭窄症是更有效和安全的。
- 椎板间稳定系统（如 Coflex）可能是微创手术治疗退行性腰椎滑脱和腰椎管狭窄症的理想替代方案。
- 微创手术成功的关键包括谨慎的患者选择，细致的手术计划和反复的练习。

测 验

★ 选择题

1. MISS 的优势是以下哪一项？（   ）
   A. 出血量少   B. 感染率低   C. 住院时间短   D. 以上都是
   E. 以上都不是

2. 以下哪一组微创手术内植物具有保留腰椎活动度、提高脊柱稳定性、并发症较少等优点？（   ）
   A. 棘突间固定器（X–STOP）   B. 椎板间固定系统（Coflex）
   C. 节段性椎弓根螺钉固定   D. 节段性峡部螺钉固定
   E. 以上都不是

★ 答案
   1. D   2. B

第 36 章　腰椎滑脱症
Lumbar Spondylolisthesis

Timothy Y. Wang　Vikram Mehta　John Berry-Candelario　Issac O. Karikari　Robert E. Issacs　**著**

邱　浩　杨思振　**译**

初同伟　**校**

> **学习目标**
> - 腰椎滑脱症的微创手术治疗的历史及发展。
> - 微创手术治疗的适应证及禁忌证。
> - 微创经腰椎孔椎间融合术（MIS-TLIF）与极外侧椎间融合术（XLIF）的操作技术。
> - MIS-TLIF 与 XLIF 术后疗效。

一、概述

微创手术（MIS）正越来越多地应用于脊柱外科几乎所有的领域。最早使用 MIS 方法可以追溯到 Leon L. Wiltse 在 1968 年和 1973 年介绍的椎旁肌入路，即通过最长肌与多裂肌之间的自然间隙到达腰椎 [1, 2]。这篇里程碑式的论文报道了他采用新方法治疗了一批本需接受传统腰椎减压融合术的腰椎滑脱症患者 [1]。Wiltse 和 Spencer 后来对此手术入路进行了扩展应用，例如经单侧椎旁入路结合椎弓根螺钉植入技术治疗极外侧腰椎间盘突出症及关节突下减压 [2]。今天，脊柱外科已经发展到囊括大量微创手术技术，并且其中许多理念与 50 年前是一样的。借助于特别设计的器械和自持式管状撑开系统的帮助，脊柱微创手术目前包括前外侧入路、侧入路、经椎间孔入路和后入路技术。

峡部裂型及退变型腰椎滑脱症是一些常见的需手术治疗的腰椎病变。退变型腰椎滑脱通常见于老年女性，多存在不同程度的中央椎管狭窄和/或关节突下狭窄。最常受累的节段是 L_4～L_5。手术目的是进行充分的神经减压，同时融合不稳节段 [3]。对于稳定型腰椎滑脱症患者，非融合减压术可获得良好的临床效果，但仅适用于影像学明确无动态不稳的患者 [4-6]。

峡部裂性滑脱多见于年轻男性患者，并好发于 L_5～S_1 节段。在儿童和年轻人中，典型症状为腰背痛，而在老年人中，则常表现为神经根受累症状伴有或不伴有腰背痛。高度滑脱的患者症状通常保守治疗无效，常需手术治疗 [7]。术中减压时需一并去除峡部断裂区的纤维软骨组织。此外，还可部分或全部切除受累椎体的后方结构 [1]。仅有背痛的年轻的高度滑脱患者单纯通过融合术即可改善症状 [8]。在高度滑脱的患者中，部分复位而非完全复位滑脱椎体可降低神经损伤的风险，术后疗效更佳 [8-11]。而对于步态、姿势或矢状位失平衡的患者，则需完全矫正高度滑脱的椎体 [9, 12]。文献报道，联合器械内固定的环周融合术的骨融合率最高 [13, 14]。

传统的外科减压及融合手术操作需正中入路并广泛剥离椎旁肌肉，而 Wilts 证实可以通过创伤更小的方式进行同样的骨质切除和内固定术，由此奠定了微创手术的基础。由此产生经骶棘肌后外侧入路的 TLIF，类似的还有 2006 年面世的经腰大肌前外侧入路的 XLIF[15-25]。这两种技术都是本章的重点。

（一）MIS 入路的优点

- 经生理性肌间解剖间隙到达脊柱，将肌肉失神经损伤和缺血性软组织损伤的风险降至最低 [26-32]。
- 减少术中出血 [33-35]。
- 减轻术后疼痛并缩短住院时间 [33-35]。
- 相比传统的开放脊柱手术，感染率可降低 10 倍 [36]。
- 更快地恢复工作 [37]。
- 减少麻醉镇痛药物使用 [37]。
- 对于 XLIF，避免剥离椎旁肌，避免前路腰椎间融合术对腹腔内容物的影响 [38]。

（二）MIS/ 小切口手术技术（MAST）的缺点

- 早期技术性学习曲线 [34, 39]。
- 增加射线暴露和手术时间（特别是在熟悉新技术和新仪器的过程）[33, 34, 40]。术中采用双平面透视成像时，躯干单层 417 例及四肢单层 1471 例均超过年允许最大辐射剂量 [40-42]。单节段手术病例平均射线量在 4.5～7.8cGy 之间，而产生射线相关不良反应的阈值剂量是 200cGy。可采用新的防辐射措施及技术来减少放射暴露 [43]。
- 早期学习曲线相关的技术性并发症 [35, 44]。

二、适应证及禁忌证

MIS-TLIF 和 XLIF 的适应证类似于传统的腰椎 1～3 个节段的开放式减压或融合术。这些包括疼痛症状进行性加重的腰椎滑脱，伴有或不伴有神经症状和体征，且至少保守治疗 6 周无效。

（一）MIS-TLIF 的禁忌证

MIS-TLIF 的禁忌证如下所示。

- 手术难度大的重度腰椎滑脱的椎间融合。
- 矫正度数超过 5°～10° 的后凸畸形。MIS-TLIF 手术可以矫正 3°～5° 的后凸 [45, 46]。对于需要明显矫正腰前凸的患者，前路腰椎间融合术或外侧入路极外侧椎间融合术可以提供较好的腰椎前凸。
- 肥胖。对于体重指数 > 40 的患者，用现有的管状扩张器很难到达相应的解剖区。长度超过 8cm 的扩张管限制了外科医生器械操作的自由度，使得手术区显露及内植物放置变得困难。因此，如果 8cm 的扩张管不能到达相关解剖区，作者建议处在 MIS-TLIF 的学习曲线上的术者应该选择其他手术方式。然而，根据经验，肥胖是微创融合内固定术的相对适应证，而非禁忌证。与接受 MIS 融合术非肥胖患者组相比，在自我报告结果指标、手术时间、住院时间或并发症方面的不良结局中肥胖本身并不是独立预测因子 [47, 48]。
- 既往脊柱手术史。这仅限于既往脊柱手术中放置过器械内植物的患者。在翻修手术时使用 Wiltse 的经骶椎开窗的改良入路可能更有效，因其入路瘢痕组织较少 [49]。

> **要点**
> 与 MIS-TLIF 相比，有明显后凸畸形的患者在腰椎前路融合术中可能获得更好的矢状面平衡矫正。

（二）XLIF 的禁忌证

XLIF 的禁忌证如下所示。

- 骨性侧隐窝狭窄的存在已被证实为不良预后的独立预测因素。虽不是绝对的禁忌证，但对于存在严重的骨侧隐窝狭窄的患者，应该考虑额外的直接减压 [50]。
- 严重的中央椎管狭窄、高度腰椎滑脱或旋转性脊柱侧弯 [38]。但是，此禁忌证仅针对单纯的 XLIF 手术。当辅以后路内固定时，一些报道证实也可获得良好结果[51-53]。

- 腰椎或周围软组织内的血管变异也是禁忌证，一旦发生血管破裂和严重出血，小切口手术很难控制[54]。
- $L_5 \sim S_1$ 椎间盘间隙的病变。这归咎于髂嵴的阻挡而无法抵达该椎间隙。

三、结果

XLIF 和 MIS-TLIF 均显示出良好的影像学和临床疗效。独立研究表明，MIS-TLIF 和 XLIF 术后 12 个月手术节段骨性愈合率分别超过 86% 和 85%[18, 19]。同样，MIS-TLIF 和 XLIF 患者的 ODI 值及 VAS 值各分别提高了 -28.6 和 -26.1，-4.5 分和 -4.7 分[20]。

然而，目前为止有关 XLIF 和 MIS-TLIF 术式的疗效分析研究仅仅为单机构的病例系列或者 MIS 与其开放术式间的回顾性对比研究。近十年来，微创 TLIF（MIS-TLIF）和开放 TLIF 之间的对比研究受到了广泛关注。2016 年一篇对国家神经外科质量和结果数据库（N2QOD）的回顾性研究显示，采用 Oswestry 残疾指数（ODI）和视觉模拟评分（VAS）进行术后 3 个月及 12 个月随访评估，MIS-TLIF 和开放 TLIF 的疗效相似；但开放 TLIF 出血量更多，住院时间更长[55]。2015 年一篇 MIS-TLIF 与开放 TLIF 疗效对比综述显示，MIS-TLIF 减少了失血量、缩短了住院时间和减少了并发症，但增加了射线暴露。此外，研究表明与开放组相比 MIS-TLIF 组的 VAS 腰痛评分结果更优，而其他方面如 ODI 和 VAS 评分相似[56]。

> **要点**
> MIS 手术与开放手术之间的直接比较很少，然而，大多数文献都明确证实 MIS 手术后患者满意度和症状改善度更优。

同样，自从 Ozgur 等于 2006 年正式提出

XLIF 手术以来，多个研究证实其临床疗效好且不弱于传统开放后路融合术。2014 年 Barbagallo 等对 258 项研究的系统性综述也许是目前最好的总结。在这篇综述中，作者确定了相比较于 TLIF 和后路腰椎间融合术（PLIF），XLIF 的并发症发生率更低；然而在短期和长期疗效方面三者没有显著差异[57]。重要的是，作者也提到由于缺乏 1 级、多机构、前瞻性研究，无法对 TLIF、XLIF 和 PLIF 方法之间的临床疗效进行更准确的比较。事实上，大多数可用的 1 级或 2 级文献致使将单一术式的 MIS 与开放方式进行比较，这是可行的，因为微创 TLIF 和 PLIF 是传统的开放手术上的改进。然而，XLIF 手术没有直接对应的"开放"替代方案。因此，XLIF 的整体疗效只能与其他最小或最大创伤的腰椎术式相比较。这种情况在 2016 年发生了变化，Sembro 等发表了第一个多机构、纵向研究直接比较 XLIF 和 MIS-TLIF 的临床和影像学效果[58]。在这项部分随机的研究中作者发现在采用 XLIF 和 MIS-TLIF 治疗腰椎滑脱，患者腰背痛的临床症状缓解程度相似（73% vs. 64%）。一过性的髋关节屈曲无力与 XLIF 入路显著相关，在远端肢体运动无力或感觉障碍方面两者没有差异。术后 24 个月随访显示生活质量、功能障碍和腿痛评分两者均有显著改善但结果没有统计学差异。此外，接受 XLIF 的患者满意度为 91%，而 MIS-TLIF 的患者为 80%。在事先已知手术效果后被问及是否愿意接受原手术方案时，100% 的 XLIF 患者和 90% 的 MIS-TLIF 患者会选择相同的手术方式[58]。与 Glassman 等与 Khajavi 等的研究结论类似，XLIF 和 MIS-TLIF 的临床疗效与传统的脊柱开放手术疗效相当或更好，发生感染、肌力下降和感觉障碍的风险更低[59-61]。

第二篇文章采用相同的研究设计及患者群体比较了 XLIF 和 MIS-TLIF 的影像学结果。在 Isaacs 等的这份报道中，XLIF 治疗的患者术后椎间盘高度恢复明显更好。与 XLIF 相比，MIS-TLIF 治疗的患者术后 3 个月中央管内径增加有

统计学意义。他们指出术后腰椎滑脱距离、椎间盘角度、腰椎前凸程度、移植物移位、移植物下沉和融合率方面 MIS-TLIF 和 XLIF 治疗的患者组间没有显著差异[62]。Elowitz 与 Kepler 等在其各自研究中也证实了 XLIF 和 MIS-TLIF 影像学结果[63, 64]。

综上所述，MIS-TLIF 和 XLIF 皆可有效治疗腰椎滑脱症且疗效相当。每种术式都能进行充分的影像学减压和腰椎曲度矫正，并且发生感染和椎间塌陷的风险很低。根据外科医生的喜好和经验，这两种手术均可用于治疗需要医学干预的腰椎滑脱患者。

> **要点**
> Sembro 和 Isaacs 等学者在各自的随机对照研究中证明了 MIS-TLIF 和 XLIF 临床及影像学效果同样出色。

四、技术：经椎间孔腰椎椎间融合术

（一）体位及入路

患者俯卧在 Jackson 手术台（ProAxis 手术台）上以利于腰椎前凸。确保 C 形臂的前后位（AP）和侧位在技术上可行，使其能在手术准备及铺单前可良好显示脊柱的解剖结构，这是非常重要的。皮肤切口一般长 2～3cm，距后正中线旁开 4～5cm（两指宽）。对需融合的小关节上插入脊椎针或导丝并通过 C 形臂侧位图像确认位置来标记切口。切口向下经皮下组织直达筋膜后，垂直皮肤切口锐性劈开。然后将第一个扩张器插至要融合的小关节上，接着相继置入逐级扩张器直至最后一个扩张器。然后将管状撑开系统穿过终末扩张器与固定于手术台上的自持装置连接妥当。确认最终位置在正确的小关节上。其余的操作则根据外科医生的喜好，选择合适长度的枪型或常规器械来完成。

（二）减压及椎弓根螺钉植入

当能清晰看见所有解剖标志时可完成椎弓根螺钉的置入。或者，事先置入椎弓根导丝，在完成其他手术操作后再置入椎弓根螺钉，以免螺钉阻挡术区显露。

在 MIS-TLIF 侧，用骨刀或高速磨钻完全切除下关节突。取下的骨质剥除所有关节软骨及软组织后可作为自体骨移植物。随后切除部分同侧椎弓根头端的上关节突。这样可以进一步减压同侧的中央管、关节下和椎间孔的狭窄。经该侧切口减压对侧是可行的，方法是使扩张器向中线倾斜或移动至棘突和椎板交界处。切除椎板至棘突底部，同时切除双侧黄韧带。保护好硬膜和神经根进行对侧关节下狭窄及椎间孔区的"穹窿"（over-the-top）减压。或者双侧置入管状撑开器直接进行减压。

通过 Wilson 架牵开局限后凸或椎弓根螺钉跨间隙撑开皆可良好显示纤维环，更易到达椎体间隙，进而保护出行的神经根。目前我们两者选一来实现此目的。一种选择是将患者俯卧在 Wilson 框架上，然后最大限度地抬起框架。必须记住在加压椎弓根螺钉结构之前放松框架，以恢复适当的前凸。另一种选择是在对侧撑开状态下放置椎弓根弓根螺钉装置，然后将棒更换为更小棒进行加压。Axis Jackson 手术台也可凭借其可控的活动性实现这些目标。

纤维环位于在出行神经根的内下方，极少或无须牵拉神经或硬脑膜便可显露。在 MIS-TLIF 工作通道中切开 $1cm^2$ 的纤维环。管状撑开器由外向内移动，利于外科医生使用特制的器械到达间隙对侧，完成椎间盘的次全切除。此外，切除上移的关节突小关节可以起到支撑作用，将器械引导至对侧。结构性同种异体骨或融合器（取决于术者喜好）与自体移植骨一起植入间隙。如有需要，可在髂嵴切开 1～2cm 通过环钻获取松质骨。或者，使用移植扩张器。椎间融合器放置位置也是基于外科医生的偏好，但如果靠前放置将有助于改善手术节段前凸 [43, 47]。

完成 TLIF 和减压术后再置入椎弓根螺钉。经管状撑开器标准直视及常规 C 形臂成像确定螺钉的起始点。使用标准的锥子和椎弓根探子定位椎弓根。然后直视下置入椎弓根螺钉，以最大限度地减少 C 形臂的使用，在最终拧紧前对椎弓根螺钉加压，恢复前凸，压紧中柱区植入骨。或者，也可沿着双平面透视下放置的导丝置入螺钉。

在 MIS-TLIF 的对侧，完全或部分半椎板切除、小关节和（或）横突间融合可通过与放置螺钉同一撑开器轻松完成。直视下放置对侧螺钉的优点是降低了 C 形臂的使用次数，并可同时完成减压和融合小关节。这种小切口开放技术的缺点为造成更多的组织创伤。另外，如果对侧不考虑减压或后路融合时也可经皮置入螺钉。

> **要点**
> 使用这种技术完成椎弓根螺钉置入时，可通过降低照射时间来减少患者及手术间工作人员的辐射暴露量。

（三）手术要领

患者体位及良好的术中成像是成功的关键。

牵张器一旦固定在需融合的关节突上只能按需撑开以免肌肉移行及缺血。为消除此类疑虑，一些术者可能选择管状撑开器。

一旦撑开器处于正确的位置，要避免频繁移动，这会导致肌肉进入视野。如果发生明显的肌肉疝入，最好更换成管状扩张器重新扩张。

在减压和小关节切除术前，存在的骨性标志多，椎弓根螺钉通道准备更容易。

当植入经皮螺钉时，必须有"完美的"前后位和侧位透视图像。

意外硬膜撕裂的处理与开放手术类似。如有可能，首选一期缝合修复。如果无法实现密封修复，则可以使用 TISSEEL™、DuraGen™ 或其他硬膜修复产品。根据我们的经验，微创手术产生的微小无效腔可限制症状性假性脊膜膨出的形成。

硬膜外出血需要积极控制。有几种方法可以减少出血。无论有无 Wilson 附件，患者在 Jackson 支架上的体位都会降低术中腹内压力。当进入硬膜外间隙时，在出血前找到出血点，并使用双极电灼凝固硬膜外血管。可充分使用血栓粘连产品如 Gelfoam™ 和棉片。最后，较大、难控制的硬膜外出血通常位于后纵韧带内侧、椎间孔极外侧。除非必须，避免暴露这些解剖区域。

五、手术：极外侧椎间融合术

Ozgur 等 [50] 已详细介绍了极外侧椎间融合技术，现综述如下。

（一）体位与方法

首先是患者垂直 90° 右侧卧位，左侧抬高原位固定。跨手术台前后（AP）透视确保位置为 90°。然后折叠手术台增加髂骨和肋骨之间的距离，进而增加外科医生的操作空间。使用克氏针（K-wire）配合侧位透视确定腰椎间盘的中间位置。

> **要点**
> 在患者髋部折叠手术台增加了手术路径的宽度，有利于相关脊柱解剖结构的观察及操作。

（二）切口及扩张撑开器放置

在患者侧面正对目标间盘间隙中点做好皮肤标记。在此做个皮肤小切口用于插入无创组织扩张器和可安全扩张的撑开器，形成手术必需的工作通道。在竖脊肌和腹斜肌之间的交界处，第一个标记的后方做第二个标记。沿此标记纵向切开约 2~3cm，以容纳外科医生的食指。

然后，外科医生的食指由此切口插入，经肌层指向前方，定位腹膜后间隙。经腹膜后筋膜到达腹膜后间隙后，食指向前清扫并触及腰大肌。确定腰大肌后食指向上扫至直接外侧靶标。然后正对此外侧靶点垂直做一皮肤切口插入初始扩张管。腹膜后间隙的食指引导扩张管直接从外侧切口到达腰大肌以保护腹腔内容物。然后将扩张管放在目标椎间盘间隙上方的腰大肌表面。

肌电图（EMG）监测系统可用于评估腰神经根与插入的扩张器间接近程度。于腰大肌前中 1/3 处分开并保证腰丛神经位于后方手术通道之外。透视再次明确目标椎间盘间隙位置。置入后续扩张管，逐渐分开腰大肌并将终末扩张管固定在撑开系统上。跨手术台前后位透视确定撑开系统叶片在脊柱外侧缘上的位置。术区显露范围可以根据术中需要而定且可适时改变。

要点
使用 EMG 明确管状撑开器与腰丛的关系。

（三）椎间盘切除和融合器置入

使用加长的工具彻底切除椎间盘，但需小心地保持后环的完整性。将椎间盘间隙的前半部切除且范围足够宽，以容纳一个大的植入物。一旦椎间盘被切除，对侧纤维环松解，可使用刮刀和（或）刮匙处理终板。扩张器按顺序插入打开的间隙为置入内植物准备。当椎间盘空间足够宽时，将内植物放置在骨骺环的两侧边缘上。

温盐水冲洗切口，松开撑开器并慢慢取出。观察到腰大肌回弹止血是非常重要的。筋膜层用 0 号 Vicryl 缝线闭合，皮下组织层用 2-0 Vicryl 缝线闭合。表皮下层 4-0 或 5-0 单晶线缝合。表皮可用 Dermabond（Ethicon，Somerville，NJ，USA）闭合。两个切口均依此方法缝合。

（四）手术要领

合适的体位和成像对获得良好的手术疗效至关重要。患者合适的体位可使手术变得简单而有效。

术前透视可确保真正的侧卧位（90°）。一旦确定真正的侧卧位，确保透视机不会移动以提高后续手术效率。

垂直于地面操作有助于避开腹膜腔到达腰大肌。

手指钝性剥离也是为了避免进入腹膜腔。

所有扩张器都应顺着手指的引导放置，以避免进入腹膜腔。

应避免使用长效肌肉松弛剂和麻醉剂，以便在经腰大肌扩张、椎体撑开和融合器置入期间获得准确的肌电图（EMG）数据。这可使得神经损伤的可能性降到最低。

XLIF 撑开器孔径的设计是向前打开而非向后，以最大限度地减少对后方组织（如腰丛）的压迫。

理想的撑开器位置是椎间盘外侧的中心。一旦牵张器扩张，外科医生就可以直接接触到椎间盘的前半部分。

椎间盘纤维环切开应与置入的理想融合器大小成正比。

术者必须始终牢记持续撑开椎体的时间，避免同侧和对侧腰丛损伤。

透视下置入融合器可确保其准确置入。

多个节段融合可以通过同一皮肤切口完成；但仍需另外切开筋膜和分离腰大肌才可达到相邻节段。另外也可能需要改变患者体位。

六、手术方式的选择

最终，每个患者特有的症状、解剖和放射学因素都会影响外科医生的手术方式。对所有对需要手术治疗的患者而言，详细的病史和体格检查是至关重要的。此外，术前 MRI 和屈伸 X 线片在确定脊柱病变和运动节段稳定性是不可或缺的。对于有骨质疏松风险的患者进行胸腰椎 CT 扫描可确定骨骼质量和评估侧隐窝骨性狭窄程度。外科医生对患者采用 MIS-TLIF 还是 XLIF 的决策是在其权衡了上述适应证，各种术式的相对和绝对禁忌证及患者的临床特性后制订的。

总结

- 微创术式的发展已经影响了脊柱外科医生处理腰椎滑脱的方式。
- 微创术式和开放式式治疗腰椎滑脱症均是有效的。
- 虽然微创方法涉及额外的训练和早期学习曲线相关的并发症，但是它能获得出色的临床和影像学效果。
- XLIF 和 MIS-TLIF 均是治疗腰椎滑脱症的有效手术方式，具有同样优异的影像学和临床疗效。
- 选择合适的患者、患者体位、手术技术和术后管理对于确保 MIS-TLIF 或 XLIF 最佳的术后疗效至关重要。

测　验

★ 选择题

1. 哪项不是 MIS-TLIF 的相对禁忌证？（　　）

　A. 低度腰椎滑脱　　　　　　　　　　　B. 高度腰椎滑脱

　C. 肥胖　　　　　　　　　　　　　　　D. 既往脊柱手术史

　E. 显著的后凸畸形

2. 哪项不是 XLIF 的相对禁忌证？（　　）

　A. 骨性侧隐窝狭窄　　　　　　　　　　B. 血管变异

　C. 肥胖　　　　　　　　　　　　　　　D. $L_5 \sim S_1$ 病变

　E. 严重中央椎管狭窄

3. MIS-TLIF 可融合哪个节段？（　　）

　A. $L_1 \sim L_2$　　　　　　　　　　　　　B. $L_2 \sim L_3$

　C. $L_3 \sim L_4$　　　　　　　　　　　　　D. $L_4 \sim L_5$

　E. $L_5 \sim S_1$　　　　　　　　　　　　　F. 上述所有

4. 与 MIS-TLIF 相比，XLIF 更常见的术后并发症是什么？（　　）

　A. 顽固性背痛　　　　　　　　　　　　B. 尿潴留

　C. 屈髋无力　　　　　　　　　　　　　D. 融合器下沉

★ 答案

　1. A　　2. B　　3. F　　4. C

第37章 青少年脊柱侧弯

Adolescent Scoliosis

Daniel J. Miller　Todd J. Blumberg　Susan E. Nelson　Per D. Trobisch　Patrick J. Cahill　著

杨晓清　张少甫　译

胡凡琦　校

学习目标

通过本章节的学习，读者应了解：

- 微创脊柱后路融合的技术及结果。
- 胸腔镜松解在脊柱融合术中应用。
- 脊柱生长调节原理。
- 椎体骑缝钉固定术和栓固术的适应证和预后。

一、概述

脊柱侧弯的传统入路是沿中线切开皮肤、筋膜，骨膜下广泛剥离侧面到横突尖端的棘旁肌。传统暴露方式有助于识别植入螺钉或锚钉的解剖标志，并便于处理后方的骨面和小关节进行融合。

与退行性脊柱手术不同，脊柱畸形手术中内植物不仅用于稳定，也用于控制脊柱序列。采用微创退行性植入物和技术增加了脊柱畸形治疗的难度。尽管如此，少数外科医生仍在实施微创脊柱畸形手术方面取得成功。

理论上，在脊柱畸形手术中采用微创手术的优势与其他微创脊柱手术类似：失血少、肌肉断裂少、疼痛减轻、感染率低、恢复快。治疗脊柱畸形 MIS 或 LIS 技术与传统开放式脊柱融合术相比平均手术失血量减少。对于一些无法接受输血的患者（如耶和华见证人）来说，MIS 或 LIS 技术成为更可靠的选择。

尽管大多数脊柱畸形外科医生更喜欢后方入路，但前方入路也具有一些优点。例如脊柱侧弯手术胸腔镜微创技术可进入胸椎进行前路松解、内固定以及融合。因此在胸腔镜可作为脊柱畸形医生的一种有效工具。

随着非融合手段治疗脊柱畸形方面有越来越多的文献报道和经验积累，保存肌肉、椎间盘和其他软组织结构的 MIS 原则对以保留运动为目标的患者来说变得更加重要。而几乎所有的非融合手术均利用了微创手术的原理。

本章将讨论各种微创技术和植入物在青少年脊柱畸形治疗中应用的优缺点。由于儿童脊柱畸形的 MIS 技术仍处于初级阶段，因此将重点介绍作者的经验。

> 青少年脊柱侧弯传统手术需要广泛暴露骨性标志，以便于多节段内固定。

二、融合手术

（一）后方入路

尽管经皮后路脊柱内固定融合术（posterior

spinal instrumentation and fusion，PSIF）行多个穿刺切口在技术上可行，但与单一的长中线切口相比其美容效果较差，尚未得到广泛应用。因此目前大多数脊柱侧弯的后入路 MIS 或 LIS 脊柱技术均通过 1 到 3 个长中线皮肤切口结合类似 Wiltse 入路肌肉分离的方式来完成（表 37-1）。

阻碍 LIS 技术在脊柱侧弯手术中广泛应用的最主要问题是担忧骨融合。开放手术中术者可在直视条件下对融合床进行精心准备，而 LIS 技术通常在 X 线透视指引下通过小型通道进行。由于脊柱暴露过程中肌肉断裂和（或）长期内固定，小儿脊柱往往出现非预期的融合，因此对于儿童来说不必过于担心坚固融合的问题[1]。反对者还指出，MIS 技术的主要缺点是不能在植骨床上大量植骨；然而，植骨术在儿童脊柱融合中的重要性受到质疑。Betz 等[2] 报道了一项前瞻性随机临床试验，作者对行脊柱后路融合术的特发性脊柱侧弯患者进行研究，发现未接受植骨组未出现假关节形成（丢弃自体骨）。因此作者推测两组的骨膜下剥离对骨融合有显著的促进作用。

Wimmer 和 Pfandlsteiner[3] 报道了传统开放和微创混合入路进行脊柱侧弯内固定融合手术的结果。患者侧弯凸侧采用传统开放方式显露，凹侧采用至多 3 个中线皮肤切口的微创入路。当凹侧棒安装并完成矫形，在凸侧使用扩张器并在 X 线透视辅助下经肌肉进行钉棒的安装（图 37-1）。实验组包括 49 例神经肌肉型或特发性脊柱侧弯

（年龄 16—29 岁）。手术结果：平均手术时间为 175min，术中失血量（EBL）为 165ml，冠状位平均矫正率为 75%。在 27 个月随访时，平均矫形丢失约 2°，5% 的患者未能融合。无感染病例，无神经系统并发症。

Durrani 等[4] 报道了 30 例儿童侧弯患者中应用经肌肉式的结果。该术式将 3 个皮肤切口分别设计在手术目标节段的近端、远端及畸形顶点。椎弓根螺钉经 Jamshidi 针放置于导丝上，在 X 线透视引导下经肌肉植入。此术式皮肤切口较短，但无法同时在所有手术节段使用双侧导丝、复位片或去旋转装置。手术结果：平均术中失血 261.5ml，平均手术时间 4h 57min，平均住院天数 3d。术后 6 个月随访 CT 扫描结果显示所有患者

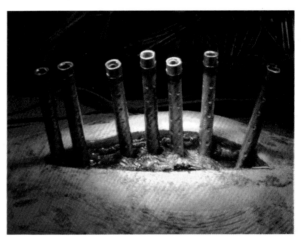

▲ 图 37-1　开放和微创混合术式：一侧开放入路（本图未显示）进行内固定和矫形，另一侧放置经肌肉通道进行螺钉和棒的安装

（图片由德国沃格塔鲁思诊所的 Cornelius Wimmer 教授提供）

表 37-1　微创后路脊柱融合术治疗脊柱侧弯：不同术式的围术期结果的比较

系列报道	技　术	术中失血量（ml）	手术时间（min）	住院时间（d）
Newton 等[62]	胸腔镜辅助	470	344	6
Wimmer 和 Pfandlsteiner[3]	凹侧开放凸侧经肌肉	165	175	未报道
Durrani 等[4]	经肌肉	261	297	3
Miyanji 等[5]	Wiltse	277	444	4.6
Sarwahi 等[6]	经肌肉	600	539	8
Zhu 等[7]	Wiltse	153	252	未报道

融合坚固，无假关节形成。患者长期随访结果目前尚未报道。

Miyanji 等[5] 建议采用沿中线皮肤纵向切开三处切口经双侧 Wiltse 入路显露横突及小关节侧面。与开放术式进行前瞻性对比显示微创入路的手术时间更长（444min vs. 350min，95% CI 34.8～154.0），但失血量减少（277ml vs. 388ml，95% CI 207.8～–14.1）、住院时间缩短（4.6d vs. 6.2d，95% CI 2.6～–0.6）。

Sarwahi 等[6] 回顾性分析 15 例标准 PSIF 和 7 例 MIS 病例，沿中线皮肤纵行切开 3 处短切口，在透视引导下经肌肉植入椎弓根螺钉，CT 扫描证实椎弓根螺钉植入准确。两组间椎弓根螺钉的准确性和侧弯矫正结果无差异。与 PSIF 组相比，MIS 组患者的输血率明显降低，融合节段缩短，椎弓根螺钉植入数量减少。两组间制动时间、住院时间、疼痛评分及患者自控镇痛的使用情况无明显差异。两组均无假关节形成。

Zhu 等[7] 最近报道了 15 例 Lenke-5C 型侧弯患者行术中 3D 导航下微创脊柱融合术的结果，并与传统开放 PSIF 技术比较。此技术采用两个 3～5cm 的中线皮肤切口，经 Wiltse 入路显露小关节突关节，利用术中 3D 导航图像和手术导航系统植入螺钉。与开放组相比，MIS 组术中出血量明显减少，手术时间明显延长。有趣的是，末次随访时 MIS 组患者 SRS-22 结果显示其预后明显优于对照组。两组间螺钉放置精度、融合率及影像学测量值无差异。

随着金属材料的不断更新，如钴铬合金等高强度材料的出现，微创技术的前景也将更加广阔。如果长期研究可以证实上述短期随访结果，对于不需要广泛松解或后路单柱截骨的非结构型侧弯患者来说，混合术式可能会替代传统双侧开放手术。所有脊柱微创手术主要缺点是辐射时间长，这对患者及外科医生均有直接影响。未来研究会聚焦于更低辐射剂量的 X 线透视、低辐射导航和（或）用于脊柱微创手术的徒手椎弓根螺钉植入技术。

> 经肌肉内固定进行微创后路脊柱融合治疗青少年脊柱侧弯是可行的。

1. 作者推荐的术式

与本文之前讨论的系列报道相比，本章节作者更倾向于使用单一皮肤切口（图 37-2A），因为单个皮肤切口可以避免置钉时反复的皮肤牵拉，自始至终包载双侧的内植物在位。根据我们的经验，椎体可以更好地直接去旋转。于中线处切开皮肤但筋膜保持完整。在前后位（anteroposterior，AP）透视引导下，将 Jamshidi 探针经肌肉植入椎弓根（图 37-2B）。最好在侧位透视引导下，拔出探针，同时插入并推进导丝。当双侧所有导丝就位，采用空心攻丝沿导丝攻入椎弓根（图 37-2C）。在植入螺钉之前，使用小型鼻窥镜到达小关节突关节，以便于高速磨钻磨除骨皮质（图 37-2D）。用长柄螺钉置入器将空心螺钉（Viper System，DePuy Spine，Inc.，Raynham，MA）放置在导丝上。Viper 系统的纵向开槽便于脊柱矫正操作。攻丝和螺钉植入应在侧位透视下进行，以确保螺纹前进时导丝不前进。螺钉植入后拆下导丝，置入器留在螺钉上。此时，按照 Rodriguez Olaver 等[8] 所述的方法进行复位。将两根直棒放置在皮肤背面脊柱凸侧的置入器开槽中。然后将棒在螺钉置入器内尽可能提拉，从而便于复位（图 37-2E）。在此位置下，将凹侧棒经肌肉穿过。如果每个节段均植入螺钉，那么穿棒会相对简单。棒的矢状位弧度应预弯至与目标节段一致。将棒在螺钉上锁紧。通过钉尾之间的加压和撑开进一步调整脊柱序列。移除凸侧两根临时棒，此时椎体的直接旋转操作与开放手术相似。接下来，在凸侧肌肉下穿棒。使用带有弯曲柄的半圆柱骨锉经肌肉沿棘突和椎板两侧对称准备植骨床。使用类似于植骨漏斗一样的器械沿棘突经通道植入网袋内植骨材料（MagniFuse，Medtronic，Memphis，TN）进行植骨。

我们的术后疼痛管理方案包括按计划规律应

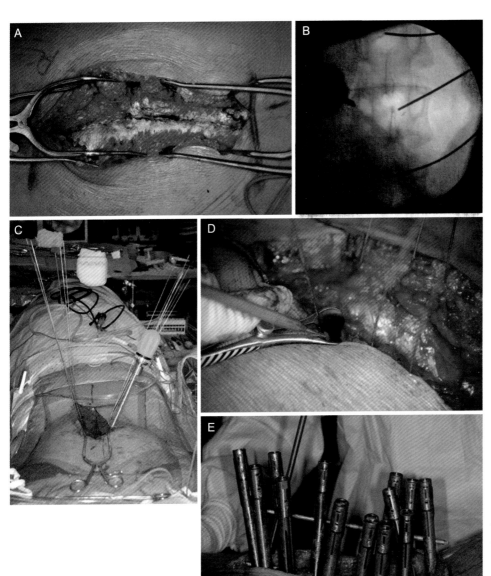

◀ 图 37-2　作者推荐的微创脊柱后路融合术
A. 保留肌肉附件的中线皮肤切口；B. 透视下定位椎弓根；C. 置入导丝并使用空心丝攻丝，便于椎弓根螺钉植入；D. 使用鼻窥镜显露小关节进行植骨床准备；E. Piza-Vallespir 双棒复位技术

用肌肉松弛剂，其剂量要比开放手术常规剂量高；此微创技术主要导致肌肉肿胀，并非破坏性更强的将肌肉从脊柱起点和连接处离断的传统方法。

2. 病例

如下病例展示了该技术的实用性。患者为 19 岁超重男性，患有亚斯伯格症候群和进行性脊柱侧弯。由于患者为耶和华见证人，他和他的家人不接受输血。Adams 前弯试验：左胸和右胸腰椎凸出分别为 10° 和 20°，右肩抬高 3cm，下肢无

神经功能缺陷。术前弯曲像显示胸腰段侧弯 Cobb 角由 60° 减至 44°，胸腰段侧弯由 40° 减至 25°（图 37-3A）。经过术前讨论，患者行 T$_9$～L$_3$ 微创脊柱后路融合术，无并发症发生（图 37-3B）。

（二）前路手术

与后路手术相比，前路更适合真正的微创入路。通常前路手术只需要 3～4.5in（7.62～10.16cm）长的皮肤切口，可作为胸腔镜工作通道入口或腰

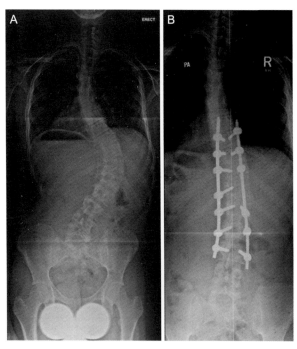

▲ 图 37-3　微创脊柱后路融合术的病例
A. 术前站立后前位 X 线片显示胸腰段脊柱侧弯；B. 术后站立后前位 X 线片显示脊柱畸形矫正及良好的整体序列

椎腹膜后小切口入路。

Dwyer 等[9] 于 1969 年首次报道前方入路脊柱侧弯手术，仅仅数年后，Zielke 等[10] 就报道了 26 例经腹去旋转脊柱内固定术的结果。虽然胸腔镜手术与传统开胸手术相比在可行性及理论上更具有优越性，但第一篇胸腔镜下脊柱侧弯手术的论文在近 30 年后才得以发表。前路脊柱侧弯手术广义上包括所有前路椎间盘切除术（松解术），无论有无内固定。

1. 前路松解

传统上对于 Cobb 角超过 80° 的胸椎侧弯，最常用的手术方式是先行前路开放松解，再行后路脊柱内固定融合术。由于新型后路内固定装置有更强的矫正能力且后路截骨术日益普及，而前路开胸手术并发症发生率较高，因此前路松解如今已不受欢迎。然而电视辅助胸腔镜手术（video-assisted thoracoscopic surgery，VATS）的出现使得前路微创松解成为可能。

Longis 等[11] 对比了特发性脊柱侧弯患者单独接受 PSIF 治疗（15 例）与接受电视胸腔镜松解加 PSIF 治疗（14 例）的影像学结果。在 Cobb 角或脊柱平衡方面，胸腔镜手术与短期疗效改善无关。胸腔镜松解与胸椎后凸畸形矫正度数显著提升相关，同时作者观察到胸腔镜组较 PSIF 组额外多矫正 15°。

前路胸腔镜松解也可在俯卧位下进行（图 37-4）。俯卧位胸腔镜前路松解术相对于侧卧位开放式或胸腔镜前路松解术有如下两个显著优势：①后路手术只需准备一次铺单，减少术中翻身时间；②由于重力对肺向前的牵引作用，不需要同侧肺放气和单肺通气[12]。2000 年，King 等[13] 报道 27 例儿童病例中，同时进行后路手术及俯卧位胸腔镜前路松解。前路手术平均松解 3.3 个椎间盘，平均耗时 129min。2000 年，Bohm 和 el Saghir[14] 报道了 60 例特发性及神经肌肉源性脊柱侧弯患者俯卧位行胸腔镜前路松解手术的结果。平均年龄为 19 岁（8—56 岁），平均松解节段为 3.4 个。术前平均 Cobb 角为 72°（44°～121°），术后平均 Cobb 角为 18°（–3°～39°）。此外，所有患者的平背畸形均获得矫正。轴向平均矫正率为 80%。无神经损伤、无伤口感染。2 名患者需行翻修手术，一位由于血胸，另一位由于椎弓根螺钉内固定失败。

Sucato 等[15] 介绍了 13 例在俯卧位先行胸腔镜

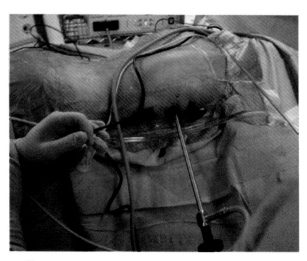

▲ 图 37-4　图像显示俯卧位胸腔镜行前路松解术的通道位置及可行性
（图片由医学博士 Daniel J.Sucato 提供）

前路松解术继而行脊柱后路融合术（thoracoscopic anterior release in the prone position followed by posterior spinal fusion and instrumentation，TAR-PSFI）与 83 例行脊柱后路融合术（posterior spinal fusion and instrumentation，PSFI）前未行前路松解术的脊柱侧弯患者资料。术后 3 周 TAR-PSFI 患者组肺功能下降较快但恢复显著，术后 1 年随访时与 PSFI 患者组相比肺功能明显改善。无论是否行俯卧位胸腔镜前路松解，若术中行胸廓成形，术后肺功能相当[14]。Sucato 和 Eleson 回顾性分析行胸腔镜前路松解术患者的预后，分为俯卧位组（16 例）和侧卧位组（27 例）。与侧卧组相比，俯卧位组患者前路和后路手术时间较短，术后氧气支持较少以及出院较早，且无单肺通气相关并发症发生[12]。

2. 前路内固定和融合

相较于后路手术治疗脊柱侧弯，前路脊柱融合术可避免因肌肉剥离产生的痛苦和破坏，提供类似的侧弯矫正率同时可缩短融合节段。Betz 等[16]对已配对的分别行前路或后路脊柱融合术的 AIS 患者进行回顾性对照研究。研究发现，前路融合术组冠状面 Cobb 角矫形效果与后路融合术组基本等同，但前路组胸椎后凸畸形有更好的改善。此外，前路融合组比后路融合组平均缩短 2.5 个融合节段[16]。随着胸腔镜在前路融合术应用，前路脊柱侧弯手术逐渐微创化。2001 年，Picetti 等[17]报道了 50 例脊柱侧弯患者行胸腔镜下脊柱融合术的结果。Wong 等[18]报道了 31 例 AIS 患者行 VATS（电视辅助胸腔镜手术）与后路全钩内固定融合术的对比结果。31 例患者平均随访时间 44 个月，研究后发现 VATS 组可减少出血，但手术时间及 ICU 住院天数增加。两组间镇痛需求和住院时间无明显差异。PSF 组无并发症，VATS 组 2 例并发症：持续气胸 1 例，胸长神经损伤致翼状肩胛 1 例。最后随访时，PSF 组患者冠状位侧弯矫正率为 67%，VATS 组患者为 62%，两组间未见明显差异。随时间推移，两组患者的矫正率均有所下降。两组间术后矢状面角度无明

显差异。值得注意的是，VATS 组患者术后 3 个月需要佩戴硬支具。另外，前路内固定 VATS 组较 PSF 组平均缩短 3.5 个融合节段。

Lonner 等[19]报道了 131 例 AIS 患者行前路单一术式术后肺功能检查结果，其随访至少 24 个月。Lenke 1 型脊柱侧弯（单侧胸弯）中，68 例患者行开胸手术，40 例患者行视频辅助胸腔镜手术。此外，19 例 Lenke 5 型脊柱侧弯（腰椎或胸腰椎侧弯）患者行胸腹联合手术。值得注意的是，胸腔镜组肺功能较好。开胸组术前至术后 2 年一秒钟用力呼气量（forced expiratory volume in 1s，FEV_1）和用力肺活量（forced vital capacity，FVC）均明显下降，相比之下，胸腔镜组在 FEV_1、FVC 和总肺活量（total lung capacity，TLC）方面表现出轻微或显著的统计学差异。胸腹联合手术组，FEV1、FVC 或 TLC 未见明显差异。

Lee 等[20]对 65 例 Lenke 1 型 AIS 患者行胸腔镜 ASIF（42 例）与 PSIF（23 例）的疗效进行回顾。胸腔镜 ASIF 组术中失血较 PSIF 组少，术后 2 年随访时疼痛评分和满意度与 PSIF 组相当。ASIF 组并发症主要与植入失败（12%）和需治疗的肺部严重并发症（7%）相关。

综上所述，胸腔镜辅助手术治疗特发性脊柱侧弯是传统开胸术的可行替代方法，也可作为严重脊柱侧弯后路脊柱融合术前路松解的辅助手段。然而，胸腔镜脊柱侧弯手术尽管有些许优点但仍未广泛应用。这可能与假关节形成的发生率较高（4%～5%）、椎间盘切除难度较高、手术时间较长，以及前路螺钉撞击主动脉的报道有关[21]。此外，过去 20 年后路技术在失血量、手术时间、住院时间、主要并发症发生率和患者报告结局方面均有显著改善[22]。尽管前路手术更为微创，但近年来后路手术技术的这些新进展使得前路手术难以作为治疗的金标准广泛应用。

> 胸腔镜下可行微创前路脊柱内固定融合术，但有较高的假关节形成发生率。

三、脊柱侧弯的非融合手术

本章的前两节主要讨论了脊柱融合治疗脊柱畸形的微创手术方法。虽然微创融合可能对软组织破坏性较小，但仍然会导致与开放融合手术类似的活动性降低以及功能受限。此外，由于脊柱侧弯融合术患者行长节段融合后存在少数邻近活动节段的应力，因此有疼痛和邻近节段退变致翻修的风险。因此，一些外科医生正在创新提出非融合的脊柱手术方式。

特发性脊柱侧弯患者的侧弯进展自然病程取决于患者的骨骼成熟度、侧弯类型和侧弯严重程度[23]。具有显著生长潜能和侧弯初始角度较大的患者在未经治疗情况下进展的可能性高达 74%[24-26]。Dimeglio 等[27] 的研究表明尚未出现青春期生长突增的中等程度侧弯（Cobb 角 30°～40°）患者，有近 100% 可能性发展到 50° 或更高。在性成熟期 Cobb 角 50°～75° 的患者（特别是胸椎侧弯）到成年期平均会增加 29.4°[28]。因此，侧弯进展超过 50° 时推荐干预治疗。

目前未成熟的 AIS 患者的保守治疗标准是颈胸腰骶矫形支具（cervicothoracolumbosacral orthosis，CTLSO）或胸腰骶矫形支具（thoracolumbosacral orthosis，TLSO）。支具治疗青少年特发性脊柱侧弯试验（Bracing in Adolescent Idiopathic Scoliosis Trial，BRAIST）的数据有力地证实 TLSO 支具的使用可控制侧弯进展并降低手术的可能性[29]。尽管有些侧弯患者适合支具治疗，但仍有 18%～50% 的侧弯继续进展[24-26, 29-34]。骨骼发育未成熟的患者中可能较上述数字（18%～50%）更高。Karol 等[35] 研究显示 Risser 0 级的脊柱侧弯患者发现时即佩戴支具且每天佩戴支具超过 11h，44% 的侧弯患者仍继续进展至需手术的程度。对于软骨未闭合的患者，侧弯进展至需手术的程度占比较前更高（63%）。随着对支具、依从性和骨骼成熟度指标理解的加深，我们能够更准确地识别出支具治疗失败率高的患者。生长调节技术的最佳候选者就是上述患者，其潜在优势是保留脊柱运动节段和避免融合，同时可避免因佩戴支具产生的不利心理社会影响。

（一）生长调节

生长调节技术依赖于 Hueter-Volkmann 定律，该定律指出骨骼因机械压缩较正常值增加而抑制生长，又因负荷较正常值减少而加速生长[36]。自从 Blount 和 Clarke[37] 首次报道用半骨骺钉矫正下肢成角畸形以来，该定律已广泛应用于治疗下肢成角畸形。Hueter-Volkmann 定律应用于脊柱畸形时，其治疗目标是通过抑制侧弯凸侧生长同时促进未固定的凹侧顺利生长，逐渐进行侧弯校正。使用鼠尾模型的动物研究证实了用骨骼固定装置具有调节椎体生长的能力[38, 39]。

脊柱生长调节主要包括两种策略，分别是椎体骑缝钉固定术（vertebral body stapling，VBS）和椎体栓固术（vertebral body tethering，VBT）。上述两种术式均利用微创内固定技术在畸形凸侧施加张力以利于侧弯逐渐校正。胸椎植入通常采用胸腔镜辅助，腰椎植入往往采用外侧或极外侧腹膜后入路。

（二）椎体骑缝钉固定术

一些动物实验研究显示在应用椎体骑缝钉固定术矫正脊柱侧弯可以同时保留脊柱运动节段[40-42]。尽管单侧生长板融合术最早在 20 世纪 50 年代提出[40, 43]，但由于植入物移位等严重并发症的发生，人们逐渐失去对此技术的青睐。金属材料的更新和生长调节的再次兴起促进该技术的复兴。

最近美国食品和药品管理局（US Food and Drug Administration，US FDA）批准了由镍钛合金制成的新型骑缝钉用于手、足、长骨和脊柱（单个椎体、不跨越椎间盘）等部位的骨科内植物。镍钛合金是约 50% 镍和 50% 钛组成的生物相容性形状记忆合金。镍钛合金骑缝钉有两个或四个尖头，尖头在植入前冷却变直，植入后升高至体温时卷曲（图 37-5A）。骑缝钉形变会引起

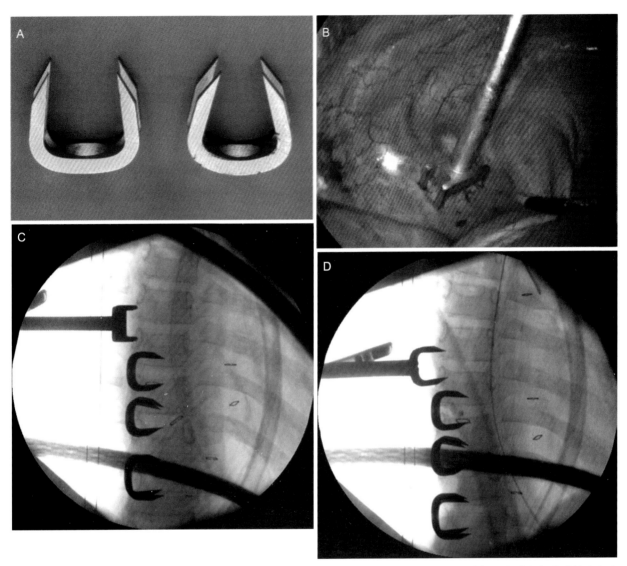

▲ 图 37-5　（A）在 0℃左右钉叉未展开状态和在室温下的钉叉展开状态的四叉镍钛合金骑缝钉；通过（B）胸腔镜和（C）后前位 X 线片（D）见靠脊柱侧面植入四叉试模确定位置。透视下将骑缝钉钉沿试模产生的定位孔植入（E）。经椎体骑缝钉固定术治疗骨骼未成熟的中度特发性脊柱侧弯男患者，术前站立后前位 X 线片及（F）术后 2 年后前位 X 线片

尖头间压缩并显著增加其移动时所需的拔出力。在动物[44]或人类颈椎融合中[45-47]观察其形变过程未发现周围组织损伤。

　　由于这是一种生长调节手术，VBS 仅适用于骨骼发育未成熟的患者，根据 Risser 征[48]（Risser 0～3 级）或 SSMS 评分（0～3 分）评估[49]这些患者的侧弯会显著进展。中等程度侧弯（胸椎 Cobb 角 < 35°，腰椎 Cobb 角 < 45°）也应考虑该手术治疗[50]。我们建议非结构弯且 Bending 像活动度小于 20° 时可考虑 VBS。最适合该手术的

患者，其骨骼成熟度与脊柱畸形程度也适合于支具治疗，因此支具治疗同样也是可行的选择。

　　1. 手术技术

　　全麻下，采用双腔气管导管使凸侧肺萎陷。患者侧卧位于非折叠手术台上，脊柱侧弯的凸侧直立向上。通过透视成像确认体位及孔位是否合适。形成 Cobb 角的所有椎体节段均采用骑缝钉固定。胸椎侧弯首选胸腔镜下辅助入路。第一个孔位于胸前外侧线第五至第七肋间。余孔位于腋后线用于植入骑缝钉。透视成像确认骑

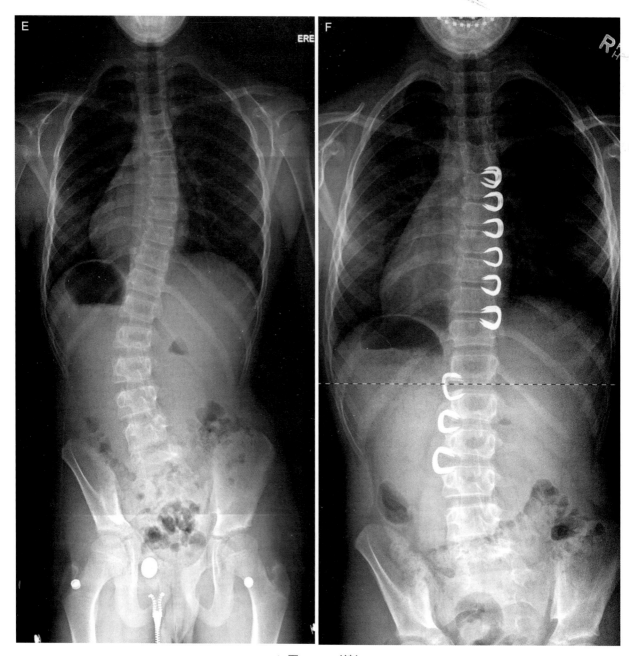

▲ 图 37-5 （续）

缝钉固定目标节段试验性植入一枚骑缝钉进以确定合适的钉尺寸（4～14mm）并确定定位孔（图 37-5B 和 C）。骑缝钉进入导向孔之前需用冰预冷却（图 37-5D）。植入骑缝钉并通过透视确认位置合适，随后夯实钉座。通常，两个单钉或一个双钉横向放置，跨越所测 Cobb 角节段内的每个椎间盘。在大多数情况下，不需要切除壁胸膜，并且可以保留节段血管。有时为使血

管运动远离钉尖，有必要切开平行于节段血管的小切口。如果在胸椎侧弯顶点有明显的平背畸形（胸椎后凸＜ 10°），则在椎体的更前方植入骑缝钉，或沿椎体的前外侧植入第三根骑缝钉。由透视成像确定钉位合适。如果骑缝钉未在目标位置，则需用取出工具将其拔出并重新放置。闭合切口并放置胸腔引流管，引流积液防止气胸。

2. 术后方案

患者需全天佩戴定制的非矫形胸腰骶支具（thoracolumbosacral orthosis，TLSO）以保证骑缝钉固定牢靠，持续 4 周。去除支具后，身体活动无任何限制。术后 1 个月和 2 个月需检查伤口，之后每 6 个月定期复查。

3. 结果

Betz 等[51] 对 28 例患者（共包括 26 处胸弯和 15 处腰弯）进行了平均 3.2 年的随访。胸弯 Cobb 角度 < 35° 的患者行矫形手术的成功率为 77.7%，腰弯手术成功率为 86.7%。对于 Cobb 角度 > 35° 的 8 处胸弯，VBS 术式只有 25% 的成功率可以阻止畸形进展。该系列病例报道中有 1 例患者出现过度矫形。

Theologist 等[52] 报道了 13 例 AIS 患者（Cobb 角度在 30°～39°）的随访结果，患者年龄均在 10 岁以下，13 例患者（其中胸弯 9 例，腰弯 4 例）在术后随访平均 3.4 年中 Cobb 角无明显变化。

Bumpass 等[53] 报道了 35 例采用 VBS 技术治疗脊柱侧弯患者的随访结果。患者平均年龄 10.5 岁（波动为 7.0—14.6 岁），在 33 个可以随访到的患者当中，有 61% 的患者侧弯角度控制良好，侧弯角度继续进展在 10° 以内。其中 11 例患者（约占 31%）术后侧弯角度继续进展，需要继续行融合手术；同时有 2 例侧弯患者（约占 6%）存在过度矫形。手术时胸弯 Cobb 角 > 35° 是治疗失败的一个重要危险因素，尽管术中采用了 VBS 技术，但 83% 的病例侧弯继续进展超过 50°。术前脊柱柔韧性 > 30% 是 VBS 技术成功控制脊柱侧弯的重要预测指标。

O'Leary 等[54] 调查了 VBS 术式矫正脊柱侧弯的病例，共计 11 例，存在多种类型脊柱侧弯畸形，包括综合征性脊柱侧弯、神经肌肉型脊柱侧弯和特发性脊柱侧弯。术前平均冠状面侧弯畸形 Cobb 角约 68°。平均随访 2 年，截至随访期，有 5 例患者因侧弯持续进展已经接受了第二次矫形手术，余下 6 例患者中的 3 例已经准备行第二次矫形手术。此项研究强调了 VBS 术式在重度非特发性脊柱侧弯畸形患者手术治疗中存在局限性。

Laituri[55] 报道了 7 例接受胸腔镜辅助 VBS 术式治疗儿童特发性脊柱侧弯（juvenile idiopathic scoliosis，JIS）的结果，术前平均冠状面 Cobb 角 34°。在至少 2 年的随访中，术后平均 Cobb 角为 24.7°，没有患者侧弯进展到需要再次行脊柱融合手术。

Cahill 等[56] 最近公开发表了采用 VBS 术式治疗特发性脊柱侧弯规模最大的研究。包括 63 例患者，至少随访 2 年（平均 3.62 年）。均为 Risser 征 0 级或 I 级，术前冠状面 Cobb 角度为 20°～35°（胸弯），20°～45°（腰弯）。拟行 VBS 手术前胸弯平均 Cobb 角为 29.5°，在最近的随访中降低到了 21.8°。手术前腰弯平均 Cobb 角为 31.1°，在最近的随访中降低到了 21.6°。74% 的胸弯组患者和 82% 的腰弯组患者成功地避免了畸形进展和（或）再次融合手术。并发症包括内固定钉移动或松动（8% 的患者）、术后单侧局部交感神经功能障碍（3% 的患者）、需要干预的肺不张（3% 的患者）和肠系膜上动脉综合征（3% 的患者）。4 例患者在最近的随访中表现出了胸弯的过度矫正，其中 3 例患者在局部侧弯角度稳定的情况下接受了内固定钉取出术。

Cuddihy 等[57] 对骨骼发育未成熟的脊柱侧弯患者（Risser 征为 0 级或 I 级）进行了对照研究，患者分为两组，分别采用了胸腰椎支具治疗和 VBS 技术。首次就诊时侧弯 Cobb 角在 25°～44°，年龄 > 8 岁。对于初始胸弯 Cobb 角在 25°～34° 之间，VBS 术式组中 81% 的患者术后侧弯持续进展 < 10°，相比之下，支具组患者的成功率为 61%（P = 0.16）。对于术前胸弯 Cobb 角度在 35°～44° 的患者，VBS 术式仅能使 18% 的患者术后侧弯进展 < 10°，在支具组这一比例为 50%（P = 0.19）。对于腰弯 Cobb 角为 25°～34°，VBS 术式和支具治疗两者在阻止侧弯进展方面同样成功，有效率可达 80%。

综上，初步研究结果表明：VBS 术式在治疗高危、骨骼发育不成熟的脊柱侧弯畸形患者方面，其阻止畸形继续进展的能力有限。值得注意的是，一方面术前胸弯 Cobb 角＞ 35° 是 VBS 术式矫形失败的公认危险因素，另一方面 VBS 术式可以可靠的处理 45° 以内的腰弯，同时该手术的安全系数很高，如果患者术后侧弯继续进展，VBS 术式并不会给二次手术增加太多困难。当然，将来还需要更多的研究来进一步阐明 VBS 技术在小儿脊柱畸形手术中的作用。

4. 病例

患者为 12 岁男孩，表现为中度特发性脊柱侧弯畸形，右胸弯 Cobb 角为 25°，左腰弯为 33°（图 37-5E）。患者的骨骼系统还未发育成熟，三角软骨未闭合。根据 Dimeglio 等 [27] 最近的研究，此患者的畸形有 100% 的概率进展到需要行脊柱融合手术（胸弯 Cobb 角会进展到 50° 以上）。他接受了右侧胸镜辅助 VBS 手术和左腹膜后小切口 VBS 手术。术后站立位脊柱全长片显示：胸弯 Cobb 角为 10°，腰弯 Cobb 角为 5°。术后 2 年，胸弯 Cobb 角保持在 11°，腰弯 Cobb 角保持在 10°（图 37-5F），现在患者的三角软骨已经闭合，Risser 征 Ⅱ 级。根据 Dimeglio 等 [27] 的数据，骨骼发育成熟度和侧弯角度大小与此相似的男性患者未经治疗的话有 0% 的概率需要行融合手术。VBS 技术成功帮助这个年轻患者避免了再次行脊柱融合手术。

（三）椎体栓固术

由于 VBS 技术对 35° 以上的胸弯矫形效果有限，椎体栓固术（Vertebral Body Tethering，VBT）成为脊柱生长调节的新型首选技术。Crawford 和 Lenke [58] 首先报道了这一技术，VBT 技术包括在胸弯或腰弯凸侧的前半部分椎体植入螺钉。手术入路可通过开胸或胸腔镜辅助来完成。在螺钉植入以后，将弹性系绳固定在钉尾中并顺序拉紧以实现局部侧弯的矫正。与 VBS 技术的设计类似，VBT 技术阻碍了脊柱的凸侧椎体的发育，同时能够保证凹侧椎体的继续发育。

与 VBS 技术相比，VBT 具有更强的矫正力，但是也更容易造成过度矫形。因此，VBT 适合于角度更大的侧弯畸形的矫正，目前 VBT 的适应证包括：骨骼未发育成熟，Risser 征 0～Ⅲ级、主胸弯 Cobb 角在 45°～65° 之间，且无结构性代偿弯。

1. 操作技术

麻醉团队完成单肺插管通气，接下来患者取侧卧位，充分显露拟行手术侧皮肤，以备紧急情况下直接开胸抢救。术中可透视来确定固定节段和开孔位置（图 37-6）。

通过腋前线的两个 5mm 套管，放入胸腔镜，可以与小儿胸科医生或普通外科医生一起合作进行手术。术中使用的胸腔镜一般为 30° 镜，通过下方的套管把胸腔镜放入胸腔内，同时持续灌入二氧化碳气体，使得手术一侧肺脏完全放气、萎陷，以获得更好的术野。

确定好手术节段，切开部分胸膜，接着连续结扎凸侧椎旁节段血管。同神经监测团队保持沟通，以防因节段血管结扎导致脊髓缺血损伤。局部使用利多卡因可以减少操作过程中的机械刺激。一般来说，在手术节段凸侧头尾两侧上下各 1/3 处切开两个 15mm 的切口。

然后植入螺钉，首先在腹腔镜直视下将定位钉直接放置椎体的侧面，拍摄胸椎正位确认进钉位置（图 37-7A），用丝攻在椎体上建立一个骨性通道，用透视确定钉道良好（图 37-7B），最

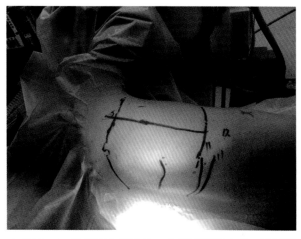

▲ 图 37-6　患者取左侧卧位。在消毒铺单之前，透视确定体表标记和胸腔镜对应的手术节段

后将一颗羟基磷灰石涂层的单平面螺钉植入钉道（图 37-7C）。利用不同肋间隙将螺钉从尾侧到头侧依次植入。

透视确认置钉成功以后，将栓系绳（主要成分是聚对苯二甲酸乙二醇酯）放入钉尾凹槽内（图 37-8A 和 B），使用加压装置拉紧栓系绳，一旦透视下确认相邻椎体的上下终板已经平行，用

螺母固定栓系绳（图 37-9A 和 B），这个操作需要每个椎体依次执行，如果头侧椎体需要额外的矫正，可以在头侧的螺钉上抓紧系绳，松开螺母后，使用镜下加压器进一步加压，使得系绳进一步拉紧并固定。

2. 术后方案

在本例患者手术结束时，在胸腔镜直视下行

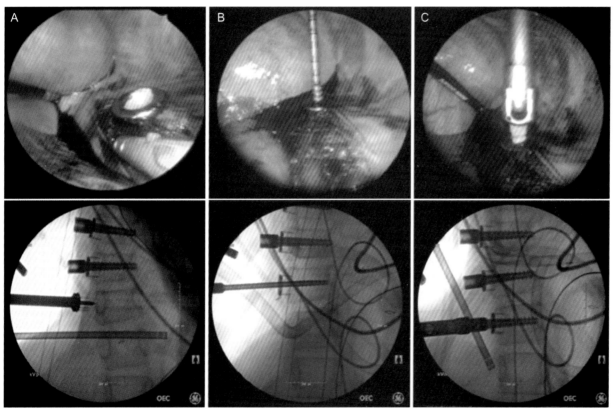

▲ 图 37-7　胸腔镜视野和透视成像（**A**）定位钉在椎体上定位，（**B**）丝攻探查钉道，和（**C**）单平面螺钉植入

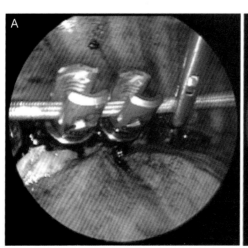
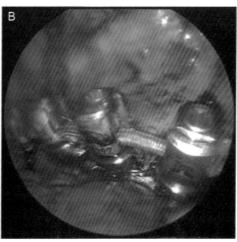

◀ 图 37-8　**A.** 螺钉植入后，使用主要成分为聚对苯二甲酸乙二醇酯的绳索作为栓系绳；**B.** 在每个平面依次拉紧系绳，使得该平面相邻椎体的上下终板平行，安装螺母固定栓系绳

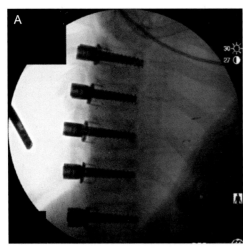
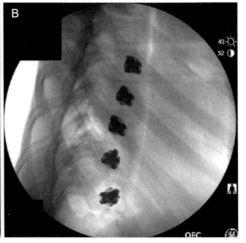

◀ 图 37-9 （A）透视前后位和（B）透视侧位，系绳充分拉紧后的透视影像，相邻椎体的上下终板已经大致平行

肋间神经阻滞，以加强疼痛控制。放置胸腔引流管，可负压抽吸帮助塌陷肺再次充气扩张，当 24h 引流量小于 200ml 时，通常可以拔出胸腔引流管。在拔除引流管数小时后，行胸片检查，以确认肺已经适当充气，且没有再次塌陷的迹象。积极的胸部切口换药、刺激性肺活量锻炼，加上早期下床活动，是术后快速康复的关键。只要患者没有感到不适，就可以恢复日常生活。术后 6 周，大多数患者可以无限制地恢复所有活动。

3. 结果

Samdani[59] 报道了一组采用胸腔镜辅助 VBT 技术治疗先天性脊柱侧弯患者的结果，共计 32 例患者，骨骼发育均未成熟（平均 Risser 征 0.42 级，平均 SSMS 评分 3.2 分），均随访 1 年以上。站立位脊柱全长片显示：胸弯 Cobb 角从术前 42.8° 降低到术后首次 21.0°，最近一次随访时再次降低到 17.9°。术后腰弯的改善同样也很明显，在最近的一次随访中，腰弯 Cobb 角度从术前的 25.2° 降低至 9.4°。脊柱侧弯测量仪测量显示，胸部椎体旋转明显改善，从术前的 13.4° 降低至 7.4°。1 例患者术后肺不张时间延长，3 例患者术后出现矫形过度。

Samdani[60] 还介绍了另外一组采用 VBT 技术治疗特发性脊柱侧弯畸形患者的结果，共计 11 例患者，平均固定 7.8 个椎体，术后随访 2 年。胸弯 Cobb 角由术前的 44.2° 降低到术后初次 20.3°，随访 2 年时为 13.5°。2 例患者为避免出现过度矫形而进行了二次手术放松系绳，这 2 例患者再次手术后侧弯角度均保持稳定。

Newton 等[61] 最近报道了他们机构内采用 VBT 技术治疗脊柱侧弯患者的预后。共计 17 例患者，随访 2~4 年，侧弯类型包括特发性脊柱侧弯、合并心脏病的脊柱侧弯，和脊柱侧弯综合征，术前胸弯 Cobb 角为 40°~67°，平均 52°，平均固定 6.8 个椎体。10 例患者在近期的随访中，胸弯 Cobb 角度 < 35°，手术成功率为 59%（10/17）。骨骼生长调节引起的侧弯角度变化平均为 8°±17°，但在患者中存在较大差异，波动为 36°~−26°。8 例患者在随访中存在 10 次二次手术（已经经历了二次手术或者正在计划行二次手术），再次手术原因包括：4 例因过度矫形而取出固定系统，1 例更换断裂的栓系绳，1 例在对侧腰弯上安装栓系结构，1 例已行脊柱后路融合手术，另外还有 3 例患者尽管已经行 VBT 手术，但侧弯畸形持续进展，考虑行脊柱后路融合手术以阻止畸形继续进展。

目前看来，VBT 技术对于仍存在生长潜能的骨骼未发育成熟的脊柱侧弯患者来说是一种强有力的矫形技术。然而，由于手术内固定系统硬件问题和过度矫形的原因导致并发症出现率很高。尽管系绳材料（聚对苯二甲酸乙二醇酯）已被批准用于人体，但这种材料在人体中的长期生物相容性尚不清楚。虽然因为系绳大体结构的问题（例如系绳断裂）导致的手术失败已经见诸报道[61]，但中期随访过程中还没有因为系绳细微结构（例如系绳磨损碎屑）方面问题导致手术并发症的报道。VBT 技术目前尚无明确适应证，对于这种新兴技术适用于哪些类型的脊柱侧弯患者，存在多种不同的意见。进一步的高水平研究（包括观察研究和随机病例研究）对于明确 VBT 技术用于治疗儿童脊柱畸形的适应证和疗效至关重要。

4. 病例

一例 12 岁尚未月经初潮女孩，中度特发性脊柱侧弯畸形，右侧胸弯 Cobb 角度 50°，腰部存在左侧代偿腰弯 Cobb 角 31°（图 37-10A）。这个患者尚未发育成熟（Risser 征 0 级，SSMS 评分 4 分），表明侧弯畸形继续进展的可能性很高，已经满足了特发性脊柱侧弯畸形的手术指征。在讨论了各种治疗方案后，患者和家属选择行前路胸腔镜辅助下 VBT 手术，手术节段从 $T_7 \sim T_{11}$，术后站立位 X 线片显示：胸弯 Cobb 角度 31°，腰弯 Cobb 角度 25°。术后 1 年复查，胸弯 Cobb 角度为 24°，腰弯 Cobb 角度为 19°（图 37-10B）。患者现在已经月经来潮，Risser 征 2 级，SSMS 评分 5 分。

> 脊柱生长调节技术使儿童脊柱畸形的非融合治疗成为可能，但其远期效果尚需进一步研究来证实。

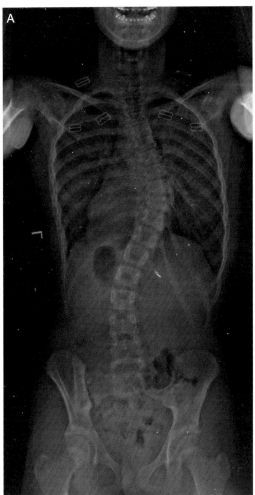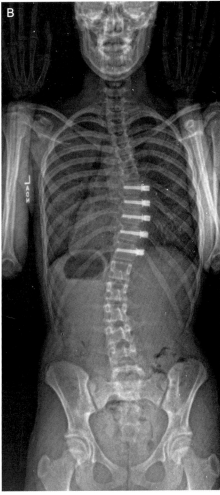

◀ 图 37-10　前后位脊柱全长片（A）术前（B）胸腔镜辅助 VBT 术后 1 年复查影像

四、总结

　　虽然采用脊柱微创技术治疗脊柱畸形尚处于起步阶段，但已经涌现出一些领先技术。目前许多外科医生正在将组织损伤最小化的原则应用到现有的手术中，如脊柱后路融合手术，并且取得了不错的效果。许多外科医生也在将尽量保护解剖结构和运动功能的原则运用到创新实践当中，胸腔镜辅助 VBS 术式和 VBT 术式可以证明这一点。

总结

1. MIS 和 LIS 技术及原则正在应用到在儿童脊柱畸形的治疗当中。

2. 通过使用保留棘突旁两侧肌肉附着点的经皮微创小切口后路内固定融合技术治疗青少年脊柱侧弯畸形是可行的。

3. 胸腔镜技术的应用使得脊柱前路微创松解术和（或）内固定融合手术变得轻松。

4. 脊柱生长调节技术，如 VBS 和 VBT，可以应用到儿童脊柱畸形的非融合治疗当中，但其远期效果尚需进一步研究来证实。

测　验

★ 选择题

1. 一位 14 岁女性 AIS 患者，右侧非结构性胸弯 Cobb 角已经进展到 50°，Risser 征 0 级，SSMS 评分 3 分，尚未月经初潮。家人希望讨论所有的手术方案。你可以为这个患者讨论的选项包括：（　　）
   A. 脊柱后路融合术
   B. VBS 技术
   C. VBT 技术
   D. B 和 C
   E. A 和 C

2. MIS 脊柱后路融合术有几个潜在的优势。与传统的开放式显露手术相比，这种技术的潜在缺点是什么？（　　）
   A. 螺钉放置精准度较低
   B. 侧弯矫形效果差
   C. 术中放射暴露增加
   D. 感染率增加
   E. 住院时间延长

3. 可通过胸腔镜辅助到达脊柱前方进行手术。患者可以取侧卧位或俯卧位。俯卧位的优点包括：（　　）
   A. 在需要行脊柱后路融合手术时提高效率
   B. 需要单肺通气
   C. 无肺损伤风险
   D. 方便腔镜入口套管的放置
   E. 以上都是

★ 答案

1. E。这例患者骨骼尚未发育成熟，仍然存在明显的生长空间。这例患者的侧弯类型适于采用传统脊柱后路融合手术或 VBT 生长调节技术矫正。VBS 技术对于大于 35° 的胸弯疗效不太可靠。

2. C。MIS 技术在 AIS 患者后路脊柱融合中的短期效果（如降低平均失血量）需要长期随访以进一步明确，而平均住院时长、螺钉植入精准度和矫形效果均与传统手术大体相当。术中透视影像引导对于 MIS 技术中准确植入螺钉至关重要，而术中透视放射暴露的时间也会相应增加。

3. A。胸腔镜辅助下脊柱前路手术的入路和脊柱后路融合手术均可在俯卧位下完成，采用俯卧位，可以在同期需要行脊柱后路融合手术的时候提高效率，因为它避免了重新定位椎体。肺脏因重力下沉而保持充气状态，俯卧位下，不需要单肺通气，相反，侧卧位时，因为同侧肺放气时萎陷，需要单肺通气。一定要充分准备和采用保护套来加固胸腔镜的套管。在任何胸腔镜手术当中，都存在肺损伤的危险，必须谨慎处理，一般可以通过术中定位或肺萎陷使肺脱离胸腔镜的手术路径，来减少肺损伤。

第38章　成人脊柱侧弯
Adult Scoliosis

Teja Karukonda　Steven M. Presciutti　Isaac L. Moss　Frank M. Phillips　**著**

陈竞轩　李凤宁　**译**

陈雄生　**校**

学习目标

- 描述成人脊柱侧弯的病理生理学、流行病学、临床评价和影像学诊断。
- 回顾成人脊柱侧弯的分型。
- 回顾成人脊柱侧弯的非手术和手术治疗。
- 回顾微创技术（MIS）在成人脊柱侧弯手术治疗中的应用。
- 回顾开放手术和 MIS 技术治疗成人脊柱侧弯的疗效。

一、概述

过去，脊柱侧弯被简单地认为是脊柱异常的侧方弯曲。但是，通过对生物力学和脊柱解剖结构的深入了解，以及影像学技术的发展，我们已经认识到，除了冠状面失衡外，脊柱侧弯还常常存在矢状面失衡和脊柱异常旋转，这两者也是畸形的组成部分。因此，脊柱侧弯是一种复杂的三维畸形，影响着脊柱的冠状面、矢状面和轴向面。

成年患者如果发生了明显的侧弯畸形或者骨骼成熟后在冠状面上 Cobb 角大于 10° 时，就可诊断为脊柱侧弯[1]。脊柱侧弯可以从儿童或青少年时期开始出现，在成年后随退变的发生而逐渐发展，伴或不伴有临床症状。脊柱侧弯也可以在成年后突然出现，且在之前的生活中没有任何表现，这一种类型也被称作退变性脊柱侧弯（DS）。

退变性成人脊柱侧弯，特别是在腰椎，可以通过一种常见的病理形态和机制来描述（图 38-1），其椎间盘和（或）小关节两侧退变程度不等。这

导致了相应脊柱节段承受的负荷不平衡，从而出现了脊柱的不对称畸形（即脊柱侧弯和（或）后凸）。这样就形成了一个恶性循环，畸形引发进一步的不对称退变，并导致更严重的不平衡负荷[2]。这一过程通常发生在绝经后的女性或有一定程度骨质疏松的老年男性[3]。骨质疏松的椎体发生不对称骨形态变化和塌陷的可能性增加，并可导致脊柱侧弯的进展。由于椎间盘、小关节和关节囊退变常导致脊柱单节段或多节段的不稳定，因此其畸形不仅可以包括椎体滑脱，还可能存在单独的冠状面平移错位或者三维立体平面的旋转错位[4]。这种畸形常导致椎管狭窄，引起的症状与神经根病变和（或）神经源性跛行一致。

特发性脊柱侧弯患者有着完全不同的生理曲线，但基本上都有着非常严重的旋转畸形。在手术治疗时，这些患者通常需要较长节段的融合，甚至融合至胸椎，才能达到足够的畸形矫正。退变性脊柱侧弯患者的脊柱旋转畸形较少，但旋转半脱位和不同程度的椎管狭窄更为多见。

非手术治疗通常是成人脊柱侧弯的首选治

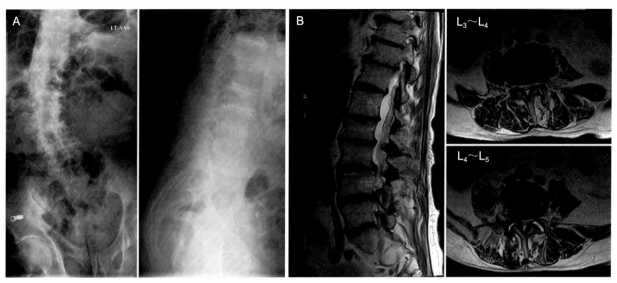

▲ 图 38-1　X 线正侧位片（A）和 MRI T_2 加权像（B）显示了成人脊柱侧弯的典型特征，包括主腰弯、腰椎后凸、明显的椎间盘和小关节退变以及椎管狭窄

疗，但当其治疗无效，并且患者症状明显时，手术干预就是必要的。近年来，微创手术作为不同于传统开放式手术的另一种选择得到了广泛的研究。在脊柱侧弯的外科手术治疗发展历史中，微创手术在成人脊柱侧弯中的应用是最值得肯定的。

在 20 世纪早期，脊柱侧弯的融合手术治疗采用无内固定的后路术式，术后需要长时间的卧床休息。然而，由于畸形矫正不理想和术后不融合的发生率高导致了其治疗效果并不理想[5, 6]。随着脊柱内固定材料的出现，Harrington[7] 在 20 世纪 50 年代末对脊柱外科的手术方式做出了革命性的贡献。他使用一根不锈钢棒，通过近端椎板下端和远端椎板上端的固定钩进行固定。后来，Luque[8] 通过采用椎板下端金属线和两根纵向金属杆节段固定的方法对其进行了改进，并且随着节段钩固定技术[9] 的发展而得到进一步的优化。这些方法可以使得患者得到更加理想的冠状面畸形矫正和矢状面生理曲度的恢复。

与此同时，Hodgson 和 Stock[10] 在脊柱结核患者的治疗中对脊柱前路的手术方式进行了改良。主要包括病变节段的切除和使用肋骨重建支撑，以达到椎体序列的恢复和脊柱融合。前路手术在脊柱侧弯的治疗过程中不断得到改进，同时 Dwyer[11]、Zielke 和 Berthet[12]、Millis[13]、Brodner[14] 等在内固定的研究方面也取得了巨大进展。

随着这些不同技术的发展，脊柱侧弯的外科矫正水平在过去一个世纪中得到了很大改进，使得现在冠状面和矢状面的影像学上都获得了满意的矫正效果。然而，两种传统的手术入路，不管是单纯的后路手术或者前后路联合手术，都有着非常显著的围术期风险。据统计，后路开放手术治疗成人脊柱侧弯的总体并发症发生率在 25%～80%，主要包括失血过多、感染、神经损伤以及各种轻微和严重的医疗并发症[15, 16]。而传统的前路开放手术有着高达 40% 的并发症风险，包括腹部疝、神经血管损伤、逆行射精、输尿管或膀胱损伤[17]。

因此，有必要努力降低成人脊柱侧弯患者手术相关并发症的发病率，特别是在治疗成人脊柱畸形时尤为重要，因为典型的老年患者通常都会出现显著的医疗并发症。在过去的几十年的时间里，微创手术方式在神经减压和脊柱融合方面得到了广泛的应用，并且在最近用于了成人脊柱畸形的治疗。

二、流行病学

成人脊柱侧弯是一种常见的疾病，对健康相关的生活质量具有明显且可测量的影响。患者会在疼痛、功能、自我形象、心理健康和整体生活质量方面均受到显著影响。虽然成人脊柱侧弯很常见，但其准确的患病率尚不清楚，大多数文献报道的比例在 1.4%～68%。这种差异性主要是由于脊柱侧弯定义的不同以及统计分组和样本量设定的区别所导致。Healey 和 Lane[18] 在患有背痛和骨质疏松症的老年女性中发现了 50% 以上的患者有超过 10° 的侧弯。Schwab 等也观察了一批 60 岁以上的健康志愿者，发现其中 68% 的人伴有大于 10° 的脊柱侧弯。

成人脊柱侧弯给美国卫生保健系统带来了巨大的财政负担，在 2004 年，政府共花费 37 亿美元，用于支付 13 万 4 千名出院诊断为脊柱畸形的 18 岁以上患者的住院费用[20]，这大约占他们脊柱相关疾病卫生保健总费用的 4%[21]。Sing 等报道了美国老年人脊柱畸形手术治疗率的增加[22]，并且在分析了 2004—2011 年全国住院患者样本数据库的数据后，他们发现 60 岁以上行 3 个或 3 个以上节段脊柱融合的患者，从 2004 年的 6571 例增加到了 2011 年的 16526 例。除此之外，他们还发现平均住院费用从 2007 年的 90557 美元增加到了 2011 年的 188727 美元，其增幅达到了 108%。

三、分型

多年来，学者们提出了多种成人脊柱侧弯的分型系统。早期的分型，比如在 1969 年由脊柱侧弯研究会（SRS）的术语委员会[23] 和 1983 年 King 及其同事[24] 提出的，都是更多地关注青少年脊柱侧弯，而对成人脊柱侧弯的治疗几乎没有提供指导性的意见。Lenke 分型已经取得了成功并被广泛采用，但是和之前的分型一样，也是专注于青少年特发性脊柱侧弯，没有真正帮助指导成人脊柱畸形的治疗[25]。

在成人脊柱侧弯中，脊柱整体矢状面的平衡和与畸形有关并引起症状的退行性改变是影响患者临床表现和医生治疗方案的决定性因素。正如前面所述，成人脊柱侧弯与青少年脊柱侧弯是有区别的，能引起神经源性跛行和神经根病变症状的退行性改变在成人脊柱侧弯中很常见，比如椎管狭窄、椎体滑脱、旋转半脱位等。临床上，减轻这些神经源性症状，同时重建一个稳定和平衡的脊柱往往是手术治疗的首要目标，而纠正畸形反而是次要的。同时，与青少年相比，冠状面的整体失衡在成年人中也更为常见。然而，与侧弯位置、侧弯严重程度，甚至冠状面平衡等影像学参数相比，矢状面的整体平衡对疼痛和脊柱功能的影响是最为显著的[26]。此外，脊柱 – 骨盆序列在矢状面的整体平衡中起着至关重要的作用[27]。虽然先前描述的成人脊柱畸形（ASD）的分类系统已经考虑到了矢状面整体平衡的重要性，但它们仍未考虑到脊柱 – 骨盆参数的影响[28, 29]。Schwab 等报道，脊柱 – 骨盆参数包括矢状面偏移（SVA）、骨盆倾斜角（PT）和骨盆入射角（PI）与腰椎前凸角（LL）之差与 ASD 患者的健康相关生命质量（HRQOL）密切相关[30]。他们设置了 PT ≥ 22°、SVA ≥ 4.7cm 和 PI-LL ≥ 11° 的影像学阈值，用于明确功能障碍指数（ODI）> 40（严重残疾）的患者。

利用这些阈值 Schwab 等引入了针对成人脊柱畸形的 SRS–Schwab 分型（表 38-1）（图 38-2）[31]。

如前所述，脊柱骨盆参数由 4 种冠状曲度和 3 种矢状曲度构成，而该脊柱畸形分类系统也是以此为基础。该系统具有优良的评分者和测试者可信度，还可反映手术治疗后患者报告的手术效果[32]。

- SRS-Schwab 分类系统是根据 4 种冠状面弯曲类型和 3 种矢状面修正参数对脊柱畸形进行分类的。它已经证明了具有极好的客观信度、精确信度（即测量者间信度和测量者内信度）和一致性，以及与患者术后报告结果的相关性。

表 38-1　SRS-Schwab 成人脊柱畸形分型 [31]

冠状面弯曲类型	矢状面修正参数		
T: 仅胸主弯（腰弯＜ 30°）	PI-LL 之差（PI 减去 LL）	矢状位平衡	骨盆倾斜角
L: 胸腰椎主弯或仅腰主弯（胸弯＜ 30°）	0：10° 以内	0：SVA ＜ 4cm	0：PT ＜ 20°
D: 双主弯（每个主弯都＞ 30°）	+：中度 10°～20°	+：SVA 4～9.5cm	+：PT 20°～30°
N: 没有较大的弯曲（所有冠状面角度＜ 30°）	++：显著＞ 20°	++：SVA ＞ 9.5cm	++：PT ＞ 30°

腰椎初始曲度

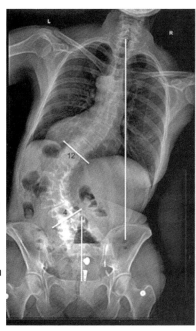

T_{12}～L_4=108°

L_2～L_3、L_3～L_4

滑移

C_7-CSVL=+8cm
MRI=DDD
L_5～S_1

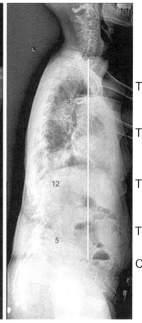

T_2～T_5=+7°

T_5～T_{12}=+18°

T_{10}～L_2=0°

T_{12}～S_1=-11°

C_7～T_1=+6cm

◀ 图 38-2　55 岁女性，左侧胸背部和腰部疼痛，X 线正侧位片如图，按 SRS-Schwab 成人脊柱畸形分类系统：冠状面侧弯类型，L 型（仅腰主弯）；矢状面参数，PI-LL，0（37°-29°=8°）；矢状位平衡，+（SVA：6.5cm）；骨盆倾斜角，+（22°）

- 脊柱侧弯的影像学评估对成功的手术治疗成功是必要的。我们强烈推荐使用站立时全长后前位和侧位片来准确评估整体平衡。
- 腰椎的过伸过屈侧位片可用于确定是否存在动态不稳定或僵硬性后凸畸形。
- 矢状面的整体平衡是成人畸形矫正中极为重要的参数，已经被证明是影响成人脊柱畸形手术疗效最重要的因素。
- 注重腰骶部的解剖学结构，以及用于描述相互关系的各种参数，包括骨盆入射角、骨盆倾斜角、骶骨倾斜角和矢状面轴向偏移。

四、临床表现与评估

与特定侧弯类型的病例一样，成人脊柱侧弯与青少年特发性脊柱侧弯的临床表现也有所不同。理解具体的临床表现是很重要的，因为这是两类患者在治疗目标和手术策略上存在根本差异的基础。对于青少年特发性脊柱侧弯的患者，治疗目标是防止畸形进展及其引起的不良后果。而对于成人脊柱侧弯患者，治疗目标则是缓解疼痛，改善功能。

成人脊柱侧弯最常见的临床表现是背部疼痛，占脊柱外科门诊患者的 90% 以上 [33-35]。而背部疼痛其本身也可以表现为多种类型，了解引起疼痛的病因可有助于理解和明确其是否由畸形进展、肌肉失用或神经系统损害引起。位于侧弯凸侧的疼痛通常是肌肉疲劳和（或）痉挛引起的，受力不平衡、超负荷和压力大会引起脊柱椎旁肌肉的酸痛，而这些酸痛又会影响肌肉平衡的恢复，从而形成一个恶性循环，当腰椎侧弯伴有生理前凸丢失时尤其明显[36]。与此相反，侧弯凹侧的疼痛可能是继发于脊柱退变所引起的。

成人退变性脊柱侧弯的第二个重要症状是站立或行走时的根性疼痛和跛行。Smith 和他的同事们[37]在神经外科门诊患者中发现有 85% 的患者存在神经根性疼痛，而将近 10% 的患者诉有无力等神经症状。由于侧弯凹侧不对称的椎间盘空间塌陷和小关节突增生常导致神经根受压，从而引起了严重的神经根管狭窄和神经根性症状。虽然侧弯凸侧处的疼痛通常是机械性的，与背部无关，但神经根的动态过度伸展也可能导致根性症状。这些侧弯常出现在近端腰椎（$L_2 \sim L_3$ 或 $L_3 \sim L_4$），而由 L_2 或 L_3 神经根受压所引起的腹股沟或大腿处的疼痛，在考虑脊柱疾患之前，往往在最初被认为是由其他疾病所导致的，特别是髋关节骨性关节炎。但是，对于骨性关节炎患者来说，客观的神经功能受损的症状是罕见的。不稳和椎体滑脱常出现在侧弯的尾端或腰骶部，特别是在僵硬性弯曲的情况下，这种病理改变常导致明显的单节段或多节段中央管狭窄，因此这些患者可同时出现神经根性病变和神经源性跛行症状[38]。

Grubb 和 Lipscomb[39]描述了进行性特发性脊柱侧弯的成年患者的症状，并与成人退变性脊柱侧弯进行了比较。特发性脊柱侧弯的患者主要症状为机械性背痛，少数表现为神经源性症状。相反，大多数退变性脊柱侧弯患者主要表现为由椎管狭窄引起的神经源性症状，这些症状经常伴有背痛，但并不绝对。有趣的是，与无畸形的椎管狭窄症患者不同，退变性脊柱侧弯患者在坐位或弯腰时，下肢症状往往得不到缓解。腰椎生理前凸丢失导致的平背综合征在退变性脊柱侧弯患者中也更为常见。

冠状面畸形的患者常常主诉腰部倾斜，肋骨贴近骨盆，而 Glassman 等[36]提出，更为常见的是由腰椎后凸畸形引起的渐进性前倾导致矢状面垂直轴向前偏移的失衡，并与生活质量的下降密切相关。大于 5cm 的矢状面不平衡会使患者出现明显的功能下降，因为这些患者站立和行走的能量需求大于那些可以有代偿平衡的患者。他们承受着被称之为"平背综合征"的疾患，其特征是随着活动时间的延长，背部疼痛加剧，过早出现疲劳，因通过其他关节的代偿作用进行行走而无法承受站立姿势。这些患者，其髋部伸肌群和股四头肌处在偏心收缩状态下，导致无法耐受大多数活动。

畸形的持续进展在成人中是很常见的，所以这些患者都需要长期的随访观察。有 40 年以上的随访研究表明，特发性脊柱侧弯患者即使在骨骼发育成熟之后，其中 68% 的畸形仍在继续发展[40]，其中胸主弯大于 50° 的进展率最高，其次是胸腰段主弯和腰主弯。而对于退变性脊柱侧弯的患者，随着时间的推移，其畸形重要的发展变化包括侧弯角度进展、腰椎前凸丢失以及脊柱柔韧度降低[41]。

因此，全面的体格检查是至关重要的。针对成人脊柱侧弯，我们应特别注意腰部外形是否对称、脊柱生理曲线是否发生移位和两侧髂嵴的相对高度；测量腿的长度对于明确骨盆倾斜的原因也很重要，因为骨盆倾斜可能是由于双下肢不等长或骨盆与脊柱之间的畸形造成的；嘱患者双侧膝关节完全伸直站立对于明确是否存在僵硬的矢状面畸形是非常有意义的，如果患者坐位时畸形消失，则说明骨盆 - 股骨交界处的屈曲可能是造成矢状面不稳的原因；同理，用于检查髋关节屈曲挛缩的 Thomas 试验，在患者仰卧位时也同样适用。对矢状面畸形是否有着全方位的认识对于手术方案的制定十分重要[42]。

五、影像学评估

影像学评估对于脊柱侧弯的手术治疗是必不可少的。因此，我们强烈建议采用站立时全长后前位和侧位摄片来充分评估整体的平衡。测量时患者的膝盖和臀部应充分伸展，两腿保持站立位平衡。侧位片应必须包括枕骨基底部和股骨头，这样可以充分评估矢状面的平衡和测量盆腔相关参数。我们也应该关注侧方移位和椎体滑脱等退行性改变，因为这些因素对于手术方案的制定也是非常重要的。

腰椎的屈伸侧位 X 线片可以明确脊柱是否存在动态不稳定或僵硬性后凸畸形。而脊柱不稳可能会影响手术固定节段和融合节段的选择，同时，冠状面柔韧性的评估也是必要的，我们有各种方法来评估主弯和次弯的柔韧性，包括仰卧位和站立位的侧屈片。而对于长弯或短弯的患者来说，牵引下拍片可提供最佳的柔韧性评估。

矢状面的整体平衡是成人畸形矫正中极为重要的参数，已经被证明是影响成人脊柱畸形手术预后最重要的因素[33]。因此，我们要特别注意腰椎骨盆的解剖结构。

> • 非手术治疗通常是成人脊柱侧弯的首选治疗。但是，当非手术治疗失败而患者症状明显时，手术干预就是必不可少的。
> • 非手术治疗对于成人脊柱侧弯患者有着很大的作用，但是长期以来缺乏具体的治疗方案的疗效证据，目前有报道的证据等级仅限于有限的病例报道和专家意见。
> • 一般来说，无症状脊柱畸形患者不需要进行正规化治疗，只需要定期随访监测侧弯的进展。而对于有症状的患者，一般也是建议他们先进行低强度的肌肉强化耐力训练。
> • 非甾体类抗炎药对于没有药物禁忌证的患者来说，可作为功能锻炼的辅助用药。
> • 硬膜外和（或）选择性神经根阻滞常被认为是基于临床症状和影像学表现的一种治疗方案。
> • 与青少年脊柱侧弯不同，支具在成人侧弯畸形中的治疗作用有限。因为在成人，侧弯的进展通常不是由于脊柱的进一步生长发育造成的，而是由于其横向的不稳定性引起的，因此支具一般不会阻止侧弯的进一步发展。

相关的重要参数见表 38-2 和图 38-3。由于骨盆形态对每个人来说是相对静态的，因此其可以被认为是脊柱其余部分进行矢状位定位的参照。有多种参数描述了这种关系，其中包括骨盆倾斜角（PT）和骶骨倾斜角（SS）。但是，PT 和 SS 值是与体位相关的，所以在影像学上，骨盆形态最好通过测量骨盆入射角（PI）来描述。骨盆入射角是指 S_1 上缘的中垂线与骶骨终板中点和股骨头中点的连线之间的夹角，它是个体固定的，不受体位影响的测量指标[43]。除了这些骨盆相关参数之外，矢状面轴向偏移（SVA）通常被用来描述矢状位的平衡，测量方法是在侧位 X 线片上经 C_7 椎体中点的铅垂线至 S_1 后上角的垂直距离。最近被提出的另一个参数是 T_1 骨盆角（TPA），是指股骨头中点和 T_1 椎体中点连线与股骨头中点和 S_1 上终板中点连线的夹角，与体位相关性较小，用来描述矢状面的整体平衡性和骨盆代偿性后倾[44]。这些矢状面整体平衡的参数可能会影响手术方案的选择，例如截骨的位置，截骨的方式，以及如何矫正，在哪些节段进行矫正。最近，Lafage 等研究了年龄对脊柱骨盆相关参数的影响，他们报道表明，由于腰椎前凸的丢失和骨盆本身代偿作用的增加，这些参数的正常阈值会随着年龄的增加而增加[45]，而 Iyer 等也提出了基于年龄的标准化矢状面平衡参数[46]。

许多成人脊柱侧弯畸形患者的临床表现为神经根性症状或神经源性跛行，这些患者需行进一步的影像学检查，如 MRI 和（或）CT。因为这些检查可以有助于我们更好地了解脊柱神经和相应血管的解剖以及椎间盘的病理情况。尤其是当影像学检查与患者的病史和体格检查相一致时，术中需要重点关注神经根管和中央管的减压，这是手术成功与否的关键，而在行微创手术时可能需要分别处理这两处狭窄。

六、非手术治疗

由于手术治疗的并发症发生率较高以及这些患者本身骨质较差等因素，外科医生在治疗成人脊柱侧弯畸形时往往首选保守治疗，只有在保守

表 38-2　脊柱骨盆相关参数的测量

参　数	正常值（°）	定　义
骨盆入射角（PI）	51°	S₁ 上缘中垂线与 S₁ 上缘中点和股骨头中点连线之间的夹角
		PI=PT+SS
骨盆倾斜角（PT）	11°	S₁ 上缘中点和股骨头中点的连线与铅垂线的夹角
		体位相关性参数
		描述了骨盆的前倾或后倾的程度
骶骨倾斜角（SS）	40°	S₁ 上缘与水平线之间的夹角
		体位相关性参数
		描述了骨盆旋转的情况

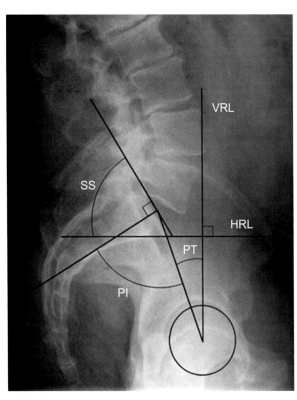

▲ 图 38-3　腰骶部侧位 X 线片上重要脊柱骨盆参数的测量，包括：骨盆入射角（PI）、骨盆倾斜角（PT）、骶骨倾斜角（SS）。这些参数是根据水平（HRL）和垂直（VRL）参考线测量的，详情见表 38-2

治疗失败时才会考虑外科手术进行干预，因此非手术治疗是否有效对这些患者来说至关重要。但是，长期以来缺乏具体的保守治疗方案的疗效证据，目前有报道的证据等级仅限于有限的病例报道和专家意见。在 Everett 和 Patel[47] 的系统评价

中，他们发现目前的证据存在不确定性，有 4 级证据表明物理治疗、推拿按摩和支具支撑有效，有 3 级证据表明注射治疗对成人脊柱侧弯畸形有效。而在最近的系统评价中，Teles 等发现目前关于 ASD 非手术治疗的最佳证据是基于观察性研究获得的[48]。通过系统评价所纳入的 26 项研究后，他们发现，各种具体的非手术治疗方案之间都缺乏一致性，且失访率较高（＞ 50%）。

一般来说，无症状脊柱畸形患者不需要进行正规化治疗，只需要定期随访监测侧弯的进展。而对于有症状的患者，一般也是建议他们先进行低强度的肌肉强化耐力训练。在物理治疗师的指导下进行核心肌肉的强化训练，可能对缓解背部疼痛和狭窄引起的相关症状都有好处。而非甾体类抗炎药对无药物禁忌证的患者是来说一种有益的辅助治疗方案。麻醉性镇痛药通常用于剧烈疼痛的患者，但必须密切监测其使用情况，防止药物依赖或滥用的发生。使用双能 X 线骨密度仪（DEXA）来测定患者的骨密度，根据检查结果，对患者进行骨量减少或骨质疏松症的对症治疗。

硬膜外和（或）选择性神经根阻滞常被认为是基于临床症状和影像学表现的一种治疗方案。Cooper 等[49] 对 61 例退变性脊柱侧弯同时伴有主观神经根性症状的患者进行了回顾性研究。他们探讨了透视引导下经椎间孔硬膜外注射类固醇类药物治疗神经根性疼痛的疗效，并对其中 52 例

（85.2%）患者进行了随访观察。他们将疗效满意的标准定义为患者对治疗结果满意且疼痛缓解，功能改善。参照这样的标准，有 59.6% 的患者在注射后 1 周获得满意的疗效，1 个月后减少为 55.8%，1 年后减少为 37.2%，2 年后仅余 27.3% 的患者感到疗效满意（$p < 0.01$）。这些数据表明，硬膜外注射可能有助于短期的疼痛缓解，但其长期疗效并不显著。

与青少年脊柱侧弯不同，支具在成人侧弯畸形中的治疗作用有限。因为在成人，侧弯的进展通常不是由于脊柱的进一步生长发育造成的，而是由于其横向的不稳定性引起的，因此支具一般不会阻止侧弯的进一步发展。此外，人们普遍认为，长期外部支撑[50] 可能会导致肌肉松弛，从而抵消佩戴支具带来的暂时性疼痛缓解。Weiss 等[51] 研究了 29 名平均 Cobb 角为 37°、平均年龄在 41 岁的女性，他们给患者都佩戴了定制的腰骶部支具（LSO），以试图恢复患者的"矢状面再平衡"，平均随访时间为 7.5 个月后，患者普遍反映在佩戴支具后疼痛立刻得到了缓解，但都只是短期的。另外，有 22 人（76%）在随访中停止佩戴了支具，这表明患者长期的依从性是有限的。

Liu 等试图明确 ASD 患者的基线特征，这样就可以预测患者在接受非手术治疗时是否能获得最小临床差异（MCID）[52]。他们建立了一个包含 215 名接受非手术治疗的 ASD 患者的多中心数据库，最少随访 2 年，最终将这些患者分为两组，一组达到了 MCID[53]，另一组没有达到[129]。通过研究分析发现，在基线标准时，达到 MCID 组的 SRS 疼痛评分更低，并且胸腰椎 Cobb 角、骶骨倾斜角和腰椎前凸角也都更小。

但对于那些保守治疗无效，并且疼痛和功能不全进展的患者来说，外科手术的干预就是必要的。

七、手术治疗

（一）术前准备

在对成人脊柱侧弯患者考虑进行外科矫正干

预前，外科医生必须要充分了解患者的期望，并且不能简单地只针对影像学上的问题进行处理，而是要全面地将患者的个体症状与影像学上的病患综合起来考虑。

除此之外，我们还必须注意患者合并患有的其他基础疾病，因为这是引起围术期并发症发生的重要因素，同时，这些患者患有骨质疏松症的风险较高，因此应进行相应的筛查或监测。

社会环境因素已经被证明与临床疗效不佳或较高的手术风险密切相关，尤其是对于吸烟[54]、营养不良[55] 和抑郁症[56] 的患者。因此，术前应有效地纠正这些情况，建议患者术前完全戒烟。Carreon 等报道了影响 ASD 患者术后 2 年 SF36 和 SRS 评分的相关因素[57]，通过对 272 例患者的观察研究，他们发现年龄、ASA 分级、术前最大 Cobb 角、三柱截骨的节段以及神经受损并发症的类型与复杂成人脊柱畸形术后 2 年的 HRQOL 密切相关。

对于进行融合手术的患者，应考虑到融合上下相邻节段病变进展的风险。而邻近节段或椎间盘的术前状态（是否健康状况）是邻椎病是否发生的最重要的相关因素[58]。成人脊柱侧弯的患者常同时合并患有其他退行性疾病，这一点应该引起重视。在使用内固定对腰椎活动节段进行固定融合后，可能会增加未融合节段的应力，导致其退变加速[59-61]。因此，对于成人腰椎内固定融合的近端和远端节段的选择仍存在争议。

合适的手术节段选择是十分重要的，比如正确的选择上端固定椎（UIV）对于避免交界性后凸畸形的发生尤为关键。交界性后凸畸形是由于 UIV 以上椎间盘退变加速或椎体本身骨折导致脊柱整体后凸而形成的，并且通常伴有明显的椎管狭窄[62]。Kim 等[63] 进行了一项回顾性分析研究，他们比较了在接受了从下胸椎或上腰椎（$T_9 \sim L_2$）到 L_5 或 S_1 这样长节段的内固定融合手术之后，近端固定节段不同（$T_9 \sim T_{10}$、$T_{11} \sim T_{12}$ 和 $L_1 \sim L_2$）的三组患者在影像学表现以及翻修手术比例的差异。125 例进行了长节段（平均 7.1

个椎体）后路内固定融合的患者（平均 57.1 岁）纳入了研究，并随访了至少 2 年（2～19.8 年）。结果表明，这三组患者随访末期时近端交界性后凸畸形的发病率（1 组 51% vs. 2 组 55% vs. 3 组 36%，$P = 0.20$）和翻修手术的发生率（1 组 24% vs. 2 组 24% vs. 3 组 26%，$P = 0.99$）没有明显差异。随访末期时的近端交界角和矢状面垂直轴偏移与术前相比也没有显著性差异（p 值分别为 0.10 和 0.46）。三组间 SRS 总分及 SRS 亚组评分也没有显著性差异（$P > 0.50$）。这项研究表明，对于 UIV 的选择并没有广泛使用的正确标准，而是必须考虑到患者的个体差异。通常，最上端的固定椎的选择推荐为，位于冠状面稳定区，椎体无旋转，矢状位无偏移，头端邻近节段没有或仅有轻度退变。Lafage 等试图明确矢状面上 UIV 的选择对于 ASD 患者近端交界性后凸畸形（PJK）发展的影响[65]。他们回顾分析了 252 例随访 2 年的行后路长节段内固定融合至骨盆的患者的影像学资料，测量了包括 PI、LL、PT 和 SVA 在内的标准骨盆参数以及两个 UIV 参数：UIV 倾斜角和内固定近端倾斜角。他们还根据 UIV 的位置（上胸椎 vs. 胸腰椎）对 PJK 和非 PJK 患者进行了对比分析。通过比较，他们发现术后 2 年的 PJK 发病率为 56%，并指出 PJK 患者在腰椎前凸角和胸椎后凸角方面的变化比非 PJK 患者更大。他们还发现，当 UIV 处于上胸椎水平时，PJK 患者和非 PJK 患者的 UIV 倾斜角并没有明显的差异，但是 PJK 患者的 UIV 倾斜角确实要更小一点，在胸腰段亦是如此。综上，他们认为，PJK 患者内固定存在更大的后方拔出的倾向，因此，建议术中要特别注意钉棒的塑形，尤其是在内固定的近端。

最近，Lau 等报道了一种新的分类方法，以量化 PJK 对 HRQOL 量表的影响[66]。Hart-ISSG PJK 量表是根据六个指标的严重程度进行评分的，包括神经功能障碍、局部疼痛、内固定异常、脊柱后凸的改变、UIV/UIV+1 骨折和 UIV 的节段。他们发现该分类方法与 ODI、VAS、SRS-30 等量表报告的结果强相关，并有助于明确翻修手术

风险较高的患者。

是否将 L_5 或骶骨作为脊柱侧弯患者长节段融合手术的远端椎体也是值得我们深入思考的。融合到 L_5 可以保留腰骶部的活动度，同时缩短了手术时间，也降低了假关节形成的可能性。但另外，长节段融合至 L_5 可能会加速 $L_5 \sim S_1$ 椎间盘退变，从而引起相应的临床症状。随着性椎间盘退变的发展，患者可能会出现轴向疼痛、神经根性病变和腰骶部前凸消失。Edwards 等[67] 对 95 例具有"健康"（0 级或 1 级退变）的 $L_5 \sim S_1$ 椎间盘的成年患者进行了配对分析，这些患者都接受了从胸椎到 L_5 或骶骨的长节段成人侧弯畸形的融合手术治疗。相比之下，融合到骶骨的患者矢状面不平衡的矫正更为理想（至 C_7 铅垂线的距离，L_5 组，矫正 0.9cm；骶骨组，矫正 3.2cm；$P = 0.03$）。在末次随访中（L_5 组，5.2 年；骶骨组，3.7 年），融合到 L_5 的患者中，67% 出现影像学上 $L_5 \sim S_1$ 椎间盘退变的进展，且矢状面平衡维持较差（至 C_7 铅垂线的距离，L_5 组，+4.0cm；骶骨组，+1.2cm；$P = 0.06$）。但是，融合到骶骨组的患者需要多次手术治疗（L_5 组，1.7 次；骶骨组，2.8 次；$P = 0.03$），较大并发症的发生率较高（L_5 组，22%；骶骨组，75%；$P = 0.02$），其中包括不融合（L_5 组，4%；骶骨组，42%；$P = 0.006$）以及其他内科并发症（L_5 组，0%；骶骨组，33%；$P = 0.001$）。SRS-24 评分显示两组患者在手术疗效和功能恢复方面具有相似的结果（L_5 组，89 分；骶骨组，87 分）。一般情况下，患者存在以下情况需要融合至骶骨，如 $L_5 \sim S_1$ 存在滑脱、之前 $L_5 \sim S_1$ 节段做过椎板切除减压、$L_5 \sim S_1$ 处狭窄需要进行减压、$L_5 \sim S_1$ 严重退变或 L_5 向骶骨倾斜角大于 15°[68]。

Lafage 等报道了 348 例接受手术治疗的 ASD 患者，他们发现术中有效的保留下腰椎前凸角可以降低 PJK 发展的风险，而术中对腰椎前凸角矫正过度、过分追求椎体序列的恢复以及在术前就发现在 UIV 上方两椎体存在后凸畸形的患者，其 PJK 发生的风险明显增加[69]。

（二）手术方式考量

由于成人脊柱侧弯患者临床表现各异，他们手术方式的选择也不尽相同。这些患者的症状通常是由脊柱退行性变、畸形进展和神经压迫所引起，因此手术方案的选择应结合患者的具体病理情况因人而异。

对于神经症状明显，但脊柱侧弯角度相对较小，而且没有明显不稳的患者行相应节段的单纯减压即可。Kelleher 等 [70] 报道了一组连续治疗超过 5 年的 75 例患者，将其中患有退变性脊柱侧弯畸形的患者又分为两组，一组是伴有椎管狭窄（ $n = 16$ ），一组是伴有椎管狭窄 + 椎体滑脱（ $n = 12$ ）。在接受 MIS 椎板成形术后，两组患者的术前术后 ODI 指数分别由 50.7% 改善到 31.5% 和 53% 改善到 22%。这一结果优于研究中未合并畸形因椎管狭窄而接受减压手术的患者，其 ODI 从 48% 改善至 18.7%。两组畸形患者的 ODI 翻修率为 25%，明显高于无畸形患者。需要行翻修手术的患者中，75% 术前存在侧方移位。作者认为，对于退变性椎体滑脱或成人脊柱侧弯患者在内的大多数患者而言，若以下肢症状为著，仅行 MIS 减压便可获得良好的临床疗效。

Transfeldt 等 [71] 比较了单纯减压、减压 + 有限融合以及减压 + 长节段融合三种手术方式治疗 DS 患者的手术疗效。毫无疑问，长节段融合组的并发症发生率最高，为 56%；单纯减压组的并发症发生率最低，为 10%。此外，长节段融合组中有 37% 的患者因不融合、内固定翻修、血肿形成或伤口感染而需要二次手术。而在单纯减压组中，只有 10% 的患者需要二次手术，并且都是在原节段再次减压。而患者评价量表则显示出不同的结果。三组患者 SF-36 评分均有所改善，ODI 评分在单纯减压组（20%）和有限融合组（22%）均有所改善，而长节段融合组没有改善。尽管 ODI 评分改善不明显，但长节段融合组患者对手术的满意度最高，有 75% 的患者认为手术非常成功，77% 的患者表示他们愿意接受下一步手术治

疗。相比之下，单纯减压组中两者比例只有 64% 和 55%。

Hamilton 等报道了一项 ASD 患者分别接受 MIS、开放手术和混搭手术治疗后再手术率的对比研究 [72]。文章中回顾性分析了来自多中心 ASD 数据库的 189 例患者，并把他们分为三个亚组：① MIS 组，采用侧方或经椎间孔入路行腰椎椎间融合术（LIF）+ 经皮椎弓根螺钉内固定术；②混搭手术组，采用 MIS LIF+ 后路切开内固定术；③开放手术组，后路切开内固定术，伴或不伴截骨手术。结果发现，混搭手术组的再手术率明显高于 MIS 组和开放手术组（27% vs. 11% 和 12%）。开放手术组和混搭手术组再手术最常见的原因是术后神经功能障碍（分别为 7.9% vs. 11%），而在 MIS 组再手术最常见的原因是不融合（7.9%）。他们认为，尽管 MIS 组和开放手术组的患者再手术率没有显著差异，但混搭手术组的再手术发生率是开放手术组和 MIS 组的两倍。

文献中报道，传统开放手术（前路或后路）手术的并发症发生率为 25%~80% [14, 15]。Charosky 等 [73] 报道了一项多中心回顾性研究（ $n = 306$ ），患者均诊断为成人特发性或退行性脊柱侧弯，既往无脊柱手术史，总并发症发生率为 39%，26% 的患者因机械性并发症或神经并发症而需要再次手术。

Passias 等报道了可能引起 ASD 患者需要二次手术的影响因素 [74]。他们分析了一个 ASD 手术患者的多中心数据库超过 2 年的随访数据，包括患者的人口统计学资料、影像学资料、HRQOL 和手术相关的数据。243 例患者纳入研究，40 例患者（16.5%）接受了二次手术。螺钉或融合器相关的内植物并发症是最常见的，其次是 PJK 和断棒。体重大和术前矢状面轴向偏移较大的患者二次手术的发生率高，而使用 BMP-2 和更大直径的连接棒可以减少二次手术的发生。

Weistroffer 等 [75] 报道了 50 例接受长节段融合至骶骨的成人脊柱侧弯患者围术期并发症的发

生率，这些患者都至少随访了 5 年。其中有 6 例发生神经根损伤，4 例自愈，12% 的患者因深部伤口感染而需要清创治疗和长期使用抗生素。大约 25% 的患者出现了轻微并发症，主要包括硬膜囊破裂（10%）、术后肠梗阻（4%）、胸腔积液（4%）、凝血功能障碍、心律失常和急性肾功能衰竭。而远期并发症包括 24% 的患者出现了不融合（50% 的患者有明确的退变性脊柱侧弯），22% 的患者因出现有症状的内固定相关并发症需要取出内固定，18% 的患者发生了内植物松动或者断裂。

Zimmerman 等 [76] 报道了一项前瞻性研究，主要通过 2 年以上的随访观察，收集了 35 例年龄在 40 岁或以上因成人脊柱侧弯而接受手术治疗的患者的相关资料，并进行了分析研究。患者通过量表调查报告的疗效指标显示术后患者的功能得到了改善，但是其总并发症的发生率高达 49%，其中 26% 的患者发生了肺栓塞、腹膜后血肿、不融合、骶骨骨折和深部感染等严重并发症，31% 的患者出现了一过性臂丛或腓总神经损伤、气胸、房颤、脾破裂、硬膜囊破裂、胸腔积液和尿路感染等轻微并发症。

Kang 等最近报道了成人腰椎侧弯畸形患者术后神经功能损伤对患者术后一年内患者评价疗效（PROs）的影响 [77]。141 例患者纳入研究，14 例患者术后出现了神经功能损伤（9.9%）。虽然这些绝大多数损伤在 1 年的随访时间内都得到了不同程度的改善，但是与那些没有出现神经功能损伤的患者相比，患者因为术后下肢疼痛和感觉异常而对 PROs 产生了不小的负面影响。

我们要警惕开放手术并发症发生率较高，接下来要重点讨论的是微创手术方式的选择。随着内镜和微创通道技术引入到前路或后路融合以及后路椎弓根螺钉置入术中，脊柱外科正朝着减少入路相关并发症的方向发展。

Smith 等在最近的文献综述中报道了近年来脊柱畸形方面的新研究进展 [78]。他们引用文献报道了一种称为近端交界张力带强化技术的新技术，以及使用重组甲状旁腺素特立帕肽预防 2 型 PJK（椎体骨折）的发生，从而达到降低 PJK 的风险。此外，他们还总结了文献中关于减少脊柱畸形患者术中失血及输血的措施，包括纤维蛋白溶解抑制剂 – 氨甲环酸（TXA）和旋转式血栓弹力图（ROTEM）的使用，实时评估患者的凝血功能。

（三）前方入路

腰椎前路椎间融合术（ALIF）已经被证明是治疗成人脊柱畸形的有效辅助术式。通过清除前方组织和骨赘，处理椎间隙并置入内植物，ALIF 可直接重建前柱支撑。ALIF 可以改善矢状位力线，并提供更大的融合面。此外，与后路手术相比，ALIF 术中出血更少，且不需要牵拉神经 [79]。也有研究表明，ALIF 手术时间短于有或无椎弓根螺钉置入的腰椎后路椎间融合术（PLIF）[80]。这些因素缩短了患者住院时间的同时也获得相似的融合率 [81]。但需要注意的是，前路手术并不是没有风险的，术后肠梗阻就是其最常见的并发症 [82]。但需要说明的是，仅对症处理就可解除梗阻。当腹壁筋膜愈合不良，或者支配腹部肌肉的神经术中损伤时，术后可能会出现真性或假性切口疝。也有报道说，2%～4% 的患者会发生明显的血管损伤 [83]。据文献报道，如果损伤了下腹部的交感神经丛后逆行性射精的发生率可以高达 45%，但是，在先进医疗技术保障下，其实际发生率可能只有 5%～10% [84]。对于成人脊柱侧弯来说，前路手术有助于松解僵硬性弯曲、改善矢状位力线和获得有效融合。在治疗成人脊柱侧弯时，我们也推荐前后联合入路以改善腰椎前凸并提高融合率，尤其是在腰骶部 [85, 86]。前后联合入路的相对适应证包括：腰椎前凸较小、严重的侧弯畸形、后路支撑不足、不融合和骨质较差（尤其是在腰骶部）。

前后联合入路治疗成人脊柱侧弯获得了良好的临床疗效和影像学上的矫正。Berven 等 [53] 报道了 25 例前后路联合治疗成人脊柱侧弯伴明显矢状面畸形病例的临床疗效。结果显示冠状面和矢状面上的畸形都得到了有效的矫正，患者的满意率也很高。但是，需要特别注意的是，其中40%的患者出现了围术期或晚期并发症，包括伤口感染、硬膜囊撕裂、肺炎和不融合，其他研究中也报道了联合手术入路治疗成人脊柱侧弯畸形类似高并发症发生率的发生 [17, 87, 88]。

（四）侧方经腰大肌入路腰椎椎间融合术

近几年逐渐开展的侧方经腰大肌入路腰椎椎间融合术是对传统 ALIF 手术的一种微创性改良术式。如 Ozgur 等 [89] 介绍的那样，穿过腰大肌后经腹膜后入路即可暴露椎体，对椎间盘进行处理。该术式无须其他外科医生的帮助，通过一到两个 3～4cm 的小切口安全地进行手术，并且不会侵犯腹腔结构或损伤大血管，从而可以有效避免传统 ALIF 手术引起的相关并发症。

侧方经腰大肌入路可以置入足够大至椎体前后缘的椎间融合器。椎体间撑开后可以实现间接神经减压和畸形矫正，并可以通过相对非创伤性的手术入路实现椎间融合。应该注意的是，成人脊柱侧弯患者因为其特有的三维畸形会使得侧方椎间融合比退变性脊柱疾病更为复杂。2005 年，Phillips 首次报道了侧方经腰大肌入路腰椎椎间融合术在治疗成人腰椎退变性侧弯中的应用 [90]。目前，侧方入路腰椎椎间融合术作为微创手术策略的一部分被广泛应用于成人脊柱侧弯的治疗中，它可以作为前路手术单独应用，也可以与经皮后路手术相结合，或者与后路开放手术相结合，从而达到实现充分的神经减压和恢复矢状面与冠状面平衡的目的。

当从侧方经腹膜后入路达到脊柱时，许多重要的神经和血管结构都有受损伤的风险。可以预见的是，这些解剖解构在脊柱畸形状态下也有可能会发生位置的改变。Regev 等 [91] 报道，当椎体向凸侧旋转时，血管会相反地向凹侧旋转。腰大肌对椎体的覆盖较少，在凹侧时会显得更加深入。Makanji 等回顾了 62 例成人 ASD 患者的

MRI/CT 资料，研究其腹膜后血管解剖位置的变化 [92]。结果发现腹膜后血管位置受侧弯方向、畸形节段和轴向旋转角度等因素的影响发生明显的变化，在侧弯的凹侧，更难暴露至椎间隙，血管重叠增多，而浅感觉神经与血管伴行，因此也更容易损伤。必须再次强调的是，术前仔细研读 MRI/CT 检查结果对于更好地了解血管和其他结构在侧方入路中的解剖位置是至关重要的。

大多数医生都建议从侧弯凹侧行侧方融合 [93]，益处如下：侧弯凹侧通常是椎间孔狭窄、椎体压缩变性和软组织挛缩的部位，在此处进行充分的松解在理论上可以有助于畸形矫正，而且可以恢复椎间孔高度以达到间接神经减压的目的；此外，从凹侧进入可以通过更小的切口暴露更多的节段，也更容易到达 L_4～L_5 节段，因为 L_4～L_5 在凸侧通常会受到髂嵴的阻碍；最后，从凹侧进行撑开有利于术中获得更好的畸形矫正。

Isaacs 等 [94] 对 107 例（平均年龄 68 岁）侧方入路腰椎椎间融合术治疗的退变性脊柱侧弯患者进行了一项前瞻性研究，平均每个患者处理了 4.4 个节段（手术节段 1～9），其中 75.7% 的患者进行了后路椎弓根螺钉固定，5.6% 的患者进行了侧方固定，18.7% 的患者单纯进行了侧方椎间融合。他们平均手术时间 178min（58min/ 节段），平均失血量 50～100mL。前后路联合入路手术单节段患者平均住院日 2.9d，13 例（12.1%）患者出现严重并发症：2 例（1.9%）为内科并发症，12 例（11.2%）为外科并发症。在较少侵入性操作的手术中（单纯的侧方椎间融合伴或者不伴经皮内固定置入），有 9.0% 患者发生一个或多个严重并发症。在伴有后路开放内固定置入的患者中，有 20.7% 的人发生了一个或多个严重并发症。总共有 3 例后路开放内固定置入的患者需要早期二次手术（均为深部切口感染），29 例患者术后出现髋关节屈曲无力，这可能与撑开器穿过腰大肌有关，6 个月后，82.1% 术后仅有 1 级肌力的患者得到了完全恢复，只有一名患者下肢近端肌肉肌力不足 4 级（占总病例的 0.9%

的病例，总融合节段的 0.3%），6 个月后恢复至
4 级。

Dakwar 等[95] 报道了他们使用侧方入路腰椎
椎间融合术治疗 25 例成人脊柱侧弯患者（平均
62.5 岁）的早期研究结果。平均失血量为每节段
53mL，平均住院日为 6.2d，术后平均随访了 11
个月。患者主观上感觉良好，VAS 评分平均改善
5.7 分，ODI 评分改善了 23.7%。3 例（12%）患
者术后手术入路同侧大腿前方出现短暂的麻木。
所有随访超过 6 个月的患者经 CT 检查均在影像
学上证实已经融合。

Diaz 等[96] 报道了 39 例（平均 68 岁）使用侧
方椎间融合术治疗有症状的退变性脊柱侧弯的病
例，其中有 4 例患者增加了内固定，患者侧方融
合节段为 1～4 个节段，术后经过了 3 年的临床和
影像学随访观察。患者平均手术时间为 125min，
失血量小于 50ml。患者手术结束当天即可下床活
动，术后第二天出院，没有发现明显的手术并发
症。平均 VAS 评分从术前的 9.1 分降至术后第 3
年的 4.6 分，ODI 指数从术前的 49 分改善到术后
第 3 年的 23 分，侧弯角度由术前的 18° 矫正为术
后 8°，腰椎前凸角从术前的 34° 改善为 41°。

Akbarnia 等[97] 也回顾了他们对 DS 患者（侧
弯至少 30°）的治疗经验，通过侧方入路腰椎椎
间融合术进行前方重建后又接受了传统的后路开
放手术治疗。16 例患者在随访 2 年以上后的结
果显示，所有临床指标均有显著改善，包括 VAS
评分、ODI 指数和 SRS-22 评分。并且，他们都
获得了比较满意的畸形矫正，其中，单纯接受侧
方入路腰椎椎间融合术治疗的患者冠状面畸形的
矫正率为 45%，而那些二期行后路融合内固定术
治疗的患者矫正率接近 70%。腰椎前凸角从术前
的 31° 改善到了 44°，冠状位 L_4 倾斜角也由术前
的 23° 改善到了 10°。16 例患者中有 9 例出现一
过性的感觉异常，并有 2 名患者在 2 年的随访观
察中并未改善。

Oliveria 等[98] 报道了一项关于侧方入路腰
椎椎间融合术间接减压临床疗效的前瞻性非随

机对照试验。21 例患有脊柱退行性病变（包括
DS）同时合并有腰椎管狭窄的连续患者接受了侧
方椎间融合的手术治疗。手术使患者的腰椎空间
得到了显著的改善，包括椎间隙高度平均增加了
41.9%，椎间孔高增加了 13.5%，椎间孔面积增
大 24.7%，中央管直径增大 33.1%。这些数据表
明，对于那些伴有狭窄症状的 DS 患者，通过侧
方椎间融合撑开椎间隙进行间接减压是有效的。
不足的是该研究时间较短，仅有术后 1 个月的影
像学资料，作者也指出任何情况下融合器沉降都
会影响间接减压的效果。

Sembrano 等报道了融合器的设计对侧方入路
腰椎椎间融合术（LLIF）术后手术节段的节段性
前凸角的影响[99]。他们比较了 40 名接受 LLIF 治
疗的患者的影像学资料，这些患者在术中使用了
前凸型或非前凸型的融合器。通过比较，他们发
现，与使用非前凸型的融合器的患者相比，前凸
型融合器的使用明显增加了手术节段的节段性前
凸角。

Anand 等报道了行 LLIF 治疗的 66 例 ASD
患者术中使用前凸型融合器对于矢状面平衡的影
响[100]。结果发现，使用 6°、10°、12° 和 20° 的前
凸融合器后，患者术后分别出现了 9.00°、13.09°、
13.23° 和 18.32° 的节段性前凸角。

他们还指出，当融合器放置在下腰椎以及椎
间隙前或中 1/3 时会获得明显的节段性前凸。

Phillips 等报道了 107 例行极外侧椎间融合术
（XLIF）治疗的成人退行性脊柱侧弯（DS）的患
者，其中一部分患者辅助了后路内固定[101]。在
他们的这项前瞻性多中心队列研究中，这种手术
方式的总并发症发生率要低于传统的手术方式。
他们发现，经过 2 年的随访观察，包括 ODI 指数、
VAS 评分和 SF-36 评分在内的所有临床评价指
标都得到了显著了提高。85% 的患者对他们的治
疗结果感到满意，并表示他们愿意接受进一步的
手术治疗。他们还发现畸形在影像学上得到了较
好的矫正，腰椎前凸角从术前 27.7° 改善至 33.6°，
整体 Cobb 角从术前 20.9° 改善至 15.2°。

Akbarnia 等报道了可以用来矫正矢状面失衡的一项新的微创技术——前柱重塑（ACR）技术[102]。这种手术方式通过侧方经腰大肌入路来进行完整的椎间盘切除，同时小心地清除前纵韧带和纤维环。然后将前凸角为 20° 或 30° 的大前凸融合器置入原先椎间盘所在空间，并同时用一至两颗螺钉将其固定在椎体上。然后辅以后路内固定（MIS 或开放）矫正矢状面畸形。与传统的后柱短缩截骨手术，如 SPO 截骨术和三柱截骨术不同，ACR 是通过直接前柱张开来达到矢状面失平衡的矫正。

Saigal 等最近对 ACR 技术进行了文献回顾[103]。文章纳入的 12 项研究中，使用大前凸融合器后节段性前凸角为 10°～27°。当 ACR 与后柱截骨术联合使用时，椎间隙平均角度增加了 19°，比不使用高前凸融合器的单纯侧方入路腰椎椎间融合术治疗时提高了 13°。文章中报道其并发症发生率在 18%～47%，最常见的轻微并发症是短暂性髋关节屈曲无力（9.3%）和一过性感觉异常或障碍（12%）。75 例患者中有 11 例出现运动功能障碍，低于三柱截骨术后的发生率，同时严重并发症较少，仅 1 例肠穿孔，1 例血管损伤。因此，他们得出结论，ACR 技术是一项可以用来矫正矢状面畸形的微创技术，并且其并发症的发生率与其他技术相比持平甚至更低。

虽然运用侧方椎间融合术治疗成人脊柱侧弯的方法多种多样，但作者认为应该按照如下流程展开治疗：在进行了多节段腰椎侧方椎间融合后，应该鼓励患者在支具的辅助下尽早下床活动。如果术前神经症状在术后得到了有效的缓解，术后全长片显示矢状面和冠状面的序列尚可，并且在处理椎间隙时没有损伤骨性终板，骨质量尚可的情况下，仅侧方椎间融合即可或者二期行经皮椎弓根螺钉内固定。但是，如果出现以下任一情况，如侧方手术中破坏了骨性终板，术后仍有椎体滑脱或骨质质量较差，这时候就建议辅以椎弓根螺钉内固定。如果术后神经症状持续存在，或需要行进一步的畸形矫正，通常在首次手术后 2～3d 对患者行直接椎管减压或后路开放融合手术。

（五）后路手术方式

治疗严重的僵硬性成人脊柱畸形的传统手术方式是在前路通过开胸或胸腹联合入路松解后再行后路融合内固定术。但是，随着手术器械的发展以及椎弓根置钉技术、多平面截骨技术和经椎间孔椎间融合术（TLIF）经验的增加，越来越多的外科医生已经不再使用前路手术方式治疗成人脊柱侧弯了。在目前阶段，很大一部分成人脊柱侧弯患者是通过全后方入路手术治疗的，包括后路椎弓根螺钉置入、后路截骨术、后路经椎间孔椎间融合来达到减压和矫形的目的。在现代外科技术的辅助下，单纯后路融合内固定治疗青少年脊柱侧弯已经可以获得与传统的前路松解后路融合相似的畸形矫正率[104]。研究表明，在 AIS 超过 90° 的患者中也是如此[105, 106]。

椎弓根螺钉可以行节段固定，对脊柱侧弯进行三维矫形[107, 108]。Pateder 等[109]主张对侧弯小于 70° 的成人腰椎 DS 患者采用单纯后路手术进行治疗，但这需要通过较大的术口才能获得足够的后路松解。而微创技术对于这些问题（单纯后路 vs. 单纯前路 vs. 前后路联合）的比较，尚缺乏足够的文献报道。

Wang 等最近报道了运用小切口经椎弓根截骨术治疗重度 ASD 患者的系列病例[110]。该技术包括运用标准的开放操作有限暴露截骨节段及邻近节段，同时使用微创技术行后路内固定置入。

（六）手术方式的总结及选择

为了充分解决特定患者的病理问题，在计划手术干预时必须选择正确的手术技术或技术组合。图 38-4 展示了本章中讨论的一些手术技术实际运用的病例。

详细了解患者的症状和全面的影像学检查是治疗获得成功必不可少的条件。Silva 和 Lenke 建议对成人脊柱侧弯患者采取从单纯减压到胸腰椎

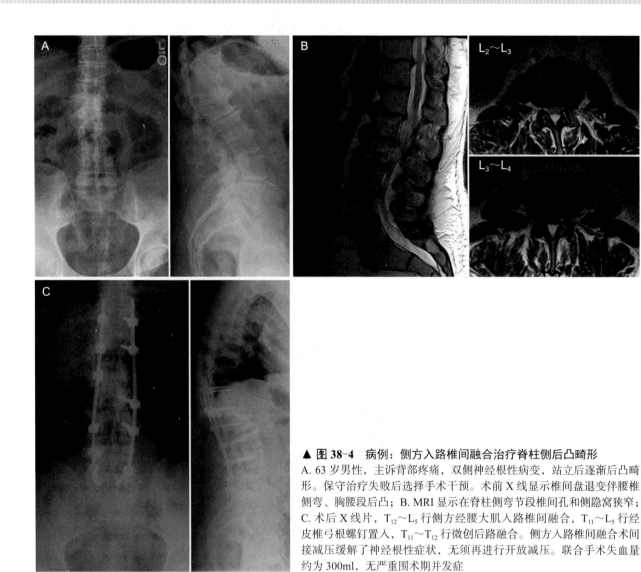

▲ 图 38-4 病例：侧方入路椎间融合治疗脊柱侧后凸畸形

A. 63 岁男性，主诉背部疼痛，双侧神经根性病变，站立后逐渐后凸畸形。保守治疗失败后选择手术干预。术前 X 线显示椎间盘退变伴腰椎侧弯、胸腰段后凸；B. MRI 显示在脊柱侧弯节段椎间孔和侧隐窝狭窄；C. 术后 X 线片，T_{12}~L_5 行侧方经腰大肌入路椎间融合，T_{11}~L_5 行经皮椎弓根钉置入，T_{11}~T_{12} 行微创后路融合。侧方入路椎间融合术间接减压缓解了神经根性症状，无须再进行开放减压。联合手术失血量约为 300ml，无严重围术期并发症

融合 + 截骨六种阶梯化的手术干预[111]。虽然他们采用的是传统开放的手术技术，但其治疗原则可以应用于本章讨论的微创手术策略中（图 38-5）。由狭窄引起的神经症状需要通过直接或间接减压方式来缓解，而单纯的直接减压仅适用于没有明显背痛、畸形程度较轻且没有脊柱不稳的患者。如果合并明显的背部疼痛、畸形或不稳，则需要进行相应节段的融合。一般来说，通过侧方入路椎间融合可以达到足够的间接减压的目的，同时可以稳定脊柱并纠正畸形。在神经症状得到缓解，骨质质量足够满意并且脊柱整体平衡可以接受的条件下，仅行侧方入路椎间融合即可。当这些条件不满足时，需要辅以后路内固定手术，

同时视情况决定是否进行直接减压。如果行后路内固定的主要目的是增强稳定性，那么考虑使用经皮椎弓根螺钉置入。但是，如果需要行进一步的畸形矫正来维持矢状面或冠状面平衡，那么就应该行传统的开放手术。当存在中度畸形（Cobb角 < 30°）和脊柱不稳（侧方移位 < 2mm）时，可以考虑对最严重的节段进行短节段融合。但是，如果畸形（Cobb 角 > 30°）和脊柱不稳（侧方移位 > 2mm）较为严重时，一般就需要通过长节段的融合来缓解背痛、减少邻近节段的退变和狭窄的复发。根据 Silva 和 Lenke 的理论，对于腰椎后凸和那些单纯后路手术失败风险较高的患者，一般建议采用前后路联合手术来进行治疗。

这些问题都可以通过侧方入路椎间融合术得到很好的解决。事实上，侧方入路椎间融合术可以实现充分的减压，并且通过大前凸椎间融合器的使用可以避免在僵硬性或严重的侧弯畸形病例中才需要采取的传统后路截骨术。当需要进行骶骨融合时，强烈推荐采用椎弓根螺钉置入术 + 前路椎间支撑。由于侧方入路无法到达 $L_5 \sim S_1$ 椎间盘平面，因此融合至骶骨可以通过开放或微创的后路TLIF 手术固定或不固定到髂骨，或通过骶前入路椎间融合术来实现。当存在脊柱整体失平衡或腰椎以上存在后凸时，融合应延长至胸椎，这可以通过侧方入路或后方入路的技术来实现。

2014 年，国际脊柱研究学会（ISSG）提出了脊柱畸形微创手术治疗指南，可用于辅助指导判断哪些患者是 MIS 技术的理想适用对象[112]。

- 国际脊柱研究学会（ISSG）提出了脊柱畸形微创手术治疗指南，用于辅助指导判断哪些患者是 MIS 技术的理想适用对象。

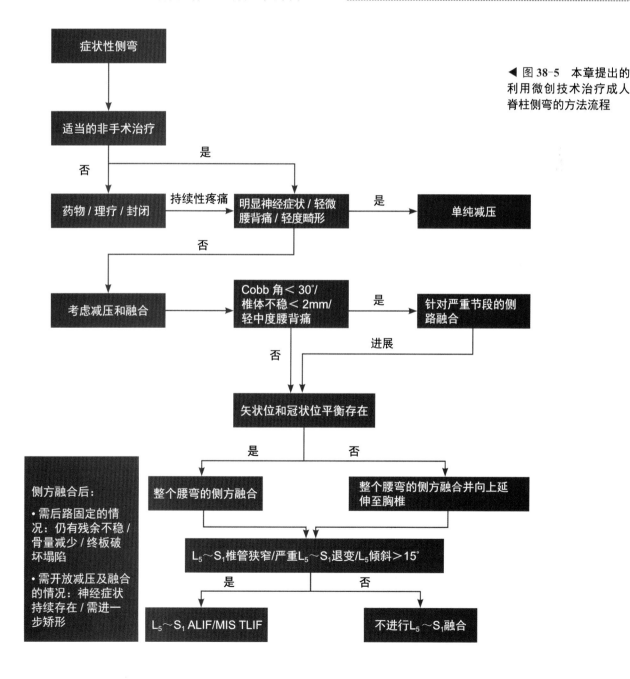

◀ 图 38-5　本章提出的利用微创技术治疗成人脊柱侧弯的方法流程

- 指南中根据 SVA 的严重程度、PI-LL 之差、PT 值、胸椎后凸角、冠状位 Cobb 角、侧弯柔韧性和侧方移位将患者分为三种 MIS 手术类型。
- I 类患者是指伴有典型神经压迫症状的柔韧性好的轻度侧弯畸形，这类患者适合于 MIS 减压，视情况决定是否行单节段融合。II 类患者是指合并背部疼痛较严重的柔韧性好或部分僵硬的侧弯畸形，这类患者适合于 360° 微创手术进行前后路联合减压融合治疗。III 类患者是指合并严重背部及下肢疼痛的重度僵硬性的多平面畸形，这类患者需要进行开放手术治疗。
- ISSG 指出，当术前 SVA > 6cm、PT > 25°、PI-LL > 30° 或冠状面 Cobb 角 > 20° 时会增加前后路联合 MIS 治疗失败的风险。

指南中根据 SVA 的严重程度、PI-LL 之差、PT 值、胸椎后凸角、冠状位 Cobb 角、侧弯柔韧性和是否伴侧方移位将患者分为三种 MIS 手术类型。I 类患者是指伴有典型神经压迫症状的轻度且柔韧性好的侧弯畸形，这类患者适合于 MIS 减压，视情况决定是否行单节段融合。II 类患者是指合并背部疼痛较严重的柔韧性好或部分僵硬的侧弯畸形，这类患者适合于 360° 微创手术进行前后路联合减压融合治疗。III 类患者是指合并严重背部及下肢疼痛的重度僵硬性的多平面畸形，这类患者需要进行开放手术治疗。ISSG 指出，当术前 SVA > 6cm、PT > 25°、PI–LL > 30° 或冠状面 Cobb 角 > 20° 时会增加前后路联合 MIS 治疗失败的风险。

Anand 等[113, 114] 进行了一项研究证明了多种微创手术方法联合治疗对成人脊柱侧弯的有效性，并展示了如何将几种微创技术结合起来更有效地应用于成人脊柱侧弯畸形患者的治疗。研究中，他们运用三种手术技术：极外侧椎间融合术、ALIF 和后路经皮椎弓根螺钉置入术联合治疗了一批术前 Cobb 角平均为 22° 的成人脊柱侧弯患者，并对他们进行了 2 年的随访观察。前路手术平均失血量 241mL，后路手术平均 231ml。经过随访观察，冠状面 Cobb 角从术前 22° 改善到 7°，VAS 评分和 ODI 评分分别从 7.05 和 53.5 改善至 3.03 和 25.88。总体并发症发生率为 21%，与之前的研究相比有明显的改善。

Phan 等对成人退行性脊柱侧弯的微创手术方式进行了一项 Meta 分析[115]。他们比较了包括微创前方 / 侧方入路手术、经椎间孔入路手术和单纯减压术在内的多种手术方式，纳入了 29 项研究，最终发现对于成人脊柱侧弯畸形的矫正，微创手术能够获得与开放手术相似的临床疗效。所有的方法也都能获得相似的令人满意的影像学结果。他们发现，与其他手术方式相比，前方 / 侧方入路手术运动功能障碍（3.6% LLIF vs. 0.7% TLIF vs. 0.5% 单纯减压）和感觉功能障碍（3.3% LLIF vs. 0.7% TLIF vs. 0.5% 单纯减压）发生率最高，而感染、硬膜囊破裂 / 脑脊液漏、心肺不良事件等并发症的发生率在所有手术中相似。需要注意的是，大部分研究都没有在术中使用实时电生理监测。

Kanter 等最近回顾了文献中 MIS 技术在 ASD 治疗中的应用[116]。它们总共纳入了 39 篇文章，特别对三种治疗 ASD 的 MIS 技术的临床疗效进行了分析：① MIS 减压，② 360°MIS（cMIS），③ MIS 合并开放手术。他们将这三种手术方式分别形容为：①合并或不合并单节段或短节段融合的 MIS 减压，②完全通过 MIS 技术进行前路支撑和后路固定的 360° 畸形矫正，③ MIS 技术合并后路内固定 + 截骨。研究发现，与传统的开放手术相比，MIS 技术可以降低 ASD 患者的并发症发生率。尤其是 MIS 技术可以减少术中出血和正常解剖结构的破坏，但是 MIS 技术也增加了不融合的风险，且畸形矫正不足。与 MIS 技术相比，开放手术能达到更充分的畸形矫正。因此，他们认为，包括 360°MIS 在内的 MIS 技术对于严重的或矢状面 / 冠状面僵硬的畸形患者的临床疗效较差。

八、结论

正如本章节中所讨论的，手术治疗成人脊柱侧弯的技术和入路多种多样，并且仍处于不断发展的状态。最新的研究发现微创技术对于这类患者的治疗具有显著的优势，但是仍有许多问题尚未解决。现有文章报道的病例数都较小，而且很少有研究直接将微创手术与传统开放手术相比较。因此，我们在应用这些新技术时需要记住，

虽然微创技术可以降低围术期并发症的发病率，但必须在保证安全有效地完成手术治疗目的的前提下才能使用。有时，针对不同患者不同的病理表现，多种入路的联合治疗是必要的。随着这些技术的不断发展，对于特殊侧弯类型的长期并发症及合并症等问题肯定会得到解决。这些数据研究也会对新分类系统提供强有力支持，从而帮助医生对不同的成人脊柱侧弯畸形患者提出更为具体有效的治疗方案。

总结

- 成人脊柱侧弯是一种复杂的三维畸形，影响着脊柱的冠状面、矢状面和轴向面。
- 这种畸形常导致椎管狭窄，除了背部疼痛外，其引起的症状与神经根病变和（或）神经源性跛行一致。
- 虽然成人脊柱侧弯很常见，但其准确的发病率尚不清楚，文献中广泛报道的比例在 1.4%～68%。
- 成人脊柱侧弯给美国卫生保健系统带来了巨大的财政负担，需要进行外科干预的患者及其住院费用都在增加。
- 成人脊柱侧弯最常见的临床表现是背部疼痛，可以占到脊柱外科门诊患者的 90% 以上，其次是站立或行走时的根性疼痛和跛行。
- 冠状面畸形的患者常常抱怨腰部倾斜和肋骨贴近骨盆，更为常见的是由腰椎后凸畸形引起的矢状面垂直轴向前偏移的失衡，并与生活质量的下降密切相关。
- 畸形的持续进展在成人中是很常见的，所以这些患者都需要长期的随访观察。
- 对于那些保守治疗无效，并且长期疼痛和功能障碍的患者来说，有需要进行外科手术的干预。
- 为了降低侧弯畸形的发病率，微创手术作为不同于传统开放式手术的另一种选择得到了广泛的研究。
- 在考虑对成人脊柱侧弯患者进行手术矫正时，外科医生必须要充分了解患者的期望。
- 要全面地将患者的个体症状与影像学上的病理表现联系起来考虑。
- 社会环境因素已经被证明与临床预后不佳或手术风险增高密切相关。
- 手术节段选择是十分重要的，比如合适的选择上端固定椎（UIV）对于避免交界性后凸畸形的发生尤为关键。交界性后凸畸形是由于 UIV 以上椎间盘退变加速或椎体本身骨折导致脊柱整体后凸而形成的，并且通常伴有明显的椎管狭窄。
- 侧弯患者需行长节段融合时，远端是否要融合至 L_5 或 S_1 也是一个重要的决定。
- 融合到 L_5 可以保留腰骶部的活动度，缩短了手术时间，也降低了不融合的可能。
- 另一方面，长节段融合至 L_5 可能会加速 L_5～S_1 椎间盘退变，从而引起相应的临床症状。
- 文献报道，传统开放入路（前路/后路）手术的并发症发生率为 25%～80%，而 MIS 技术就是为了降低入路相关的并发症发生率。

- 对于神经症状明显，侧弯程度较轻，而且没有明显不稳的患者行相应节段的单纯减压治疗即可。
- 腰椎前路椎间融合术（ALIF）已经被证明是治疗成人脊柱畸形的有效方法。
- 通过清除前方组织和骨赘，处理椎间隙并置入内植物，ALIF 可直接重建前柱支撑。
- ALIF 可以改善矢状位力线，并提供更大的融合面。此外，与后路手术相比，ALIF 术中出血更少，且不需要牵拉神经
- 前后路联合入路已经被推荐用于成人脊柱侧弯的治疗，这种方法可以恢复腰椎前凸角并提高融合率，尤其是在腰骶部。
- 前后联合入路的相对适应证包括：腰椎前凸较小、严重的侧弯畸形、后路支撑不足、不融合和骨质较差（尤其是在腰骶部）。
- 近几年逐渐开展的侧方经腰大肌入路腰椎椎间融合术是对传统 ALIF 手术的一种微创性改良式。
- 侧方入路腰椎椎间融合术主要穿过腰大肌后经腹膜后入路即可暴露椎体，对椎间盘进行处理。该术式无须其他外科医生的帮助，通过 1～2 个 3～4cm 的小切口安全地进行手术，并且不会侵犯腹腔结构或损伤大血管，从而可以有效避免传统 ALIF 手术引起的相关并发症。
- 侧方经腰大肌入路可以置入足够大至椎体前后缘的椎间融合器。椎体间撑开后可以实现间接神经减压和畸形矫正，并可以通过相对非创伤性的手术入路实现椎间融合。
- 目前，侧方入路腰椎椎间融合术作为微创手术策略的一部分被广泛应用于成人脊柱侧弯的治疗中，它可以作为前路手术单独应用，也可以与经皮后路手术相结合，或者与后路开放手术相结合，从而达到实现充分的神经减压和恢复矢状面与冠状面平衡的目的。
- 当从侧方经腹膜后入路达到脊柱时，许多重要的神经和血管结构都有受损伤的风险。可以预见的是，这些解剖解构在脊柱畸形状态下也有可能会发生位置的改变。
- 大多数医生都建议从侧弯凹侧行侧方融合。
- 从侧弯凹侧行侧方融合的益处很多，侧弯凹侧通常是椎间孔狭窄、椎体压缩变性和软组织挛缩的部位，在此处进行充分的松解在理论上可以有助于畸形矫正，而且可以恢复椎间孔高度以达到间接神经减压的目的。
- 此外，从凹侧进入可以通过更小的切口显露更多的节段，也更容易到达 L_4～L_5 节段，因为 L_4～L_5 在凸侧通常会受到髂峰的阻碍。
- 最后，从凹侧进行撑开有利于术中获得更好的畸形矫正。
- 前柱重塑（ACR）技术是一项可以用来矫正矢状面失衡的新的微创技术。这种手术方式通过侧方经腰大肌入路来进行完整的椎间盘切除，同时小心地清除前纵韧带和纤维环。然后将前凸角为 20° 或 30° 的大前凸融合器置入原先椎间盘所在空间，并同时用 1～2 颗螺钉将其固定在椎体上。然后辅以后路内固定（MIS 或开放）矫正矢状面畸形。与传统的后柱短缩截骨手术，如 SPO 截骨术和三柱截骨术不同，ACR 是通过直接前柱张开来达到矢状面失平衡的矫正。
- 很大一部分成人脊柱侧弯患者是通过全后方入路手术治疗的，包括后路椎弓根螺钉置入，后路截骨术，后路经椎间孔椎间融合来达到减压和矫形的目的。在现代外科技术的加持下，单纯后

路融合内固定治疗青少年脊柱侧弯已经可以获得与传统的前路松解后路融合相似的畸形矫正率。椎弓根螺钉可以行节段固定，对脊柱侧弯进行三维矫形。

- 虽然微创技术可以降低围术期并发症的发病率，但必须在保证安全有效地完成手术治疗目的的前提下才能使用。有时，针对不同患者不同的病理表现，多种入路的联合治疗是必要的。

测 验

★ 选择题

1. S_1 上缘的中垂线与骶骨终板中点和股骨头中点的连线之间的夹角的夹角叫作：（　　）

    A. 骨盆倾斜角
    B. 骶骨倾斜角

    C. 矢状面轴向距离
    D. 骨盆入射角

★ 简答题

2. 60 岁女性，脊柱全长正侧位 X 线片上显示 $T_6 \sim T_{10}$ 冠状面 Cobb 角为 15°，$T_{10} \sim L_3$ 冠状面 Cobb 角为 40°。其 SVA 为 +6.5cm，PT 值 26°，PI–LL 之差为 40。那么根据 SRS–Schwab 成人脊柱畸形分类系统，她属于何种侧弯类型？

★ 判断题

3. 冠状面畸形矫正率是影响成人脊柱畸形疗效的唯一重要因素。（　　）

★ 选择题

4. 前柱重塑技术（ACR）是一项用来治疗矢状面失衡的相对较新的微创技术，需要通过 LLIF 松解：（　　）

    A. 前纵韧带
    B. 后纵韧带

    C. 关节突关节
    D. 棘上韧带

5. 根据 2014 年国际脊柱研究学会提出的 MIS 治疗指南，Ⅱ类患者（合并背部疼痛较严重的柔韧性好或部分僵硬的侧弯畸形）应采用下列何种手术方案：（　　）

    A. 合并或不合并单节段或短节段融合的单纯 MIS 减压

    B. 360° 微创手术进行前后路联合减压融合治疗

    C. 开放手术

★ 答案

  1. D   2. 冠状面侧弯类型：L，PI–LL，++；PT，+；SVA，+。

  3. ×。矢状面的整体平衡已经被证明是影响成人脊柱畸形手术疗效最重要的因素。

  4. A   5. B

第 39 章　前柱序列重建（ACR）：微创手术在成人矢状面畸形治疗中的作用

Anterior Column Realignment (ACR): Minimally Invasive Surgery for the Treatment of Adult Sagittal Plane Deformity

Gregory M. Mundis Jr.　Pooria Hosseini　Amrit Khalsa　Behrooz A. Akbarnia　著

周　鑫　译

周许辉　校

> **学习目标**
>
> - 明确矢状面畸形矫正的微创手术方式。
> - 理解微创手术方式的局限性。
> - 掌握前柱序列重建（ACR）手术的技术要点。
> - 选择适合接受前柱序列重建手术的患者。
> - 基于对并发症的了解，安全的实施 ACR 手术。

一、概述

成人脊柱畸形的治疗是一个复杂的决策过程，不仅涉及具体的脊柱参数，也包括患者的一般健康情况，以便获得最佳的疗效。成人畸形手术的健康相关生活质量（HRQOL）数据证实，脊柱骨盆平衡的重建和矢状面的调整与术后疗效的满意度直接相关。研究还表明，症状的严重程度随着矢状面失平衡的进展呈线性增加趋势[1]。

过去 20 年来，随着技术的进步，人们对成人脊柱畸形的认识不断增长，治疗方式也从非手术的姑息治疗转变为手术治疗，以改善功能和生活质量。由于常规手术正常生理结构保留较少和围术期并发症的发生率高，所以要求在成人矢状面畸形矫正过程中尽可能使用微创技术。无论采用何种技术，畸形矫正手术的基本原则必须坚持，即神经减压、脊柱序列重建、稳定的固定和融合。

二、正常矢状面序列

为了指导治疗和研究疗效，作者定义并研究了大量的指标，主要包括三大类：①整体和局部的矢状面曲度；②骨盆参数；③矢状面脊柱序列。

Bemhardt 和 Bridwell 回顾性研究了 102 例无脊柱病变健康个体（年龄范围：4.6—29.8 岁）的脊柱 X 线侧位片，发现平均胸椎后凸角（$T_3 \sim T_{12}$）为 36°（标准差 SD = ± 10°），后凸顶点在 $T_6 \sim T_7$ 椎间盘；平均腰椎前凸角（$L_1 \sim S_1$）为 44°（SD = ± 12°），前凸顶点在 $L_3 \sim L_4$ 椎间盘[2]。他们还发现上胸腰段（$T_{10} \sim T_{12}$）平均后凸 Cobb 角为 5.5°（SD = ± 4°），下胸腰段（$T_{12} \sim L_2$）平均前凸 Cobb 角为 3°（SD = ± 7°）。矢状面参数的平均值因年龄和性别而异。

Gelb 等在一项类似研究中回顾了 100 例成

年人（平均年龄 57±11 岁）的矢状面序列[3]。平均矢状面垂直轴（sagittal vertical axis，SVA）为 –3.2cm（SD = ±3.2）。上胸椎（T_1～T_5）平均后凸角为 14°（SD = ±8°），下胸椎（T_5～T_{12}）平均后凸角为 34°（SD = ±11°）。全腰椎（T_{12} 下终板到 S_1 上终板）平均前凸角为 –64°（SD = ±11°）。男性和女性在 SVA、胸椎后凸角、腰椎前凸角方面无显著差异。不同年龄之间，胸椎和胸腰椎后凸没有显著差别。但是，全腰椎的前凸和年龄之间有显著相关性。

骨盆入射角（Pelvic incidence，PI）、骨盆倾斜角（pelvic tilt，PT）和骶骨倾斜角（sacral slope，SS）是术前规划脊柱矢状面重建时必须考虑到的三个基本骨盆参数。Schwab 和 Lafage 等研究了这三个变量在不同年龄组中的标准值[4]。他们使用多重线性回归分析，根据患者的骨盆入射角（PI）、胸椎后凸角（TK）和腰椎前凸角（LL）建立了预测 SVA 和 PT 的公式[5]。骨骼发育成熟后，骨盆入射角（PI）就成了一个恒定不变的形态学常数，PT 和 SS 则是位置变量，可以根据需要改变，以代偿矢状位正平衡。

Duval-Beaupere 等发现了描述这三个骨盆参数之间关系的几何方程，即 PI = PT ± SS[6]。Berthonnaud 等认为脊柱骨盆轴（胸椎、腰椎、骨盆）相邻区域的参数是相互依赖的[7]。这些关系从本质上决定了成人矢状面序列及代偿机制。

骨盆倾斜角（代表骨盆倾斜程度）和未融合的胸椎是抵消进行性的腰段前凸减小和矢状面失平衡的两种重要的代偿机制。存在病理性矢状面失平衡的患者（包括腰段前凸消失、局部后凸畸形、骨折、肿瘤和椎板切除术后等）会经历相应的骨盆后倾和 PT 值增加，从而将颅骨拉回到骨盆上方并减少矢状面正平衡。此外，未融合的胸椎为了维持整体序列可能会失去正常的脊柱后凸[8]。为了评估整体矢状面平衡，两种新的角度参数被提出。T_1 骨盆角（T_1 Pelvic Angle，TPA）整合了整体（SVA）和局部（PT）脊柱骨盆矢状面平衡的信息，Ryan 等提出 TPA 的

手术目标为 10°[9]。另一种新的参数是颈胸骨盆角（cervicalthoracic pelvic angle，CTPA）。Protopsaltis 等提出患者在胸腰椎三柱截骨术后（3CO）后会出现上胸椎近端交界后凸（PJK），同时可伴随颈椎矢状位畸形，颈椎铅垂线（CPL）和 CTPA 的数值增加[10]。

现已定义了矢状面重建的矫正目标（与手术技术无关），包括 PT < 20°，SVA < 50mm，T_1SPI < 0 和 LL=PI ± 10°[11]。然而，近期国际脊柱研究组（ISSG）在 Lafage 等的研究中发现，脊柱骨盆矢状面序列随年龄而变化，因此，手术矫正矢状面序列时应该考虑年龄因素，特别是年轻患者需要更严格的序列矫正目标[12]。

> **要点**
> 手术矫正矢状面序列时应该考虑年龄因素，特别是年轻患者需要更严格的序列矫正目标。

三、矢状面序列异常的临床表现

Glassman 等对 298 例脊柱畸形患者（其中包括 126 例脊柱术后患者）进行研究，以便将这些参数与健康相关的生活质量结果相关联[1]。作者发现，与矢状面平衡正常的患者相比，矢状面正平衡（SVA > 5cm）的患者预后较差。无论有无手术史，矢状面正平衡的患者在疼痛、功能、自我形象和社交职能方面的评分均较差。作者得出结论，无论是否有脊柱手术史，矢状面正平衡都是临床健康状况恶化程度最重要和最可靠的影像学预测指标。

随后，Glassman 等证明疼痛加重和功能下降与矢状面失平衡程度呈线性相关[13]。随着 C_7 铅垂线前移的增加，所有健康状况评分 [SF-12、SRS-22 和 Oswestry 功能障碍指数（ODI）] 均显著下降。此外，对所有后凸范围的比较显示，后凸顶点越靠近尾端，ODI 评分越差（$P < 0.05$）。

> 矢状面正平衡是临床健康状况恶化程度最重要和最可靠的影像学预测指标。

四、分型

现有多种成人脊柱畸形的分类方法。Bridwell 等描述了成人矢状面失平衡的 3 种不同类型[14]。Ⅰ型包括局部矢状面畸形（胸 / 胸腰椎脊柱后凸或者腰椎曲度变直），通过远端剩余活动节段的代偿仍保持整体矢状面的平衡（5cm 以内），冠状面失平衡少于 5cm 的患者。Ⅱ型指冠状面平衡而矢状面平衡失代偿的患者。Ⅲ型包括整体矢状面和冠状面失平衡且无完整代偿节段的患者。

Lowe 等在 King/Moe 和 Lenke 青少年特发性脊柱侧弯分型系统的基础上，报道并证实了针对成人脊柱畸形的侧弯研究协会（SRS）分型[15]。尽管具有相当全面纳入标准和良好的观察者间可靠性，但修正并不完全符合临床表现。此外，此分型并没有将矢状面问题视为原发畸形。我们对骨盆作用的认识及其在手术设计和临床疗效中的重要性不断扩展，这促使分型要参照这些原则重新建立。

SRS-Schwab 分型近期被证实[16]。该分型提出三种修正参数来指导成人矢状面畸形的处理并与健康相关生活质量评分有相关性。此分型定义了四种不同的弯曲类型（三种冠状面畸形和一种矢状面畸形）：①T 型，胸弯（腰弯＜ 30°）；②TL/L 型，胸腰弯 / 腰弯（胸弯＜ 30°）；③D 型，双弯（T，T/L 或 L 至少 30° 畸形）；④S 型，矢状面畸形（冠状面畸形＜ 30° 但伴有中重度修正）。有三种不同的矢状面修正参数进一步描述畸形：①腰椎前凸角减骨盆入射角（PI-LL）；②骨盆倾斜角（PT）；③整体平衡（表 39-1）。Lafage 等证实为了获得良好的手术疗效，理想的影像学表现为 PI-LL ＜ 10°，PT ＜ 25°，SVA ＜ 50mm[8]。

最近 Neuman 等开发验证了一种新的成人脊

表 39-1　成人脊柱畸形 SRS-Schwab 分型

冠状面修正参数	矢状面修正参数	
	PI–LL	
T：单胸弯 腰弯＜ 30°	0	＜ 10°
	+	10°～20°
	++	＞ 20°
	整体序列	
L：腰弯或胸腰弯 胸弯＜ 30°	0	SVA ＜ 4cm
	+	SVA 4cm～9.5cm
	++	SVA ＞ 9.5cm
D：双弯 胸弯和胸腰弯 / 腰弯＞ 30°	PT	
	0	PT ＜ 20°
N：无明显冠状面畸形。 所有冠状面弯曲＜ 30°	+	PT 20°～30°
	++	PT ＞ 30°

LL. 腰椎前凸角；PI. 骨盆入射角；PT. 骨盆倾斜角；SVA. 矢状面垂直轴

柱畸形（adult spine deformity，ASD）手术侵入性评分[17]。不同的手术方式选择和并发症的风险息息相关。量化复杂脊柱手术的侵入性有助于床旁决策、患者咨询和评估疗效。利用 Mirza 等手术侵入性指数（surgical invasiveness index，SII），开发出一种新的评分系统，该系统包括了畸形特有的手术步骤（ASD-S）（表 39-2）和术后脊柱骨盆影像学参数的改变（ASD-SR）[18]（表 39-3）。

表 39-2　利用手术组成部分计算 ASD-S 侵入性评分

手术组成部分	得分
后路	
减压	每椎体 1 分
融合	每椎体 2 分
内固定	每椎体 1 分
截骨	
三柱截骨	每截骨 14 分
Smith-Petersen 截骨	每截骨 1 分
椎间融合	
前柱	每椎间融合 8 分
椎间孔 / 腰后路	每椎间融合 2 分
髂骨固定	2
翻修手术	3

ASD-S. 成人脊柱畸形手术

表 39-3　ASD-SR 侵入指数中的其他参数 [a]

影像学参数	每改变 1° 的得分 [b]
PI-LL	0.5
PT	2
SVA	0.2[c]
胸椎后凸角	0.5

ASD-SR. 成人脊柱畸形 – 手术和影像
a. 这些得分在近期研究中加入 ASD-S
b. 从术前到术后
c. 每改变 1mm 得分

五、"微创手术（MIS）"值得做吗

MIS 技术是否在治疗成人矢状面畸形中具有重要作用，这个问题日益突出。用于矫正成人脊柱畸形的传统开放式前路或后路技术的并发症已经被充分描述。这些并发症包括失血过多、高感染率、血管损伤、神经损伤、内植物失败以及更严重的并发症，如肺栓塞、脑血管意外、心肌梗死、败血症，甚至死亡。Auerbach 等回顾了 105 例成人脊柱畸形患者接受三柱截骨术的疗效和主要并发症[19]。35% 的三柱截骨术后患者存在严重并发症，包括 38% 的经椎弓根椎体截骨术（PSO）和 22% 的全椎体切除术（VCR）。15.2% 的患者发生了严重的内科并发症，24.8% 的患者发生了严重的手术并发症。

Cho 等比较了成人脊柱手术中初次手术（n = 126）和翻修手术（n = 124）的疗效和并发症[20]。作者报道初次手术并发症发生率为 45.2%，翻修手术并发症发生率为 58.2%。他们还发现初次手术患者在 SRS 和 ODI 量表上，有更高的初始和最终得分。该报道确定了几个风险因素，包括高体重指数、内固定节段数量、骶骨融合、截骨术、手术时长和估计失血量。

2012 年的一项独立研究中，Cho 等报道了 3.5 年间 166 例脊柱翻修手术患者的严重并发症[21]。估计失血量超过 2000ml 和行 PSO 手术是唯一与围术期（6 周以内）和长期随访并发症相关的两个术中风险因素。总体上，50% 的成人脊柱畸形患者在多节段翻修手术后会发生并发症。

Buchowski 等报道，10 年间连续 108 例患者在腰椎 PSO 术后的神经系统并发症发病率为 11.1%[22]。神经电生理监测（全部病例都监测了 SSEP 和 MEP，部分病例监测了 EMG）在术中应用但未能提示术中损伤。神经损伤最常见于退行性矢状面失平衡组（16%，5/32），其中 2.8% 为永久性损伤。

另一方面，ACR 手术的平均术中估计失血量显著低于传统后路手术。Akbarnia 等 [23] 报道了 ACR 手术平均术中失血量为 111ml 而传统后路手术平均术中失血量为 1484ml。

> 传统的矢状面畸形手术方式（包括基于后路的脊柱截骨术）具有较高的并发症发生率、较长的手术时间和过多的失血量。

六、患者选择

选择合适的患者进行微创手术以纠正后凸畸形非常复杂，取决于多种因素，包括脊柱畸形的范围、累及的节段数量（局部、区域、整体矢状面畸形）、畸形的严重程度、既往手术史以及局灶后凸的活动度。

侧方腰椎椎间融合术（LLIF）是矫正 T_{12}～L_1 和 L_4～L_5 椎间盘局部或区域脊柱后凸的最佳方法。该技术不常用于 T_{11}～T_{12} 或者更高胸椎水平的脊柱后凸（因为要切除相应肋骨）。L_5～S_1 间隙历来是该技术的禁忌，由于髂骨翼的遮挡，使得外侧入路无法进入该间隙。最新的研究进展使得手术者能通过斜外侧入路（OLIF）进入 L_5～S_1 间隙 [24]。目前还没有关于 ACR 技术和这种改良外侧入路联合应用的报道。

对于区域性脊柱后凸，LLIF 入路可以解决多节段脊柱后凸的问题。此外，根据区域性畸形的严重程度，可以辅以单节段或多节段后路截骨术（如 Ponte 截骨术）从而达到预期的矫正效果。局部后凸伴有明显的脊柱骨盆序列紊乱更需要良好的畸形矫正，因此仅行单节段或多节段 LLIF 手术难以达到满意疗效。前凸（10°）和过度前凸（20° 和 30°）融合器对此有着非常重要的价值。此外，LLIF 技术还可以辅以前纵韧带松解术（ALL）或经椎弓根椎体截骨术（PSO）。

手术计划对于达到理想的术后脊柱骨盆序列至关重要。目前有多种软件平台和测量技术用于术前设计，术者应该使用这些工具以达到

预期结果。最终术者有责任恢复矢状面序列和脊柱骨盆平衡，而不应完全依赖某个内植物来实现。使用微创技术进行矢状面畸形矫正的局限性仍然有待确认。为了评估脊柱畸形环形微创（circumferential MIS，cMIS）手术的有效性，Anand 等研究了 90 例接受 cMIS 的连续病例 [25]。他们提出，cMIS 技术在恢复 SVA 和矫正腰椎前凸方面存在局限性。当术前 SVA 大于 100mm 时，需要更大的腰椎前凸来代偿，术者需要考虑截骨术或者其他可能实现更大前凸的技术。

> 重视 ACR 的病例选择和技术要点对减少并发症和达到最佳疗效至关重要。

七、微创手术在矫正脊柱矢状面畸形中的应用

微创手术（MIS）治疗成人脊柱畸形的初步研究主要集中在矫正冠状面畸形、减少失血量和住院时间以及尽可能减少并发症 [26, 27]。通过前路、后路或联合微创技术矫正矢状面脊柱畸形的微创手术文献缺乏大型队列研究、长期随访以及对严重矢状面畸形患者的研究。

先前的报道要么显示整体腰椎前凸的变化不令人满意 [28-30]，要么只报道了一部分轻度（< 5cm）矢状面失平衡患者的疗效 [31]。

Acosta 等回顾了 36 例退行性腰椎病患者的队列研究，患者均行微创直接侧方入路椎间融合术（DLIF）[29]。尽管节段性矢状面畸形矫正具有显著的统计学意义，但作者没有对矢状面平衡或腰椎前凸提出更好的改善建议。

Akbarnia 等报道了 16 例严重脊柱侧弯（> 30°）患者行腰椎侧方入路椎间融合术的结果，这些病例均通过侧方入路椎体间融合进行前路重建，然后进行正规的后路开放手术，并接受至少为期 2 年的随访 [32]。作者发现，手术较好的恢复了腰椎前凸，平均矢状面参数从术

前 31° 提高到术后 44°。最近随访时，矢状面序列接近 Bernhardt 和 Bridwell 提出的正常值[2]（表 39-4）。

Marchi 等报道了 8 例症状性矢状面失平衡患者行椎间融合术的结果，这些患者在没有 ALL 松解的情况下使用前凸融合器[33]。术前患者平均矢状面参数为局部前凸 2.3°，整体腰椎前凸 17.7°，SVA 11.8 cm 以及 PT 35.2°，而在最近的随访中，这些数据分别矫正为 27.1°、39.9°、6.2 cm 和 23.8°。Kepler 等对 29 例侧方经腰大肌入路椎间融合术的患者进行术后节段腰椎前凸影响因素的研究，这些患者均采用了 10° 前凸融合器[34]。在器械固定节段，平均前凸增加了 3.7°（从术前的 4.1° 增加到术后的 7.8°），融合器的位置（倾斜度）和高度与脊柱前凸的变化无明显关系。前路椎间融合器植入导致脊柱前凸增加（+7.4°/ 平面），而后路椎间融合器有促后凸的倾向（-1.2°/ 平面）。这些都和年龄、性别、体重指数没有明显相关性。

Le 等回顾了 35 例行节段性或区域性矢状面矫正的患者，他们都使用 10° 前凸融合器单独行腰大肌外侧入路椎间融合术[30]。尽管节段性前凸有所改善（11.1°～13.6°），但整体腰椎前凸并没有显著变化。作者得出的结论是，如果需要显著矫正整体腰椎前凸，则应考虑使用过度前凸融合器或横断前纵韧带。

Uribe 等研究了伴或不伴 ALL 松解和融合器前凸增加（10°、20° 和 30°）的椎间融合术后尸体腰椎节段角度和腰椎前凸的变化[35]。和基线相比，使用植入物后节段前凸的平均增加值在干预 1 为 0.9°（10° 融合器、无 ALL 松解），干预 2 为 4.1°（10° 融合器、ALL 松解），干预 3 为 9.5°（ALL 松解、20° 融合器）和干预 4 为 11.6°（ALL 松解、30° 融合器）。在 4 个节段的腰椎全部行 ALL 松解术并植入前凸融合器，使用 10° 融合器时平均整体腰椎前凸增加 3.2°，使用 20° 融合器时增加 12.0°，使用 30° 融合器时增加 20.3°。

Duekmedjian 等报道了 7 例利用微创技术行 ALL 松解术治疗矢状面失平衡的初步临床经验[36]。通常使用经皮技术在后路植入椎弓根钉，以重建前路稳定性。作者发现，每行一个节段的 ALL 松解术，整体腰椎前凸平均增加 24°，节段性腰椎前凸增加 17°，骨盆倾斜角减少 7°。最近的一次随访中，SVA 从术前 9 cm 减少到 4.1cm（改善了 4.9 cm）。作者得出结论，这项技术可以成为成人矢状面畸形矫正的可行替代方案。

Manwaring 等回顾了 36 例退行性脊柱侧弯患者的节段性、区域性和整体脊柱骨盆影像学参数变化，这些患者都接受了 MI-LIF 手术，伴或不伴 ALL 松解术，并二期行后路经皮椎弓根脊柱内固定术[37]。ACR 组的 9 例患者包括 15 个 ACR 节段（使用 30° 融合器并行 ALL 松解术），每个患者平均 1.7 个 ACR 节段和 3.4 个融合节段。作者发现多个参数的显著改变，包括节段性腰椎前凸每 ACR 节段提升 12°，区域性腰椎前凸增加 16.5°，整体 SVA 减少 4.8cm，骶骨倾斜角增加 7.5°。ACR 组和非 ACR 组冠状面 Cobb 角都有显

表 39-4　通过侧方入路椎间融合矫正节段矢状位序列[23]

	术前平均值	术后平均值	正常序列
T_{12}~L_1	-1°	+3°	+1°
L_1~L_2	+4.9°	-5.4°	-4°
L_2~L_3	-2.9°	-8.3°	-7°
L_3~L_4	-12.3°	-14°	-13°
L_4~L_5	-23.8°	-19.3°	-20°

著矫正。1 年随访发现，在行 ALL 松解术的节段，植入物沉降率是 33%。作者得出结论，这项技术在矫正矢状面失平衡时和 PSO 有同等功效，同时能增加额外的椎间盘高度并且纠正冠状面失平衡。

Berjano 等报道了他们对 11 例成人脊柱畸形（ASD）患者进行 MI-LIF 联合 ALL 松解术和后路（开放或经皮）椎弓根螺钉固定术的初步经验[38]。Smith-Peterson 截骨术（SPO）经常在 ACR 节段使用以增加矫形效果。术后节段性和区域性前凸分别增加 24° 和 31°，和 ACR 显著相关。PT 平均减少 18°，SVA 平均减少 7.3 cm。早期随访没有发现融合器沉降。作者得出结论，在他们的案例中联合应用 SPO 能增加节段矫正的程度。

Pimenta 等研究了 11 例接受 ACR 手术的 ASD 患者的疗效量表和影像学参数[39]。平均视觉模拟评分（visual analog scale，VAS）在术后 12 个月时显著改善（从 7.6 降至 3.7）。影像学参数（LL、PI-LL、ALL 松解节段的前凸值以及 SVA）平均值的改善具有显著意义。

Turner 等进行了一项多中心分析，回顾 ASD 患者行 ACR 术前和术后的 1 年影像学结果[40]。34 例患者总共进行了 58 个节段的 ACR 手术。26 例（76.5%）接受了开放入路的后路固定术，7 例（20.6%）接受经皮后路固定术，1 例（2.9%）行单纯外侧固定术。24 个（41.3%）ACR 手术节段没有联合后路截骨术，平均椎间盘角度（mean disc angle，MDA）在术后和末次随访分别显著提高了 11.8 和 12.8。后路截骨组（34 例患者），术后和末次随访时 MDA 分别增加了 18.0 和 18.7。LL 和 PI-LL 的平均值在术后和末次随访时均显著改善（LL：术前 26.7，术后 46.7，末次随访 50.8；PI-LL：术前 29.4，术后 5.5，末次随访 6.6）。PT、T_1SPi、SS 和 PI 没有显著改善。作者得出的结论是，对于更严重的后凸畸形，多个节段可能需要同时行 ACR 术，结合后柱截骨术可获得更大的矫正效果。

八、手术技术：前柱序列重建术（ACR）

前柱序列重建术是对第 18 章中描述的侧方经腰大肌入路椎间融合技术的改进，使用专用器械和椎间融合器治疗矢状面畸形。

患者取标准侧卧位，通过前后位和侧位透视成像定位椎间隙。注意避免手术台的过度弯曲，以防止腰大肌和腰丛过度紧张。在神经电生理监测下，进行标准腹膜后外侧入路建立安全通道到达预定椎间隙。第一个扩张器和导丝的目标是椎间隙的后三分之一，以确保周围结构完全松解以方便植入 22mm 的椎间融合器。目前存在很多腰大肌暴露工具和神经监测系统。术者必须熟悉每种工具的特性。作者的经验限于极外侧椎间融合（extreme lateral interbody fusion，XLIF）系统（NuVasive），该系统具有专门为该手术设计的工具。

在完成连续扩张后，将牵开器插入并通过自由臂固定在手术台上。可使用垫片或固定销固定其位置，防止牵开器向前移位。将牵开器打开到足以进行第一个椎间盘切除的程度，在完成该间盘切除前不要移动牵开器。同样值得注意的是，牵开器应在头 – 尾方向上尽量减少扩张，仅到达椎间隙边缘足以。彻底切除椎间盘，松解对侧纤维环，为适当尺寸的植入物创造空间。根据作者的经验，至少切开 24mm 的椎间隙是行 ACR 术的必要条件。接下来，撑开牵开器以暴露纤维环的前部，该位置会显现出一个向下的斜坡。使用特制预弯的 Penfield 神经剥离子轻柔地进行前路解剖。必须在 ALL 正前方显露空间，以便牵开前方血管结构并防止损伤。一旦形成空间，在直视和透视下插入前路牵开器，并固定到现有牵开器上以获得稳定性。透视确认牵开器到达对侧椎弓根。牵开器必须足够宽，以确保其在 ALL 分离后不会掉进椎间隙内。

随后从 ALL 后方清除剩余的椎间盘组织，以安全分离 ALL。一旦 ALL 被分离并且确认牵开器的前叶片处在恰当位置，就可以用弯曲的刀片或定制的预弯电刀尖将 ALL 切开。桨式撑开器可通过拉紧 ALL 来帮助其松解，并可以确认其是否完全切开。如果在牵引过程中存在持续张力，那么对侧 ALL 和纤维环可能没有完全松解。如果松解不完全，ALL 可能作为绳栓限制椎间隙的扩张。

使用标准尺寸植入物进行试模，直到能够以最小阻力插入 12mm 试模。接下来，插入前凸角为 20° 和 30° 的 ACR 试模。确定适当尺寸的植入物后，必须拍摄侧位图像以确定其在矢状面上的位置。由于过前凸融合器是通过牵开器的后叶片导轨放置的，因此需将后叶片放置在理想位置以确保融合器位于椎间盘内的满意位置。过前凸融合器通过牵开器的后叶片轨道植入到椎间隙的恰当位置，并防止其向前滑移。融合器植入时需要将牵开器暂时扩张。透视下确认其在两个平面的位置。为防止融合器移位，通过两个螺钉将融合器与邻近椎体终板固定。两个孔均被填充，以避免后方结构松解后脊柱的平移畸形。还有一种担忧是，侧方两个螺钉会限制后方结构松解后对脊柱序列的矫正。然而，作者认为目前并无临床数据支持这一观点，侧方使用两枚螺钉仍然是他们目前的常用做法。

确保充分止血后，以标准分层方式对外侧入路进行伤口闭合。腹横筋膜用强度较大的可吸收线缝合，以防止疝形成。作者推荐在腰大肌上放置一个小的圆形引流管，以减少肌肉内的血肿形成。在患者可下地活动后第二天将其取出。

> ACR 技术是一种前景广阔的治疗局灶性矢状面后凸畸形的新技术，也可作为治疗整体矢状面失平衡的辅助手段。

> ACR 技术采用腹膜后入路进入腰椎，在松解 ALL 和纤维环后进行外侧椎体间融合，以恢复局灶性矢状面序列。

九、结果

Akbarnia 等首次描述了 ACR 技术[23]。本章作者的初步经验来源于 2005—2011 年 2 个中心的 17 例患者，他们均行微创侧方入路前柱重建术，通过对前纵韧带的松解矫正脊柱局部后凸畸形。所有 ACR 手术都联合后路椎弓根螺钉固定术（图 39-1 和图 39-2）。

他们采用 Cobb 法在 4 个时间点测量了 3 种不同的影像学角度：①术前；②ACR 完成后的术中即刻；③后路脊柱固定融合 90 天随访；④最近随访。同时测量了上端椎上终板到下端椎下终板的运动节段角度（Motion segment angle，MSA），从 L_1 的上终板到 S_1 的下终板测量腰椎前凸角（LL）。此外，在上述病例中测量了骨盆参数，包括骨盆倾斜角（PT）、骨盆入射角（PI）和骶骨倾斜角（SS）。为了评估矢状面失平衡，按照 Legaye 等的方法测量了 T_1 脊柱骨盆倾斜角（T_1SPI）来代表矢状面失平衡的程度，该方法与测量误差在毫米级的矢状面垂直轴（SVA）相比更可靠[41]。

研究中的患者包括 12 名女性和 5 名男性，手术时的平均年龄为 63 岁（35—76 岁），平均随访时间为 24 个月（12~82 个月）。17 人中 14 人（82%）有既往脊柱手术史，12 人（71%）有既往脊柱融合手术史。ACR 的手术适应证包括进展性局灶性矢状面畸形，畸形节段不稳定或存在位移以及生活质量的下降。脊柱融合术后的交界性后凸是 ACR 手术的最常见指征。3 例患者为退行性脊柱侧弯伴矢状面畸形，1 例为原发性胸腰椎后凸畸形，1 例为 2 度腰椎滑脱伴矢状面畸形。ACR 手术分别在 L_1~L_2（$n = 6$），L_2~L_3（$n = 3$）和 L_4~L_5（$n = 8$）节段进行。17 例患者中有 12 例（71%）使用专门为侧方入路设计的椎间融合螺钉固定。10 例患者使用了过度前凸椎间融合器（7 例使用 30° 融合器，3 例使用 20° 融合器）。15 例患者（88%）在 ACR 节段行后路 Smith-Peterson 截骨术（SPO）。3 例患者存在严重的矢

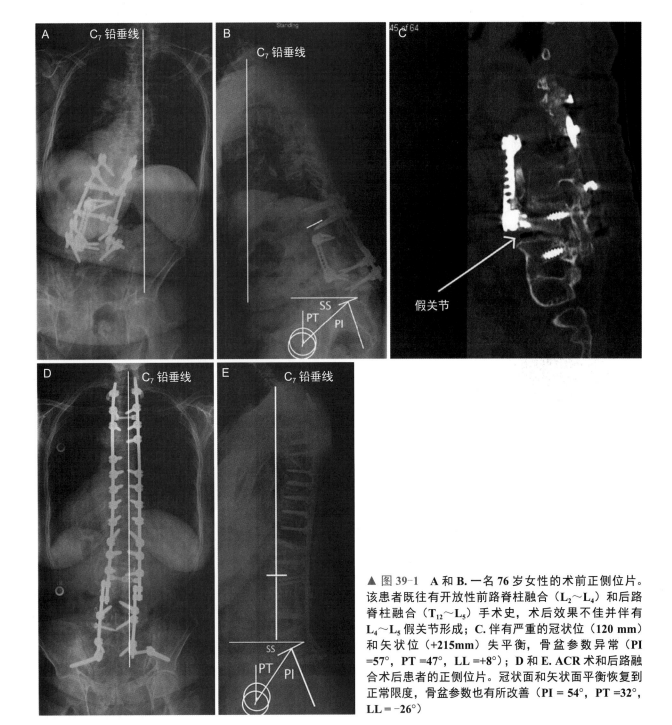

▲ 图 39-1　**A 和 B.** 一名 76 岁女性的术前正侧位片。该患者既往有开放性前路脊柱融合（$L_2 \sim L_4$）和后路脊柱融合（$T_{12} \sim L_5$）手术史，术后效果不佳并伴有 $L_4 \sim L_5$ 假关节形成；**C.** 伴有严重的冠状位（**120 mm**）和矢状位（**+215mm**）失平衡，骨盆参数异常（**PI =57°，PT =47°，LL =+8°**）；**D 和 E. ACR** 术和后路融合术后患者的正侧位片。冠状面和矢状面平衡恢复到正常限度，骨盆参数也有所改善（**PI = 54°，PT =32°，LL = -26°**）

状面畸形（SVA＞100mm），ACR 术后行经椎弓根椎体截骨术（PSO）。有人认为，如果 ACR 手术效果不满意，该组患者将需要两次 PSO 截骨术。ACR 平均术中出血量 111ml，后路手术平均术中出血量是 1 484ml。5 例患者 ACR 手术时在腰骶段进行了融合 [3 例前路腰椎椎间融合术

（ALIF），2 例经椎间孔腰椎融合术（TLIF）]。

　　术前运动节段角度（MSA）平均为 9°，ACR 术后即刻改善至 -19°（ACR 术矫正了 28.1°），在后路手术后改善为 -26°，总体矫正 37°。ACR 术后腰椎前凸从 -16° 改善到 -38°，后路内固定后改善到 -45°。在最近的随访中，腰椎前凸保

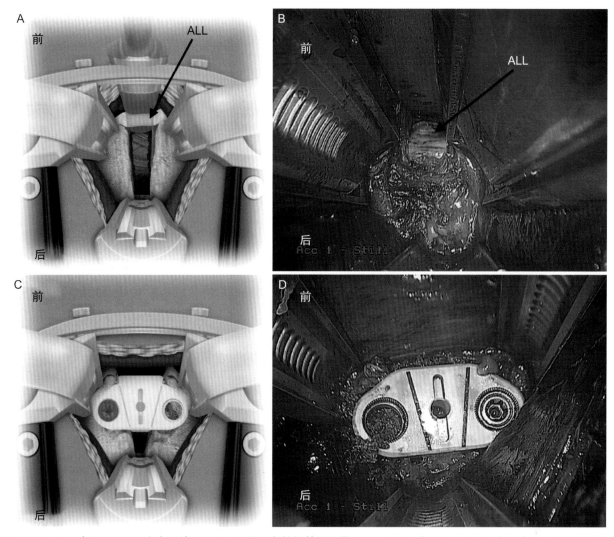

▲ 图 39-2 示意图（A）和术中照片（B）显示暴露完整的前纵韧带（ALL）；示意图（C）和术中照片（D）显示横切的 ALL 和过度前凸融合器放置位置

持在 –51°（$P < 0.05$）。骨盆倾斜角（PT）ACR 术前平均为 34°，ACR 和后路内固定术后改善为 24°，在最近的随访中保持在 25°（$P < 0.05$）。同样，骨盆入射角（PI）ACR 术前平均为 60°，ACR 和后路内固定术后为 59°，在最近的随访中保持在 61°。最后，我们回顾了 T_1 脊柱骨盆倾斜角（T_1SPI），并将结果分为两组：术前 T_1SPI 呈负角度组和术前 T_1SPI 呈 0° 或正角度组。负角度组患者 T_1SPI 术前平均 –6°，ACR 和后路内固定术后改善至 –0.6°，在最近的随访中进一步调整为 –2°。0° 或正角度组患者 T_1SPI 术前平均 +5°，ACR 和后路内固定术后改善至 –0.5°，在最近的

随访中进一步调整为 –3°（图 39-3）。

与既往未接受融合的患者相比，先前进行过脊柱融合的患者平均术前矢状面参数更差（IDA =6° vs. 2°；MSA =10° vs. 5°；LL：–15° vs. –18°）；然而，ACR 术后的矫正量（IDA =26° vs. 23°；MSA =29° vs. 26°；LL：23° vs. 21°）和后路固定后的额外矫正量（IDA =7° vs. 7°；MSA =7° vs. 5°；LL：–8° vs. 2°）在两组间是相当的。

平均 SCR-22 总体基线评分从 2.42 分提高到 ACR 术后的 2.96 分（$P < 0.05$）和最近随访时的 3.14 分（$P < 0.05$）。视觉模拟量表（VAS）从 6.83 分下降到 ACR 术后的 5.2 分（$P < 0.05$）

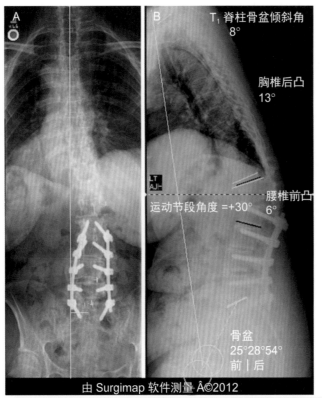

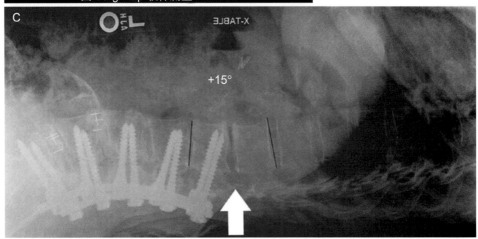

▲ 图 39-3　A 和 B. 一名 71 岁女性的正侧位片。该患者合并退行性脊柱侧弯（$T_8 \sim L_2 =39°$）、躯干偏移（$C_7PL =110$）和胸腰椎后凸和矢状面失平衡（+110mm）。骨盆参数异常（PI =44°，PT =27°，LL =+1°）；C. 术中透视可见 ACR 术前 $L_1 \sim L_2$ MSA（+24），IDA（+1°）；D. 标准侧位片见椎间隙内融合器位置良好；E. 最终透视像显示头端固定节段，MSA（+4°）和 IDA（+14°）改善；F 和 G. 最近一次患者 ACR 术和后路固定术后正侧位影像（$T_8 \sim L_2 =6°$，$C_7PL =0$，PI =48°，PT =9°，LL =-54°）

（图片来源 Robert K. Eastlack，骨科，普斯医院，圣地亚哥，经许可使用）

以及最近随访时的 4.1 分（$P < 0.05$）。

十、ACR 手术的分类

ACR 手术的分类是基于手术的复杂性和侵入性，为临床和放射学结果的标准化提供了一种通用的描述方式。基于前柱重建的解剖学，包括前纵韧带（ALL）的松解以及不同程度的后方结构松解，该分类分为 5 级。此外，还增加了手术入路（前路、后路或两者兼有）和多重性（单节段

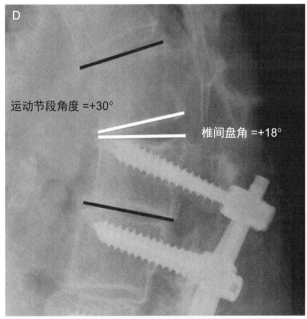

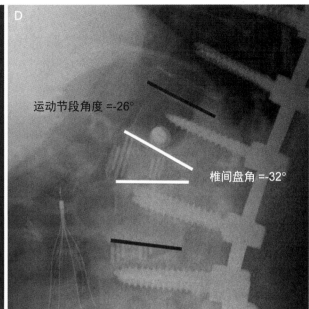

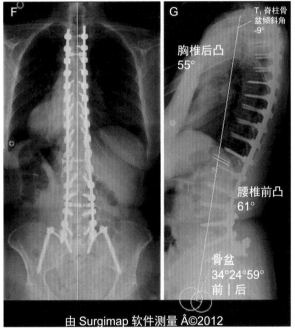

▲ 图 39-3 （续）

或多节段）等影响因素。观察者内部和观察者间的可靠性都很高。该分类中拟定的 5 个等级如下。

Ⅰ级：ALL 松解，过度前凸融合器，后方结构完整。

Ⅱ级：附加切除下关节突和关节囊。

Ⅲ级：附加切除上下关节突、棘间韧带、黄韧带、椎板和棘突。

Ⅳ级：附加相邻节段三柱截骨术，包括经椎弓根椎体截骨术。

Ⅴ级：椎体和相邻上下椎间盘切除术，伴或不伴后路松解。

十一、并发症

尽管微创 ACR 手术是为了在保证手术效果的同时尽可能降低畸形矫正过程中的并发症，但他们也有特有的一系列并发症。Akbarnia 等报道病例中并发症的发生率高达 47%，这些并发症本质上都是神经系统并发症，以 3 个月是否可以恢复为时间节点，可将并发症分为轻度和重度两组 [23]。50% 的并发症发生在 $L_4 \sim L_5$，其余分布在其他节段。Murray 等的另一项研究显示，47 例病例中有 9 例（19%）发生了 ACR 手术相关并发症，其中 8 例出现髂腰肌无力，1 例出现逆行射精 [42]。在该研究中，未见与 ACR 手术相关的血管、内脏或手术部位感染并发症。另外，作者对 Auerbach 等提出的微创 ACR 手术并发症进行了修改，将其分为严重内科并发症、严重外科并发症、轻度内科并发症和轻度外科并发症 [19]。Berjano 等报道了 11 例入组病例中的 2 例严重并发症，包括肠穿孔和需要外科清创的后路刀口早期感染 [38]。以下是作者在实践中遇到的一些与 ACR 相关的并发症。

（一）神经系统并发症

神经系统损伤是该技术的主要关注点之一，可分为严重并发症和轻微并发症。轻微并发症包括髂腹股沟神经、髂腹下神经、生殖股神经、股外侧皮神经（LFCN）或股前皮神经分布区存在的暂时性感觉迟钝或感觉异常，术后持续超过 1 个月，但在术后 3 个月内逐渐消退。与入路相关的并发症定义为在手术后立即出现并在 1 个月内消退的任何并发症。严重神经系统并发症定义为术后持续性神经根病变、感觉异常和感觉迟钝，术后持续超过 3 个月并需要进行手术翻修，或特定神经根的神经源性无力（与手术入路无关）或持续髂腰肌无力术后超过 1 个月。股四头肌、髂腰肌和胫骨前肌群有肌肉无力的报道。很难确定手术的哪一环节会导致神经功能损害，因为这些手术都是多节段椎间融合，可能只有一个节段涉及 ACR 手术。尽管在手术中进行了神经监护，但仍可能发生神经系统并发症，需要对患者进行全面检查，包括 CT 和 MRI，以排除是否存在狭窄或继发于矢状面重建后的结构因素压迫（椎间

孔狭窄）。

（二）血管并发症

血管损伤可能发生在前方结构暴露期间，如果不立即采取行动，可能会危及生命。之前已有报道称，采用前路手术移除前方植入物时，血管损伤的发生率较高 [43]。有报道指出，ACR 手术血管损伤的一个例子是髂动脉撕裂 [23]。术中如有血管损伤的可能，应立即对可疑部位进行填塞。应确定出血是静脉出血还是动脉出血，如果有动脉撕裂，进行适当的会诊以安全纠正血管损伤。由于静脉系统的压力低，静脉撕裂通常对压迫止血反应良好。

（三）交感神经功能障碍

任何对手术临近部位交感神经丛的损伤均可出现下肢温度的变化和排汗障碍。交感神经损伤根据损伤节段不同而症状不同。由于缺少了交感神经对副交感神经纤维血管舒张的对抗作用，足部皮肤温度可能显著升高 [44]。但是，重要的是，对照组和交感神经功能障碍组患者之间的 HRQOL 结果没有显著差异 [45]。

十二、结论

成人矢状面重建手术历来术后并发症发生率较高。这可能是由于需要三柱截骨以实现脊柱骨盆平衡。微创技术为降低这种高并发症发生率提供了重要技术支持。然而，在尝试降低手术并发症时，不能忽视矢状面重建的基本原则。通过添加基于后路的截骨术以实现所需的矢状面平衡已经有效的说明了这一点。ACR 手术是一种前景广阔的治疗局灶性矢状面后凸的新技术，也可以作为治疗整体矢状面失平衡的辅助手段。报道指出，单独行 ACR 手术的并发症发生率为 24%，当联合脊柱后路融合术（posterior spinal fusion，PSF）时，并发症发生率增加至 50%。然而值得注意的是，在与 ACR 手术相关的 4 种并发症中，

有3种为一过性或术后可逐渐消失。或许，这些并发症的发病率要比传统方式低得多。

总而言之，ACR手术是治疗胸腰椎局灶性脊柱后凸畸形的一种前景广阔的新技术。目前，它的用途仅限于柔韧性好的椎间隙，并且禁用于固定性脊柱畸形患者。其对整体脊柱序列的影响取决于手术节段，而其对SVA的总体影响仍然未知。ACR手术节段越低，杠杆臂越长，后续的矫正节段也就越长（类似于PSO数据）。但是，鉴于融合器的尺寸不同，我们尚未对此进行量化。ACR手术仍处于发展的初级阶段。需要进一步的生物力学和长期临床数据，以便将其发展成为一种能够降低矢状面重建手术相关并发症发病率的技术。

总结

- 成人矢状面重建手术历来具有较高的术后并发症发生率。这可能是由于需要后路截骨技术以实现脊柱骨盆平衡。微创技术将是降低这一高并发症发生率的重要手段。ACR手术是一种前景广阔的治疗局灶性矢状面后凸的新技术，也可以作为治疗整体矢状面失平衡的辅助手段。然而，它的用途仅限于柔韧性好的椎间隙，并且禁用于未做后路松解的固定性脊柱畸形患者。其对整体脊柱序列的影响取决于手术节段，而对SVA的总体影响（就手术设计而言）仍然未知。ACR手术节段越低，杠杆臂越长，后续的矫正节段也就越长（类似于PSO数据）。ACR手术仍处于发展的初级阶段。需要进一步的生物力学和长期临床数据，以便将其发展成为一种能够降低矢状面重建手术相关并发症发病率的技术。

测 验

★ 选择题

1. 一般而言，矢状面矫正的重建目标是什么？（　　）
    A. PT $<$ 20°，SVA $<$ 50mm，T_1SPI $<$ 0，LL=PI ± 10°
    B. PT $<$ 30°，SVA $<$ 50mm，T_1SPI $<$ 0，LL=PI ± 10°
    C. PT $<$ 20°，SVA $<$ 100mm，T_1SPI $<$ 0，LL=PI ± 10°
    D. PT $<$ 20°，SVA $<$ 100mm，T_1SPI $<$ 0，LL=PI ± 20°

2. 术中如果担心有血管损伤的可能性，最佳的首选治疗方法是什么？（　　）
    A. 应确定出血是静脉还是动脉
    B. 立即压迫可疑位置
    C. 如果有动脉撕裂，应开始适当的会诊以安全地纠正血管损伤。
    D. 以上全部

3. 前柱重建（ACR）术后出现交感神经功能障碍并发症患者的 HRQOL 结果如何？（　　）

   A. 改善　　　　　　　　　　　　　　B. 恶化

   C. 不变　　　　　　　　　　　　　　D. 没有足够的证据来回答这个问题

4. 根据 Glassman 等的研究，对于有脊柱手术史和无脊柱手术史的患者，最重要和最可靠的临床健康状况恶化程度的影像学预测指标是什么？（　　）

   A. 矢状面正平衡　　　　　　　　　　B. PI–LL 不匹配

   C. SVA ＜ 50mm　　　　　　　　　　D. 胸椎后凸

★ 答案

  1. A　　2. B　　3. C　　4. A

第 40 章 胸腰椎脊柱创伤
Thoracolumbar Spine Trauma

Kelley E. Banagan   Daniel L. Cavanaugh   Ian Bussey   Alysa Nash   Jael E. Camacho-Matos
M. Farooq Usmani   Steven C. Ludwig   著

邱 浩 杨思振 译

初同伟 校

学习目标

- 明确创伤环境下微创脊柱手术（MISS）的相对适应证。
- 明确创伤环境下与传统的脊柱损伤手术治疗相比，MISS 的优点。
- 明确创伤环境下 MISS 的禁忌证。
- 理解进行 MISS 时透视成像的重要性。
- 确定经皮椎弓根螺钉内固定时真正的前后位（AP）透视的优点和禁忌证。
- 明确经皮椎弓根螺钉内固定涉及的手术技巧。

一、概述

在北美，每年约有 15 万人发生脊柱损伤，其中绝大多数涉及胸椎和腰椎[1, 2]。最常见的损伤机制是车祸伤。这些损伤往往会造成严重的临床后遗症，并给患者和整个社会带来重大的经济损失[3-7]。这些损伤可能包括压缩骨折、爆裂骨折、屈曲伸展损伤、脱位或上述的任何组合[8]。

以往脊柱创伤是通过牵引、石膏固定和卧床休息来保守治疗的[9]。然而，随着对手术方法的理解日益加深，针对特定患者的治疗已转变成手术干预。研究表明，与非手术治疗相比，手术治疗胸腰椎骨折能改善神经预后和疼痛评分[10, 11]。无论选择何种治疗，脊柱创伤的治疗目标都一致的：阻止神经功能缺陷的发展，促进神经恢复，达到康复训练必需的稳定性以及防止畸形和疼痛。

在过去的数十年中，微创脊柱外科技术（MISS）已广泛应用于退变性脊椎疾病、肿瘤、畸形、感染和创伤的治疗。MISS 旨在避免传统开放手术相关的病死率和高并发症发生率，因而有关两种术式临床疗效差异性的研究越来越多[12]。在这项调查中已经取得了足够的进展，高水平证据表明，在患者某些重要预后指标方面，MISS 优于开放手术，其中包括减少术中出血、缩短手术时间、缩短住院时间和降低感染率[13]。在治疗不稳定的胸腰椎损伤患者时，外科医生可考虑 MISS。

二、基本原理

与 MISS 相比，传统的开放手术治疗脊柱创伤存在更高的感染率和失血量[3, 14]。Meta 分析（meta-analysis）的高水平证据表明，开放手术的手术时间和住院时间更长[13]。此外，开放后入路可造成继发于肌肉失神经和缺血的肌肉损伤。在已损伤区域肌肉中广泛暴露软组织可增加创伤患者的感染率[15]。创伤患者开放手术后感染率高达10%，平均失血量超过 1000ml[3, 13, 16]。另有报道显示开放手术的切口感染率为 4.2%，而 MISS 仅为 0.22%～1.5%[17, 18]。与具有疾病特定结果的椎间盘退变性疾病不同，MISS 没有类似的评估方式。相反，MISS 没有可概括的结果。

胸腰段脊柱创伤是否手术需要考虑多种因素，包括骨折形态、患者的神经功能状态和后方韧带复合体完整性。胸腰椎创伤分类及严重程度评分系统（TLICS 评分）[19] 可以辅助指导是否手术。如果必须手术治疗，那么外科医生就可考虑是否可以使用微创手术。微创手术（MIS）的目标是获得与传统开放手术相同的效果。具体的目标是恢复脊柱序列，稳定脊柱，并恢复脊柱功能[8]。在不降低治疗效果的情况下，减少手术时间和失血量对多发伤患者有益。令人信服的证据表明，在恢复椎体高度（VBH）、纠正后凸角度和改善视觉模拟评分方面，MISS 固定与开放手术疗效类似[20]。对于需要腰骶固定的复杂的骶骨骨折和不稳定的骨盆骨折患者，也可以采用 MISS 技术。由于开放腰骶固定（LPF）手术存在较高的并发症和感染率，微创技术为此类患者提供了可选择的治疗方法[21-23]。MISS 已经被证明可以减少并发症的发生率从而避免再次手术，并降低感染率和减少失血量[21, 23]。它还改善患者即刻不受限制的负重活动，从而缩短了术后住院时间和制动时间[23]。因此，在不限制手术效果的情况下降低手术风险使 MISS 成为外科医生治疗危重创伤患者时的重要选择。

图 40-1 和图 40-2 是一名遭受高速机动车碰撞的 22 岁女性患者的前后位（AP）和侧位 X 线片。当她在 I 级创伤中心就诊时，发现存在小肠损伤，脾脏损伤，以及图 40-1 和图 40-2 中所示的脊柱骨性 Chance 骨折。图 40-3 和图 40-4 分别为伤后计算机断层扫描（CT）和磁共振图像的矢状面成像。由于患者是不稳定性脊柱骨折，需要手术治疗。考虑到伴随其他损伤，故选择了微创

技术来固定骨折的脊柱。图 40-5 和图 40-6 显示了患者微创骨折固定术后前后位和侧位 X 线片。

尽管有证据表明 MISS 治疗创伤是有优势的，但仍不能忽视其缺点。并不是所有患者都适合 MISS。MISS 技术依赖于术中实时脊柱透视和相关解剖学知识。鉴于缺乏传统的触觉和视觉标志，外科解剖学的知识显得至关重要。因此，对于缺乏经验的外科医师而言，不但可能出现螺钉错位，手术时间和射线暴露也可能增加。此外，MISS 手术时矫形和减压操作不能像开放手术那样容易进行，也难以进行生物学融合[24]。

> **要点**
> 与传统的开放手术相比，创伤控制骨科应用 MISS 具有很多优点，如术中出血少、术后感染率低、避免肌肉失神经和缺血继发的肌肉损伤。

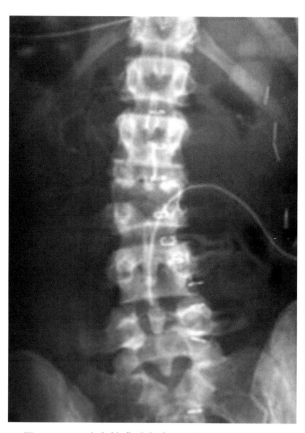

▲ 图 40-1 22 岁女性遭受高速机动车事故后，其腰椎的 AP 位平片显示 L₃ 骨性 Chance 骨折

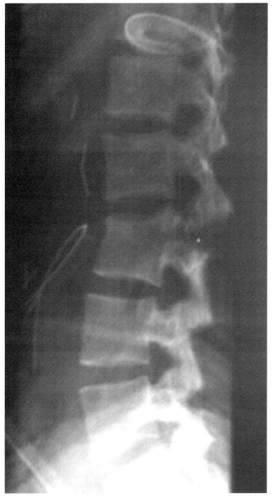

▲ 图 40-2　图 40-1 患者的侧位平片

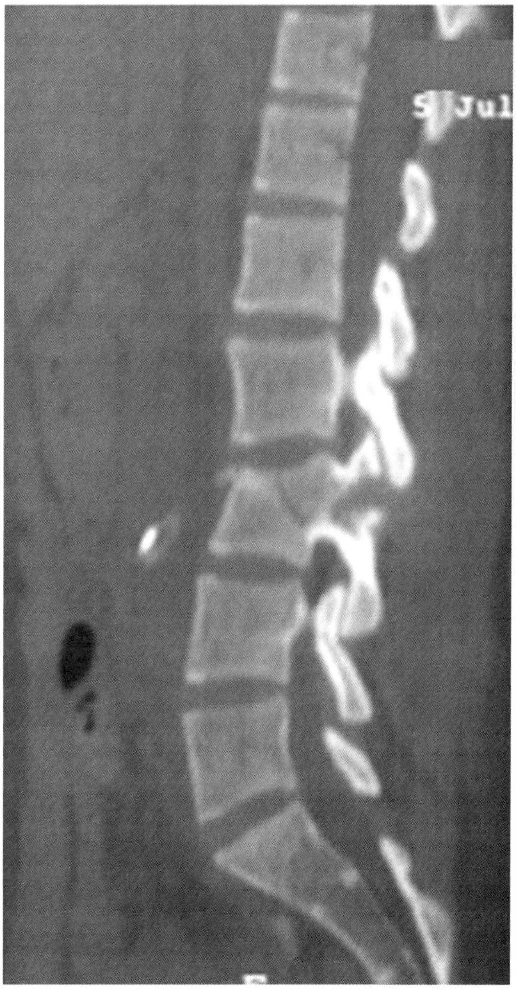

▲ 图 40-3　图 40-1 及图 40-2 平片显示的 L_3 骨性 Chance 骨折及伴发韧带损伤的矢状面 CT 扫描

三、胸腰椎创伤中 MISS 的适应证

MISS 的适应证取决于骨折类型和患者自身特点。通常情况下，外科医生的经验和偏好也是决定手术方式选择的重要因素。某些临床病例需要通过微创手术进行跨节段的融合固定。高质量的前瞻性证据表明，与开放手术相比，MISS 治疗单节段胸腰椎爆裂性骨折在住院时间、重返工作和休闲以及脊柱恢复到接近伤前状态等方面疗效更好[25]。MISS 可通过前入路、外侧入路、后外侧或后入路完成。MISS 用于创伤治疗的相对适应证包括不稳定的胸腰椎爆裂性骨折、非手术治疗禁忌或非手术治疗失败的稳定型爆裂性骨折、屈曲牵张型损伤，以及需要腰骶固定的不稳定骨盆骨折[26-28]。

对于需要后路固定融合的不稳定型爆裂骨折或创伤性骨折脱位的患者，可以使用"混合"MISS 术式。这包括小切口入路治疗脱位节段，经皮椎弓根螺钉复位脊柱并同时进行正中融合。对需重建前柱的爆裂性骨折，可以利用侧方或胸腔镜 / 内镜手术恢复脊柱稳定性，降低开放手术相关的病死率[29-31]。腰椎或胸腰椎旋转型和牵张型损伤也可采用经侧方 MIS 入路。通过侧方入路可置入扩张型钛笼以支撑前柱，再结合前外侧固定或椎弓根螺钉辅助固定[28]。对于不完全性神经损伤的胸柱爆裂性骨折，需要前路减压或前

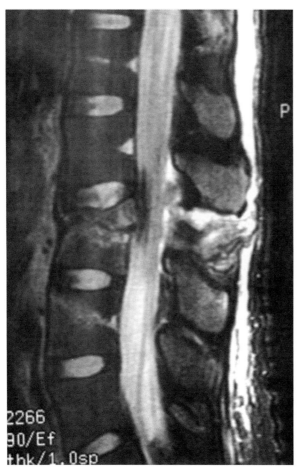

▲ 图 40-4　图 40-3 所示 L_3 骨性 Chance 骨折的矢状面核磁共振

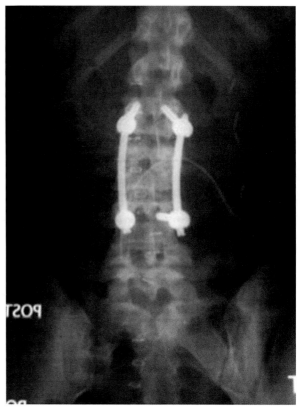

▲ 图 40-5　图 40-1 至图 40-4 所示患者接受微创后路骨折固定术后 AP 位平片

柱重建时，单纯的后路微创手术是不合适的。对于此类患者非常有必要进行椎体切除加前路椎间融合术。采用侧方椎体间入路或胸腔镜 / 内镜入路可将开放前路暴露相关的病死率降至最低[8]。后路微创经皮置钉可重建脊柱稳定性。因此，通过胸腔镜 / 内镜或侧方入路实现神经减压、前柱重建和生物融合，而通过微创后入路可恢复机械稳定性。

在复杂的骶骨骨折或不稳定的骨盆骨折中，微创腰脊骨盆固定技术（LPF）已经被应用来提供脊柱稳定性、促进骨折愈合[21-23]。因为它能减少急性并发症、减少失血量和降低术后感染率，所以在寻求减少开放固定术相关的病死率时，尤其是在多发伤患者中，应考虑 MISS[21, 23]。经皮骶骨固定术可固定骶髂关节而非融合骶髂骨关

节，且可安全置入髂骨螺钉从而为内固定装置提供额外的支持。总体而言，已经证明微创 LPF 是一种可行的选择，可以提供足够的生物力学稳定性和适当的骨折复位，同时减少了与传统开放手术相关的不良临床事件的发生[21, 23]。

> **要点**
> 创伤环境下微创脊柱手术（MISS）用于创伤治疗的相对适应证包括不稳定的胸腰椎爆裂性骨折、非手术治疗失败或非手术治疗禁忌的稳定型爆裂性骨折、屈曲 - 牵张型损伤，以及需要腰脊骨盆固定（LPF）的不稳定型骨盆骨折。

四、手术技术

（一）经皮椎弓根螺钉技术

患者像传统开放手术一样俯卧在可透视手术

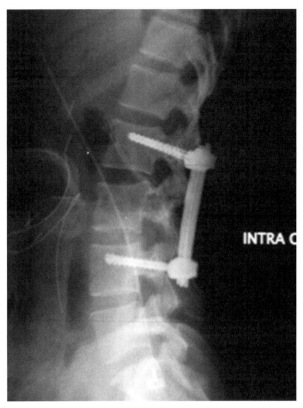

▲ 图 40-6　图 40-1 至图 40-5 所示患者术后侧位片

台上。妥善衬垫保护好骨性隆起，密切注意避免腹部受压。实施 MISS 手术的关键是需获得清晰的透视图像。因此，一旦患者摆好体位，透视每个需治疗的椎体，以确保获得准确的前后位 X 线片。当 X 线束平行于待治疗椎体的上终板时，可获得准确的前后位图像。椎体的前后缘应重叠，形成单一的上终板影。棘突至两侧椎弓根的距离应相等，椎弓根阴影应略低于上终板。在上胸椎实施 MISS 时，务必关注上胸椎后凸角。患者的体位或体型可能会使该区域很难得到准确的透视成像。将患者固定在梅菲尔德（Mayfield）头架上，尽量使颈椎屈曲并将脊柱前移可能会有所帮助 [15]。

目前有四种经皮椎弓根螺钉置入的方法：双平面透视、图像引导导航、Magerl 或"猫头鹰眼"技术和标准 AP 靶向定位技术。我们首选的方法是标准 AP 靶向定位技术。该技术允许两名外科医生分别在脊柱的两边同时工作，避免了使用双平面透视破坏手术无菌区的可能，并且相对省时。如果不能获得适当的透视图像时，如患

者有严重解剖畸形、骨量减少或病态肥胖，则禁止采用 AP 靶向定位进行 MISS 手术 [15, 32]。虽然现在暂无相关数据报道临床上出现此类情况的次数百分比，但据我们的经验而言，这种情况却很少发生。

获得标准的前后位影像后，在患者皮肤上放置克氏针（K-wire）并标识出椎弓根的冠状面投影，确定椎弓根螺钉的轨迹。克氏针首先垂直定向每个椎弓根的外侧缘，然后通过椎弓根中心做一个水平标记。然后在每个椎弓根的对应的两条线交叉处外侧横向旁开 1cm 做皮肤切口 [15]。

锐性切开皮肤和筋膜，钝性地分离肌肉组织。将 Jamshidi 针（穿刺针）经皮肤切口插至下小关节突外侧缘、横突中线和关节间峡部的交叉处。标准的 AP 位成像显示位于椎弓根的中外侧壁：分别位于钟面上的 3 点和 9 点位置。透视确定各个 Jamshidi 针位置正确后，用锤子将针敲入皮质数毫米。对齐针尖，使其与上终板平行。然后，在高于皮肤 2cm 的针杆上做好标识，以跟踪针进入椎弓根的深度。然后将针向椎弓根推进至标记的深度，同时维持针杆在标准的前后位 X 线片上与终板平行，并由外向内呈 10°～12° 角。穿刺针推进至适当的深度，到达椎弓根底部后，将一根钝头导丝通过穿刺针向前置入椎体松质骨内，并超出针尖 10～15mm。侧位透视确定导丝位置。在侧位透视图上导丝应突破椎弓根 – 椎体交界处。原位固定导丝并拔除穿刺针后，顺着导丝置入空心椎弓根螺钉。术前应测量好螺钉的大小和长度。螺钉的入口点应该在冠状面上对齐，并且螺丝头的深度不应该有很大的差别。螺钉旋至一个深度时可出现来自小关节的侧缘的轻微的阻力。然后行侧位 X 线透视，以确保每个水平上的螺钉长度合适 [16, 33]。

椎弓根螺钉植入成功后，继而转向两侧连接棒的装配。测量棒的长度并切割成合适的尺寸，分别于冠状面及矢状面适度弯棒塑形。一旦塑形合适后将棒穿至筋膜下方由头至尾，利用棒的弧度依次穿过螺钉头部。可利用双手操作进行穿棒。术者优势手控制持棒器，而非优势手操纵螺

441

钉延伸部。随着螺钉延伸部分旋转和去旋转，逐渐推进持棒器。如果螺钉延伸部能够旋转 360°，则说明棒错误放置于螺钉钉尾外部。侧视透视用来确保棒的长度合适并位于螺钉头内[15]。根据脊柱内固定区域的不同，棒可塑形成后凸或前弯。如果棒穿过胸腰椎交界处，则应保持平直状态。

（二）胸腔镜手术

胸腔镜 / 内镜手术在作者所在的机构并不常用。本章简要描述该手术方式，详细的手术技术可在别处查阅[31, 34]。将患者置于右侧卧位，并使用双腔气管导管对左肺进行排气。左侧入路有利于膈肌的活动和接近椎体。使用四个端口：一个 10mm 端口放置在目标椎体上方，另一个 10mm 端口放置在目标椎体头端 2～3 个肋间间隙，一个 5mm 端口用于吸引，一个 10mm 端口用于后退，位于其他三个端口前面 5～10cm。在膈肌上做一个半圆形切口，从前到后将腹膜后脂肪和腹膜囊分离开。从椎体上游离出腰大肌。用骨刀切除椎体，咬骨钳去除椎体骨折碎片，高速钻头去除靠近椎管的部分。彻底清除终板软组织准备移植床。可选择自体髂骨移植、局部植骨块或可扩张钛笼进行椎体替换[31, 34]。

MACS TL®（Modular Forward Construct System 胸腰椎）植入系统是胸腔镜手术中常用的固定系统。它被设计成可用于内镜检查，侵入性小及开放的手术中。它的主体是一个扁平的钛植入物，其底座组件可以轻松放置在椎体内。四个骨螺钉以稳定的角度将骨折椎体连接到承重框架板上达到固定的作用。MACS TL® 可与双杆组合使用，以实现更广泛的融合。有关 Mac TL® 的详细说明可在其他地方找到[31, 34]。

（三）侧方小切口手术入路

侧方小切口手术旨在降低大切口开放手术的风险，其在作者机构并不常用，故在此简要介绍。胸腔镜 / 内镜手术既已取得良好效果，进而促进了经胸椎和胸腰椎外侧入路的侧方小切口手

术的发展[35, 36]。腰椎微创侧方椎体切除技术依赖于经腰大肌椎间融合术和斜外侧椎间融合术。在胸椎（T_5～T_{11}），通常切除 2～3cm 的肋骨显露肺部，肺塌陷后分离胸膜后腔隙并撑开管状扩张器。在 T_{12} 和 L_1 水平，钝性分离进入肺下方、膈肌前面、腰方肌前面和外侧弓状韧带上方的潜在间隙。在 L_2 和 L_5 之间，进行腰大肌前方的转肌剥离或腹膜后外侧剥离[28, 37]。

（四）混合 MISS 手术

在"混合"MISS 手术中，微小切口技术用于脱位的节段，在中线切口进行融合。脊柱复位采用经皮固定的椎弓根螺钉，同时进行中线融合。通过正中入路放置一个窥镜式扩张器，用于将肌肉抬离脊柱。然后在去皮质的中线植骨床上植骨。对于那些经皮固定后存在生理性不稳的患者，可以计划二期手术进行标准化的切开后路中线融合。

（五）腰脊骨盆固定手术

其他经皮骨盆固定技术既已得到详细报道，尽管它们使用安全，我们还是倾向于下面介绍的经皮髂骨螺钉置钉技术[22]。患者的体位摆放应确保骨盆压在手术台的底座上，确保没有金属物体遮挡成像区域。手术台不应妨碍透视获得弗格森体位成像（头尾倾斜 20° 前后位 X 线片）。在准备好无菌区后，入口和出口位成像显示坐骨切迹以避免损伤神经血管组织。在闭孔出口成像的冠状面及矢状面呈角度成像显示髂嵴的两侧。这将要求射线与髂骨的内外板平行。

在髂后上棘（PSIS）表面做一个小斜线切口。将 Jamshidi 针刺入髂后上棘的最表浅处，并在不侵犯骶髂关节的情况下向内导入。在进入骨质 2cm 后，将透视调整到骨盆进、出口位及侧位，评估针的轨迹，避免损伤坐骨切迹。稍后将透视回归原位，再向髂骨推进 65～80mm。然后，将 Jamshidi 针在体内更换为克氏针。然后将空心逐级扩大的骨松质丝锥沿着导丝攻入适当的深度。退出丝锥，使用球形探头沿导丝探及钉道内壁。

在退出丝锥前行电生理刺激，以检查是否靠近坐骨神经。然后，沿着导丝植入大直径（7～9mm）髂骨螺钉或者经此扩张钉道置入标准规格髂骨螺钉。对侧螺钉就位后，可使用螺钉延长杆辅助连接棒通过和螺钉连接。其方法与经皮穿刺或微创椎弓根螺钉置入的技术相似。延长杆将导杆放置在多轴螺丝头上。棒塑形后连接髂骨螺钉与腰椎椎弓根螺钉。椎弓根螺钉（S-1）越靠近髂骨螺钉，连接越困难。使用带有中心锁紧器的弧形横连固定双侧连接以提供进一步的稳定[22]。

> **要点**
> MISS 手术取决于几个因素，包括术中脊柱透视效果，手术医生对手术解剖学的透彻了解以及术者的熟悉程度和技术水平。

五、MISS 用于损伤控制

胸腰椎创伤的早期经皮固定，用于治疗临床上无法耐受传统开放手术患者，具有早期稳定的优势。对于多发性创伤患者，基本的治疗目标是恢复血流动力学稳定，处理危及生命的创伤，清创并稳定开放性长骨和骨盆环骨折，以及脊柱骨折的早期稳定。

传统的骨科创伤控制原则源于存在危及生命损伤时，用外固定架而非髓内钉治疗股骨干骨折的研究。该原则可推广到用 MISS 手术治疗胸腰椎骨折。MISS 应用于危重患者具有减少失血和缩短手术时间的优势[13, 20, 38]。此外，已证实 MISS 处理胸腰段脊柱创伤时可以降低呼吸系统并发症和呼吸衰竭的风险[5]。血流动力学不稳定、血清乳酸水平高或进行性增加、凝血障碍和体温过低是包括开放和微创在内任何手术的禁忌证[39]。图 40-7、图 40-8 和图 40-9 显示了一名 72 岁男子的矢状面 CT 扫描，他是一次机动车碰撞中的前座乘客。就诊时，他被发现有 T_8 牵张性骨折，多处面部骨折，蛛网膜下腔出血，美国创伤外科

协会分级（AAST）Ⅲ级肝撕裂伤，AAST Ⅰ级脾撕裂伤，右侧气胸和肋骨骨折。图 40-10 显示冠状面 CT 扫描，图 40-11 显示损伤平面的轴位 CT 扫描。不稳定性脊柱骨折需要手术稳定，由于合并多处其他危及生命的损伤，他显然需要创伤控制治疗。图 40-12 和图 40-13 显示了患者接受微创手术固定术后前后位和侧位 X 线片。

六、结论

在北美，每年约有 15 万人遭受脊柱损伤。大多数损伤涉及胸椎和腰椎。微创手术治疗方案的进步为外科医生提供了另一种稳定胸腰椎骨折的技术。越来越多的证据支持使用 MISS 治疗胸腰椎损伤可改善症状，疗效尚可。微创手术治疗骨量充足的非肥胖症患者效果最好。MISS 手术在胸腰椎交界处更容易实施，而上胸椎的后凸给操作带来了技术上的挑战。手术的简易性取决于

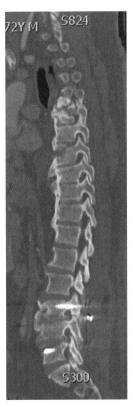

▲ 图 40-7　1 例 72 岁因机动车碰撞，致 T_8 牵张性损伤及多系统损伤的患者的矢状面 CT 扫描

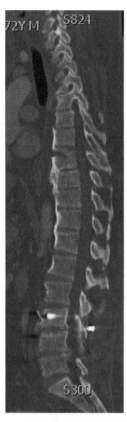

▲ 图 40-8　图 40-7 所示患者另个层面的矢状面 CT 扫描

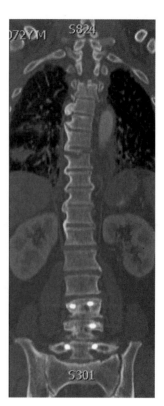

▲ 图 40-10　图 40-7 至图 40-9 所示患者 T_8 损伤水平的冠状面 CT 扫描

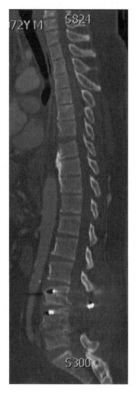

▲ 图 40-9　图 40-7 和图 40-8 所示患者另个层面的矢状面 CT 扫描

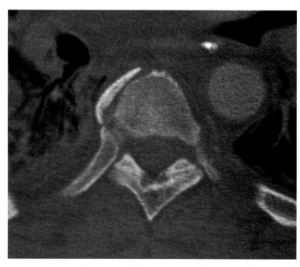

▲ 图 40-11　图 40-7 至图 40-10 所示患者 T_8 损伤水平的轴面 CT 扫描

术者的技能。MISS 相关的病死率更低使其成为治疗脊柱创伤的一个有吸引力的选择。更具体一点，作为损伤控制的一部分，胸腰椎骨折的微创稳定在危重患者的治疗中扮演着重要的角色。

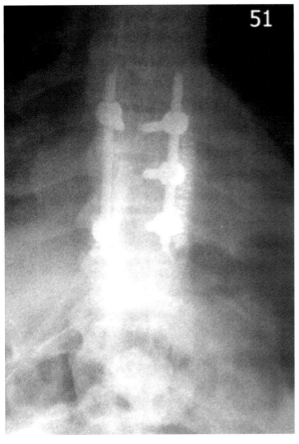

▲ 图 40-12　图 40-7 至图 40-11 所示患者进行微创损伤控制手术后的正位（AP）X 线片

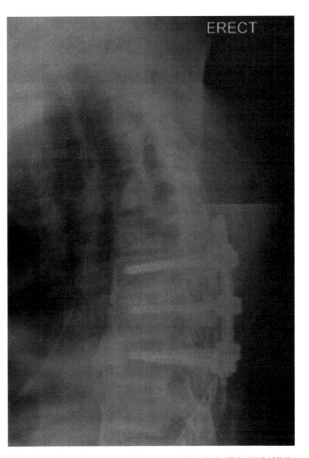

▲ 图 40-13　图 40-7 至图 40-11 所示患者进行微创损伤控制手术后的侧位）X 线片

总结
- 脊柱损伤在胸椎和腰椎很常见，包括压缩骨折、爆裂骨折、屈曲 – 过伸损伤、脱位或复合损伤。手术干预的目标是防止神经缺损进展展，促进神经恢复，达到利于康复的稳定并防止畸形和疼痛。由于高水平证据证实 MISS 可使术中出血量、手术时间、住院时间和感染率减少，因此 MISS 越来越多的应用于创伤治疗。创伤情况下 MISS 的相对适应证包括不稳定的胸腰椎爆裂性骨折，非手术治疗失败或非手术治疗禁忌的稳定型爆裂性骨折，屈伸牵张损伤，需要腰脊骨盆固定的不稳定骨盆骨折。MISS 在多发伤患者中也起着重要作用，是损伤控制常用的一种手段。MISS 中的手术技术包括经皮椎弓根螺钉植入术、胸腔镜下手术、侧方微小切口术、混合 MISS 术、腰脊骨盆内固定术。

声明：作者感谢马萨诸塞州高级编辑兼作家多里·凯利（Dori Kelly）对手稿的宝贵帮助。

测 验

★ 简答题

1. 微创脊柱手术（MISS）的绝对禁忌证是什么？

2. 列举出 MISS 相对于传统开放手术的两个优点。

★ 选择题

3. 下列哪项不是 MISS 用于创伤治疗的相对指证（　　）
    A. T_{12} 骨性 Chance 骨折
    B. 骨盆环骨折
    C. T_{12} 爆裂骨折伴椎弓根间距增宽
    D. 健康 34 岁男性 T_{12} 稳定爆裂骨折

4. 以下哪一项是前后位靶向定位治疗胸腰椎损伤的禁忌证？（　　）
    A. 62 岁男性并发不稳定骨盆骨折
    B. 损伤节段存在既往手术内固定材料
    C. 病态肥胖导致透视效果差
    D. 17 岁男性硬膜外血肿患者

★ 判断题

5. 在需要前路减压的脊柱创伤中，后路微创经皮置入螺钉不是恢复脊柱机械稳定性的可行选择（　　）

★ 答案
    1. 血流动力学不稳定，血清乳酸较高或进行性升高，凝血障碍，体温过低。
    2. 降低术后感染率，减少术中出血量。
    3. D
    4. C
    5. ×

第 41 章　脊柱肿瘤的微创手术
Minimally Invasive Surgery for Spinal Tumors

Zach Pennington　Camilo A. Molina　Daniel M. Sciubba　著

郑志荣　刘万博　高　萌　译

胡凡琦　校

学习目标

- 概括各种脊柱肿瘤的微创手术方式。
- 讨论微创技术在脊柱肿瘤治疗中的适应证。
- 概括目前脊柱肿瘤中对比分析微创手术和开放手术的相关文献。

一、概述

脊柱肿瘤根据其发病位置和起源可分为四大类：位于脊髓和硬脊膜的原发性和转移性肿瘤；位于脊柱骨性成分的原发性和转移性肿瘤 [1, 2]。根据 Sohn 等研究，脊柱原发性肿瘤发病率相对较低 [1-3]，其中脊髓源性的原发性良性肿瘤发病率每年为 2.15/10 万人。脊膜源性原发性良性肿瘤发病率每年为 0.57/10 万人，相比之下，原发性椎体良性肿瘤发病率每年为 0.33/10 万人 [3]。相似的是，脊髓和脊膜源性恶性原发性肿瘤发病率分别每年为 0.51/10 万人和 0.03/10 万人，而椎体原发性恶性肿瘤发病率每年为 0.39/10 万人 [3]。

相比之下，椎体转移癌是极其常见的脊柱疾病。在全身系统性疾病中，骨骼系统是第三大常见的肿瘤转移部位 [4, 5]，其中，脊椎转移癌在所有骨转移癌中占据 50%～75% [6, 7]。这意味着所有癌症患者中，40%～70% 可以发生脊柱转移 [8-13]，其中最常见的原发病变部位分别是肺（24%），乳腺（24%），肝脏（12%）前列腺（11%）以及肾脏（11%）[14-26]。美国去年有 170 万人被确诊为癌症，这意味着至少 100 万的患者将受到脊柱转移癌的困扰 [27]。幸运的是，这部分患者出现神经压迫症状的并不多，其比例大约是 2.5%～14% [11, 12, 22, 28-38]，换算成具体数字是 18 000～25 000 例 / 年 [35, 39-44]。

原发性或转移性脊柱肿瘤的治疗取决于肿瘤发病部位、病理、肿瘤大小及患者整体健康状况。对于脊髓和脊膜原发肿瘤，通常手术并发症非常低。肿瘤的完全切除可降低复发率，73%～96% [45-49] 的肿瘤全切术后患者的 10 年总复发率仅为 6%～10% [48, 50]，因此肿瘤全切术成为一种治疗选择。与髓内硬膜内肿瘤相比，髓外硬膜内肿瘤及术前神经功能较好的患者预后往往较好，大部分手术患者都可获得良好的神经功能恢复和疼痛缓解 [48]。与脊髓和脊膜源性肿瘤一样，硬膜外转移瘤也可以经手术治疗，但这些患者的总体生存率非常低，大多数情况下为 2～7 个月 [51-56]，因此对于脊髓受压严重的患者，可考虑行姑息性手术治疗。

原发性脊柱肿瘤的治疗高度依赖其病理学结果。良性脊柱肿瘤最初都是观察治疗，因为它们通常是惰性病变。当病变开始引起神经功能障碍、顽固性疼痛或脊柱不稳（动脉瘤样骨囊肿、巨细胞瘤、骨样骨瘤和成骨细胞瘤最常见）时，可以考虑行外科手术治疗。除了应该整块切除（en bloc）的骨巨细胞瘤外 [57-60]，良性原发性脊柱肿瘤由于复发倾向低，可采用分块完全切除治疗 [61-63]。不推荐辅助放射治疗，因为几乎没有证据支持它有益处，而且许多研究表明它与医源性骨肉瘤相关 [57, 58, 64-72]。与良性病变相比，脊柱原发性恶性肿瘤应该全部采用整块切除治疗（en bloc），因为这可以显著提高存活率 [73-80]。

与原发肿瘤相比，脊柱转移癌的治疗标准在很大程度上取决于肿瘤的分期和与病变相关的临床症状，而与肿瘤的病理学关系不大 [1]。在 20 世纪中叶，脊柱转移性肿瘤伴硬膜外脊髓压迫患者的治疗标准中提及了椎板减压 [11, 12, 35, 38, 41, 81, 82]。但从 20 世纪 70 年代末开始，放射疗法成为治疗标准，因为它被证明与椎板切除术同样有效且相关并发症发生率较低 [28, 35, 36, 39, 83, 84]。在过去的 20 年里，新兴的、并发症发生率更低的技术和先进仪器的开发提供了比单纯放射疗法更好的生存益处 [35]，使得外科手术又重新成为治疗标准 [33, 36]。这一变化的关键是 Patchell 和他的同事提供的 Ⅰ 类证据 [35]，他们对 101 名脊柱转移癌伴发硬膜外脊髓压迫的患者进行了随机对照试验，这些患者部分接受单纯放射治疗（ n = 51 ），部分接受放射治疗和手术减压（ n = 50 ）。研究人员发现，接受手术治疗的患者术后行走功能恢复更好（ OR = 6.2 , P = 0.001 ），能够保持更长时间的活动状态（ 122d vs. 13d , P = 0.003 ），术后 30d 的随访中更有可能在 ASIA 评分（ P = 0.0064 ）和 Frankel 分级（ P = 0.0008 ）方面有所改善。其他几项研究，包括 Klimo 和他的同事对 999 名患者进行的大型 Meta 分析，也得出了类似的结果 [11, 85, 86]。因此，身体状况可以耐受手术的患者通常行分步手术治疗，包括初次的姑息性治疗及后续的放射治疗。放射治疗可分为单次 18～24Gy 的高剂量放射治疗或分 3～6 次给予总量 18～30Gy 的大分割疗法 [87-90]。

> **要点**
> 脊柱肿瘤包括椎骨的原发性和转移性病变，以及脊髓的原发性和转移性病变。脊椎转移性肿瘤是最常见的类型，对于预期寿命超过 3 个月的患者应进行姑息性治疗。

二、手术计划

手术计划可以分为三个主要部分：明确手术目标、确定需采用的手术入路以及明确手术切除方法。粗略地讲，这三个因素主要包括姑息性治疗与根治性治疗，前路与后路与联合入路以及肿瘤整块切除与分块切除。

对于脊髓和脊膜部位肿瘤，目标是尽可能完全切除以缓解症状和降低术后复发率 [91]。这个部位的肿瘤大多数采用后方入路，因为它能够最直接地接触并切除肿瘤 [49, 92, 93]，并且可以方便地植入内固定物稳定脊柱 [91]。尽管 27.3% 的脊髓腹侧肿瘤和 2.8% 的脊髓腹外侧肿瘤可能需要前方入路才能切除 [49]，但大部分病例中行单纯后路或后外侧入路即可以成功地切除这两个部位的肿瘤。正常情况下首选整块切除肿瘤（ en bloc ），避免切除过程中肿瘤细胞扩散，但是体积较大或髓内的肿瘤通常缺乏明确的解剖层次，en bloc 难以实现 [94-101]。这种情况下，应该使用超声吸引器自内而外先去除瘤体再切除肿瘤包膜 [47, 102-107]。

脊椎肿瘤的手术方案在很大程度上取决于肿瘤是原发性的还是转移性的。如前所述，脊柱原发性肿瘤患者的手术目标是根治，而脊柱转移瘤患者，其预期寿命只有 2.2～16 个月，手术目标主要是缓解症状 [1, 16, 17, 22, 25, 26, 35, 108-114]。脊柱原发性肿瘤主要根据其肿瘤病理、分级和发生部位确定治疗方案，使用 Enneking 在 20 世纪 80 年代提出的分级标准进行分级，该标准根据病变的 X 线表现和边缘来规定手术界限 [115, 116]。边界清楚的良性肿瘤（ Enneking Ⅰ 级）可以分块切除，而边界不清或不存在边界的良性肿瘤（ Enneking Ⅱ 级和Ⅲ级）应该进行 en bloc[115, 116]。同样，所有的恶性原发灶都应该行 en bloc[115, 116]。确定切除方案后，可以使用 Weinstein Boriani Biagini（WBB）系统确定最佳手术入路（图 41-1）[117]。WBB 系统以钟表盘的形式将病变椎体水平划分为 12 个扇区，每个扇区包含 5 层 – 脊柱旁肌肉组织（A）、皮质骨（B）、松质骨（C）、硬膜外间隙（D）和硬膜内区域（E）。4～9 区的病变最好通过前路手术进行切除，而 10～3 区的较少见的孤立性肿瘤最好采用后正中或后外侧入路治疗。

脊柱转移癌的手术计划必须考虑患者是否能从手术中受益。预期寿命大于 3 个月的患者[23, 25, 30, 35, 36, 86, 118–123]、顽固性疼痛[17, 24, 121]、脊柱不稳[17, 35, 111]或转移性硬膜外脊髓压迫导致进行性神经功能障碍的（MESCC）患者[11, 17, 24, 25, 28, 30, 34, 121, 122, 124–127]最有可能从传统外科手术中获益。预期寿命小于 3 个月的患者通常被认为存在超过潜在获益的手术相关并发症，一般不建议手术治疗。然而，由于具备较低的外科并发症发生率，新的脊柱微创技术可能会使更多的患者具备手术适应证。目前已经研究了多种辅助决策工具来帮助决定是否可行

手术治疗，其中最常用的是 Tokuhashi 和 Tomita 量表[6]。但到目前为止，还没有一种量表被证明能够较好地预测手术后患者预后情况[21, 23, 30, 114, 128, 129]，因此它们仅被推荐作为手术决策辅助工具，而不是明确的治疗指南[6, 17, 121, 123, 130–133]。一种新的评分量表"脊柱不稳定肿瘤评分（SINS）"已经研究出来，用于评估在外科手术中是否需要进行脊柱内固定。但是该量表同样仅被推荐作为一种临床决策辅助工具，而不是一个权威的指南[134]。

> **要点**
>
> 原发性肿瘤根据病理决定手术计划。对于脊柱原发性肿瘤，Enneking 系统用于明确肿瘤边缘，WBB 系统用于明确手术入路。对于脊柱转移性肿瘤，手术的适应证取决于神经受损状况、疾病状况、预期生存期和脊柱机械不稳定性。对于脊髓和脊膜源性肿瘤，手术的目的是在对脊髓损伤最小的情况下进行神经减压。

前路与后路手术治疗椎体肿瘤

除了考虑肿瘤在椎体内的位置外，手术医生

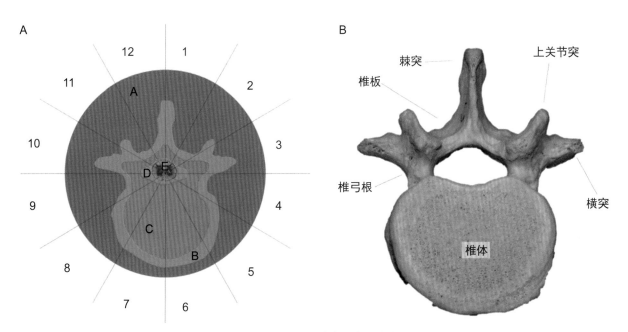

▲ 图 41-1　手术计划采用 **Weinstein-Boriani-Biagini** 分期系统制定。它将受累椎体水平划分为 **12** 个扇区，按钟表位置排列，每个区分为 **5** 个组织层：（**A**）椎旁软组织，（**B**）椎骨皮质层，（**C**）椎骨松质骨层，（**D**）硬膜外间隙，（**E**）硬膜内区域。（**A**）腰椎肿瘤使用的分期系统。（**B**）供参考的腰椎骨性标记

在选择治疗方法时还必须考虑椎体在脊柱的位置。颅颈交界处的肿瘤可以经枕下后中线入路、远外侧入路、乙状窦后外侧入路或前经下颌入路进行治疗[135]。后路手术并发症发生率较低，刀口闭合相对简单[135-137]，但椎体暴露较差，影响手术操作，约 70%～85% 的脊柱转移瘤在行后正中入路时会受此影响[22, 41, 43, 44, 82, 124, 138]。下位颈椎肿瘤更多采用 Smith-Robinson 前入路，因为相较于后方入路，它能提供更好的手术操作视野和更低的刀口并发症发生率[15, 41]。颈胸交界处肿瘤并骨质情况较差的患者，可能需要采用前后联合入路，以降低内固定失败或术后后凸畸形的风险[139, 140]。

胸椎是肿瘤最常见的转移部位，占 74.2%[5, 7, 11, 22, 28, 34, 86, 124, 141]。胸椎肿瘤的手术入路包括经胸骨柄开胸术、经胸开胸术、胸膜后开胸术、后正中入路和后外侧入路。经胸骨柄入路可很好地显露上胸椎椎体肿瘤，也适合于体型较小的患者[142]。然而，通过前路进入椎体前柱需要剥离较多的骨和软组织，这将增加伤口延迟愈合的风险[142, 143]。对于上中胸椎病变（$T_{3\sim5}$），后外侧入路更可取，因为它不需要专业的胸外科医生辅助开胸，降低心脏和大血管损伤的风险[144]，同时也伴随较低的肺不张、血胸、气胸和乳糜胸的发生率[145]。尽管并发症发生率较高，但经胸廓和胸膜后开胸术能更好地达到中、下胸椎肿瘤（T_6～T_{12}）的前柱位置。因此，当考虑行 en bloc 切除时，例如用于治疗原发性恶性肿瘤时，上述入路是理想的手术方案。利用电视胸腔镜辅助的微创手术，可以有效地分块切除椎体前柱转移瘤和放置椎间融合器（Cage），且术中并发症发病率较低[41, 146, 147]。如果只需要进行姑息性减压和内固定治疗，那么后正中入路或极外侧入路可以安全地治疗 T_5 水平以下的所有脊柱肿瘤[144]。越来越多的椎体次全切和融合器放置采用经椎弓根入路，同时许多这类手术采用的是微创技术。

要点
手术入路的选择取决于受累节段的位置（颈、

胸或腰椎），以及病变在脊柱节段、脊髓、硬脊膜、椎体和（或）后部附件的位置。根治性手术可能需要更彻底的手术方案。

三、脊柱肿瘤的微创技术

微创手术的最大优点是减少了住院时间和肌肉损伤，降低了术后疼痛程度、伤口感染率和术中出血量[34, 140, 148-153]。因此，微创手术可以允许更快更早地进行系统性治疗，并能成为因治疗风险太大而不能接受传统手术的患者的一种选择[154]。此外，由于恢复速度更快，美容效果更好，术后疼痛更少，患者对脊柱微创手术的需求也不断增加。

（一）后中线小切口入路切除硬膜内髓外病变

Iacoangeli 和他的同事描述了一种用于治疗脊髓髓外肿瘤的小切口入路手术方法，并已对 30 名 70 岁或 70 岁以上的患者进行了治疗[91]。患者首先俯卧在 Jackson 手术台上，在病变部位行后正中皮肤切口。逐层切开，暴露棘突。在肿瘤较大的一侧进行单侧骨膜下肌肉剥离，注意保留对侧的后方张力带[91]。暴露范围取决于病变的范围，小切口入路手术主要用于 1～3 个节段范围的病变。完成骨膜下剥离后，在受累的节段进行半椎板切除，同时进行部分小关节切除和棘突根部的潜行切除[91]。按照 Saito 等提出的方法[91, 155]，将肿瘤表面的外层硬脊膜切开充分暴露硬脊膜内外层的间隙，在肿瘤附着部位切开硬脊膜内层进而切除肿瘤。肿瘤切除后，进一步清除肿瘤包膜和硬脊膜附件，缩小硬脊膜切口并用纤维蛋白胶封闭，单纯间断缝合硬脊膜外层[91]。

（二）用管状牵开器辅助切除髓内肿瘤

将微创技术应用于髓内肿瘤的报道相对较少。Ogden 和他的同事描述了一种手术方法，该方法用于一位小型室管膜瘤患者，肿瘤位于 T_4 位置，纵向长约 0.7cm[156]。患者插管后俯卧在 Jackson 手术台上。然后在病变部位距中线 2cm 处作一长 3cm 的旁正中皮肤切口。钝性分离脊柱旁肌肉以放入连续扩张器，撑开扩张器，放入可扩张的通道牵开器。通道牵开器触及椎板后扩张开口，用双极烧灼目标椎板软组织，充分暴露椎板[156]。用磨钻和 Kerrison 咬骨钳切除目标椎板。如果肿瘤局限于单个阶段，进行完全半椎板切除，如果肿瘤跨节段存在，咬除相邻椎体的部分椎板，做部分半椎板切除。潜行磨除棘突的基底部，充分暴露硬脊膜，同时进一步减压神经。于硬脑膜正中作切口，牵开硬脑膜，切开脊髓接近病变。请注意，脊髓切开术的切入点应该是距离肿瘤最近的位点以尽量少的破坏脊髓：中央型肿瘤的切口在脊髓的正中线，偏心型肿瘤的切口在背根入口区[157]。纵向切开脊髓至肿瘤上下极点，然后使用传统的牵引 - 反牵引显微外科技术，用双极和显微外科镊在肿瘤包膜周围进行解剖[158]。如果肿瘤界限不清晰或者病变太大而不能做 en bloc 切除，可使用超声吸引器从内部开始去除肿瘤组织，然后切除肿瘤被膜。手术目标是在保证不使神经监测数据（MEP 或 SSEP）降低至基线的 50% 以下的情况下尽量完全地切除肿瘤[97]。切除完成后仔细止血，用 4-0 尼龙缝合线或硬膜夹闭合硬膜切口[159]，逐层闭合肌肉、筋膜和皮肤[159]。术后监测患者生命体征，确保 MAP 保持在 60mmHg 以上[159]。

为了改善手术效果，术前应给予类固醇激素治疗，术中应维持适度低温，这样可降低发生永久性神经功能缺损的风险[100, 157]。此外，术中应使用神经监测以减少神经损伤的风险，在肿瘤切除前应烧灼供血血管，以最大限度地减少切除过程中术中出血导致的视野模糊[92, 93, 96, 105, 157, 160]。最后，使用引流管可以促进硬脊膜切口的闭合，使用连续的尼龙单股线缝合而不是间断的丝线缝合可以降低脊髓拴系的风险[99]。

> **要点**
>
> 长度小于 3 个节段的脊髓内和脊膜肿瘤可以用通道牵开器辅助牵开并安全切除。皮肤切口位置取决于病变在脊髓内的位置。

（三）胸椎肿瘤

1. 电视胸腔镜辅助治疗胸椎转移瘤

已有数个研究团队报道了电视胸腔镜可用于辅助治疗胸椎和腰椎转移瘤[41, 146, 147]。利用 4 个通道：1 个在病变节段，3～4cm 大的工作通道；1 个 1～2cm，隔 2～3 肋间隙的内镜通道；1 个 1～2cm 冲吸通道，位于工作通道的腹 / 头侧；和 1 个 1～2cm 牵引通道，位于工作通道的腹 / 尾侧。胸腰段病变，内镜通道应该放置在病变部位头侧，上胸椎病变，内镜端口应该放置在病变部位尾侧。

用双腔气管导管给患者插管，取侧卧位于手术台上，固定骨盆、肩胛骨和胸骨。在定位前应充分考虑病变在脊柱的节段水平以及在椎体的具体位置。一般情况下，T_{11}～L_2 病变更适合取左侧入路，T_3～T_{10} 病变更适合取右侧入路，但也可能会根据肿瘤的位置和大血管的解剖情况而改变手术方案。首先做接入内镜的切口；对于大多数胸腰椎病变，这一切口应远离膈肌，降低损伤膈肌的风险。接下来，钝性地分离肋间肌，暴露并切开胸膜。通过这个开口放置内镜套管，检查胸腔是否有胸膜粘连，在内镜可视化下建立其余三个端口。使操作侧肺塌陷并向内牵拉肺组织，切开病变部位的壁胸膜。确认并结扎节段性血管以减少术中出血。切开胸膜后，克氏针置入病变节段上、下健康椎体。空心锥套入氏针，拧入并去除部分骨皮质。将 MACS TL 钢板（Aesculap®，Center Valley，PA）的夹具套到克氏针上，横向于椎体放置。每个夹具后部置入一个万向螺钉于椎管前 10mm 处，一个前锁定螺钉固定钢板。在夹钳安装后，切除病变节段上下方的椎间盘，然后使用钻头和脊椎咬骨钳对病变椎体进行次全切除。椎体切除术一般扩大到包括同侧椎弓根和临近的肋骨，以确保完全前路减压。然后放置一个由同种异体骨填充的可收缩的钛笼，并行透视检查其位置。如果位置良好，安装 MACS TL 钢板，拧入前锁定螺钉锁定钢板。再次透视确定位置。对于需要取下横膈的下胸病变，需重新固定膈肌。通过下外侧套管口放置胸管，闭合伤口，术中透视确定肺腹张。根据经验，当引流管引流量降至 100ml/d 以下时（通常在术后第二天）拔除胸管。

胸腔镜手术有一个相当陡峭的学习曲线 [36, 41, 43, 84, 86, 161]，但与传统的开放手术相比，可以减轻切口疼痛，减少出血，减少住院时间和 ICU 入住率，缩短康复时间，并降低手术并发症发病率 [30, 84, 150, 162]。应用正侧位 X 线片评估患者胸腔内情况，一般认为胸腔积液和粘连是此手术的相对禁忌证 [41]。此外，在手术开始前应确定患者对单肺通气的耐受性。如果耐受性差，则禁忌行电视胸腔镜辅助手术 [150, 162]。

> **要点**
> 电视胸腔镜是一种不常使用的技术，学习曲线陡峭，但与常规开胸手术相比，大大降低了手术相关并发症的发病率。

2. 小切口经椎弓根椎体次全切除术治疗胸椎转移瘤

小切口入路符合更经典的微创外科学定义，因为它使传统外科技术适用于较小的手术切口，减少了肌肉损伤、出血、伤口感染率、住院时间和切口部位疼痛等 [84, 86]。Chou 等在内的几个研究团队已经描述了小切口入路的定义，现在此描述其具体操作技术 [148]，并在图 41-2 至图 41-10 中示出。

首先将患者俯卧于在 Jackson 手术台上，透视定位病变节段。做正中皮肤切口，在病变部位上下延长 2 个节段长度，分离皮下组织（图 41-2）。使用 Jamshidi 针头、克氏针和空心螺钉系统

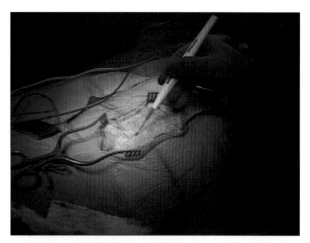

▲ 图 41-2　术中照片示正中皮肤切口。注意，作为减少肌肉损伤方法的一部分，手术中保留完整的筋膜层

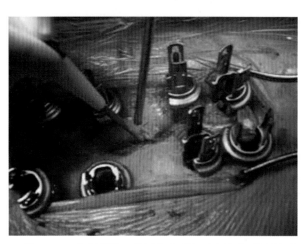

▲ 图 41-3　术中照片示使用与先前经皮置钉相似的技术经筋膜置入椎弓根螺钉

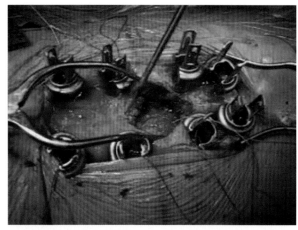

▲ 图 41-4　术中照片示筋膜正中切口暴露病变部位。向侧方分离软组织获得足够的手术视野进行椎体次全切除

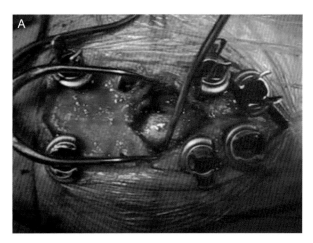 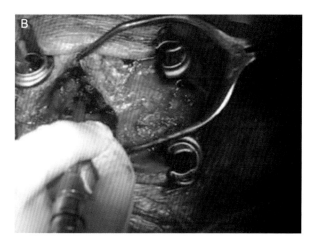

▲ 图 41-5　术中照片示硬膜外肿瘤切除和神经减压

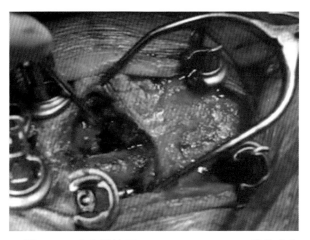 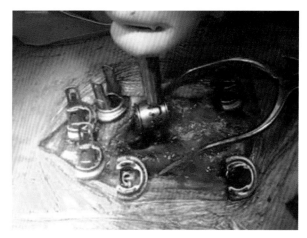

▲ 图 41-6　术中照片示 Trap-door Rib-Head 截骨术完成，可以进入椎体前柱

▲ 图 41-7　术中照片示椎体次全切除部位放置可扩张的椎间融合器。由于植入空间较小，因此使用可扩张的 cage

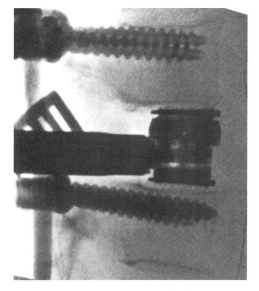 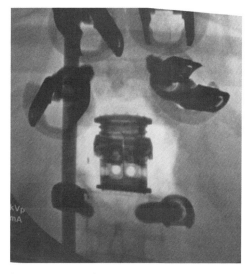

▲ 图 41-8　术中正侧位透视，观察 cage 和椎弓根钉植入位置

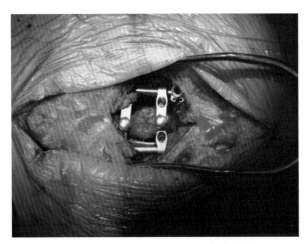

▲ 图 41-9　术中照片示后路内固定物及筋膜切口

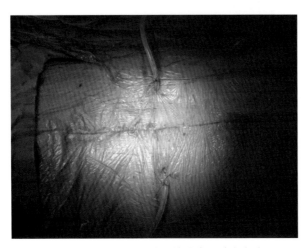

▲ 图 41-10　术中照片示筋膜皮肤缝合完毕

（Mantis ™，Stryker Spine®，Kalamazoo，MI）将椎弓根螺钉经筋膜植入病变节段上下两个椎体（图 41-3）。与经皮固定操作相同，首先，在透视下将 Jamshidi 针头敲入椎弓根，退出针芯后沿 Jamshidi 针头套筒将克氏针植入椎弓根。用 15 号手术刀适度切割筋膜以允许椎弓根螺钉通过。在克氏针引导下对椎弓根进行攻丝，透视下植入空心螺钉。在病变部位作筋膜正中切开，暴露病变部位及上下椎体的部分椎板（图 41-4）。然后切除病椎的椎板、上位椎体椎板的下半部分和下位椎体椎板的上半部分，在后方充分减压神经（图 41-5）。在胸椎手术中，可离断一侧肋间神经，以便放入椎间融合器。咬除病椎双侧椎弓根并切除上下椎间盘。使用高速钻头进行半侧病椎椎体

切除，然后在同侧放置一根临时棒以保持稳定，在对侧以同样的方法切除剩余椎体。椎体切除完成后，处理邻近上下终板，分离后纵韧带与硬膜以彻底减压神经。肋骨采用 "trap-door" 或 "match head" 肋骨头截骨术截断，即在结扎的神经根侧，肋椎关节外侧 3cm 处切断肋骨（图 41-6）。这种肋骨截骨术的优点是活动的肋骨头部保护胸膜不被钛笼锋利边缘刺破，从而降低发生肺不张的风险。跨过肋骨头植入钛笼（图 41-7），尽量贴近腹侧放置，扩张钛笼以填充截骨部位。透视确认钛笼位置良好后（图 41-8），于剩余空缺部位植入同种异体骨，放置引流管，闭合伤口（图 41-10）。

与电视胸腔镜相比，该方法最大的优点是在治疗胸椎病变时避免了气胸或血胸的风险，降低了椎体切除时血管损伤的风险，学习曲线更加平缓[148, 163, 164]。尽管有这些优点，但小切口入路手术仍因切口较大，容易发生术后感染[148]。

鉴于 MISS 经椎弓根入路术后康复时间短，越来越多的医疗中心将分步治疗作为标准治疗手段。在未来几年，这一手术方式的使用可能会更加普及[87, 88]。分步手术中，初次接受姑息减压手术留下的切除空腔可以安全进行立体定向放射外科照射[89, 90]。然后给予患者 18～24Gy 的单次高剂量放射治疗，或以每次 3～6Gy 分次给予共18～30Gy 的放射治疗[87-90]。微创手术是第一阶段治疗的理想方案，因为它们可以进行神经减压和稳定脊柱，同时缩短康复时间以便更快地进行放射性治疗[165]。虽然相关研究较少，但已有研究已经表明微创手术在改善残疾、缓解疼痛、改善生活质量和神经功能以及缩短恢复时间方面效果明显[89, 165]。

> **要点**
> 小切口经椎弓根椎体次全切除术采用了大多数脊柱外科医生最熟悉的方法。对于希望精通微创手术技术的脊柱肿瘤专家来说，这可能是一个很好的首选方法。

（四）腰椎转移瘤

1. 小切口经椎弓根入路治疗腰椎转移瘤

腰骶部椎体是第二大的椎骨转移部位，在大多数情况下约占转移瘤的 25%～33%[11, 108, 110, 166]。与胸椎转移瘤一样，可以用上述小切口经椎弓根切除术治疗腰椎转移瘤。实际上，Donnelly 及其同事在 2015 年报道，他们使用经椎弓根入路技术对一名 59 岁、肾细胞癌 L_1 椎体转移致局灶性后凸畸形的患者，进行 L_1 椎板切除术和半椎体切除术，并行 T_{11}～L_3 后路内固定术[167]。

术前对患者行肿瘤栓塞治疗，以减少术中失血，这是肾转移癌相对标准的术前程序。手术时患者取俯卧位，采用 T_{11}～L_3 正中切口，并进行皮下解剖，通过双侧 L_3 椎弓根，暴露覆盖 T_{11} 的肌肉和筋膜。然后在术中透视（DePuy Viper 2 X-tab）下用 Jamshidi 针和 K 线标记椎弓根，并在 T_{11}～L_3 的右侧和 T_{11-12} 和 L_3 的左侧椎弓根中放置经皮螺钉。在多裂肌和最长肌的交界处左侧行 2cm 的旁正中切口，沿肌间隙钝性分离（Wiltse），直到显露关节突。然后放置扩张牵开器（DePuy Insight），以允许进入到在 $L_{1/2}$ 关节突和 L_1 椎体侧面进行操作。使用高速钻，行 $L_{1/2}$ 左侧半切开术和 T_{12}/L_1 关节突切除术，并去除 L_1 横突以暴露 L_1 神经根，而后对其进行骨骼化。然后使用高速钻和斜角刮匙行左侧半椎体切除术（椎体的 2/3），以及 T_{12}/L_1 和 $L_{1/2}$ 椎间盘切除术。T_{12} 和 L_2 端板准备好后，放置同种异体移植可扩张型椎体间融合笼（VBR 系列，Ulrich USA）于椎体切除处并扩张。然后将缺损部位填充同种异体脱钙骨。使用前述技术将 L_2 椎弓根螺钉经皮置入，深达筋膜，并拧紧固定螺钉。完成后关闭左中筋膜和皮肤。Donnelly 团队感觉由于实施了最小的软组织解剖，因此并不需要其他缝合。患者术后表现良好，在整个随访过程中矫形状态也保持良好。像 Chou 和他的同事一样，Donnelly 团队建议使用可扩张型椎体间融合笼，因为在操作中植入物的横截面较小。他们还建议在相邻神经根之间的空间有限的情况下，可以垂直于原位植入融合笼。

2. 侧方经腰大肌入路治疗腰椎转移瘤

尽管经椎弓根入路的术式是解决胸腰椎病变的一种流行且高效的手段，但由于腰椎没有肋骨、肺部和纵隔结构（它们在胸腔中会形成解剖结构障碍），因此还有其他方法可用于治疗腰椎病变。其中一种是经旁侧或极度外侧的经腰大肌入路，在创伤[168, 169]和骨髓炎[170]的情况下曾有报道用于前柱重建。Boah 和 Perin 的最新报道描述了其在治疗罹患椎旁神经鞘瘤的两名患者中的用途[171]。

该技术首先将患者麻醉并定位在侧卧位，病变侧朝上。然后使用术中的 C 形臂或 O 形臂对病变水平进行定位，并在病变水平与后腋线交汇处行 3cm 的横向切口。用双极电切开浅筋膜后，沿肌纤维方向进行钝性分离，将斜肌和腹横肌分开。然后用手指向前扫开腹膜后脂肪和腹膜，形成一条缝隙，使之能够接触到腰大肌和横突。完成以上操作后，将扩张器插入缝隙并向前推进，穿过腰大肌的 2/3，但应注意不要损伤与腰大肌相邻的腰骶神经丛或穿过腰大肌的股生殖神经。通过使用配备了 EMG 监测的扩张器（如脊柱神经术中测量仪，NuVasive Neurovision[172]），可以提高此过程的成功率。当扩张器抵达病变水平侧旁处，就将管状牵开器通过扩张器置于腰大肌边缘。然后小心的钝性分开腰大肌，并缓慢推进牵开器，注意找寻其中横穿的神经根，以避免对其造成损害。穿过腰大肌后，牵开器停在椎体的侧面（图 41-11），在 Boah 和 Perin 治疗的椎旁肿瘤的病例中，牵开器骑跨于肿瘤上。对于椎旁肿瘤，上述操作后进行减瘤并切除，而后撤回牵开器，并以最小的失血量进行闭合。对于椎骨转移瘤，然后使用高速钻进行带或不带椎弓根切除术的部分椎体切除术，从而为脊髓减压。由于鞘囊和神经距离很近，因此在切除后壁时务必小心操作。另外，保留椎体的前侧壁和远侧壁以防止植入物的侧向移位或大血管损伤。然后，将同种异体可扩张型椎体间融合笼放置于椎体切除缺损的前部（图 41-12），并在笼上放置一块侧板以辅助保持植入物的位置（图 41-13）。透视检查植入物的位置（图 41-14），撤回牵开器并逐层闭合。

3. 直接外侧入路治疗胸腰椎交界处转移瘤

Boah 和 Perin 描述过一个类似的方法用来治疗胸腰椎交界处病灶[173, 174]。Tan 和他的同事们曾

经报道过一系列 19 个做过小切口直接外侧入路椎体切除术的患者[174]。患者取俯卧位，之后沿着已经存在的皮肤褶皱（皮纹）划开一条 3～4cm 的斜切口，接着切开下层筋膜。对于 L1 以上的病灶，下层的肋间肌是分开的，可在其下的肋骨上进行骨膜下解剖，必要时行肋骨部分切除。之后就可在壁胸膜和胸内筋膜之间形成一个平面，继

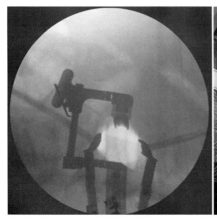
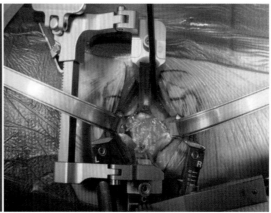

◀ 图 41-11 术中 X 线影像图（左）和照片（右）展示了用以切除腰椎肿瘤的经腰大肌外侧手术入路。牵开器的刀片以横向和冠状面放置，目的是保护椎管血管和鞘囊

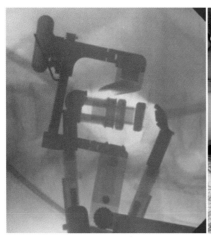
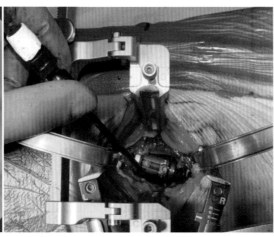

◀ 图 41-12 术中 X 线影像图（左）和照片（右）展示了可扩张 VBR 装置在椎体缺损处的位置

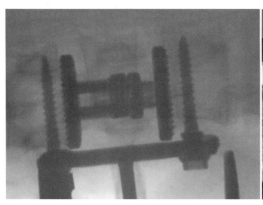
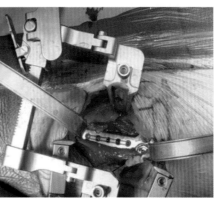

◀ 图 41-13 术中 X 线影像图（左）和照片（右）展示了维持板和 VBR 装置在椎体缺损处的位置

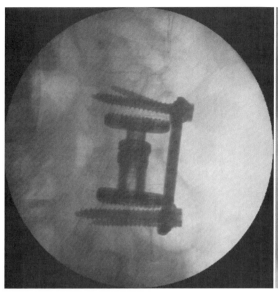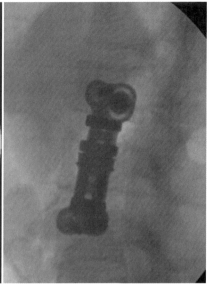

◀ 图 41-14　术中前后位透视（左）和侧方 X 线影像图（右）展示了 VBR 装置在椎体缺损处的位置

续分离直至达到病变节段。对于 L₁ 以下的病灶，钝性分离腹壁肌肉，用手指扫除腹膜和胸膜后脂肪，这样就可产生一个直至腰大肌的通道。在这两个病例中，都会放置可扩展的 MaXcess 牵开器（NuVasive），并将其固定在手术台上。手柄放置在腹侧肋间通路上，后部放置在 L₁ 以下的病变处[175]，从中央开始行椎体部分切除术，必要时扩大至椎弓根和相对应的肋骨。接着植入并固定可扩张型融合笼，然后逐层缝合关闭。由于胸腰椎交界处是躯干的应力中心，因此患者可能会在第二阶段治疗中受益，包括进行经皮椎弓根螺钉固定以提供额外的稳定性。

> **要点**
> 直接外侧入路方法以增大腰丛部位损伤风险为代价，大大降低了潜在的失血风险和肌肉解剖带来的损伤。胸腰椎交界处病灶的治疗可能会补充进行经皮椎弓根螺钉固定以增加支撑。

（五）椎体转移瘤的强化：后凸成形术和椎体成形术

1. 概述

尽管微创方法降低了脊椎转移瘤的患病率，一些患者仍然因为病情太严重而不能接受外科手术。同样的，一些患者可能受到机械性疼痛的折磨而不愿意接受外科手术。对于这些患者，有一个现存的治疗手段叫作椎体强化，也就是后凸成形术和椎体成形术。骨水泥成形术经皮操作，且可在门诊实施，这意味着患者无须停止辅助化疗就可以进行这些治疗。此手术的理想人选主要是卧位时机械轴性疼痛缓解且无神经损害的患者，并无以下特征：①椎体后部皮质受损；②硬膜外压迫[176, 177]。

经皮椎体强化的第一篇报道见于 20 世纪 80 年代中期[178, 179]，当时 Galibert 和同事们报道了使用椎体强化术治疗症状性椎体血管瘤[180]。此后不久，Kaemmerlne 和同事们发表了第一篇系列案例，描述了使用 PMMA 解决脊柱转移瘤患者的机械性背部疼痛的方法[181]。在他们的文章中，作者指出在他们的队列中，经过 3 个月的随访，有 85% 的人疼痛明显缓解，且无毒性作用或机械性疼痛复发。在随后的十年中，Gangi[182]、Weill[183] 和 Cotten[184] 发表了几项研究报道，他们均报道了 80% 以上的患者可缓解疼痛。此外，Weill 等表示超过 60% 的患者在术后的 24 个月时止痛效果依然良好[183]。尽管结果十分可观，但早期的报道也记录了骨水泥注入后有可能脱离病变位置而进入到硬膜外腔甚至局部脉管系统[184-187]。其可能导致手术后神经根病、脊髓病[188] 或水泥肺栓塞[189]，其机制是继发于溶解水平的椎管内压升高[190]。后来的病例报道表明，随着技术的改进和经验的提升，在不牺牲镇痛效果的情况下（≥ 80% 的患者得到缓解），发生这些症状并发症之一的风险可以降低到不到 6%[177, 191-202]。因此，对于许多仅表现疼痛或以疼痛为主要症状的患者，椎体成形术可能是传统手术的替代方案。尽管有最近的证据表明，存在椎体塌陷[203]或后方皮质薄弱[204]的患者也可以安全地接受治疗，但还是可能会出现凝血功能异常、明显的神经元压迫、椎体完全或接近完全塌陷的问题[179]。

椎体成形术无法解决的一个问题是局部椎体后凸畸形，通常继发于溶骨性椎体塌陷后。在这种情况下，压迫性骨折与骨质疏松症患者的骨折程度大致相似，因为这两种骨折均导致椎体体积减小、矢状位失衡以及总体骨质不良。鉴于此，所述癌症患者可能因球囊后凸成形术而受益，球囊后凸成形术是由 Liebermann 及其同事在 21 世纪初期开发并用于治疗骨质疏松性压缩骨折[205]。后凸成形术与椎骨成形术的不同之处在于，它首先要尝试矫正矢状畸形，而后在椎体制造空腔以便注入骨水泥，然后用类似常规椎体成形术的方式注入水泥。椎体空腔可降低骨水泥注入后从椎体漏出的可能性[206, 207]，而骨水泥渗漏则是椎体强化最严重的并发症[201]（即肺栓塞和神经压迫[208]）的先兆。

现有文献表明，在骨质疏松性椎体骨折的治疗中，后凸成形术的并发症发生率比椎骨成形术低[206, 207]，有几项研究对这两种方法在脊柱转移疾病中的疗效进行了检验，这些研究大多数表明，经后凸成形术治疗的患者中大于等于 80% 的患者疼痛症状明显缓解[199, 209-212]。但矢状面可矫正的程度（每节段 3°～8°）、矫正的持久性、矫正度数与疼痛缓解的相关性似乎都是可变的。Dalbayrak 和同事进行了一项研究，他们对 31 例骨髓瘤或脊柱转移瘤患者的 41 例骨折病例进行了治疗，平均矫正程度为 5°，但他观察到矫正程度与疼痛缓解之间存在明显的相关性[210]。Qian

和他的同事[199]进行的一项当代研究时发现疼痛症状有类似的缓解（100% 的患者缓解），脊柱后凸也得到了矫正（平均 8°），但未能证明矫正与疼痛缓解的相关性。同年，Berenson 等报道了一项 RCT 的结果，该结果对比了使用球囊后凸成形术或保守治疗的患者疼痛缓解程度和残疾评分的改善情况[209]。果然，后凸成形术能够显著改善患者的疼痛和残疾评分，Ⅱ 级证据表明后凸成形术是治疗患有脊柱转移性疾病的顽固性机械性疼痛的有效干预措施。

一些研究也直接比较了后凸成形术和椎体成形术在治疗转移性压缩骨折时的差异。Bae 团队在最近的一项研究中比较了在接受转移性实体瘤治疗的 342 例患者中，椎体成形术和球囊后凸成形术在疼痛性压迫骨折中的应用[213]。研究者发现，在疼痛缓解、注水泥量和身高恢复方面，两组数据之间没有差异。考虑到后凸成形术的复杂性，研究者建议椎体成形术可能是治疗这类复杂患者的首选方案。这些结果与 Ontario 健康质量小组于 2016 年发表的系统综述结果相似，综述指出对于癌症相关的椎体压缩性骨折患者，椎体成形术与后凸成形术在安全性或有效性上没有差异[214]。Mendel 团队和 Schroeder 团队，分别在 2009 年和 2011 年发表过类似的系统综述，其结果表明后凸成形术降低了骨水泥外渗、神经系统并发症以及需要手术矫正的并发症的总体发生率[215, 216]。Mendel 团队在进行手术过后也立即报道了椎骨高度和节段性脊柱后凸改善明显，但效果在 1 年后就消失了。尽管有这些结论，有关椎体后凸成形术和椎体成形术在治疗肿瘤性椎体压缩骨折中相对优势的证据仍然非常有限[216]。骨质疏松性压缩骨折领域的证据表明，后凸成形术具有更长的手术时间和更低的水泥外渗率，同时具有与其相似的疼痛缓解程度、临近节段的骨折风险以及长期的矢状矫正[217, 218]。考虑到后凸成形术直接的医疗费用更高，据 Laratta 团队在 2017 年的一项研究中报道其费用超过 2500 美元[219]，所以我们更建议使用椎体成形术用于治疗转移性疾病患者的椎体压缩骨折。

> **要点**
> 对于一些有手术禁忌的患者，椎体后凸成形术和椎体成形术可能是稳定脊柱最为有效的术式选择。椎体后凸成形术能够降低骨水泥渗漏的风险，但证据不足。

2. 技术

诸多文献介绍了多种椎体成形技术，在这里简要介绍一下。首先，CT 检查确认责任椎；确定是否能够进行骨水泥填充，同时根据椎弓根的直径来选择穿刺针的型号[176, 212]。一旦患者符合手术指征，确保其采用的手术是最优化的。也就是说，要终止一切抗凝治疗，血小板计数需大于 100 000，且患者无感染[176]。

椎体成形术应采用可透视手术床，患者取俯卧位，根据术者的偏好采用局部麻醉或全身麻醉，全麻尤其适合术前较为焦虑的患者，术中透视定位责任椎。在双侧椎弓根投影位置进针局麻（采用 1% 利多卡因或 0.25% 丁哌卡因），而后穿刺针经过上关节突与横突交点选择较直或稍外展的角度进入椎弓根以避免突破入椎管[220]。进入椎体后，穿刺针角度头倾旨在进入椎体的前 1/3。此时，有一些学者会行静脉造影，避免穿入大静脉，尽管这个操作是有争议的。一旦确认了穿刺针的位置此时即可在透视下推注骨水泥以确保其填充椎体的前 2/3，而后拔除穿刺针，组织胶或斯特里带关闭切口。术后患者应大约制动 1 个小时使骨水泥进一步凝固避免移位[212]。

后凸成形术与上述过程稍有不同[212]，最初穿刺时进入的是椎体的后 1/3，建立通道后钻入椎体的前部，这一步是为了放置球囊。球囊置入后在透视下扩张球囊，使用球囊有几个关键点：①与椎体皮质相接触；②使骨折完全复位；③球囊压力不小于 220psi[212]。最后撤出球囊双侧推注骨水泥，为了能够填补球囊的空腔，后凸成形术往往较球囊的体积（5～8ml/ 每球囊）要多

出 1～2ml，这是为了让骨水泥更多的渗透进骨小梁中。透视无误后，拔除穿刺针关闭切口，同样患者需大约制动 1h 使骨水泥进一步凝固避免移位[212]。

（六）射频消融术

椎体成形术其中的一个缺点就是无法消灭肿瘤，因此对于一些因肿瘤占位效应引起神经功能损害的病例无能为力，故而射频消融术应运而生，可配合椎体成形解决该类问题[212]。RFA 利用高频交流电产生 60～100℃的高温[218]，高温使得针尖区域蛋白质变性杀灭肿瘤细胞但能保留周围组织。此外，对于椎体转移瘤的患者高温还能够部分破坏局部神经末梢以减轻机械痛，但通过破坏局部肿瘤组织，可能使责任椎出现空腔进一步加重脊柱的不稳从而加重轴性痛，而经椎弓根骨水泥填充可以弥补这个不足。这个技术最初由 Grönemeyer 和 Schaefer 等学者于 2002 年提出，其采用射频消融术联合椎体成型术成功治疗了 5 例轴性痛患者[221-223]。从那以后也由多位学者所证实该技术的采用明显优于保守治疗[223-230]。

大多数关于射频消融术治疗椎体转移瘤的证据来自于小样本的回顾性分析，第一个前瞻性研究来自学者 Goetz，其单独采用射频消融术治疗了 43 例单节段椎体转移瘤患者并在 4 周、12 周、24 周进行随访发现 95% 的患者疼痛评分显著改善。只有 3 例出现了不良反应，这说明射频消融术对于改善椎体转移瘤患者疼痛是一种安全的手段。随后又有数个关于射频消融术治疗脊柱转移瘤的小样本回顾性研究，这些研究无一例外地证实了其在改善脊柱转移瘤患者轴性痛方面的积极作用[230, 232, 233]。此外，还有研究表明术后 1 年随访时在影像学上肿瘤得到了不同程度的控制。鉴于射频消融术的目的是改善症状而并非控制病情，这一发现可能是有限的临床效用。能否改善患者的临床症状是衡量射频消融术是有效干预措施的主要指标，在 2014 年由 Orgera 开展的一项前瞻性研究中直接有针对性地回答了这一问题。

该学者将 36 名患者分为两组，单纯椎体成形组和椎体成形 + 射频消融组，分别对两组患者术前术后进行 VAS 疼痛量表和 Roland-Morris 功能障碍量表评估。他发现两组结果并无统计学差异，因此他认为射频消融术并没有明确的临床效果而且增加了花费。然而，受限于这个研究样本量太小而无法成为诊疗指南，尽管如此这也是唯一一个直接对射频消融术是否能够作为现有经皮穿刺干预措施有力补充的研究。我们也因此将这个问题留给临床医生，曾经确实有研究表明射频消融术在改善疼痛方面优于保守治疗，但也有研究认为其优于其他经皮微创技术的证据是不足的。

> **要点**
> 射频消融联合椎体成形术能够有效改善疼痛。

四、常规和微创方法的比较

在椎管内转移瘤方面，有相当多的研究去比较传统方法和微创方法的疗效，以及脊髓原发性肿瘤和脊膜瘤（表 41-1）。而直接比较传统方法和微创方法的研究相对较少。这些研究报道总结在表 41-2 和表 41-3 中。

（一）脊髓肿瘤和脊膜瘤

2012 年，Iacoangeli 和他的同事们报道了 70 岁以上患者因脊膜瘤行传统手术和微创手术的疗效[91]，微创组纳入 30 例患者，采用半椎板切除硬脊膜切开，35 名年龄相似的患者纳入传统手术组行全椎板切除。微创组的患者手术时间较短（145min vs. 171min）住院时间较短（5.83d vs. 7.80d），神经功能改善相近（86.7% vs. 85.7%）此外，微创组的并发症发生率更低（13.3% vs. 54.2%），2 年随访恢复正常活动的比例也更高（93.3% vs. 68.6%），尽管统计学无显著差异。

Raygor 和他的同事们 2015 年对 51 名胸髓髓外硬膜内占位的患者进行研究[234]。25 名患者采

用正中切口通道下经棘突入路，与之对比的是 26 名采用全椎板切除的患者，对术后症状改善及手术操作特点进行对比。手术时间（188.9min vs. 218.6min，$P = 0.67$），但微创组失血量更低（142ml vs. 320ml，$P = 0.039$）。排除肿瘤大小对失血量的干扰后，两组失血量的差异具有统计学意义（$P = 0.06$）。两组均获得了良好的手术效果，ASIA 评分改善相似（$P = 0.09$），肿瘤完全切除率对比（$P = 0.67$），住院时间对比（$P = 0.73$），并发症发生率对比（$P = 0.24$），复发率对比（$P = 0.98$）。

2014 年，Zong 和同事们报道了 122 例髓外硬膜内肿瘤的治疗情况，其中 53 例接受了微创治疗[235]。两组的年龄构成、性别、症状持续时间无统计学差异。微创组的患者手术时间较长（270min vs. 173.26min，$P < 0.05$），出血量较少（307.14ml vs. 540.08ml；$P < 0.05$），住院时间较短（21.88d vs. 26.42d，$P < 0.05$），并发症发生率更低（3.8% vs. 17.4%；$P < 0.05$），此外，微创组短期临床疗效更加（$P < 0.05$），98.1% 的患者神经功能改善或维持原有状态，而传统手术组只有 91.3%。但这个差异在术后随访时（平均 28 个月）无统计学差异，这说明微创组的短期疗效更好，但远期效果并未略胜一筹。

2015 年，Wong 和同事们对 2003—2012 年间的 45 名髓外硬膜内肿瘤的患者进行回顾性分析[236]。其中 27 人采用了微创手术，他们发现与传统手术组相比，微创组失血量更少（133.7ml vs. 558.8ml；$P < 0.01$），住院时间更短（3.9d vs. 6.1d；$P < 0.01$），平均 ASIA 评分改善对比（$P = 0.11$），完全切除率比较（$P = 0.81$），手术时间比较（$P = 0.55$），并发症发生率（$P = 0.33$），均无统计学差异，但微创治疗组更易发生脑脊液漏（3.8% vs. 16.7%，$P = 0.03$）。

2011 年，Lu 团队进行了一项病例对照研究，18 名患者采用小开窗技术切除硬膜内肿瘤，与之进行比较的是 9 例采用传统手术方式的患者[237]。两组患者大多数都是原发肿瘤，存在一定的异质性。Lu 的团队发现采用小开窗术式的有着更低的

表 41-1　微创治疗原发性脊髓肿瘤的结果

研究	入路	样本量	肿瘤位置	平均手术时间	平均估计失血量	平均住院时间	备注
Afathi[266]	内镜	18	ESCT	95min	150 ml	6 d	
Banczerowski[267]	小切口	7	ESCT	缺如	缺如	6.2 d	0% CR
Dahlberg[268]	内镜	9	ESCT, ISCT	126min	<200ml	缺如	
Fontes[269]	内镜	17	ESCT	162min	90ml	2.6 d	0% CR; MISS 显著降低费用
Gandhi[270]	内镜	12	ESCT, ISCT	208min	295ml	2.2 d	17% CR
Haji[271]	内镜	20	EDT, ESCT, ISCT	210min	428ml	3 d	
Iacoangeli[91]	小切口	30	ESCT	145min	缺如	5.83 d	全部>70岁; 93% GTR; 13.3% CR
Lee[45]	内镜和小切口	31	ESCT	127min	207ml	3.8 d	100% GTR
Lu[237]	内镜	18	ESCT, ISCT	239min	153ml	4.9 d	94% GTR; 5.6% CR
Mannion[272]	内镜	11	ESCT, ISCT	150min	155ml	3.1 d	100% GTR; 7.7% CR (术中)
Nzokou[273]	内镜	13	EDT, ESCT	189min	219ml	2.8 d	全部患者 4 周内恢复工作; 92% GTR
Raygor[234]	内镜	24	ESCT	189min	142ml	6.9 d	92% GTR; 8% CR
Tan[274]	内镜	17	ESCT, ISCT	171min	115ml	3.5 d	100% GTR; 0% CR
Tredway[275]	内镜	6	ESCT	247min	56ml	2.3 d	
Uribe[276]	小切口	21	ESCT, ISCT, VM, VP	117min	291ml	2.9 d	52.8% Oswestry 残疾指数改善; 4.8% CR
Wong[236]	内镜	27	ESCT	241min	559ml	3.9 d	92.6% GTR
Yu[277]	小切口	12	ESCT	150min	88ml	缺如	100% GTR; 8.3% CR
Zairi[278]	内镜	5	哑铃型	291min	230ml	3.6 d	80% GTR
Zhu[279]	小切口	18	ESCT	128min	47ml	13 d	100% GTR
Zong[235]	小切口	53	ESCT	270min	307ml	22 d	微创术式患者住院时间显著下降
平均		369		182min	208ml	5.5 d	

CR. complication rate, 并发症发生率; EDT. extradural tumor, 硬膜外肿瘤; ESCT. intradural-extramedullary spinal cord tumor, 硬膜内髓外肿瘤; GTR. gross total resection, 总切除; ISCT. intramedullary spinal cord tumor, 髓内肿瘤; VM. vertebral metastasis, 椎骨转移瘤; VP. primary vertebral tumor, 原发性椎体肿瘤。

表 41-2　传统和微创原发性脊髓肿瘤的比较：微创技术治疗脊髓和脑膜原发性肿瘤

研究	样本量		预计出血量（ml）		手术时间（min）		住院时间（d）		并发症发生率（%）	
	微创	开放	微创	开放	微创	开放	微创	开放	微创	开放
Iacoangeli[91]	30	35	缺如	缺如	145	171	5.83	7.80	13.3	54.2
Lee[45]	31	18	207	427	127	174	3.8	6.8	0.0	5.6
Lu[237]	18	9	153	372	239	273	4.9	8.2	5.6	11.1
Raygor[234]	25	26	142	320	189	219	6.9	7.2	8.0	19.2
Wong[236]	27	18	134	559	256	241	3.9	6.1	3.8	16.7
Zong[235]	53	69	307	540	270	173	21.9	26.4	3.8	17.4
平均	184	175	211.8	476.3	209.4	209.1	9.9	13.4	5.5	22.0

表 41-3　椎骨转移瘤的微创和开放术式发病率比较

研究	样本量		预计出血量（ml）		手术时间(min)		住院时间（d）		并发症发生率（%）	
	微创	开放	微创	开放	微创	开放	微创	开放	微创	开放
Chou[148]	5	6	1320	2767	468	402	缺如	缺如	12.5	12.5
Hansen-Algenstaedt[149]	80	30	1156	2062	191	220	11.0	21.1	23.3	40
Hikata[238]	25	25	340	714	205	340	2	3.6	12	44
Huang[150]	29	17	1100	1162	179	180	缺如	缺如	20.7	23.5
Kumar[151]	27	18	184	961	253	269	9	13	3	16
Lau[140]	21	28	917	1697	452	413	7.4	11.4	9.5	21.4
Miscusi[34]	23	19	240	900	132	192	7.2	9.3	0	5.3
平均	210	137	806	1445	225	297	8.5	12.7	14.8	27.5

出血量（153ml vs. 372ml，$P < 0.05$）。手术时间，并发症发生率，疼痛改善程度，ASIA 评分改善均无统计学差异。比如 Wong 和 Lu 两个团队的研究就认为微创和开放手术对术后神经功能改善的影响非常微小。

2015 年 Lee 团队报道了 49 例神经鞘瘤的治疗情况[45]。31 例采用微创手术治疗，其中 6 例经通道下肿瘤切除，25 例半椎板小开窗肿瘤切除。这些患者作为 1 个治疗组与常规开放手术组进行比较发现微创组手术时间明显缩短（127.4min vs. 174.0min，$P = 0.008$）出血量更低（207.0ml vs. 426.6ml，$P = 0.003$）住院时间明显缩短（3.8d vs. 6.8d，$P = 0.002$）。肿瘤完整切除和症状改善情况无统计学差异，并发症发生率相近（$P > 0.05$）。值得注意的是，微创组腰椎前凸角丢失较小（−1.8°/+14.5°，$P = 0.003$），这可能是由于开放手术对后方张力带的影响更大。

当把这些结果放在一起归纳总结，结果表明不论微创技术还是传统的开放手术，术式对于手术效果的影响相似。此外，微创组的出血量小，手术时间和住院时间均有缩短，手术并发症发生率更低。这就说明对于那些硬膜内占位横跨 1～2

个节段的患者，微创是值得采纳的安全术式。

> **要点**
>
> 采用微创术式治疗原发性的硬膜内肿瘤或神经鞘瘤能够减少出血量，缩短住院时间，降低并发症发生率。

（二）椎体转移瘤

2006 年 Huang 团队第一次对微创和传统术式治疗胸椎转移瘤进行了研究和对比 [150]。他们对 29 例患者实施了经胸小切口入路椎体次全切除术，17 例采取了传统开胸 + 椎体次全切。不同的是，微创术式采用弯曲的克氏针置入 cage 来减小切开和剥离范围，不仅如此，也缩小了肺切除的范围。也因此，微创术后的患者较少需要转入 ICU 进行监护（6.9% vs. 88%，$P < 0.0001$）。然而失血量、手术时间、并发症发生率，神经功能改善程度两组相近。结果如此相近大概是因为两组均采用了经胸入路，都需要部分切除肋骨。

2011 年 Chou 团队报道了 11 例椎体转移瘤患者的治疗情况 [148]。5 例采用微创入路椎体次全切除椎间装置植入术，此 5 例与另外 6 例采用传统后入路椎体次全切除椎间装置植入术相比较。他们发现微创组失血量更少（1320ml vs. 2767ml），手术时间（468min vs. 402min），神经功能改善（3/5～5/6），并发症发生率（1/5～1/6）均无明显差异。他们在讨论部分里提到因为样本量过小而没法得出统计学结果。他们也提到单个正中切口既能达到切口愈合的作用，同时也兼具美容效果。

Miscusi 和同事在 2015 年报道了一项双向队列研究，19 例患者接受传统中线入路椎板切除融合术，23 例采用后路经皮微创棘突保留椎板切除内固定术 [34]。两组的卡氏评分和改良 Bauer 评分基线在统计学上相似。术中采用微创方法治疗的患者手术时间（2.2h vs. 3.2h；$P < 0.01$）和失血（240ml vs. 900ml；$P < 0.01$）显著减少。他们的术后住院时间也较短（7.2d vs. 9.25d；$P < 0.01$），需要

输血的可能性也较小（0% vs. 63%；$p < 0.01$）。研究人员通过欧洲癌症研究与治疗 QOL 问卷调查还发现，经微创治疗的患者在症状（$P = 0.006$），功能（$P = 0.03$）和生活质量（$P = 0.009$）方面有显著改善。两组之间 ASIA 量表评估的神经系统改善无显著差异，但视觉模拟评估，采用微创方法治疗的患者疼痛改善的可能性更高（74% vs. 53%；$P = 0.007$）。

2015 年，Lau 及其同事回顾研究了 49 例胸椎转移瘤的治疗，其中 11 例曾在 2011 年 Chou 队列研究中报道过 [140]。在 49 例患者中，有 21 例接受小切口椎体切除和经皮椎弓根内固定术治疗，而 28 例接受传统的开放性椎体切除和融合术治疗。两组均采用后中线入路，但开放组的骨膜下剥离更为广泛。与 2011 年 Chou 等的研究相比，Lau 及其同事的研究发现，采用微创方法治疗的患者术中失血显著降低（917.7ml vs. 1697.3ml；$P = 0.019$）和住院时间缩短（7.4d vs. 11.4d；$P = 0.001$）。平均手术时间（$P = 0.329$），围术期并发症发生率（$P = 0.265$），伤口感染率（$P = 0.409$），总并发症发生率（$P = 0.999$），翻修率（$P = 0.803$），和 ASIA 评级功能改善（$P = 0.342$）在组间没有显著差异。

2016 年，Hikata 及其合作者报道了 2009 年 1 月—2015 年 6 月期间接受脊柱转移肿瘤治疗的 50 例患者 [238]。在这些患者中，有 25 例采用后中线入路减压和经皮内固定术，而 25 例采用常规开放式入路。微创组患者术中失血显著减少（340.1ml vs. 714.3ml；$P = 0.005$），有更小的输血可能性（12% vs. 40%；$P = 0.029$），术后卧床时间显著缩短（2.0d vs. 3.6d；$P < 0.001$），引流量显著降低（136.0ml vs. 627.0ml；$P < 0.001$），有更少的并发症（12% vs. 44%；$P = 0.012$）。两组之间的平均手术时间、疼痛评分改善和 ASIA 评分改善无显著差异（$P > 0.05$）。

2016 年，Kumar 及其同事报道了 45 例有症状表现的脊柱转移瘤患者的前瞻性队列研究，其中 26 例采用微创技术治疗 [151]。所有患者均采用

后中线入路，神经减压和内固定治疗。在 MISS 组中，使用管状牵开器进入椎管和经皮椎弓根螺钉内固定。两组在术前年龄；性别；Tokuhashi、Tomita、SINS 评分；前期治疗方面均具有可比性。术中，采用微创治疗的患者失血显著降低（184ml vs. 961ml；$P < 0.001$）。两组之间的手术时间（$P = 0.58$），ICU 时间（$P = 0.84$）和住院时间（$P = 0.44$）没有显著差异，但是接受微创技术治疗的患者，放疗前恢复时间更短（13d vs. 24d；$P < 0.001$）。两组之间的功能改善差异未被报道，但采用微创方法的患者总体效果良好，术后 3 个月时出院时 FrankelE 占 88%，术后三月能无辅助行走占 79%（开放组分别为 61% 和 64%）。此外，两组的 VAS 疼痛评分（两者均 $P < 0.001$）和 ECOG 表现（两者均 $P < 0.001$）都有显著改善。

最近，Hansen-Algenstaedt 及其同事报道了迄今为止最大的连续病例比较研究，80 例微创和 30 例常规后中线减压融合术[149]。MISS 组的患者采用经皮内固定减压术，减压方式包括：开胸硬膜外减压、椎板切除环状减压、小切口椎体切除环状减压。虽然 MISS 组患者 ECOG 表现评分倾向于更差，组间对比存在趋向于显著的差异（$P = 0.051$），但两组术前并无统计学差异。术中，微创组失血量显著减少（1156.0ml vs. 2062.1ml；$P < 0.001$），输血可能性降低（12% vs. 23%；$P = 0.006$），平均输血量减少（0.8 单位 vs. 2.7 单位；$P = 0.002$）。各组的手术时间相似（$P < 0.001$），但由于更多的使用射线透视，微创治疗的放射剂量显著增高（116.1s vs. 69.9s；$P = 0.002$）。尽管 ICU 时间（$P = 0.658$）和并发症发生率相似（$P = 0.529$），但是术后微创组住院时间较短（11.0d vs. 21.1d；$P < 0.001$）。两组在其他指标上都有显著改善，但 Frankel 评级（$P = 0.595$）、VAS 评分（$P = 0.156$）、卡氏评分（$P = 0.469$）和 ECOG 评分（$P = 0.399$）没有发现显著差异。在讨论中，作者指出，在开放组中更多的术中失血可能部分是由于平均更多的减压节段（1.8 vs. 1.0；$P = 0.001$）所致。

总之，这些结果提示微创技术是治疗脊柱转移瘤的有效手段。这些技术在神经学、疼痛评分和功能方面跟传统手术比有类似的改善，同时减少了术中失血，缩短了住院时间和回到系统治疗的时间。另外，在经验丰富的中心治疗可以减少手术时间和并发症发生率，降低伤口感染风险和潜在的免疫低下感染死亡风险，这是微创技术治疗癌症患者的关键优势[239]。

> **要点**
>
> MISS 技术用于脊柱转移瘤治疗可能会改善术中失血和住院时间，而不影响症状缓解。

五、微创技术的注意点

如前所述，微创方法的最大优点是减少了住院时间、肌肉损伤、术后疼痛、伤口感染和术中失血[34, 140, 48-153]。因此，微创手术可成为年龄过大或因病无法耐受传统手术患者的一个选择[154]。但是，降低手术损伤并非没有代价，一般而言，微创治疗方法术中肿瘤可视化差，增加了硬膜损伤的风险，增加了环状减压的难度，降低了 GTR 的可能性[240]。另外，一些作者认为，由于融合的表面积较小，微创技术可能会增加假关节形成的发生率[241, 242]。然而，这一点还存在争议，最近的两项 Meta 分析比较了退行性腰椎融合术患者的并发症发生率，发现使用微创技术的患者发生假关节形成的发生率与开放性手术患者类似，但是总体并发症发生率降低 40%[243, 244]。然而，脊柱肿瘤患者缺乏类似的分析，因此，尚无足够的证据得出脊柱转移瘤患者手术入路对融合率有影响的结论。上述分析似乎并不支持融合率差异的可能，尽管先前的回顾性队列研究表明非融合和内固定失败的发生率仅为 2%~3%，但这可能是由于中间生存期过短导致的[245]。

由于微创技术固有的可视化约束，在考虑使用这些方法时必须确定肿瘤的位置和治疗目标。

对于脊柱转移瘤，减轻症状是最主要目的，肿瘤没必要彻底切除。因此，许多传统手术可以用微创技术解决。位于中央管的背面或侧面一、两个节段的小型原发性脊髓肿瘤，可采用微创技术处理。位于腹侧的通常难以可视化，可能需要比一般微创方法更大的切口。同样，对于超过两个节段的原发性脊髓肿瘤，应采用开放式方法处理，对于椎体原发性恶性肿瘤患者，也应采用开放的方法处理，以便在切除过程中完全暴露肿瘤。

> **要点**
> MISS 不适合脊柱恶性肿瘤，需要整块切除的较大病变（如脊索瘤）仍应采用传统开放手术。

六、目前和未来的发展

微创外科仍然是一个比较新的领域，发展非常快。外科手术规划和模拟是一个正在迅速发展的领域，这种变化有望帮助外科医生克服这章提到的许多学习曲线的陡峭技术。手术规划方面的进步包括增强现实模拟器的问世、3D 打印技术的进步[246]。芝加哥大学最近开发一款这种增强现实系统 ImmersiveTouch（Chicago，IL），它结合了立体屏幕和外科模型（Pacific Research Laboratories，Vashon，WA，USA），旨在模仿所研究区域的骨解剖结构。这些功能与用户视角传感器相结合构成一个系统。该系统可在执行模拟神经外科手术过程中提供实时触觉和高分辨率三维视觉反馈。原始系统包含普通神经外科程序，包括椎弓根螺钉置钉程序[247]。此外，该程序的最新版本还允许创建特定患者的训练模块，让外科医生可以在术前进行手术模拟练习[248]。正是由于这种有在练习中发现错误的能力，诸如 ImmersiveTouch 之类的增强现实技术才有可能降低微创脊柱手术的学习曲线—既需要熟悉局部的解剖结构，又要充分掌握术中影像的应用。

然而这些手术模拟系统并非没有缺陷。通常使用的虚拟模型过于粗糙，ImmersiveTouch 系统使用的解剖模型缺乏神经等的软组织，这使得它们只呈现半虚拟结构。为了解决这个问题，其他团队已经开始着手利用特定患者的 MR 和 CT 模型，以及现代 3D 打印技术来构建多材料的解剖学复制品[249, 250]。像外科模型一样，这些 3D 打印模型也可用作手术操作的练习。无论如何，软组织的加入和患者特定图像的使用可以提供出色的触觉和视觉反馈，从而做到更逼真的手术模拟。

由于出现不久、较难获取和成本问题，这些模型技术尚未成为住院医师培训或术前计划的常规。但由于可以减少手术时间的可能，现在它们在复杂脊柱畸形的矫形手术计划中越来越多地得到应用[251-253]。此外，用于手术计划模型技术现已用于重建手术 3D 打印钛植入物的定制[251, 253, 254]。大多数使用这些定制植入物的病例都是脊柱退行性病变患者，但是最近出现了一些在肿瘤患者中应用的报道。这些病例报道效果喜人[255, 256]，与先前的生物力学研究一致：定制植入物能促成骨组织长入[257]，增加抗压负荷，减少内固定沉降[258]。

另一个正在发展，有潜力改善脊柱转移肿瘤治疗的新领域就是外科机器人技术，该技术有望提高患者治疗的一致性。十多年前，首次有文献报道在脊柱外科手术中使用手术辅助机器人，但主要由于成本问题和获取困难，它们在脊椎疾病治疗中的应用还很少。另外，这些系统应用范围较窄，大多数专门设计用于辅助椎弓根螺钉置入[259]。椎弓根螺钉置入精度在开放手术中已经很高，使用外科手术机器人并不能显著提高精度，这意味着使用这些设备、会增加成本，却无法增大收益。但是，椎弓根螺钉置入机器人在微创手术中却可能会有利。在大多数研究中，椎弓根螺钉置入机器人可提供相仿的准确度和差不多的手术时间，并且术中射线照射减少了 50% 或更多[260, 261]。因此，随着近来微创技术增多，针对脊柱转移瘤微创治疗相应的也会增多。

目前，只有一项在脊柱转移瘤患者中使用机器人辅助螺钉放置与徒手置钉的比较研究[262]。

在他们的研究中，Solomiichuk 及其同事比较了 35 例 Mazor SpineAssist 系统辅助和徒手经皮内固定的椎弓根螺钉置入精度，射线照射时间和平均放射剂量。他们发现两组患者的螺钉放置精度都很高，使用 SpineAssist 系统放置的螺钉中有 84.4% 具有临床可接受的位置（皮质破裂＜ 2mm），而使用传统的透视引导放置的螺钉中有 83.7%（$P = 0.89$）。对比以往研究，使用机器人辅助不能减少射线暴露[259]，两组之间的照射持续时间相当（$P \geqslant 0.61$），而且 SpineAssist 组的平均射线暴露较高（2.8mAs vs. 2.0mAs；P＜ 0.01）。作者推测这可能是由于脊柱转移瘤患者的骨质较差，导致手术中反复透视来验证机器人臂相对于脊柱的轨道。这是先前骨质疏松症治疗报道的一个问题[261]，也是需要进一步研究的一个问题。假如这个问题可以解决，机器人辅助椎弓根螺钉置入技术在脊柱转移瘤微创治疗中利用率可能会更高[262, 263]。当正常的解剖标志被破坏，使用传统透视技术有困难时[264]，此技术可以提高椎弓根定位精度。

> **要点**
> 外科机器人技术和术中导航技术的进步可能会进一步减少微创技术的缺陷，促进其在原发性、转移性脊柱病变中的应用。

七、结论

脊柱肿瘤由脊髓、脊膜和脊柱原发性和转移性等多种肿瘤组成。近来，人们越来越关注利用微创技术去处理这些病变。微创技术应用于其他适应证时，已展示出补足传统手术短板、降低死亡率的能力。本章是针对脊柱和神经的肿瘤提出的微创技术，尽管目前有关脊柱肿瘤微创治疗的

> **总结**
> - 在过去的十年中，多个团队描述了原发性和转移性脊柱肿瘤的微创技术。这些技术可以分为管状工作通道方法，如电视辅助胸腔镜和缩小版的传统方法，如小切口方法。尽管不适合较大的肿瘤或需要整块切除的肿瘤，但微创技术已成功用于椎体转移和较小的硬膜内肿瘤治疗。针对这些肿瘤开放和微创治疗的比较研究表明，微创手术通常可产生相似的神经改善效果，同时减少住院时间，术中失血和总手术时间。但是，这些研究证据级别非常低，有必要进一步研究，以便将这些微创的功效与当前的医学标准进行比较。

文献报道有限[265]，但无疑在接下来的十年它的应用将变得更加广泛。

测 验

★ 简答题

1. 脊柱肿瘤最常见的类型是什么？

2. 脊柱转移瘤的治疗目标是什么？

3. 微创技术比较适合哪些类型和大小的肿瘤治疗？

4. 前路与后路微创方法的相对优点是什么？例如电视辅助胸腔镜与后方小切口入路。

★ 答案

1. 脊柱转移瘤。

2. 缓解患者症状。对于预期生存超过 3～6 个月的患者，应手术缓解由转移性疾病或疼痛和（或）神经减压继发神经功能障碍引起的机械性疼痛。对于生存期更短的患者，行手术 - 尤其是通过微创方法 - 神经减压是合理的。患有严重的肿瘤机械性疼痛患者也可以考虑。

3. 对于脊柱病损；在不需要整块切除的情况下，例如转移性病损，可以考虑微创技术；和病灶局限在单个椎体上。从病变范围考虑，涉及多于一个连续椎体病变和需要整块切除的病变应采用开放式入路。对于脊髓和脊膜的病变，少于两个节段的病变，可考虑采用微创方法。位于腹侧的和范围超过两个节段水平的病灶，选择开放式手术可能会更有利。

4. 微创方法的优点是住院时间更短，术中失血更少和并发症发生率更低。微创方法可能也会减少肌肉损伤，术后疼痛和手术部位感染的发生率，虽然支持这些方面的证据只来源于非肿瘤相关文献。

第 42 章 病理性骨折
Pathologic Fractures

Alexandra Carrer William W. Schairer Dean Chou Murat Pekmezci Vedat Deviren Sigurd H. Berven 著

唐一钒 王智巍 译

陈雄生 校

> **学习目标**
> - 脊柱病理性骨折的手术指征。
> - 椎体后凸成形术和椎体成形术在病理性骨折中的应用。
> - 后路微创减压固定术在病理性骨折中的应用。
> - 前路微创减压固定术在病理性骨折中的应用。

一、概述

病理性骨折是指发生于受损骨骼的疾病，如癌症、感染或衰老退变等。脊柱病理性骨折常发生于椎体松质骨，并进一步导致椎体压缩性骨折，可引起疼痛、神经功能受损和脊柱畸形。病理性椎体压缩骨折最常见的原因为骨质疏松症（85%），其次是转移性脊柱病变。其他发生率较低的可能导致脊柱病理性骨折的疾病有 Paget 病、骨炎、成骨不全症和骨囊肿[1]。

二、流行病学

在美国，骨质疏松性椎体压缩骨折（OVCF）是严重的健康问题，可见于约 25% 的绝经后妇女，其中约 40% 的患者年龄超过 80 岁[2-4]。在拥有医疗保险的人群中，OVCF 患者 8 年内死亡率是同年龄对照组的 2 倍[5]。据估计，在美国每年约有 75 万人罹患 OVCF，1995 年该类疾病医保花费约 135 亿美元[6]。预计 1994—2044 年，OVCF 发生率增加约 300%[7]。

Melton 等研究发现，在明尼苏达州罗切斯特市的一组居民中，校正总体年龄和性别后，OVCF 的发病率每年为 117/10 万人[8]。参与该项研究的 341 名患者中，47 名（14%）遭受了严重的创伤，282 名（83%）遭受了中度创伤或无创伤，12 名（3%）为病理性骨折。女性中度创伤后骨折的发生率高于男性，并且随着年龄的增长，男女发病率均急剧上升。然而，严重创伤后的骨折在男性中更为常见，并且其发病率随着年龄的增长而降低。

三、人力成本

高发的椎体压缩性骨折严重影响身体机制，降低患者生活质量。腰椎和胸椎压缩性骨折均可导致肺活量降低[9, 10]。椎体压缩性骨折会导致慢性背痛、进行性后凸畸形、活动耐量降低、睡眠障碍、抑郁和丧失生活自理能力[11, 12]。椎体压缩性骨折的保守治疗包括卧床休息、镇痛药和支具保护。长期卧床和活动减少可能导致失用性骨质疏松、肌肉萎缩、深静脉血栓形成、肺栓塞、尿路感染，甚至死亡[13]。镇痛药的不良反应包括可能的麻醉性呼吸抑制和抗炎药引起的肾脏或胃肠道损害。

病理性压缩骨折的治疗目标是通过活检明确诊断、稳定脊柱、保护神经功能，以及治疗造成压迫性骨折的原发病。微创手术（MIS）是一种颇具吸引力的治疗选择，因为它能够快速缓解疼痛并稳定脊柱，同时最大限度地减少与传统开放式手术相关的软组织损伤，并避免了长期卧床的并发症。因此，MIS 可能更适合年龄较大、基础情况差、不适合开放手术的患者。

四、手术适应证

病理性骨折的手术适应证，包括脊柱不稳定、疼痛和神经功能受损。随着外科技术的发展，手术指征也变得而更加宽泛。更安全有效式的出现，可更好地恢复脊柱稳定性并对受压神经进行减压[14-16]。MIS 治疗骨质疏松性椎体压缩骨折可保留周围维持脊柱稳定的结构，从而降低不稳定的风险并加快骨折愈合。对于具有开放手术禁忌证的患者，可选择 MIS 缓解疼痛、恢复功能，甚至使骨折愈合。

病理性骨折或占位的手术指征通常包括：脊柱不稳定、畸形进行性加重或神经功能受损、孤立转移灶和脊柱原发肿瘤[17, 18]。在脊柱肿瘤的手术中，应重点关注恢复脊柱稳定性。脊柱不稳肿瘤评分（SINS）可用于量化与脊柱不稳相关的影像学特征和临床表现[19]。MIS 技术包括经皮骨水泥注射（如，椎体成形术和椎体后凸成形术），以及微创内固定术。微创内固定术同样能达到恢复脊柱稳定性的目的，从而减少开放手术的使用。MIS 技术可将适应证扩展到镇痛药等保守治疗无效的顽固性和衰弱性疼痛。

> 病理性脊柱骨折的手术适应证包括顽固性疼痛、脊柱不稳和进行性神经功能损伤。应考虑每位患者的生活质量、一般情况和预后。若患者预期寿命不超过 3 个月，通常不考虑在术中植入脊柱器械。经皮骨水泥注射可为一些预期寿命较短的患者提供控制疼痛的方法。

五、恢复脊柱稳定的注意事项

肿瘤导致的脊柱病理性骨折的手术目的是建立稳定的结构以持续缓解疼痛。骨移植在转移性疾病中的作用有限，因为骨的愈合能力很低，化疗和放疗也可能进一步影响骨愈合。然而，据报道，在椎体整块切除术中使用肋骨或髂骨自体移植具有很高的融合率[17, 20]。脊柱稳定技术可分为前入路和后入路，并且可根据脊柱节段进一步细分：颅颈交界区、下颈椎、胸椎、腰椎、腰骶交界区和骶骨。由于不同肿瘤好发部位不同，并且脊柱的每个区域都具有不同的生物力学特征，因此每个区域都应单独进行评估。患者的一般情况、活动能力、预后、肿瘤组织学和解剖位置等因素[27, 28]均可能影响开放手术式的选择[17, 21-27]。微创手术同样应考虑以上这些影响因素。

在颅颈交界区，转移性疾病最常见的部位是齿突基底部。由于上颈椎椎管的直径较大，这类骨折伴发神经损伤的概率较低。患者经常诉因不稳定引起的机械性颈部疼痛。通常可选择后路手术恢复脊柱稳定性[29-31]。

在下颈椎，可使用前路椎体次全切除术来稳定脊柱并减压。根据受累节段数量和骨质情况，可能需要补充后路侧块螺钉固定。在进行多节段融合时，强烈推荐跨越颈胸交界固定以防止后凸畸形的进展[31, 32]。

胸椎的转移性病变最常累及椎体。由于该区域的椎管狭窄，通常需要行减压椎体切除术和（或）椎板切除术。如果后方维持稳定的结构受损或累及多个节段，则应行后路固定，避免后凸畸形的发生。此外，如果已存在严重的后凸畸形，则应选择后路固定术。由于小关节的矢状方向特殊，胸腰交界处特别容易发生后凸畸形。此外，由于胸椎稳定性强，而腰椎活动度大，因此胸腰椎交界处的应力高度集中[33, 34]。

在腰椎中，如果肿瘤扩展到腹膜后腔，可以考虑腹膜后前入路。无论是否考虑切除椎体，均可行后路减压固定术，植入椎弓根螺钉。

腰骶交界区的脊柱负重最大，为了获得最佳的稳定性，应优先考虑选择三层骨皮质螺钉和长髂骨螺钉，因为骶骨中的高悬臂力会导致螺钉植入失败和（或）骶骨功能不全性骨折[35, 36]。

六、具体手术技术

（一）椎体成形术和椎体后凸成形术

椎体成形术最先于 1987 年由法国医师 Galibert 提出，用于治疗血管瘤引起的脊柱病理性骨折。通过经皮大口径通道将丙烯酸骨水泥注入病变椎体以稳定骨折[37]。椎体后凸成形术于 1994 年开始应用，其优点是可以恢复椎体高度并减少后凸畸形。椎体后凸成形术使用可充气球囊，将球囊通过一个或两个椎弓根插入椎体内，通过扩张球囊，在椎体内形成空腔，在透视引导下注入骨水泥[38, 39]（图 42-1）。与椎体成形术相比，椎体后凸成形术注射压力低、骨水泥渗出风险小，可通过恢复椎体高度避免椎体进一步压缩，进而改善脊柱的生物力学[40-43]。尽管目前已有具备生物相容性的磷酸钙水泥面世，但最常用的仍是可显影的聚甲基丙烯酸甲酯（PMMA）水泥[44-46]。椎体成形术和

椎体后凸成形术的应用已扩展到其他类型的脊柱病理性骨折、转移性病变、保守治疗无效的骨质疏松性椎体压缩骨折，以及创伤性爆裂骨折[40, 47-51]。

微创经皮椎体骨水泥注射术可即刻稳定病变椎体并缓解疼痛，可使患者快速恢复至骨折前的活动能力，成为脊柱病理性压缩骨折的革命性治疗方法。疼痛缓解的机制可能与骨折稳定、神经末梢热烧杀坏死，以及 PMMA 骨水泥的高温度固化作用和丙烯酸成分使肿瘤坏死等相关[52-54]。

（二）微创后入路

最早对病理性骨折行微创手术的尝试是通过后路而非前后联合入路行环形减压、重建和稳定。目前已有多种通过单纯后路行胸腰椎椎体次全切除的术式见诸报道[55-59]。随着可膨胀重建融合器和经皮螺钉置入的出现，目前的后路胸腰椎椎体次全切除术只需一个很小的切口，且对周围软组织的损伤极小[60, 61]。

1. 小型开放性经椎弓根椎体次全切除术

MIS 通常需要使用内镜，在内镜下行后路椎体次全切除术一直备受争议。尽管已有文献报道经椎弓根椎体次全切除术[62]，但 Chou 等最近报道了一种

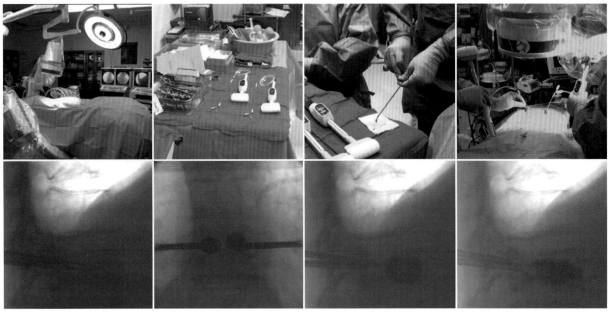

▲ 图 42-1　第一行：术中透视的放置，椎体后凸成形术套管，骨水泥注射前先进行组织活检，骨水泥注射。第二行：球囊扩张和骨水泥注射

采用可膨胀重建融合器的小型开放性手术技术[63]。

手术技术：沿后正中线切开皮肤至筋膜层。首先将经皮椎弓根螺钉穿过筋膜，然后切开筋膜至切除椎体所需的长度，从而最大限度地减少软组织损伤。考虑到感染高发和外观需求，目前已不再使用多个皮肤小切口。椎体暴露充分后，首先分离并切除椎弓根，然后从一侧逐渐分块切除椎体。在处理对侧之前，应先用一根临时棒加强稳定性。从腹侧硬脊膜上分离并去除后纵韧带，如果需行椎间盘切除术，则应仔细处理终板。在胸椎手术中切除肋骨头，可为置入可膨胀融合器提供空间[64]。胸椎椎体次全切除术术中可能需要结扎单侧神经根。选择合适的移植材料填充椎体次全切除后的空间和融合器，并在直视下放置可膨胀融合器，透视引导明确位置（图 42-2）。

2. 内镜辅助下胸部后外侧入路

内镜技术可减少开放性手术的使用[65-69]。一些术者在后路后外侧开放性胸椎减压椎体切除术中也选择使用内镜辅助，可方便观察前方和对侧结构。

手术技术：患者俯卧于 Wilson 架上，以维持胸椎后凸曲度并协助减压。通过后正中线切口在伤椎水平行标准的开放性椎板切除术，暴露棘突、椎板、横突和近端肋骨。通过单侧经椎弓根入路行椎体次全切除术，借助刮匙、咬骨钳和高

速磨钻将可见的肿瘤逐块切除。然后置入一个70°的内镜辅助硬膜减压以及完成对侧的椎体切除。或者，可从对侧插入一个 0° 或 30° 的内镜完成对侧的椎体切除和终板准备[70]。缺如的椎体可用可膨胀重建融合器进行重建。该技术在符合指征的患者中可避免经胸廓术式所带来的创伤。

> 小型开放性后入路可用于减压后方结构并重建前柱，同时最大限度减少传统开放手术对软组织的损伤。内镜可用来帮助术中观察。

（三）微创前入路

病理性脊柱骨折的前路微创治疗可分为内镜辅助入路和管道辅助入路。这些技术最初的设计目的并非完整切除肿瘤，可能无法达到治愈疾病的目的，因此很少用于治疗脊柱原发性肿瘤。然而，对于脊柱转移性疾病、骨髓炎、脆性和外伤性椎体压缩骨折患者，如果一般情况较差，则可考虑选择这些微创术式。尽管微创技术对患者有较大吸引力，但其主要目的不是治愈癌症，而是提供减压和稳定性，并最小限度减少附带损害。

1. 联合胸腔镜的后路减压稳定

后路减压术和前路体次全切除术可对神经进

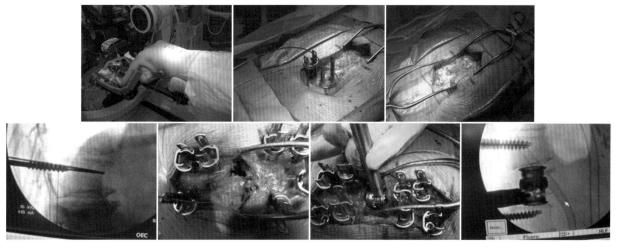

▲ 图 42-2　小型开放性经椎弓根椎体次全切除术

A. 患者采取俯卧位，透视确认定位，切开皮肤至筋膜层；B. 透视辅助下经皮穿透筋膜植入螺钉，切开较小的筋膜切口，切除部分椎体后行椎管环形减压，透视辅助下植入可膨胀重建融合器

行有效的减压。患者取俯卧位。手术可以按照传统的椎板切除减压术和器械固定进行，然后按照上述相同的原则行胸腔镜前路椎体次全切除术并重建椎体。唯一的区别是胸腔镜和胸腔镜器械的工作角度是从胸腔的后方进入并指向前方 [71]。

2. 内镜腰椎入路

内镜或腹腔镜操作常用于普通外科处理腹内病变，但在治疗腰椎疾病中尚未广泛应用。这可能与腰椎解剖结构复杂且重要有关。尽管有一些关于内镜下腰椎椎间盘切除术和融合术的报道，但这项技术到目前为止仍未推广 [72-76]。

手术技术：患者取仰卧位，臀部下方加枕垫以维持腰椎前凸，躯体头低脚高位约呈 30°，可使腹部内容物回纳。通过脐建立第一个通道，注入 CO_2 使腹内压达到 15mmHg。放置一个套管针，并置入一个 30° 内镜。直视下在腹壁静脉旁建立辅助通道。这些通道用于通过血管牵开器和解剖单极。必须仔细分离并保护输尿管。从右至左分离乙状结肠，进入腹膜后间隙，显露主动脉分支。耻骨弓上方通道可直接达到腰骶交界处。如有必要，可结扎骶正中动脉（L_5～S_1 水平）或左侧髂腰静脉（L_4～L_5 水平）。仔细分离并保护

下腔静脉水平的下腹部交感神经丛，预防男性逆行射精和女性阴道干燥的发生。确保重要大血管安全分离和牵拉后，可行内镜减压术。在关闭通道前，减少 CO_2 注入，评估止血效果。逐层缝合腹膜和切口。

3. 直接侧方入路

由 Ozgur 等发现的腰椎直接侧方入路，最初用于微创腰椎椎体间融合术，目前也用于病理骨折的微创椎体次全切除术 [77]。根据目标节段，选择胸腔 / 胸膜入路（T_{11} 及以上）、胸膜后 / 胸腔外入路（T_{12}～L_1，胸腰椎交界处）、腹膜后 / 经腰大肌入路或腹膜后 / 腰大肌前入路（L_1 以下）行直接侧方椎体次全切除术。

手术技术：患者取侧卧位。患者大转子对齐手术台折叠处，调整折叠角度，配合胸腰椎、腰椎或中胸椎水平的手术入路。所有的骨性突起均用棉垫保护。将患者用绑带固定于手术台上。调节手术台折叠角度，使患者肋骨 - 骨盆距离或肋间距离增加，从而方便手术显露。随后调节手术台角度和倾斜度，调整 C 形臂与地面呈合适的角度，方便对目标节段透视。用克氏针在侧位透视下对椎体进行定位（图 42-3）。

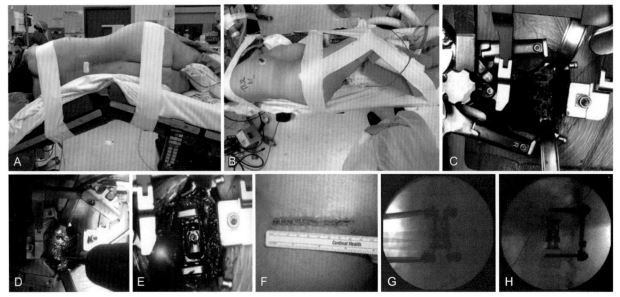

▲ 图 42-3　微创直接侧方入路，患者采取侧卧位（**A**，**B**），切除椎间盘并用骨凿逐块切除骨折块（**C**，**D**），利用可膨胀重建融合器重建椎体（**E**），术后切口（**F**），正侧位透视确认融合器和螺钉位置良好（**H**）

4. 经胸 / 胸腔入路

于腋中线与目标椎体水平交界处的肋间作5cm 斜切口。有时为方便显露，可考虑切除一部分肋骨。利用肋骨解剖器，仔细分离肋间肌，显露骨膜，保护肋骨下缘的神经血管束。可用肋骨切除工具切除 5cm 长的肋骨段，并用骨蜡或吸收性明胶海绵对断端出血进行止血。从切除肋骨的上方进入胸膜腔。为了使管状扩张器顺利通过，应根据具体情况显露并向前牵拉膈肌和肺。在左侧入路时，主动脉和半奇静脉应向前牵拉。整个过程应小心操作，避免损伤血管。透视定位后，将管状牵开器放置于扩张器之上，并固定在手术台上。将分叉光缆固定在牵开器内侧可使视野清晰。随后将牵开器展开，暴露整个椎体。最终的对位和牵拉通过正侧位透视进行评估[78-81]。

5. 胸膜后 / 胸腔外入路

初始步骤与经胸腔入路相似。切除肋骨后，从胸膜筋膜仔细切开壁层胸膜。然后将胸膜前移，这样可以观察到膈肌。从肋骨壁的内表面剥离膈肌附着物，暴露胸腰交界处。按照上述相同的步骤放置管状牵开器[82-84]。

6. 腹膜后 / 经腰大肌入路

根据外科医生的习惯和（或）偏好，可以选择一个或两个皮肤切口。单切口技术直接对应椎体切开皮肤。辅助皮肤切口位于第一切口的后外侧，有助于从前方分离腹膜后腔隙内容物。用钝性解剖剪分开腹部肌肉，防止损伤浅表神经结构（髂腹下神经）。当肌肉组织的抵抗力消失，则表明到达了腹膜后间隙。用食指向前分离腹膜后腔隙内容物，并为管状牵开器创造一个工作空间。此时可触及腰大肌和横突。小心放置扩张器至腰大肌表面，防止损伤腰丛神经，因为腰丛穿过腰大肌。应密切监测神经电生理，尤其是肌电图（EMG）变化，丰富的解剖学知识同样是必不可少的[76, 82-87]。

管状牵开器安全放置后，用骨凿、刮匙、咬骨钳和专为管状通道设计的高速磨钻进行减压。如果有助于神经减压，可行同侧椎体次全切除术。用可膨胀融合器重建缺如的椎体。通过管状牵开器放置侧板或在相同侧卧位放置单侧经皮椎弓根螺钉，或将患者置于俯卧位植入双侧经皮椎弓根螺钉，均可以进一步增加稳定性。

7. 腹膜后 / 腰大肌前入路

该术式于椎体中心前方 3～5cm 作单切口。切口距椎体的距离越大，就越可以斜向进入椎间隙。外科医生可根据个人习惯选择进入角度，使切口更靠前或靠后。分离腹部肌肉组织，进入腹膜后间隙。向头尾两端钝性分离，扩大腹膜后间隙，显露椎间隙，降低腹腔穿孔的风险，保护附着在腹膜后壁的输尿管。向前方推开腹膜与包裹其中的输尿管和交感神经链，暴露腰大肌前缘。将斯氏针或导丝插入椎间隙，在椎间盘上放置扩张器回收软组织。按经腰大肌入路的详细说明进行减压、次全切除部分椎体、固定。

尽管腰丛穿过腰大肌，但该手术通道不易伤及腰丛和腰大肌，因此不需要进行神经监测。但仍应注意尽量减少腰大肌牵拉，从而减少与腰大肌纤维损伤或腰丛神经牵拉相关的术后疼痛。该术式仍然存在对交感神经链、输尿管和血管造成损伤的潜在风险，应谨慎保护这些重要结构[88-90]。

> 微创前路手术可用于失血较少、发病率有限的病理性骨折。这些术式尤其适用病变累及椎体但后方结构未受侵犯的病例。侧方入路管道辅助技术的应用受限于其陡峭的学习曲线，通常更倾向于选择胸腔镜或内镜技术。

七、病例报道

（一）椎体后凸成形术

一名 78 岁的女性患有转移性乳腺癌，近期接受胸椎放射治疗，出现 4/10 分的胸正中部位背痛，坐姿和站立时症状加重，卧床休息可缓解。X 线片示 T_7 和 T_8 椎体压缩变形，MRI 示肿瘤向硬膜外扩张并造成中度椎管狭窄（图 42-4）。

可选择的治疗方案包括保守治疗、椎体后凸成形术或开放手术重建脊柱。考虑到她的并发症，患者和外科医生一致认为开放手术重建脊柱不是一个安全的选择。最初，患者接受了保守治疗。

但是，患者在 2 周后再次回到医院，诉疼痛和残疾明显加重，站立和行走能力严重受损。于是在 T_7 和 T_8 进行了椎体后凸成形术。未观察到骨水泥渗出。

患者从麻醉中苏醒，无并发症发生，疼痛明显缓解，并于当天出院。在术后 4 周的门诊就诊中，患者否认疼痛，并恢复了骨折前的功能水平。

（二）小型开放性后入路

一名 56 岁女性 2 年前行结肠癌切除术，现诉令人虚弱的腰痛和下肢无力。患者肿瘤转移并向硬膜外扩张，脊髓受压，T_{12} 病理性骨折。

该患者接受了后路小型开放性经椎弓根 T_{12} 椎体次全切除术，切除肿瘤并减压脊髓。将可膨胀的融合器置于 T_{12} 水平，$T_{11} \sim L_1$ 行后外侧融合。

患者苏醒后无并发症发生，并于手术后第 4 天在助行器帮助下自己行走。术后第 6 天，患者携带可自行调节的止痛泵出院。不幸的是，肿瘤弥散性转移，患者再次出现神经功能受损，并最终接受姑息性放疗（图 42-5）。

（三）直接侧方入路

一名 59 岁女性，有丙型肝炎肝硬化病史，现诉严重的下腰痛和左腿无力。L_1 可见椎骨骨折，患者最初卧床不起。组织活检提示未分化腺癌，原发灶位于胃食管交界处，并伴有肝、肺转移。预期寿命大于 6 个月。

该患者接受了两个阶段的手术。首先，作后路切口并分离至筋膜。于 $T_{10} \sim T_{12}$、$L_2 \sim L_3$ 植入经皮椎弓根螺钉。于 L_1 行小型开放性椎板切除术。随后，将患者置于右侧卧位。从胸膜后于 L_1 行直接侧方入路椎体次全切除术，并植入可膨胀融合器（图 42-6）。

因术中失血和血容量不足，患者在重症监护室治疗了 3d。随后，她在术后第 10 天出院，以 TLSO 支架固定，并于家中继续物理治疗。患者左腿无力和腰背痛症状完全消失。

八、手术效果和并发症

（一）椎体后凸成形术和椎体成形术

椎体后凸成形术和椎体成形术治疗骨质疏松性椎体压缩骨折仍据争议。美国骨科学会（AAOS）指南不建议将椎体成形术用于无神经功能缺损的骨质疏松性脊柱压缩骨折，并且椎体后凸成形术的推荐强度也较弱[91]。然而，多项大型前瞻性随机研究结果并不一致，学术界的辩论仍在继续[92-94]。

与椎体成形术或椎体后凸成形术有关的症状性并发症相对少见，并且大多与 PMMA 骨水泥渗漏有关，导致硬膜外或椎间孔神经受压。椎体肿瘤患者皮质骨可能发生溶解，增加了骨水泥渗出的风险。尽管已经发表了许多有关生物力学和外科技术的研究，但是骨水泥用于病理性骨折的临床研究较少。大多数研究本质上都是回顾性的，并且缺乏标准化的患者预后报道方法。目前比较公认的观点是，这些技术可以通过稳定伤椎来显著缓解疼痛和改善活动能力。

关于椎体成形术和椎体后凸成形术对严重的顽固性背痛的益处和安全性，一些作者甚至在最虚弱的患者中也在扩大其适应证。Hentschel 等在癌症中心进行了一项回顾性研究，他们比较了因转移或多发性骨髓瘤继发的椎体压缩性骨折的患者[95]。第一组（n = 49）患者无椎体成形术禁忌证，第二组患者有文献报道过的椎体成形术禁忌证（未纠正的凝血问题、椎管损伤、神经根病、严重的椎体塌陷＞ 75%）[47, 96-99]。第一组并发症发生率为 11%（12/114 节段），第二组并发症发生率为 39%（7/18 节段）（P = 0.03）。尽管在禁忌组骨水泥渗出发生率更高，但所有节段中仅出现一处神经孔渗漏，且未出现临床症状，无须进一步手术处理。作者指出，随着手术技巧和外科

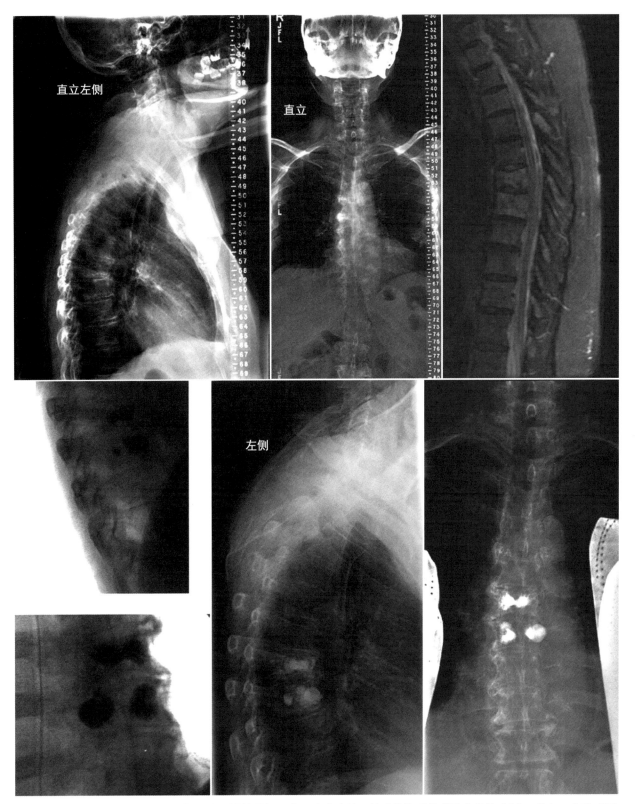

▲ 图 42-4　患者因乳腺癌转移引起椎体压缩性骨折，出现疼痛症状，接受椎体后凸成形术术前（上）、术中、术后（下）影像学图像

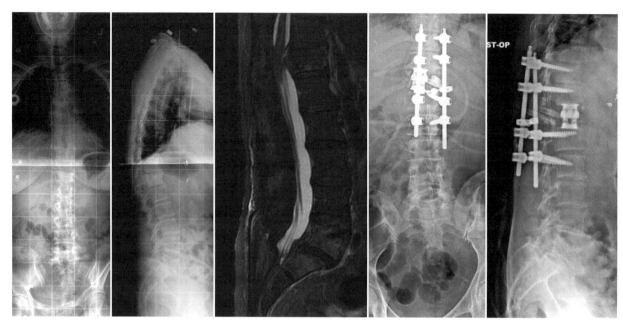

▲ 图 42-5　患者术前 X 线片和 MRI 示转移性结肠癌和 T_{12} 病理性骨折（左）。患者接受了后路小型开放性经椎弓根椎体次全切除术（右）

技术的进步，应重新审视椎体成形术的禁忌证，因为许多不被视为候选者的患者可以以最小的风险获得显著的收益。

Weill 等报道了在 37 例脊柱转移瘤患者中椎体成形术的手术效果[47]。20 名患者（54%）可以停止使用镇痛药，生活质量得到改善。总体而言，有 24 例患者（64.8%）明显改善，7 例（18.9%）中度改善，2 例（5.4%）则没有改善。在 2 年的随访中，有 60% 的患者疼痛得到控制。

Cortet 等发表了 37 例脊柱转移瘤或多发性骨髓瘤患者的 40 次椎体成形术的结果[40, 100]。超过一半的患者疼痛得到完全或显著改善，而 30% 的患者表现出中度缓解。只有 1 名患者症状未能缓解。100% 的患者在术后 1 个月时症状有进一步改善或维持术后效果，但这在术后 2 个月时降至 88.9%，在术后 3 个月时降至 75%。在同一队列中，用 PMMA 骨水泥填充病变的百分比与疼痛缓解效果无相关性[40]。文章报道的并发症包括 15 次硬膜外渗漏，8 次椎间盘内渗漏和 2 次 PMMA 骨水泥静脉渗漏，所有这些并发症均无临床意义。但是，在 8 次 PMMA 骨水泥向神经孔的渗漏中，有 2 次需要手术减压；而在 21 次椎旁渗漏中，有 1 次引起了短暂性股神经病变。

Fourney 等评估了 56 例癌症患者的椎体成形术和椎体后凸成形术的并发症[101]。他们观察到有 9.2% 的病例发生了骨水泥渗出。6 例中有 5 例骨水泥通过骨折终板漏入相邻椎间盘，其中 1 例骨水泥渗入椎前软组织。所有水泥渗漏均未导致临床症状发生。此外，没有观察到骨水泥向后方渗出压迫神经的情况。2 名多发性骨髓瘤患者接受椎体后凸成形术治疗其他水平的新骨折。2 名患者接受了后续的脊柱手术：1 例为治疗持续的后凸畸形，另 1 例为解除新发的放射性疼痛，且该症状被认为与最初的椎体后凸成形术无关。

据报道，椎体成形术发生骨水泥渗出的发生率更高。2006 年的一项回顾性研究报道了 117 例脊柱转移瘤患者的椎体成形术并发症[102]。椎体成形术治疗了 304 个骨折椎体。术后利用 CT 扫描诊断骨水泥外渗。在 304 个骨折椎体中，出现 423 处无症状的椎体外渗漏（每个椎体发生次数的中位数为 2.0，范围为 1～5）。渗出的骨水泥中 78.5% 位于静脉网中，21.5% 无血管包绕，仅 6.8% 导致临床并发症。局部并发症包括 2 次血

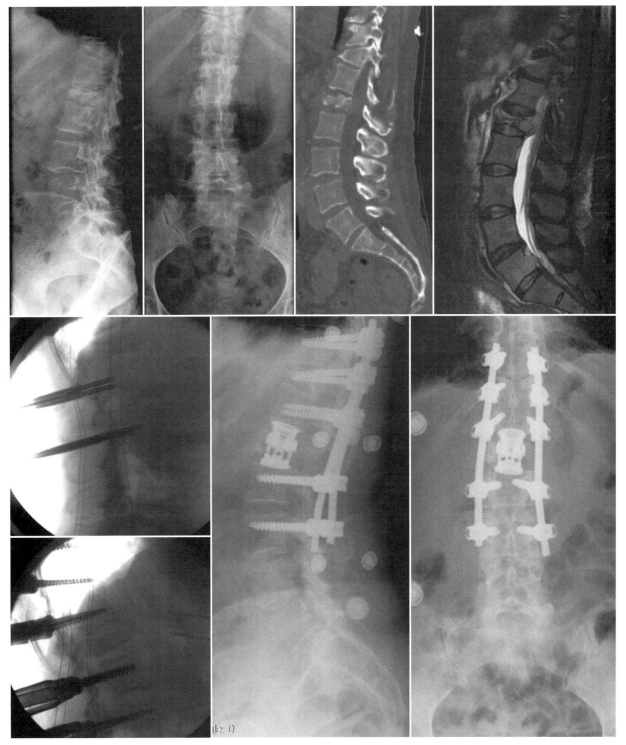

▲ 图 42-6　术前 X 线片、CT、MRI 示来源于胃食管交界区转移性腺癌的 L_1 病理性骨折（上）。术中透视示经皮椎弓根螺钉植入（下左），术后 X 线片可见椎弓根螺钉和可膨胀融合器（下右）

肿，4 次渗入椎间孔内静脉，引起根性痛。2 名患者在术后 30d 发生肺栓塞，其中仅有 1 名有症状出现。2 名患者在椎体成形术中骨水泥均渗入下腔静脉（IVC）。多变量分析未发现根性痛与骨水泥渗出之间的相关性，但确实发现肺栓塞与水泥渗入 IVC 有关。

Chew 等的前瞻性研究发现椎体成形术可显著缓解 128 例骨髓瘤或脊柱转移瘤患者的症状[103]。在第 6 周，VAS 疼痛评分下降了 37%（7.6～4.8），而 Roland–Morris 评分提高了 27%（18.6～13.5）。大多数患者在手术后疼痛立刻缓解。9 名患者（18%）疼痛无减轻或轻微加重。研究中观察到 3 例并发症：1 例骨水泥渗入 IVC，1 例局部血肿，1 例神经功能受损，表现为 T_1 支配区域感觉丧失。骨水泥渗入 IVC 的患者无肺栓塞相关症状，栓子之一经皮取出。作者观察到无症状的椎旁骨水泥渗出，但并没有报道具体数据。

Gu 等在近期的前瞻性研究中，针对治疗恶性椎体压缩性骨折，将单纯椎体成形术与椎体成形术联合介入肿瘤切除术（ITR）进行比较。ITR 利用射频探针消融肿瘤并从椎体上切除肿瘤组织，然后进行骨水泥注射。结果表明，ITR 治疗组的疼痛缓解率和活动性显著提高，注射量更多，椎体稳定性更高。两组之间的骨水泥渗漏率没有明显差异[104]。

虽然椎体后凸成形术和椎体成形术广泛用于转移性病变，但对于原发性脊柱肿瘤却并非如此。实际上，经皮骨水泥填充不仅与骨水泥栓塞有关，也与脂肪和骨髓向肺的迁移有关[105]，提示在骨水泥胶合过程中可能发生肿瘤栓塞的问题。在最近的动物癌症模型研究中，作者证明了椎体成形术后肺部出现转移灶的风险增加[98]。Mohme 等的前瞻性研究发现，患者在接受骨水泥填充治疗溶骨性脊柱转移瘤后，循环系统肿瘤细胞发生短暂升高[106]。因此，仅在预期寿命短的患者中才建议使用此手术。将椎体成形术作为药物递送途径隔绝脊柱转移灶或治疗脊柱原发性肿瘤的应用仍有待研究。

在顽固性疼痛和脊柱转移的情况下，通常提倡使用椎体成形术和椎体后凸成形术。尽管骨水泥渗漏率较高，但许多学者报道患者疼痛明显减轻，并发症发生率相对较低。

（二）胸腔镜

据文献报道，无论是病例报道，还是病例系列，VATS 或内镜手术治疗病理性脊柱骨折后的手术收益都非常有限。实际上，学习曲线陡峭，且需要新的理论知识，以及对新技术的心理障碍都阻碍了这些术式的推广[107-110]。Kan 等报道了 5 例转移性癌症病例系列，患者接受了 MIS 胸腔镜椎体切除固定术[111]。患者右半侧椎体被切除，利用椎间融合器和前外侧垫片重建脊柱稳定性。所有患者在最后一次随访中均报告疼痛明显减轻。表现运动无力的两名患者肌力恢复至正常。平均术中估计失血量和手术时间分别为 610ml 和 4.3h。术中无并发症发生，所有伤口均愈合良好。

Dickman 等报道了 VATS 在 17 例继发于椎体骨髓炎、肿瘤、压迫性骨折和椎间盘钙化的胸脊髓病，采用 VATS 进行胸椎椎体切除和重建。这些患者与 7 例开胸手术患者进行比较。结果发现手术时间（347min vs. 393min）、估计失血量（1117ml vs. 1557ml）、镇痛泵使用时间（4.1d vs. 8.9d）、ICU 时间（2.6d vs. 6.4d）和住院时间（8.7d vs. 15.8d）在 VATS 组中都更少。VATS 组的主要并发症包括：1 例因术中心律失常导致大面积心肌梗死后死亡，2 例短暂性肋间神经痛，1 例胸腔积液并通过胸腔穿刺术治愈，以及 1 例肺炎在应用抗生素后治愈。开胸手术组的主要并发症包括：3 例肋间神经痛，2 例肺炎，1 例胸腔积液，1 例张力性气胸和 1 例深静脉血栓形成。

Lee 等进行了一项回顾性病例对照研究，比较了 VATS 与小型开放性直接侧方入路重建胸椎和胸腰段脊柱的方法。研究纳入 187 例骨折、感染、椎间盘突出或恶性肿瘤的患者，其中 111 例接受 VATS 治疗，76 例采用直接侧方入路。结果发现 VATS 患者的手术时间明显更长（224min vs. 183min），转为开胸手术概率更高（8 vs. 0），但是两种技术之间的估计出血量并无显著差异。这项研究对相关文献进行了综述，结果表明两种方法之间的总并发症发生率没有差异，但是 VATS 手术入路特异性并发症（如胸腔积液、气胸、肋间神经痛和皮下气肿）的病例数较多[112]。

VATS 的禁忌证包括患者不能耐受单肺通气、因既往手术瘢痕或粘连造成肺部无法萎陷、肺气肿或外伤[113-115]。

（三）小型开放性经椎弓根椎体次全切除术

小型开放性经椎弓根椎体次全切除术的临床效果是有限的。这种方法非常适合治疗影响后方结构并蔓延到前柱的脊柱肿瘤。Kim 等报道了 4 例椎体压缩性骨折（3 例病理性和 1 例爆裂性骨折）接受微创后外侧椎体次全切除术和重建临床病例。平均估计出血量为 495ml，手术时间为 5.8h，住院时间为 4.7d。所有患者的疼痛均得到良好缓解，神经系统功能明显改善。无内植物植入失败的报道[60]。

Lau 等近期的一项研究回顾性分析了 49 例行胸腔镜或小型开放性经椎弓根椎体次全切除术治疗脊柱转移瘤的患者。手术时间无统计学差异。然而，小型开放组的失血量明显较少（917ml vs. 1697ml），住院时间明显较短（7d vs. 11d）。小型开放组的感染和并发症发生率有降低的趋势，但没有统计学意义[116]。

Lau 等的另一项研究比较了采用经皮器械植入的小型开放性经椎弓根椎体次全切除术与传统开放手术器械融合两种术式。纳入了连续的 53 例椎体骨折、骨髓炎或肿瘤的患者。开放手术组的住院时间明显更长，失血量更多。该组所有患者在术后 24 个月时均发生器械植入失败，无论是否融合。作者得出的结论是，无融合的经皮器械植入对预期寿命短的脊柱转移瘤患者可能尤其有益[117]。

（四）直接侧方椎体次全切除术

尽管直接侧方入路的适应证和应用持续扩大（成人脊柱侧弯、外伤爆裂性骨折、骨髓炎、肿瘤），但有关脊柱病理性骨折治疗结果的文献仍然有限[75, 76, 108, 109]。大多数文献集中于直接侧方

椎间融合术治疗退行性椎间盘疾病[77, 78]，并认为临床评分、影像学检查和成本效益等方面存在明显优势[77, 110]。手术时间较短，并且失血量少、并发症少（感染和内脏及神经系统损伤的发生率较低）、住院时间短、术后恢复快。最常见的并发症是暂时性大腿内侧疼痛，而因腰丛损伤引起的股四头肌麻痹极为罕见。长期结果是有利的，患者报告的疼痛、功能评分和影像学参数（包括高融合率）均持续改善[110, 111]。我们有理由认为，与微创手术相关的直接侧方椎间融合术的一些优点可以应用于直接侧方椎体次全切除术。由于腰丛位于腰大肌内部，无法经腰大肌创造足够大的操作视野，因此直接侧方腰椎椎体次全切除术可能是不可行[118]。

与开放性前路腰椎椎间融合术相比，MIS 直接侧方入路已被证明是切实有效的，并且并发症发生率更低。在一项回顾性研究中，Smith 等发现与 ALIF 相比，MIS 直接侧方椎间融合术的并发症发生率更低（7% vs. 8.2%，$P = 0.041$），手术花费更低（91 995 美元 vs. 102 146 美元，$P < 0.05$），但在术后 2 年时的手术效果是相当的。对比腰椎间盘切除融合术的开放式和小型开放性手术，两者手术效果相似，小型开放性手术并发症较少，并且 1~2 个节段的小型开放性手术花费更低[119]。

在病变累及椎体而不累及后方结构的情况下，直接 MIS 侧方椎体次全切除术可能会有更多优点。在一项前瞻性研究中，Uribe 等评估了 21 名中接受小型开放性直接侧方入路摘除胸腔肿瘤的患者手术并发症和远期并发症。平均手术时间、失血量和住院时间分别为 117min、291ml 和 2.9d。围术期并发症仅有 1 例出现肺炎。尽管有 2 例患者疾病复发（1 例骨髓瘤、1 例脑膜瘤），但均无临床症状，无须进一步手术。视觉模拟量表从 7.7 提高到 2.9，Oswestry 残疾指数从 52.7% 提高到 24.9%[120]。

一项近期的前瞻性多中心研究表明，通过直接侧方椎间融合术进行减压融合治疗成人脊柱侧

弯可获得良好的手术效果。接受直接侧方椎间融合术并辅以开放式后路器械植入的患者，其早期再手术率（全部用于处理深部伤口感染）更高，而单纯接受侧方椎间融合或经皮器械植入的患者均无感染发生 [121]。

近期的一项回顾性研究评估了 22 例接受胸椎直接侧方椎间融合术治疗退行性脊柱侧弯 [11]、肿瘤引起的病理性骨折 [2]、既往融合导致的邻近节段病变 [5]、胸椎间盘突出症 [3]、椎间盘炎 / 骨髓炎 [1]。并发症主要有三种，包括切口感染、植入物下沉，以及邻近节段疾病。患者的平均随访时间为 16.4 个月，在术后 6 个月时有 95.5% 的临床获益和 95.5% 的融合率。这些数据可支持侧方入路治疗胸椎疾病的应用 [122-125]。

总结

● 微创手术不断发展和革新，在病理性骨折治疗中的应用越来越广。随着新的医疗手段不断出现，患者寿命延长，病理性骨折的发生率将继续增加。MIS 脊柱手术可以通过恢复稳定性、神经减压和畸形矫正来治疗这些患者，同时最大限度减少与开放手术相关的并发症。选择最佳手术方案时应个体化分析，这个过程可能需要跨学科讨论，从而协调不同的治疗方式；还应该仔细权衡手术并发症和患者的预后和预期寿命之间的关系。微创手术使更多的患者更易接受外科治疗，这将有助于改善一些最虚弱患者的生活质量。

测 验

★ 简答题

1. 骨质疏松性椎体压缩骨折（OVCP）患者的死亡率与同年龄对照组相比如何？

2. MIS 治疗病理性压缩骨折的优势是什么？

3. 病理性骨折的手术适应证应是什么？

4. 在胸椎病理性压缩骨折中，什么情况下应进行后路稳定？

5. 对于胸椎和胸腰椎骨折、感染、椎间盘突出和恶性肿瘤的患者，前路小型开放性术式相比 VATS 有哪些优点？

★ 填空题

6. 通常患者预期寿命大于 _____ 个月，应进行减压和稳定。

★ 判断题

7. 脊柱原发肿瘤的治疗应采用椎体成形术 / 椎体后凸成形术。（　　　）

8. 在后路小型开放性手术中，单一后正中切口优于多个经皮切口。（　　）

9. MIS 前路手术是适合治疗脊柱肿瘤的方法。（　　）

★ 答案

1. OVCP 患者 8 年后死亡率是同年龄对照组的 2 倍。

2. 可有效减少的失血量和软组织损伤，使不适宜接受开放手术且保守治疗无效的虚弱患者减少卧床时间，缓解疼痛。

3. 顽固性疼痛、脊柱不稳、进行性神经功能损伤。

4. 如果后方结构被破坏、病变累及多个节段、存在严重的后凸畸形，应强烈推荐后路稳定。

5. 研究发现，与 VATS 相比，前路小型开放性术式的失血量、手术时间和手术相关并发症明显减少，但总体并发症发生率无显著差异。

6. 除非患者预期寿命超过 3 个月，一般不考虑减压和稳定。

7. ×。最近的证据表明，在脊柱病理性压缩骨折的情况下，骨水泥填充可引起循环肿瘤细胞短暂增加，引起了对肿瘤栓塞问题的关注。

8. √。几位作者报道了多个切口的伤口并发症增加，并倾向于单一中线切口直接穿过筋膜植入椎弓根螺钉。

9. ×。由于管辅助前路手术中手术视野较小，通常不被认为是治疗性手术的好选择。

第43章 联合微创手术治疗脊柱畸形的时机和方法决策

How and When to Incorporate Minimally Invasive Surgery for Treatment of Deformity: Decision-Making

Andrew C. Vivas Jason M. Paluzzi Juan S. Uribe 著

周 鑫 译

马 君 校

一、概述

在过去的半个世纪里，外科医生在脊柱畸形矫正方面取得了显著进步。手术器械的创新、围术期管理的改进和术中神经监测的引入相结合，可以对畸形进行彻底的矫正。目前，脊柱畸形手术治疗的金标准是开放性的显露、截骨、内固定和融合。

在过去的 20~30 年里，一些前沿研究中心探索和推广了 MIS 技术来治疗脊柱疾病。最初 MIS 技术用于治疗退行性疾病，后来外科医生开始采用这些方法治疗不同病因的创伤、肿瘤和畸形。之前的章节详细介绍了 MIS 技术的手术设备以及这些方法的广泛应用。接下来，我们将讨论如何将 MIS 技术用于治疗严重畸形，何时可以将这些技术视为传统方法的替代方法，以及这些手术目前的局限性。

二、如何联合 MIS 技术治疗脊柱畸形

在着手脊柱畸形矫正之前确定手术目标至关重要。可以通过多种技术恢复矢状面和冠状面平衡、神经减压以及疼痛的融合术治疗。然而，MIS 技术在畸形矫正和神经减压的程度上存在局限性。一些研究人员提出了可能的算法，用于患者的选择和 MIS 手术的使用 [1, 2]。适当地选择患者，同时全面的术前病史、体格检查和影像学检查对获得良好的手术效果至关重要。

成人脊柱畸形（ASD）是目前 MIS 技术最常见的应用。ASD 患者可能由于不对称的椎间盘退变而发生退行性脊柱侧弯或后凸，同时由于关节突和韧带肥厚而导致椎管狭窄 [3]。这类患者的手术目标是神经减压、恢复脊柱骨盆正常序列和融合固定 [4, 5]。ASD 的治疗利用以下几种方式 [6]：①单纯 MIS（单独使用 MIS 椎间融合器用于节段固定，或利用管状牵开系统进行减压）；②环形 MIS（MIS 椎间融合器联合经皮椎弓根螺钉固定或 MIS 关节突融合）；③联合手术（MIS 侧方椎间融合联合后路开放手术）。

（一）单纯 MIS 手术

ASD 患者总体健康状况普遍较差，再加上与传统开放手术相关的并发症发病率高，导致了对更安全、侵入性更小的替代方案的需求。侧方入路腰椎椎间融合术（LLIF）已成为矫正冠状面失平衡、间接恢复椎间孔高度以及通过韧带切开来治疗中央管狭窄的一种选择 [7, 8]。MIS 技术治疗 ASD 常采用多节段 LLIF 对轻中度狭窄患者进行神经减压（图 43-1）。这可能避免了后路

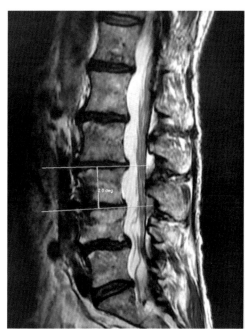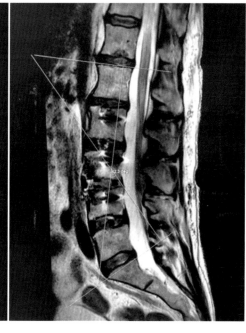

◀ 图 43-1　一名合并多种疾病的患者术前和术后正侧位片。该患者接受了多节段单纯外侧入路腰椎椎间融合术，以治疗与多节段椎间孔狭窄相关的神经根病症状

开放减压的需要，并且在双侧骨突环上放置大的椎间融合器可恢复椎间盘高度对称性，矫正冠状面畸形。对于症状较轻且无不稳定的患者，单纯 MIS 技术可为外科医生提供解决多节段退行性疾病的方法，而不会造成失血过多或住院时间延长。这可能对健康状况较差的患者特别有益。由于后方结构未完全固定，关节突内的微动不能消除，因此这种手术可能对关节突关节炎（即关节突疼痛）引起的背痛无效。对于明显不稳定的患者（例如外伤性骨折、活动性腰椎滑脱、神经性跛行或其他缺陷）不应使用单纯 MIS 手术进行治疗。

（二）环形 MIS 手术

MIS 手术更传统的应用包括通过微创入路进行前柱支撑联合后路节段性固定进行环形（360°）融合（图 43-2）。这涉及 LLIF、微创经椎间孔腰椎椎间融合术（MIS-TLIF）或小切口腰椎前路椎间融合术（ALIF），并辅以经皮内固定术。多节段 LLIF 可以有效地改善节段性和区域性腰椎前凸，但对整体脊柱序列的影响尚不清楚[9]。如上所述，术者可以对神经进行间接减压，这是环形 MIS 技术后路固定的额外作用。后路固定可实现更牢固的 360° 关节融合。使用环形 MIS 技术矫正脊柱骨盆失平衡仅限于对前柱的延长，通过植入前凸椎间融合器，伴或不伴前纵韧带切除。但缺乏相应的后路截骨和后方结构的短缩，限制了此方案矫正严重矢状面失平衡的能力。

（三）联合手术

对于中重度畸形的患者，可以考虑采用 MIS 椎间融合联合开放后路减压固定的手术方式。该手术方案通过恢复椎间盘高度（通常伴随前纵韧带的松解）最大限度地延长前柱，同时为后柱缩短手术提供了可能性。这也使得术者可以直接减压那些受压严重且间接减压可能无效的神经（图 43-3）。

三、何时应考虑采用 MIS 技术治疗畸形

尽管 MIS 技术可用于恢复冠状面平衡，但轴向和矢状面矫正的稳定性较差。Wang 等回顾了单纯 MIS 技术、环形 MIS 技术和联合手术进行畸形矫正的天花板效应[10]。单纯 MIS 技术仅使用外侧入路椎间融合，联合或不联合前路螺

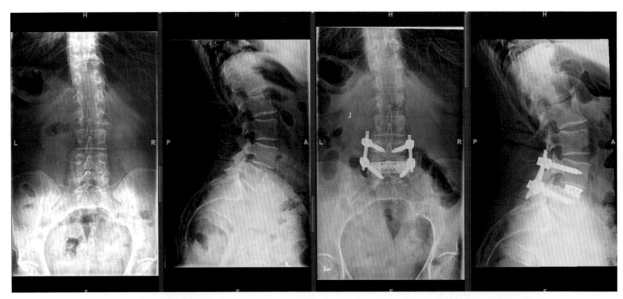

▲ 图 43-2　一名退变性腰椎滑脱患者的术前和术后 1 年随访正侧位 X 线片。该患者接受了外侧入路腰椎椎间融合术联合后路经皮内固定术，结果显示椎间盘和椎间孔高度得到了很好的恢复，同时滑脱间接复位

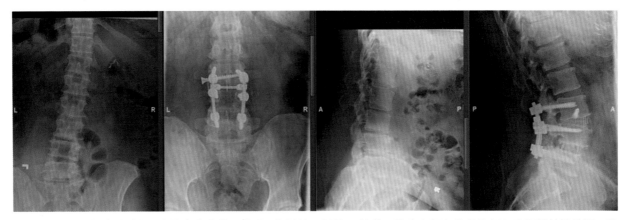

▲ 图 43-3　一名接受联合手术的患者术前和术后 5 年随访正侧位 X 线片。该患者行多节段外侧入路腰椎前柱松解、椎间融合联合开放后路截骨和椎弓根螺钉内固定术，可在前柱松解节段看到椎间融合和后外侧植骨融合

钉固定，但不包括后路手术、椎弓根螺钉内固定或椎板切除术。环形 MIS 技术组患者接受了 MIS 椎间融合器植入（经外侧入路或经椎间孔入路），辅以后路经皮椎弓根螺钉固定或关节突融合。联合手术组患者接受 MIS 手术联合后路开放手术。与先前的研究一样，他们发现 MIS 手术在治疗局部退行性关节炎、恢复椎间孔高度、实现间接神经减压和矫正冠状面畸形方面表现出色。但是，他们指出，微创入路矫正严重弯曲的能力有限，增加侵入性水平可获得与开放手术相当的疗效。

（一）微创脊柱畸形手术算法

考虑到 MIS 技术在严重畸形矫正中的局限性，必须明智地选择患者以确保获得最佳结果。2014 年 Mummaneni 等引入了微创脊柱畸形手术（MISDEF）算法，为手术决策和患者选择提供了框架（图 43-4）。该算法有助于外科医生选择治疗症状性 ASD 的最佳手术方案。在该算法中，根据弯曲柔韧性和几个脊柱骨盆参数，将患者分类为 Ⅰ 级、Ⅱ 级和 Ⅲ 级畸形（分别为轻度、中度和重度）。对于轻度畸形的患者，可使用 MIS 技

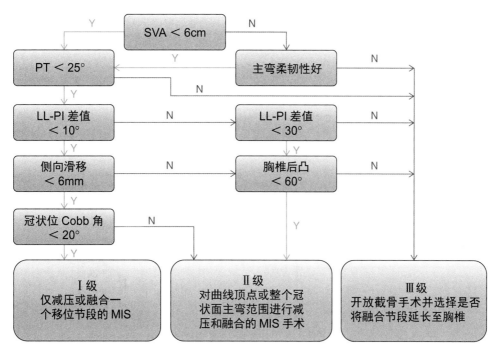

▲ 图 43-4　微创脊柱畸形算法 - 用于决策微创矫形手术
（引自 Mummaneni 等 [24]，已授权）

术将移位节段进行选择性减压和融合；中度畸形的患者最好接受减压和 MIS 椎间融合术。作者建议对严重畸形的患者进行开放性截骨术，伴或不伴将固定节段延伸至胸椎。他们综合了几项关于 MIS 手术治疗畸形的适应证的研究，指出这些技术不适用于矢状面不平衡＞ 7cm，骨盆倾斜角＞ 25mm，LL-PI ＞ 30° 和胸椎后凸角＞ 60° 的患者。

（二）接受 MIS 手术的畸形患者概况

MIS 技术可以矫正畸形，同时最大限度地减少对组织的损伤和出血量。因此，它们很适合那些没有生理储备来承受传统手术的年老体弱患者。Eastlack 等详细研究了采用 MIS 手术治疗 ASD 的患者资料 [11]。他们发现，与接受开放手术的患者相比，接受 MIS 手术的患者年龄更大，冠状面畸形更小。有趣的是，开放手术组和微创手术组在矢状基线特征、BMI 和性别方面结果相似。这与当前 MIS 手术的适应证不一致，因为一些外科医生在肥胖人群中使用 MIS 手术（以避免困难的暴露和长时间的俯卧位）。而且男性历来首选开放手术，以避免与前路和前外侧腰椎入路相关的逆行射精风险。通常，不能长时间俯卧和不能耐受大量失血的患者都可以从 MIS 手术中受益。多项研究表明，使用 MIS 技术时，老年患者和年轻患者可能会有相似的疗效 [12, 13]。

虽然研究显示老年人更偏向接受 MIS 手术，但其同样也可以使年轻患者受益。MIS 手术减少了对手术范围软组织张力带、关节囊和椎旁肌神经支配的破坏，从而减少术后肌肉萎缩和相邻节段退变。因为年轻患者的寿命更长，从而有更多的时间来发展为邻近节段退变，所以减少对临近组织的破坏，他们将从中受益更多。

（三）MIS 手术患者的术前影像学评估

1. 血管解剖

由于术者在手术时可能无法控制甚至无法识别血管损伤，因此术前对血管解剖结构的检查至关重要。这可以通过评估轴向 MRI，冠状位 MRI 重建（如果可用）或通过腹部和骨盆的 CT 血管造影来完成。术者应了解大血管相对于椎体的位置，因为外侧走形血管可能会妨碍脊柱的侧方入路。同样，动脉过度钙化的患者可能不适合接受需要移动或处理血管的手术，如 ACR 或 ALIF。应注意节段血管和髂腰静脉的位置。穿过对侧椎间隙的节段血管如果损伤可能难以凝固，并可能导致腰大肌和腹膜后血肿[14]。MIS 手术可能禁止用于血管解剖结构异常的患者。

2. 骨骼解剖

术前影像学评估骨性解剖结构非常重要。由于在经皮椎弓根螺钉植入过程中机械反馈较少，因此术者应注意椎弓根的宽度以及可容纳的螺钉长度。理想情况下，术者应在术前成像中测量螺钉轨迹的长度和宽度，然后缩小螺钉长度（作者缩小了 5mm），以防止双皮质固定。尽管骨质疏松患者可能需要进行双皮质固定，但术者在尝试微创双皮质螺钉植入时必须谨慎，因为其反馈与开放手术不同。无论采用何种技术，骨质疏松患者的固定都是一个技术难题。然而，MIS 技术的优势在于最大限度地减少对软组织结构的创伤，这可能会增加生物力学结构的强度。解剖结构异常（如椎弓根发育不良的脊柱侧弯患者）或严重骨质疏松症（透视下椎弓根显影不清）的患者可能不适合经皮手术。

3. 移行椎解剖

移行椎结构可能给手术带来挑战。四节腰椎的患者（即腰椎骶化）可能有高隆起的髂嵴，使 LLIF 入路变得困难。更关键的是，具有移行椎结构的患者可能会出现更多的髂血管分叉和位置固定的腰骶丛。这些患者可能不适用于穿过腰大肌内腰骶丛的安全通道[15]。这些患者还可能出现腰大肌异常增厚和向腹侧偏移（图 43-5）。由于主动脉在骶化腰椎中分叉较高，髂动脉可能出现在手术轨迹中，妨碍了前外侧入路（即 LLIF 或 OLIF）。

4. 胸腰交界处

靠近胸腰交界处和腰骶交界处的手术可能需要进行调整，以适应髂嵴和上方肋骨。在 L₄~L₅ 水平评估髂嵴的位置尤为重要，从哪一侧入路通常取决于该侧的髂嵴相对于椎间隙较高。对于腰骶部侧弯的患者，凸面一侧入路可能有助于在较低水平进入椎间隙。同时，从凹侧入路具有在同一切口处理更多椎间隙的优势。

5. 手术成败的影像学指标

某些影像学特征预示着 MIS 技术有更大的矫形潜力。Yen 等研究了具有退变性椎间盘真空征现象的患者植入椎间融合器后节段性腰椎前凸角的变化，并发现矢状面平衡的改善[16]。作者还发

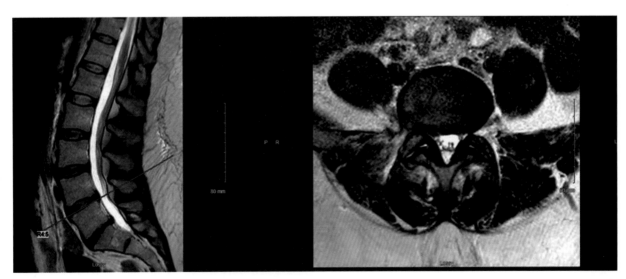

▲ 图 43-5　轴向 T₂ 加权 MRI 显示 L₄~L₅ 节段的移行椎结构，伴有主动脉分叉较高和腰大肌腹侧迁移。禁忌通过侧方入路进入该间隙

现，关节突增生肥大的患者不能通过韧带切开来使中央管充分减压。同样，如果关节空间活动性小，不足以张开使脊柱前凸，矫形的效果也会受到限制。关节囊内的液体可能是矫形成功的积极预测因素，因为这表明后柱未融合。

四、疗效和目前的局限性

在评估 MIS 技术的疗效时，重要的是要记住，这些患者往往年龄较大，Oswestry 功能障碍评分较高，畸形特征与接受开放手术的患者不同[11]。Meta 分析显示，与开放技术相比，MIS 手术失血更少、下地活动时间更早、住院时间可能更短、近端交界性脊柱后凸发生率可能更低[17]。这可能以假关节增加和矢状面畸形矫正受限为代价。一些研究表明，MIS 手术的融合节段比开放手术更短[18]。尽管单节段 MIS 融合的疗效、住院时间和90d 复工率与开放手术相似，但双节段或更多节段融合时 MIS 手术患者的数字量级腿部疼痛评分更低[19]。侧方 MIS 入路与经椎间孔 MIS 入路椎间融合的疗效相似，侧方入路手术的失血量更少但髋关节屈曲无力更常见[20]。

与单纯 MIS 技术相比，侧方入路 MIS 技术与后路开放内固定和截骨术相结合的联合畸形矫正方法，在冠状面失平衡、腰椎前凸角和 PI–LL 失匹配方面表现出同等或更大的改善[21]。虽然联合手术的并发症发生率与 MIS 技术相似或稍高，但联合手术的手术时间明显长于开放手术或 MIS 手术[21]。与单纯开放手术相比，混合技术的失血量更少，硬膜损伤发生率更低，ODI 和视觉模拟量表背痛改善更大[22]。

轻度的、柔韧性好的畸形可采用后柱截骨术治疗（Schwab 1 级或 2 级），但对于柔韧性差、僵硬的畸形，通常需要 3 柱截骨术伴或不伴椎间隙高度的增加，以缩短后柱或延长前柱。Schwab 3 级或以上截骨术可有效恢复腰椎前凸和矫正严重矢状面失衡。然而，这些手术方式伴随着明显的手术风险以及更高的感染率和假关节形成率[23]。

五、结论

目前，使用 MIS 技术治疗晚期畸形应仅限于专科医院的外科医生，他们已经完成了与 MIS 手术相关的外科学习。根据脊柱骨盆参数和整体矢状面失衡程度（在退行性畸形的情况下），畸形可分为轻度、中度或重度。目前，MIS 技术最适合用于矫正轻度和中度畸形。严重畸形最好采用传统开放手术或开放和微创联合的方式进行手术。未来关于临床疗效和患者满意度的研究将有助于阐明 MIS 技术在畸形治疗中的作用。

第 44 章　骶髂关节功能障碍
Sacroiliac Joint Dysfunction

Vinko Zlomislic　Steven R. Garfin　**著**

邱　浩　杨思振　**译**

初同伟　**校**

学习目标

- 掌握骶髂关节（SI 关节）疼痛和功能障碍在下腰痛患者中的作用及发病率。
- 理解骶髂关节的基础解剖和力学原理。
- 明确骶髂关节功能障碍患者的临床病史，学习必要的体格检查以便得出诊断。
- 制订诊疗方案，以便对骶髂关节功能障碍进行充分诊治。
- 掌握需骶髂关节注射的患者的治疗方式，包括手术和非手术方式。

一、概述

下腰痛仍然是美国医疗保健系统的一个重大负担，每年约有 1200 万人次的门诊治疗。它是致残的主要原因之一，每年经费支出超过 800 亿美元[1-3]。目前下腰痛的手术治疗成功率各不相同。这表明背痛的病因是错综复杂、多重因素的，往往是不清楚的或者镇痛方案不够完善。

骶髂关节（SIJ）疼痛可严重影响患者的生活质量[4]，人们越来越认识到它在腰痛中的作用。在某些情况下，骶髂关节疼痛可局限在某处。然而，在许多情况下，骶髂关节是导致轴性背痛及各式牵涉痛的众多因素之一。研究表明，在 15%～30% 的病例中，骶髂关节病变可能与背痛的病因相关，或可直接导致背痛[5-9]。尽管如此，人们常常忽视骶髂关节才是导致背痛的病因。

保持怀疑态度并充分理解骶髂关节参与疼痛所涉及的相关解剖学、生物力学和临床表现是准确诊断骶髂关节病所必需的。本章全面回顾了骶髂关节的解剖学、病理学和诊断流程以及目前治疗骶髂关节功能障碍的手术和非手术选择及操作技术。

> **要点**
> 高达 30% 的腰痛患者的病因可能来自骶髂关节痛。

二、背景

要成功治疗下腰痛需明确疼痛源同时进行适当的处理。研究表明，下腰痛可能不仅仅来源各式腰椎病变，作为动力链的一部分髋关节或骶髂关节可能也参与作用。在一篇回顾分析 1200 多个病例的文章中，44% 下腰痛患者的诊断存在少为人知的疾病如骶髂关节和后方小关节综合征[6]。另外 33% 的患者除了腰椎管狭窄或腰椎滑脱外，还有骶髂关节症状。进一步的研究表明，在因背痛就诊脊柱诊所的患者中，只有 65% 疼痛源于脊柱；而 15%～30% 疼痛不同程度缘于骶髂关节[5-9]。

要点

既往接受腰椎或腰骶融合术患者，骶髂关节退变比例增加。

腰椎或腰骶椎固定融合术后邻近节段退变已得到详细报道。不出所料，骶髂关节的邻近节段退变也会发生。一项随访 5 年以上的前瞻性队列研究发现接受后路脊柱融合术的患者影像学可见骶髂关节退变的发生率几乎是年龄匹配非融合对照组的两倍[10]。

模拟腰椎融合术后的有限元分析显示，腰骶融合术增加了骶髂关节间的力传递，增加了关节面的角运动及应力[11]。腰骶融合后骶髂关节面应力增加可能加速退变，因为有证据表明三节段腰椎融合术后 4 年内发生骶髂关节退变概率高达 30%[12]。

三、解剖及生物力学

骶髂关节（SIJ）是人体内最大的轴向关节，平均表面积约为 17.5cm² [13-15]。理解其复杂的解剖结构是诊断骶髂关节功能障碍的关键。在 1864 年首次提出骶髂关节表面的 70% 以上由囊膜和韧带结构组成，但它的实质却是一个真正的滑膜关节[16]。一层厚的透明软骨层覆盖在骶髂关节的骶骨面。髂骨面覆盖较薄的纤维软骨，富含 Ⅱ 型胶原的软骨细胞使其表面成为透明软骨的变体[17]。这些表面差异可能会增加骶髂关节的退变[18]。

在人的一生中，骶髂关节会经历明显的形态学变化。发育在成年早期完成伴随形成耳郭或 C 形关节，但最终解剖方向因人而异（图 44-1）。退变在成年期是很常见的，一般始发于关节的髂骨侧，然后累及骶骨侧。当应注意的是，非特异性退变是常见的，超过 2/3 的无症状老年人表现出与 SIJ 退变一致的影像学改变[19]。

SIJ 关节囊主要位于关节的前 1/3，有层明显的滑膜，关节囊表面覆盖一条与髂腰韧带汇合的韧带。关节囊后面没有滑膜，但骨间韧带和背侧韧带构成的张力带、骶棘韧带和骶结节韧带共同构成功能性关节囊的背侧（图 44-1）。臀大肌、臀中肌、棘肌、股二头肌、腰大肌、梨状肌以及腰背筋膜的动态功能提供了额外的辅助稳定[14]。这些结构将区域肌肉张力间接转移到 SIJ，在许多情况下，这些结构与骶髂后韧带结构结合在一起。关节囊和韧带组织的结构完整性至少部分存在性别特异性，如分娩时激素诱导的女性韧带松弛增加，产生必要的骨盆过度活动[20-22]。

骶骨被认为是骨盆的基石。它是脊柱最尾端

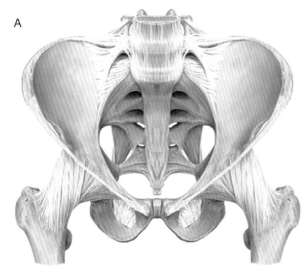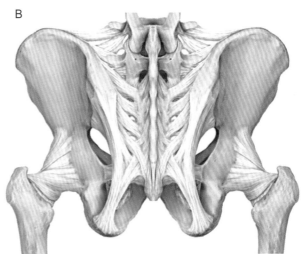

▲ 图 44-1　骶髂关节解剖
A. 前方韧带和关节囊结构；B. 后侧韧带和关节囊结构（格氏解剖学，爱思唯尔）

的组成部分，参与脊椎轴到骨盆的过渡，在将负荷由下肢及骨盆转移到腰椎的过程中，起着至关重要的作用。SIJ 的侧压强度是腰椎的 6 倍，轴向载荷是腰椎的 1/20 和剪切力是腰椎的 1/2[23]。

尽管骶髂关节一直以来被归类为静态关节，但仍存在少量却又关键的活动度。骶髂关节运动围绕三个轴发生，称为点头运动和反点头运动。点头运动包括骶骨的前旋和髂骨相对于骶骨的后旋。反点头运动是指骶骨向后旋转，随之而来的是髂骨相对于骶骨的向前旋转（图 44-2）。运动量很小，通常很难测量，旋转平均不到 4°[24-26]。骶髂关节的点头和反点头分别与髂骨的内、外侧平移有关，平均为 1.5mm。点头是准备增加骨盆承重的关键，有助于收紧大部分骶髂关节韧带，使髂骨内移和增加骶髂关节上的压力，从而控制剪切力并维持关节稳定。相反，在骨盆不承重的情况下，如仰卧时出现骶髂关节的反点头。有趣的是，SIJ 的活动程度与 SIJ 疼痛的发生没有相关性[20]。

相对于骨盆及腰椎，骶髂关节固有的解剖结构稳定性及活动性的概念似乎自相矛盾，为解释此现象便产生出几个生物力学模型。在直立姿势下，腰盆挤压力是稳定所必需的，但却牺牲了活动性。为说明维持骶髂关节稳定的重要性，引入了形成封闭和力学封闭的概念。形成封闭是指密切匹配的关节面表面的理论上的稳定性，正如骶骨和髂骨之间无须其他外力便可保持舌槽式接合的稳定性。然而，在这种情况下，"完美"的配合会使活动变得几乎不可能。而力封闭的概念指的是骶髂关节挤压力，即利用动态侧向力和摩擦力来承担垂直荷载。

通过形成封闭促进骶髂关节稳定性的结构特征包括骶骨的拱形结构背颅式"楔入"髂骨，骶髂关节面完整的嵴和沟，以及广泛附着的韧带复合体的完整性。另外力封闭则通过由韧带、筋膜、肌肉及地面反作用力构成动态网络产生改变后的联合反作用力，产生垂直挤压力，进一步增加骶髂关节的稳定性。形成封闭和力封闭的结合构成一种有效的骶髂关节可调模型，平衡关节中的摩擦和挤压，既提供关键的稳定性又允许必要的运动。稳定性和柔韧性的同时对立状态对 SI 关节结构提出了相互冲突的要求，但这些状态的适当平衡允许躯干、骨盆和下肢之间发生有用且高效的力传递。

John Hilton 在 1860—1862 年的系列讲座中提到过一条神经横跨关节既支配关节又支配其邻近肌肉[27]。骶髂关节神经支配的复杂性和模糊性在一定程度上是基于希尔顿定律（Hilton's Law）。各种形态学、组织学和免疫组织化学研究表明，骶髂关节被神经高度支配，存在多个伤害性感受器

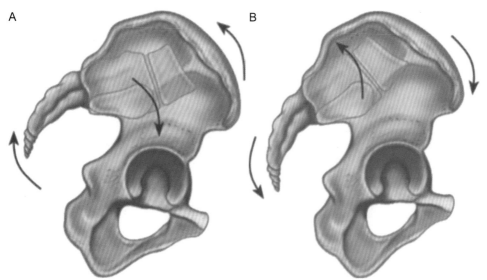

A

B

◀ 图 44-2 **SI 关节运动模式包括点头和反点头**
A. 点头涉及骶骨前旋和髂骨后旋，并与髂骨的内移有关；B. 反点头涉及骶骨后旋和髂骨前旋，并与髂骨外移有关

和机械感受器[28]。滑膜和关节囊含有用于痛、温觉无髓神经末梢。后关节的神经支配来自 L_4～S_3 根背侧支分支或 L_3 和 S_4 神经根的单独分支[29, 30]。与 L_2～S_2 根的腹侧支供应的神经一样，前关节的神经支配也有明显的变异性[13]。另外动物研究已经评估了有关腰椎小关节、骶髂关节和腰椎间盘神经支配的伤害性区域的各种痛阈。按机械阈值测量的疼痛敏感度骶髂关节为 70g，明显大于腰椎小关节（6g），低于腰椎间盘（241g）[31, 32]。

相关的周围神经解剖学由 L_5 腹侧支和腰骶丛组成，它们横跨 SIJ 的头侧部分，距离骨盆边缘约 2cm[33]。然后，L_5 神经根沿着骶翼的前侧行走。S_1 腹侧支在 SIJ 更靠尾侧，靠近关节下侧。

四、病理学

骶髂关节（SIJ）功能障碍是一个常用来描述骶髂关节功能低下导致疼痛和残疾的术语，具有多种病因。SIJ 功能障碍可能是因关节囊或滑膜破裂、韧带紧张、关节活动度和应力改变、微骨折或肌筋膜运动链断裂所致。病因可分为关节内或关节外。常见的关节内病因包括感染、炎症和退行性或炎症性关节炎。最常见的感染性微生物包括葡萄球菌、假单胞菌、隐球菌和分枝杆菌，多因静脉用药、心内膜炎或创伤后原位感染所致[14]。退行性改变需几十年的过程且与反复的微小损伤有关，最终在影像学表现为进行性关节硬

化。更罕见的是，单侧或双侧骶髂关节炎可能是血清阴性和 HLA-B27 相关的脊柱关节炎早期症状，多见于诊断为强直性脊柱炎的患者中。男性易患炎性脊柱关节病，与 HLA-B27 的关联支持了一种免疫介导的病因，其特征是 X 线上有更多的侵蚀性变化（图 44-3）。这些病例必须与退行性改变相鉴别，这样才能转诊予以适当的非手术治疗[34]。

关节外病因通常是创伤后的，可归因于韧带损伤、肌筋膜疼痛和骨折。潜在的病因有很多，包括腿不等长、步态异常、锻炼时间过长、运动损伤以及长时间举起和弯腰[13]。在一项对 54 名穿刺确认为 SIJ 疼痛患者的回顾性研究中，44% 的患者是由创伤引起的，35% 是特发性的，21% 是由于反复应激所致[35]。最常见的创伤事件为机动车事故，其次是跌倒。在年轻人中，创伤是导致 SIJ 骨折最常见原因，侧向挤压损伤更有可能导致 SIJ 功能障碍的后期发展[36]。过度活动和反复负重所致的累积微创伤、微骨折、韧带或关节囊损伤通常也可能导致隐匿性骶髂关节疼痛。

SIJ 其他常见原因可能为医源性损伤，因过度侵袭性获取髂嵴移植物，无意中破坏了 SIJ 或髂腰韧带[37]。女性妊娠最后 3 个月的激素变化可能会导致 SIJ 的过度活动，从而使它和周围的韧带容易受到额外的损伤，出现慢性疼痛和不稳定。有证据表明既往的腰椎融合史可导致 SIJ 的生物力学和解剖结构改变[10, 11]。代谢性疾病如焦

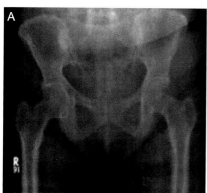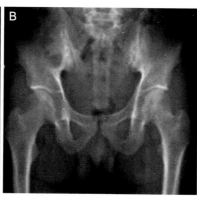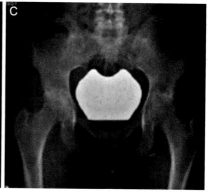

▲ 图 44-3　**A.** 伴有致密性硬化和骨赘的骶髂关节发生退行性改变；**B.** 伴有双侧侵蚀性骶髂关节炎的炎性改变；**C.** 骶髂关节完全融合

磷酸钙晶体沉积病、痛风、甲亢和肾性骨营养不良可能加重早期炎症和退化[14]。原发性骶髂骨肿瘤虽然少见，但骨盆骨转移发生率仅次于脊柱转移排在第二位，需注意甄别。

五、诊断

虽然诊断存在挑战性，但通过结合病史、体格检查和诊断性骶髂关节封闭仍然可能确定疼痛来源是骶髂关节。临床检查的重要性对于那些主要依靠影像进行骨科诊断的外科医生来说可能是一种"范式转变"，因为影像学检查在 SIJ 疼痛的诊断中通常只起到很小的作用。由于 SIJ 牵涉痛位置不固定，且可能与其他病理情况重叠，因此在评估慢性下腰部、臀部和髋部疼痛患者时，应牢记存在 SIJ 病变可能。

（一）临床病史

骶髂关节患者主诉的症状可能为腰骶区位置不固定，性质不一的疼痛。疼痛通常在 L_5 以下的髂后上棘（PSIS）区域偏离中心，放射到臀部，或少数情况下辐射到腹股沟。膝关节以上的腿部疼痛相对常见；膝关节以下的疼痛较少报道。SIJ 功能障碍的患者通常指向髂后上棘内下方的区域（长背侧韧带的附着点）疼痛，这被认为是 Fortin 手指测试阳性[38]。

患者经常报告 L_5 和 S_1 神经根皮肤支配区假性根性疼痛、麻木、刺痛和乏力。然而，体检发现并没有真正的神经功能缺陷。SIJ 关节造影显示在骶髂关节背面及韧带下方存在连接骶髂关节与 S_1 神经孔或 S_1 神经根的解剖连接的患者比例很高[39]。同样在 SIJ 前囊与 L_5 神经根 / 腰丛之间也常存在解剖联系。最后，相同的节段性脊神经支配下腰部、骨盆和大腿根部的各种结构，由于感觉通路的汇聚可能会导致这些结构的牵涉痛。综上所述，这些解剖学发现可以解释 SIJ 功能障碍患者出现假性根性疼痛的原因（图 44-4）。

典型的主诉症状为活动性疼痛包括受累骶髂关节优先承重活动的疼痛，最常见的有长时间久坐、在床上翻身、患侧侧卧睡觉、开车时经过路障，或者从汽车或椅子坐下起立。限制受累骶髂关节的活动通常会减轻疼痛。在接受手术干预的患者的前瞻性研究中，受试者报告了常见的放射性腿痛、腹股沟疼痛、坐着（尤其是患侧）、起身、行走和爬楼梯时疼痛更严重。疼痛发生在行走时站立阶段。然而，患者病史没有诊断骶髂关节疼痛的特异性；相反，临床病史是患者整体评估的一部分。

（二）体格检查

SIJ 的体检应包括对腰椎、骨盆和髋部的综合评估。评估患者的站姿和步态，特别注意整体姿势平衡。由于牵涉痛的复杂性，常规腰椎检查应包括重点进行神经学检查。同样，专门检查臀部也是必要的。

针对骶髂关节的检查主要是对骶髂关节施压的激发性操作。这些检查已整合在腰椎和髋部检查中，包括骨盆挤压和分离试验、FABER（或 Patrick's）试验、大腿推压试验和 Gaenslen's 试

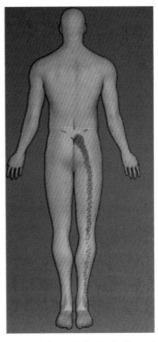

▲ 图 44-4 常见骶髂关节牵涉痛常表现为神经根痛的插图

验。患者仰卧在检查台上进行这些试验可激发受累骶髂关节症状。如果试验激发患者的疼痛并定位于骶髂关节，则认为该试验阳性。

大多数体格检查项目的可信度高[40]。虽然没有单一的检查结果与 SI 关节疼痛的存在完全相关，但各种研究表明三种或三种以上的阳性激发试验出现可使骶髂关节病变的敏感性和特异性分别提高至 91% 和 78%[41]。主动直腿抬高试验（ASLR）是另一种常用的检查方法，要求仰卧位患者主动将腿伸直抬离检查台 20cm 并对其难度进行评分。同侧骶髂关节疼痛则为试验阳性。这项测试可以作为诱发性试验的辅助手段，在因骶髂关节引起围产期盆腔疼痛的妇女中常为阳性[42]。在一项关于微创骶髂关节融合术的研究中，接受手术的患者 ASLR 获得了改善，但非手术治疗的患者 ASLR 仍保持在基线水平[43]。

（三）影像检查

普遍认为影像学检查是自身免疫性骶髂关节炎诊断的一个重要部分，也是此病纽约标准的一部分[44]。MRI 是否为检测早期自身免疫性疾病的最佳方法仍存在争议[45]。然而，对疑是骨关节炎或关节破坏所致退行性骶髂关节功能障碍的情况，影像学与 SIJ 的诊断没有必要的联系[46]。骨关节炎或退变的 CT 征象可能包括硬化、骨赘、真空现象或软骨下囊肿，也常见于许多无疼痛的患者[19]。

> **要点**
> 影像学结果（包括放射 X 线片和 CT）与退变性骶髂关节功能障碍没有必要的关联性并且不能用于其诊断。

尽管疑似 SIJ 疼痛的患者影像学表现出轻微的退行性，但与年龄匹配的无疼痛对照组相比，CT 结果的敏感性和特异性较低[47]。综上所述，目前尚无明确的影像学结果可作为 SIJ 疼痛的诊断依据。因此，在评估髋关节或脊柱病理时，影像学检查主要用作诊断程序的一个组成部分，此外还用于评估是否存在可能的炎症性骶髂关节病变。

（四）诊断性封闭

就像大多数疼痛情况一样，SIJ 疼痛的诊断没有金标准。公认诊断 SIJ 疼痛的参考标准是在透视或 CT 引导下诊断性关节内注射造影剂和局麻药后急性疼痛症状减轻。与大多数脊柱封闭一样，盲目诊断性 SIJ 封闭已证实是不可取的，封闭必须在透视引导下进入关节内并使药物弥散到关节的前下 2/3 处[15]（图 44-5）。虽然 SIJ 封闭的某些方面需要标准化，但普遍认为单次封闭后患者疼痛缓解至少 75% 是诊断骶髂关节痛的重要组成部分。关联手术效果及诊断性封闭的最新证据表明，单次封闭疼痛即使缓解 50% 也是一个可预判良好手术效果的预测工具[48]。一些研究表明

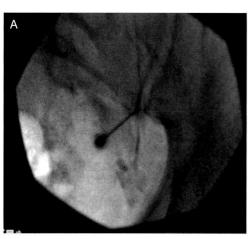
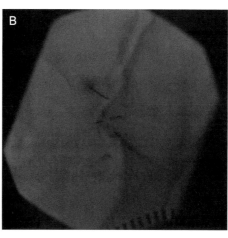

◀ 图 44-5　**A**. 前后位透视成像显示骶髂关节封闭失败，造影剂外溢；**B**. 前后位透视成像显示骶髂关节内封闭成功，理想的造影剂弥散

即使在透视引导的情况下操作仍可出现假阳性和假阴性[49]。假阳性可能源于安慰剂效应，局部麻醉药渗入周围结构，或牵涉痛汇集处。相反，假阴性归因于穿刺时关节内定位不当，局部麻醉药没有到达 SIJ 的症状区，或者存在关节外痛源。在缺乏诊断金标准的情况下，封闭可作为骶髂关节特异性疼痛的重要参考标准，并结合相关病史和查体结果，以助于获得可靠的诊断。

关节外骶髂关节封闭主要针对骶神经根外侧支的麻醉，也常用于筛选射频消融后存在潜在反应的骶髂关节痛。在一项研究中，多个深度的关节外封闭能消除因骨间韧带和骶髂后韧带刺激所致的疼痛，但不能消除关节本身牵张引起的疼痛[50]。这项研究表明，不仅骶髂关节复合体由双重神经支配，还可能存在关节外的痛源。

> **要点**
> 诊断骶髂关节疼痛的公认参考标准是透视引导下骶髂关节封闭后疼痛快速缓解。

六、非手术治疗

骶髂关节疼痛和功能障碍的治疗以往采用非手术治疗，但成功率各不相同。虽然非手术治疗对许多短暂性 SI 关节疼痛的发作确实有效，但是在慢性 SI 关节疼痛和功能障碍的治疗方面通常却是效果未知，遗憾的是常常失败。

（一）药物治疗

阿片类药物和非甾体抗炎药（NSAIDs）或可用于控制急性疼痛。而新的药物包括免疫调节剂和蛋白酶抑制剂，治疗炎性脊椎关节病有效，却对于常见的退变性和基于破坏引起的骶髂关节综合征毫无作用。此外，没有任何药物治疗可以改变退变性骶髂关节炎或骶髂关节破坏所致骶髂关节疼痛的进程。与其他慢性疼痛综合征一样，阿片类药物滥用仍然是一个严重的问题。

（二）物理治疗

物理治疗是非自身免疫性 SIJ 疼痛的常用治疗方法及主要手段。治疗的目标是识别潜在的功能缺陷，给稳定躯干的肌肉提供良好的灵活性及力量。治疗常结合关节手法治疗，同时教育患者优化生物力学和避免活动，将症状恶化降至最低。尽管已有试验表明手法治疗和稳定运动有一定的益处，但缺乏高质量证据表明物理疗法可成功治疗退变所致的骶髂关节痛[51-53]。虽然物理治疗是合理的非手术选择并成为标准治疗流程的一部分，但其有效性证据顶多是中等水平，其成本效益也是不确定的。

（三）骨盆支具

骨盆带支具主要用于妊娠相关盆腔疼痛的治疗[54, 55]，也有报道将其应用于骶髂关节功能障碍的非手术治疗[56, 57]，但缺乏高质量的证据表明其有效性。

（四）骶髂关节封闭

关节内和关节周围封闭已被用于治疗骶髂关节痛，其治疗效果与麻醉药和类固醇药物镇痛有关。骶髂关节内封闭既有治疗作用又有诊断作用，在美国越来越流行但成功率却参差不齐[58]。然而，支持其使用的高质量证据非常有限，在一项关节周围注射类固醇的随机双盲试验中，与生理盐水安慰剂组相比，妊娠后因骶髂关节功能障碍所致盆腔疼痛的妇女在接受骶髂关节周围注射（非关节内注射）20ml 曲安奈德后 4 周，其疼痛程度、残疾、6min 步行试验和等长躯干伸展试验结果均有所改善[59]。在芬兰，两个来自同一研究小组的小样本随机双盲试验显示，与利多卡因注射相比，关节周围类固醇浸润后 1 个月的骶髂关节症状得到改善[60, 61]。但没有高质量的研究表明关节周围注射类固醇有长期疗效。

（五）射频消融术（RFA）

射频消融通过对骶髂关节去神经作用来缓解疼痛。两项高质量的盲法试验显示对骶神经根外侧支行射频消融后可缓解短期疼痛[62, 63]。在这些试验中，通过诊断性关节周围局麻药阻滞筛选受试患者。一项随访 12 个月的随机试验结果显示中度疼痛的缓解[64]。尚无高质量的证据表明消融骶神经根外侧支后可使疼痛长期缓解。经皮射频消融的主要缺点是无法解决关节的腹侧问题，另外，由于存在复杂的神经支配，许多被消融的神经可能还作用于周围其他结构。由于支配骶髂关节许多神经起源于射频消融探头无法触及的区域，故其效果往往是有限的且可能导致射频消融后骶髂关节疼痛较高的复发率。

七、手术治疗

经保守治疗无效的合适的骶髂关节功能障碍患者，可以考虑手术治疗。选择的治疗方案是骶髂关节融合术（SIJF），目的是实现关节融合及稳定，使脊柱 - 骨盆 - 髋关节复合体功能恢复正常。通过手术治疗来实现这些目标可长期降低疼痛评分并全面改善功能。

骶髂关节融合术最早是在 1908 年报道的一种开放手术技术[65]，此后有许多病例系列报道了开放骶髂关节融合术有效性[66-76]。骶髂关节手术路径可分为前入路、后入路或外侧入路。前入路采用标准的髂腹股沟入路，到达骶髂关节的前滑膜部分，进行植骨和钢板固定，同时也保留了 SI 关节的后韧带稳定系统[71]。除了改良的侧方入路外，还诞生出多种后入路术式。虽然这些术式可能对外科医生而言更为熟悉，但对骶髂关节较靠前关节面的显露有限并且需要广泛清除背侧韧带结构甚至可能切除部分髂后上棘[76-79]。可与后路骶髂关节融合术结合的固定系统已报道了很多，包括从髂骨到骶骨外侧置入的螺钉[80]，背侧配有横跨骶髂关节的横连接棒的骶髂螺钉[73]，以及背

侧钢板和外侧螺钉的混合固定系统[70, 81]。

> **要点**
> 传统的开放骶髂关节融合术具有较高的病死率，包括手术时间和出血量增加，术后住院时间延长，感染风险增加，恢复时间延长。

开放 SIJ 融合技术历史上出现不温不火的成功，患者临床改善率一般。由于手术时间长、出血量多、术后住院时间和恢复时间长、感染和假关节等明显并发症发生率高，进而影响了开放手术的预后[82-84]。此外，并发症还包括经竖脊肌和其他肌肉侵入性损伤的相关并发症，以及背侧感觉神经根、骶丛和髂内血管的医源性损伤。此外，据报道开放 SIJ 融合术后影像学融合率为70%，患者满意率接近 60%[71]。然而，随着微创入路的出现，人们对开放融合的兴趣已经减退，现在开放技术主要用于急性创伤或翻修手术[85]。

随着近年外科技术的进步及微创外科（MIS）技术的发展，几种用于 MIS SIJF（微创骶髂关节融合术）的器械得到了研发及商业应用。要应用微创 SIJF 的前提是必须充分了解骨盆和骶骨的解剖结构，包括骨性结构和神经血管结构的位置。

三种适用于 MIS SIJF 的手术入路与开放 SIJF 的入路类似。其中包括内镜下前路置入融合器[75]以及成功率低的后入路将融合器置入骶髂关节韧带区[81, 86]。最常报道的 MIS SIJF 技术是侧方经关节入路，这部分源于对 Smith-Petersen 技术的改良[66]。具体方法为根据微创技术和原理，在透视引导或导航控制下由外向内将器械固定在骶髂关节上（图 44-6）。

虽然已获得 FDA 批准可用于外侧经关节SIJF 的器械有数种，但大多数已发表临床研究使用的器械是多孔三角形钛植入物（iFuse ImPlant System®，SI-bone，Inc.）。几个使用此类植入物的前瞻性随机多中心临床试验报道显示相比于非手术对照组，MIS 手术组在 VAS、ODI 和SF-36 的所有疗效评估指标上都有显著改善[87-91]。

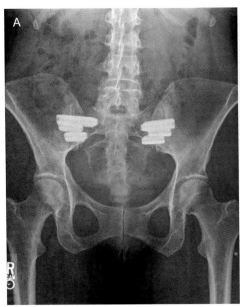
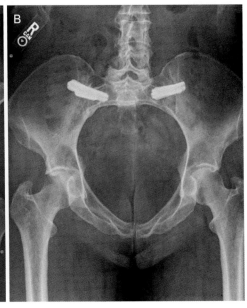

◀ 图 44-6 MIS SI 关节融合术后骨盆前后位（A）和入口位 X 线片（B）

此外，术后麻醉性止痛药的使用也明显减少[91]。大量回顾性研究同样证实使用多孔钛植入物的 MIS-SIJF 术后不仅临床效果不错，而且疗效持久且术后 5 年的融合率都很好[92-101, 103, 104]。多个对比开放和微创 SIJF 的研究进一步证实微创手术的优势，即更少的失血，更短的手术时间和住院时间，以及在 1 年和 2 年内疼痛水平和临床疗效得到改善[84, 101-103]。

> **要点**
> 在顽固性骶髂关节疼痛的病例的治疗中，与长期的非手术治疗和传统的开放手术相比，微创骶髂关节融合术后症状改善更明显，疗效更持久。

微创骶髂关节融合术相关的并发症明显低于开放骶髂关节融合术和腰椎融合术。并发症通常是由于植入物位置不当造成的，也可导致新发的术后神经性疼痛或因长期错位固定形成假关节及反复疼痛。几项前瞻性试验表明，错位植入导致的神经症状发生率为 1%，植入物翻修术几乎可以改善所有患者的症状[106]。内植物失败与植入物周围射线透亮区有关，而这多由假关节或骨不连相关的持续微动所致[91, 110]。一些基于螺钉的

替代性植入物确实比三角形钛植入物更容易松动[105]。此外，三角形钛植入物在 SIJF 后的远期翻修率似乎很低[107]，特别是与一些腰椎手术相比[108, 109]。关于 MIS SIJF 的融合率在文献中没有很好的报道，但有研究发现骶骨上的骨桥接率为 25%～90%，并在很大程度上取决于手术后的时间。随访 1 年时即使没有看到明显骨性融合，患者疼痛、残疾及生活质量评分也可保持优良水平[91]。这些病例的翻修率极小，另外的研究显示术后 5 年出现进行性关节融合。

八、总结

骶髂关节病变是引起下腰痛的常见原因，常合并有退变性腰椎疾病。缺乏此类情况感知及诊断的复杂性使得很难进行准确诊断。几个随机试验证实对有此类情况的患者可通过多重终点类型高效诊断及治疗，但这可能需范式转换将骶髂关节视为疼痛源。骶髂关节的诱发性检查及透视下引导封闭试验的阳性反应是确认 SIJ 为疼痛源所必需的。一旦确立骶髂关节为病因，就可采用多种治疗模式。尽管非手术治疗的证据有限，但通过物理治疗和（或）注射治疗对许多患者进行保

守治疗可能是有效的。对于那些仍然有症状的患者，微创 SIJ 融合术是减少疼痛和功能障碍、提高生活质量的有效选择。目前，强有力的文献支持仅适用于多孔三角形钛植入物。手术成功需要重点关注技术和解剖学因素，包括骶骨和神经血管解剖。通过仔细选择患者病准确放置可完全横跨骶髂关节内植物可有助于提高术后疗效。

总结

- SI 关节功能障碍是下腰痛病因的重要组成部分，占比高达 30%。
- SI 关节痛的诊断是基于临床病史和体检时诱发性骶髂关节检查，可能与影像学结果没有相关性。
- 诊断导致腰痛的 SI 关节功能障碍的公认参考标准是透视引导下的 SI 关节内注射诱发的急性反应。
- 大多数 SI 关节功能障碍患者可以通过保守治疗获得成功。
- 对于慢性顽固性 SI 关节疼痛和功能障碍的患者而言，与持续的非手术治疗及传统的开放式 SI 关节融合术相比，MIS SI 关节融合术可获得更优的疗效及疼痛缓解。

测　验

★ 选择题

1. 在下腰痛患者中，SI 功能障碍所致的疼痛占比至少为多少？（　　）

 A. 1%～< 2%   B. 2%～10%

 C. 3%～30%   D. 4%～> 75%

2. 透视引导下的骶髂关节内封闭后疼痛程度需减轻多少才能诊断 SI 关节疼痛？（　　）

 A. 1%～100%   B. 2%～75%

 C. 3%～50%   D. 4%～25%

3. 关于传统开放骶髂关节融合术，以下哪一项是不正确的：（　　）

 A. 与 MIS 手术相比，手术时间和出血量增加 B. 与 MIS 手术相比，术后住院时间增加

 C. 与 MIS 手术相比，感染率增加   D. 与 MIS 手术相比，患者预后评分提高

4. 多项前瞻性随机对照试验证实，关于慢性 SIJ 功能障碍的治疗，以下哪一项是正确的？（　　）

 A. 与 MIS SIJ 融合术相比，在所有评估时间点接受保守治疗的患者预后更好

 B. 与保守治疗相比，在所有评估时间点接受 MIS SIJ 融合术的患者预后更好

 C. 保守治疗和 MIS SIJ 融合术的患者预后得分没有差异

 D. 与保守治疗相比，1 年内 MIS SIJ 融合术患者预后更好；此后在患者表现和功能结果方面没有差异

★ 答案

 1. C 2. C 3. D 4. B

第 45 章　老年人群微创脊柱手术

Minimally Invasive Spine Surgery in the Elderly

Oliver Tannous　R. Todd Allen　著

刘　超　李　腾　译

胡凡琦　校

学习目标

- 了解老年患者内镜减压手术的优点和局限性。
- 了解 LLIF、PLIF、TLIF 和 ALIF cage 之间的生物力学差异，以及 LLIF cage 在老年骨质疏松患者中的优势。
- 了解皮质骨轨迹螺钉腰椎后正中入路椎间融合技术在老年患者中的应用。

一、概述

脊柱手术并发症主要与脊柱的手术入路及暴露相关。尤其是脊柱疾病严重的老年患者，微创手术在明显改善患者生活质量的同时，具有减少并发症及加快患者术后运动能力康复的特点。而良好的远期效果是证明手术成效的最好方法，因此我们必须考虑脊柱微创手术效果的持久性。

我们处在快速老龄化的社会。相比 2000 年，2030 年 65 岁以上人口数量将从 3500 万增长到 7200 万，近美国总人口的 20%[1]。脊柱疾病是老年人常见的病痛，例如退行性脊椎滑脱、腰椎管狭窄、颈椎管狭窄、脊髓型颈椎病以及退行性脊柱侧弯 / 侧后凸畸形。SPORT 试验证实，与非手术治疗患者相比，生活质量评分低的脊柱滑脱及腰椎管狭窄患者更倾向于手术治疗[2]。此外，对于成人脊柱畸形（侧弯畸形）患者来说，手术治疗较非手术治疗可明显改善患者功能障碍评分，越来越多的患者选择手术治疗[3, 4]。据统计，随着老年人口增加，选择脊柱手术治疗的患者比例会更高，其中选择腰椎融合手术的患者在 60 岁以上人群中增长最快，因此护理费用将可能给社会带来巨大的负担[5]。在我们当前的卫生保健体系下，需要利用资源将成功的脊柱微创手术方法与生活质量改善数据相结合，进而生成这些干预措施的成本效益数据。尽管目前缺乏高级别循证医学数据，经济学研究表明与开放手术相比微创外科技术治疗常见脊柱疾病具有预后佳、并发症发生率低的特点，同时具有短期和长期成本效益的干预潜力[6]。

在老年患者中手术率及死亡率均较高[7, 8]。老年患者通常伴有基础疾病及生理功能储备降低。对于老年患者，骨质疏松及脊柱疾病的严重程度会增加手术难度及影响手术效果[5, 8, 9]。手术切口及年龄是患者术后多器官系统并发症的危险因素，包括心肺系统并发症、血液系统并发症、神经系统并发症及消化系统并发症[10]。显然，广泛的椎旁肌剥离导致肌肉损伤和坏死增加血 CPK 的水平可能与患者术后的背痛有关[11, 12]。此外，一些老年患者疾病严重，标准开放手术切口大、肌肉剥离多、出血多、手术操作时间长，导致老年患者手术并发症发生率更高。

尽管如此，大量证据表明手术对改善存在退行性脊柱疾病老年患者健康状况有益。McGirt 等[13]采用国家神经外科质量和结果数据库（National Neurosurgery Quality and Outcomes Database，N2QOD）对 4370 名退行性脊柱疾病患者术后一年临床结果数据进行分析研究，结果显示其中 23% 的患者年龄为 70 岁及以上患者。此数据库为前瞻性观察注册数据库，记录了患者术后 30d、3 个月、12 个月发病率及生活质量。对比研究老年患者与非老年患者手术效果、术后发病率、生活质量，发现老年组患者高冠脉疾病、骨质疏松发生率及麻醉风险等级更高（美国麻醉医师学会 3 级或 4 级）。此外，老年组患者独立行走能力明显低于对照组，而且更有可能被诊断为腰椎滑脱和腰椎管狭窄。术后平均住院时间较对照组多 1d，需要康复治疗或出院后转入专业护理机构的人数明显高于对照组。但是，不同组间患者围术期主要并发症（肺栓塞、卒中、心肌梗死、严重损伤）、再手术及术后 90d 内再次入院的发生率无明显统计学差异。最重要的是，术后一年老年组患者及非老年组患者疼痛（VAS）、功能障碍（ODI）、生活质量（EQ-5D）评分均得到明显改善，这证明腰椎手术对老年患者有益。

微创手术是一种潜在可降低老年患者脊柱手术并发症发生率的技术。尽管，目前仍然缺乏专门针对老年患者的研究数据，但越来越多的微创手术与开放手术的对比研究显示微创手术术后患者恢复快、住院时间短、软组织损伤轻[14-16]。缩小手术切口的好处是显而易见的。对于老年患者来说，脊柱微创手术不仅可以通过加快术后康复降低手术并发症发生率，还可以限制并发症相关的连锁反应进而影响患者生理康复过程。降低特定手术带来的附带损伤至关重要。因此，即使现存的方法已经能够满足外科医生技术需求，脊柱微创手术技术对老年患者来说仍有其特殊意义。

二、微创手术减压

（一）颈椎

症状责任狭窄节段的有效减压是一种重要的治疗方法。通过后路微创手术入路行颈椎减压越来越受欢迎。通道辅助下颈后路椎板椎间孔切开减压治疗颈神经根型颈椎病与标准开放手术减压相比具有相似中期满意度及手术操作时间。此外，还可以减少出血量、术后止痛药物用量及住院时间[17-19]。但是，针对老年患者的研究数据仍然缺乏，前瞻性对比研究结果可能帮助降低高危老年患者术中及围术期发病率。

（二）腰椎

脊柱后路微创手术减压也能够有效治疗退行性腰椎管狭窄[20, 21]。Palmer 和 Davison 报道 54 例患者（平均 67 岁），2 年随访显示患者手术满意度高、背痛症状减轻、止痛药物用量减少、VAS 评分降低超过 50%[22]。Rosen 等[23]同样报道了 50 例 75 岁以上的患者，腰椎微创减压术后 VAS 评分明显降低、腿痛症状明显减轻、ODI 评分、生理功能评分、SE36 疼痛及生理功能评分均明显改善。这些研究报道，术后早期疼痛症状相对一致减轻，可能由于微创手术充分减压的同时减少椎旁肌肉损伤及保留了更多脊柱稳定结构。虽然需要更多的研究数据，微创术后长期预后改善被认为是由于通过对病变部位精准减压、保留后方骨韧带等稳定结构保留了脊柱稳定性。尽管不是脊柱微创手术特有的绝对优势，与通道下或小切口微创手术相比开放椎板及下关节突切除术后更易发生腰椎微不稳或异常活动。特别是在治疗老年患者时，以上微创手术优势是外科医生应该考虑的。

对于老年患者，微创手术的另一个潜在优势是通过单侧微创入路（如通道）行双侧减压术（中央、侧隐窝、椎间孔）治疗严重的腰椎管狭窄症，最大限度地保留脊柱的稳定性，降低开放手术或双侧微创手术减压导致的脊柱不稳的发生率。5 年随访，单侧通道入路治疗不同病因的腰椎管狭窄症可以取得与双侧通道下减压同样的临床转归，而且临床结果好于标准开放椎板切除手术 [24, 25]。此法尤其适用于以下肢跛行症状为主且伴有轻度侧弯或腰椎滑脱又不想接受大切口或腰椎融合手术的患者。对伴有较大退行性腰椎侧弯患者采用单侧手术入路应尽可能选择在侧弯凸侧做切口，这样可以降低腰椎不稳及侧弯程度加重风险。在侧弯顶端凹侧行单侧手术入路减压导致侧弯程度加重的风险较高，因此选择凹侧手术需要慎重考虑 [26]。此外，采用微创手术减压时，伴有严重椎体旋转患者的手术翻修率比没有此畸形的患者更高 [27]。总之，对伴有轻度脊柱畸形或不稳的患者来说微创手术入路减压是一种有效的治疗方法。然而，术前必须慎重考虑非腰椎融合微创减压（尤其是多阶段微创减压）后可能出现腰椎不稳。

（三）椎间盘切除

微创牵开系统切除椎间盘技术用于治疗椎间盘突出已被详细描述。目前，开放切口椎间盘切除术被认为是一种较非手术治疗更有效、性价比更高的治疗方案 [28]。一些循证医学级别较低的研究已经证明通道辅助下椎间盘切除的有效性 [29, 30]。根据医生评估及患者的问卷调查结果显示内镜下腰椎间盘切除术治疗腰椎间盘突出导致的神经根病变，80% 的患者取得了良好疗效 [31]。尽管没有专门针对老年患者的研究，Arts 等采用双盲随机对照试验研究，发现术后两年采用通道辅助下椎间盘切除术的患者与采用传统显微椎间盘切除术的患者无功能差别 [32]。然而，在 70 岁以上老年患者中通道辅助下减压的优势明显，术中失血少，术后可早期活动，可降低患者术后长期制动的相关风险 [33]。除了相对于开放手术的潜在优势，一些随机研究通过测量术后血液 CPK 与多裂肌横断面积证实单节段通道辅助下椎间盘切除术与传统显微椎间盘切除术对肌肉的损伤程度无明显差异 [34]。必须强调以上研究结果仅适用于单

节段手术，脊柱后路多节段手术切口大、操作时间长。鉴于其临床效果好、出血少、术后患者活动能力改善明显等，通道辅助下减压手术对老年患者来说具有重要意义。

（四）内镜下减压

内镜下经椎间孔切除腰椎间盘是 Kambin 和 Gellman 于 1983 年首先报道的一种超微创手术技术 [35]。应用此技术，内镜可以到达 Kambin's 三角安全区，此三角区域由前外侧的出口神经根、内侧的下行神经根及尾侧椎体的上终板组成 [36]。此技术可以使术者直接通过神经孔到达腰椎管。使用环钻、镊子、咬骨钳和磨钻，术者可以通过联合椎间盘切除、上关节突关节腹侧部分切除、增生肥厚黄韧带切除等对神经孔及侧隐窝进行减压。在过去 20 年，高清摄像机的发展、内镜及多功能工作通道应用使越来越多的脊柱外科医生采用此技术。

Jasper 等 [37] 回顾性分析了连续 50 例下腰痛及神经根性疼痛的 75 岁以上患者，这些患者均接受了内镜下单节段或多节段椎间盘切除及椎间孔切开治疗。这些手术均在门诊手术室无常规麻醉的情况下完成。接受单节段椎间盘治疗的椎间盘突出患者中疼痛缓解率平均为 71.7%。在多节段病变患者中仅接受单一责任节段减压的患者疼痛缓解率平均为 75.3%。主要归功于基于 MRI 阳性发现、查体、皮肤感觉定位、经椎间孔注射的阳性反应等对责任节段进行精确定位。接受双节段减压患者的平均疼痛缓解率为 77%，接受 3 个节段和 4 个节段减压的患者平均疼痛缓解率分别为 48% 及 62%。术后 6 个月，患者 VAS 评分从术前 9.04 降低到 2.63。此研究报道的并发症发生率为 0%，椎间盘再突出率为 10%。尽管前瞻性随机研究证据仍缺乏，此技术仍有希望成为老年患者的一个极好的选择，可避免开放手术所必需的常规麻醉及住院治疗。

Gadjradj 等 [38] 报道了 1 项 166 例接受内镜下椎间盘切除术治疗椎间盘突出患者的前瞻性研究。

平均 VAS 及 QBPDS 评分分别从术前 82.5、60 下降到术后 6 周时的 28.8、26.7。共报道了 4 例并发症，1 例硬脊膜破裂，1 例术后足下垂，2 例经神经孔局部浸润麻醉导致的暂时性下肢麻木。

Phan 等[39] 的 1 项系统回顾及 Meta 分析研究，对比研究全内镜系统（full-endoscopic，FED）与显微内镜系统（micro-endoscopic，MED）、开放椎间盘切除术（open discectomy，OD）治疗腰椎间盘突出的临床结果及并发症。共包括 23 项研究、421 例 FED、6914 例 MED 及 21152 例 OD 患者。他们发现三种治疗方案术后 ODI 及下肢 VAS 评分无显著性差异，但是接受 FED 与 MED 患者较接受 OD 的患者出血量显著减少。三组患者间并发症发生率、再手术率及椎间盘再突出发生率总体上无差异。

> **要点**
> 尽管内镜工具及技术在过去十年得到快速发展，但在治疗效果及并发症发生率方面，与传统开放椎间盘切除术相比，仍未被证明具有明显优势。

三、微创融合手术

（一）经侧方腰椎间融合术

腰椎前入路开放手术并发症发生率相对高，包括血管损伤、逆行性射精、腹壁薄弱、疝及假性疝、输尿管损伤、肠胃损伤、感染等。治疗费用比侧方微创椎间融合术高 10%[40-43]。此外，前路手术经常需要其他科室外科医生帮助显露。一些作者报道，直接前外侧椎间融合术较开放 ALIF 手术具有手术操作时间短、出血少、住院时间短及并发症发生率低等优势[44]。Rodgers 等[45] 专门针对 80 岁以上患者采用侧方入路腰椎椎体间融合术（Lateral Lumbar Interbody Fusion，LLIF）与后路腰椎椎体间融合术（posterior lumbar interbody fusions，PLIF）进行了观察研究。发现在接受开放 PLIF 手术组患者中并发症发生率明显高于对照组患者，输血率（PLIF70%，XLIF0%）、感染率（PLIF15%，XLIF0%）、平均住院日（PLIF5.3 天，XLIF1.3 天）。手术后所有接受 PLIF 手术患者出院后均需要到专业的护理机构继续治疗，而仅 7.5% 接受 XLIF 手术的患者需要到专业的护理机构继续治疗。他们同样发现接受 PLIF 手术患者死亡率为 30%，明显高于接受 XLIF 组患者的 2.5% 的死亡率。此外，相较于年轻患者，LLIF 被证明是一种不会增加老年患者死亡率的安全手术方式[46]。总之，开放前路（或后路）腰椎椎间融合术相关的并发症（交感神经功能障碍、失血、血管损伤、躯体神经损伤、性功能障碍和肠梗阻）与 MIS 侧方椎间融合术相关的并发症（短暂性臀部疼痛、股四头肌无力（0.7%）和失血）相比，具有更高发生率，更难以让患者忍受，且在学习曲线期间会增加手术时间。由于老年患者前路手术风险更高，以上情况在老年患者中尤为多见[47-50]。详细的开放及 MIS 椎间融合术并发症发生率及患者年龄的影响参考表 45-1。

除了可以降低老年患者手术风险及提高恢复能力外，侧方腹膜后入路椎体间融合术具有其特定的生物力学优势。以上可能是与老年患者最相关及受到关注的优势，因为老年患者骨质通常较差，75 岁以上人群中 86% 的女性及 20% 的男性存在骨质疏松症。而骨质疏松又是制定手术方案的重要影响因素[51]。具体来说，侧方椎间融合在终板准备过程中提供了一个大的椎间盘切除通道，与 TLIF 或 PLIF 相比椎间移植物接触面积更大，并且在不伴有前路手术相关的手术复发率的前提下可以取得与 ALIF 相似移植物植入空间。应将合适大小椎间 Cage 放置在椎体最坚硬的骨骺环部分上以减少脆弱疏松的终板骨上的压力负荷[52]。通过保留前后纵韧带可明显增加融合节段的生物力学稳定性及降低骨 – 移植物界面的压力负荷[52, 53]。这可能对术后椎间融合率有一定的影响，并可减少假关节形成后的翻修率。如一项对

表 45-1　并发症发生率

前入路开放手术并发症发生率	
Faciszewski 等 [43]	回顾分析 1223 名开放性前路胸椎或腰椎手术患者，总并发症发生率为 11.5%（开胸后疼痛综合征 9%；Horner-Bernard 综合征 7%；胸腔积液 3%；气胸 1.8%；腹部疝 1.18%；浅表伤口感染 0.98%；阳痿 0.8%；深部伤口感染 0.57%；逆行射精 0.54%）。60 岁以上患者并发症发生率较高
Flynn 和 Price[48]	回顾分析 4500 名接受开放性前路手术的不同腰椎疾病患者，逆行射精发生率为 0.42%，阳萎发生率为 0.44%。未评估年龄因素对并发症的影响
Rajaraman 等 [49]	回顾分析 60 名接受 ALIF 手术的不同腰椎疾病患者，总并发症发生率为 38.3%（交感神经功能障碍 10%；血管损伤 6%；躯体神经损伤 5%；性功能障碍 5%；长期肠梗阻 5%；伤口裂开 3.3%）。未评估年龄因素对并发症的影响
侧方入路腰椎椎间融合手术的并发症	
Rodgers 等 [47]	600 例极外侧椎间融合术的前瞻性研究，总并发症发生率 6.2%（医源性并发症为 2.8%；伤口感染率 0%；血管损伤率 0%；术中内脏损伤 0%；暂时性神经功能缺损 0.7%）。未评估年龄因素对并发症的影响
Knight 等 [86]	58 例患者的前瞻性非随机对照研究。总体主要并发症发生率为 8.6%，与手术相关的神经损伤接近 3.4%。失血量低于开放手术组。未评估年龄因素对并发症的影响
Isaacs 等 [50]	107 例患者的多中心前瞻性非随机对照研究。4.7% 的患者需要输血；2.8% 患者于术后入住 ICU。单用 XLIF 或经皮内固定的主要并发症发生率为 9%，而开放手术的并发症发生率为 20%
后入路腰椎椎间融合并发症的发生率	
Park 和 Ha[14]	61 例前瞻性对比小切口与开放入路 PLIF 的研究。小切口组术出血量、术后引流、输血量、下床时间、术后 VAS 评分、平均住院时间均明显小于对照组。然而，小切口组被手术操作时间较长。两组的放射学结果相似。未评估年龄因素对不同手术的影响
Humphreys 等 [87]	前瞻性对比研究由两名外科医生在 13 个月内实施的 40 例 TLIF 和 34 例 PLIF 的患者。单节段融合时，两组间失血量、手术时间、住院时间无明显差异。然而，当进行双节段融合时，采用 TLIF 与 PLIF 相比失血量明显减少。未观察到年龄对结果的影响

85 名接受 LLIF 治疗的患者（共 88 个节段）研究发现，其中少数患者接受了单纯融合或后方经关节融合，术后 12 个月 CT 扫描显示假关节发生率为 3.4%（融合率 96.6%）。值得注意的是，患者手术满意度高达 89.4%，无患者因术后假关节形成需要行翻修手术 [54]。

要点

LLIF 手术过程中放置 cage 时，要将 cage 放到质密的骨骺环缘上，而不是放置在强度差的椎体中间松质骨上。尤其对于老年及存在骨质疏松的患者，LLIF 技术是一项非常实用技术。

在老年患者中应用 LLIF 技术，可以达到一定程度的脊柱畸形矫正效果。LLIF 通过椎间植入物及融合可以有效矫正退行性脊柱侧弯畸形冠状面畸形，术前、术后 X 线片上骶骨中线位置变化可以反映矫形效果 [55, 56]。必须认识到轴性疼痛改善可能是由于脊柱冠状位失衡得到改善 [56]。但要注意不要矫枉过正，因为采用 LLIF 技术行长节段脊柱融合后，老年患者脊柱僵硬而无法代偿过度矫形导致的脊柱失衡（图 45-1）。尤其对于老年患者，轻度矢状位及冠状位矫形不足是可以接受的，不会影响患者症状的改善。然而，最佳的手术方案需要确保老年患者不会因僵硬固定导致矢状位平衡失代偿。由于老年及存在骨质疏松的患者骨质问题，不推荐单纯采用 LLIF 技术，尤其宽度不大于 18mm 的 Cage 不能放置到椎体骨骺环上，会导致过度沉降、术后畸形再发、矫形或维持减压的能力受限。

除了矫正脊柱畸形及治疗轴性疼痛，通过

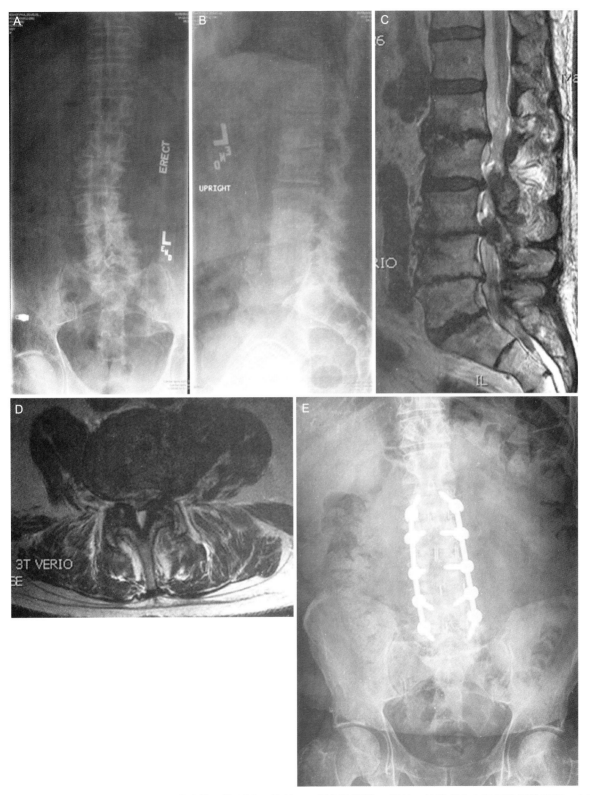

▲ 图 45-1　患者，男性，82 岁，A 是术前正位腰椎 X 线片，B 是侧位腰椎 X 线片，该患者存在退行性脊柱侧弯、小关节囊肿、多节段严重的腰椎管狭窄及椎间盘疾病（矢状面（C）和轴位（D）MRI T_2 图像）。此患者接受了腰 1～5 LLIF（与 XLIF，nuvinc .，San Diego，CA）及后路微创减压、截骨和内固定融合手术。虽然已经矫正了侧弯，但术后早期的腰椎正位 X 线片（E）和侧位 X 线片（F）显示有轻微的冠状面右侧失衡。L_1～L_5 融合后近端冠状面矫形过度及尾端仍有残留部分腰弯，近端代偿弯僵硬不足以进一步代偿冠状面失衡的结果

LLIF 技术可以达到间接的中央及椎间孔减压[50-57]。椎间孔扩大减压治疗腰椎退行性疾病及侧弯较开放手术并发症发生率低。LLIF 椎间植入物可以使椎间孔增大，进而在不需要行开放后方减压情况下减轻患者因神经根受刺激引起的症状。对围术期存在高危风险的老年患者来说，可以避免进一步或更广泛的后方减压手术[58, 59]。然而，通过 LLIF 技术的间接减压无法解除侧隐窝狭窄引起的压迫。此外，如之前所述，对老年患者单纯行 LLIF 手术会出现内植物沉降或椎体骨折，因此强烈建议增加前方或后方固定。尽管既往研究有一些结论，但目前尚不清楚椎间孔扩大多少才能缓解症状及其扩大程度与症状改善之间的关系，也不清楚哪些患者及疾病适合采用无须后方减压的单纯 LLIF 技术治疗。

（二）微创经椎间孔腰椎间融合术

在文献中已经很好地描述了采用微创（或管状通道）经椎间孔入路的椎间融方法，并且其受欢迎程度也在不断增加。这种方法通常称为微创经椎间孔腰椎间融合术（MIS Transforaminal Lumbar Interbody Fusion，MISTLIF），允许外科医生在腰椎的任何节段都能到达脊柱前方进行椎间融合手术，也不会产生如前所述的与前路或外侧入路相关的并发症。Takahashi 等研究了采用小切口 TLIF 治疗 70—86 岁患有退行性腰椎滑脱、神经根病变或神经源性跛行患者的预后情况，这些患者都经历了单节段或双节段的融合。作者发现，采用小切口 TLIFs 手术患者术后在 VAS、ODI 和 JOA（Japanese Orthopaedic Association）评分方面取得了显著的临床改善[60]。尽管与更年轻的患者相比其临床益处略显不足，但是作者还是发现了较高的影像融合成功率。原因可能是多因素的，至少部分归因于恢复潜力不足，更严重的预先存在的椎间孔狭窄以及鉴于植入物放置的局限性和较差的骨骼质量引起植入物高度过小导致无法改善老年患者椎间孔的狭窄。但是，在另外一些患者中，这些不足可能为这些患者采用

LLIF 提供了一些适应证。然而，迄今为止，尚无针对 MISTLIF 和 LLIF 临床效果和并发症发生率的随机对照研究，而此类研究可以帮助患者确定最优治疗方案。

（三）微创椎体骨水泥强化术

在老年骨质疏松患者后路椎弓根螺钉内固定术中采用椎体骨水泥强化（Vertebral cement augmentation，VCA）技术的研究目前已经比较广泛。尽管骨水泥强化技术已经在传统后路开放手术中广泛应用，但如今该技术被越来越多地应用于短节段及长节段的后路经皮内固定融合术中。因此，本节将介绍与 VCA 相关的一些研究数据。

几项研究评估了聚甲基丙烯酸甲酯（PMMA）用于骨质疏松性胸椎[61]、腰椎[62]、骶骨[63] 和髂骨[64] 椎弓根螺钉的强化，强化螺钉与非强化螺钉相比，整体拔出强度增加了 1.5～2 倍。

椎弓根螺钉 VCA 治疗骨质疏松性脊柱有两种方法。一种选择是使用标准的椎体成形术或后凸成形术将骨水泥注入椎体，然后在骨水泥固化之前插入螺钉。另一种方法是使用带孔椎弓根螺钉，在螺钉置入后通过该孔注入水泥。空心开窗螺钉的优点是手术时间短，外渗风险小[65]。然而，关于上述哪一种技术能产生更强的固定力，还存在相互矛盾的数据[66-68]。

椎弓根螺钉强化的生物力学优势是显而易见的，但也存在一些风险，包括骨水泥外渗进入邻近的椎间盘或神经组织和骨水泥肺栓塞。Erdem 等[69] 将骨质疏松患者分为每个节段都使用 VCA 强化内固定融合和部分节段选择性强化两组，比较了两组患者的临床和影像学结果，两组患者均未发现相邻节段骨折，植入物失败或矫正失败。水泥性肺栓塞，症状性胸部不适和手术时间在第二组内明显降低。

（四）皮质骨螺钉中线腰椎融合手术

在接受腰椎融合术的老年患者群体中，最主要关注的是高发的骨质疏松症，因其会增加螺钉

松动的风险。据报道，骨质疏松症患者的椎弓根螺钉松动率高达 60%[70]。Santoni 等[71] 在 2009 年描述了一种椎弓根螺钉的替代方法，叫作皮质骨轨迹（cortical bone trajectory，CBT）螺钉。与传统椎弓根螺钉置钉方式不同，CBT 螺钉在矢状面上按由尾端朝头端的进钉路径，在轴位平面上采用由内侧向外侧的进钉路径，这样，螺钉尖端

与椎弓根皮质骨接合，而不是与椎体松质骨接合（图 45-2）。

　　CBT 螺钉的进钉点位于关节间峡部，侧块的内侧，横突下缘的尾侧。与偏内 - 偏下的椎弓根进钉点相对应。因此，CBT 螺钉的进钉点相较于传统的椎弓根螺钉的进钉点是偏内的，这样的进钉点避免了椎旁肌肉的过度切开，无须解剖关节

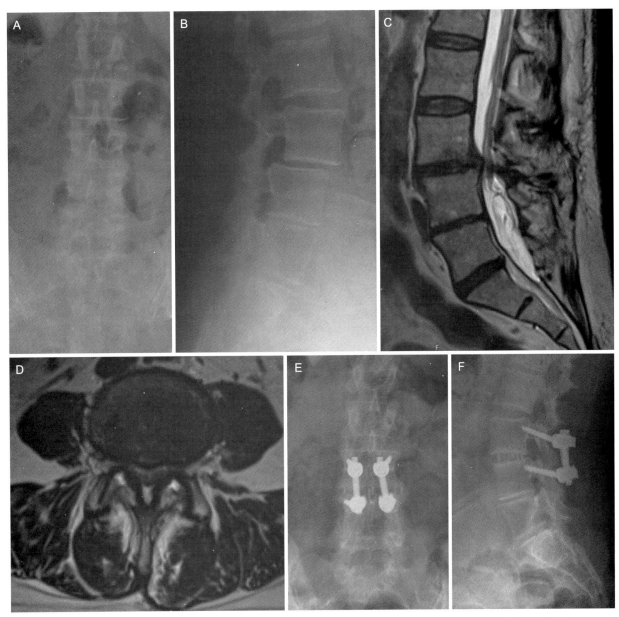

▲ 图45-2　女性，72岁，患有退行性腰椎滑脱、关节突关节病变和严重的中央和外侧隐窝狭窄（代表性矢状位（C）和轴位（D）T₂ MRI图像）的术前后前位（A）和侧位（B）腰椎X线片。她接受了一个L₃～L₄经侧方入路腰椎前路融合术（与XLIF，NuVasive Inc.，San Diego，CA）与微创后路减压，并采用CBT螺钉固定融合。术后的后前（E）和侧位（F）片显示脊柱滑脱复位，CBT螺钉的起始点和头侧位轨迹

突关节以及横突。

自 2009 年该方法描述以来，已经出现了一些相关生物力学和临床研究，但迄今为止，还没有进行前瞻性临床随机对照研究。在生物力学研究中，CBT 螺钉在抗拔出力、插入扭矩、头尾侧和内外侧载荷下的刚度和抗屈伸能力方面表现出了优势，但在轴向旋转和侧向弯曲方面表现出了不足[71-74]。对老年患者最重要的是，CBT 螺钉在骨质疏松性椎体中显示出生物力学优势[71, 75]。

多项临床研究表明，CBT 螺钉内固定在失血、手术时间、住院时间等方面均优于传统的椎弓根钉内固定[76-79]。此外，CBT 螺钉术后 CPK 和脂肪浸润水平较低[76, 80]，这与微创手术效果一致。

要点

使用 CBT 螺钉结合中线腰椎融合术（Midline Lumbar Interbody Fusion，MIDLIF）优点是能够通过不太广泛的椎旁肌剥离进行后路内固定。缺点是，为了实现真正的微创方式融合，需要配合采用后路椎间融合以获得足够的融合面。否则，就需要进行传统的后外侧融合，但这需要广泛的肌肉剥离，这无疑就削弱了微创正中入路暴露的优势。

四、预后

（一）显微镜下颈椎间孔切开减压术

Kim 等[81] 进行了一项前瞻性、随机对照研究（2 级），比较微创和开放性颈椎间孔切开减压术。微创组镇痛药物使用较少，住院时间较短，但手术时间和手术结果相似。Fessler 和 Khoo[82] 进行了一项队列研究（4 级），经皮手术相比开放性颈椎间孔切开减压术，微创组失血少，住院时间短，镇痛药使用少，但两组在颈部、手臂痛改善方面的结果相似。

（二）微创腰椎间盘切除术

Phan 等[39] 对全内镜（FED）、显微内镜（MED）和开放椎间盘切除术（OD）治疗腰椎间盘突出症后的结果和并发症进行了系统回顾和 Meta 分析（第 5 级）。该评价包括 23 项研究，涉及 421 例 FED，6914 例 MED 和 21 152 例 OD 病例。他们发现三种方法之间针对腿痛的术后 ODI 和 VAS 评分总体上无显著差异，但与开放病例相比，FED 和 MED 病例的失血量明显减少。他们发现三组之间的并发症发生率，再次手术或椎间盘突出复发之间没有总体差异。

（三）微创和开放 TLIF 比较

Goldstein 等[83] 发表了一项 Meta 分析，并系统评价了开放性与微创性 TLIF 和 PLIF 的研究（5 级）。微创组的失血量明显减少（260ml），下地活动时间更早（3.5d），住院时间缩短（2.9d）。两组之间的手术时间，手术不良事件发生率，不融合率和再手术率相似。但是，微创组在术后 24 个月的医疗不良事件显著减少，平均 ODI 评分略高，平均为 3.32（P = 0.001）。但他们指出，文献中的研究总体质量较低，并存在有明显的偏倚。

（四）经侧方入路腰椎融合术

据我们所知，Rodgers 等[45] 的研究是唯一一项专门比较老年 LLIF 与开放 PLIF 的相关研究（3 级）。他们发现开放 PLIF 组的并发症发生率明显更高，包括需要输血的失血增加（PLIF 组的 70% 比 XLIF 组的 0%），感染率增加（PLIF 组的 15% 对 XLIF 组的 0%），医院增加住院时间（5.3d vs. 1.3d）和更高的术后护理需求（PLIF 组的 100% 出院到熟练的护理机构，而 XLIF 组则为 7.5%）。他们还发现，与 XLIF 组（2.5%）相比 PLIF 组的死亡率（30%）增加。

（五）中线腰椎融合与皮质骨轨迹螺钉固定

多项临床研究表明，与传统的椎弓根螺钉固

定相比，CBT 螺钉固定在失血量，手术时间和住院时间方面均具有良好的效果[76-79]。Kasukawa 等[84] 在 26 例患者中比较了采用中线入路 CBT 螺钉的 TLIF 与采用微创 Wiltse 入路和传统椎弓根螺钉的 TLIF（4 级）。使用 CBT 螺钉组的失血量明显减少。CBT 组和传统组的未融合率分别为 91% 和 83%。在术后 CT 成像中，90% 的 CBT 螺钉和 84% 的传统椎弓根螺钉可见正确的螺钉位置。Sakaura 等[85] 进行了 95 例接受 CBT 螺钉 PLIF 的患者与 82 例传统椎弓根螺钉 PLIF 的患者的前瞻性队列研究（4 级）。两组之间的术前 JOA 评分无明显差异，但 CBT 组的恢复速度明显加快。CBT 组的融合率为 88.4%，而传统组为 96.3%，但在统计学上没有统计学意义。有趣的是，在平均随访 35 个月和 40 个月时，CBT 组的症状性邻椎病病例显著减少（3.2% vs. 11%）。

总结

- 与传统的类似手术方法相比，微创手术可提供更好的疗效，更快或至少相当的恢复率，更低的并发症发生率和更少的翻修手术，是脊柱外科微创技术发展的推动力和催化剂。微创手术治疗方式可能会对患有残疾，有症状且常常是晚期脊柱疾病的老年患者产生重大影响。老年患者的脊柱微创手术需要更加精准，并最大限度地减少附损伤的发生。微创手术能够保护周围肌肉组织和支撑韧带结构是文献中一贯定义的优势，这对年轻和老年患者人群均有利。目前，尽管数据有限，但对于许多困扰老年人的脊柱疾病，与开放式手术相比，微创手术具有多种文献支持的优势。微创技术目前包括颈椎和腰椎管狭窄的后路微创减压术，内镜下椎间盘切除术，微创后路腰椎融合术（采用 CBT 螺钉固定）以及通过腰椎侧方入路或后路微创椎间孔镜的方法进行腰椎椎间融合。由于老年人口数量不断增加且老年患者行脊柱开放手术相关并发症的风险较高，微创手术应用于老年脊柱患者具有巨大优势。因其不但可改善老年患者功能和生活质量，同时也避免了与老年患者开放脊柱手术相关的风险。随着微创脊柱外科手术继续迅速发展，即使不作为脊柱疾病主要的治疗方式，也可能在脊柱外科未来的发展中发挥重要作用，特别是在老年患者中。

测　验

★ 简答题

1. 根据 Phan 等[71] 的研究，采用全内镜、显微内镜或开放式椎间盘切除术治疗腰椎间盘突出时，三种方式的预后或并发症发生率是否存在差异？

2. 对于老年骨质疏松患者，与 PLIF、TLIF 或 ALIF 使用的 cage 相比，LLIF cage 的生物力学优势是什么？在老年骨质疏松症患者中，单纯 LLIF 可行吗？

3. 对比 CBT 螺钉 MIDLIF 与传统椎弓根螺钉后外侧融合，与椎弓根螺钉相比，CBT 螺钉下 MIDLIF 在（1）软组织破坏性和（2）生物力学特性两方面的具体优势是什么？

★ 答案

1. 没有。

2. LLIF 的 cage 比 TLIF 和 PLIF 的 cage 大且宽，采用外侧入路放置，允许 LLIF cage 坐在椎体较致密的骨骺环上，而不是脆弱的松质骨上。这使得它在骨质疏松性骨质中比 TLIF 和 PLIF 的 cage 具有明显的优势。并且侧方入路较易植入 cage。与 ALIF 相比，尽管 ALIF 的 cage 很大，但它通常位于椎体中心，此处在骨质疏松患者中通常较薄弱。如果 ALIF cage 的大小或入路选择不合适，或者椎体不允许将其放置在骨骺环的位置，那么放置在中心的 ALIF cage 可能会失去其一些因体积较大带来的优势。在骨质疏松症患者中，应优先将 ALIF 和 LLIF cage 放在椎体较坚固的骨骺环上。

对于老年骨质疏松患者，不建议单纯使用 LLIF。

3. 与使用标准椎弓根螺钉和（或）后外侧融合的开放手术相比，使用 CBT 螺钉的 MIDLIF 入路软组织破坏和分离明显减少。

在骨质疏松骨中，CBT 螺钉在拔出强度、插入扭矩、头尾侧和内外侧负荷的刚度、屈伸阻力与椎弓根螺钉相比均显示出优异的结果。然而，CBT 螺钉表现出较差的轴向旋转和侧向弯曲的结果。在骨质疏松症骨中，与传统的椎弓根螺钉固定相比，它们具有整体的生物力学优势。临床上，CBT 螺钉（因为其偏内的进钉点）可减少失血和手术时间，并可能缩短住院时间，产生可比传统手术的临床效果。

第四篇

手术技术：微创融合
Surgical Techniques: Minimally Invasive Fusion

Minimally Invasive Spine Surgery
Surgical Techniques and Disease Management
（2nd Edition）
微创脊柱外科学
手术技术与疾病治疗
（原书第 2 版）

第 46 章 门诊脊柱手术的临床和经济优势
Clinical and Economic Advantages of Out-Patient Spine Surgery

Neil M. Badlani　Joel Lehr　Frank M. Phillips　著

石　维　廖心远　译

陈雄生　校

学习目标

- 在不降低医疗安全性的前提下，脊柱外科门诊手术具有更低的并发症发生率、更快的康复速度、更好的患者满意度等临床优势。
- 与住院手术相比，门诊手术具有更高的经济效益。
- 随着越来越多的脊柱手术转移至门诊开展，患者、医生和医疗市场都将受益。

一、概述

美国的医疗成本正以难以为继的速度增长，终将引发财务危机[1]。据估计，医疗支出已接近美国 GDP 的 20%[2]。其中住院患者治疗支出占极大比例，而矫形及脊柱疾病又是其中之重[3-5]。尽管医疗投入巨大，但美国医疗服务质量与其他发达国家相比仍有不足[6]。因此，对以更低花费获得更佳医疗保健的需求日益增长，而门诊手术中心（ambulatory surgery centers，ASC）便可满足上述需求。

1983 年，综合预算调节法（Omnibus Reconciliation Act，OBRA）颁布后，门诊治疗的花费在完成一定手续后可以报销，自此 ACSs 开始持续发展[7]。控制费用，技术进步，以及医患需求均是促进 ASCs 发展的因素。1995 年，80% 的手术为住院手术，剩余 20% 的门诊手术中，超过 90% 在医院门诊部（hospital outpatient departments，HOPD）完成。而如今已有了巨大的转变，在 2015 年，64% 的手术在门诊开展（图 46-1）。美国现有超过 5300 个 ASCs，每年开展 2300 万例手术（图 46-2）[8, 9]。

在过去的 10 年间（2005—2015 年），脊柱门诊手术量增加了 10 倍（图 46-3）[10]。据蓝十字蓝盾报道，2010—2015 年，门诊椎板切开术比例自 61% 增长至 82%[11]。增长有诸多原因，而微创手术进展是最为重要的因素。在门诊开展腰椎间盘切除术、腰椎板切除术、颈前路椎间盘切除融合术（ACDFs）已不足为奇，但它们的常规化却值得令人称道[12-17]。此外，微创腰椎融合术在 ASCs 也已成功开展[18-20]。

显著的临床优势促进了门诊手术的持续进步和扩展，产业利益也是推动其发展的重要原因。

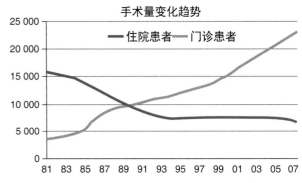

▲ 图 46-1　随着时代发展，门诊手术逐渐增加

门诊手术的相关市场估值超过300亿美元,且正以每年约5%的增速发展[21]。其产业结构、规模错综复杂,美国最大的5个ASC公司仅拥有15%的市场份额。而ASC公司对于资本投行有着巨大的吸引力,收购一家公司常常可带来5~7倍的收益;而ASC公司一旦合并,可创造7~10倍的股票收益。因此导致了行业内合并与收购频繁发生。

二、临床优势

门诊手术有许多临床优势。从患者角度来

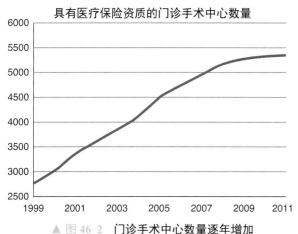

具有医疗保险资质的门诊手术中心数量

▲ 图 46-2　门诊手术中心数量逐年增加
(引自 Ambulatory Surgery Center Association[9]. MedPAC Data Book,1999–2011)

说,ASC可提供更好的医疗体验。越来越多的数据表明,门诊医护质量及并发症与住院相仿甚至更优。临床医师在ASC中工作也更为高效和舒适。

医疗保健正日益成为一个以消费者或患者为导向的产业。新生儿的"爆发"、持续的人口老龄化,使得对高质量医疗产业的需求越来越高。患者不断面对新的技术和市场环境,互联网也让患者拥有着更多的信息获取渠道。同时,医疗保险也为患者分担了越来越多的经济压力,保险的自付和共付比例都在逐渐升高。医疗产业的这些变化使患者在就医时有了更多的选择,他们希望在享受更高的医疗水平同时,支付更少的治疗费用。而ASC恰可满足患者对于高质量、低花费的需求。

ASC可以为患者提供高质量的医疗服务。首先,ASC可以提供多种手术方式,这可以提升核心竞争力,也促进医疗团队的学习和提高。麻醉和护理的个性化配置可改善预后,减少并发症。ASC的手术日程相对于住院部更为规律,也极少会因急诊患者而改变日程。因此,与住院患者相比,ASC的患者满意度更高。大部分研究表明,ASC患者的满意率高达90%,而住院患者的满意率仅有70%[22, 23]。

有关门诊脊柱手术安全性和有效性的临床证据越来越多。近20年来,门诊腰椎间盘切除术

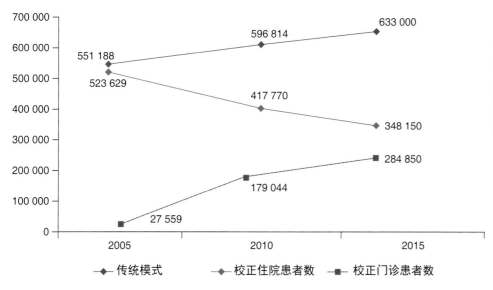

◀ 图 46-3　门诊手术中心数量逐年增加
注:住院患者数据来源于DRGs 4,496-500,519-520的历史记录 [引自 Solucient(Traditional)and NeuroSource/NeuStrategy,2005]

551 188
523 629
596 814
633 000
417 770
348 150
284 850
179 044
27 559

2005　　2010　　2015

◆ 传统模式　　◆ 校正住院患者数　　■ 校正门诊患者数

已被证明为安全有效 [12]。在一项使用国家数据库的临床研究中，Pugely 等回顾性分析了 4300 多名患者的临床数据，结果显示门诊脊柱手术患者的短期并发症发生率显著低于住院患者 [24]，且患者满意度更高 [12, 25]。

门诊颈椎手术已安全开展了 20 余年 [17]。在多个研究中，门诊 ACDF 手术被证明与住院 ACDF 手术效果相仿，且并发症发生率更低 [15, 26-30]。McClelland 等对多项研究进行 Meta 分析，发现相较于 ACDF 住院患者，门诊 ACDF 患者的住院风险和死亡率均未增加，而并发症发生率仅有 1%～2% [26, 27]。McGirt 等使用国家手术质量提升项目（NSQIP）数据库，回顾性研究 7288 例接受了 1 个或 2 个节段的门诊 ACDF 手术患者，结果表明门诊 ACDF 的主要并发症发生率显著低于住院 ACDF（0.94% vs. 4.5%），二次手术率也更低（0.3% vs. 2%）[30]。这些证据进一步表明，对于 1 到 2 个节段的颈椎疾病，门诊手术效果优于住院手术，故门诊颈椎手术应当成为标准化诊治方案。

> 与脊柱住院手术相比，门诊手术有着更高的患者满意度，更低的并发症发生率。

尽管门诊腰椎减压手术与 ACDF 已经具备标准化诊疗条件，但门诊腰椎融合术仍处于发展初期。将住院开展的腰椎融合术转为门诊开展，其潜在的可节约成本巨大，但此类手术更为复杂，花费时间更多，学习曲线也更长 [31, 32]。但也有越来越多的证据表明，门诊手术安全可靠。Emami 等报道了 96 个接受微创经椎间孔腰椎融合术的患者，与住院病例比较，门诊手术在并发症和预后方面没有区别 [19]。侧路腰椎椎间融合术是另一种微创融合术式，也逐渐向门诊手术过渡。Chin 等报道了 70 例接受门诊侧方椎间融合术的患者，与住院手术的患者比较，不仅并发症发生率没有差异，而且术后功能障碍指数（Oswestry Disability Index，ODI）提升更多 [20]。随着微创技术进一步发展，术者对于微创技术越来越熟悉，腰椎融合术会更多地在门诊开展。

对于患者而言，门诊手术因其方便开展，且医护更佳，故有着显著的临床优势。将来，更多的临床医师也会受益于门诊手术。一项对临床医师的调查显示，他们更愿意在手术医院或 ASC 进行手术，因为工作环境更好，而且合作氛围更浓。手术室的周转时间更短是他们最为重视的优点，此外更好的设备，不被急诊病例扰乱节奏也是临床医师喜欢门诊手术的原因 [33]。

门诊脊柱手术的临床优势非常明确，更多的临床证据仍在积累。患者及医师更喜欢门诊医疗更为规律的日程所带来的便利。更重要的是，现有文献证明脊柱手术可以在门诊安全地开展，且风险及并发症发生率更低。该领域未来的发展和研究将推动脊柱外科手术，尤其是腰椎融合术门诊化的转变。

三、经济优势

门诊脊柱手术的临床优势已经非常明确，但它的经济优势更令人心动。ASC 效率较高，使得产能更高，花费更低。这对于医疗产业的股东而言有着巨大的吸引力。患者的医疗支出更低，临床医师收入更高，而亟须控制花费的医疗产业亦可减少成本，同时医护质量也不会降低。

ASC 可从专业化的经营模式中获益。相对于医院，门诊手术中心的规模较小，体系更为精简，管理目标更为一致，管理者和股东之间的结盟也更为牢固。Adam Smith 将此现象称作"集中工厂"[34]。ASC 开展少而精的手术，相比于医院效率要更高。与许多其他行业一样，在医疗保健领域，专业化已被证明能够降低成本 [35]。

因为享有更高的自主权，ASC 相对于医院有着更高的经济优势。ASC 在选择术式、患者以及临床和行政模式上有着更高的自由度。这种自主权也会大大减少购买设备的开销。具体地说，可以通过规范程序来降低间接费用，从而强化质控、提升成本管理效率及治疗预后。ASC 不需过多空间、资源，也无须为管理投入过多精力。与 ASC 收治病例无关的设备无须购买，成本大大降低。医院需要为所有人、包括无保险者提供急救设备和其他社区服务。ASC 可将这些费用用于投保者，借此减轻这些机构的经济压力。

脊柱门诊手术的实际费用节省体现在多个方面。随着医疗成本的持续攀升，医疗财政负担更多的转移到患者的自付和共付保费。因此，患者比以往更清楚他们医疗保健的实际成本。因此花费较高的择期手术，例如脊柱手术，受到了严格的审查，故低成本成了 ASC 得天独厚的优势。同样的脊柱手术，如果在门诊开展，患者不仅可享受相同的治疗效果，而且花费更少，所以在疗效和经济两个方面都有收益。蓝十字蓝盾报道，相对于住院椎板切除术，每例门诊椎板切除术平均节约 320 美元[11]。其他许多门诊手术亦已证明可节约患者的实际支出（图 46-4）[9]。ASC 的临床医生也可增加收入。过去几十年，临床医生的职业收入正在降低。同时医生用于手术和医疗的支出正在增加，其原因包括更高的误诊率、渐进的健康信息电子化进程等等。因此，为了稳定的收入，医生以失去自主权为代价，离开私人诊所，选择去大医院就职。来自辅助机构（如 ASC）的收入可以补偿医生职业收入。临床医生在 ASC 中的所有权受法律保护，且收入可观。在美国 90% 的 ASC 拥有自己的临床医生，65% 的 ASC 完全属于临床医生（图 46-5）[9]。在 2014 年，拥有门诊手术中心的医生开展了 49% 的脊柱门诊手术[36]。在门诊手术中心，临床医生所表现出的企业家精神和领导力，给他们带来了巨大的收益，也鼓励了股东参与机构决策，促使有限的医疗支出能够得到最高效的使用。

从经济学角度而言，患者在门诊支付的手术费用更低，同时整个过程成本降低，医生可以通过门诊手术中心来获得收益。

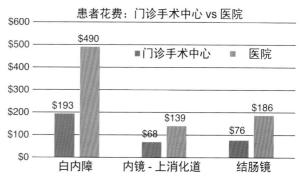

▲ 图 46-4　门诊手术患者费用明显低于同类住院患者
（引自门诊手术中心协会）

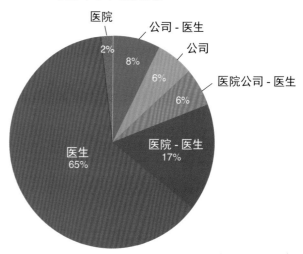

▲ 图 46-5　大部分的门诊手术中心所有权属于临床医师
（引自门诊手术中心协会[9]. ASC's 2011 ASC Employee Salary & BeneWts Survey）

进行门诊脊柱手术的花费相较于住院手术更低，这一点毋庸置疑。无论从医疗产业角度，还是从保险支出（即医疗价格）角度，各类报道均证明门诊手术花费更低。手术费用是手术相关过程的实际支出，包括租金、固定设备、大多数行政花费以及其他花费（如患者耗材费用以及员工工资）。ASC 与医院相比，规模更小，所需行政管理更少，且通常不会全天开放。医院则需更为庞大的行政管理机构，且必须 24h 工作，所以固定支出往往更高。

ASC 的手术收费往往更低，因为固定支出较低。相较于住院病例，需要支付的医疗报销比例更少。这一观点有有力的数据支持，据评估，在 ASC 手术支出的实际费用仅为住院手术的 53%～55%[9, 37, 38]。这个差异会随着时间进一步拉大，因为医疗服务和补助中心（Centers for Medicare and Medicaid Services，CMS）会用两种不同的通胀标准来更新每个支付系统。对于 HOPD，CMS 使用医院的市场模式来评估医疗支出。而对于门诊手术中心，CMS 会使用居民消费价格指数（Consumer Price Index–Urban，CPI–U）来评估商品成本，例如牛奶、面包等都包含在内。CPI–U 与医疗支出毫无瓜葛，且历史上 CPI–U 的通胀率也低于医院市场模式[37]。因此，住院手术的报销费用和门诊手术的差距会越来越大。2003 年，相比于 ASC，住院开展同样手术，平均医疗花费高了 16%。而如今，住院开展同样手术所需的花费已经比门诊手术中心高 82%（图 46-6）[9]。

目前，在门诊开展手术可节约大量成本。根据美国缴纳商业保险的人数估算，可节约 378 亿美元的医疗花费[38]。额外节约的潜力甚至更大。目前，仅 48% 的普通门诊手术在 ASC 开展。如果其余 52% 的手术从住院移至门诊，则可额外节省 410 亿美元的费用[38]。

在 ASC 而非住院开展的脊柱手术也节省了大量医疗支出。Bekelis 等分析了 150 000 患者的数据，发现住院椎板切除术平均费用为 24 000 美元，而门诊手术中心的费用仅为 1100 美元[39]。蓝十字蓝盾数据得到的结论相似，ASC 每开展一例椎板切除术可节约 8475 美元[11]。Erickson 等报道颈前路手术大约可节约 8000 美元（门诊手术中心 vs. 住院手术）[16]。

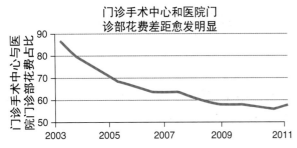

门诊手术中心和医院门
诊部花费差距愈发明显

▲ 图 46-6　门诊手术与住院手术的费用差距逐年变大
（引自门诊手术中心协会[9]. ASC Analysis of CMS Rates 2003–2011）

四、市场演变

ASC 通过权力下放和降低成本永久性的改变了医疗保健领域，属于颠覆性创新。由哈佛商学院教授 Clayton Christensen 提出的"颠覆性创新"，正是指那些打破现有市场规则的创新。这种创新对于低需求客户来讲价廉物美，产品服务便捷。它们最初靠着低质量及低成本获取价格优势，但最终他们都会提升品质来满足那些需求更高的客户，并往往取代现有的技术。与之形成对比的是可持续发展，即面向高端市场销售的产品，以高成本提供技术的增量增长[40]。

颠覆性创新的经典案例包括 20 世纪 70 年代的小型钢厂利用现成的废钢来制造低利润的"钢筋"，这最初被生产全套钢铁产品的大型钢厂所忽视。长此以往，小钢铁厂变得越来越高效，产能也日益增加，最后使得老式钢铁厂被淘汰。另一个经典案例为在线券商，曾经仅提供有限服务，而现如今已经替代了大部分实体券商。MP3 取代 CD 的过程也与此类似。一些产品对一个市场起推动作用，而对另一个市场可能是破坏性的，比如 iPhone 对于智能手机产业而言起促进作用，但对于数码相机产业而言是破坏性的。

医疗产业非常重视持续创新。医学研究在这些发明上投入了过量的时间和金钱。医院竞相购买最好的 PET 扫描仪、手术机器人。设备厂商不断将产品更新换代并向患者推广，使得患者也更关注持续创新。这样的循环带来了高昂的医疗花费，而大部分可持续发展的发明只在最为复杂的患者身上发挥作用，并不具备市场普适性。骨科医生也有许多昂贵却普适性不高的发明，例如计算机导航、椎间盘置换术、骨移植材料以及锁定钢板等。

骨科也有许多重要的颠覆性创新。便携式超声刀、微型 C 形臂正在开拓新的市场，使得更多治疗可以在急诊室和办公区域完成。实习护士和助理医生成本代价较低，会越来越多地走进医疗行业。骨折手术治疗促进机构（Surgical Implant Generation Network，SIGN）在全球范围内提供骨折康复服务。它可以由手钻植入，且无须术中透视。随着技术的发展，它也有可能被用于其他骨折。ASC 是一种终极的颠覆性创新，为医院提供了更简单便捷的选择，并不断地自我改进 [41]。

作为一种颠覆性创新，ASC 将带来医疗产业的去中心化。去中心化是指大量初级人员可以在更为便利抵消的环境中做更多的工作，而这些工作过去只能由大中心的专家才能完成。当价值百万的大型计算机让位于小型计算机、并最终为私人计算机取代时，计算机产业的去中心化已经发生。这一产业也随着笔记本电脑和智能手机的出现而不断发展。这个循环最终会带来更低的花费和更高的效率，而医疗产业正在踏入这个循环，一如计算机产业 30 年前那样 [42]。

ASC 是变革和去中心化进程中的关键标志。它可以将其他颠覆性创新作为其商业模式的一部分。他们的技术发展将超过医院，成为市场价格的制定者。而医院、政府和保险公司为维持现状所设置的障碍将是这一进程最大的挑战。

总结

- 门诊脊柱手术可带来医疗质量的提升，患者及临床医师亦可从中获益。
- 门诊脊柱手术相比于住院手术性价比更高，也更为高效。
- ASCs 的低成本及医疗产业的去中心化具有颠覆性创新潜力。

测 验

★ 选择题

1. 门诊脊柱手术的经济优势不包括下列哪一项：（　　）

　　A. 患者的自付和共付保险费用更低

　　B. 临床医师可以从工作场所中获利更多，且自主性更强

　　C. 在 ASCs 开展同一台手术的花费占住院手术的 53%～55%

　　D. CMS 会用同样的通胀标准，即居民消费价格指数来评估计算 ASCs 和医院的报销变化

2. 下列哪个例子为医疗产业的颠覆性创新：（　　）

　　A. 区别于传统钢板的锁定钢板

　　B. 多种抗反转录病毒药物治疗 HIV

　　C. 区别于大型学术机构的门诊手术中心标准门诊脊柱诊疗程序

　　D. 置入椎弓根螺钉时，使用术中导航和机器人系统

★ 答案

　　1. D　　　2. C

第 47 章 门诊脊柱手术的临床结局
Clinical Outcomes of Outpatient Spine Surgery

Richard N. W. Wohns   Laura A. Miller Dyrda   Kenneth C. Nwosu   著

鲁正宇 译

马 君 校

学习目标

- 论证微创技术和门诊脊柱手术的安全性和有效性。
- 综述门诊手术并发症和感染的相关文献。
- 为门诊手术中心（ASC）中进行的脊柱外科手术提供最佳方案。
- 探讨微创脊柱外科医生相比于住院手术更青睐 ASC 的原因。
- 描述门诊中心的疼痛管理、麻醉和患者出院管理等。
- 讨论 ASC 中的手术趋势，包括融合术、椎间盘置换术以及骶髂关节手术等。
- 概述 ASC 手术患者的选择，并检视其对应的手术规则。
- 比较 ASC 的脊柱手术费用和住院手术的费用。
- 理解 ASC 如何对基于价值的脊柱医疗护理模式做出贡献。

一、概述

> 在 ASC 中实施手术的优点是尽可能地减少患者暴露于院内传播疾病的风险，同时患者能够更早地居家康复，潜在地改善了患者的治疗体验。

早在 30 年前，脊柱手术就已经在门诊手术中心（ambulatory surgery center，ASC）这样的门诊机构中开展了[1]。在 ASC 中实施手术的优点是尽可能减少了患者暴露于院内传播疾病的风险，同时患者能够更早地居家康复，潜在地改善了患者的治疗体验。此外，许多研究表明，与住院相比，在门诊机构中实施手术可以增加成本效益，包括显著降低费用和成本，同时保持长期的临床获益。因此，许多传统上需住院进行的手术被转移到门诊，患者和医生的满意度也随之提高[2]。在每一项手术从住院向门诊的过渡阶段，患者的安全往往是最主要的问题，特别是将颈椎前路手术转变成门诊手术时，最需要注意的是伤口血肿或严重软组织肿胀的发生，因为这可能造成气道损害[3]。不过，许多相关研究发现，门诊颈椎前路手术是安全的。事实上，门诊进行的颈椎前路手术甚至可能比住院手术更为安全[1]。为此，本章节将对上述相关研究结果进行概述。

> 在过去十年中出现的现代微创手术（MIS）技术下的腰椎融合术代表了门诊脊柱手术的一种范式转变。

一直以来人们都对 ASC 中进行的手术和接

受手术的患者进行谨慎的挑选以尽可能降低手术风险。然而，在这些设定条件下可开展的手术范围正随着时间的推移不断扩大。最初，这些手术仅包括显微腰椎间盘切除术、腰椎板切除术和颈椎前路减压融合术（ACDF）。然而，在近 10 年里，外科医生已经开始在 ASC 中开展其他类型的手术，包括颈椎间盘置换术（CDA）、颈椎椎板切除术、微创经椎间孔入路椎间融合术（MIS TLIF）、经侧方入路腰椎融合术（LLIF）、微创脊柱椎弓根螺钉内固定术、经皮椎体后凸成形术 / 经皮椎体成形术，以及选择性腰椎前路椎间融合术（ALIF）。在近 10 年里出现的现代微创手术（MIS）技术下的腰椎融合术代表了门诊脊柱手术的一种范式转变。据报道，这种小切口的暴露方式损伤很小，却与当前标准术式一样的有效，并且通过直视下操作，省去了额外的手术设备和人员 [4]。例如，采用后正中入路进行肌肉剥离、减压及融合已经成为替代 TLIF 的一种损伤最小的备选方案。通过术后检测炎症标志物以及肌酸激酶和醛缩酶等肌肉坏死标志物，可以对这种损伤进行量化。Kim 等为了研究开放切口和小切口的组织损伤情况，利用酶联免疫吸附（ELISA）技术对肌酸激酶、醛缩酶、促炎细胞因子（IL-6、IL-8）及抗炎细胞因子（IL-10、IL-1 受体拮抗剂）等进行检测。分别于术前和术后第 1 天、第 3 天、第 7 天和第 14 天检测上述标志物水平。研究结果显示，术后第 1 天和第 3 天，开放组的血清肌酸激酶和大多数炎症细胞因子显著高于小切口组，但到术后第 7 天时两组水平基本相等且恢复到正常水平。作者的结论是，在术后急性期，小切口腰椎融合可能对减少肌肉损伤和全身炎症反应有重要作用 [5]。在另一项研究中，Kim 等证明，与传统开放技术相比，微创技术可使腰背部肌肉伸展力量提高 50%。这一点在术后 MRI 检查中也得到了证实，MRI 检查发现微创组术后的多裂肌横截面积显著高于传统开放组 [6]。而在另一项研究中，Kim 等报道称脊神经背支的内侧分支损伤可能与上述功能的损伤有关 [7]。

> 对于合理挑选的患者，门诊脊柱手术已被证明是安全的。

最终，根据文献，对合理挑选的患者行门诊脊柱手术在安全性和有效性上均不逊于住院脊柱手术 [1]。此外，门诊脊柱手术的成本效益也在许多文献中得到印证 [8]。本章将重点介绍门诊脊柱手术的临床结局。

二、并发症和感染的预防

门诊手术通常与较低的并发症发生率相关。根据美国外科医生学会国家质量改进计划的数据显示，住院手术的总并发症率为 6.5%，而门诊手术的总并发症率为 3.5%，这同样适用于脊柱手术 [9]。例如，Khanna 等比较了门诊和住院条件下分别进行 ACDF 手术的并发症发生率，结果显示住院手术的并发症发生率为 2.5%，而门诊手术的并发症发生率为 1.2% [10]。他们的报道还显示，住院组的 30d 再入院率高于门诊组。门诊手术如此低的并发症发生率可能由一些混杂因素造成，比如选择偏倚，即适合门诊手术的患者通常比较健康，而患有多种疾病的患者一般不适合进行门诊手术，因为大多数脊柱外科的 ASC 无法处理其相应的严重并发症 [11]。然而，对于合理挑选的患者，门诊脊柱手术已被证明是安全的。事实上，权威人士认为门诊脊柱手术可能比住院手术更安全。然而，由于缺乏真正随机将患者分配至 ASC 或住院手术的随机对照研究，无法消除之前研究中存在的选择偏倚，所以关于这一问题很难得出强有力的结论 [12]。ASC 手术的其他好处包括以下几点。

- ASC 很少为慢性病患者提供护理；因此，暴露于危险疾病和细菌传播中的概率较为少见。
- ASC 可以无缝地提供脊柱手术经验丰富的医生团队，他们每天都进行相似的脊柱手术，这样的重复自然会改善手术流程以及准确性和精确性。这一点得到了相关研究的支持，结果表明，相比于那些没有细分专科的机构，反复进行大量相同手术的专门外科团队能够取得更好的结果 [13]。

- ASC 的护士接受的培训是尽快帮助患者在手术后离床行走，并为他们回家做准备。而住院部的护士往往会抱着患者一定要接受住院治疗的心态，在这种心态下，患者离床活动的时间往往会更晚，且住院时间会延长，因而增加并发症发病率和治疗成本。

> ASC 的护士接受的培训是尽快帮助患者在手术后离床行走，并为他们回家做准备。

ASC 的所有者和经营者通过任命患者安全负责人（可能包括护士长、行政管理人员或感染预防专家）来应对并发症和感染的风险。这些人员负责监管感染控制措施和患者安全措施。此外，与住院手术一样，ASC 的临床医生也要遵循手术安全检查表，用最优的方法减少手术部位感染相关的风险。2015 年医疗保险和医疗补助服务中心（CMS）的门诊手术中心质量报道项目数据显示 [14]，ASC 中使用此类检查表已经得到评估并证明了其合理性。ASC 手术表现出更低的并发症发生率，具体情况如下。

- 手术部位错误、患者错误、手术程序错误或植入物错误：0.022/1000 患者。
- 患者跌倒：0.095/1000 患者。
- 转院 / 收入院：0.41/1000 患者。

为了维护其安全性，还有多个鉴定和认证机构专门对门诊机构进行资质认证，包括门诊卫生保健认证协会（Accreditation Association for Ambulatory Health Care）和美国门诊手术设施认证协会（American Association for the Accreditation of Ambulatory Surgical Facilities）等。这些协会提供指南并进行监督，以保证门诊机构能达到最佳操作标准并通过资格认证。

2016 年疾病控制中心（Centers for Disease Control）出版的《门诊感染预防指南：安全护理的最低期望》概述了在 ASC 中预防感染的最佳操作 [15]。其主要的管理建议包括以下几点。

（1）制订感染预防和职业健康计划。

（2）确保 ASC 有足够的、合适的物资用以遵守标准预防措施的要求，包括手卫生产品和个人防护装备。

（3）雇佣至少一名受过感染预防培训的专业人员来管理这个计划。

（4）遵守书面的感染预防政策和流程，这些政策和流程要根据脊柱外科循证的指南、规章或标准来制定。

（5）提供合适的个人防护装备，并使医护人员随时可以方便地获取这些装备。

三、结局、主要并发症、转院和再入院

颈椎前路手术最常见的术后并发症包括吞咽困难、声音嘶哑和肩胛疼痛等 [16]。这些症状通常在手术后几周到一个月内就能恢复。然而由于颈椎前路手术的复杂性，一些严重并发症，如术后血肿、卒中、心肌梗死和喉返神经麻痹等，虽然较为罕见但也有可能发生。大多数 ASC 都有书面的策略用以处理脊柱手术术后严重并发症，包括血肿、卒中或心肌梗死，通常还包括紧急转院指南。

总体来看，在所有未进行椎间融合的颈椎前路椎间盘切除术病例中，硬膜外血肿的发生率约为 0.9%，而 ACDF 手术的并发症发生率也同样很低 [16]。Bertalanffy 等报道，门诊 ACDF 术后血肿发生率为 0.6%，门诊腰椎减压术后血肿发生率为 0.5%。血肿在离院前被发现并立即处理。其中 1 名腰椎减压术后出现腹膜后血肿的患者被收入院接受进一步治疗，而另一名血肿患者在门诊接受了二次手术治疗。这 2 名患者均在手术当天出院回家或回酒店住宿。现有文献表明，在腰椎间盘切除术中，腹膜后血肿的发生率低于 0.1%。当怀疑有腹膜后血肿时，建议在维持患者生命体征稳定的同时紧急进行腹部 CT 扫描以确认诊断 [16]。腹膜后

血肿的患者一经确诊应紧急进行血管介入治疗。

> 占比例最高的门诊脊柱手术为 ACDF 手术（占 68%），其次是腰椎后路减压术（占 21%）。

占比例最高的门诊脊柱手术为 ACDF 手术（占 68%），其次是腰椎后路减压术（占 21%）[17]。Stieber 等研究了通过 ACDF 联合钢板内固定术治疗保守治疗无效的 1~2 节段颈神经根病变，比较了该手术在 ASC 独立实施和在住院系统实施的情况[18]。据报道，未见严重并发症，轻微并发症发生率在门诊组为 10%，在住院组为 13%，轻微并发症包括吞咽困难和自体骨供区疼痛。住院组中有 7% 的患者因为轻微并发症需要重新入院，而门诊组没有患者需要重新入院。最严重的吞咽困难发作往往是由于咽后血肿导致的，通常出现在手术后 6h 内，而门诊手术后出院前的最短观察期远长于这个时间。使用抗血栓药物可能增加患者术后血肿的风险，因此，应在手术前 7d~10d 停用这些药物以降低相关术后并发症的发病率[9]。然而，考虑到咽后血肿和硬膜外血肿的总体发生率较低（以及门诊手术的低并发症率），而且术后 23h 内能够持续监测患者，因此为特定群体的患者进行颈椎前路手术是安全的，且无须过度担心术后会出现严重并发症。

> 对门诊脊柱手术有所了解的外科医生和患者通常更喜欢在 ASC 进行手术，而不是住院手术，因为 ASC 中进行的手术时间更短，感染率更低，出院回家更早，恢复时间也更短。

对门诊脊柱手术有所了解的外科医生和患者通常更喜欢在 ASC 进行手术，而不是住院手术，因为 ASC 中进行的手术时间更短，感染率更低，出院更早，恢复时间也更短。例如，同样是 ACDF 手术，住院手术的术后住院时间为 20~96h[19]，而据报道显示，ASC 手术术后 3~6h 内患者即可顺利出院[20]。据 Tally 等报道，在

ASC 中进行单节段 ACDF 的平均住院时间为 4.7h，双节段 ACDF 的平均住院时间为 5.4h。且没有严重并发症或再入院的报道。不过，有 2 名患者从 ASC 转到住院观察。此外，Villavicencio 等在 2006 年发表了一项高引用率的研究，对门诊单节段或双节段固定的 ACDF 手术进行研究[3]。在接受研究的 103 例患者中，有 96.1% 的患者在手术后 15h 内出院，出院时间跨度为 2~15h。有 4 例患者在接受 3 节段 ACDF 手术后观察时间超过 23h。中位出院时间为 8h，远远低于许多州规定的 23h 的门诊手术出院时限。并发症发生率为 3.8%，与一篇 Meta 分析中报道的作为对照组的 0.95% 无显著差异。在该研究中，6 名患者发生吞咽困难，4 名患者发生声音嘶哑。1 名患者发生 C_5 神经根麻痹，经保守治疗 2 个多月后痊愈，另 1 名患者发生 C_5 椎体左前部无症状性骨折，未予额外处置，随访 6 个月后痊愈。没有患者报告血肿、感染或内植物相关并发症。该研究的作者认为在门诊实施 ACDF 联合内固定手术是可行的和安全的。

有报道指出，无内固定器械的融合术与使用了内固定器械的 ACDF 手术相比，后者也能在门诊安全地进行[21]。研究证实了 0%~5% 的并发症发生率和相关的融合率的提高。在门诊进行内固定融合术还可以节省大量成本。Silvers 等报道，在门诊进行的 ACDF 内固定融合手术，比住院手术可节省 45% 的费用。

在近期的一项涉及 1000 例门诊 ACDF 手术的研究中，Adamson 等描述了在同一个 ASC 中进行的 629 例单节段手术和 365 例双节段手术[22]。所有患者均在 ASC 的麻醉恢复室中停留 4h，然后其中大部分人术后直接回家。0.8% 的患者被转诊以治疗术后疼痛、胸肌严重无力等或进行二次手术探查。1 名患者报告术后血肿。无患者死于手术并发症。将门诊病例与连续的 484 例住院病例进行对照，可见在门诊进行和住院进行的 1~2 个节段的 ACDF 手术，术后 90d 并发症发病率相近。该研究显示，在 ASC 行 ACDF 手术的患者再入院率为 2.2%。

门诊颈椎间盘置换术的费用比门诊 ACDF 手术低 62%，比住院颈椎间盘置换术低 84%。

对于合适的患者，腰椎外科手术也可以在 ASC 中安全有效地进行，而且外科医生也越来越愿意在门诊实施腰椎椎间融合术。2013 年的一项研究通过分析门诊 TLIF 手术的初期疗效，比较了在 ASC 和医院门诊部进行手术的成功病例 [23]。两组患者的并发症在统计学上无显著差异，且两组均未出现肺炎、尿路感染或血栓栓塞等并发症。两组患者的疼痛评分均有显著提高，高度提示了在 ASC 中成功进行 TLIF 内固定手术的可能性 [24]。

作为脊柱融合术的一种替代方案，颈椎间盘置换术在 ASC 手术中也取得了一定的进展，外科医生可以在 ASC 中安全地进行颈椎间盘置换术。2010 年的一项研究描述了 27 例在 ASC 接受颈椎间盘置换术的患者，研究结果显示，所有患者术后症状均有改善 [8]。平均手术时间为 40min，患者恢复时间最短为 3h。所有患者均未出现严重并发症，也未出现疼痛加重或持续疼痛的情况。尽管各组患者的治疗结果相似，但门诊颈椎间盘置换术的费用比门诊 ACDF 手术低 62%，比住院颈椎间盘置换术低 84%。

越来越多的脊柱外科医生能够在 ASC 中成功开展微创骶髂关节融合术。Lorio 等指出，与开放式融合术相比，使用微创技术进行骶髂关节融合的患者比例从 2009 年的 39% 增加到 2012 年的 87%[25]。鉴于其有效性，2017 年 CMS 的医院门诊预付费系统和 ASC 的支付规则为该手术分配了 AMA（美国医学会）和 CPT（通用医疗服务术语）编码，并提高了对 ASC 中进行微创骶髂关节融合术的国家平均支付水准。

外科医生追求的目标是最大限度地提高手术效果的同时，尽可能降低并发症的风险。其中，有一些内在因素是可以由外科医生控制的。例如，外科医生可能会决定在手术时放置一个引流管，然后安排患者在术后 24h 内复诊并在诊室内移除这根引流管。Sheperd 和 Young 的报道显示，纳入研究的 139 名患者中有 77 名在门诊手术时放置了引流管 [26]。其中 65 名患者在出院前移除了引流管，12 名患者在出院后第 2 天来诊室将引流管取出。然而，使用引流管是否能带来临床获益，这一点尚不能明确。如果观察到持续性出血，外科医生可以视具体情况在颈椎和腰椎的手术中使用引流管 [8]。

四、患者的选择

有些患者不适合门诊脊柱手术，因此外科手术治疗想要取得良好的效果需要门诊和住院机构的合作。ASC 不具备为复杂和危重患者提供护理的能力。一般来说，外科医生更喜欢在 ASC 中为一般情况良好的患者进行择期手术。通常认为达到以下标准的患者不适合进行门诊脊柱手术 [20]。

- 心血管系统风险。
- NYHA（纽约心脏病协会）分级 充血性心衰 3 级~4 级。
- ASA（美国麻醉医师协会）分级 4 级。
- 心绞痛导致的功能受限。
- 呼吸系统风险。
- 需使用持续正压通气（CPAP）的睡眠呼吸暂停。
- 术前止痛药物。
- 长期阿片类使用者。
- 活性物质滥用者。

ASC 不具备为复杂和危重患者提供护理的能力，通常，外科医生更喜欢在 ASC 中为一般情况良好的患者进行择期手术。

外科医生可以根据年龄、体重指数、吸烟情况和合并疾病进一步限定门诊手术的候选患者，以降低并发症的风险。不过，随着医学的发展进步，包括多学科综合护理、远程医疗、便携式生命体征监测仪和家庭健康助手等的发展，使外科医生更从容顺利地为老年、肥胖和健康状况更差的患者实施门诊脊柱手术。最终，CMS 认识到门诊脊柱手术是安全、有效、低成本的。因此，在过去 3 年中，有越来越多的门诊脊柱手术批准用于医保患者，并获得 CPT 编码。目前这些手术包括以下几种。

> 多学科综合护理、远程医疗、便携式生命体征监测仪和家庭健康助手等的发展，使外科医生可以在门诊进行更复杂的脊柱手术。

- 经皮椎体强化术：22513。
- 颈椎融合术：22554。
- 人工颈椎间盘置换术：22856。
- 腰椎融合术：22612。
- 颈椎 / 胸椎 / 腰椎椎板切除术：63045/63046/63047。
- 颈椎 / 胸椎 / 腰椎椎间盘切除术：63020/63030。
- 骶髂关节融合术：27279。

门诊脊柱手术选择患者时，外科医生还应该考虑能否选择有脊髓病变的患者，特别是患者有步态障碍，因为这可能使早期下床活动变得更加困难[8]。

理想的患者应当符合如下条件。
- 住在离医院 1h 路程以内的地方。
- 非独居。
- 制定在家康复计划。
- 接受关于术后恢复和预期疗效的教育。

五、患者教育

> ASC 开通了护理援助电话，通常由一名护士全天候为患者提供联系，以便在必要时及时收到反馈和建议。

ASC 的工作人员可以告知患者及其伴侣或陪护人员，什么样的不良反应是正常的，什么样的

表现是严重并发症的征兆。他们还可以提供 24h 护理援助热线，让患者能够与护士保持实时联系，并在需要时立即得到反馈和建议。护理热线可以防止患者因为担心术后常见不良反应而要求非必要的住院，同时还可以帮助患者识别严重并发症并提供紧急医疗救助指导。

具体而言，患者及其陪护人员应接受相关的教育，内容包括呼吸窘迫的表现、伤口护理、处方药、物理疗法以及家庭锻炼的原则和禁忌等[20]。外科医生还应该为患者提供详细的指导，告诉他们什么时候可以安全地饮酒、操作机器，以及何时能恢复到术前的活动水平，以便在避免受伤或出现其他并发症的同时最大限度地恢复身体机能。

通过在出院后 24h 内进行电话随访或家访，护士还可以发挥带头作用提高患者依从性。术后随访期间，护士应收集以下信息[20]。
- 生命体征。
- 神经系统状态。
- 饮食耐受情况。
- 手术部位引流情况。
- 疼痛分级 / 止痛药。
- 行走状况。

最好的做法是，除了疼痛和功能之外，把患者的治疗结果和满意度也纳入追踪的内容。ASC 可以收集数据，以分析和比较它们与全国或其他地区结果的差别，从而明确需要改进的地方。

六、疼痛管理

门诊脊柱手术的可行性在很大程度上取决于对疼痛的充分处理，因为此类手术会导致高强度的疼痛。

> 除了疼痛和功能之外，最好能把患者的治疗结果和满意度也纳入追踪的内容。

麻醉医师和外科医生应该相互协作，一同完成每个病例的患者选择和镇痛方案。应对每名患

者都进行个体化评估，以确定 ASC 是否是其最合适的手术环境。而且麻醉医师应在手术日期之前核查患者的疼痛史，以避免由于可预测的原因导致严重并发症和在手术当日取消手术。

在门诊脊柱手术中应常规使用局部麻醉。用于术后镇痛的各种药物各有利弊，因此，多模式麻醉或联合镇痛被认为是脊柱手术的最佳选择。门诊脊柱手术的推荐麻醉方案（与麻醉医师 Dr.David Paly 的私下交流）包括以下内容。

- 麻醉前用药：口服法莫替丁、对乙酰氨基酚 1000mg 和 Cox-2 抑制药。
- 异丙酚（小剂量）。
- 如果有术后恶心呕吐（PONV）史，则使用东莨菪碱贴剂。
- 氯胺酮 25～50mg。
- 利多卡因 100～200mg/L 静脉注射加局部气管内给药（LTA）。
- 气管插管时使用罗库溴铵。
- 使用七氟醚和地氟醚维持。
- 最小剂量镇静剂。
- 多模式止吐药（昂丹司琼、地塞米松）。

> 外科医生应该提供适当的疼痛管理教育和最佳的手术疗效预期。

多模式镇痛方案可以减少术后对阿片类药物的依赖[27]。然而，应用于脊柱手术的多模式镇痛目前并没有一致认可的最佳方案。一种门诊脊柱手术病例的最佳镇痛方案包括[28]以下内容。

- 提供适当的疼痛教育，使患者对术后疼痛有合理的预期。
- 避免过度的液体复苏，以避免醒来时膀胱充盈造成的不适感。
- 限制恶心和呕吐。

> 最好的做法是在切皮之前稍作停顿，就像外科团队在医院手术时所做的那样，以再次确认手术部位、步骤和计划。

还有一种趋势是外科医生将长效丁哌卡因脂质体用于手术部位，以实现在术后数小时内持续减轻疼痛的目的。患者可以下床走动并早日回家，但应注意，当镇痛药物的作用衰减后，他们可能会经历疼痛的反跳式加重。

七、降低并发症率的最佳方案

患者通常在择期手术的预定时间前到达 ASC。高效的 ASC 会在手术日之前录入患者的信息，以便他们到达后能快速处理。在完成常规流程后，患者在术前准备室接受术前准备和术前用药，随后进入手术室开始手术。最好的做法是，在切皮前稍作停顿，就像外科团队在医院手术时所做的那样，以确认手术部位、步骤和计划。减少手术室并发症的最佳方案包括[20]以下几点。

- 防止体温过低。
- 温度可调的手术间。
- 充气式保温毯和（或）静脉注射液加热器。
- 用毯子或手术铺单覆盖患者体表。
- 当大量使用静脉注射液和（或）渗透液时，应预先加热。
- 根据患者的风险状况进行术中心血管监测。
- 预防血肿和咽部水肿。
- 术中使用双极电凝止血。
- 关闭切口前反复冲洗。

术后，将患者送至恢复室，直到他们恢复完全意识，血流动力学稳定，并确认气道通畅和稳定。在转移到第二阶段恢复室之前，还应该确认患者的疼痛是否得到了充分的控制。术后镇痛治疗的最佳方案包括[20]如下几项。

- 当患者肌肉痉挛时使用肌松药。
- 用数值评定量表或视觉模拟量表评定疼痛。
- 如果患者使用了温和的镇痛药或弱阿片类药物后仍然感到疼痛，应考虑使用更强的阿片类药物。
- 使用的镇痛剂取决于外科医生的偏好和手术的类型。

安排患者出院应根据 ASC 的出院检查清单或量表。接受颈椎前路手术的患者术后应至少留观 3h[20]。ASC 应当针对并发症导致的转院和收入院制定相关方案。接受单纯腰椎减压手术或腰椎减压融合术的患者，术后应留观 1～6h[20]。

八、结论

Porter 等定义的价值，是相对于成本而言的[29]。美国的人均医疗成本高于其他发达国家，并且仍在以相当高的速度增加，因此只有通过衡量并且保证每个系统都能对结果负责，美国医疗体系的

价值才能得到持续体现[29]。这些结果已经在门诊脊柱手术后进行了测量。因此，现在似乎可以宣布，对于适当选择的患者，门诊脊柱外科手术与住院脊柱外科手术一样有效和安全。所不同的是，接受门诊脊柱手术的患者并不会受到住院手术产生的巨额费用的困扰。因此，现在正在努力发展门诊脊柱手术并在资源上向其倾斜，有人将门诊脊柱手术描述为脊柱护理的新前沿。

> ASC 应根据检查清单的要求安排患者出院，并备有相应的预案以防出现并发症或必须要转院的情况。

总结

● 在门诊手术中心可以安全有效地为适当选择的患者进行门诊脊柱手术。先进的微创技术和镇痛技术使患者在手术后能够早期离床走动，使脊柱融合术和椎间盘置换术后当天或 23h 内出院成为可能。诚然，并不是每个患者都适合在 ASC 进行脊柱手术，但大量的文献表明，与在住院系统接受脊柱手术的患者相比，没有其他并发症的一般状况良好的患者在 ASC 中获得了相同甚至更好的结果。作为高质量、低成本的服务场所，ASC 是未来提供基于价值的脊柱护理的理想场所。

测 验

★ 简答题

1. 适合在 ASC 中进行门诊脊柱手术的患者具有什么一般特征？

2. 为什么 ASC 能够使患者在手术后 24h 内安全出院？

3. 哪些脊柱手术在门诊最常见？

4. 减少并发症的最佳方案是什么？

5. 与住院手术相比，ASC 的脊柱手术费用如何？

★ 答案

1. 外科医生根据每个患者的独特特征，如并发症、BMI 和其他可能使手术面临高风险的因素，为患者制订个体化手术方案。医生还应该考虑患者家中是否有适当的条件，以便能在离开 ASC 后顺利度过术后阶段。患有严重并发症或有其他危险因素的患者不适合进行 ASC 手术。

2. 患者的选择对于保证患者始终能在术后 24h 内出院是极为重要的。此外，患者教育、低创伤性技术、使用多模式镇痛方案以及专业知识过硬的术后支持人员也是至关重要的。

3. 最初，这些手术通常包括显微腰椎间盘切除术、腰椎板切除术和颈椎前路椎间盘切除融合术（ACDF）。然而，在过去的 10 年间，外科医生已经开始在 ASC 实施其他手术，包括颈椎间盘置换（CDA）、颈椎板切除术、微创经椎间孔入路腰椎椎间融合术（MIS TLIF）、经侧方入路腰椎椎间融合术（LLIF），微创脊柱椎弓根螺钉内固定术、经皮椎体后凸成形术 / 经皮椎体成形术、选择性腰椎前路椎间融合术（ALIF）。

4. 最好的做法是，在切皮前稍作停顿，就像外科团队在医院手术时所做的那样，以确认手术部位、步骤和计划。减少手术室并发症的最佳方案包括 [20] 以下几项。

• 防止体温过低。

 – 温度可调的手术间。

 – 充气式保温毯和（或）静脉注射液加热器。

 – 用毯子或手术铺单覆盖患者体表。

 – 当大量使用静脉注射液和（或）渗透液时，应预先加热。

• 根据患者的风险状况进行术中心血管监测。

• 预防血肿和咽部水肿。

 – 术中使用双极电凝止血。

 – 关闭切口前反复冲洗。

术后，将患者送至恢复室，直到他们恢复完全意识，血流动力学稳定，并确认气道通畅和稳定。在转移到第二阶段恢复室之前，还应该确认患者的疼痛是否得到了充分的控制。

5. 根据 Silvers 等的报道，在门诊进行的 ACDF 内固定融合手术，比住院手术可节省 45% 的费用。

第48章 门诊手术患者的选择适应证

Selection of Appropriate Patients for Outpatient Spine Surgery

William D. Smith　Karishma Gupta　Maritza Kelesis　Joseph L. Laratta　著

杨思振　陈武桂　译

初同伟　校

学习目标

- 认识不同类型的脊柱微创手术。
- 了解门诊环境下手术患者安全的重要性。
- 了解影响潜在并发症的危险因素。
- 认识在门诊环境中手术患者选择的几个注意事项。
- 总结文献以了解脊柱门诊手术的手术结果。

一、概述

近30年来，门诊手术中心（ASC）已经成功地开展脊柱手术，其安全性和可重复性允许在没有大量现场外围医务人员的情况下开展[1]。这些手术包括显微腰椎间盘切除术（MLD）[1-14]，腰椎椎板切除术及其他减压手术[2, 10, 13, 15]，颈椎后路减压手术[16]，单节段和两节段颈椎间盘切除融合术（ACDF）[17-24]，颈椎间盘成形术（CDA）[25]以及腰椎经皮椎体成形术或后凸成形术[26]。这些手术已被反复证明并发症少、住院次数少且与住院手术相比长期疗效相当，但患者对其结果和体验的满意度得到了提高[1, 4, 11, 18, 20, 22, 27]。许多研究已经证明了合适的门诊手术的成本效益，与住院手术相比，收费、成本和支付显著降低，同时仍保持设施运营利润率，而这主要是由于管理费用的降低[2, 5, 10, 14, 20, 22, 24-26]。从社会角度来看，如果适当增加门诊接受选择性脊柱手术患者的百分比，那么即使考虑到少数患者需要住院的额外转院或入院费用，但其节省潜在的费用也将是巨大

的[18, 22]。

腰椎融合术在门诊手术中的报道较为少见，现存的报道缺乏详细的细节来具体说明手术实施过程[10, 24]。传统的腰椎融合术麻醉时间延长、失血量增加、术后疼痛控制较为复杂[28]。前路腰椎间融合术（ALIF）和腰椎人工椎间盘置换手术需要一名其他外科的医生辅助，且存在血管损伤、内脏损伤和生殖系统并发症的潜在风险[29-32]。正由于这个原因，大多数独立的门诊手术不能实施ALIF。此外，传统的后入路手术，包括后外侧融合和后外侧椎间融合/经椎间孔腰椎间融合术（PLIF/TLIF），与术后感染和神经并发症的风险增加相关[33-38]。虽然从发病率的角度来看，腰椎融合的内镜手术方法是有利的，但通常并不适用于门诊手术。内镜检查需要训练有素的工作人员，并且会产生高昂的内镜器械使用费用，而这些费用通常不包括在门诊设备损耗的费用范围内（包括设备、供应、植入物和器械费用）[39-41]。

在过去的10年里，使用小切口暴露、肌肉

钝性剥离和直接可视化的微创方法已经被开发出来，随后被证明可以显著降低传统腰椎融合方法的发病率并取得相同的长期随访结果[38, 42-52]。然而，患者适应证的选择对于门诊脊柱手术至关重要。患者适应证选择中的一些重要因素包括年龄、体重指数（BMI）、并发症、治疗水平、血红蛋白水平以及诊断的性质。

二、微创脊柱手术举例

（一）微创腰椎间盘切除术（MLD）

微创腰椎间盘切除术（MLD）最早出现在 1992—2001 年间，主要用于治疗腰椎间盘突出症[4]。在讨论微创手术时，命名可能会令人困惑，而 MLD 经常被误解为通道下椎间盘切除术。为标准化起见，前缀 "MICRO" 表示术中使用显微镜。外科医生可以选择使用内镜或管状牵开器[53]，其中 "内镜" 和 "管状" 形容词分别适用。这些技术是椎板切除术和椎间盘切除术的微创手术（MIS）的改良，旨在最大限度地减少软组织的损伤。与传统的正中手术入路相比，管状 MLD 的优点包括切口较小、通过椎旁肌肉劈开而避免正中骨膜下剥离。然而，与开放椎间盘切除术和显微椎间盘切除术相比，管状 MLD 在与功能障碍相关的预后方面并没有显示出改善。事实上，尽管管状 MLD 手术降低了手术部位感染的风险，但它可能存在较高的因椎间盘突出复发而需再次住院的风险[54]。不管采用哪种方法，椎间盘切除手术都能以最低的发病率持续改善临床结果，并且可能非常适合门诊环境。

（二）神经减压

减压手术主要用于治疗腰椎管狭窄症。腰椎管狭窄症主要是由于椎管狭窄导致腰椎脊神经受压，症状通常表现为行走能力受限[55]。脊椎减压手术可以减轻脊神经根管狭窄造成的神经卡压。这类的手术有椎间孔扩大术、椎板切除术和小关

节突切除术[56]。在短期和长期的随访结果中，手术效果均显示出腿痛症状的缓解和行走功能有所改善[57]。

（三）腰椎侧方椎间融合术（LLIF）

Pimenta 在 2001 年首次描述了一种侧方 MIS 技术，即极外侧椎体间融合术（XLIF）。XLIF 通过腹膜后和腰大肌入路进入腰椎。腰椎侧方椎间融合术可能适用于退变性椎间盘疾病、低度腰椎滑脱和成人退变性腰椎侧弯[58]。对于腰椎间盘切除来说，XLIF 手术是一种非常有效的方法，而且可以说它是最适合门诊环境的腰椎融合术。单节段手术可以在短短 45min 内完成，切口长度只有 3cm。此外，与前路腰椎融合术不同，XLIF 手术的血管并发症较少[59]。尽管如此，XLIF 技术仍有局限性。腰大肌的解剖必须在实时和定向的神经监测下谨慎进行，以避免损伤腰丛。术前仔细选择患者，检查必须包括磁共振成像（MRI），以避免解剖变异、前置神经丛或异常腹膜后内脏的病例。

与其他腰椎融合术一样，XLIF 手术适用于保守治疗至少 6 个月无效的患者。通常，退行性椎间盘疾病常伴有明显的脊柱病理性变化，如脊柱侧弯、伴有轻度椎管狭窄或明显椎管狭窄的脊椎滑脱以及下腰痛的症状[59-62]。根据外科医师的经验，禁忌证不再包括严重程度的椎管狭窄、明显的旋转性脊柱侧弯或中重度的腰椎滑脱。多个队列研究表明，通过间接减压，XLIF 手术可有效解决神经性间歇性跛行等一系列与椎管狭窄相关的症状，以及降低成人脊柱侧弯手术的并发症发病率[61, 62]。对于单一体位手术，可以用管状牵引器在患者处于侧位时进行直接减压（图 48-1）。虽然对于何时需要间接减压没有明确的定义，但在涉及先天性狭窄、阻塞性小关节突关节和后方病理性结构导致的狭窄的临床情况下，如骨性侧隐窝狭窄和小关节突囊肿等，外科医师倾向于进行直接减压。

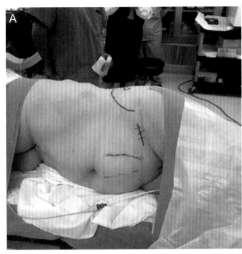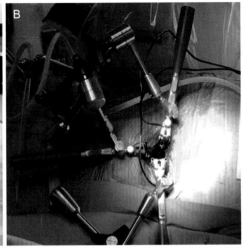

◀ 图 48-1 单一侧卧位手术

三、手术注意事项

对于在门诊环境中进行的任何手术，患者的安全是首要考虑的问题。在潜在的并发症中，最重要的三个因素是患者的一般健康状况、手术入路的风险概况，以及外科医师对手术过程的熟悉程度（学习曲线）。

由于门诊设施中多学科医疗资源的有限性，因此即使对于低风险的手术，也应根据患者的基础医疗特征进行严格选择，这在门诊手术等医疗过程中是十分重要的。几项研究表明，传统脊柱开放手术的并发症随着患者年龄的增加[63]和体重指数（BMI）的增加而增多[24, 64-66]。Kalanithi 等[28]对 66 601 例常规腰椎后路融合术治疗腰椎滑脱症的并发症报道发现，老年（65 岁以上）患者的并发症发生率明显高于年轻患者，并且患者的并发症情况显著增加了手术并发症的可能性。研究发现，与 44—65 岁的患者相比，65 岁以上的患者发生并发症的可能性高出 70%，与 18—44 岁的患者相比，出现并发症的可能性高出 200%

以上。此外，单一并发症的存在增加了第二和第三并发症的可能性，且并发症的平均成本总计为 10 000 美元。在无并发症的患者中，死亡率几乎为零，但在有 3 个并发症的患者中，死亡率为 6%[28]。

与这些数据形成对比的是，对微创极外侧椎间融合术（XLIF®，NuVasive®，Inc.，加利福尼亚州圣地亚哥）的几项研究表明，即使对于传统观念认为更容易出现并发症的患者，该术式也是相对安全的。Rodgers 等[67]比较了 60 名 80 岁或以上患者使用传统开放式 PLIF 入路（20 例）和 XLIF 入路（40 例）行腰椎间融合术的并发症发生率。两组之间的基线和治疗特征相似，此外值得注意的是，PLIF 组的平均治疗水平高于 XLIF 组（2.6∶1.6）。比较 PLIF 和 XLIF 组的结果特征，包括从术前到术后血红蛋白变化（2.7g∶1.4g）、输血率（70%∶0%）、并发症发生率（60%∶7.5%）、术后住院日（5.3d∶1.3d）、出院人数（92.5%∶0%）、再手术率（15%∶5%）以及 6 个月内的总死亡率（30%∶2.5%），统计学上倾向于 XLIF 优于 PLIF（$P < 0.05$）。Rodgers 等[68]在另一项对使用 XLIF 治疗的患者的单独研究中，根据体重指数（30 为肥胖临界值）将患者分为肥胖组及非肥胖组，研究发现肥胖和非肥胖患者的住院时间相似（1.27d∶1.33d），血红蛋白从术前到术后的变化相似（1.39g∶1.53g），以及

并发症发生率相似（6.4%：10.8%），两组都未出现任何感染案例。这些结果表明，对于高龄患者和高体重指数的患者接受传统手术方式所需面对的手术风险，在使用 XLIF 手术时则可忽略不计。

第二个影响 ASC 脊柱手术开展的因素是接受手术的患者个体的发病情况和费用情况。为降低围术期和术后并发症的风险，在 ASC 手术中应避免大范围的暴露和广泛的骨剥离。此外，术后疼痛控制通常需要医疗专业人员的密切关注和长期监督。另一方面，手术时间的延长与感染率和并发症发生率增加相关[69]。虽然内镜的使用降低了围术期并发症的发生率，但可能不太适合在门诊环境开展，因为实施这些手术需要大量的专业器械和相关人员。此外，尽管内镜检查方法通常比传统方法并发症较少，但手术时间往往会延长，且手术过程伴随着漫长的学习曲线[70]。

最后，外科医师对手术的熟悉程度会影响其在门诊设施中的开展情况。外科医师可以在合理的时间内精通的手术更适合门诊环境。外科医师的个人表现和个人数据的追踪是其他需要考虑的因素。在某些患者群体中，追踪客观的个人手术表现指标如手术时间（ORT）、估计失血量（EBL）和不同手术的并发症，有助于完成从住院到门诊的平缓过渡。有了这些数据可以更好地预测临床结果和预期，便于过渡期间进行预期和沟通。对于一个年轻的外科医师来说，进行门诊手术的早期经验应该在医院进行。

门诊常规操作包括 ACDF、腰椎间盘切除术、腰椎椎板切除术、椎体成形术和后凸成形术。虽然融合手术在过去十年中在 ASC 中更为常见，但这些手术传统上是在急诊情况下进行的。符合其他门诊手术原则的手术，包括最小限度的软组织剥离、有限的或不剥离骨骼以及较短的手术时间，非常适合在门诊或 ASC 环境中考虑开展[45]。然后，其他诸如患者选择、外科医师熟悉度和手术性能等因素也可以成为最终决定因素。

为了使患者为门诊脊柱手术做好准备，讨论患者对手术的期望和术后疼痛治疗计划是很重要的。门诊手术的准备必须包括围术期麻醉或止痛方案，包括以下内容：①术前 COX-2 抑制药 / 非甾体抗炎药负荷剂量；②静脉注射泰诺；③肌肉注射止痛药；④硬膜外注射类固醇；⑤加巴喷丁。

患者术后醒来的即刻剧烈的疼痛感可降低患者的手术满意度，因此使用表面麻醉药和静脉注射托拉多可以减少术后恶心（POV）、术后尿潴留（PUR）和肺不张的发生。一旦患者回家，护士应该在当天下午探望他们，门诊工作人员应该在手术当晚进行电话随访。患者应在术后 7d 就诊随访，因为术后早期随访可提高患者满意度。

患者满意度一直很重要，但由于联邦医疗保险报销部分取决于医疗保健提供者和系统（HCAHPS）的医院消费者评估（HCAHPS）分数，如果不能解决疼痛管理问题，可能会影响医院的效益比基线[71]。疼痛控制满意度和患者总体满意度之间存在明显的相关性。HCAHPS 评分前 15% 的医院报道疼痛得到良好控制的患者比排名后 15% 的患者多 26%[71]。虽然 HCAHPS 评分在很大程度上影响医院和医师，但 ASC 也需要认识到它们。ASC 也应像医院一样，把限制阿片类药物的使用和控制患者疼痛程度作为 ASC 的优先事项。在 Smith 等进行的一项研究中，患者在术后早期接受了一份问卷调查，以评估他们的状况。问卷要求他们描述自己目前的状况（优、良、可、差）和目前的疼痛状况（无、轻度、中度、重度）。最终问卷应答率为 91%，其中 92% 的患者在术后 4d 内描述他们的情况为优 / 好，67% 的患者报告没有 / 轻微疼痛[49]。

> 要点
> 三个可能影响潜在并发症的因素是患者的健康状况、手术入路的风险状况和外科医师对手术的熟悉程度。

四、患者选择的注意事项

在门诊环境中，在患者选择和一般流程中有几个考虑因素。首先，目前没有关于门诊脊柱手术后推荐观察期的统一指南[72]。Garringer 和 Sasso[18] 建议对 ACDF 病例术后进行 4h 的观察期，这一原则基于绝大多数住院患者术后发生病情变化的不良事件多在这个时间段发生。在一项关于 ACDF 术后并发症出现时间的研究中，Lie 等发现 46% 的术后不良事件（其中少数导致患者住院）发生在术后前 6h 内，而 51% 发生在术后 72h 以后，在这个时间段，即使大多数住院患者的 ACDF 也已经出院。此外，5 个（1.3%）需要住院的重大事件都发生在术后前 6h 内。作者认为，从安全的角度来看，6h 或更短的观察期对于颈椎内固定融合术来说已经足够了，而这一时间段可由门诊很好地管理[19]。

患者选择是成功治疗门诊患者的主要因素。虽然年龄和并发症可能在很大程度上影响医疗决策，但最近的研究表明，与接受传统手术方法的患者相比，现代微创腰椎融合术显著降低了老年患者（> 80 岁）和具有并发症（肥胖）患者的手术并发症[72]。然而，Helseth 等[73] 进行的一项研究建议门诊手术初学者遵循以下选择标准：①手术指征必须有充分的证据支持；②患者并发症低（ASA Ⅰ级和Ⅱ级）；③年龄< 70 岁；④单节段腰椎间盘突出，单节段腰椎管狭窄或单节段 ACDF。

Chin 和 Coombs[74] 证实如果在体重指数低于 42 的患者严格把握适应证，并使用直接的中线入路且保持腰椎小关节的内侧及后方附件结构的完整性，那么单节段腰椎后路融合术是相对安全可靠的。这项技术可以减少失血量和手术时间，并允许患者当天出院且只需口服止痛药。对于 2 个节段以上的手术患者，Chin 等[75] 建议有限性手术，即首先治疗最严重的节段，以确保患者的手术安全性。一般来说，在门诊环境下考虑脊柱手术时应遵循以下标准：①生理年龄而不是实际年龄；②有健全照顾者的安全家庭环境；③ ASC 到患

者家的距离（< 1h）；④由 ASC 进行保险筛查⑤麻醉术前 ASC 筛查；⑥由医疗安全人员进行检查；⑦有健全照顾者的安全家庭环境。

此外，医师必须熟知自己的病例，建议医师不要接手任何他 / 她还没有接诊特权的病例。ASC 和社区医院之间也应该签订转院协议，以防患者出现任何严重问题。有了严格的纳入标准和侵入性较小的技术，绝大多数选择性脊柱手术都可以在门诊环境中安全地完成[75]。为了进一步提高外科医师和患者的舒适度，建议 ASC 与相邻的康复病房有 23h 的留观能力，以便患者出院和重新入院。当然，这会增加中心的费用，所以虽然建议这样做，但对于门诊设置并不是必需的。然而，ASC 不具备处理复杂病例的能力，因此通常不建议对符合以下标准的患者进行门诊脊柱手术[76]。

1. 心血管疾病的风险。

纽约心脏协会 3~4 级充血性心力衰竭。

ASA 4 级。

心绞痛引起的功能障碍。

2. 呼吸系统风险。

睡眠呼吸暂停伴 CPAP。

3. 术前止痛药。

慢性阿片类药物使用。

活性物质滥用者。

从心理学的角度来看，一些患者可能会因为一些负面的理解而对门诊进行的腰椎手术感到担忧或焦虑[72]。这可能因为传统手术方法的传闻报道，或者好事不出门坏事传千里的基本原则。详细的解释可以帮助缓解患者的部分焦虑，并有助于获得愉快的体验。然而，在患者对门诊脊柱手术保持焦虑的情况下，应该被认为是门诊手术的相对禁忌证。在 Hersht 等[11] 对门诊 MLD 患者的调查中发现，对于影响患者体验的指标中，五项观察结果在整个系列中都是相似的，包括：①患者对脊柱手术可以在门诊进行感到惊讶；②向患者提供有关手术和门诊设施的信息的质量和数量，与患者满意度结果呈正相关；③事实

上，患者的总体体验是积极的，个人对外科医师的信任是获得积极体验的必要条件；④虽然一些患者在术后早期确实经历了明显的疼痛感（应该进行术前教育），但他们的总体感觉是，术后的不适感远远超过了在家中早日康复的好处[72]。

其他影响结果的因素包括护士的专业水平以及提供的个人护理质量，以及患者重视开放和透明的门诊设施的事实，在那里可以进行关于护理过程的公开交流，而且患者感觉到在术前所有问题都能得到了令人满意的回答[72]。这些因素中的大多数在门诊环境中都是高度可控的，那里的护士和工作人员往往是相对固定的，跨部门分布较少，行政审批流程也相对简单。

在过去的 5 年里，虚弱的身体状况已经成为手术后不良结果的一个越来越重要的预测指标。虚弱的身体状况是生理年龄的衡量标准，而不是实际年龄，具体看生理储备[77]。它是对患者因素的综合评估，包括并发症、精神健康、身体健康和功能状态。Miller 等的一项新研究提出了一种创建脆弱性指数的方法。在这种方法中，只要至少包括 30~40 个变量，脆弱性指数就是一致的，因为发现只要包括足够多的变量，精确的变量组成不会影响脆弱性的计算[77]。成人脊柱畸形脆弱指数（ASD–FI）由国际脊柱研究小组开发，由 Miller 等提出的方法发展而来，包括 40 个变量。在三个不同的患者数据库中，这一指标已被证明与主要并发症发生率和住院时间密切相关[77]。基于这一信息，Miller 等[77]认为：对于脊柱手术来说，脆弱是一个很好的风险分层工具。可以考虑在门诊环境中使用这种类型的工具，因为它将术前因素与并发症和其他不良事件的个体风险相结合，可为患者提供更全面的风险概况。脆弱性指数可以进一步为我们在门诊环境中提供一种标准化护理和筛选患者的方法。

> **要点**
> 患者选择的一般标准包括心理年龄、安全的家庭环境、ASC 到患者家庭的距离应小于 1h、保险筛查、麻醉术前筛查、医疗安全员的筛查以及麻醉出院方案。

门诊腰椎融合术

Smith 和 Wohns[72]通过现代微创外科方法进行了一系列门诊腰椎融合术，发现总住院率为 3.7%（2/54），一例是因为三节段融合术后的疼痛，一例是因为单节段融合术后出现尿潴留。此外，他们统计了术后急诊室就诊次数，因为这会产生额外的费用，发现术后急诊室（ER）就诊率为 3.7%，一例是因为术后 2d 发热，一例是因为睾丸扭转疼痛。不幸的是为了便于比较的目的，没有一篇文献回顾了详细的急诊室就诊情况。然而，所有文献关于住院率的平均值是 3.64%，尽管在目前的研究中患者接受的主要为微创腰椎融合术，且文献中报道的治疗也主要是 ACDF 和腰椎减压术。这些结果与其他更大系列的关于 XLIF 并发症的报道大致一致，如 Rodgers 等[48]的报道在 600 例 XLIF 病例中，并发症发生率为 6.7%，这显示出跨机构和手术场所的重复性。即使在术后早期，门诊 MIS 腰椎融合术后的患者满意度也很高，92% 的受试者报告总体状况良好或极好，67% 的受试者没有疼痛或仅有轻微疼痛。

虽然这一系列研究中的直接费用和报销数据不可用，但统计报道的比较显示，在门诊环境下，相同手术的报销减少了 65%~70%。当考虑因为住院或住院手术后再入院产生的额外费用（住院 XLIF 和住院开放 ALIF 分别为 2.7% 和 6.8%）时，成本效益分析最有可能倾向于选择门诊患者。从社会角度来看，即使是在经过高度挑选的一小部分接受此类手术的患者，潜在的节省也可能对总体成本产生重大影响，并有可能在提供类似或改善的患者护理的同时控制成本。医疗保险和医疗补助服务中心（CMS）正在推动 ASC 的脊柱手术以降低成本，外科医师和医院都需要为这种模式的转变做好准备。

在门诊环境下执行适当的手术显然对患者有利。由于 ASC 编码的改良，门诊的设施报销已大幅降低，而设备的利润率取决于这些精选、高效程序的较低管理费用[39-41]。少数需要转移到住院的患者相关的费用也已经计入报销中。因此，门诊脊柱手术的主要经济问题是术后不良事件增加的可能性，进而对初次手术的成本效益产生了负面影响。正如文献所述，这是通过比较入院率或门诊手术后的转入院率来衡量的。从包括门诊脊柱手术后的治疗人数和住院率的文献回顾来看，3921 名接受治疗的患者的平均住院率为 3.6%[1-6, 8, 13-15, 18, 20-25]。值得注意的是，在住院治疗的类似患者中也几乎没有发生并发症和延长住院时间，这表明这些手术本身并发症发病率很低，在任何环境下都是安全和可重复的[2, 5, 20, 22, 24-26]。这应作为 ASC 进行任何外科手术的基本原则。

五、文献结果

在 ASC 环境下实施任何手术的首要问题是患者的安全性。从实际角度来看，这意味着门诊手术的并发症管理能力应该与相关手术的合理潜在风险相匹配。此外，在出现需要住院的事件或并发症的情况下，转移到住院的流程应该相对容易。Pettle[78] 在报道 ASC 的总体经验时，介绍了 2005 年 4 月—2008 年间在 ASC 进行的 1030 例不同水平和适应证的一系列脊柱手术的预期结果。通过追踪并发症并随访患者术前和术后有效的疼痛和功能问卷，作者发现 ACDF、ALIF、颈椎和腰椎人工椎间盘置换、显微椎间盘切除、神经减压和 XLIF 腰椎融合术可以在 ASC 安全有效地实施。

一些新的研究工作正详细检查门诊或 ASC 手术开展腰椎融合术的情况：一项工作专注于微创 TLIF，而另外两项工作则介绍了 XLIF 的结果[79-81]。在 TLIF 研究中，比较了 25h 以内出院患者和 24h 以上出院患者的并发症情况。Wohns[81] 发现 187 名 TLIF 患者中有 46%（85 名）在术后 24h 内（门诊）接受治疗并出院，其余 102 名（55%）在术后 24h 以上（住院）出院。门诊患者和住院患者之间的不同特征包括年龄、性别、累及的节段数、平均手术时间和出血量。此外，全微创手术更有可能在门诊进行，而椎弓根螺钉不太可能在门诊手术中使用[81]。随着技术的改进，MIS-TLIF 可以在 ASC 环境中对适合的患者开展。

Smith 等[72] 对接受 XLIF 治疗的大量患者按照诊疗时间 8h（门诊）、8~23h（门诊）和 24h 以上出院的基线医疗和治疗变量进行分层，以研究患者术后早期出院的特征。在该研究中，他们发现影响出院时间的因素包括年龄、性别、吸烟情况、是否存在畸形、术前血红蛋白水平、术前椎间盘高度、治疗节段的数量和使用的内固定类型。与住院患者相比，门诊患者平均年轻近 5 岁、男性居多、经常吸烟者居多、术前血红蛋白水平更高、术前椎间盘高度更高、手术节段更少、没有经椎弓根固定[72]。作者得出结论，XLIF 可以作为门诊常规手术安全地开展。年龄较小、术前血红蛋白较高、无畸形、手术节段较少、采用单切口或单部位椎间盘切除、融合术和辅助内固定手术均与门诊手术甚至日间手术相关[72]。

最后，Smith 和 Christian[80] 报道了 54 名因腰椎退行性疾病接受手术的患者，通过 XLIF 进行了微创腰椎间融合术包括微创后路稳定和（或）MAS®TLIF（NuVasive, Inc.）或 AxiaLIF®（TransS_1, Inc., Wilmington, NC）。接受治疗的患者平均年龄为 50.6 岁，其中 31% 的患者是女性，平均 BMI 为 28.3。最常见的基础并发症是吸烟（41%）和既往腰椎手术病史（39%）。手术节段包括每个患者至少一个节段的 XLIF（XLIF 总共 64 个节段（80%）），AxiaLIF 共 7 个节段（9%），MAS TLIF 共 9 个节段（11%）。27 例患者（50%）接受了直接减压，即在卧位时行微创椎间孔扩大减压术（图 48-2），其中分别有 57%、37% 和 6% 的病例实施了单节段、双节段和三节段的手术（图 48-3）[80]。

平均手术时间为 86min，术中出血量为 71ml，术后住院时间为 5h 46min。无术中并发症发生。在平均 4d 的术后随访中，92% 的患者称其一般情况为优（14.3%）或良（77.6%），8% 的患者报告情况为一般或较差（6.1% 为可，2% 为差）。67% 的病例（8.3% 没有疼痛，58.3% 轻度疼痛）为无疼痛或轻度疼痛，25% 的病例中度疼痛，6.3% 的病例重度疼痛。

然后，作者将门诊患者与同时接受 XLIF 或 ALIF 治疗的住院患者进行了比较。XLIF 组和 ALIF 组的平均失血量分别为 87.0ml 和 292.0ml，手术时间分别为 107min 和 167min，术后住院时间分别为 31.5h 和 82.7h。在住院组中，延长住院时间或再次住院的主要并发症的情况在 XLIF 组为 2.6%（3 例），而在 ALIF 组为 6.9%（6 例）。当只观察单节段手术时，主要并发症发生率在 XLIF 住院组为 3.2%（2 例），在 ALIF 住院组为 6.3%（3 例）。在进行双节段手术时，主要并发症发生率在 XLIF 住院组为 1.9%（1 例），在 ALIF 住院组为 10.3%（4 例）[80]。

在对文献进行综述发现接受 ASC 脊柱手术（例如颈椎融合术、椎间盘切除术等）的住院率为 3.6%，与 Smith 和 Christian 报道的微创腰椎融合术几乎相同[80]。这些结果与其他关于 XLIF 并发症的大宗系列报道是一致的，比如 Rodgers 等[48] 报道 600 例 XLIF 的手术并发症发生率为 6.7%，这表明了手术术式在两个机构和手术地点之间的重复性。Smith 等的系列研究发现即使在术后早期，门诊微创腰椎融合术后患者的满意度仍很高，其中 92% 的受访者报告总体状况良好或极好，67% 的受访者报告没有疼痛或仅有轻微疼痛[80]。

尽管 Smith 等没有报道直接成本和报销数据，但统计报道的比较显示，在 ASC 环境下，相同手术的报销减少了 65%～70%[80]。当考虑住院或住院手术后再入院的额外费用（住院 XLIF 和住

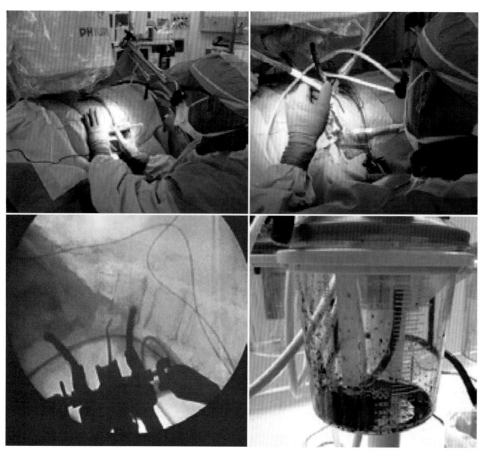

◀ 图 48-2 **XLIF®**（NuVasive, Inc.）后外侧卧位的微孔切开术（NuVasive, Inc.）

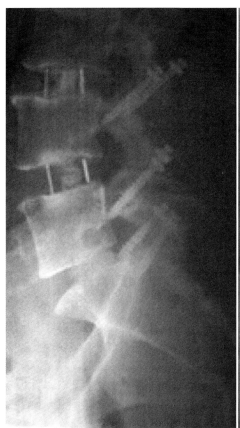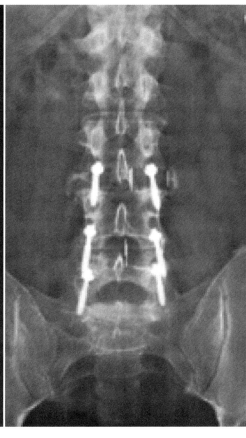

◀ 图 48-3 正位和侧位 X 线片显示三节段微创融合（L₃₋₅ XLIF® [NuVasive, Inc.] 和 L₅～S₁ 经椎间孔腰椎间融合术（TLIF），双侧椎弓根小关节突螺钉固定

院开放 ALIF 分别为 2.7% 和 6.8%）时，成本效益分析倾向于选择使用这些选定程序的患者进行 ASC 手术。从社会角度来看，潜在的费用节省，即使是在一小部分精挑细选的患者接受这种手术，也可能对总成本产生重大影响。这很有可能在提供类似服务或改进患者护理的同时控制成本。

> **要点**
>
> 患者的安全是在 ASC 环境下进行的手术的首要问题。如果出现需要住院的并发症，转入住院的流程应该相对快捷。

> **要点**
>
> 包括 XLIF 腰椎融合术在内的多种微创手术，都可以在 ASC 环境下进行。成本效益分析也支持选择需要进行 ALIF 和 XLIF 手术的患者进行 ASC 手术。

六、结论

在选择门诊微创脊柱手术患者时，患者的安全性应是首要及优先考虑的问题。诸如患者的体重指数、生理年龄、并发症、诊断和阿片类药物使用等因素应该被用来评估在门诊手术中心进行手术的有效性和安全性。有心血管或呼吸系统疾病等高危因素的患者是门诊手术的禁忌。在门诊环境下进行手术时，外科医师对手术的熟悉程度也应该被考虑到决策中。

微创手术彻底改变了脊柱手术方式，与传统方法相比，减少了放射暴露，并降低了并发症。此外，MIS 脊柱手术的出现使得对于传统手术来说相对禁忌的患者也可以接受手术治疗。术后患者的疼痛程度也得到减轻且满意度得到提高。MIS 手术减少了术后感染和神经并发症的风险，减少了失血量，缩短了麻醉时间，使其能够在门诊手术中心进行。腰椎间盘摘除、腰椎板切除、减压、ACDF、后凸成形术以及最近出现的 XLIF 和微创 TLIF 等 MIS 手术都被证实在门诊成功开展。门诊手术已被证实能显著降低费用、成本和支出。在门诊手术中心实施 MIS 脊柱手术的好处是成本效益高、安全，如果遵循适当的方案会使患者受益更多。

总结

- 可以在门诊手术中心进行的手术
  - 腰椎间盘切除术
  - 腰椎板切除术
  - 单节段和两节段颈椎间盘切除融合术（ACDF）
  - 腰椎椎体成形术和后凸成形术
  - XLIF
  - 微创 TLIF
- 脊柱微创手术示例
  - 显微腰椎间盘切除术（MLD）
  - 脊柱减压术
  - 腰椎斜外侧椎间融合术（LLIF）
- 手术考虑因素
  - 患者的一般健康状况
    - 患者的基础医学特征对于门诊治疗至关重要
  - 手术入路的风险概况
    - 在 ASC 环境中不适合进行大范围暴露和广泛骨剥离的手术。
  - 学习曲线
    - 外科医师对手术的熟悉程度影响门诊手术的选择
- 门诊患者的准备
  - 术前 COX-2 抑制药 / 非甾体抗炎药负荷剂量
  - 静脉注射泰诺
  - 肌注止痛药
  - 硬膜外注射类固醇药物
  - 加巴喷丁
- 患者选择
  - 初学者的标准
    - 手术的适应证必须有详细的记录
    - 低并发症的患者（ASA Ⅰ级和Ⅱ级）
    - 年龄＜ 70 岁

- 单节段腰椎间盘突出，单节段腰椎管狭窄，或单节段 ACDF
  - 一般标准
    - 生理年龄而不是实际年龄
    - 有健全照顾者的安全家庭环境
    - ASC 到患者家中的路程必须少于 1h
    - ASC 的保险筛查
    - ASC 的麻醉术前筛查
    - 医疗安全筛查
    - 麻醉出院方案
- 以下患者不建议行门诊脊柱手术
  - 心血管风险
    - 纽约心脏协会评分 3～4 级充血性心力衰竭
    - ASA 4 级
    - 因心绞痛而活动受限的患者
  - 呼吸系统风险
    - 睡眠呼吸暂停伴持续气道正压通气
  - 术前止痛药使用风险
    - 慢性阿片类药物使用者
    - 活性药物滥用者
- 结果
  - Pettine 等研究发现 ACDF、ALIF、颈椎和腰椎人工椎间盘置换术、微创椎间盘切除术、神经减压和 XLIF 腰椎融合术可以在 ASC 安全有效地开展。
  - 成本效益分析倾向于对选择 ALIF 和 XLIF 手术的患者可进行 ASC 手术。
- 在门诊进行任何手术时，患者的安全性都应是首要考虑因素。

测 验

★ 简答题

1. 根据文献，哪种类型的 MIS 脊柱手术可以在门诊环境下安全有效地实施？

2. 影响手术过程中可能出现并发症的 3 个因素是什么？

3. 在 ASC 环境下，手术的哪些特征表明成功率较低？

4. 禁止患者接受脊柱门诊手术的呼吸系统危险因素是什么？

★ 选择题

5. 以下哪项属于门诊手术初学者的选择标准？（   ）

    A. 多节段融合   B. 患者年龄＞ 70 岁

    C. 患者并发症少（ASA Ⅰ级和Ⅱ级）   D. 患者心血管风险高

6. 一般来说，对于门诊脊柱手术，ASC 应该离患者家多远？（   ）

    A. 少于 1h   B. 1～2h

    C. 2～3h   D. 3h 以上

7. 接受门诊脊柱手术的患者需做的准备工作必须包括：（   ）

    A. 术前 Cox–2 抑制药 /NSAIDs 负荷剂量   B. 注射泰诺和肌内镇痛药

    C. 华法林   D. 加巴喷丁

    E. A、B、C   F. A、B、D

★ 判断题

8. 如果患者对门诊进行脊柱手术感到焦虑，这应被视为门诊手术的禁忌证。（   ）

9. 不鼓励符合下列心血管风险标准的患者接受门诊手术：1 ～ 2 级充血性心力衰竭，ASA 4 级，心绞痛引起的活动受限。（   ）

10. 长期使用阿片类药物者或活性物质滥用者不建议接受门诊脊柱手术。（   ）

★ 答案

1. 腰椎间盘切除术、腰椎板切除术、ACDF、椎体成形术、后凸成形术以及最近出现的 XLIF 和微创 TLIF。

2. 患者的一般健康状况、手术入路的风险概况、外科医师的学习曲线。

3. 大范围暴露和广泛的骨性剥离的手术。

4. 睡眠呼吸暂停伴 CPAP。

5. C   6. A   7. F

8. √   9. ×   10. √

第49章　门诊脊柱手术如何镇痛和麻醉

Analgesia and Anesthesia to Enable Outpatient Spine Surgery

Ramesh M. Singa　Asokumar Buvanendran　著

郝永玉　译

胡凡琦　校

学习目标

- 了解脊柱微创手术（minimally invasive spine surgeries，MISS）相对于传统脊柱开放手术（traditional open spine surgery，TOSS）的优点，比如在使用合适的镇痛和麻醉的基础上可以减少并发症，减轻疼痛，加快康复。
- 随着越来越多的高龄和多基础疾病患者接受手术，即使进行微创手术，完善的术前检查也很重要，尤其是对于阻塞性睡眠呼吸暂停和肥胖的患者。
- 长期使用阿片类药物的患者术前应提前评估，以便于有时间将剂量降至初始剂量的至少 50%。
- 如无应用禁忌，应该给予围术期辅助药物，包括加巴喷丁类、对乙酰氨基酚、NSAIDs、局麻药物。
- 麻醉方式包括：镇静、椎管内麻醉、全麻。几种方式各有优缺点，需要麻醉师、患者和手术医师的沟通来确定。
- 术中神经生理监测的应用有些争议，但在微创手术中可能有益处。

一、概述

接受微创手术的患者以每年 7.5% 的速度在增长[1]。而且，在全部脊柱手术中，微创手术的比例也一直在增加。2010 年微创手术占脊柱手术总量的 1/6，2016 年增长到 1/3，预计 2020 年会占到 1/2[2]。MISS 优势在于小切口、少出血、术后恢复快[3]。为了达到这个目标，合理高效的镇痛和麻醉是必需的。通常的麻醉技术与传统开放手术麻醉技术有所区别。虽然微创手术切口小和组织创伤少，但是，因为微创手术术后康复和护理方案不同，围术期镇痛方案也需要特别考虑。随着门诊 MISS 的增多，这点尤为突出，因为门诊条件不同，无法提供住院部能提供的那种镇痛和麻醉所需的后勤保障。而且，门诊环境下，高效的镇痛和麻醉方式不但使并发症和死亡率下降，而且节约了医院费用和患者的时间。因此，为了 MISS 的成功，镇痛和麻醉的要素包括术前评估、麻醉技术、镇痛、术后护理，而且具体情况的处理方案还需要在麻醉师、患者、手术医师讨论后进行决定。

二、术前评估

在所有阶段中，术前评估是最重要的。微创手术可能会让人误以为这种手术并发症少，死亡率低。一项最近的 Meta 分析显示脊柱微创手术围术期并发症比开放手术低了 60%，但是微创患者一样会出现心肺并发症，包括输血的可能性[4]。许多微创手术是在门诊做的。在美国，门诊手术量已经超过了住院手术量，而且还在上升[5]。门诊手术中心并发症和不良事件率高达 20%[6]。但是好在如今从减少发病率和死亡率的角度看，当日手术患者大概 44% 的围术期不良事件是可以预防的[7]。

随着越来越多的高龄和多基础疾病患者接受微创手术，术前评估成了保证患者安全的重要机制。术前评估是为了识别风险，改善术中可控风险，对患者风险和预后给予告知[8]。为此，美国麻醉师协会（AmericanSociety of Anesthesiologists，ASA）针对麻醉术前评估出版了实务公告，并在 2012 年进行修订，以帮助麻醉师进行正确的麻醉前决策[9]。该实务公告的精华在于在所有诊断性检查开具和实施之前首先完成病史和体格检查。首次病程和体格检查的时间可能会由于患者的并发症不同而有所不同，如果预期要采取诊断性检查的话，至少应在手术前一天或更早发现多发的或严重的并发症。该术前评估应集中于几个基本方面的评估，包括气道、心肺、神经和骨骼肌肉系统。

（一）气道

对 ASA 的实务公告分析显示：100% 的咨询师和 ASA 会员均认为气道评估和记录是术前评估中非常重要的部分。这对于颈椎胸椎部位的 MISS 尤其重要，无论是否提前计划该部位的气道处理可能都很困难。而且，颈椎不稳定的结构特点不仅影响气道处理技术，而且为了避免脊髓损伤，处理气道问题时难以摆放合适体位。创伤后最常发生的是脊髓不稳，但我们也要注意询问有无可能带来颈椎不稳的先天性或后天性疾病病史。如果预期到颈椎不稳，那么气道操作时就需要手动维持颈椎的稳定[10]。除了脊柱不稳之外，患者中可能还存在气道扭曲或者进入气道困难的情况，比如关节炎、强直性脊柱炎、神经肌肉疾病及头 / 颈部放疗等。

（二）阻塞性睡眠呼吸暂停

对于存在阻塞性睡眠呼吸暂停（obstructive sleep apnea，OSA）的患者应该注意评估气道。为此，ASA 围术期 OSA 患者管理特别小组最近更新了相关实践指南[11]。该指南建议麻醉师与手术医师在术前共同制定方案对疑似患有 OSA 的患者进行适当的筛查。并提倡关注相关病史，包括：打鼾、呼吸暂停发作、频繁的睡眠唤醒、晨起头痛、白天嗜睡，及针对气道的体格检查，如鼻咽结构、颈围、扁桃体大小、舌容积等。然后，对于符合 OSA 诊断标准的患者，麻醉师和外科医生应决定如何对患者进行围术期管理，注意是否需要进一步的睡眠检查和深入的气道检查，是否需要在术前进行 OSA 的治疗。STOP-BANG 问卷是一种可靠、简洁、简便的 OSA 筛查方法。该问卷通过评估患者的打鼾、疲劳程度、可观察的呼吸暂停、高血压（high blood pressure，BP），体重指数（body mass index，BMI）、年龄、颈围和性别，进行评分进而预测 OSA 的风险[12]。STOP-BANG 调查问卷（表 49-1）对于确认以前未诊断为 OSA 的外科患者具有一定的参考价值，

表 49-1　STOP-BANG 问卷

3 个或 3 个以上的问题答案为"是"，则提示较高的 OSA 风险
1. 打鼾：你是否大声打鼾（隔着关着的门可以听到）？
2. 疲倦：你是否经常白天感觉疲劳、乏力或困倦？
3. 观察：是否有人观察到你在睡觉时停止呼吸？
4. 血压（血液）：你是否患有高血压或正在接受高血压治疗？
5.BMI：BMI 是否超过 35kg/m^2？
6. 年龄：年龄是否超过 50 岁？
7. 颈围：男性颈围超过 43cm 或者女性超过 41cm？
8. 性别：是否男性？

OSA. 阻塞性睡眠呼吸暂停；BMI. 体重指数

这些患者插管困难，面罩通气困难，容易出现术后并发症[13]。考虑到外科手术患者中 OSA 发病率较高，Deiner 和 Osborn 均主张常规使用标准的工具进行术前筛查[14]。

（三）肥胖

肥胖经常与 OSA 伴随出现，术前需要特殊考虑。目前大约 1/3 的美国人口是肥胖的，脊柱手术数量也在不断增加，因此更多的肥胖患者将会接受 MISS 手术。肥胖患者并发症概率高，比如：高血压、充血性心脏病、糖尿病、冠状动脉疾病，因此需要更多的术前关注。上述病理状态可能都需要进一步的诊断检查，包括：血红蛋白、电解质、肝酶检测、血糖水平、凝血情况、胸片、心电图等，可能还需要超声心动图、心脏负荷试验，以及心脏会诊[15]。同样重要的是对肥胖患者进行术前识别并制定术后管理方案，这是因为肥胖患者围术期出现再次插管、疼痛控制困难、伤口感染及血栓形成的风险较高。的确，肥胖的脊柱患者最常遇到的术后并发症之一是伤口感染，因此要基于体重谨慎制定合适的抗生素给药方案[16]。

> **要点**
>
> 虽然手术方式是微创，但是对于 MISS 患者术前麻醉评估应该像 TOSS 患者一样周密。如果患者曾在气道保护下行全麻 TOSS 手术，那么在微创手术的镇静措施之前更要注意术前麻醉评估。

（四）阿片类药物

阿片类药物是患者手术前需要优化调整的最重要的药物之一。择期脊柱手术的患者，术前阿片类药物用得越多，术后患者不良预后越多[17]。Lee 等在一项超过 500 例患者的研究中描述：越来越多的术前阿片类药物应用对精神和身体功能以及健康相关的整体生活质量存在重大影响，这

些影响甚至长达 12 个月。该研究描述了阿片类药物在患者术前停用的好处并在术后密切监测了患者阿片类药物的使用。Villavicencio 报道：在经椎间孔腰椎椎间融合术患者中，阿片类药物存在类似作用，并注意到术前未使用阿片类药物的患者在 1 年随访时临床预后评分明显更佳[18]。对于脊柱手术患者，除了较差的预后，术前阿片类药物的使用与围术期阿片类药物需求的增加和术后阿片类药物持续使用显著相关[19]。Armaghani 等在发现大量术后继续使用阿片类药物的患者出现抑郁症状后，不仅支持术前尽量减少阿片类药物的使用，而且也主张对潜在的心理障碍患者采用靶向治疗。此外，对于接受择期颈椎手术的人群，术前阿片类药物的使用不仅与恢复工作状态更差有关，还与再次手术有关[20]。虽然文献中没有公布脊柱外科患者阿片类药物停用规范，但是，一项研究发现，对于长期服用阿片类药物的关节手术患者，手术前减少阿片类药物50% 使用量的患者，与术前不减少用量的患者相比，能够大幅改善临床预后[21]。因此，明智的做法是在患者择期手术很久前，为了安全地减少围术期用量，为他们建立一个阿片类药物停用方案。对于那些服用大剂量阿片类药物（每天超过100mg 吗啡）的患者、预计很难停药的患者，或者不能忍受每周减少 10% 剂量作为计划手术前减量的患者，可能需要咨询疼痛管理专家。

在门诊手术中，无论阿片类药物的剂量是否过高，都不存在超量的危险。然而，当患者被确定为阿片类药物依赖时，区分他们是慢性疼痛阿片类药物使用者还是阿片类药物滥用者是很重要的[22]。Coluzzi 等描述了一个客观标准，用来确保阿片类药物依赖患者不会被错误地贴上成瘾标签，以及提高阿片类药物滥用者围术期安全性的客观标准（表 49-2）。

三、麻醉技术

相对于 TOSS，MISS 的一些优点包括：提

表 49-2　慢性疼痛阿片类药物使用与滥用的鉴别

	慢性疼痛阿片类药物使用	阿片类药物滥用
阿片类药物使用	合适并承认	不受约束并否认
生活质量	用药后提升	用药后更差
知晓阿片类药物不良反应	是的	不关心
疾病诊断	有	无
治疗方案和处方	遵守	无
阿片类药物医嘱	有	隐藏，非法的

高了患者的安全性，增加周转，减少了患者的住院时间，降低了发病率和死亡率。这些益处只有在与麻醉管理目标一致的情况下才能实现，麻醉管理目标是使患者不能移动、能提供安全快速的急救、最小化术后并发症，并在适当的情况下配合神经生理监测。为了达到这个目的，麻醉方式可以采用不同形式的镇静、局部麻醉和全身麻醉，并且可以单独或联合使用。在决定麻醉方式时，需要考虑的因素包括手术切口和组织操作的范围、预期失血、患者的并发症和舒适度以及手术时间。

（一）轻至中度镇静

在合适的微创手术中，以异丙酚为基础麻醉下的清醒镇静可作为首选的镇静药物。经皮内镜手术时，适当地静脉滴注镇痛药物对充分维持适当和安全的镇静深度是重要的 [23]。在一项回顾性研究中（ N = 10 ），患者在经椎间孔腰椎椎间融合术期间，连续输注异丙酚和氯胺酮，使用了轻度至中度镇静麻醉 [24]。在这些病例中，不使用麻醉、椎管内麻醉或局部麻醉，患者能够向外科医生实时反馈与神经结构的任何接触或神经紧张。轻度至中度镇静的好处包括快速苏醒和最小的血流动力学改变，并且，镇静应结合使用手术医生

切口部位的局部麻醉。当然，不充分的镇静会导致患者活动，和可能导致医源性损伤。因此，在轻度至中度镇静的情况下需要格外小心。因为有医源性损伤的风险，轻度至中度镇静可能不是推荐的方案。

与使用异丙酚和（或）氯胺酮不同，Kim 等提倡对于俯卧位的 MISS 使用右美托咪定 [25]。右美托咪定是一种高选择性的 α_2 受体激动药。它的药理特性包括镇静、镇痛和遗忘，同时允许自主呼吸。虽然患者服用右美托咪定可能出现心动过缓和低血压，但谨慎地维持 0.2～0.7μg/kg/h 的滴定剂量可以预防这种不良反应。右美托咪定的起效确实比氯胺酮或异丙酚慢，患者需要 10min（ 1μg/kg 的剂量超过 10min ）才能感受到其效果。

（二）椎管内麻醉

腰麻是 21 世纪之交脊柱手术流行的麻醉技术。它所带来的好处是成倍的 [26]。在合理的液体控制下椎管内麻醉药可以通过减少手术失血量来改善术中及术后的血流动力学稳定性。此外，在脊柱外科手术中采用腰麻可以降低疼痛评分，并加快术后恢复。最后，无论是在脊柱手术前还是手术后即刻，患者都能自己调整姿势，避免了全麻俯卧位带来的神经损伤。今天的脊柱手术中，腰麻较少被使用，很可能是由于患者的偏好（是否被告知风险 / 好处）、挥发性麻醉剂选择的改进，以及其他因素。当然，腰麻并不能适用于所有病例，还必须考虑手术类型、手术时间、手术医生手术技巧和患者的性格。但是，无论是以腰麻、硬膜外麻醉还是联合麻醉的形式，在适当的病例中都应该更经常地使用椎管内麻醉来改善预后。

一项 Meta 分析显示，除了改善血流动力学、减少镇痛需求和减少恶心 / 呕吐外，接受腰麻的患者与全身麻醉相比，住院时间明显缩短了一天以上 [27]。尽管有这些好处，但椎管内麻醉与全麻的一个重要区别是患者只有在麻醉消退后才能评

估下肢神经功能。此外，在使用腰麻时，不能进行术中神经生理监测，如躯体感觉和运动诱发电位监测。

尽管如此，腰麻还是越来越被认为是一种合理的选择，尤其是对做腰椎手术的老年患者来说更是如此[28]。老年患者是一个患者群体，提倡执行降低风险的麻醉技术。Lessing 等在一个病例研究中证明，腰麻适合老年人群，该研究中患者年龄为 84—91 岁，手术时间最长达 3.5h。该研究还描述了一个更大的回顾性人群，其中接受腰椎减压术或减压 / 融合联合术的老年患者在腰麻下的手术时间比全麻更短。

> **要点**
>
> 除了镇静之外，硬膜外麻醉和腰麻应该被认为是 MISS 的可行选择，这不仅是为了提高患者的安全性，也是为了减少恢复时间。

（三）全麻

尽管意识到了局部麻醉技术的好处，但是全身麻醉是 MISS 最普遍使用的技术。这往往是由于患者偏好，局部麻醉还存在其他一些相对和绝对禁忌证，包括：严重或多节段椎管狭窄、癫痫病史、颅内高压、凝血障碍、针头注射点、血容量减少、蛛网膜炎或脊髓阻塞[29]。然而，目前还没有证据表明全麻和局部麻醉在发病率、死亡率或长期并发症发生率方面存在差异[30]。

在全麻手术中使用非阿片类的辅助药可能是有益的。例如，对于接受腰椎手术的阿片类药物依赖患者氯胺酮已被证明可减少围术期阿片类药物的使用[31]。在一个随机、前瞻、双盲研究中，使用氯胺酮 0.5mg/kg 诱导，随后 10μg/(kg·min) 持续直到伤口关闭，可以显著减少术后 48h 阿片类药物的使用。Loftus 等报道，术中氯胺酮可以降低术后疼痛强度，但不会增加不良反应。在腰椎手术中，术中利多卡因输注也有类似的作用[32]。在一项随机、前瞻、双盲的研究中，Kim 等证明，

一次给予利多卡因 1.5mg/kg，然后给予 2mg/kg/h 的持续输注，直至手术结束，可降低疼痛评分和减少阿片类药物使用。与氯胺酮研究一样，接受利多卡因输注的患者没有任何不良反应。

四、镇痛

外科医生实施 MISS 的目标之一是缩小切口，减少组织损伤。与传统开放式手术相比，其优点是减少了术后疼痛，缩短了恢复时间。尽管如此，术后疼痛仍是不可避免的。另外，门诊实施 MISS 的优势在于更快的恢复时间，但也给疼痛控制带来了挑战。例如，阿片类药物患者自控镇痛（patient controlled analgesia，PCA）装置常用于开放脊柱手术后即刻的术后阶段。然而，如果在门诊做 MISS，那么 PCA 是无法完成的。此外，静脉注射阿片类药物通常用于治疗住院患者术后的疼痛，如果镇静过量以至于不能活动或损害呼吸功能，可能会阻碍康复。为此，无论是单独或联合使用镇痛药，都有许多选择，可以用于围术期控制患者的术后疼痛。

这些不同的镇痛方式可分为三种不同的方法：术前、术中和术后。如果计划使用其中任何一种，应在手术会诊和（或）术前评估时与患者讨论。无论使用何种镇痛技术，患者都应该意识到：医师会用不同的方法努力减少疼痛，但零疼痛是不可能的。

（一）阿片类药物减量

正如术前评估部分所提到的，最重要的方面之一并不是实际提供药物，而是在患者最初就诊时对药物使用进行管理。这对于那些长期服用阿片类药物的患者尤其重要，他们的目标应该是在手术前减少或停用麻醉药，以减少术后的需求[33]。发表数据中还没有理想的药物静注量。然而，在手术前将患者的正常阿片类药物摄入量减少 25%～50% 是合理的，而且减量应在 2～4 周内缓慢完成。幸运的是，作为多模式镇痛策略的

一部分，非阿片类药物可以且应该被添加到患者的治疗方案中。

（二）加巴喷丁

普瑞巴林是一种钙通道拮抗药，产生抗癫痫和镇痛作用[34]。尽管普瑞巴林最初被美国食品药品管理局（Food and Drug Administration FDA）批准用于治疗纤维肌痛，但已被证明对术后急性疼痛有效[35]。最近，一项 Meta 分析显示，围术期应用普瑞巴林可显著减少脊柱手术后的疼痛、总阿片类药物摄入和恶心[36]。在其纳入的研究中，所有患者在麻醉诱导前 1～2h 给予 75～300mg 的普瑞巴林，术后未给予普瑞巴林，或在术后 2d 内给予 75～150mg。而 In Zarei 等报道：术前普瑞巴林的剂量超过 100mg，比如 150 或 300mg，与单纯术后给予普瑞巴林治疗方案相比，可更好地控制术后疼痛[37]。另一项针对神经外科患者的研究描述了使用 150mg 普瑞巴林，从术前一天开始每日两次，用到术后，共 3 天，可以改善术前焦虑、睡眠质量和术后疼痛评分[38]。加巴喷丁与普瑞巴林的给药方案相同，剂量为 600～900mg，也能降低阿片类药物的使用，并降低疼痛评分[39]。

（三）解痉药

除了普瑞巴林，环苯扎林已被证明是多模式镇痛中一种有效的围术期镇痛药物。环苯扎林是一种 5- 羟色胺受体拮抗药，在蓝斑核水平发挥其作为中枢作用肌肉松弛药的作用[40]。In Kern 等报道的多模式镇痛方案包括在麻醉诱导前先给予 10mg 环苯扎林，术后当日每 8 小时给予 10mg，然后在术后第 1 日给予需要的剂量[41]。与本研究中单纯给予患者自控阿片类镇痛相比，使用环苯扎林多模式镇痛方案的患者使用的阿片类药物更少，恶心和呕吐更少，住院时间更短。

（四）低亲和力阿片类药物

在一项类似的颈椎手术研究中，作者使用曲马多作为其多模式镇痛策略的一部分，以减少总体麻醉药需求。曲马多是一个弱 μ- 阿片类受体激动剂和 5- 羟色胺 / 去甲肾上腺素受体吸收抑制剂，作为高亲和性阿片类药物的替代药物被广泛应用[42]。In Bohl 等的术后多模式镇痛方案中包括：在手术当天每 6h 使用一次 50～100mg 的曲马多。在该研究中，与接受患者自控镇痛的患者相比，使用曲马多的多模式镇痛组麻醉用量更少，恶心 / 呕吐更少，住院时间更短[43]。

（五）非甾体抗炎药

非甾体抗炎药（Nonsteroidal anti-inflammatory drugs，NSAIDs）是一种很好的非阿片类药物，通过抑制环氧化酶（cyclooxygenase，COX）酶来治疗疼痛、发热和炎症。在这两种 COX 酶中，COX-1 产生保护胃和支持血小板的前列腺素。因此，非甾体抗炎药可能由于前列腺素减少而引起胃溃疡和出血。由于这种出血效应，在涉及脊柱手术的围术期通常不允许使用非甾体抗炎药。然而，在对接受微创椎间盘切除术的患者术中使用单剂 30mg 酮咯酸氨丁三醇的前瞻性评估中，接受药物治疗的患者疼痛评分为 2.6，而未接受的患者疼痛评分为 4[44]。Chin 等也未观察到患者出血并发症或凝血参数的显著变化。脊柱手术中不使用非甾体抗炎药的另一个原因是：在一些动物研究中，融合术后出现不融合。然而，这些动物研究和人类临床结果之间似乎存在差异。例如，在 400 名接受椎弓根螺钉内固定术的患者中，大约 50% 的患者在 48h 内每 6h 接受酮咯酸氨丁三醇 30mg，而另 50% 患者未接受酮咯酸氨丁三醇 30mg，两组之间的不融合率没有显著差异[45]。事实上，一篇涉及 83 篇研究的 Meta 分析讨论了非甾体抗炎药对脊柱手术后融合影响，分析表明，几乎所有近期的人类研究都表明，术后使用非甾体抗炎药少于 2 周对融合率没有影响[46]。的确，Sivaganesan 等的 Meta 分析描述了给药方案，如双氯芬酸 300mg 或以下使用 14d，塞来昔布 200mg 使用 5d，或罗非昔布 50mg 使用

5d，对融合率没有影响。但是，那些证明了非甾体抗炎药抑制了骨愈合的动物数据仍然值得我们注意。

（六）对乙酰氨基酚

与非甾体抗炎药（NSAIDs）对 COX 酶的抑制作用相似，通过中枢和外周作用，对乙酰氨基酚具有抗炎、解热、镇痛的作用[47]。一个围术期的药物方案包括在手术当天早上口服对乙酰氨基酚 1g 和术后 3d 每 8 小时 1g，这个方案会带来更少的阿片类药物使用和更低的疼痛评分，总成本只有 60 美分[48]。在脊柱手术后静脉注射对乙酰氨基酚，尽管每剂药物的成本较高，但与口服对乙酰氨基酚相比，静脉用药会减少医疗资源的使用、降低成本、减少阿片类药物用量，并获得更佳的出院状态[49]。

> **要点**
> 尽管患者普遍低估了非甾体抗炎药和对乙酰氨基酚对其常见疼痛症状的疗效，但术后应强调这两者的使用，以减少与手术相关的炎症和疼痛。

（七）利多卡因

局部镇痛药正越来越多地作为多模式镇痛策略的一部分使用。局部镇痛药局部药物浓度高但不良反应低，这是因为局部麻醉药血中浓度可以忽略不计[50]。局部使用利多卡因，特别是以贴剂的形式，可减缓外周痛觉感受器敏化和中枢兴奋性，从而使细微传入纤维的异位放电减弱下来[51]。Kim[52] 在术前 1h 将 5% 利多卡因贴剂贴于预定的切口位置，证明了其在 MISS 中的应用效果。根据随机前瞻性研究的结果，接受 5% 利多卡因贴剂的患者比安慰剂贴剂组患者满意度更高，疼痛评分更低。

局部麻醉药在硬膜外麻醉的脊柱手术中也被证明是有用的。Kang 等于皮肤切开前 20min，在计划的椎体水平硬膜外单次注射 0.1% 罗哌卡因 10ml[53]。该随机双盲研究的结果表明，与安慰剂盐水注射相比，接受单次硬膜外注射罗哌卡因的患者在自控镇痛下使用芬太尼的量更少。而且，无一例因局麻药硬膜外注射而出现不良反应，术后第 3 天 C 反应蛋白降低。此外，硬膜外导管连续注入罗哌卡因在后路腰椎椎体间融合术中被用来减少疼痛及阿片类药物的使用[54]（表 49-3[55]）。

> **要点**
> MISS 的患者可能会比 TOSS 的患者更早出院回家，因此制定一个强有力的术后疼痛管理计划，使用多模式镇痛策略，并在术前对患者进行相关教育是非常重要的。

表 49-3　推荐的多模式镇痛药物治疗方案

药物	剂量	使用时间	证据等级
对乙酰氨基酚（口服或静滴）	每 8h，1000mg	3d	A 级
塞莱昔布（口服）	200mg/d	5d	B 级
环苯扎林（口服）	每 8h，10mg	2d	I 级
加巴喷丁或普瑞巴林（口服）	600~900mg 或 150mg 每天 2 次	3d	A 级
罗哌卡因（硬膜外）	100mg 一次	术前	A 级
氯胺酮（静滴）	10μg（kg·min）	术中	I 级

A. 级证据充分；B. 级证据尚可；Ⅰ. 级证据不足

五、术后护理

MISS 手术理想的术后疗程是使患者能够迅速恢复，当天出院回家。一位外科医生对 1000 多例经椎间孔腰椎椎间融合术患者进行了 10 年的回顾性分析，其中 70% 以上的患者在手术后就出院回家[56]。该研究显示，可以加速早期出院的因素包括：术中使用丁哌卡因、外科医生和患者的信任、更稳定的钛体椎间融合器、患者关于疼痛缓解的教育，以及督促早期和频繁的活动。

六、特别注意事项

脊柱手术引起的神经损伤是一种可怕的并发症。相对而言，神经生理监测减少了相关的神经并发症，因此常被用于术中[57]。多模态神经生理监测，包括运动诱发电位、躯体感觉诱发电位和肌电图，可能在脊髓、神经根或上述的供应血管存在潜在高风险损伤时是不可或缺的，特别是对大型、开放手术的脊柱患者尤为重要。然而，神经生理监测在低风险病例中的作用是什么？如今在低风险的脊柱手术中，脊髓神经生理监测的使用出现了急剧增多。也有人质疑其可靠性和成本效益，他们认为简单的脊柱手术操作不应该在术中使用脊髓神经生理监测，比如简单的颈椎前路椎间盘摘除、显微镜下椎间盘切除术、无畸形的脊柱融合术[58]。

尽管如此，Gonzalez 等支持在 MISS 中应用更多的神经生理监测，并指出这种微创技术因为减少暴露相关的解剖结构和工作区域，从而增加了损伤的风险，尤其是外科医生更少依赖于对结构的直接观察，更多依赖实时功能的评估时[59]。的确，肌电图的使用不仅可以提供额外的安全措施，而且在一些 MISS 中也很重要，比如微创腹膜后外侧入路[60]。如果计划使用神经生理监测，神经外科医生、麻醉师和电生理学家应在术前对麻醉情况、警报标准和阳性警报后的处理方案进行讨论[61]。

总结

- MISS 是一种快速发展的方法，与 TOSS 相比有很多好处，包括减少并发症、减轻疼痛和加快恢复。然而，这些积极的结果只有在合适的麻醉和镇痛计划基础上才有可能实现。因此，外科医生和麻醉师应该在手术前沟通这些问题：术前评估、麻醉技术、镇痛、术后护理以及其他特殊注意事项。并且为了解除疑虑，应向患者解释随后的计划和预期的结果。

测 验

★ 选择题

1. 由于其微创性，MISS 没有风险。（　　　）

    A. 真　　　　　　　　　　　　　　　　B. 假

2. 有什么药物可以降低阿片类药物的摄入和疼痛评分？（　　　）

    A. NSAIDs　　　　　　　　　　　　　B. 对乙酰氨基酚

    C. 普瑞巴林　　　　　　　　　　　　　D. 以上所有

3. 下列哪项是评估阻塞性睡眠呼吸暂停的 STOP-BANG 问卷中的组成部分？（　　　）

    A. 体重

    B. 每日摄入的卡路里

    C. 颈围

    D. 舌大小

4. 下列哪种神经生理监测方法可能是 MISS 有用的辅助方法？（　　　）

    A. 体感觉诱发电位

    B. 脑干听觉诱发电位

    C. 视觉诱发电位

    D. 以上都不是

5. 早期出院与下列哪项有关？（　　　）

    A. 低体重指数

    B. 更高的阿片类药物使用

    C. 患者信心

    D. 增加卧床休息

★ 答案

    1. B　　2. D　　3. C　　4. A　　5. C

第50章　门诊脊柱手术的术后护理

Postoperative Care Following Outpatient Spine Surgery

Troy I. Mounts　Gil Tepper　著

苑　博　赵　寅　译

陈雄生　校

> **要点**
> - 术前咨询是成功进行术后护理的关键。
> - 如果发生术中或术后并发症，独立式日间手术中心（ambulatory surgery center，ASC）的作用不等于医院门诊部（hospital outpatient department，OPD）。
> - 与患者术后进行早期沟通有助于预防紧急情况发生，并可能减少并发症。
> - 制定术后计划/方案，并对患者进行适当的宣教对于术后恢复至关重要。
> - 患者的家庭支持网络应成为患者咨询的一部分，以确保患者拥有一个受过良好宣教及准备好的安全网络。

一、概述

如本节前面各章所述，门诊脊柱手术（outpatient spine surgery，OPSS）定义为在独立式日间手术中心（ambulatory surgery center，ASC）或医院门诊部（hospital outpatient department，OPD）进行的脊柱手术。OPSS 要求从门诊、术前入院到最后出院不得超过 24h，这与住院时间超过 24h 的住院治疗相反。并非所有医疗中心的配套设施都一样。从位置、员工培训和技能、麻醉经验以及基础设施的角度来看，医院的选择会极大地影响患者的治疗效果以及术后的护理流程。并非所有的 ASC 或 OPD 都有场地和基础设施来支持 OPSS 的安全实施。有些可能适合整形手术或运动复健，但对于需要术中空间、设备（影像学设备）及必需供应的 OPSS 来说是不合适的。

尽管概念的复杂性不在本章的讨论范围之内，但值得注意的是，通常来说，与外科手术相关的连带责任是读者必须阅读并接受的。这种责任的可分性就很大程度上取决于，是否进行门诊手术是外科医生决定的。门诊手术的决定包含一系列流程。首先，至关重要的是，在手术之前外科医生提供的咨询服务是否足够。由外科医生决定适合患者的手术方式并考虑具体手术的复杂程度。患者听取外科医生的指导意见并签署知情同意后，决定进行手术。随后外科医生会根据多种因素做出决定，这些因素包括已有的证据和外科医生的经验，患者的特定因素和社区标准以及门诊脊柱手术的适当性。此过程始终以患者为中心。患者离开术后的康复情况主要与在门诊接受护理时间长短和医疗机构硬件条件有关。本章适用于门诊脊柱手术。决定进行 OPSS 后，需要回答的问题通常与"为什么不住院治疗？"有关。为了安全并且令人满意地回答这个问题，手术医生必须有周密的术后护理计划。

本章将重点讨论 OPSS 的 4h 或 24h 内的出院后护理（post-discharge care，PDC）原则。出院时机取决于多种因素，包括患者自身相关因素，外科医生相关因素和医疗机构相关因素，以确定 OPSS 的可行性。与患者相关的因素包括一般情况、体重 [体重指数（BMI）＜ 30]、精神状态、生活条件、家庭支撑结构、依从性和可教导性[1]。与外科医生有关的因素包括理念、培训经历、手术方法和技术。在门诊部整合其他医疗服务的提供者同样重要，例如内科医生、麻醉医生、理疗师、水下理疗师、护理人员。与医疗机构相关的因素包括拥有接受过相关培训并提供门诊服务的卫生人员、安全因素（血库）、比 OPD 更好的独立性、转院协议和距离。本章还讨论了出院后安全活动水平、安全镇痛、伤口护理、饮食摄入和营养、家庭安全网络、早期康复以及随访的原则。

前面各章中讨论的门诊设置方法取决于患者选择、镇痛和麻醉治疗以及 OPSS 的临床疗效和经济效应。本章将讨论 OPSS 术后护理，我们将在 "24h" 计划中，详细划分关键时间段。无论患者是在 ASC 还是在医院 OPD 停留 4h 或 24h，我们都建议在第 1 个 24h 内制定明确且沟通良好的计划（表 50-1）。

所有有关出院后护理（PDC）的计划和指导都是在术前由医生、注册护士、麻醉医生、理疗

表 50-1　术后康复流程

第 1 个 4h	早期康复
第 2 个 4h	安全转移 鼓励预防深静脉血栓，呼吸道护理 ᵃASC 或 OSD 联系人对患者康复工作进行早期评估
第 3 个 4h	安全健身操 ADL 步态训练
第 2 天	继续上述锻炼 ᵃASC 或 OSD 联系人对患者康复工作进行早期评估
第 1 周	如上，增加呼吸训练及静力锻炼 ᵃASC 或 OSD 联系人，对患者康复工作进行早期评估
第 1 个月	恢复正常的全身有氧训练、营养及精神状态

ADL. activities of daily living 日常活动；ASC. ambulatory surgery center 日间手术中心；OSD. outpatient surgery department 门诊手术部
a. 尽早沟通可减轻患者不满意度。注意：患者预后的评价 90% 是由患者主观感觉决定的；因此，沟通时对患者的鼓励十分重要。

师和营养师共同制定的。患者安全保障团队包括由一名家庭医生（首选）、患者本人、外科医生、麻醉医生、营养咨询和康复顾问组成。因此，我们将详细介绍利于 OPSS 的术前准备，以及相关的术后护理。

二、术前咨询 / 门诊脊柱手术（OPSS）宣教

在计划 OPSS 时，我们必须在术前就开始制定出院后的护理方案。但哪些脊柱外科手术可以作为门诊手术开展，目前尚无定论。关于门诊脊柱外科手术标准的文献相对较少。一般情况下，进行门诊手术的决定有时会引起争议。但在门诊条件下进行手术，外科医生必须仔细检查其他因素，并在患者充分知情的情况下，以团队为主导，以一种安全的、以患者为中心的方式实施。

理想情况下，外科医生已考虑了实施手术的各种选择，包括根据患者病情需要安排住院手术、医院门诊部和（或）日间手术中心。手术方法的选择要以患者为中心，需要全面评估包括安全性及术后满意程度相关的所有因素。一旦确定某个患者可以在门诊进行上述的手术，那么与患者相关因素需要全面评估。在门诊环境中，患者获得术后理疗、护理和静脉镇痛药物的机会有限，因此关于术后护理方案，提前向每个患者进行全面的解释显得尤为重要。有了合理设定的预期，患者可以更好地推进术后计划，只要他们对常规的临床流程有充分的了解，就不会对不良事件感到惊讶。

至关重要的是，患者和家庭支持团队对门诊手术治疗要保持积极态度，并且共同参与到康复治疗中来。术后管理的合作态度是决定成功疗效和患者满意度的重要决定因素。通过知情同意书签订，患者必须理解并知晓门诊环境相关的风险以及可能需要转住院或出院的可能。

要成功实施出院和出院后护理，首先要进行认真周到的术前咨询 / 宣教。需要考虑的关键点

包括家庭支持系统；日常必需设备，包括睡眠安排、同级别卫浴、疼痛管理、饮食、伤口引流和护理，以及最重要的危险信号，例如：何时联系医生，致电急救服务或立即前往最近的急诊室（表 50-2）。无论手术环境如何，所有这些问题都是可能发生的。然而，如果没有住院医护人员的直接干预，有些原本很容易发现并治疗的问题可能会被忽略。

在疼痛、伤口护理和神经功能方面，需要使患者知晓术后可能发生的正常和异常情况，这应该通过尽可能多的方式（包括口头和书面）传达给患者。笔者认为，术前全面的咨询最好是在有家人和（或）任何参与患者术后治疗计划的护理人员在场的情况下进行。咨询应由最有资质的专业人士进行，并有时间对问题进一步解释。全面的评估较难实现，这就是为什么作者建议同时进行口头和书面说明，并且提供联系指引以应对术后恢复过程中出现混乱或恐惧。许多问题可以通过直接联系解决，从而避免去急诊室就诊。

> **要点**
> - 术前咨询是术后成功护理的关键。
> - 关于术后即刻恢复期，患者和其看护者需要意识到可能发生的正常和异常情况。
> - 术前咨询应该由最有经验的医生进行，并应采用包括书面的和口头等多种方式。

三、门诊手术的知情同意

有些并发症不是门诊手术的绝对禁忌证，但也确实会增加手术的风险[2, 3]。在门诊如果遇到紧急情况，原计划可能会受到限制，小情况可能会迅速演变成大事故。前面的部分讨论了门诊手术的适应证。我们要强调的是，应该让患者意识到，手术风险的变化取决于患者的并发症[4]。尽管我们并未涵盖所有可能的风险，但重要的是任何罕见的情况都要向患者传达到，因为这种情况可能会危及患者生命。需要重点考虑的因素包括

表 50-2　术后恢复的危险信号

症　状	鉴　别	下一步采取症状
双上肢或双下肢神经功能障碍（无力、麻木、感觉缺失）	血肿引起脊髓水平损伤或压迫	就近至急诊治疗或拨打急救电话
突发或加重的步态异常		
大小便失禁		
屈颈时诱发的下背部及腿部的烧灼样或放电样疼痛（Lhermitte 征）		
严重的颈部疼痛		
呼吸、构音障碍及声音嘶哑	咽后血肿	就近至急诊治疗或拨打急救电话
头晕、头昏及虚弱感	供血不足（例如，贫血）	立刻电话医生咨询或至附近急诊就诊
头痛、畏声、畏光	迟发型脑脊液漏或其他因素	伤口渗液：至急诊治疗 伤口干燥：致电医生办公室
伤口渗液		
伤口干燥		
全身症状：发热、寒战、夜汗、体重下降	感染，深静脉血栓	立即致电医生的诊所
严重疼痛持续加重		

假如患者术后出现严重的症状，告知他们怎么处理非常重要

但不限于高 BMI（超重或肥胖）、慢性阻塞性肺疾病、短暂性脑缺血发作/卒中史、高血压、既往心脏外科手术史、预计的手术时间和高龄，所有这些都是围术期早期并发症发病率和死亡率的预测指标，并且极大地影响了门诊脊柱术后意外入院率 [1, 4, 5]。患者可能不能理解，在门诊进行手术意味着在心脏病发作时他们离心脏介入导管室较远，如果遇特殊情况，他们可能没有血管外科医师。

此外，尽管门诊脊柱外科手术（OPSS）可以减少腰椎间盘切除术及单节段、双节段 ACDF 的短期并发症，但该水平的证据尚不能用于其他手术 [6-8]。我们与患者一起做出了一项明智的决定，那就是在进行门诊手术时，双方要充分意识到因发病率而增加的风险。我们向患者保证，我们将竭尽所能减轻这些风险。在许多情况下，我们需要花一些时间在术前进行比住院患者更全面的评估。除初级护理提供者外，这还可能包括心脏病专家（超声心动图/负荷测试）或肺病专家（PFT）的许可。在门诊环境中负责即时护理的麻醉医生在评估过程中发挥了重要作用。他们需要被充分告知患者情况以及麻醉苏醒时可能的额外工作。我们采用更严格的术前麻醉访视评估标准作为额外的安全措施。

同样至关重要的是，门诊手术时需要评估患者的性格、倾向性或其他任何心理/情绪问题 [4]。在了解了门诊手术可能会增加相关风险之后，患者通常会希望了解"为什么"还要采取门诊手术。对于一般状况良好的患者或者一般情况要优于其生理年龄的老年患者来说，门诊治疗可能会带来许多益处。这些优点包括：私密的小环境带来的更人性化的服务，更少的紧张不安的情绪，更低的院内感染或与其他患者接触的风险，更低的护理率，以及如前一章所述，更低的经济负担 [1, 9]。

> 要点
> • 如果发生术中或术后并发症，独立式日间手术中心（ASC）不等于医院门诊部（OPD）。

> • 根据患者可能发生的并发症及缺乏的辅助支持系统（输血、ICU、导管室等），进行充分沟通和风险评估，对于建立相互信任的医患关系至关重要。

在一项回顾性研究分析中，因手术部位感染（clinically significant surgical site infections，CS-SSI）导致的急诊就诊中 2/3（63.7%）发生在手术后 14d 内，其中 93.2% 的患者进行住院手术 [10]。一般来说，医院容纳了从危重患者到健康的正常人。除了没有被重症和感染患者包围的明显优点外，其他较不明显的优点还包括更快回家，以得到更亲密的、更有关爱的护理，这是与患者的健康息息相关的。通常，家庭环境意味着在家中进行一对一的护理。尽早返回家庭环境可能会减少因手术影响而引起的"情绪敏感性"，从而直接影响患者对其术后疗效的看法。

四、疼痛管理、饮食、引流和伤口护理

本章分别讨论了上述主题。但是，从咨询的角度来看，我们强调规划合理的计划 A，以及计划 A 实施不充分时应采取的措施。门诊办公室可以随时进行再评估。最好在手术前给患者开好止痛药的处方，以便患者回家时就有这些药物。这是术前咨询中最容易记住的。对于某些患者，我们推荐特定饮食，对于颈椎前路的患者给予易于吞咽的食物，而腰椎手术患者给予高蛋白饮食。提前进行讨论很重要，这样患者可以提前购买必要的物品。伤口护理也是如此。应该告知患者什么时候进行引流、用什么包扎伤口以及在哪里购买补给品。如果需要引流，应事先告知患者并制定计划。术后计划是个性化的，在某些情况下，我们允许患者自己拔出引流管，而在另一些情况下，我们希望他们来诊所处理。不论计划如何，都应明确规划并向患者解释。

> **要点**
> - 手术后的早期患者沟通有助于预防紧急情况，并可能减少并发症。
> - 制定术后计划 / 规划并适当地向患者宣教对于良好的疗效至关重要。

> - 需要在术前规划阶段评估家庭支持网络，同时要考虑术后护理计划及其实施情况。
> - 手术不仅对患者而且对他们的整个支持网络都有重要影响。

五、家庭支持网络

在最终的术前评估过程中，一旦确定好按计划的手术日期时，就要根据术后护理计划来评估患者的家庭支持系统。建议参与患者术后护理的人员也应到现场就诊，以便可以回答所有问题并清楚地执行计划。无论是颈椎、胸椎还是腰椎手术，门诊功能都会受到一定程度的限制。在医院环境中，理疗师会询问关于在家上下楼梯、如厕、上下床以及其他日常活动的问题。我们利用门诊办公室联络系统来完成这个工作。在了解患者手术后预期时，需要使患者意识到这些难题并适当地计划。如在腰椎手术之后，患者通常会发现使用软床垫或水床非常不舒服并且难以上下床。由于这个和其他原因，可以考虑订购家庭用病床。如果床和洗手间之间有楼梯，床旁马桶可能是更合适的选择。如果对家中居住设施有任何担忧，家庭健康评估可能对医生和患者都非常有用。在术后早期恢复期，患者的步行和耐力可能会受限制，并且不同程度上很难出门购买日常必需品。通常在家庭护理方面，最重要的考虑因素是睡眠安排、是否方便获得食物和水以及怎样方便地去卫生间。门诊患者的恢复曲线更陡峭，而各方面信息都能顺利获得的患者可能更为镇定、健康且疗效更加满意。

> **要点**
> - 患者的家庭支持网络应成为患者所有咨询要素的一部分，以确保提供充分的和良好准备的安全支持网络。

六、书面指导

考虑到任何手术都会对任何人造成重大压力，告知患者并不能保证他们会记住我们告知内容。患者对我们告知的依从性与患者对说明的理解和记忆都直接相关。通常情况下，患者会专注于会接受外科手术本身，而难以集中注意到出院后的护理细节。以上情况可以通过患者的术后护理提供者参与手术前讨论来在一定程度上得以解决，但是即使在这种情况下也无法确保患者记住所有事项。提供通俗易懂的详尽书面指导，对于确保术后患者依从性至关重要。

说明中应包括脊柱手术的"危险信号"（表 50-2）。这些危险信号的严重性从拨打 911 到立即致电外科医生不等。有趣的是，笔者认为应该为患者提供直接与我们或我们的联络人（PA、NP 或 MA）的联系方式，而不是转接给接听服务。我们绝大多数的患者都不想打扰我们，而在夜晚叫醒医生的不安和尴尬的情绪通常可以阻止大多数电话。如果出现问题，我们鼓励患者致电。重要的是，我们的患者在前往医院之前先咨询了我们的工作人员，这样更好地避免了不必要的急诊就诊或再次入院。这当然也排除了某些特殊的示警症状（表 50-2）。

前几章讨论了患者的因素和可能的禁忌证。值得强调的是，我们应该仔细回顾患者病史，特别是患者的年龄、总体健康状况、体重（BMI）以及有无心脏或其他代谢问题。禁忌证还包括在 ASC 中不能使用的其他必要的支持服务，可能包括透析，或可预见的重症监护、可能进行输血以及配备的血库，或术前内科治疗或麻醉苏醒需要配备的特殊需要。

出院指数

表 50-3 包含门诊团队定期评估的参数。当我们的患者符合安全出院标准时，应提供其余术后护理的咨询服务。在满足所有这些条件的情况下，可考虑准许患者早日出院。通常对于腰椎减压术观察 4h 就足够，对于颈椎手术，作者建议最少观察 4h[9, 11, 12]。创伤更大的手术诸如多节段颈椎手术，可能需要其他的诸如气道安全性观察和血肿观察。只要无软组织肿胀，发声正常且无气道位移，患者就可以出院。

只要患者符合出院标准，无论在 4h 还是 24h，一旦患者到达家中或康复训练点，建议 RN（注册护士）或联络组织进行早期出院后电话随访。那时可以解决有关术后早期护理和其他问题

表 50-3　出院指数

出院指数		
生理指数：改良 Aldrete 评分系统		
活动：主动或被动运动	四肢 两个肢体 0 个肢体	2 1 0
呼吸	可以深呼吸 呼吸困难、浅呼吸或呼吸受限 窒息	2 1 0
循环：血压	麻醉前血压 ±20mm 麻醉前血压 ±20～50mm 麻醉前血压 ±50mm	2 1 0
循环：心率	麻醉前心率 ±20mm 麻醉前心率 ±20～35mm 麻醉前心率 ±35～50mm	2 1 0
意识	清醒 嗜睡 昏迷	2 1 0
氧饱和度	室内环境氧饱和度＞ 92% 必要时给氧 氧饱和度＞ 90% 给氧状态 氧饱和度＜ 90%	2 1 0

改良 Aldrete 评分系统：总分＞ 9 分可予以出院

手术指数

疼痛评估	患者不需要静脉止痛药物
神经功能	稳定及合适的神经功能测试
机动性	安全地站立及转移，早期独立活动
常见的并发症	达到手术目标且无并发症，需要进一步住院治疗
并发症：脑脊液漏	一般情况下，鼓励在出院前 23h 的平卧床休息。有症状的患者（头痛、畏光、恐惧心理、恶心）需要长时间观察并可能转移至住院
并发症：大出血	必须满足生理参数或考虑过夜观察和（或）转至住院治疗
膀胱功能	排尿功能恢复正常才予以出院

一旦满足生理和外科出院参数，就必须考虑转运距离。视情况而定。我们建议根据患者出院时间、离医院或急诊服务的距离以及驾驶条件来权衡出院时间

的反馈。的确应如指示的那样，尽早识别潜在并发症及可能提示就医的危险因素。此类情况可能包括评估排除卒中、MI 或需要额外的疼痛管理。

七、出院后镇痛

手术前应评估患者慢性止痛药的使用情况、新陈代谢水平、对门诊环境和术后镇痛的适应性。在征得患者同意后，我们倾向于术前使用低剂量芬太尼透皮贴剂（25μg/h），以使手术过程中达到一定水平，有效期最多 3d。我们评估术后早期的镇痛效果，并根据需要提供新型镇痛药。术中使用长效局麻药，例如利多卡因或盐酸丁哌卡因与肾上腺素，丁哌卡因脂质体混悬液，或单独使用丁哌卡因，以提供术后镇痛作用，并通过持续的术后镇痛治疗和降低中枢敏感性来减少术后麻醉药[13]。根据患者的治疗方案，围术期使用普瑞巴林和（或）加巴喷丁已被证实可以减少麻醉药物使用，并且术后可以继续使用[14, 15]。加巴喷丁可根据需要按比例增加或减少。术前可以使用静脉或口服对乙酰氨基酚[16-18]。口服对乙酰氨基酚可在术后与长效非甾体抗炎药（NSAIDs）联合使用[19-21]。经过筛选的肌松药通常补充应用于护理工作。相较于安眠药物，我们倾向于使用夜间肌肉松弛药作为助眠药。然而，必须要提醒使用肌肉松弛药和麻醉剂的患者。通常不应两种药物合用或在 4h 内不能同时使用，以免发生呼吸抑制。麻醉方案应谨慎执行，应保持在必要的最小剂量，通常只要患者能够耐受口服给药，则予口服氢可酮或类似药物。如果达到充分的镇痛效果，将维持该剂量并逐渐减小剂量。如果没有足够的镇痛作用，在没有恶心等不良反应或危害的前提下，透皮贴剂可以提高到 50μg/h，或者患者可能需要更强的麻醉镇痛药。家庭用药的建议至关重要，可以监督和监测药物使用的情况，以防止早期过度使用，并就止痛效果和家庭环境适应情况向医疗团队提供重要的早期反馈。

八、出院后早期动员

值得一提的是，尚无任何研究能证明术后支具使用方案的差异，也没有前瞻性数据研究证实支撑、活动或术后康复相关的不同疗效。我们根据既往经验采取实用的方法，建议在刚开始的 2～4 周内使用改良的支撑护具（可拆卸外壳）来保护手术区域和软组织，并在短期内限制运动，以促进软组织愈合并减少新生瘢痕。可在指导下脱下护具。

我们建议睡眠时，使用记忆枕，以保证最大限度的中性支撑。我们建议患者采取相应预防措施，颈椎手术后不要手举超过头顶，腰骶椎手术后也不要重复做弯曲、弯腰或扭转动作。我们建议在术前至配套有合适的理疗设备的"复健中心"就诊，从而为患者提供术前身体机能的评估，并能为日常生活的合适运动提供评估和指导。我们建议形成一套流程可供术后安全地实施以上计划。

九、出院后伤口护理

可以使用安息香酊和 Steri-Strips® 系列促进伤口闭合。尽可能使用不可吸收缝线、水平褥式缝合，以减少缝合线的炎性吸收反应并改善外观。皮肤黏合剂可能会有所帮助。如果有指征，可放置引流管，但不能代替细致的止血。我们的建议是使用多种止血方法，包括双极电凝，以及应用各种市售止血产品以减少术后渗血。笔者倾向于粉状凝胶泡沫和凝血酶，并根据外科医生的所需剂量和易用性进行配比。如果放置了引流管，则应当监测引流量，根据医生建议和患者舒适度，在出院前拔出引流管。以封闭方式使用敷料，这样可以尽早淋浴。如果敷料干净或没有污渍，我们建议继续保持干燥、无菌状态 3d，然后拆除。如果超过 4h 仍有渗血现象，则在出院前进行无菌敷料更换。在家里，应避免伤口与宠物直接接触。在完全拆除缝线及患处上皮再生的两周内，患者的活动量逐渐增加，患者可能会从早期的第一阶段静力训练和姿势锻炼过渡到第二阶段的蛙泳训练和全身训练。

十、出院后康复

我们将出院后康复期分为三个阶段。第一阶段，即第一周，致力于早期活动、肌肉容量锻炼、软组织护理、切口愈合和早期伤口并发症的预防。鼓励每次活动 10～15min，每日四次，通过"顾问"观察和协助来进行下床活动，并根据疼痛耐受性逐渐增加运动量。这应该以深呼吸和其他类似的姿势练习（在中立位置进行等距肌肉紧张训练）作为补充。在床上进行肌肉紧张训练还有助于早期肌肉恢复。

术后 2～4 周，我们将进入第二阶段，前提是伤口愈合良好且有新生上皮长成。现在，除了可以逐渐增加步行量外，还可以开始水上运动，这在早期提供了安全的有氧运动。我们还建议在水中和陆上进行肌肉等长锻炼，并在可能的情况下辅以蛙泳。注意避免背部或颈部过度扭转。恢复期早期应避免自由泳。

4 周后，即第 3 阶段，使用无冲击力的有氧运动和闭环锻炼来恢复颈椎或腰椎稳定性。使用瑞典球和类似设备进行核心稳定练习会有所帮助。

十一、安全网

患者应至少进行一次家庭健康和安全评估，尤其是老年人。参与术前评估和指导的康复专家应参与术后康复方案的实施。在完成术前患者筛查后，我们选择了积极主动地参加门诊治疗，理解并接受其风险收益和替代方法的患者进行手术。我们建议为患者的安全网增加一个重要组成部分，即为术前的前期工作而挑选出来的家庭宣教人员。这样的团队成员随时可用，并致力于实施协议并提供支持和监视。我们不能高估"顾问系统"对患者安全和康复的重要性。患者有权力选择合适的人员来协助自身的早期康复。安全网中还包括 ASC 联络人。手术中心应指定一名随时可用的联络员，负责与术后患者进行沟通并解决可能出现的任何问题。在与患者或家庭监护人沟通之后，联络人可根据需要直接与外科医生通话。在没有紧急的术后问题的情况下，应该照常在办公室进行随访。可能需要定期评估，在后续需要进行并发症管理和（或）转院治疗。紧急护理中心和远程医疗可进行伤口评估和进一步的管理决策。这无疑可以增加患者接受治疗的途径和控制成本 [22]。如果出院后不久或患者回家后有必要转移到医院，则主要团队应负责协调持续的护理工作，包括外科医生、内科医生和麻醉医生。

总结

门诊脊柱手术（OPSS）的实施、安全性和令人满意的出院后护理计划在手术计划阶段就应开始。建议采用跨学科的团队合作方法，整合外科医生、麻醉医生、护理人员、营养师和心理学家，以提高安全性和患者满意度。应根据其资源对 ASC 或 OPD 环境进行审查，使其适合于 OPSS[23]。在出院后管理中，必须主动识别早期危险信号。至关重要的是，尽早过渡到安全活动，同时进行适当的伤口护理和监管。明确的症状是"正常的"疼痛和有限的活动，术后安全使用镇痛治疗也很重要。随时联系和主动沟通可帮助各阶段顺利过渡，并根据需要及时更改计划。遵守更严格的指导方针和对检查结果进行严密的随访，将确保所有相关医疗及保健人员在未来更好地参与到计划中来。

测 验

★ 选择题

1. 以下哪些是在选择 OPSS 方法时要考虑的患者相关因素。（　　）

 A. 一般情况   B. 体重指数＞ 30

 C. 患者是否能配合宣教   D. 患者意愿

 E. 以上所有

2. 以下哪些是选择 OPSS 方法时与外科医生相关的因素。（　　）

 A. 哲学   B. 训练

 C. 手术方法   D. 技术

 E. 以上全部

3. 以下哪些是选择 OPSS 方法时与设施相关的因素。（　　）

 A. 受过专业培训、可为门诊患者提供帮助的医疗机构人员

 B. 安全因素（血库）

 C. 比 OPD 更好的独立性

 D. 医院转移协议

 E. 离家的距离

 F. 以上全部

★ 判断题

4. 出院计划最好在 ASC 启动。（　　）

★ 答案

 1. E 2. E 3. F 4. ×

第51章　微创手术入路的选择：特异性风险和并发症的综述

Choice of Minimally Invasive Approaches: A Review of Unique Risks and Complications

William P. Mosenthal　Srikanth N. Divi　Jason L. Dickherber　Michael J. Lee　著

鲁正宇　译

马　君　校

学习目标

- 描述颈椎、胸椎和腰椎微创手术相关的并发症。
- 比较各种微创脊柱手术入路的并发症发生率。
- 描述在微创脊柱手术入路中降低并发症风险的方法。

一、概述

微创脊柱手术旨在通过一种损伤更小的方法获得与开放手术相同或更好的结果，其突出的特点在于对患者原解剖结构的破坏极小。管状牵开器系统和显微镜已经成为微创脊柱外科医生的主要工具，与其他技术创新一样，它们也有各自的优缺点。

因为需要通过更小的手术窗口来实施操作，掌握局部解剖显得至关重要。在开放入路中外科医生可以参考的许多解剖结构在微创入路中是不可见的，这可能导致外科医生在手术操作中偏离目标[1]（图51-1）。所以很重要的一点是，外科医生要培养将显微镜下的二维图像转换成术野中对应三维结构的能力。

通过狭窄的管状牵开器操作需要使用更长的手术器械，因此微创脊柱外科医生必须适应长柄器械带来的操纵和触觉反馈上的变化。手术过程

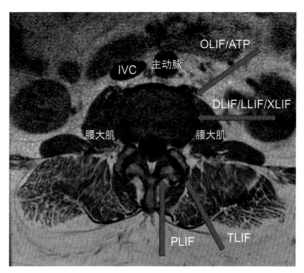

▲ 图 51-1　**腰椎微创手术入路**
PLIF. 后路椎间融合术；TLIF. 经椎间孔腰椎间融合术；DLIF. 直接侧方椎体间融合术；LLIF. 侧腰椎椎体间融合术；XLIF. 极外侧入路椎间融合术；OLIF. 斜外侧入路腰椎间融合术；ATP. 腰大肌前入路；IVC. 下腔静脉

中出现的并发症，如硬脑膜或血管结构的损伤，在微创手术入路范围的限制下更加难以处理。因

为有时必须以倾斜的角度接近椎间隙，难免要使用有弧度的器械，这使得充分的椎间隙准备变得困难。在微创手术的大多数阶段，包括椎间隙准备阶段，通常需要进行 X 射线透视，因而增加了外科医生和患者的辐射暴露。

与开放手术相比，外科医生在微创手术中使用 C 形臂透视受到的辐射剂量增加两倍以上[2]。术者应注意穿戴适当的防护设备，尽量增加与 X 线管之间的距离，限制连续拍摄和放大拍摄的次数，并尽量避免将手放在主射线束中。

微创外科（minimally invasive surgery，MIS）技术要求高，学习曲线漫长但并非难以逾越[3]。微创脊柱外科医生应当对各种微创手术入路的并发症建立清晰的认识，并培养控制并发症风险的能力和处理并发症的能力。

二、颈椎手术的并发症

（一）颈椎微创手术的概述

与腰椎手术相比，颈椎手术造成的组织破坏明显更小，因此"微创"这一概念就颈椎而言带有一定的主观性。根据患者的体型和牵开器直径，开放式颈椎手术的手术创伤可能与使用管状牵开器的"微创"手术相当。总体上，缺乏对使用管状牵开器和叶片式牵开器相关手术并发症比较的文献支持。然而，虽然还未证实，但从直观上看，使用管状牵开器的微创手术可能有助于减少过度牵拉造成的吞咽困难和发声困难等并发症。相反，较小的手术窗口也给实现手术目标（特别是充分的神经减压）带来了更大的技术挑战。需要进行比较性研究以进一步评价一种手术方式是否优于另一种。

（二）前路手术的并发症

开放式前路手术的所有并发症在微创前路手术中均有可能发生。开放式颈前外侧入路（Smith Petersen）手术的并发症在之前已经有过详细的描述，包括食管损伤、气管损伤、颈动脉或椎动脉损伤等。破坏性较小但是更常见的并发症包括吞咽困难和发声困难，一般认为这两者更常见于翻修手术和多节段手术。

> 喉返神经单侧损伤可引起声音嘶哑；双侧损伤可引起声带麻痹。

该神经的损伤可能与直接损伤、术后肿胀压力升高和颈长肌上的牵开器位置异常导致的神经失用症、毛细血管血流量减少引起的缺血有关[4]。从解剖学上讲，左侧入路可能有助于预防喉返神经损伤，因为左侧喉返神经的行程更长且更容易预测（穿过主动脉弓），理论上不易受到牵拉的影响。虽然有证据表明，左侧入路可降低喉返神经麻痹的发生率，但也有文献指出左右两侧入路的喉返神经麻痹发生率并无差异[5, 6]。微创手术方式对这种并发症的影响尚不清楚。在非融合的椎间孔切开术或椎间盘部分切除术中，外科医生可以在直视下进行标准开放手术，并放置管状牵开器。有报道描述了使用连续扩张器经皮肤入路进行颈椎前路椎间盘切除融合术[7]。虽然这可能有利于减少组织剥离和牵拉，但由于对组织界面的可视性较差，也可能存在额外的风险。

同样，术中直接损伤或过度牵拉也可能造成食管损伤。如果未及时发现，可能会导致纵隔炎、肺炎、椎前或咽后脓肿以及气管食管瘘等严重危及生命的情况发生。虽然管状牵开器对食管的牵拉更小，理论上可能降低吞咽困难的发生率，但是其可视性较差，可能不利于在牵开器置入时提供充足的视野以保护食道。因此可能导致术后吞咽困难，如果严重到一定程度，可以进行数字荧光透视检查来评估咽后壁麻痹情况或其他吞咽异常情况。如果怀疑术中食道损伤，可以注射亚甲蓝来确定穿孔部位，如果存在穿孔，应直接修补或用皮瓣修复，并立即请耳鼻咽喉科或胸外科医生会诊。

采用微创手术方法很少发生大血管（椎动脉或颈动脉）的损伤，然而该方法依然存在损伤的可能性。一般情况下，通过触诊脉搏很容易识别颈动脉。在通过小切口连续扩张的经皮入路手术中，由于术野的限制，颈动脉可能在术中存在损伤风险。相反，Pollard 等提出过度牵拉可导致颈动脉部分闭塞，对原有血管病变的患者可能有临床意义 [8]。

> 在外科医生对钩椎关节和神经孔进行减压时或进行椎体次全切手术时，伤及椎动脉的风险很高。

外科医生了解患者的椎动脉解剖至关重要。椎动脉最常于 C_7 横突前方向头端走行，然后进入 C_6 横突孔。因此，理论上来说，在 C_7 水平的切开有可能损伤到椎动脉。偶尔也会出现椎动脉在更高的水平进入横突孔，外科医生应注意其远端走行 [9]。使用管状牵开器可能会混淆解剖标志，如果牵开器放置不当，也有可能造成椎动脉损伤。在严重退行性变的颈椎中，迂曲的椎动脉可能陷入椎体内，在椎体次全切手术中容易受到损伤。当通过微创管状牵开器工作时，增生的骨赘和狭小的工作空间很容易使解剖标志模糊不清，可能导致无意间的损伤。

1. 颈椎前路椎间孔切开术

尽管在大多数情况下，颈椎前路椎间孔切开术常与椎间融合术同时进行，但其也可以单独进行。Jho 等描述了一种手术入路，在暴露上下相邻椎体横突的内侧缘后，斜行进入钩椎关节 [10]。这项技术尤其存在椎动脉损伤风险，特别是在 $C_6 \sim C_7$ 水平，因为在 C_7 横突前方有椎动脉走行。随后从钩椎关节向后纵韧带（posterior longitudinal ligament，PLL）钻孔。保留椎动脉内侧的薄层皮质。然后用远离椎动脉方向的力将残余的钩突剥离 [11]。钩突上钻孔的尺寸横向约 5～8mm，纵向约 7～10mm [10]。如果需要进行椎间盘切除，用 1mm 的 Kerrison 咬骨钳小心地切除并取出后纵韧带以及所有残存的椎间盘碎片，直至显露出脊髓外侧 1/3 部分以及明显减压的神经根。

多项回顾性研究发现，颈椎前路显微椎间孔切开术在中短期内效果良好 [9, 12-15]。Kotil 等前瞻性地研究了 25 名患者，在手术前后分别进行 CT 扫描以对椎间孔减压进行定量研究。该队列研究未报道术中或术后并发症，作者发现在手术中切除的骨量极少，理论上可以保持脊柱的稳定性 [9]。然而，作者也注意到，如果过多的钩椎关节被移除，可能会发生脊柱不稳定。关于这一问题，Hacker 等回顾性研究了 23 例患者，他们发现 30% 的患者尽管初期效果良好，但仍需要再次手术，可能是由于钩椎关节过度切除以及椎间隙破坏所致 [16]。更多的长期研究表明，术后 3 年和 6 年的总体结局良好，再手术率较低 [14, 15]。Kim 等的统计分析表明临界直径为 4.7mm，切开超过 4.7mm，该水平的椎间盘可能会由于椎间隙的破坏而发生退变 [15]。虽然在技术上具有挑战性，但一些研究表明，颈椎前路显微椎间孔切开术可以在保留运动节段、避免融合的同时，为治疗神经根型颈椎病提供良好的中远期疗效。

2. 非融合的颈椎前路椎间盘切除术

据文献描述，非融合的内镜下椎间盘切除术获得了非常好的结果 [17-20]。Tzaan WC 回顾了 107 例接受经皮内镜下颈椎间盘切除术的患者，根据改良 MacNab 评价标准 91% 的患者在术后平均 22.4 个月时，取得了良好或优秀的结果 [19]。2 例患者出现手术并发症，其中 1 例患者颈动脉损伤，予血管造影及支架置入治疗，另 1 例患者出现术后头痛，行保守治疗。颈动脉损伤发生在工作套管穿过椎间盘的前方时。作者指出在这些结构中推进连续扩张管和操作套管很困难。如果遇到阻力，持续的推挤可能会损伤周围的结构，包括椎动脉和后方的神经结构。他们指出，椎间盘穿刺应靠近中线，以避免并发症。Ahn 等发现，在术后平均 28.6 个月时，虽然椎间盘高度降低了 11.2%；然而整体和局部矢状序列都得以保留 [18]。Tzaan 等发现，在术后平均 17 个月时，椎间盘高度降低了 17.7%，未出现矢状面不稳定的放射学征象 [19]。Lee 等发现，在术后平均 45.5 个月时，

37例患者的椎间盘中央高度降低了24.5%，椎间盘后方高度降低了30.3%，不过，这并未对临床结局产生影响[20]。虽然有很多关于非融合椎间盘切除术的争议，但上述这些研究表明，尽管在影像学上椎间盘高度有所降低，但由于保留了周围韧带结构，脊柱的中短期稳定性可得以保留。

3. 颈椎前路椎间盘切除融合术

颈椎前路椎间盘切除融合术（anterior cervical discectomy and fusion，ACDF）是治疗神经根病变、脊髓病变和畸形的常用手术方法。尽管有研究指出内镜下椎间盘切除术后不进行融合也可以保持脊柱的稳定性，但椎间盘切除术后进行椎间融合是更有优势的，有利于维持术后稳定性和维持椎间孔高度及神经根减压效果。Yao等报道了随访5年以上的76例接受单节段内镜ACDF的患者[7]。专门的器械可以通过移除软骨和后纵韧带来完成椎间盘准备的整个过程。通过20mm管状牵开器向椎间隙置入填充有自体髂骨移植物的增强聚合材料的椎间融合器。据报道，未出现术中并发症且在术后5年，有86.6%的患者获得了优秀或良好的结果。所有患者均实现椎间融合，但6%的患者出现了椎间融合器的沉降。他们指出，在内镜下成功地进行融合手术的一个关键因素是有足够大的工作通道（2cm管道），可以允许磨钻进入以及显微手术镊和融合器同时通过。与单纯减压手术相比，融合手术对可视性的要求更高，而更粗的管道同时也可带来更佳的可视性。

（三）颈椎后路手术的并发症

由于颈椎后方没有重要的解剖结构，因此相对于前路手术，颈椎后路微创手术可能更具优势。此外，长久以来开放式颈椎后路手术一直都与较大的切口和严重的术后疼痛相关。数项研究报道指出，尽量减少颈椎后侧肌肉组织的破坏与减轻术后疼痛和促进快速恢复有关[21]。据Celestre等报道，使用微创方法进行颈椎手术可以使失血更少、疼痛更小、复苏更快[22]。上述的这些优点需要与较小手术视野带来的学习曲线长

和技术难度高相权衡（图51-2）。虽然微创技术需要一定的学习曲线，但是据报道这些技术在短期疼痛和患者安全性上具有优势。一篇比较开放式颈椎椎间孔成形术和微创椎间孔成形术的Meta分析和一些近期的系统性文献综述表明，显微外科手术中患者失血更少，手术时间更短，住院时间更短，而在并发症和临床成功率方面没有观察到差异[23-27]。

微创颈椎后路手术通常采用旁正中皮肤切口，纵向切开筋膜，然后术者用手指钝性剥离椎旁肌肉至病变水平的侧块和关节突关节[22]。随后将钝性扩张器插入到手术节段的椎体侧块上，使用连续扩张器撑开，直到可以放入管状牵开器。最重要的是使用术中透视来确认正确的手术节段。牵开器应显露出侧块的内、外侧面及关节突关节。过多的侧方剥离可能引起严重的肌肉出血，应注意避免。应注意不要破坏手术节段上下相邻的关节囊。

1. 颈椎后路椎板间切开椎间孔成形术

椎板间切开椎间孔成形术首先需移除下关节突侧块的内侧半。辨认黄韧带并仔细移除，显露硬膜外腔，然后移除上关节突的内侧1/3～1/2[22]。而后可以探查同侧的椎间孔并进行椎间盘切除。颈椎后路椎间孔减压术可在微创技术下进行，但如果该技术使用不当，暴露过程中会出现严重的肌肉出血，或在减压操作中损伤神经根或脊髓。

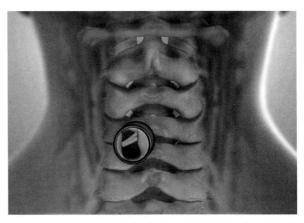

▲ 图51-2 颈椎后路椎间孔成形术的微创入路。管状牵开器放置在关节突和椎板间隙上，以完成椎板切除和椎间孔成形

据报道，微创颈椎后路椎间孔成形术治疗神经根病变是一种安全有效的手术方法，可减少术后疼痛和住院时间 [28, 29]。Skovrlj 等近期回顾了70 例行微创颈椎后路椎间孔成形术（伴或不伴椎间盘切除术）的患者，发现远期疗效良好 [30]。仅有 3 名患者发生手术并发症，包括脑脊液漏、术后血肿和神经根炎，而且仅有 5 名患者（7.1%）在术后 44 个月时接受了 ACDF 手术。作者指出，该技术是治疗神经根病变的有效手段，然而必须注意同侧关节突切除不要超过 50%，以降低术后节段不稳的风险。Kim 等对单节段后路微创椎间盘切除术进行了平均 25 个月的随访，发现矢状面序列未出现变化 [31]。多位作者报道，在对颈椎后路内镜下椎间盘切除术患者的回顾性研究中未出现手术并发症 [32-35]。一份病例报道讨论了 1 例行单侧 "钥匙孔" 椎间孔成形术治疗神经根病变和无力的患者，术后发生双侧 C5 神经麻痹 [36]。这是一个广为人知的术后现象，在接受颈椎手术的患者中发病率为 5.2%，但人们对其了解甚少 [37]。根据现有的文献，很难评估这种并发症的发生率与手术入路的关联性。

2. 颈椎后路融合术

如果有进行内固定和融合手术的指征，可以使用裙式牵开器置入万向侧块螺钉。Celestre 等建议进钉点位于侧块中点偏内 1mm[22]。钻孔后，使用预先装好的 14mm 钻头向头侧倾斜 15°、向外侧倾斜 30° 钻孔。应始终用球型探针探查前方皮质穿透情况，并用透视检查螺钉位置。有研究报道微创颈椎后路内固定术是可行的 [38-41]。Kantelhardt 等使用导航系统置入内固定器械完成了这一手术 [41]。Wang 等在直视下进行了该手术并获得了 100% 的融合率，尽管有 2 名患者（11%）由于下颈椎放射显影不充分需要转为开放手术 [38]。

三、胸椎手术

（一）胸椎微创手术的概述

在传统开放后路脊柱手术中，胸段脊柱被认为是中轴骨中富有挑战性的手术区域。多数脊柱外科医生对脊柱后正中入路的手术得心应手。然而，与腰椎的马尾神经不同，胸椎的脊髓对牵拉或手术操作的耐受性要差得多。在胸椎后路手术时必须非常小心，因为血管功能受损和轻微挫伤可能导致脊髓或神经根的医源性损伤 [42]。尽管发展出的各种手术入路（例如，经椎弓根入路、保留椎弓根的经关节突关节入路、肋横突入路、外侧胸膜外入路）可以为进入脊柱腹侧提供通路，但以一种微创的方式来执行这些操作仍是具有挑战性的。总的来说，以后路为基础的手术入路足以应对旁中央型或外侧的椎间盘突出，但除非移除脊柱侧方的稳定结构，否则对大的中央型椎间盘突出进行减压仍是具有挑战性的 [43]。对于大的中央型椎间盘突出，外科医生可以考虑采用前路手术。

采用胸椎前入路可通过切开胸廓进入脊柱前部结构。前路手术可经胸膜或经胸膜后进行。经胸膜入路包括分离壁层胸膜和脏层胸膜显露肺部，随后肺排气回缩。因此，这种手术入路有增加肺部并发症的倾向，可能不适用于肺储备功能较差的患者 [44]。其他可能的肺部并发症包括胸腔积液、肺挫伤、血胸和乳糜胸 [45, 46]。大血管等内脏结构也可能因持续收缩面临风险。

> 前路经胸膜后入路提供了一种更短且更外侧的脊柱入路，可避免侵入胸膜和肺的回缩，理论上可以尽量减少上述并发症。

术前确定手术入路的侧别也很重要，因为有几个必须考虑的因素。在上胸椎，右侧入路可能更有利，因为可以避开心脏和大血管。对于下胸椎，左侧入路可能更有利，因为主动脉在该手术区域，而相对于在右侧的腔静脉，主动脉通常对手术操作有更好的顺应性和耐受性。胸椎手术的另一个重要考虑因素是脊髓的血管供应。脊髓前部主要血管供应来自 Adamkiewicz 动脉（通常在 T9 和 L2 之间），通常从左侧进入脊髓 [47, 48]。

> 手术节段错误是可发生于脊柱任何部位的严重并发症，但在胸椎尤其容易发生这种并发症。

强烈建议进行术前成像，在包含病变节段的同一图像中找一个易于识别的标记，以保证手术节段的辨认正确[43, 49]。作者倾向于在术前获得包括病变节段和骶骨的胸腰椎矢状位图像，以便在术中准确计数椎体平面。或者，一些外科医生将最下面一根肋骨作为起始标志来计数手术平面。

（二）前方经胸膜入路

Deviren 等在对 12 例患者的研究中首次描述了微创经胸膜入路[50]。由于切口尺寸和胸腔内工作空间较小，该操作不会造成肺回缩。使用硬性牵开器撑开肋骨以提供手术操作窗口。在这些患者中，共报道 2 例并发症，可能皆为过度牵拉导致。1 名患者肋骨骨折，另 1 名患者出现肋间神经痛（由于过度牵拉附着于上肋骨的神经血管束所致）。

近期的另一项研究描述了使用特制牵开器系统进行的微创经胸腔入路（mini-TTA）[42]。分离背阔肌和前锯肌纤维后，暴露下面的肋骨，并将 mini-TTA 牵开器定位在肋骨之间。肺回缩后，打开脏层胸膜，使用充气式撑开器将肺牵开，进入胸椎前方。在显微镜放大下，使用高速磨钻进行骨修正（磨除肋骨头、椎弓根头端、上位椎体的下外侧和下位椎体的上外侧）。Arts 等在其回顾性分析中报道了高达 38% 的并发症率[42]。并发症主要为脑脊液漏和肺牵拉与回缩引起的肺部并发症。与胸椎后路经椎弓根入路相比，总体神经系统并发症无明显差别。

（三）前方胸膜后入路

胸膜后胸廓切开手术可以不通过胸膜腔进入胸椎。1995 年，McCormick 等首次描述了这一方法，并将其称为胸椎的“前外侧”或“外侧”入路[51]。这种入路提供了更直接地进入脊柱的路径，允许更小的皮肤切口和更少的组织剥离。实

施该手术时，在切除肋骨后辨认胸内筋膜并将其与深处的壁层胸膜分离。胸内筋膜是与被切除肋骨的内面骨膜相连续的一层膜，与腹部的腹横筋膜相似。该手术中，壁层胸膜可能被误切，如果术中发现应直接进行一期修补[44]。适当游离壁层胸膜后，应识别和保护神经血管束。如果没有进入胸腔，一般不需要放置胸腔引流管。可以通过 Valsalva 动作提供胸内正压来验证是否存在漏气。如果手术节段涉及胸腰椎交界处，非常重要的一点是要在椎体上分离手术同侧膈肌脚，使膈肌具有一定的活动度[44, 52]。另外，必须从同侧腰大肌和腰方肌内侧游离弓状韧带。关闭切口时应重建该解剖结构，这一点很重要。中胸椎和下胸椎的交感神经链切断通常不会造成什么影响，但是在上段胸椎切断交感神经链有可能引起 Horner 综合征[44]。另外，应避免压迫相邻肋骨的肋间神经，以免引起肋间神经痛。

越来越多的数据支持使用微创胸膜后入路可以减少肺部并发症[53-58]。Kasliwal 等观察了 7 例使用该方法治疗中央型椎间盘突出的患者，通过使用管状牵开系统，术中不需要肺回缩[53]。作者注意到一个可能的难点是正确识别出胸椎的手术节段，他们通过从骶骨向上计数来识别手术节段并通过前后位和侧位透视图像进行确认。虽然他们未发现任何手术入路相关并发症，但他们建议使用 Binning 等所描述的椎弓根经皮穿刺放置不透射线的标记物，以避免认错手术节段[59]。

与微创经胸膜入路相比，在 Uribe 等和 Nacar 等展示的病例中，接受胸膜后入路手术的患者并发症发生率并无明显增加，说明这是一种安全有效的胸椎手术入路[55, 57]。在 Moran 等报道的病例中，他们注意到术后 38 天有 1 名患者死于肺炎，不过该病例使用了单肺通气[58]。在所有胸膜后入路的病例中，胸膜的意外撕裂可以被及时发现并直接进行修补，不需要放置带气封的胸腔引流。当考虑胸椎前路手术时，前方胸膜后入路提供了一条更直接的通路，可以更好地进入椎间盘中央，并且避免了经胸膜入路可能导致的严重肺部并发症。

（四）胸腔镜下椎间盘切除术

胸腔镜下椎间盘切除术，在文献中通常被称为电视胸腔镜外科手术（video–assisted thoracoscopic surgery，VATS），是由 Mack 等在 1993 年首次提出的一种替代传统开放式前路开胸手术的微创技术 [60]。传统手术方式在开胸手术后因切口较大导致术后疼痛发生率高，致残性神经痛可见于多达 50% 的患者，还有术后肺不张和肺功能障碍的发生率可高达 33%[43, 61]。相较于开放式式，VATS 技术使用小切口来减少术后疼痛、加速恢复并降低并发症的发生率 [62, 63]。然而，使用内镜通过狭小的切口到达胸椎并完成减压和融合，这种操作具有漫长的学习曲线，外科医生可能进行无数次操作之后才能感到得心应手。这是由于内镜将三维图像转换成在二维平面（视频屏幕）上的投影，而且操作者需要使用几乎没有触觉反馈的长柄器械进行操作 [49]。艰难的学习曲线也导致患者手术时间的延长，必须在整体手术方案中加以考虑 [48]。

经胸腔手术的危险性与开放式手术的危险性相近，但是在有限的工作空间下，任何可能的并发症都更难以处置。受限于长柄器械和内镜的视野，不慎切开的硬脊膜明显变得更难修补。胸腔内的肺实质、大血管和重要的内脏结构（如奇静脉、胸导管等）可能因牵开器放置不当而造成损伤。由于最开始插入内镜时没有视觉辅助，插入操作不当可能导致实质脏器损伤 [64]。发生在切口部位附近的肋间神经痛可能是由于硬质的胸腔镜端口对邻近肋间神经的长时间压迫所致 [64]。光纤内镜的尖端偶尔还可能导致热损伤。术者还应保持警惕，防止硬质内镜有任何部分断裂脱落在胸膜腔内 [64]。

比较 VATS 与微创前路手术的两篇文献综述显示，VATS 的手术时间略长（中位时间 223min vs. 170min）、失血量增加、并发症发生率较高（25.9% vs. 14.9%）[65, 66]。具体而言，这些并发症主要与入路相关（如肋间神经痛、胸腔积液、漏气导致的皮下气肿或气胸）。并发症发生率的增

加可能尤其与置入套管时不慎造成的神经或胸膜损伤有关 [64]。第一个孔使用微小切口，可以避免盲插套管带来的这些并发症。

Cheung 等提出了几种 VATS 手术避免并发症的方法。筛选术前基础肺疾病，戒烟以及在脊柱畸形凸侧实施手术（凹侧用于肺通气）可以降低肺部并发症发病率 [64]。如果存在肺瘢痕，在置入硬质套管前使用手指钝性分离可以减少肺实质损伤的发生。轻柔地进入胸腔，避开神经血管束，在直视下进行其他工作通道打孔，这样有助于减少横膈膜和胸内血管的损伤。应时刻监控胸腔内器械的动作和牵开器的开合。作者还指出，由于椎间隙的约束，套管的最大型号不应超过 12mm。在椎间隙工作时，器械的方向应与椎体终板方向相平行，以保证安全取出椎间盘。如果在有脊柱侧弯时进行这种操作则可能使操作变得困难，如果有必要可以打一个辅助孔。此外，70° 内镜可以变为 45° 或 30° 内镜以增强对斜体结构的显示。

（五）后路手术

后路手术可能是脊柱外科医生最熟悉的手术方法，在腰椎手术中已经成为常规入路。正如前面所讨论的那样，后路手术对胸椎段脊髓的操作受限，很多外科医生会摒弃后路手术而选择前路手术。然而，许多胸椎微创后入路手术被相继开发。Bransford 等发现，采用微创入路从后路或前路治疗胸椎间盘突出症的并发症发生率相似（35% vs. 30%）[67]。

脊柱后侧或后外侧入路有许多不同类型：外侧胸膜腔外入路、肋横突切除入路、经椎弓根入路、经椎间孔入路、保留椎弓根的经关节突关节入路以及单侧 / 双侧关节突关节切除 [67]。外侧胸膜腔外入路和肋横突切除入路均为后外侧入路，通过切除近端肋骨和肋骨头来暴露椎体侧面 [68]。这种方式可同时直接进入脊柱前柱。然而，可能发生的并发症与开放式手术相似。可能出现胸膜损伤，如果出现必须进行一期修补以防漏气或放置胸腔引流管。Smith 等注意到，在更外侧开口置入管状牵开器可以为进入椎体提供更大的倾斜

角度，从而可以更好地显示脊髓腹侧。然而，这也将导致切除更多肋骨头和更长的工作距离[69]。此外，虽然这种方法为同侧腹外侧病变提供了良好的视野，但并不推荐将其用于对侧病变。

经椎弓根入路过去曾被用于受合并疾病限制不便使用前外侧或后外侧入路的患者[62]。Jho 在 1997 年首次提出了内镜下经椎弓根胸椎间盘切除术，通过切除同侧椎弓根的上部和部分关节突关节面，以显露脊髓外侧的突出椎间盘[70]。随后，使用微创管状牵开系统完成这项手术被证明是可行的[71]。一些研究也分析了采用微创技术进行经椎弓根椎体次全切，并显示了与开放手术相似的并发症发生率[72, 73]。虽然前者手术时间可能增加，但术中出血量更少，术后住院时间更短。其他可能发生的并发症与开放手术相似，包括脊髓损伤、脑脊液漏、术后神经痛，还可能出现术后脊柱不稳定和后凸[74]。如果确实发生脑脊液漏，可能很难修复，但是有限的肌肉分离被认为对假性脑膜膨出的形成有保护作用。

经椎间孔入路和保留椎弓根的经关节突关节入路是进入胸椎后方的另外两种方法，不需要进行广泛的肌肉分离和切除近端肋骨或肋骨头。经椎间孔入路通过切除同侧关节突关节的外侧 1/3 来获得进入椎间隙的通路，而保留椎弓根的经关节突关节入路需要更广泛地切除关节突关节和切除部分椎板来获得通道。据报道，微创经椎间孔入路取得了良好的治疗结果，失血量较少，治疗效果评分较好以及总体并发症较少[75, 76]。由于经关节突关节入路会降低脊柱稳定性，因此一种潜在的并发症是脊柱后凸[67, 77]。相反，限制关节面的切除范围和工作窗的大小，使神经减压在技术上更具挑战性。

四、腰椎手术并发症

（一）微创显微镜下腰椎椎间盘切除术和椎间孔切开减压术

Foley 和 Smith 于 1997 年提出了以管状牵开系统为特点的显微内镜下椎间盘切除（microcendoscopic discectomy，MED）系统，外科医生可以通过管状牵开系统对突出或游离的椎间盘或骨性侧隐窝狭窄刺激的腰椎神经根进行减压[78]。对 6 个比较开放和微创椎间盘切除术有效性的随机对照试验进行 Meta 分析，研究显示两组患者长期疼痛缓解效果相同且总并发症率无明显差异，但微创组硬脊膜损伤的发生率更高（5.67% vs. 2.90%）[79]。而另一篇涉及 42 项比较开放和显微内镜椎间盘切除术的 Meta 分析发现，两种方法在总体并发症、新发或恶化的神经损伤、直接神经损伤以及硬脊膜损伤等方面没有差异。文献描述了多种用于降低硬脊膜损伤和神经损伤发生率的技术[80]。

Hussain 等建议在透视引导下放置初始 K-wire，以确保其正确放置于椎板 - 关节突关节复合体上，并避免错放在相邻椎板上[81]。为了降低硬脊膜损伤的可能性，建议在切除椎板之前，从关节突内侧和椎板下缘用直刮匙以小角度分离硬脊膜和黄韧带[82]。在骨性结构减压过程中保留黄韧带有助于降低硬脊膜损伤的风险[81, 82]。去除黄韧带时，应使用神经钩或小角度刮匙将硬脊膜与黄韧带之间的界面剥离开。游离黄韧带后，使用 Kerrison 咬骨钳移除黄韧带。

Guiot 等描述了采用单侧入路的双侧减压技术[82]。同侧减压完成后，将患者向远离术者方向倾斜 5°～10°，使显微镜向外侧倾斜，即可减压对侧神经根。当能看到椎弓根和出口神经根时表明对侧已减压充分。

（二）微创腰椎后路椎间融合术和经椎间孔腰椎椎间融合术

1944 年 Briggs 和 Milligan 首次描述了腰椎后路椎间融合术（posterior lumbar interbody fusion，PLIF），1953 年 Cloward 将其推广开来[83, 84]。1982 年，Harms 和 Rollinger 发表了他们使用腰椎经椎间孔腰椎间融合术（transforaminal lumbar inferbody fusion，TLIF）的经验，并提出 TLIF 是 PLIF 的一种更安全

的替代方案[85]。通过从外侧进入椎间隙，无须牵开或只需略微牵开神经根即可切除椎间盘并置入移植物（图 51-3）。这种手术入路的并发症包括可见于开放 MIS TLIF 和 PLIF 手术的并发症，即神经根损伤、硬脊膜损伤、内植物位置不佳、血管损伤和感染。

　　一项对比 PLIF 和 TLIF 的 Meta 分析发现，PLIF 组硬脊膜损伤风险增加、手术时间延长[86]。另一项比较开放与微创 TLIF 的 Meta 分析发现，微创 TLIF 组并发症发生率有降低的趋势[87]。在 148 例行开放或微创 TLIF 手术的患者中，两种入路仅硬脊膜损伤率（分别为 8.3% 和 2.5%）的差异有统计学意义[88]。在 513 例行微创 TLIF 的患者中，硬脊膜损伤是最常见的并发症（5.1%），其中 92% 发生于骨性结构减压、椎间盘切除或黄韧带切除过程中[89]。

　　在可行的情况下，硬脊膜损伤一般建议进行水密缝合修复，而通过在硬脊膜切开处放置吸收性明胶海绵或者类似的产品，并用纤维蛋白胶进行密封也可以实现对硬脊膜的修复，甚至还有报道只用纤维蛋白胶即可成功修复[89]。微创入路可以降低潜在腔隙并且增加填塞效应，因而理论上讲，可以降低假性脊膜膨出的发生率以及降低自体血填充、放置引流管和（或）再次手术的发生率[89]。

　　PLIF、TLIF 和开放腰椎融合手术的神经根

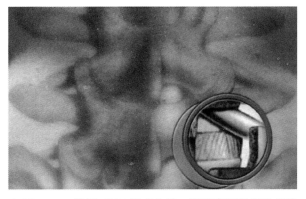

▲ 图 51-3　微创 TLIF 手术入路：管状牵开器置于关节突关节上方。关节突切除减压后可见 Kambin 三角（出口神经根、走行神经根和椎弓根），进行椎间盘切除

损伤和神经功能缺损的发生率相当[86, 90]。在放置椎间融合器时，由于直接创伤或神经牵拉，可能发生神经功能缺损[89]。仔细、彻底地游离硬膜囊、出口神经根和走行神经根，有助于降低神经功能缺损的风险[89]。

（三）经腰大肌入路：直接、外侧、极外侧入路（DLIF、LLIF、XLIF）

　　Pimenta 在 2001 年首次描述了经腰大肌外侧腹膜后入路进入椎间盘前间隙的方法[91]。Ozgur 等首次详细介绍了极外侧入路椎间融合术（extreme lateral interbody fusion，XLIF）在 13 例保守治疗无效的轴性腰痛患者中的应用，这些患者的替代方案是腰椎前路椎间融合术（anterior lumbar interbody fusion，ALIF）或腰椎间盘置换术，在本次研究中未见并发症报道[91]。在斜外侧入路腰椎间融合术（oblique lumbar interbody fusion，OLIF）中，通过腹膜和腰大肌之间的通道进入椎间隙（图 51-1）。经腰大肌入路需要分离腰大肌。与 ALIF 不同，经腰大肌入路不需要普外科医生或血管外科医生参与即可进入椎间隙，而且可减少对腹膜和大血管的牵拉。经腰大肌入路的支持者指出，与 ALIF 相比，经腰大肌入路的手术时间更短，大血管和骶前神经丛损伤的发生率更低，从而导致逆行射精的发生率更低[91]。

> 腰丛走行于腰大肌上方或穿过腰大肌，在经腰大肌入路中，腰丛损伤的风险很高。

　　这些神经包括 $T_{12} \sim L_4$ 的肌支、髂腹下神经、髂腹股沟神经、股外侧皮神经、生殖股神经、闭孔神经和股神经的肌支。尸体研究和 MRI 研究试图阐明这些神经的走行路径，并一致发现在入路过程中神经最密集处位于 $L_4 \sim L_5$ 水平[92]。相对安全区域位于 $L_4 \sim L_5$ 椎间隙前 50% 和 $L_1 \sim L_2$、$L_2 \sim L_3$、$L_3 \sim L_4$ 椎间隙前 75%[92, 93]。从后上斜向前下分离腰大肌，有助于减少神经损伤的可能性[92]。在插入牵开器、连续扩张、固

定以及撑开牵开器的过程中，使用实时神经监测对避免神经结构损伤非常重要。麻醉师应尽量避免使用长效麻醉药，以防干扰神经监测。还有一些经腰大肌入路的变式，变化表现为牵开器置于腰大肌表面，并在直视下分离腰大肌。Cheng 等的研究比较了在腰椎外侧入路椎间融合术中，直视下切开腰大肌或神经监测下连续扩张分离腰大肌的临床结果 [94]。在单节段融合的患者中，神经监测下连续扩张组的神经系统不良事件发生率（10.2%）低于直视下分离组（28.6%）[94]。

> 由腰大肌的激惹而引起的大腿无力是一种常见的不适，并与手术时间有关。

据 Issacs 等报道，在 107 例行 XLIF 手术的患者中有 33.6% 的患者有大腿无力的迹象，其中 86% 的患者在 6 个月后力量完全恢复 [95]。相似的，在 53 例行外侧椎间融合术的患者中有 36% 的患者报告有大腿无力的表现，其中 84% 的患者在 6 个月后完全恢复，并且大部分患者在术后 8 周时已感到力量明显增强 [96]。腰丛神经激惹导致的大腿前内侧麻木疼痛被认为是暂时性的，一般在 6 个月后可完全恢复 [96, 97]。

除非有特殊的矢状面畸形需要前柱松解进行矫正，否则在椎间隙准备时一般在透视指导下保留前纵韧带。由于髂嵴的存在，$L_5 \sim S_1$ 的外侧椎间融合术要比其他水平少见得多。根据髂嵴高度的不同，$L_4 \sim L_5$ 的手术有时会有困难。术前站立前后位片和侧位片可以帮助确定髂嵴阻碍垂直进入椎间隙的程度。在 $L_4 \sim L_5$ 椎间隙部分阻挡的情况下，可使用有特定角度的器械进行椎间隙准备、试模和置入融合器。

尽管很少见，但已有报道出现血管损伤和肠穿孔并发症 [3, 97]。Tohmeh 等报道不需要修补的腹膜穿孔率为 2% [97]。采用双切口技术有助于避免损伤腹膜。简单地说，就是在正对椎间隙中央的侧方切口的后外侧，竖脊肌和腹外斜肌之间，做一个 2cm 的纵向切口。术者用食指进入腹膜后间隙并将腹膜向前推动。触及腰大肌或横突可以帮助术者在间隙中定位。然后手指向体表勾起，辅助引导初始扩张器从侧方切口插入，并安全进入腰大肌表面。

（四）腰椎斜外侧 / 腰大肌前椎体融合

Mayer 在 1997 年首次发布了经腹膜后进入 $L_2 \sim L_3$、$L_3 \sim L_4$ 和 $L_4 \sim L_5$ 椎间盘的一种微创前入路 [98]。患者采用侧卧位，以目标椎间盘为中心平行于腹外斜肌纤维方向做一个 4cm 的切口。沿肌纤维方向依次分离腹外斜肌、腹内斜肌和腹横肌，进入腹膜后间隙。然后将腰大肌从其前外侧附着处锐性分离，显露椎间隙。由于避免了对大血管的直接操作，OLIF 号称是一种比传统 ALIF 更安全的手术方法。在经腰大肌椎间融合术中，因分离或大幅度牵拉腰大肌可导致大腿疼痛、麻木和无力，有人提出若使用 OLIF 则可避免上述症状发生。1997 年 Mayer 报道了 25 例行 OLIF 手术的患者，术后均未出现并发症或输血 [98]。

在一项对 179 名 OLIF 患者的研究中，Silvestre 等发现，仅次于切口疼痛（2.2%）的第二常见并发症是交感神经链损伤相关的下肢无力和感觉异常（1.7%）[99]。髂腹下神经和髂腹股沟神经可在腹内斜肌和腹横肌之间发生损伤，导致大腿内侧上部或臀外侧区域感觉异常。在 Silvestre 的研究中，有 1 例患者（0.6%）出现上述症状 [99]。有 2 例患者（1.1%）出现神经功能损害，其中 1 例可能是由于过大的融合器压迫对侧硬膜囊，经调整为较小的融合器后症状无改善，另 1 例可能是椎间隙高度恢复导致的神经过度牵拉 [99]。在一项 155 例 OLIF 的研究中，2 例发生（1.3%）永久性神经损伤 [100]。其中 1 例为穿破对侧纤维环导致的神经根损伤，另 1 例为侵犯椎管引起的硬膜内马尾神经损伤。后者为手术医生定向不正确所致。13.5% 的患者出现一过性腰大肌无力和大腿麻木。相比之下，Fujibayashi 报道的腰大肌无力为 3%，感觉神经损伤为 3.5%，运动神经损伤为 1% [101]。Fujibayashi 发现，在其 1003 例患者的队列研究中，出现腰大肌无力的患者中有93%的患者在3个月内自行恢复，而且腰大肌无力的发生率明显低于接受 XLIF 的患者（4.9%）[101]。一过性的大腿疼痛和无力可能是由于腰大肌和腰丛神经受到长时间或过度牵拉的刺激而造成的[102]。

据报道，髂腰静脉、腰升静脉以及髂血管损伤的发生率为 0%～2.9%[98-100, 103, 104]。Woods 等发现 4 例血管损伤（髂腰静脉 2 例，左侧髂总静脉 2 例）发生于 L_5～S_1 水平。髂腰静脉损伤发生于从左侧髂总血管外侧进入椎间隙时。当把左侧髂总静脉向外侧推向髂腰静脉复合体时，发生髂腰和腰升静脉撕裂的可能性较低，且通常不会发生在 L_4～L_5 水平[104]。节段性动脉损伤发生率为 0.7%～2.6%[100, 101]。血管损伤通常发生于椎间盘准备过程中或由于过度牵拉而导致[102]。

Abe 等的病例中，最常见的并发症是终板断裂和沉降（18.7%）[100]。由于没有明确的定义，各个研究中的沉降率难以互相比较，而且一些外科医生认为，不伴有相邻椎体骨折的沉降不能算是一种并发症。然而，使用有角度的器械在图像引导下谨慎进行终板准备，并避免在已经狭窄的椎间盘内过度扩张间隙，可有助于防止终板损伤。

据报道，输尿管损伤的发生率为 0.3%～6%[100, 101]。在 1 个病例中，在插入用于放置牵开器的引导针时发生了损伤，通过小心地推动腹膜使输尿管安全地滑向腹侧可以避免这类损伤[100]。腹膜撕裂可能发生在最初入路过程中，一项研究指出，其发生率（0.8%）高于 XLIF（0.05%），但肠损伤的发生率无差异[101]。

（五）骶前轴向入路腰椎间融合（AxiaLIF）

L_5～S_1 椎间盘病变若需要椎间融合，传统上采用后路、经椎间孔和（或）前路进行手术。由于髂嵴阻挡了各种形式的侧方入路，一些外科医生转而选择 OLIF 作为实现 L_5～S_1 椎间融合的一种方法，同时避免了前路手术的固有风险[104, 105]。2006 年，Marotta 等提出了一种利用骶前脂肪垫进入 L_5～S_1 椎间盘的新型微创前入路，脂肪垫后

方以覆盖骶骨的壁层筋膜为界，前方以覆盖直肠系膜的脏层筋膜为界[106]。通过固定在骶骨上的套管伸入刮刀和锉，可以在不损伤纤维环的情况下完成椎间隙准备[106]。

与该手术入路相关的并发症包括盆腔血肿、骶骨骨折、神经损伤和直肠穿孔。在一项对 68 例 AxiaLIF 手术患者的研究中报道了，2 例患者（2.9%）发生直肠穿孔[107]。2 例患者都需要由普外科医生进行紧急修复。该研究发现可能的危险因素包括性别（女性）以及既往前路手术史、感染、阑尾炎、盆腔炎和憩室炎[107]。术前应仔细检查 MRI，以确定骶前间隙的大小和轨迹，并辨别是否有血管异常或直肠粘连。已有推论指出，彻底的肠道准备以减压直肠和合理使用透视可降低肠穿孔的风险[107]。放置于直肠的 Foley 导管可以在透视下帮助分清直肠与骶骨之间的界面[108]。

关于 L_5～S_1 轴向椎间融合术的一篇系统综述显示，该手术的并发症发生率范围很宽，从畸形研究中的 46.3%[109] 到作者存在利益冲突的研究中的 12.4%[109]。AxiaLIF 器械上市后 5 年监测发现，在纳入研究的 9152 例患者中，总体并发症发生率为 1.3%。肠损伤占 0.6%，骶前血肿、骶骨骨折和血管损伤占 0.1%[108]。骶前间隙的神经血管结构包括在骶骨岬水平离正中线最近（约 1cm）的腹下神经和通常位于工作通道上方的骶正中动脉和静脉[106]。

为了降低盆腔血肿的风险，Lindley 等建议在骶前间隙内使用止血剂，在分期手术中尽可能晚地进行 AxiaLIF，以便患者仰卧位时压缩直肠后间隙，而且术后 24h 内应监测患者的血细胞计数[107]。

五、结论

微创手术中并发症的风险与开放手术相近。任何新手术都存在一个学习曲线，特别是像微创脊柱手术这样的对技术要求很高的手术。在经验丰富的外科医生指导下，通过在虚拟机或尸体上练习获得微创手术的经验，或许可以缩短达到熟

练水准所需的时间。无论何种术式，术前都应仔细检查 MRI 以确定神经血管结构的位置和是否有解剖变异。了解三维解剖结构、使用神经监测、选择合适的患者、专业技能过硬和有处理并发症的能力，都是提高这些手术安全性的重要方法。有了适当的知识和技能，微创脊柱外科医生应该能够取得与开放手术相同或更好的结果，同时减少患者的失血、疼痛、住院时间和恢复

总结

- 微创脊柱手术入路的固有挑战包括：更小的解剖窗口，通过二维图像理解三维结构，因可参考的解剖标志较少而可能偏离目标，以及通过狭窄管道操作长柄器械时缺少触觉反馈。
- 微创手术入路相关并发症的发生率与开放手术相当或优于开放手术。

时间。

测 验

★ 简答题

1. 在颈椎前路手术中最常遇到的哪条神经，其单侧损伤，会导致声音嘶哑；双侧损伤，会导致声带麻痹？

2. 椎动脉通常位于 C_7 横突的什么位置？

3. 术后大腿无力是最常见于哪种微创入路？

★ 答案

  1. 喉返神经。   2. 前方。   3. 经腰大肌入路。

第52章　微创脊柱手术植入物植入和内固定的并发症

Minimally Invasive Spine Surgery Complications with Implant Placement and Fixation

Joseph S. Butler　　Mark F. Kurd　**著**

杨思振　陈武桂　**译**

初同伟　**校**

学习目标

- 了解微创手术的学习曲线。
- 探讨内植物植入和内固定的技术挑战。
- 了解内植物植入和内固定相关的并发症。

一、概述

传统开放手术通常过度强调影像学结果，而微创脊柱外科医生则被认为更具技术头脑，并在很大程度上受到临床结果的推动。微创脊柱外科（minimally invasive spine surgery，MISS）是在这样一个背景中发展起来的。因此，随着技术的进步，这两种脊柱外科手术观念正在发生碰撞，最终会在中间地带的某个地方相遇。然而，微创脊柱外科也有它的挑战。它需要明显的学习曲线；在选择微创脊柱外科手术策略时，技术性更加复杂；并且微创脊柱外科实现生物融合的可靠性和减压的充分性仍然令人担忧。

MISS 的目标是以最少的同侧软组织损伤到达目标靶点位置，从而实施有效的治疗措施，如充分的减压、稳定的内固定和可靠的融合，并获得脊柱稳定性且减少后遗症[1]。值得注意的是，与 MISS 有关的原则有很多。皮肤切口应当位置

适当，大小适中，以尽量减少对美观性的影响。手术时间应该较短，并将对周围软组织的损伤降至最低。靶区病变的暴露应足以保证治疗措施得以有效实施，且不受技术限制。最后术后后遗症应较少，且术后恢复较快[1]。

二、学习曲线

开展 MISS 的主要挑战是通过狭窄的手术通道而实施手术技术的困难，其解剖标志的可视化非常有限。对于一个传统的开放脊柱外科医生来说，要掌握 MISS 手术技术，要经历一个明显的学习曲线[2-5]。专业的牵拉装置、计算机辅助导航技术和有针对性的尸体标本训练课程已经开发出来，可以缩短 MISS 的学习曲线[5]。然而，采用这些技术的外科医生必须在初学阶段为较高的并发症发生率和较长的手术时间做好准备[6]。

MISS 手术的神经减压和融合过程存在其固

有的困难的学习曲线。然而，重要的手术参数如并发症发生率、手术时间和学习曲线之间的关系仍不清楚。一项评估与 MISS 相关的学习曲线的系统综述强调减压手术中最常见的学习曲线并发症是硬脊膜撕裂。对于融合过程，最常见的并发症是植入物错位、神经损伤、骨不连。术后并发症发生率为 11%（109/966）。对于大多数技术来说，在连续 20~30 例手术之后，手术时间和并发症的学习曲线将变得平坦[7]。

评估外科医生在整个手术学习曲线中进展程度最具临床相关性的参数是并发症发生率。在前面提到的系统综述中，所有的并发症、不良事件和中转开放手术都发生在最初的 30 个手术病例中，而这些参数被报道为按时间顺序排列的病例编号的函数[7]。多数观点认为，克服 MISS 学习曲线的关键步骤是完善手术入路中理想的切入点和通道入路。在 MISS-TLIF 入路中正确放置管状扩张器可以防止术中重新调整，而若重新放置管道可导致较高的神经损伤率和减压不充分[6,8-10]。

手术时间是另一个用于评估脊柱外科医生 MISS 学习曲线进展的参数。有几项研究绘制了手术时间作为时序病例数的函数，并将外科医生的舒适度和技术效率与手术时间的缩短相关联，而在最初的一系列病例中，手术时间迅速减少了 23%~58%，并接近第 10 和第 30 例之间的渐近线[8,10-14]。

三、微创椎间盘切除术

传统的开放式椎间盘切除术虽然效果良好，但存在术后脑脊液漏（CSF）、神经根损伤、术后疼痛等并发症的风险。MISS 技术，如显微内镜椎间盘切除术和经皮显微椎间盘切除术，最大限度地减少周围组织的损伤，减少并发症发生率和术后疼痛，并改善术后功能[15-18]。

一项关于腰椎开放椎间盘切除术、显微内镜椎间盘切除术和经皮椎间盘切除术相关并发症的前瞻性临床研究的 Meta 分析显示，三组并发症发生率分别为 12.5%、13.3% 和 10.8%[19]。新发

或恶化的神经损伤的发生率分别为 1.3%、3.0% 和 1.6%，而神经根直接损伤的发生率分别为 2.6%、0.9% 和 1.1%。血肿的发生率分别为 0.5%、1.2% 和 0.6%，伤口并发症（感染、裂开或浆液性水肿）的发生率分别为 2.1%、1.2% 和 0.5%。椎间盘突发复发率分别为 4.4%、3.1% 和 3.9%，再手术率分别为 7.1%、3.7% 和 10.2%。尽管与显微内镜椎间盘切除术相比，经皮穿刺手术中神经根损伤率在统计学上更高，但没有发现其他统计学差异。

近期 5 个有关显微内镜椎间盘切除术和开放椎间盘切除术治疗腰椎间盘突出症患者的随机对照试验（randomized controlled trial，RCT）的 Meta 分析结果显示两组患者的 VAS 评分、ODI 评分和并发症发生率没有显著差异[20]。然而，与开放椎间盘切除术相比，显微内镜椎间盘切除术出血量少（$P = 0.03$），住院时间短（$P = 0.0009$），手术时间长（$P = 0.0008$）。作者的结论是，对于腰椎间盘突出症，显微内镜椎间盘切除术需要克服严格的学习曲线，但却是传统开放椎间盘切除术的一种安全有效的替代方法。

> **微创椎间盘切除术**
> - 微创椎间盘切除术被认为可以降低手术并发症，减轻术后疼痛，改善术后功能。
> - 与开放椎间盘切除术相比，显微内镜椎间盘切除术出血量更少，住院时间更短，手术时间更长。

四、微创减压

在过去的几十年里，显微内镜脊柱手术的数量激增，试图将减压手术的损伤降至最低。与传统的开放椎板切除术相比，微创椎板切除术的切口更小，出血更少，最大限度地减少了患者的疼痛，并缩短了住院时间[21-24]。显微外科减压最常用的外科技术是单侧入路双侧减压术[25-27]。

虽然人们对这项技术很感兴趣，但对于其安全性和有效性尚缺乏强有力的临床证据。最近的一项 Meta 分析将该技术与开放椎板切除术治疗腰椎管狭窄症进行了比较，发现与开放入路相比，显微减压术的满意率更高（84% vs. 75.4%；$P = 0.03$），腰痛视觉模拟评分（Visual Analogus Scale，VAS）（$P < 0.000\,01$）更低[28]。显微减压术被认为是安全的，且失血量更少（$P < 0.000\,01$）。虽然硬脊膜撕裂和伤口感染的发生率与开放手术相似，但再手术率较低（1.6% vs. 5.8%；$P = 0.02$）。虽然显微减压术的手术时间（$> 11\text{min}$）明显长于开放手术，但这并不被认为具有临床意义。此外，与开放椎板切除术相比，显微减压术的住院时间显著缩短，应注意的是这两种手术通常都是在门诊环境下进行的。

显微减压术的优点包括切口较小，软组织损伤最小，小关节切除较小，从而降低了开放椎板切除术后经常发生的术后脊柱不稳定和后凸畸形的可能性[29]。这些优势可以减少住院时间、减少失血量且提高患者的无痛满意度。然而，这种微创方法也有一些潜在的缺点，比如对关键结构（如硬脊膜和神经根）的有限视野可能是硬脊膜撕裂发生率较高的原因[30]。有限的手术视野使硬脊膜容易受到高速磨钻影响发生撕裂。此外，显微减压是一个复杂的、技术上具有挑战性的过程，学习曲线较为陡峭，需要丰富的经验才能充分减压神经结构。这种学习曲线可能会导致初期较长的手术时间和与减压不充分相关的再手术率升高。

显微减压术

• 显微减压术切口较小，软组织损伤最小，小关节切除较小，这降低了开放椎板切除术后经常发生的术后脊柱不稳定和后凸畸形的可能性。

• 关键结构（如硬脑膜和神经根）的有限可视化可能是硬膜撕裂发生率较高的原因。

• 显微减压与陡峭的学习曲线相关，需要相当丰富的经验才能充分减压神经结构。

五、棘突稳定器

50 多年前首次引入的棘突稳定器已被用作传统减压手术的替代或辅助手段[31-35]。这种装置的基本原理是腰椎管狭窄的主要症状通常在屈曲时缓解，伸展位时加重。棘突稳定器可以通过微创技术插入，以限制脊柱的伸展，从而在狭窄的层面上扩大了椎板间和棘突间间隙[36-39]。棘突稳定器有助于缓解小关节的负重，恢复椎间孔的高度[36, 37]，并降低椎间盘内的压力[40, 41] 最初的设计限制了脊柱伸展，从而缓解了疼痛和神经源性跛行。从理论上讲，这些装置扩大了椎间孔，并对椎管狭窄和神经源性跛行患者的神经根进行了减压。目前市场上的棘间稳定器包括 X-STOP（Medtronic Spine，LLC，CA，USA）、Coflex（Paradigm Spine，LLC，NY，USA）和 Superion（Vertiflex，LLC，CA，USA）。

最近一项随机对照试验（RCT）和前瞻性观察研究的 Meta 分析，对比研究了棘间稳定器和传统的开放减压术，结果显示与骨性减压术相比，单独应用棘间稳定器的患者 VAS 腰痛和腿痛评分或 Oswestry 残疾指数（ODI）评分没有显著的统计学差异[42]。然而，单纯的棘间稳定器具有较低的手术并发症（4% vs. 8.7%，$P = 0.03$）和较高的远期再手术率（23.7% vs. 8.5%，$P < 0.000\,01$）。当使用棘间稳定器作为减压的辅助装置时，它们的评分、并发症率和再手术率与单纯减压组相当。随后对 RCT 进行的 Meta 分析表明，在住院时间（$P = 0.36$）、VAS 腿痛评分（$P = 0.83$）或并发症发生率（$P = 0.20$）方面，单纯使用棘间稳定器与骨性减压术治疗腰椎管狭窄症没有显著差异[43]。单纯使用棘间稳定器具有较高的 VAS 评分（$P = 0.03$）和较高的再手术率（$P < 0.0001$），但具有较低的成本效益。作者认为棘间稳定器的使用在短期内可能有好处，但会导致更多的长期成本和再手术率。对于症状性腰椎管狭窄症，棘间稳定器和骨性减压术都被认为是可以接受的手术策略，但作者认为与棘间稳定器相关的风险、适应证和费用在手术前应再三考虑。

使用棘间稳定器相关的各种缺点应值得高度注意。与传统的开放椎板切除术不同，植入棘间稳定器可以将棘突从自然的张力性结构转变为压缩性结构。这可能会导致棘突骨折，骨质疏松 / 骨质疏松症患者特别容易出现这种并发症。异位骨化也被认为是一种长期的并发症 [44]，大的骨赘形成可能侵入椎管，导致腰椎管狭窄症状的复发。事实上，研究显示在棘间稳定器植入后 24～57 个月，有 81.2% 的患者发生了异位骨化 [45]。其他早期并发症包括装置脱位和错位、棘突侵蚀、感染、血肿和神经损伤。最后一个值得强调的重要缺点是与传统的减压手术相比，棘间装置的成本效益较差 [46-48]。

棘间稳定器

- 使用棘间稳定器的基本原理是腰椎管狭窄的主要症状通常在屈曲时缓解，伸展时加重。
- 棘间稳定器限制脊柱的伸展，扩大狭窄节段的椎板间和棘间间隙，缓解小关节的负重，试图恢复椎间孔高度和降低椎间盘内压力。
- 棘间稳定器在短期内可能会带来好处，但会带来更高的成本和再手术率。

六、经皮椎弓根螺钉内固定

在过去的十年中，经皮椎弓根螺钉内固定的应用引起了人们的极大兴趣，特别是在胸腰椎创伤、转移性疾病和退行性脊柱疾病的辅助椎间融合方面。经皮椎弓根螺钉内固定试图减少与标准开放入路相关的创伤，而这些创伤可能导致明显的椎旁肌肉失血管性和失神经性萎缩 [49, 50]。此外，这种组织创伤据推测可能是导致术后慢性疼痛的一个因素。尸体模型已经证明，80% 经皮椎弓根螺钉内固定的病例可将运动神经保留到多裂肌上，而 84% 的标准开放手术会离断该神经 [51]。这些发现已得到一项基于 MRI 的研究的进一步支持，该研究发现与标准开放入路相比，经皮椎弓根螺钉内固定减少了肌肉萎缩 [52]。

经皮椎弓根螺钉内固定已广泛应用于创伤，特别是胸腰椎创伤的治疗。经皮椎弓根螺钉内固定和标准开放椎弓根内固定治疗无神经功能障碍的胸腰椎压缩性损伤的研究显示，经皮固定组术中出血较少，但手术时间较长。在植入物取出 5 年后，两组影像学或临床结果没有差异 [53]。经皮椎弓根螺钉固定和标准开放式椎弓根内固定治疗胸腰椎创伤相比，术中出血量较少，但手术时间较长。随后的一项研究对比了类似的损伤模式，平均随访 11.6 个月，发现与开放手术相比，经皮固定治疗的患者在失血量、手术时间、住院时间、输血、止痛药需求和术后切口视觉模拟评分（VAS）疼痛评分方面均显著降低 [54]。一项前瞻性研究比较了短节段（损伤上下 1 节段）经皮固定和标准切开固定技术治疗神经功能完整的胸腰椎爆裂性骨折后的结果，结果显示经皮固定组手术时间显著缩短，失血量减少，术后疼痛较轻。两个治疗组在 2 年随访时的影像学和临床结果没有显著差异。对于神经完整的胸腰椎爆裂性骨折，经皮固定与开放脊柱旁入路的前瞻性随机对照研究显示，经皮组术后出血量显著减少（79ml vs. 145ml），住院时间更短（9.7d vs. 10.8d），疼痛也更少 [54]。经过 3 年多的随访，两组 ODI 或 VAS 评分均无差异。然而，开放椎旁入路组的患者能够更好地矫正并维持矢状面平衡。有人建议，尽管经皮固定比脊柱旁入路有明显的改善，但如果在手术台上没有达到满意的骨折复位和畸形矫正，理想的做法应该是开放入路，通常在术后 9 个月取出植入物 [55]。

虽然经皮椎弓根螺钉内固定与传统的开放技术相比具有显著的潜在优势，但它仍然存在与内植物相关的并发症。一项对 424 枚经皮置入的椎弓根螺钉的研究显示，基于术后 CT 扫描显示螺钉错位率为 9.7% [56]。椎弓根外侧皮质破裂比内侧破裂更常见，相关神经损伤率较低（0.5%）。早期对 404 枚经皮椎弓根螺钉的研究报道显示螺钉错位率为 6.6%，最常见的螺钉错位部位在 S_1 水平 [57]。在一枚螺钉错位时发生神经损伤的病例，取出螺钉后其症状完全消失。其他并发症可能与空心经皮螺钉置入中使用的导丝有关。一项对 525 枚经皮置入螺钉的研究报道显示，有 7 例发生导丝穿透椎体前壁[58]，其中 2 例为将 K-wire 针敲进椎弓根时不慎推进过度所致，2 例为骨质疏松导致手感反馈错误所致，1 例为过度用力推进导丝所致。值得注意的是，两名患者术后出现肠梗阻，CT 扫描发现有一个小的腹膜后血肿。

经皮椎弓根螺钉内固定

- 经皮固定与椎旁开放入路治疗神经功能完整的胸腰椎爆裂性骨折的前瞻性随机对照试验显示，经皮组术后出血量明显减少，住院时间缩短，疼痛减轻。
- 尽管经皮椎弓根螺钉内固定与传统的开放技术相比具有显著的潜在优势，但它仍然存在内植物相关并发症。

七、侧腰椎椎间融合术

侧腰椎椎间融合术（lateral lumbar interbody fusion，LLIF）是一种采用腹膜后外侧入路达到腰椎的微创技术。这一过程通常也被称为经肌筋膜间融合术、极外侧入路椎间融合术（extreme lateral interbody fusion，XLIF，NuVasive）和直接侧方椎体间融合术（DLIF，Medtronic）。与后路椎间融合术 [如经椎间孔腰椎间融合术（transforaminal lumbar interbody fusion，TLIF）和后路椎间融合术（posterior lumbar interbody fusion，PLIF）] 不同，LLIF 不需要直接进入椎管或神经孔，也不涉及神经根牵拉，因此将术后硬膜外瘢痕化 / 粘连和医源性神经根损伤的风险降至最低[59]。此外，在 LLIF 过程中可以放置更大的椎间融合器，提供更好的即刻稳定性、更低的融合器下沉风险和更大的接触面积，从而允许植入更大体积的植骨材料来促进融合[60, 61]。

然而，LLIF 并非没有缺点。髂嵴阻挡了进入 L_5/S_1 椎间盘路径，经常也阻挡进入 L_4/L_5 椎间盘的空间。由于经腹膜后入路，存在损伤泌尿生殖系统和血管结构的风险[62]。然而，该入路最麻烦和最独特的并发症是神经系统并发症，除了短暂的但偶尔持续的大腿无力和麻木的主要并发症外，屈髋无力、疼痛和大腿前部感觉异常的发生率也很高[63, 64]。这些神经症状被归因于神经性麻痹和腰骶丛损伤，是由于手术入路时腰大肌分离和牵拉所致[65]。

最近一项对 6819 名患者进行的系统回顾研究显示，LLIF 手术组共融合了 11 325 个节段，按类别划分统计了各种并发症的发生率，如创伤相关并发症（1.38%；95% CI 1.00%～1.85%]，心脏并发症（1.86%；95% CI 1.33%～2.52%），血管并发症（0.81%；95% CI 0.44%～1.36%），肺部相关并发症（1.47%；95% CI 0.95%～2.16%），胃肠道并发症（1.38%；95% CI 1.00%～1.87%），泌尿系统并发症（0.93%；95% CI 0.55%～1.47%），一过性神经并发症（36.07%；95% CI 34.74%～37.41%），永久性神经并发症（3.98%；95% CI 3.42%～4.60%），肌肉骨骼或脊柱并发症（9.22%；95% CI 8.28%～10.23%）[66]。

虽然与 LLIF 相关的并发症有很多，但神经并发症的发生率仍然是最令人担忧的。在侧方腹膜后入路中，腰神经丛的毗邻会增加神经性麻痹和医源性神经损伤的风险。上述系统回顾研究显示，短暂性和持续性神经损伤的发生率分别为 36.07%（95% CI 34.74%～37.41%）和 3.98%（95% CI 3.42%～4.60%），其中一过性大腿疼痛、一过性感觉缺失和一过性肌力下降的发生率分别为 26.51%、17.13% 和 14.11%[66]。但是与以往报道的术后神经并发症发生率为 0.7%～78.8%[63, 67-71] 相比，两者之间有显著差异。这种差异性可能是由于神经损伤定义的差异，因为某些研究将入路相关肌肉损伤引起的短暂的轻微症状纳入神经损伤从而导致其发生率较高[72, 73]。侧方入路中牵引器的使用与短暂性大腿疼痛、屈髋无力以及由于腰大肌纤维损伤和感觉神经和运动神经受刺激引起的感觉改变有关[72-74]。这些症状不同于直接的腰骶丛损伤，后者可以通过使用神经监测来避免[72]。然而，即使使用神经监测，短暂性神经症状仍然很常见。一项对 102 名接受 LLIF 神经监测的患者的研究显示，27.5% 和 17.6% 的患者分别出现屈髋无力和大腿感觉丧失，尽管所有神经症状在 6 个月随访时都已缓解[68]。

任何脊柱术后植入物相关并发症的发生通常反映了对该手术的临床疗效和安全性的预估。与大多数脊柱融合术相似，LLIF 相关的三个主要并发症包括假关节、内植物下沉和骨折。在最近的系统回顾研究中 LLIF 患者的假关节发生率为 5.89%[66]，这与其他融合手术报道相似[75, 76]。一项对 TLIF 术后并发症的系统回顾表明，MISS 技术和开放技术的假关节发生率分别为 5.2% 和 9.1%[77]，而腰椎前路椎间融合术（ALIF）的假关节发生率为 7.14%[78]。LLIF 术后记录的融合器沉降率为 6.61%[66]，而 ALIF 和 TLIF 的沉降率为 21.7% 和 23.5%[79]。在 140 名使用聚醚醚酮（polyeth erether ketone，PEEK）融合器的 LLIF 患者（238 个不同的脊柱节段）中，使用诸如侧板、椎弓根螺钉或两者组合进行辅助固定，观察到总体下沉率为 14%，而使用较窄的 18mm 融合器比较宽的 22mm 融合器的总体下沉率更高[80]（分别为 14% 和 1.9%）。在单纯的 LLIF 中，使用较宽的融合器也可以观察到融合器下沉率明显降低，超过 50% 的融合器下沉与较差的手术效果相关，而女性患者和高龄被认为是下沉的危险因素[81]。因此，我们认为 LLIF 能够抵抗下沉并增加机械稳定性，这是因为使用了更宽的植入物，增加了内植物与植入界面的接触面积，并保留了前纵韧带和后纵韧带的完整性[82-84]。与其他融合术相比，LLIF 可改善融合器下沉率[66, 79, 85-87]。

> 侧腰椎椎间融合术
>
> - 与 PLIF 和 TLIF 相比，LLIF 可以放置更大的椎间融合器，提供优越的即刻稳定性，降低椎间融合器下沉的风险，并增大植入空间从而可以使用更多的植骨材料来促进融合。

> - 在实施 LLIF 时，髂骨嵴阻挡了进入 L$_5$/S$_1$ 椎间盘的空间，通常也阻挡了进入 L$_4$/L$_5$ 椎间盘空间。
> - 在外侧入路中牵开器的使用与短暂性大腿疼痛、屈髋无力以及由于腰大肌纤维损伤和感觉神经和运动神经纤维刺激而导致的感觉障碍有关。

八、经椎间孔腰椎间融合术

经椎间孔腰椎间融合术（TLIF）是 PLIF 技术的一种变革。TLIF 采用后入路，通过椎间孔的远外侧部分到达脊柱。TLIF 的目标是以比 PLIF 更小的风险和局限性实现后路椎间融合[2]。从 MISS TLIF 开发至今[88]，其主要目的是试图将失血量和术后疼痛降至最低，缩短住院时间，加速康复，减少术后感染，并降低医疗费用[89-91]。

对 11 项前瞻性研究和 10 项回顾性观察研究进行了系统综述比较了 MISS TLIF 和开放 TLIF 的相对优势和风险性[92]，结果发现 MISS TLIF 组与开放 TLIF 组在手术时间上无显著差异；MISS TLIF 组的术中出血量明显低于开放 TLIF 组（中位数：177ml vs. 461ml，$P < 0.000\ 01$）；MISS TLIF 组的感染率明显较低 [1.2% vs. 4.6%；相对危险度（RR）为 0.27；$P = 0.0001$]。此外，MISS 组的 VAS 腰痛评分明显低于开放 TLIF 组（$P < 0.000\ 01$），术后 ODI 评分也明显低于开放 TLIF 组（$P = 0.04$）。

同一项研究对比了脊柱植入物相关并发症，如移植物错位、融合器移位（图 52-1）、螺钉错位、神经损伤、血肿、骨不连、骨溶解（图 52-2）和脑脊液漏[92]。MISS TLIF 组与开放 TLIF 组在发生硬脊膜撕裂的风险方面无差异（2.6% vs. 4.7%；RR，0.59；$P = 0.15$）。然而，MISS 组的感染率明显较低（1.2% vs. 4.6%；RR，0.27；$P = 0.0001$）。在 MISS 组与开放 TLIF 组的双侧螺钉固定和单侧螺钉固定也有类似的趋势。在内植物错位（$P = 0.66$）、螺钉错位（$P = 0.97$）、神经损伤（ $P = 0.55$ ）、血肿（ $P = 0.45$ ）、骨不连（ $P = 0.94$ ）和脑脊液漏（CSF）（ $P = 0.39$ ）方面，MISS 组与开放 TLIF 组之间没有显著差异。在对双侧螺钉 TLIF 组和单侧螺钉 TLIF 组进行亚组分析时未发现有统计学意义的差异。

一项系统综述比较了 MISS TLIF 和 LLIF 并发症发生率的差异，共纳入了 9714 名患者（MISS TLIF 组 5454 例，LLIF 组 4260 例），融合节段共 13 230 例（MISS TLIF 组 6040 例，LLIF 组 7190 例）[93]。MISS TLIF 组共有 1045 例并发症，LLIF 组有 1339 例并发症。MISS TLIF 组和 LLIF 组总并发症发生率分别为 19.2% 和 31.4%

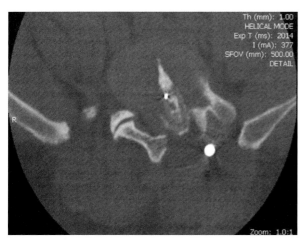

▲ 图 52-1　CT 扫描（轴位）显示 TLIF 融合器后方移位，并伴有异位骨形成，导致神经压迫

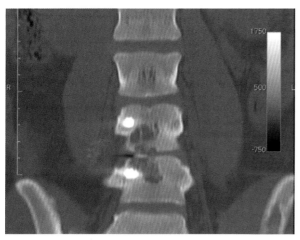

▲ 图 52-2　CT 扫描（冠状切面）显示单侧固定 MISS TLIF 后椎体骨溶解

（ $P < 0.0001$ ）。MISS TLIF 组的感觉缺损、暂时性神经功能缺损和永久性神经功能缺损的发生率分别为 20.16%、2.22% 和 1.01%，而 LLIF 组分别为 27.08%、9.40% 和 2.46%（ $P < 0.0001$ ， $P < 0.0001$ ， $P = 0.002$ ）。MISS TLIF 组的术中并发症发生率为 3.57%，切口并发症发生率为 1.63%，而 LLIF 组分别为 1.93% 和 0.80%（ $P = 0.0003$ 和 $P = 0.034$ ）。在内科并发症或再次手术方面两组没有明显差异。术中并发症包括硬膜撕裂、螺钉或 K-wire 折断、前纵韧带断裂（在 LLIF 中是无意的）、腹壁肌麻痹、椎体骨折、肠道损伤和血管损伤。

> 经椎间孔腰椎间融合术
> - TLIF 的目标是以比 PLIF 更少的风险和局限性实现后路椎间融合。
> - MISS TLIF 旨在最大限度地减少失血和术后疼痛，缩短住院时间，加快康复，减少术后感染，并降低医疗成本。

九、腰椎前路椎间融合术

腰椎前路椎间融合术（anterior lumbar interbody fusion，ALIF），无论是单独或联合后路内固定脊柱融合术，作为治疗退行性椎间盘疾病、腰椎滑脱和复杂腰椎畸形的一种主要手段，已变得越来越流行。前路提供了优越的椎间盘手术视野，在许多方面优于后路椎间融合术和经椎间孔腰椎间融合术，比如可以为用于准备融合的终板提供了极佳的通道，具有恢复椎间孔高度、局部椎间盘角度和矫正腰椎前凸的能力，并且可能比后路椎间融合术更不容易导致相邻节段的退变 [94, 95]。

传统上，外科医师可以通过直接前路进入 $L_3 \sim S_1$ 椎间盘间隙。但是这会导致包括血管损伤、逆行射精、术后结肠梗阻、淋巴囊肿和交感神经链损伤等多种并发症 [96-98]，而进入 L_5/S_1 椎间盘需要牵动大血管。

ALIF 入路有许多技术改进，包括小切口手术入路和腹腔镜下或机器人辅助的手术入路，以期将入路相关的病死率和并发症发生率降至最低。遗憾的是在手术时间、出血量和住院时间等短期疗效方面，这些技术之间没有明显的差异[99-102]。

腰椎前路椎间融合术

- 前路提供了优越的椎间盘手术视野，为用于准备融合的终板提供了极佳的通道。
- 前路具有恢复椎间孔高度、局部椎间盘角度和矫正腰椎前凸的能力，并且可能比后路腰椎间融合术更不容易导致相邻节段的退变。
- ALIF 具有多种并发症，包括血管损伤、逆行射精、术后结肠梗阻、淋巴囊肿和交感神经链损伤，而进入 L_5/S_1 椎间盘需要牵动大血管。

十、斜外侧入路腰椎间融合术

斜外侧入路腰椎间融合术（OLIF）最初被描述为一种经腹膜后保留腰大肌的微创手术[103]。它可以充分矫正畸形并提高融合率，可充分处理椎间隙，并有助于患者术后快速康复[104-106]。由于手术入路是在腰大肌之前，因此对腰丛和腰大肌损伤性较小。但是 OLIF 手术可能存在包括交感神经损伤和血管损伤的风险[106]。

针对 OLIF 的最大队列研究（$n = 197$）报道平均手术时间为 32.5min，每个融合节段的平均失血量为 57ml[104]。其中 19 例（10.6%）出现单一并发症，1 例出现两种并发症。最常见的并发症是切口疼痛（2.2%），其次是交感神经链损伤（1.7%），未发现关于腹部无力、疝气或逆行射精的报道。两例患者出现神经功能障碍，包括感觉异常和无力。1 例 $L_4 \sim S_1$ 节段实施 OLIF 的患者术后出现症状性 L_5/S_1 假关节。在 L_5/S_1 采用经腹膜入路进行了翻修手术，髂血管或髂腰血管损伤有 3 例（1.7%），血管均成功修复。作者得出结

论，MISS OLIF 与传统手术入路有类似的并发症风险。

在选择 OLIF 手术入路时，应牢记与 OLIF 相关的几个风险。腹膜后间隙的过度操作可能导致腹部肠梗阻。腰大肌的意外损伤或过度牵拉可能导致术后腹股沟区和大腿前部麻木或腰大肌和股四头肌无力症状。另一个缺点是缺乏 OLIF 与包括 TLIF 和 PLIF 在内的其他标准融合方法进行直接比较的临床研究[107]。

斜位腰椎椎体间融合术

- OLIF 已发展成为一种经腹膜后保留腰大肌的微创手术。
- 它可以充分矫正畸形并提高融合率，可充分处理椎间隙，并有助于患者术后快速康复。
- 由于手术入路是在腰大肌之前，因此对腰丛和腰大肌损伤性较小。然而 OLIF 手术可能存在包括交感神经功能损伤和血管损伤的风险。

十一、经骶椎间融合术

腰骶交界区融合术是一种常见的成熟地应用于治疗如脊柱侧弯和腰椎滑脱等脊柱病变的手术方法。为了尽量减少与传统椎间融合术相关的病死率，已开发出一种可分离骶骨和腹膜内容物的组织平面的微创技术。通过一个 2cm 长的尾骨旁切口，使用通过骶角的空心钻头穿过骶骨，形成一条通往 L_5/S_1 椎间盘的路径。在椎间盘切除和植骨完成后，插入轴向圆柱形植入物（AxiaLIF，Baxano Surgical）[108, 109]。尸体标本研究已经证实了这种植入物的生物力学效果，并且已经证明完整的纤维环和前纵韧带允许在韧带移位下对神经孔间接减压[110, 111]。

一项对 74 篇文献的系统综述统计了 L_5/S_1 运动节段轴向椎体间融合术的融合率和安全性[112]。L_5/S_1 处总的假关节发生率为 6.9%（图 52-3），其

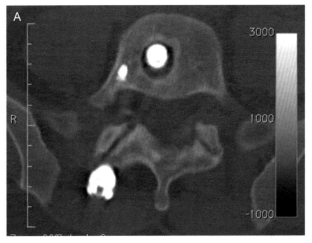

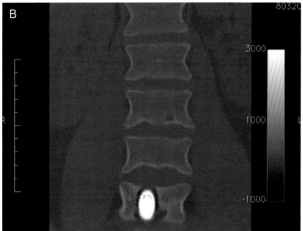

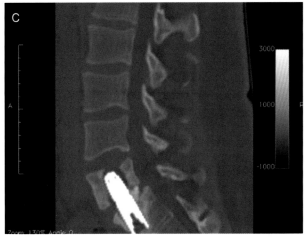

▲ 图 52-3　CT 扫描，轴位（A）、冠状位（B）和矢状位（C）显示单侧椎弓根螺钉固定的 AxiaLif（Trans 1）植入物周围有放射透明的假关节形成

他并发症发生率为 12.9%。14.4% 的患者需要非计划再手术治疗且感染率为 5.4%。畸形研究报道显示并发症发生率显著增加（46.3%），前瞻性收集的数据显示明显更高的并发症（36.8%）和翻修率（22.6%）。手术入路相关并发症和植入物相关并发症较为少见，包括术后神经根病变、AxiaLIF

植入物断裂和腹膜后血肿。随后的系统评价显示，L_5/S_1 融合率在 TLIF 组为 99.2%（96.4%～99.8%），在 ALIF 组为 97.2%（91.0%～99.2%），在 AxiaLIF 组椎间融合率为 90.5%（79.0%～97.0%）（P = 0.005）。在直接比较融合技术的配对分析中，只有 TLIF 和 AxiaLIF 之间的差异是显著的[113]。

总结

- 在过去的几十年里，MISS 技术和设备有了显著发展。与任何新的技术和设备一样，学习 MISS 技术也需要克服其学习曲线。每个外科医生必须决定是否需要花费时间和精力来克服学习曲线，这与 MISS 手术入路的潜在益处是相一致的。此外，外科医生必须完全了解每种技术相关的并发症和植入物相关并发症，以便将病死率降至最低并获得最优的结果。MISS 的目标是以最小的软组织损伤抵达脊柱病变处，从而实施有效的治疗措施。

测 验

★ 简答题

1. MISS 的目标是什么？

2. MISS 减压过程中最常见的学习曲线并发症是什么？

3. MISS 融合过程中最常见的学习曲线并发症是什么？

4. MISS 中的学习曲线何时因手术时间和并发症而变平？

5. 与经皮椎弓根螺钉技术相比，开放式椎弓根螺钉技术中横断支配多裂肌的运动神经发生率是多少？

6. 与外侧入路相关的大腿疼痛、屈髋无力及感觉变化并发症的主要原因是什么？

7. 哪种技术的硬脑膜撕裂率较低——MIS 还是开放 TLIF ？

8. OLIF 最常见的并发症是什么？

★ 答案

1. 进行有效的靶向手术，减小创伤和软组织损伤，较少术后后遗症。
2. 硬膜切开术。
3. 植入物错位、神经损伤和骨不连。
4. 连续 20～30 例手术之后。
5. 80% vs. 16%。
6. 牵拉器的使用所致。
7. 无差别。
8. 切口疼痛。

第 53 章　微创脊柱手术神经和硬膜损伤

Neural and Dural Injury in Minimally Invasive Surgery

Clifton W. Hancock　Donna D. Ohnmeiss　Scott L. Blumenthal　**著**

王翔宇　**译**

胡凡琦　**校**

学习目标

- 讨论降低微创脊柱手术中神经和硬膜并发症风险的策略。
- 描述与经腰大肌入路腰椎椎间融合术相关的神经损伤症状。

一、概述

从 20 世纪 70 年代以来，脊柱手术中的微创技术就开始被提出 [1, 2]。在 20 世纪 90 年代间出现腹腔镜椎间盘切除术和腰椎前路椎间融合术的报道 [3, 4]。如今，Ozgur[5] 于 2006 年提出了 XLIF 和 DLIF 的侧方入路术式，并在随后的 10 年中得到广泛应用。OLIF 术式现在被称为 XLIF 的一种改良术式，用于应对传统术式受限的情况 [6-8]。一些作者甚至开始报道微创手术在肿瘤和畸形病例中的应用 [9, 10]。微创脊柱外科技术用于传统手术，如椎间盘切除、减压、融合和治疗椎体骨折，现在已被许多中心广泛应用。微创脊柱技术的使用可以减少组织破坏和术后不稳。同时更少的失血、更短的住院时间和更低的感染率也被认为是微创脊柱手术的优点 [11-13]。

关于 MIS 相关的并发症，其类型可能与开放式手术相同，但在发生率和治疗方案方面可能不同。特别是在微创脊柱手术中，操作视野更小，外科医生可用于定位的清晰标志更少 [11]。因此，可能产生的并发症是硬膜和神经的损伤。此外，

微创手术使用的扩张器或牵开器可能使神经和组织处于紧张状态，也可能导致神经结构损伤 [14]。因此，神经或神经根损伤和硬膜撕裂的风险可能高于类似开放手术的报道 [14]。

同传统的开放脊柱手术一样，由于瘢痕和粘连，翻修手术的患者硬膜 / 神经损伤的风险可能更大。这些风险在解剖标志变异患者中的发生率也较高，比如翻修手术、肿瘤手术和畸形手术患者 [15]。此外，与其他人群相比，特别是老年人，可能面临更多的硬膜或神经损伤的风险 [16]。在这一章中，我们将阐述在硬膜损伤方面 MIS 所特有的困难，以及在不同的 MIS 入路中硬膜和神经损伤的处理策略。重点讨论外科手术入路的解剖学，讨论针对某些入路和策略来减少这些并发症的发生率。

二、硬膜撕裂

在文献中很少有关于在手术中硬膜撕裂的专题，特别是关于如何处理这些并发症的专题。在开放手术中，硬膜撕裂的风险增加与黄韧带的骨

化、翻修手术和使用高速磨钻有关[15]。这些相同的因素也可能影响 MIS 中的风险。然而，多项研究表明，MIS，特别是后路微创手术，比传统的开放手术具有更高的硬膜撕裂率[14]。虽然一些作者指出，陡峭的学习曲线是导致 MIS 较高的硬膜撕裂率的根本原因[11]，但一些研究表明，MIS 减压、椎间盘切除术和 TLIF 中硬膜撕裂发生率较高并不能完全归咎于学习曲线和新技术的引入。

当然，新技术的应用往往会伴随着手术并发症发生率的短暂增加，而且现在已经注意到 MIS 的学习曲线相对陡峭[17]。Scalfani 对采用 MIS 的外科医生所处理的 966 例病例进行回顾，发现前 30 例减压手术的初始并发症发生率为 11%，30 例以后的并发症发生率为 0%，总体发生率为 6%。其中硬膜撕裂是最常见的并发症（25 例），其次是神经根损伤（3 例）[11]。值得注意的是，这项 Meta 分析可能不能代表 MIS 的实际数量，因为在文献综述中并没有发现其他并发症发生率为 0% 的大型研究。

由于难以通过通道或有限的方法识别和分离硬膜撕裂，因此在 MIS 中处理硬膜撕裂通常比开放手术更困难。试图通过工作通道修复撕裂同样会带来巨大的挑战，在某些情况下可能需要扩大手术范围[18]。本文还介绍了 MIS 中硬膜撕裂修复的一些其他技术和策略。目前尚无研究专门讨论何时需要转为开放手术，以便更好地修复硬膜撕裂。

Rubin 和 O'Toole[19] 描述了 MIS 中硬膜撕裂修复的一种方法。在回顾了一系列的 MIS 中硬膜撕裂后，作者推荐使用市面上可买到的纤维蛋白胶产品来修复 / 加固没有脑脊液渗漏的部分厚度的硬膜撕裂。对于全层撕裂，建议采用传统的缝合修复，修复后可使用纤维蛋白胶。一旦纤维蛋白凝固，可以使用 Valsalva 试验来确保没有持续的脑脊液漏。在一些无法直接修复的情况下，作者将一小块浸过血的凝胶海绵覆盖在缺损处，并在上面涂上纤维蛋白胶。在所有报道的病例中，作者均未扩大手术范围或改为开放手术。在这些

硬膜修复策略下，作者报道不需要使用引流管，没有患者出现假性脑膜膨出或抱怨持续性头痛。该研究中，所有的硬膜撕裂患者都严格卧床休息一晚，这与 Hodges 经典研究的结论不同，后者认为充分的硬膜修补不需要卧床休息[15]。然而在 Hodges 的研究中，硬膜撕裂并不局限于 MIS 术式，因为有限的暴露可能需要凝胶海绵修补或导致缝线修补不够牢固，而在 MIS 中硬膜撕裂后卧床休息的建议也是合理的。

通过小切口或经通道缝合硬膜被证明是相当具有挑战性的，一些作者已经发表了 MIS 下直接修补硬膜撕裂的技术论文及系列病例的详细策略。Chou 等描述了一种使用显微垂体咬骨钳作为持针器的方法，通过通道牵开器获得更简单的缝合通道。类似于在肩关节镜和膝关节镜检查中的技术，也可以使用打结器将结滑入管中，缝合硬膜撕裂，而不需要开放入路[20]。

另一种 MIS 下修复硬膜撕裂的方法是使用一个或多个自闭合 U 形夹，形成一个闭合环来牵拉硬脑膜闭合[21]。在血管外科中有几种常见的闭合夹系统，其中有一种目前可用于硬膜闭合[22]。然后用纤维蛋白胶将一块合成的硬膜胶原基质覆盖在修复部位。作者在 7 例患者中应用并发现这种修复方法是可行和有效的[21]。

> **要点**
>
> 目前，MIS 相关硬膜撕裂发生和治疗的文献相对较少。然而，该并发症可能由于更有限的通道比发生在开放手术时更难以治疗。外科医生应该为他们所进行的每一种 MIS 制定一种治疗硬膜撕裂的策略。

三、减压

各种 MIS 减压手术都存在神经和硬膜损伤的危险。然而，由于 MIS 减压技术的不同，很难得出具体的比较结果，只能指出在大多数情况下，

MIS 与类似的开放手术相比，神经和硬膜更容易受到损伤。当考虑 MIS 手术时，必须意识到在开放减压手术中发现的相对较低的硬膜撕裂和神经损伤的发生率，并权衡 MIS 的好处与它所带来的挑战。在 SPORT 临床试验中，开放椎间盘切除术神经根损伤的风险为 0.13%～0.25%，椎板切除减压术的风险为 0%。开放椎间盘切除术有 2% 的硬膜切开率，而开放椎板切除术有 10% 的硬膜损伤率[23, 24]。在新术式中硬脊膜切开和神经根的损伤率应与本基准和类似基准进行比较。

传统上，腰椎管狭窄症采用开放椎板切除减压术，有症状的椎间盘突出采用椎板减压椎间盘切除术。椎板切除术和减压术在椎间孔及腰椎管狭窄症中也有不同的应用。在 SPORT 临床试验中，与非手术治疗相比这些开放手术有着积极的结果，神经根损伤或硬膜撕裂的发生率也相对较低，最高的是开放椎板切除术时 10% 的硬膜撕裂率[14, 25]。然而，开放椎板切除术可能在无意中导致医源性的脊柱不稳定，需要再次手术。部分原因是出于这种担忧，MIS 在许多中心得到越来越多的应用。在 Khoo 和 Fessler 的一项系列病例研究中，术中出血量、住院时间、术后麻醉使用均明显减少；然而，本研究中 16% 的硬膜撕裂率高于 SPORT 临床试验中报道的开放椎板切除术的硬膜撕裂率[26]。

各种 MIS 减压和 MIS 椎板切除术的技术已被应用，包括小切口入路、通道牵开系统，以及后路内镜入路，每一种都存在其自身的风险。存在几种广义的 MIS 减压方法，为了对这些方法进行分类，可以将技术分为全内镜入路、通道牵开器 / 显微内镜入路和小切口入路。其中，全内镜方法是最新，该术式通过几个小的切口（4mm），利用长的手术光学仪器和一个内镜刀头完成。全内镜入路被认为是这些类型中最微小的一种[27-29]。然而，在文献中由于 MIS 入路的命名方法不同，比较这一技术和其他技术有些困难。基于通道 / 牵开器的方法被称为显微内镜手术（microendoscopic surgery，MES），而全脊柱内镜和显微内镜入路通常被称为 "微创" 或 "内镜"。因此，除非另有规定，我们将把 MIS 减压和 MIS 椎间盘切除术作为一个整体来考虑，并与 SPORT 临床试验中开放减压、椎间盘切除术和椎板切除术的黄金标准进行比较[30]。

在 178 名接受全内镜减压术的患者中，只有两名患者出现了作者所总结的 "交感介导性疼痛综合征"，没有报道硬脊膜损伤[29]。因此，对于一种被描述的显微内镜技术，在 SPORT 临床试验中神经损伤的发生率可能低至 1%，而硬脊膜损伤的接近率甚至更低。据报道，总的 MIS 并发症发生率高达 4%～41%[27, 31-34]。在大多数研究中，硬膜撕裂情况显著，发生率为 2%～16%[26-28, 35-39]。总的来说，与开放椎板切除术相比，MIS 椎板切除减压术的硬膜损伤率几乎一致。与开放椎板切除术相比，MIS 的神经损伤发生率可能稍高，但在失血、感染和疼痛方面具有优势。几项小型研究表明，与开放手术相比，最新的 MIS 全内镜减压技术可能在并发症方面具有整体优势，包括硬膜撕裂和神经损伤，但这是一种较新的技术，学习曲线陡峭，且相对缺乏大型的随机研究[29, 40]。

四、椎间盘切除

微创椎间盘切除术在几十年前就被引入[1, 2]，如今已经涌现各种各样的技术，包括机械切除组织、激光消融、通道牵开器系统、内镜，以及这些方法的组合。进行 MIS 椎间盘切除术已得到普及。值得注意的是，虽然这些手术的确可以减少失血和组织损伤，而且恢复更快，住院时间更短，但在 SPORT 临床试验中，单节段开放椎间盘切除术的手术切口通常不太大，且术后神经根损伤的发生率甚至低于开放椎板切除术[14]。尽管如此，这种微小的改进在临床上可能非常重要。Conig 等最近的 Meta 分析显示，在并发症发生率方面，开放和小切口椎间盘切除术与内镜和显微内镜椎间盘切除术没有区别，MIS 方式具有更高的患者满意度、更低的失血和更快的出院速度[33]。本研究未报道亚组中硬膜撕裂和神经损伤等并发症的发生情况。

虽然 MIS 椎间盘切除术的总体并发症可能会更少，但几项研究表明，在硬脊膜撕裂和神经根损伤方面，开放手术可能仍然优于 MIS。其他研究则考虑采用何种 MIS 椎间盘切除技术。全内镜椎间盘切除术的硬脊膜撕裂和神经根损伤率接近开放手术，显微内镜 / 通道下椎间盘切除术可能比全内镜手术的风险看起来更高。最近的一项 Meta 分析研究了开放手术、基于通道的显微内镜手术和经皮椎间盘切除术在神经损伤方面的差异。三种术式中 1.3%、3.0% 和 1.6% 的患者分别出现新的或更严重的神经功能障碍。只有显微内镜和经皮椎间盘切除术在神经根损伤方面有显著差异[41]。在另一项比较各种椎间盘切除术并发症的研究中，与微创椎间盘切除术或开放技术相比显微内镜手术的神经根损伤发生率最高[42]。

Wu 等在大量接受显微内镜椎间盘切除术的患者中报道总硬膜撕裂率为 1.6%[31]。在前 220 例患者中，这一比例为 3.6%，而在随后的 653 例中，这一比例仅为 0.9%，这证明了本章前面提到的 MIS 手术的学习曲线陡峭。最近在其他文章中使用显微内镜椎间盘切除术的经验报道硬膜撕裂发生率基本相似，为 2.6%～10.2%[27, 43~47]。因此，我们可以得出结论，由于 MIS 椎间盘切除术固有的困难性，硬膜撕裂和神经根损伤发生率可能比开放性椎间盘切除术高，硬膜损伤发生率在开放性椎间盘切除术中占 2%，而神经根损伤仅发生0.25%[23, 24]。确实，根据一些作者所报道的全内镜技术的可视化和技术的改进，确实可以降低一些硬膜撕裂和神经根损伤的风险。

虽然许多研究报道了各种开放手术和 MIS 椎间盘切除术的结果和并发症发生率，但直接将 MIS 与开放椎间盘切除术进行比较的研究往往很少，而且很少有具有说服力的研究。2014 年的一项 Cochrane 综述发现，五项纳入研究（866 例患者）中硬膜撕裂的发生率与开放椎间盘切除术无显著差异。这篇综述的作者警告说，这五项研究可能存在重大偏差，并将证据评为低质量[48]。总体看来，MIS 技术可能比开放技术具有更高的硬膜和神经损伤率，但是这种差异可能不如融合或椎板切除术等其他类型的手术中所见的那样明显。在不同的 MIS 技术中，其发生率可能有所不同，有些可能与开放椎间盘切除术一样低。

Fourney 等回顾并比较了多次随机化和非随机化 MIS 与开放椎间盘切除术和减压研究[47]。他们发现在随机研究中，MIS 的硬膜撕裂率为9.2%，而开放手术的硬膜撕裂率为 7.7%。有趣的是，在非随机研究中报道的比率要低得多，MIS病例为 2.0%，开放病例为 0.0%。Ruban 和 O'Toole在连续进行 MIS 减压的大量患者中发现类似的硬膜撕裂率为 9.4%[19]。与开放手术类似，硬膜撕裂的主要危险因素为同一节段的二次手术。

在神经损伤和硬膜撕裂方面，MIS 椎间盘切除术可能比开放手术在翻修手术领域更具优势。在 2014 年一项椎间盘切除翻修术的研究中，开放手术和 MIS 技术在硬膜撕裂发生率上无统计学差异。有趣的是，在本研究中大多数出现硬膜撕裂的开放手术和 MIS 都使用了纤维蛋白补片，但是只有一位患者在开放手术后出现了脑脊液漏。总的来说，对于有硬膜撕裂的患者，进行 MIS 手术的患者具有改善结果的趋势[49]。

五、融合

微创脊柱融合术的优点是可以避免传统后路融合术的大面积剥离、失血和组织损伤。微创融合技术的主要内容是椎间装置的放置及后路加强固定，通常以经皮椎弓根螺钉的方式进行后路固定。PLIF、TLIF、ALIF、XLIF/DLIF 和最近的OLIF 都可以采用 MIS 入路。值得注意的是，这些椎间融合器也可以应用于小切口甚至开放手术中。当然，这些方法中的每一种都会有不同的硬膜撕裂、神经损伤和其他并发症发生率。据我们所知，还没有一项研究对所有这些技术进行比较，但其中包括神经损伤和硬膜撕裂的并发症发生率均有报道。总的来说，MIS 手术与开放手术相比，失血、感染率和住院时间更少。大多数所描述的技术具有相同或更低的整体并发症发生率，但可能增加神经损伤或硬膜撕裂的发生率。后路手术往往有硬膜撕裂和神经根牵拉损伤的风险，而前路手术则涉及血管损伤和交感神经丛损伤。侧方入路可能会对包括腰丛在内的腹膜后神经造成伤害。最后，当椎间孔高度恢复时，不用的椎间植入物可能通过牵拉损伤引起神经根疼痛，或当椎间盘不完全切除导致剩余的椎间盘被推向对侧，导致对侧神经根受压。最后，使用椎弓根螺钉存在椎弓根破裂、神经损伤和脑脊液漏的风险。

六、经椎间孔融合和后路椎间融合

TLIF 和 PLIF 均可通过传统开放手术或 MIS 技术完成，并已被证明与单纯后外侧融合相比可以提高融合率。由于这些技术影响椎体间的椎间融合器植入，它们都至少需要牵开一些神经根和硬膜。PLIF 手术中融合器通过硬脑膜和神经根的牵拉从椎管内进入椎间隙。TLIF 是一个类似的手术，是依靠切除部分或全部的关节面来从椎间孔的外侧进入椎间盘。在这两种技术中，PLIF 与术后神经根疼痛和神经损伤的发生率较高相关。由于 TLIF 的手术方式稍微偏向外侧，因此人们认为它对神经根的牵拉影响较小。TLIF 的一些改进，如可扩张的融合器和椎弓根螺钉牵开系统，已经被设计成在更少的神经根牵拉的情况下放置椎间植入物。

Zhang 等的 Meta 分析显示：PLIF 的整体并发症发生率高于 TLIF。与 TLIF 相比，硬脑膜损伤的比值比为 3.03，神经根损伤的比值比为 2.53 [50]。该研究分析中未体现使用开放手术还是 MIS 技术。一个由 226 名患者组成的多中心系列研究也

有类似的发现，其中医源性神经损伤在 PLIF 中的发生率为 9%，在 TLIF 中的发生率为 1.9%。PLIF 与 TLIF 的硬膜撕裂率分别为 12% 和 3.9%[51]。针对 MIS 手术，MIS TLIF 有 2% 的神经损伤 / 术后根性疼痛发生率，而 PLIF 超过 7%[14]。

经椎间孔腰椎间融合术（TLIF）在过去的十年中得到了广泛的应用。与传统的后路椎间融合术（PLIF）相比，后路手术可以减少脊髓损伤或刺激的风险，从而获得椎间盘间隙。在 MIS TLIF 手术中，最常见的神经损伤的原因是椎弓根螺钉拔出和错位引起的神经压迫 [52]。与其他 MIS 技术类似，在相对较陡的学习曲线中，总体复杂度也更高 [11, 53]。与开放手术相比，MIS TLIF 是否比开放手术有更高的硬膜撕裂率或神经根损伤率是有争议的。一项比较开放性 TLIF 与微创性 TLIF 的回顾性研究发现，MIS 手术可能与更高的术后神经功能缺损率相关 [54]。根据 Fourney 等的 Cochrane 综述，MIS TLIF 的神经和硬膜损伤率分别为 2.5% 和 1.9%[47]。但是由于在不同的研究中，并不是所有的融合器都具有相同的大小或形状，因此很难得出关于 MIS TLIF 的结论，因为融合器和牵开器设计的进步可以解释不同研究之间的不同比率。最近的另一研究：514 例 MIS TLIF 报道的硬脑膜撕裂率为 6.2%[55]。在这项研究中不存在开放对照组，但是作者得出结论，硬膜撕裂的发生率可能与其他脊柱手术相似。有趣的是，该比率在 $L_{4/5}$ 处最高，在肥胖个体中更高。为了支持硬膜撕裂的比例，最近一项对 1600 多名患者的系统回顾表明，MIS 和开放 TLIF 在硬膜或神经并发症发生率方面可能没有差异 [56]。一般来说，TLIF 术后神经后遗症的总发生率可能被低估了，因为一位作者注意到对侧神经根病变的发生率超过了 5%[57]。总体上我们可以得出这样的结论：PLIF 和 TLIF 都存在神经根牵拉及对侧医源性神经根损伤的风险，MIS 在失血、住院和感染率方面优于开放手术，但在这些特定并发症的发生率上与开放手术一样，或者较开放手术差。

七、减少 TLIF 中的并发症

在 TLIF 和 PLIF 中，在显露的神经根外侧操作似乎是牵拉神经损伤和硬膜撕裂的主要困难，有几种策略可以使这些问题最小化。首先，除非有令人信服的理由选择 PLIF，否则就硬膜撕裂和神经根损伤而言，TLIF 似乎是一个更安全的选择。无论哪种情况，都应尽量减少硬脑膜和神经根的牵拉，并且在植骨或插入融合器的过程中必须小心，以免在经过时卡住或拉伸神经根以及硬脑膜。在 TLIF 中，切除更多的小关节面可改善神经根的张力[58]。使用可扩张的椎间融合器可能有助于减少放置椎间融合器所需的关节突去除和神经牵拉；然而，目前尚无任何大型研究将可扩张融合器与常规融合器在神经学结果方面进行比较。植入骨粒或植入物的移位也可能导致神经损伤，必须小心放置融合器，螺钉和移植骨，以免造成任何神经损伤[52]。

TLIF 手术时使用 BMP 的一个相对少见的神经并发症是异位骨形成造成的神经压迫。Crandall 等报道了这种并发症的发生率为 0.6%，发生在沿着 TLIF 融合器轨道形成的异位骨[59]。Joseph 等报道了在 TLIF 手术中使用 BMP 时，硬膜外间隙的骨形成率更高[60]。未发现临床症状与异位骨形成相关；然而，就短暂的神经根刺激和术后神经根炎而言，BMP 似乎具有直接的、剂量依赖的作用[61, 62]。避免在体间移植物中使用 BMP 或使用较低的剂量可能会降低术后神经根损伤的发生率，并防止硬脑膜附近的骨化，但硬脑膜附近的骨化可能会在后续的手术中导致硬膜撕裂。

也许避免 MIS TLIF 神经复杂性的最佳策略是对术前影像学检查进行解剖学回顾和理解。安全的 MIS TLIF 关键是在椎管外操作时鉴别关节间隙，在椎管内操作时鉴别椎弓根。识别出这些结构后，外科医生就能确定神经和硬膜囊所在的位置。此外，解剖学是可变的，患者可能有变异的神经根。提前认识到这一点可以让外科医生有机会从另一侧进行 TLIF 或椎间盘切除术，从而避免神经损伤[63]。

最后，由于有限的视野提供了较少的手术导向，所以对解剖结构的透彻理解是必不可少的。在经皮椎间盘切除术的早期，Kambin 提出了经皮器械可以通过的区域[1]。后来称为 "Kambin 三角"，它是一个直角三角形区域，下位椎体的上终板为底边，垂直边界为从椎管外缘到走行神经根，并以出口神经根作为斜边（图 53-1）。这为椎间孔外的椎间盘切除和 TLIF 定位提供了一条安全的通道。正确稳定地将 MIS 通道或牵开器对接在 Kambin 三角上对于安全地进行器械操作至关重要，有几项研究报道称：牵开器的移动/滑动该入路特有的并发症，强调了在这些解剖标志内可视化和停留的重要性[64]，尽管一些解剖变异可能存在，但良好的可视化仍然是重要的。

> **要点**
>
> TLIF 腰椎椎间融合术的方法似乎越来越受欢迎，因为与 PLIF 相比，TLIF 手术需要牵拉的神经组织更少。可扩张式融合器的发展可以减少 TLIF 并发症的发生；但是，需要进行研究以验证这一点，并确定可能与此植入物设计有关的并发症。

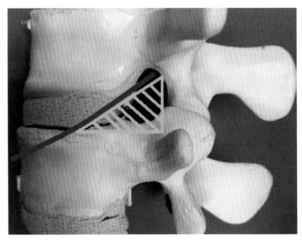

▲ 图 53-1 **Kambin** 三角（绿色区域）。该三角为可进入椎间盘的相对安全区域。三角形的边界是上终板、出口神经根和走行神经根。小心地将 **MIS** 套管置入在 **Kambin** 三角的中心，可以促使器械的安全通过，并使椎间融合器进入椎间隙。紫色为出口神经根

八、椎弓根螺钉置入

经皮椎弓根螺钉正迅速成为脊柱手术流行的趋势。通过 MIS / 经皮切口放置椎弓根螺钉可能会因螺钉位置不当而引起神经根直接受伤，从而可能引起神经损伤。尽管经常有椎弓根螺钉破坏椎弓根的报道，但大多数研究报道没有或很少发生神经损伤病例 [65, 66]。在一篇包括多种外科技术的综合综述文章中报道了在胸腰椎放置的 35 630 颗螺钉中，螺钉位置不正确的发生率为 7.8%，（范围为 0.7%~32.2%）[67]。据报道，每根椎弓根螺钉发生神经根刺激的发生率为 0.19%（范围为 0.0%~4.0%）。最近的一项更细微的研究（76 名患者）比较了 MIS 螺钉置入与开放螺钉置入的神经损伤发生率，结果显示经皮置入 MIS 螺钉的神经损伤发生率更低，两组均未发现脑脊液漏。2015 年一项更大的研究使用双平面透视法评估置入 MIS 椎弓根螺钉的安全性，证明该技术可以可靠地将螺钉置入椎弓根内。共置入 658 例椎弓根螺钉，其中有 21 例椎弓根断裂，仅有一例神经损伤。该破坏率甚至比 Gautschi 等报道的开放式置入螺钉更低 [67, 68]。有报道称，在另一项比较研究中使用二维透视引导系统经皮置钉的相关椎弓根断裂发生率为 3.0%，而传统透视成像的椎弓根断裂发生率为 7.2%[69]。作者报道，这些破坏都没有导致神经系统并发症，也不需要进行翻修手术。

进一步提高螺钉置入精度的一种工具是使用图像引导或机器人引导技术。与任何基于计算机的技术一样，这些技术也在不断改进。这些系统可能在微创脊柱外科手术的发展中起到越来越重要的作用，并提高了经皮椎弓根螺钉置入和其他手术的安全性 [70, 71]。一篇综述文章报道，使用导航系统精确放置椎弓根螺钉的比例（95.1%）高于未使用导航系统（90.3%）[72]。

九、术中神经监测

近年来，术中神经监测的应用有所增加，以降低神经损伤的风险。Bindal 等支持在 MIS TLIF 手术中使用术中神经监测，以帮助避免螺钉位置不当造成的神经损伤 [73]。神经电生理监测的其他应用包括在 XLIF/DLIF 中通过扩张器时监测腰丛神经，并进行神经监测以防止 ALIF 血管收缩期间的缺血性损伤。在一篇综述文章中，有人提出在经腰大肌入路时使用神经电生理监测可以将神经并发症发生率从 30% 降低到 1% 以下 [74]。应当指出的是，与开放手术一样，术中神经电生理监测在 MIS 手术中的应用并非 100% 可靠。有些情况下，神经损伤发生时监测系统并没有发出警报 [75, 76]。Cummock 等报道，尽管术中使用了实时肌电图监测，但 24% 经腰大肌入路融合的患者术后出现运动功能障碍 [75]。总的来说，神经监测似乎是一种谨慎的尝试，尤其是当 TLIF 对神经根有足够的牵拉或侧方入路对腰丛有明显的危险时。

尽管 MIS 椎弓根螺钉置入时神经损伤风险的发生率很低，但是其可能性也不容忽视。各种策略被用来进一步减少椎弓根螺钉错位的发生率，包括术中监测、导航系统以及神经监测技术。

为了防止螺钉错位和螺钉轨道错误造成神经系统损伤，神经监测可能有助于减少椎弓根螺钉错位的发生，但这项技术的使用并不能保证完全避免这些问题。椎弓根螺钉外露时监测系统并不总能及时警告，并且当没有外漏时，监测读数可能会发生变化。此外，由于椎弓根管壁破坏不清，术者应重新定位螺钉。Parker 等的结论是，在椎弓根螺钉置入过程中使用 EMG 进行术中监测，当低于 5.0mA 的阳性刺激时应对螺钉定位不当进行调查，但在较高阈值时的响应与螺钉断裂的相关性较低 [77]。

> **要点**
>
> 在椎弓根钉置入过程中，有几种技术被用来降低神经损伤的风险，包括术中神经监测、机器人引导下螺钉置入，以及与术中 CT 成像相结合的其他导航系统。尽管已经注意到这些操作可能会降低风险，但在置入螺钉时仍会发生螺钉错位的情况。

十、前入路

腰椎前路椎间融合（anterior lumbar interbody fusion，ALIF）作为获得前柱支撑，提高融合率，改善脊柱前凸，放置比后路更大的植骨块的方法，引起了人们极大的兴趣[78, 79]。ALIF 的前方入路可能是开放的，也可能是经腹膜或腹膜后入路。经腹腔入路增加了神经不良反应的发生率，特别是男性由于神经丛损伤而引起逆行射精症状。腹膜后入路很少出现这种情况[80]。经腹腔和腹膜后放置 ALIF 融合器的小切口手术和微创手术已有报道。值得注意的是，许多这些类似的技术也可以用于腰椎间盘置换术。

腹腔镜下放置 ALIF 融合器的方法在 20 世纪 90 年代首次被提出，最初是在一名普通外科医生的帮助下通过经腹膜入路进行的。尽管有关于这种技术正在安全应用的报道，但是在我们所知道的大多数系统病例报道中，仍偶尔需要将其转换为开放的 ALIF 手术。此外，腹腔镜技术的逆行射精率甚至高于开腹手术。Kaiser 等报道腹腔镜下 ALIF 手术出现逆行射精率为 45%，而小切口手术的逆行射精率为 6%[81]。

腹膜后入路也可以用 MIS 方式进行，通过使用撑开器和小切口的微型开放手术。这种手术最初在 20 世纪 60 年代被描述为一种开放的手术，在过去的几十年里已经有了几项改进，并被证明与经腹腔手术相比具有更低的逆行射精率、手术时间更短和失血量更少[82]。Sasso 报道只有 1.7% 采用开放腹膜后入路。内镜 /MIS 腹膜后入路也有报道，但与开放和小切口手术相比，其交感神经功能障碍发生率更高[83, 84]。经内镜腹膜后 ALIF 入路，有 15.8% 的患者出现性功能障碍症状；这种手术入路优于经腹腔镜入路，但显著高于开放和小切口腹膜后入路[14, 85]。

十一、经腰大肌入路

自从 Ozgur[5] 于 2006 年对侧方经腰大肌入路进行最初的描述以来，最近的十年，人们对该入路下置入椎间融合器越来越感兴趣 。一些公司已经开发了撑开器系统和植入材料，以通过最小的切口完成这种手术。支持者认为，XLIF 或 DLIF 中使用的外侧入路有助于获得前柱支撑。它允许放置相对较大的椎间融合器，并且与其他前路椎间融合技术相似，可用于获得脊柱前凸，矫正矢状不平衡，改善融合率，并恢复椎间孔高度。与 ALIF 相比，它有几个优点，在大多数情况下，它避免了对大血管的骚扰，因此不需要外科医生的帮助。它可以更容易地达到腰部以上的水平，通过直接的前路或前路腹膜后入路可能会更难以避开收缩的血管和膈肌的阻挡。XLIF/DLIF 也已在胸廓水平的肋横断面切开和后胸膜或经胸膜入路的治疗中应用。XLIF/DLIF 方法也具有 TLIF 的几个明显优势。它不需要牵拉神经根，避开了硬脑膜和神经，也不需要切除骨组织，这可能会增加不稳定性，后路植骨融合的表面积变小。尽管外侧 MIS 入路 XLIF 和 DLIF 手术在避免大血管、后方神经和硬膜损伤方面具有优势，但神经和腰丛神经损伤的并发症仍然存在问题。由于经腰大肌入路中撑开器和其他器械穿过腰大肌，因此上述损伤主要来自撑开器，这也是最常见和最棘手的并发症之一。

十二、解剖与入路

通过 XLIF 和 DLIF 的经腰大肌入路进入椎间盘区域，避免了与脊髓、圆锥、马尾或背侧神经根的直接接触，同时避免了与前方入路接触血管结构。在侧方入路中，由于硬脑膜在解剖路径的后方，不需要牵拉，所以很少考虑硬膜撕裂。

在侧方入路时，将患者置于侧卧位，并用绑带、胶带、豆袋或钉板固定，以确保在手术过程中位置不变。为了便于操作，可将手术床调整折叠。在预计手术间隙的侧面切开，向下穿过腹壁

（腹内外斜肌和腹横肌），采用钝性解剖，可进入腹膜后间隙。然后将导丝穿过腰肌，在透视引导下进入预定的椎间盘间隙。使用一系列的扩张器/撑开器来安全地扩展通过腰大肌的路径，直到获得足够的空间来进行椎间盘切除和放置侧方椎体融合器。

由于多条神经以及腰神经丛穿过腹膜后间隙并进入腰大肌，因此了解 XLIF/DLIF 的解剖和相对安全区域对避免神经损伤很重要。如 Dakwar 和 Uribe 所述，侧方入路通常会危及多个神经系统结构。在腰大肌内，有生殖股神经、股神经和闭孔神经和神经根走行 [86, 87]。由于生殖股神经斜形穿过腰大肌沿着 $L_{3/4}$ 周围的腰大肌前缘出现，然后沿着腰大肌的浅层 1/4 走形，因此特别容易受到损伤。也有报道股神经和闭孔神经损伤。但是，在一些解剖学研究中发现腰丛（生殖股神经除外）保留在腰大肌的后 1/4 处。上述为侧方入路手术的安全区域。通过考虑生殖股神经的走行、腔静脉和主动脉的位置，可以选择通过腰大肌的最佳安全路径 [87-89]。

Moro 所描述的安全区域如图 53-2 所示。椎间盘空间从前到后分为四个相等的部分。值得注意的是，区域 1 之前的区域有血管损伤的危险，而腰丛在区域 4 的腰大肌中走行。在患者的右侧，

腔静脉位置出现变化，在几个节段上的安全区域更小，因此，当所有其他因素都相同时，大多数外科医生倾向于选择左侧入路。关于腰丛，L_1/L_2 的椎间盘间隙的安全区域是 2 区到 4 区，因为该节段腰大肌本身很小，相对呈肌腱状态并且位于后方。当腰大肌向下方延伸时，它变得更宽并且向前方延伸，这就把在它内部的神经带到了椎间盘的前面。因此，腰骶神经丛于 $L_{1/2}$ 水平最靠后，并在每个下腰椎水平向前方移动 [88]。这种相对位置变化，至少在一定程度上，可以解释 L_4/L_5 椎间盘手术损伤风险增加的原因，因为将牵开器放置在更前的安全区域，可能与为使用更长融合器需将其放置在椎间盘间隙更靠后的主观愿望相冲突。

在 $L_{2/3}$，2 区和 3 区被认为是安全的；而在 $L_{3/4}$，仅 2 区是安全的。在 L_4/L_5，腰大肌已开始随其走行再次变薄，此时 1 区和 2 区是安全的。生殖股神经穿过腰大肌的所有区域。在 L_1/L_2 和 L_2/L_3 处，生殖股神经延伸到 3 区后方，在 L_4/L_5 水平它已经离开了腰大肌的前部。在 L_3/L_4 水平，它穿过腰大肌，此时容易受到损伤，并且是 XLIF/DLIF 中最常见的神经失用并发症。除了腰大肌内的腰丛神经外，腹股沟神经、髂腹下神经、股外侧皮神经和肋下神经在腹膜后走行时也有潜在的危险 [86]。

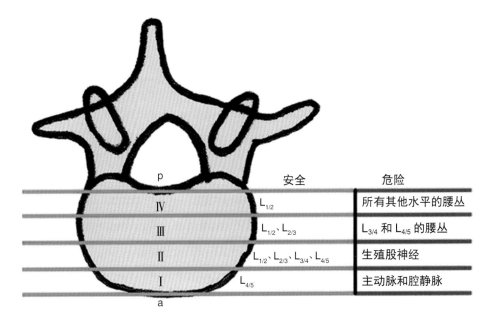

		安全	危险
	IV	$L_{1/2}$	所有其他水平的腰丛
	III	$L_{1/2}$、$L_{2/3}$	$L_{3/4}$ 和 $L_{4/5}$ 的腰丛
	II	$L_{1/2}$、$L_{2/3}$、$L_{3/4}$、$L_{4/5}$	生殖股神经
	I	$L_{4/5}$	主动脉和腔静脉

◀ 图 53-2 **XLIF/DLIF** 置入时的相对"安全区"。注意只有 II 区在所有节段都是安全的。同样，由于椎间融合器通常比椎体的 1/4 宽，因此区域 2 是所有节段的理想区域，这样前后缘和移植物就不会侵犯前面的血管系统或后面的神经根和神经丛。在 L_1/L_2 和 L_2/L_3，理想的区域在区域 3 的正中心。在 L_3/L_4 水平，区域 3 的前缘更为有利。在 L_4/L_5，由于腰丛的前移，在 II 区和 III 区之间的椎间盘正中被认为是最安全的

在腹膜后仔细解剖（钝性解剖）有助于避免腹膜后神经损伤。

十三、XLIF/DLIF 中的神经损伤

神经系统并发症，尤其是短暂性神经失用，在经腰大肌入路中较为常见。感觉和运动症状已在多篇文献中报道。患者最常见的症状是大腿前部和/或腹股沟区域出现疼痛、麻木或感觉异常[90-94]。这些感觉异常可以单独发生，也可能伴有髂腰肌无力、髋屈肌和股四头肌无力等运动功能障碍[90-94]。然而，最容易受伤的神经结构是生殖股神经。生殖股神经的损伤最可能与大腿或腹股沟区域的疼痛和（或）麻木有关。其他腹膜后神经和腰丛神经也有损伤风险，但较少见图 53-3 显示了 XLIF 腹膜后神经损伤的感觉异常和疼痛区域。

文献报道经腰大肌入路术后症状发生率为 0.7%～63%[75, 92-94, 95]。在 Hrabalek 撰写的系列文章中，发现侧方入路的神经损伤率高达 23.8%[85]。文献报道的发生率差异很大，但在某些方面在将 XLIF/DLIF 与 ALIF、TLIF 和 OLIF 等其他椎间融合技术进行比较的常规研究中，MIS 外侧椎间融合器的神经损伤率最高。幸运的是，这些损伤大多数是暂时性的，通常可以缓解[75, 90-92]。一项研究发现，XLIF/DLIF 患者的大腿疼痛相对较常见，且至少 50% 的患者在 3～6 个月内可以缓解，90% 的患者在 12 个月内可以缓解[75]。然而，其他小规模的报道显示恢复率较低，如 Sofianos 等报道 8 例术后大腿前部感觉减退患者中，有 7 例患者平均 9 个月未能恢复[94]。尽管通常为轻度的牵引损伤和神经失用，但术后的神经症状还是令人担忧，并且可能会加重或成为永久性症状。尽管神经系统症状也会与 L_3～L_4 节段融合有关[75]，并累及生殖股神经，但是神经系统的损伤最常发生在 L_4～L_5 节段融合。

经腹膜后椎体间融合术的另一种较少发生的神经并发症是腹部麻痹，其特征是腹壁膨隆[96]。Dakwar 等报道了 568 例患者中 1.8% 出现了这一

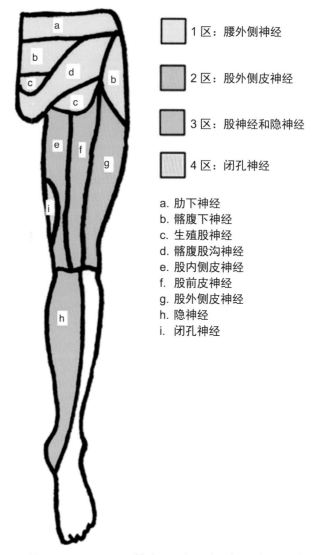

1区：腰外侧神经

2区：股外侧皮神经

3区：股神经和隐神经

4区：闭孔神经

a. 肋下神经
b. 髂腹下神经
c. 生殖股神经
d. 髂腹股沟神经
e. 股内侧皮神经
f. 股前皮神经
g. 股外侧皮神经
h. 隐神经
i. 闭孔神经

▲ 图 53-3 Ahmadian 等述：侧方入路可损伤腹膜后神经感觉皮层区。1区损伤可伴有腹壁麻痹，表现为腹胀，神经损伤可导致提睾反射的丧失。2区损伤累及股外侧皮神经，属于单纯感觉损伤，会引起肌痛感。3区损伤涉及股神经的分支，可能是最严重的，因为可能有运动表现。腰丛 3区神经损伤可导致髋屈，膝伸肌和髋内旋转无力。4区损伤发生在闭孔神经上，可导致内收无力。1区损伤累及生殖股神经是最常见的，且最常见于 $L_{4/5}$ 侧入路

问题。与其他因牵开器牵拉而产生的神经痉挛相似，这种并发症一般在 6 个月内就会消失。作者将该并发症归因于支配腹部肌肉运动神经的暴露相关损伤[96]。侧方入路的另一种常见的神经损伤是 XLIF 入路术后对侧出现症状[97]。在一项研究中，32 例患者中有 2 例出现了这种情况，原因是终板和椎间盘碎片移位。作者建议注意在手术入

路的对侧存在骨赘脱落的可能性，并告诫不要将椎间融合器放置过于靠后或斜向椎间孔的位置。

除了 L_4/L_5 的神经系统风险较高外，其他一些因素也与神经损伤症状的发生相关，如手术时间延长和女性患者[92]。手术时间和术后症状之间的关系似乎是直观的，因为更困难的手术或需要重新定位放置牵开器，神经监测显示在腰丛附近将更耗时。报道的女性性别与术后症状发生率高的关系不太明显，但可能与女性腰丛肌肉体积较小有关，使腰丛更容易受到扩张器的损伤。

> **要点**
> 在采用经腰大肌入路椎间融合术后，出现大腿麻木、无力或其他症状的患者比例相对较高。应在术前与患者讨论这些问题，并对他们的康复进行预期。

十四、降低 XLIF/DLIF 中的损伤风险

在任何新技术的应用中，一个重要的目标是降低损伤率，特别是可能具有神经系统后遗症的损伤。侧方入路时可以采用多种策略。也许最重要的是对手术部位的神经解剖学进行透彻的了解。个体之间的巨大解剖差异使了解个体患者神经解剖更具挑战性。如前所述，使用神经监测被认为是避免在牵开器置入过程中腰丛神经过度牵拉的一种策略[90]。同样对于经腰大肌椎间融合入路，Park 等简要讨论了髋关节屈曲体位的潜在好处[98]。通过这种体位，肌内神经就会向前方移动，从而减少受伤的风险，这种体位也可以允许神经承受更多的牵拉。

十五、斜外侧入路腰椎椎间融合

针对 XLIF/DLIF 对神经刺激、神经失用和腰丛损伤的担忧，另一种基于侧方的腹膜后入路已被开发。斜外侧入路腰椎椎间融合（oblique lateral interbody fusion，OLIF）利用腰大肌和大血管之间的间隙进入椎间盘间隙。虽然腹膜后神经，如髂腹股沟神经、髂腹下神经和股外侧皮神经在理论上仍有危险，但避开了腰大肌实质内的走形的腰丛神经。因此，OLIF 的神经损伤发生率低于 DLIF/ XLIF。一项对 43 名连续患者（21 例 OLIF 和 22 例 DLIF）的小型研究表明，在 OLIF 中神经丛相关损伤的发生率为 14%，所有这些损伤均得到了缓解。同样的研究中，神经丛损伤在 DLIF 中的发生率为 50%，持续性神经症状发生率为 14%[6]。另外两项研究也证实了 OLIF 中神经丛损伤的发生率相似。在 29 例 OLIF 患者的回顾性研究中，Kim 等报道了在 20% 的患者中出现腰丛神经损伤。没有患者出现持续 4 周以上的症状。有趣的是，这项研究使用红外热成像来确定交感神经损伤的发生率。OLIF 有 13.5% 的交感神经损伤率，与 MIS ALIF（15.8%）相似[8]。由于两种方法均在没有直接可视化的情况下通过腹膜后使用相同的间隙，因此该研究具有直观意义。Woods 等的第二个大型系列研究报道了 137 例 OLIF 患者，该研究显示了更好的疗效，没有出现神经损伤或交感神经失能的情况[7]。尽管到目前为止对 OLIF 的研究相对较少，但对于避免 XLIF / DLIF 的腰丛神经损伤，这种方法可能是有利的。由于将融合器放置在腰大肌前方间隙，该位置更靠近主动脉和腔静脉，因此，使用这种方法仍然存在血管损伤的担忧。

十六、总结

MIS 可能比传统的开放式脊柱外科手术具有潜在的优势。但是，就神经和硬脑膜损伤而言，MIS 中存在许多与开放手术相同的风险，有限的视野、学习曲线更陡峭、难度更高，通常会加剧这些风险。另外，尽管有一些修复方法可以避免直接缝合修复的需要，但通过小切口修复硬膜撕裂可能仍是困难的。为了避免或至少减少因使用

MIS 引起的硬膜和神经损伤的发生，外科医生必须对有风险的解剖和结构有深刻的理解，并认识到不同方法和辅助手段（如神经监测）的好处和局限性。除了对解剖学的了解外，对个体间显著的解剖学差异（如 TLIF 中的并根畸形）的认识也是至关重要的。虽然术中神经监测是一种有用的工具，但必须很好地了解重要阈值和不重要阈值。最后，外科医生的入路选择将直接影响预期的损伤率，在一些研究中，经腰大肌入路的医源性神经症状发生率为 25%～30%。幸运的是，大多数病例的神经症状在 6 个月内缓解。然而，这对患者来说是痛苦和沮丧的。外科医生使用侧方入路进行椎体间融合术，必须告知患者关于这种并发症的风险。同时告知患者这是一个常见的问题，大多数患者需要几个月的时间缓解。当然外科医生和患者都必须意识到，在一些系列病例报道中采用侧方入路的神经系统症状是长期持续存在。

最后，考虑在实践中使用 MIS 时，外科医生必须评估自己在有限操作空间进行硬膜修复的可行性。这是因为在某些情况下，MIS 的硬膜撕裂率可能更高，且修复可能更具挑战性。由于减少了组织损伤和恢复时间，MIS 脊柱手术受到极大的关注，越来越多的外科医生采用 MIS 技术。我们热衷这些手术技术，但不应忽视并发症的固有风险，在某些情况下，这种风险可能比传统手术更大。

总结

- 与开放式手术技术一样，硬膜撕裂和神经损伤也会发生在微创脊柱手术过程中。最好的预防方法是在针对不同脊柱节段考虑不同 MIS 入路的结构风险。由于各种入路均可能需要处理硬膜撕裂的情况，因此使用这些技术时应该提前准备好处理硬膜撕裂的策略。

测 验

★ 简答题

1. 与 ALIF 或 PLIF 相比，采用 XLIF 或 DLIF 腰椎入路可降低风险的 3 种并发症是什么？

2. 哪些技术可用于修复微创脊柱外科手术中发生的硬脑膜撕裂？

3. 腰椎经腰大肌入路相关常见并发症的患者可能出现哪些症状？

★ 答案

1. 减少硬脑膜撕裂、血管损伤和直接神经损伤的风险。
2. 应用纤维蛋白胶、缝合硬膜，如果条件允许，使用夹子关闭硬膜裂口后再使用纤维蛋白胶。
3. 大腿和（或）腹股沟区域的疼痛、麻木、感觉异常和（或）活动无力。

第54章 假关节

Pseudarthrosis

Philip K. Louie　Bryce A. Basques　Nicollette M. Pepin　Grant D. Shifflett　**著**

苑　博　赵　寅　**译**

陈雄生　**校**

学习目标

- 了解导致假关节形成的因素。
- 通过临床评估和选择适当的影像学检查来诊断假关节形成。
- 概述假关节诊断后的治疗策略。

一、概述

文献中已经证实了微创脊柱融合手术的几点优势，包括保留软组织、缩短手术时间、减少失血量和缩短住院时间等。微创腰椎融合术的适应证与传统的开放技术相同，但是，必须明确和重视微创外科手术的目标。现代腰椎融合术可用于治疗由传染性、肿瘤性、外伤性、发育性和原发性退变腰椎病引起的症状性腰椎不稳。在过去的十年中，腰椎内固定融合术的开展例数有所增加。在这段时间里，人们研发各种微创技术来改善该手术的疗效。然而，治疗的目标仍然是相同的：神经的充分减压和稳定，腰椎无症状的融合。脊柱融合手术最常见和最具挑战性的并发症之一是假关节形成。假关节是微创融合技术独有的，在选择腰椎疾病最佳的手术治疗方法时，一定要考虑到假关节的形成。尽管脊柱融合的治疗技术取得了进步，但腰椎假关节形成仍持续存在，导致严重的腰背痛和残疾，这成为脊柱手术失败的主要原因。

二、背景

假关节的预防和治疗始于对融合过程的全面了解。融合是一个复杂的过程，超出了本章的范围。简而言之，腰椎关节固定术需要在既定的融合部位，维持局部血管化并进行稳定的内固定，同时促进骨诱导和骨传导，从而增加局部成骨能力[1, 2]。自体骨和同种异体骨，移植替代物和成骨诱导分子的添加均在不同程度上影响这些特性。因此，它们经常被作为融合过程的辅助物。当参与成骨反应的细胞完全整合并用新的机械刚性基质代替移植骨时，就可实现骨愈合[3]。进一步的重塑会产生沿正常应力线定向的板层骨，以承受生理负荷。这是一种时间依赖的现象，通常在手术后6个月至2年间发生关节融合。上述过程中任何一步的失败都可能导致假关节的形成。

> 通常使用节段性内固定实现低机械应力环境，以此提高融合的成功率。

从组织学分析上看，假关节形成的区域由致密的成纤维组织构成，具有局部纤维软骨化生的迹象[4]。研究人员尝试利用 rhBMP-2 进行椎间融合，对假关节的组织学分析表明，反应骨碎片上有大量破骨细胞和成骨细胞。这表明存在活跃的重塑过程，这是典型的骨损伤的正常修复反应[5]。

假关节形态分类包括四种：萎缩型、横型、瓦状型和混合型[6]。简而言之，即一个或多个运动节段之间桥接骨的缺乏。萎缩型假关节指的是植骨材料的部分或全部吸收。横型假关节已有成熟并内向生长的植骨材料，但在运动节段仍存在横向或水平不连续区域。瓦状型假关节的特征是成熟的移植物重叠区域被矢状倾斜的移植物不连续区域隔开。混合型假关节是上述情况的组合。该分类系统可以帮助外科医生明确诊断并选择最佳治疗方案。

Bono 和 Lee[7] 对大量文献进行了综述，以确定 20 世纪 90 年代的技术进步是否改善了融合率和疗效。结果发现，通过环状融合以及使用自体骨椎间融合可以略微提高融合率。这项研究的总融合率在行非器械融合的患者中为 87%～84%，在使用传统开放手术行器械融合的患者中为 90%。在评估新的微创融合技术时，该分析提供了重要的框架和比较。

独立经皮椎弓根螺钉融合术与腰椎管狭窄和退行性腰椎滑膜的微创减压联合进行。Kotani 等[8] 对 80 例行退行性腰椎滑脱伴椎管狭窄的患者进行了评估，他们分别接受传统开放减压后外侧融合椎弓根螺钉内固定术和微创减压经皮椎弓根螺钉置入术。中期结果显示微创治疗组的融合率为 98%，而传统开放治疗组的融合率为 100%。

经椎间孔腰椎椎间融合术（transforaminal lumbar interbody fusion，TLIF）允许仅通过后路行相对安全的环状融合术。迄今为止，尚无比较开放性和微创性 TLIF 的随机对照试验。然而，Khan 等[9] 进行了大规模的 Meta 分析，主要是使用队列研究的定量分析来评估这两种技术。在对发表偏倚进行调整后，作者确定开放 TLIF 的融合率为 97.7%，而微创 TLIF 的融合率为 96.1%。这些发现与 Wu 等的大型 Meta 分析相似（开放 TLIF 为 90.9%，微创 TLIF 为 93.9%）[10]。两组之间的另一个重要区别是，微创技术比开放技术更频繁地使用 rhBMP（50% vs. 12.2%）和结构性同种异体移植物（54.4% vs. 13.8%）。随后比较这两种技术的研究得出了相似的结果，MIS-TLIF 的融合率从 95%～100%[11-13]。然而，Choi 等[14] 在单节段 MIS-TLIF 手术中比较单侧和双侧经皮椎弓根螺钉，结果显示双侧组的融合率（96.3%）明显高于单侧组（84.6%）。

研究员们对其他微创融合技术也进行了研究。与开放技术相比，微创后路椎间融合术（miPLIF）融合率无统计学意义[15]。此外，经皮椎弓根螺钉的 miPLIF 技术已经被证实可以在多节段融合中提供出色的融合率，而不会形成假关节[16]。但是，在一项对肥胖患者的小型研究中，miPLIF 的融合率有所降低，该研究中 67% 肥胖患者的 BMI > 35，84% 肥胖患者 BMI 为 30～34.9[17]。

微创腰椎前路椎间融合术（miALIF）既可作为独立技术，也可与微创椎弓根螺钉联合使用。将作为独立技术使用的 miALIF 与传统开放式 ALIF 技术进行比较发现，两者的融合率分别为 84% 和 92%[18]。其他研究表明，应用微创椎弓根螺钉技术可将融合率从 96.3% 提高至 100%[19, 20]。据报道，双节段 miALIF 联合经皮椎弓根螺钉的融合率高达 88%[21]。

在一项前瞻性多中心研究中，侧方椎体融合术 [例如 XLIF（NuVasive，San Diego，CA）和 DLIF（Medtronic，Minneapolis，MN）] 在退变性腰椎侧弯的多节段融合中融合率达到 80%～90%[22, 23]。AxiaLIF（TranS₁ Inc.，Wilmington，NC）是项更为新兴的技术，可在不放置椎间融合器的情况下实现椎间融合，但需要将椎间装置放入待融合椎体之间，并穿透终板。据报道，将这种技术与经皮放置的椎弓根螺钉联合使用，融合率高达 96%[24, 25]。

尽管所有上述技术都为融合术提供了足够稳定的环境，但是移植物和移植替代物的选择可以明显改变融合率。髂骨自体移植一直是腰椎融合术的金标准。然而，由于相关的并发症，它已被逐渐取代。替代方法包括通过减压和去皮质化而进行局部自体移植、同种异体骨移植、商用陶瓷、脱钙骨基质和 rhBMP 等。结合以上融合技术使用的这些移植物和移植替代物的融合率与采用自体移植的传统技术相似[26-29]。

> 鉴于局部自体骨移植的相关并发症，特别是在供体部位的并发症，替代的移植物和移植填充物已显示出类似的效果。

三、诊断

假关节形成的患者通常表现为持续性或不断加重的轴性背痛，可能伴随与待融合节段相关的腿痛。诊断为假关节之前，需要在手术后给融合留出足够的时间，通常至少 1 年。一旦怀疑有假关节形成，就需要进行其他实验室和影像学检查。

诊断假关节形成首选的影像学检查是动力位 X 线片，具有设备普及、经济、辐射剂量相对较低的优势。最重要的是，无须额外的高级影像学检查即可做出诊断[30]。经典检查包括 X 线的标准后前位、侧位和过伸过屈位。内固定周围透亮区、内固定断裂或待融合节段出现活动都提示假关节形成。过伸过屈位 X 线片的灵敏度最高，但与手术探查（用于评估融合的金标准）相比，其特异性相对较低[31]。

> 过伸过屈位 X 线片示融合节段活动提示假关节形成，未见融合节段活动时尚不能排除假关节形成。

当 X 线片上没有假关节形成的证据时，薄层 CT 扫描及其矢状面和冠状面重建是假关节形成诊断的主要选择。目前尚未确定用于诊断的标准

流程。然而，50% 的重叠率 0.9mm 厚层重建在假关节的诊断中可稍微提高 CT 扫描的敏感性和特异性[32]。这种方法可详细显示骨移植区、椎间隙和小关节骨质的离散化特征，从而评估骨桥的形成情况。应对骨 – 螺钉界面进行仔细评估，以判断 X 线片上不易发现的内固定松动。

其他方式如放射性核素扫描和 MRI 在假关节的诊断中可提供的额外信息很少，因此不建议常规使用[33]。如果怀疑存在潜在的感染，则可能需行铟 –99 骨扫描以及包括炎症标记物在内的基本实验室检查。

四、治疗

一旦确诊假关节，有多种保守和手术治疗方法可供选择。治疗方法的选择应同时基于患者的症状和影像学表现。如果怀疑有症状性假关节，重要的是找出症状的主要来源。由于导致轴性背痛和腿痛的病因较多，应对患者进行全面的检查。

影像学检查结果与假关节表现相一致的无症状患者，应对其进行病情宣教，并提供适当的预防措施。宣教应包括潜在内固定失败、不稳定和症状性假关节的发生风险，还应强调心血管活动和核心力量的重要性，从而优化运动能力和脊柱功能。此外，应鼓励患者谨慎选择娱乐活动和专业活动，减少出现症状性或不稳定假关节的风险。吸烟患者应戒烟，因为吸烟已被证明是骨不愈合的独立危险因素[34, 35]。

在大多数情况下，假关节形成首先应保守治疗。特别是如果患者希望避免翻修手术，并且没有具体证据表明内固定松动、脊柱不稳或进行性神经功能损伤等情况时，限制活动和理疗相结合可有效缓解症状[36]。

当怀疑延迟愈合时，电刺激已经在某些病例中成功应用。通常使用三种形式的电刺激：直流电刺激（direct current stimulation，DCS）、脉冲电磁场刺激（pulsed electromagnetic field stimulation，PEMFS）和电容耦合电刺激（capacitive coupled electrical stimulation，CCES）[37]。Simmons 等 [38] 用 PEMFS 装置治疗腰椎融合术后 9 个月以上有症状的假关节患者。当每天至少佩戴 2h，连续佩戴 90d 时，他们发现在 62.5% 的初次融合病例和 76.8% 的翻修融合病例中实现了稳定融合，总融合率为 67%。鉴于开始治疗是在手术后至少 9 个月，因此很难确定融合是脉冲电磁场的直接结果，还是这些患者最终的自发融合。对于有稳定脊柱和完整内固定的有症状患者，进行这种保守治疗可能是合理的。一些外科医生还希望在翻修手术后立即采取这种治疗方式，以最大限度地促进融合。

> 保守治疗失败的症状性假关节患者以及有内固定失败或脊柱不稳迹象的患者可考虑手术治疗。

仔细评估既往手术、脊柱平衡、患者危险因素、内固定稳定性和假关节形态，将有助于确定最合适的翻修策略。成人脊柱畸形的总体原则应有助于制定治疗计划，不应一味追求最大限度提高翻修手术的成功率 [39]。

术中特别注意恢复冠状位特别是矢状位平衡，已被证实可显著改善临床疗效和融合率 [40, 41]。评估矢状位和冠状位平衡的最好方式是全脊柱立位正侧位片。应使用 36 英寸卡式盒进行测量，以便可以在单张胶片上完全看到髋关节和整个颈椎。如果矢状位或冠状位明显失衡，应考虑局部或整体矫形。如果必须进行局部矫形，则可考虑采用结合侧方椎间和后入路的微创手术 [36, 42]。

> 治疗的目的是减轻患者的症状并为融合节段提供稳定性。

微创脊柱融合术的翻修策略与传统的开放式翻修手术相似，翻修过程着重于改善生物学特性和潜在稳定性以便产生融合。对上述形态学模式

和内固定稳定性的评估将指导手术计划。

如果存在萎缩型假关节，则翻修策略将需要改善融合过程的生物学特性，通常使用替代移植技术。自体骨移植具有成骨性、骨诱导性和骨传导性，是需要考虑的主要选择 [1]。自体移植物可以从局部或从髂骨获取，最常见的是在腰椎融合手术中从髂骨后方获得。这在外科手术中很容易通过传统的开放或微创技术获得 [43, 44]。过去来看，髂骨后方获取自体骨与血肿形成、伤口感染、感觉异常、髂骨骨折以及最常见的供区部位长期疼痛有关 [45]。这种持续性疼痛所引起的长期并发症是导致患者残疾和功能受限的重要原因 [46, 47]。但是，很难将髂后疼痛与持续性下腰痛区分开来，从而可能高估与自体骨获取相关的并发症 [48, 49]。这些潜在的并发症应在术前与患者明确说明。

许多骨移植替代物现已成功替代髂骨自体骨 [26-29]。关于使用特定的替代性骨诱导移植物 rhBMP、骨髓抽吸物和脱钙骨基质以及骨传导性基质，如局部自体骨、同种异体骨或陶瓷的争论仍然存在。医生应与患者全面讨论每种移植物的风险和优势，以做出最终选择。

如果形态学上是横型、瓦状型或混合型的，则可能存在植骨固化的某些因素，但未发生骨痂愈合最后的骨桥连接，表明仍然存在一些残余的不稳定性 [6]。翻修需要切除纤维组织，暴露健康的出血的骨质并重复植骨 [20, 36, 39]。如果出现内固定松动也应同时解决。可以通过使用直径至少增加 0.5mm 的螺钉来矫正椎弓根螺钉松动。如果使用管状牵开系统能够充分暴露并切除假关节区域，并且所使用的内固定系统易于移除和重新置入，则可以通过微创技术完成整个翻修 [50]。通过小切口入路也可以完成松动椎间融合器翻修 [51]。外科医生应接受随时转变为传统开放手术，因为入路的选择绝不应限制手术的目的。

环状融合通过原本的组织提供了一种生物力学上的坚强结构（图 54-1 和图 54-2）。如果先前的手术涉及具有稳定内固定的后外侧结构，则首

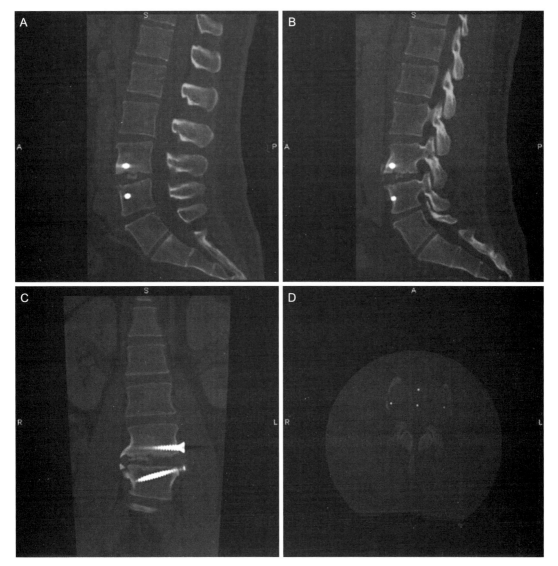

▲ 图 54-1　一名 38 岁男性吸烟患者在使用 rhBMP 前 13 个月经历了 XLIF。患者症状缓解 4 个月后开始出现轴性背痛加重。（A～D）矢状位和冠状位重建的 CT 扫描显示，内固定物在位良好，但通过椎间装置的桥接骨缺失

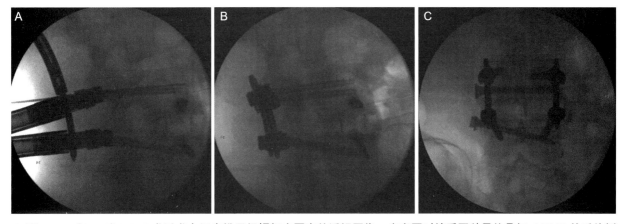

▲ 图 54-2　（A～C）XLIF 术后术中经皮椎弓根螺钉内固定的透视图像。患者同时接受同种异体骨与 rhBMP 的后外侧融合。术后患者的术前症状得到了很好的缓解

选的侵入性较小的选择是小切口腹膜后入路或经皮入路，然后进行椎间融合。同样，如果先前的手术涉及经皮椎弓根螺钉融合术（stand-alone），则增加经皮椎弓根螺钉和椎弓根后外侧融合术是一种有效的选择 [16]。

如果先前的手术具有稳定内固定，并且先前的手术涉及 stand-alone 椎体融合或后外侧融合术，那么完整的环状融合术是一种有效的可行选择。

总结

- 腰椎融合手术后假关节形成仍然是一个具有挑战性的问题，严格的手术适应证选择和精进的手术技术可能避免假关节的发生。
- 当前的微创技术已在腰椎手术中实现较高融合率。
- 随着微创技术、先进科技和辅助移植物的发展，可提高初次手术的融合率，从而降低假关节的发生率。

测 验

★ 选择题

1. 一名 44 岁男性，因患有退行性腰椎滑脱，于 18 个月前接受 L_4～L_5 微创 TLIF 手术，现诉持续性下腰痛，术前根性症状已经缓解。患者有吸烟史，术前戒烟。但是在手术后不久，患者再次开始吸烟，每天最多吸一包烟。以下哪些项目是假关节的初始检查？（　　）

A. ^{99}In- 骨扫描   B. 腰椎过伸过屈位 X 线片

C. 腰椎 MRI   D. 腰硬膜外注射

2. 一位 66 岁女性，于 3 年前接受 T_2～L_3 脊柱融合术。患者自诉几天前听到了"砰"声，随后背部持续疼痛。X 线平片示 T_{12}/L_1 间隙水平处的连接棒断裂。胸腰椎薄层 CT 扫描示 T_{12}/L_1 处融合组织中存在连续的水平透亮区域，头端和尾端融合良好。该例假性关节属于哪种类型？（　　）

A. 萎缩型   B. 横型

C. 瓦片型   D. 混合型

3. 一名 47 岁女性，接受 L_5～S_1 MIS-TLIF+ 髂嵴自体骨移植 + 单侧椎弓根螺钉固定，术后 1 年于门诊就诊。以下哪项是假关节的危险因素？（　　）

A. 女性   B. 微创手术

C. 髂嵴自体骨移植   D. 单侧椎弓根螺钉固定

★ 答案

1. B   2. B   3. D